KB057473

針術定石

東醫必讀

針灸大成

양계주 저
박두희 역

한방의 경혈학으로 침술임상학의중요한 원전
이며 침구이론 치료와 경락
수혈등의 내용 완벽 수록

침의 종류와 혈자리와부의 증상별로 침을

놓는 자리가 그림과 같이 자세히 수록

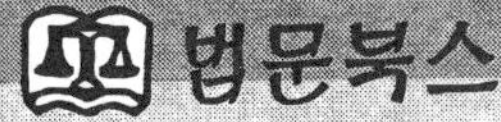

1. 頭頸部経穴의刺針角度

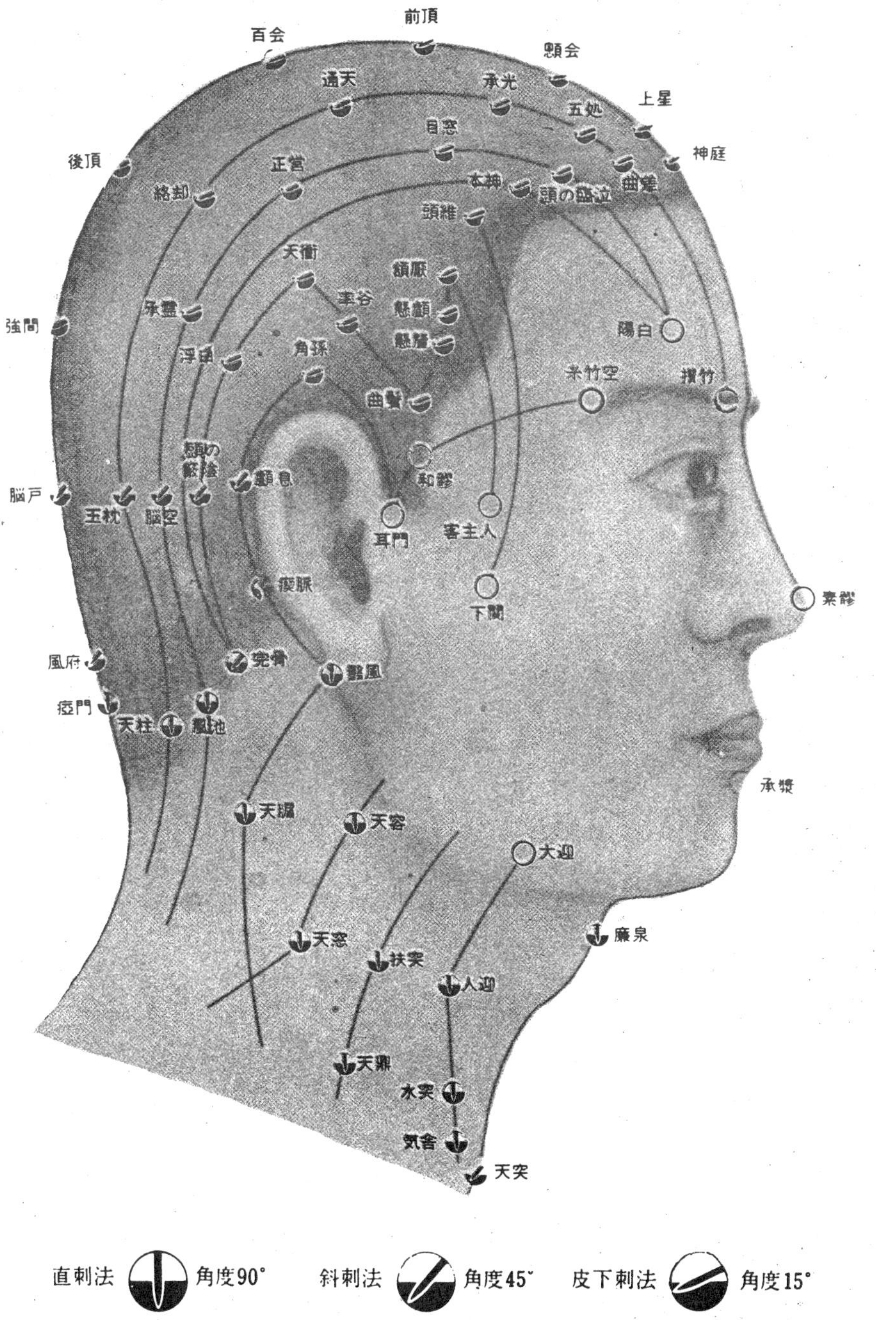

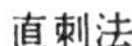
直刺法  角度90°　斜刺法  角度45°　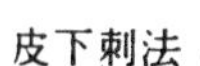
皮下刺法  角度15°

2. 顔面部経穴의刺針角度

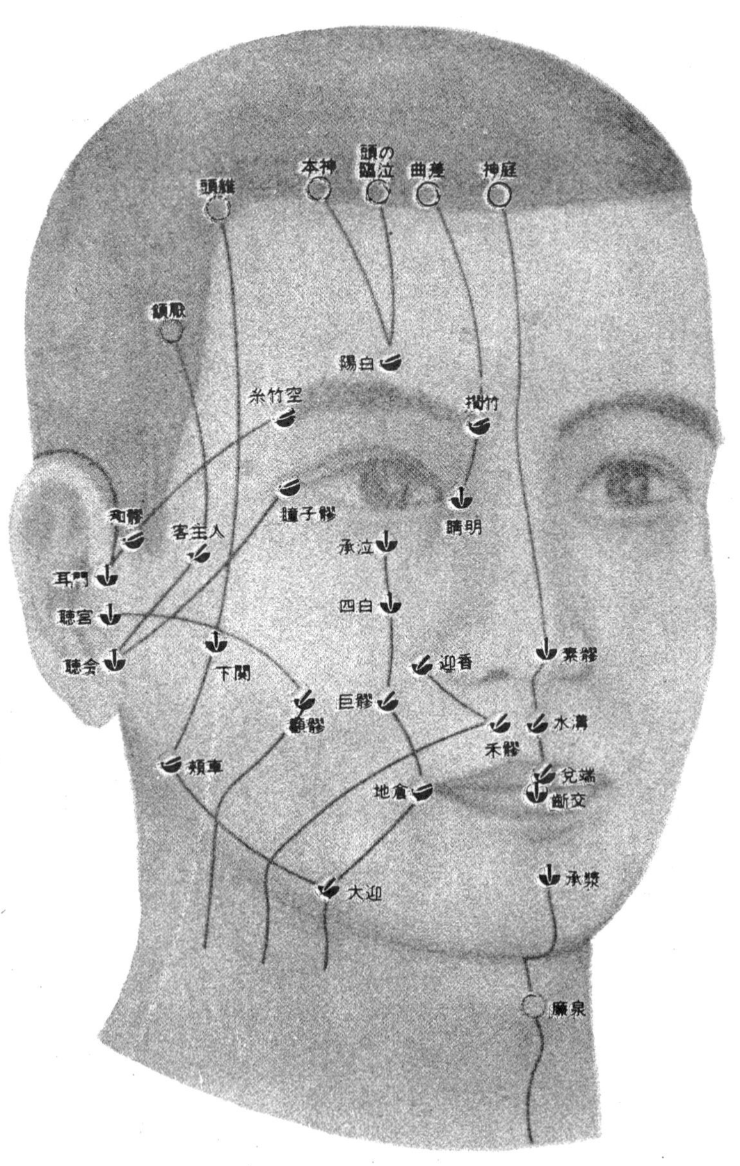

3. 上肢内側経穴의刺針角度

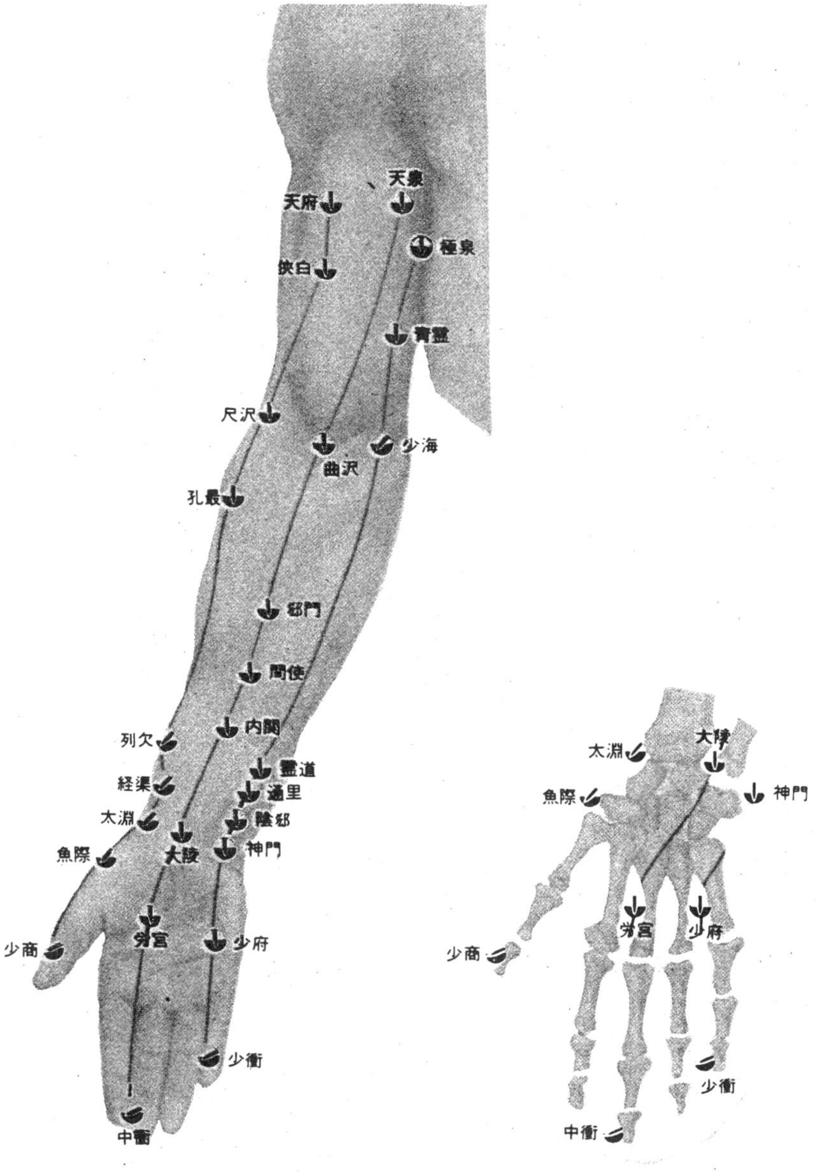

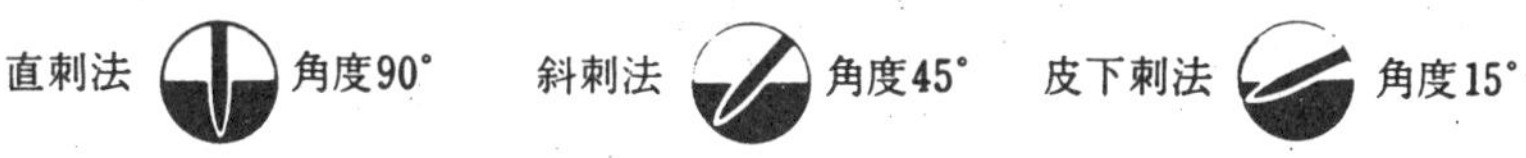

天泉
天府
極泉
俠白
青霊
尺沢
曲沢
少海
孔最
郄門
間使
内関
列欠
霊道
経渠
通里
太淵
陰郄
大陵
神門
魚際
労宮
少府
少商
少衝
中衝

太淵
大陵
魚際
神門
労宮
少府
少商
少衝
中衝

直刺法 角度90°

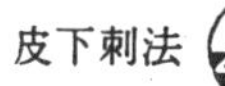
斜刺法 角度45°

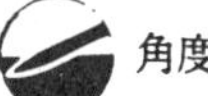
皮下刺法 角度15°

4. 上肢外側経穴의刺針角度

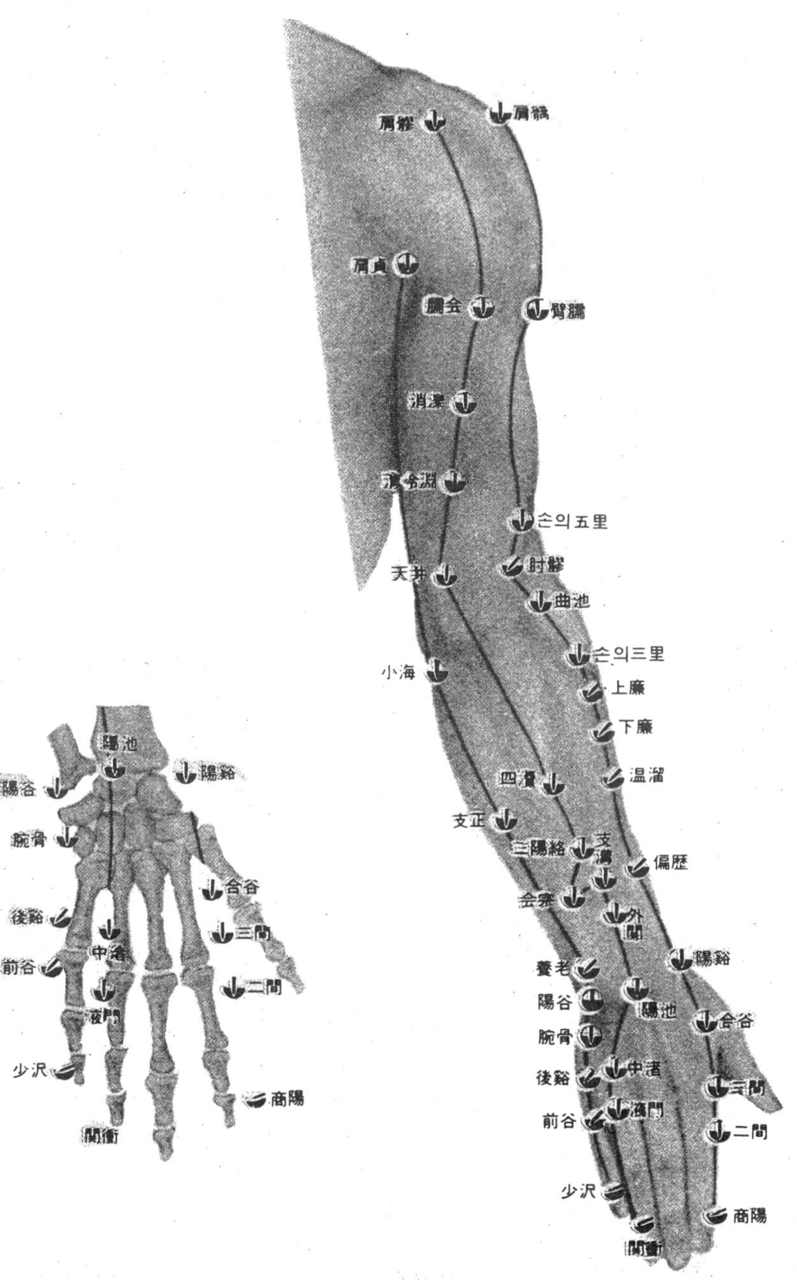

5. 体幹前面経穴의刺針角度

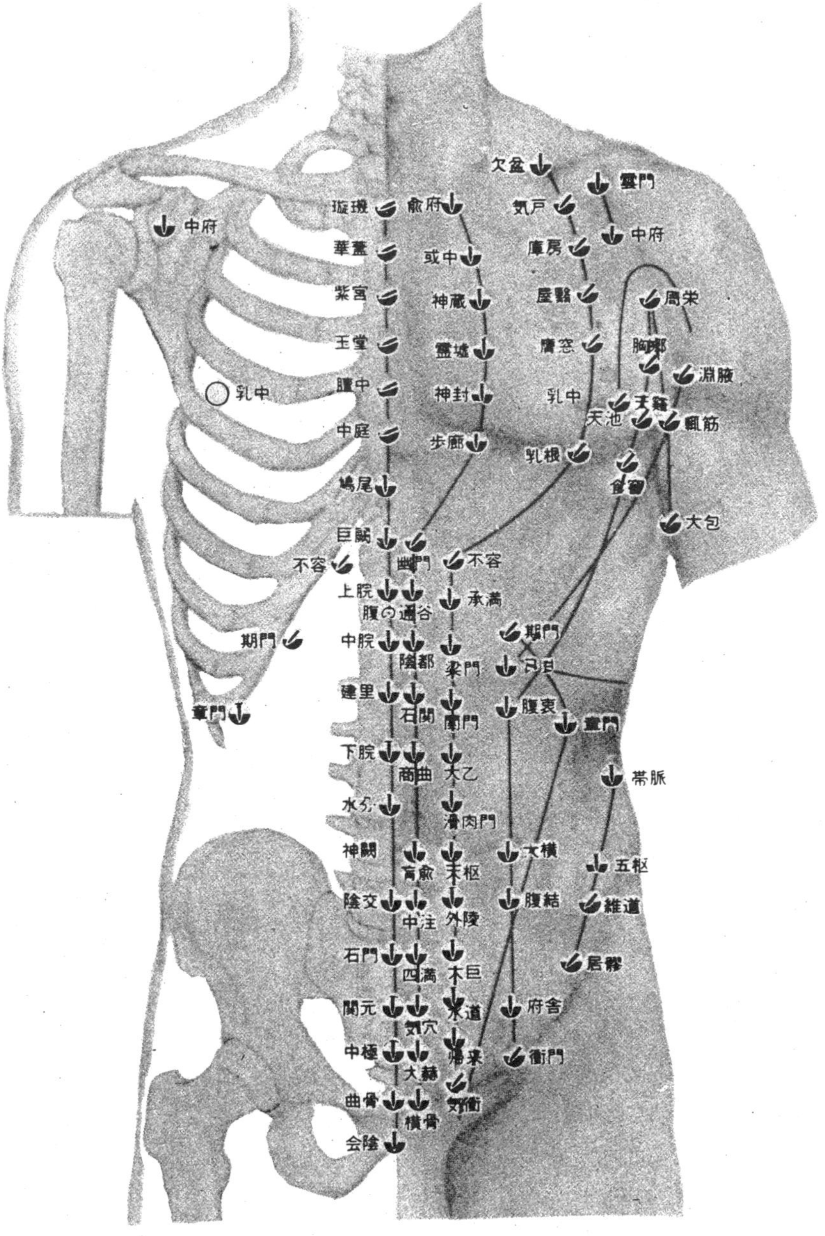

中府
乳中
不容
期門
章門

璇璣
華蓋
紫宮
玉堂
膻中
中庭
鳩尾
巨闕
上脘
中脘
建里
下脘
水分
神闕
陰交
石門
関元
中極
曲骨
会陰

兪府
或中
神蔵
霊墟
神封
歩廊
幽門
腹の通谷
陰都
石関
商曲
肓兪
中注
四満
気穴
大赫
横骨

欠盆
気戸
庫房
屋翳
膺窓
乳中
乳根
不容
承満
梁門
関門
太乙
滑肉門
天枢
外陵
大巨
水道
帰来
気衝

雲門
中府
周栄
胸郷
淵腋
天渓
天池
輒筋
食竇
大包
期門
日月
腹哀
京門
帯脈
大横
五枢
腹結
維道
居髎
府舎
衝門

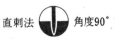

直刺法 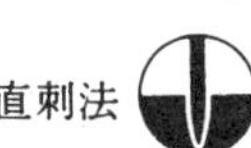 角度90°

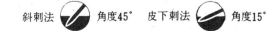

斜刺法  角度45°

皮下刺法 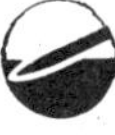 角度15°

6. 体幹背面経穴의刺針角度

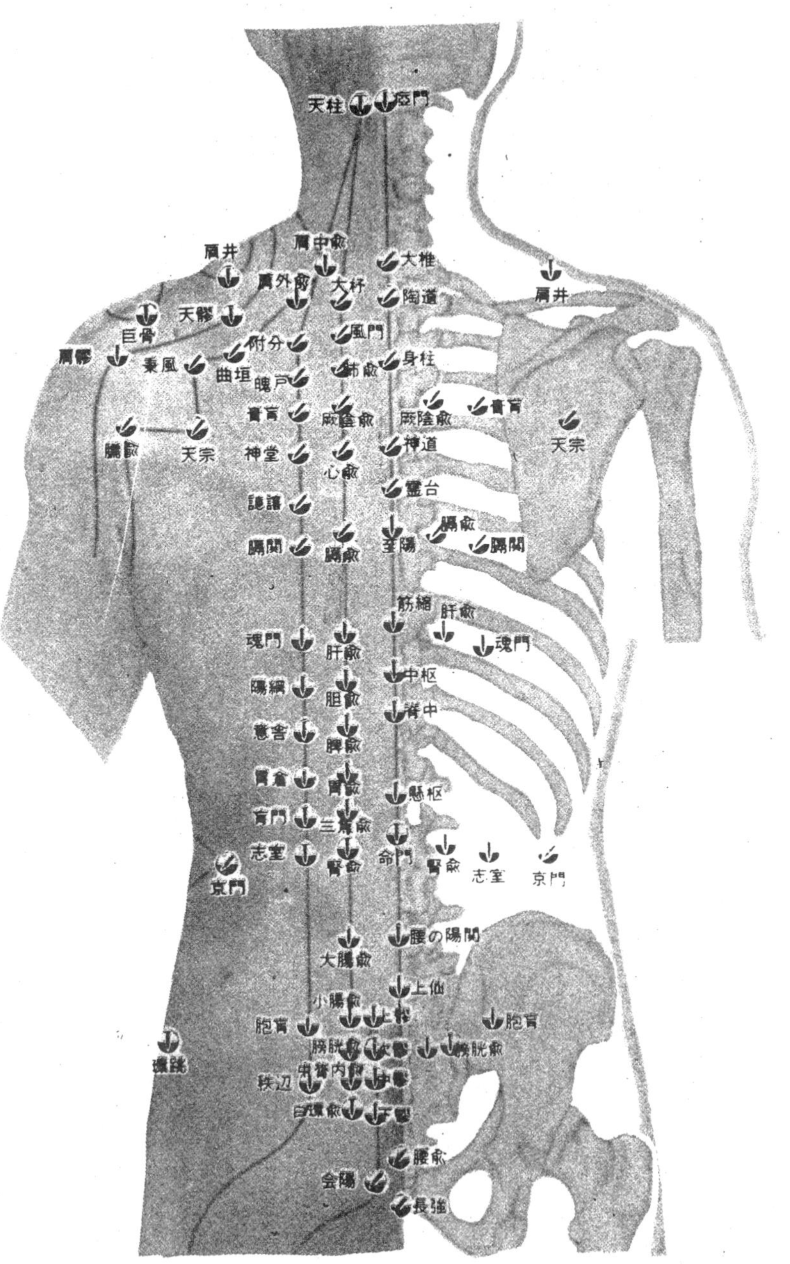

7. 下肢前側経穴의刺針角度

髀関
伏兎
陰市
梁丘
犢鼻
足の三里
上巨虛
条口
豊隆
下巨虛
解谿
衝陽
陥谷
内庭
厲兌

8. 下肢後側経穴의刺針角度

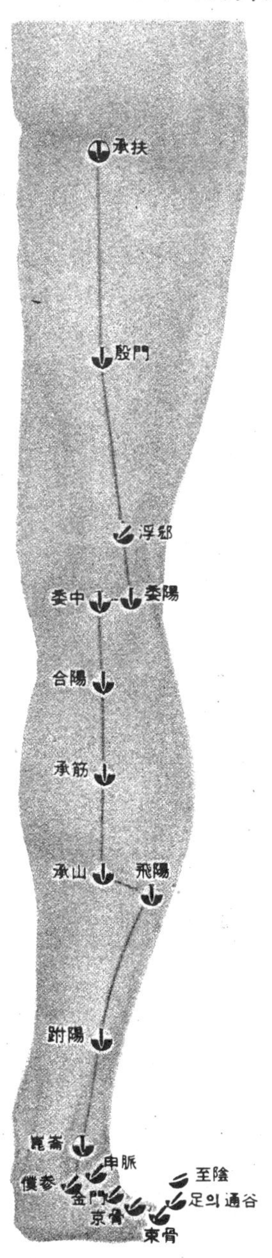

直刺法 角度90°

斜刺法  角度45°

皮下刺法 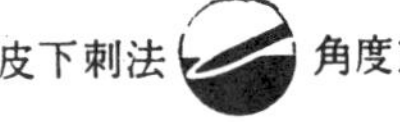 角度15°

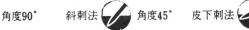

9. 下肢外側経穴의刺針角度

10. 下肢内側経穴의刺針角度

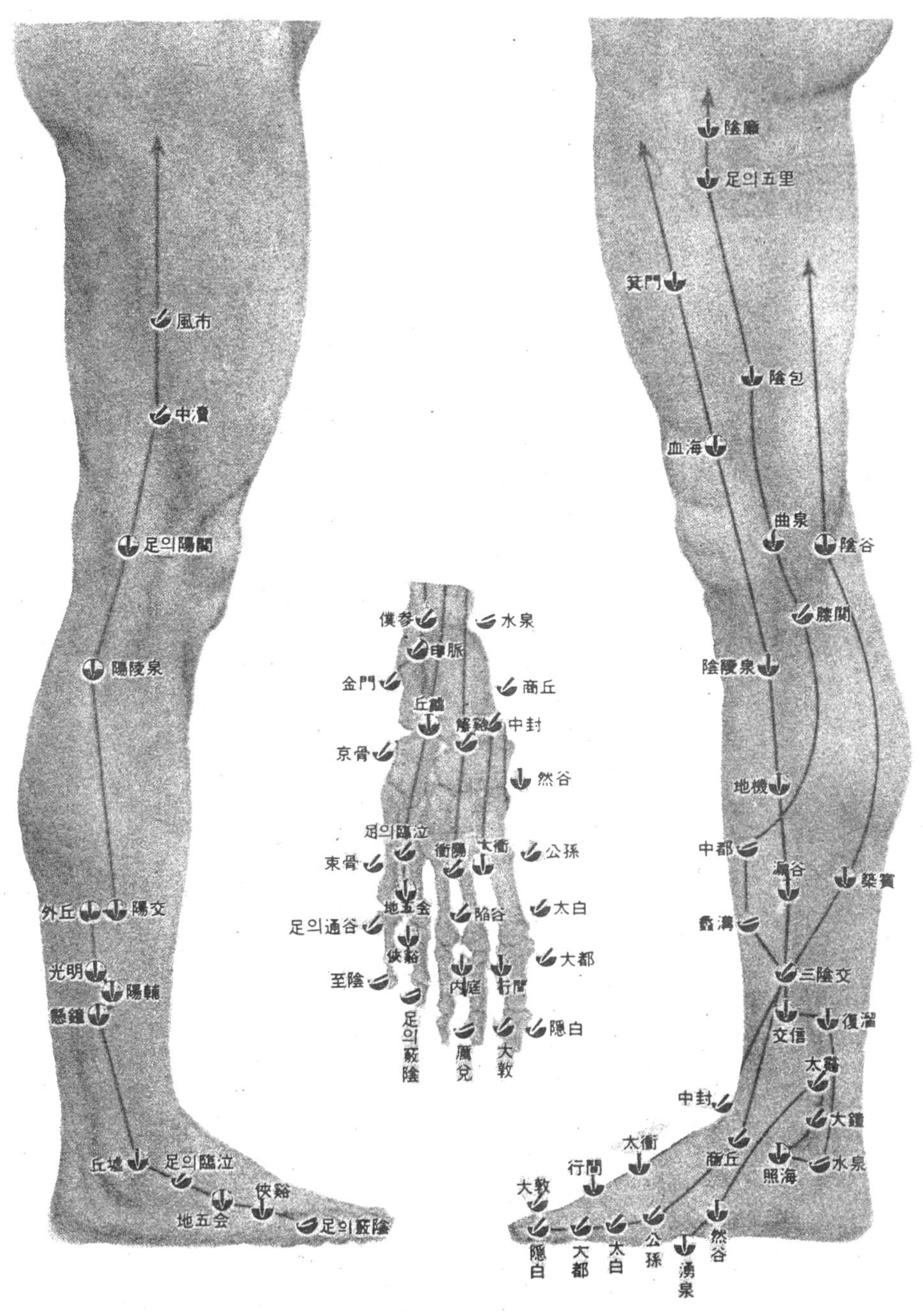

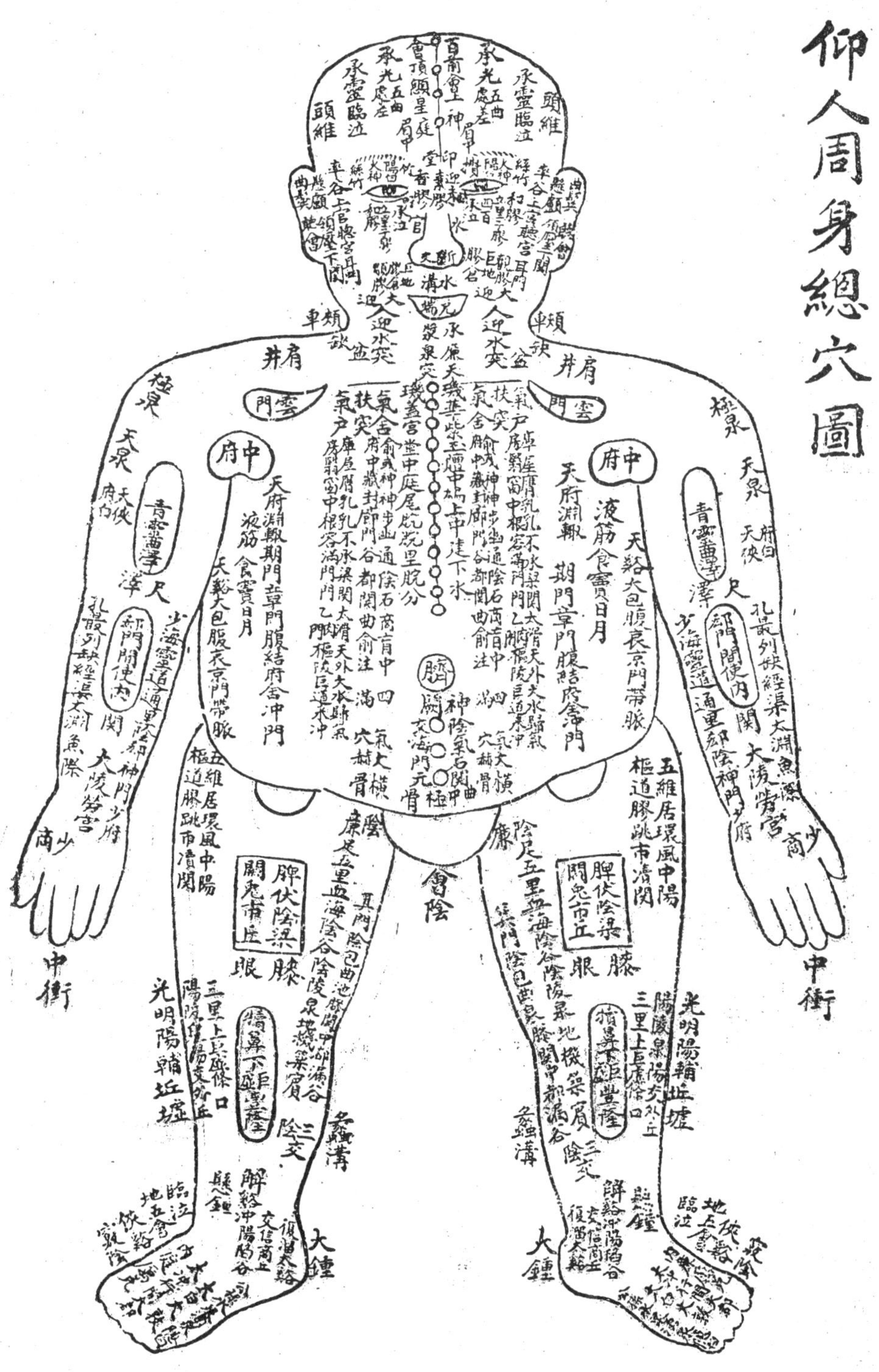

仰人周身總穴圖
雲門
雲門
中府
中府
膻中
會陰
肩井
肩井
尺澤
尺澤
膝眼
膝眼
中衝
中衝
大鍾
大鍾

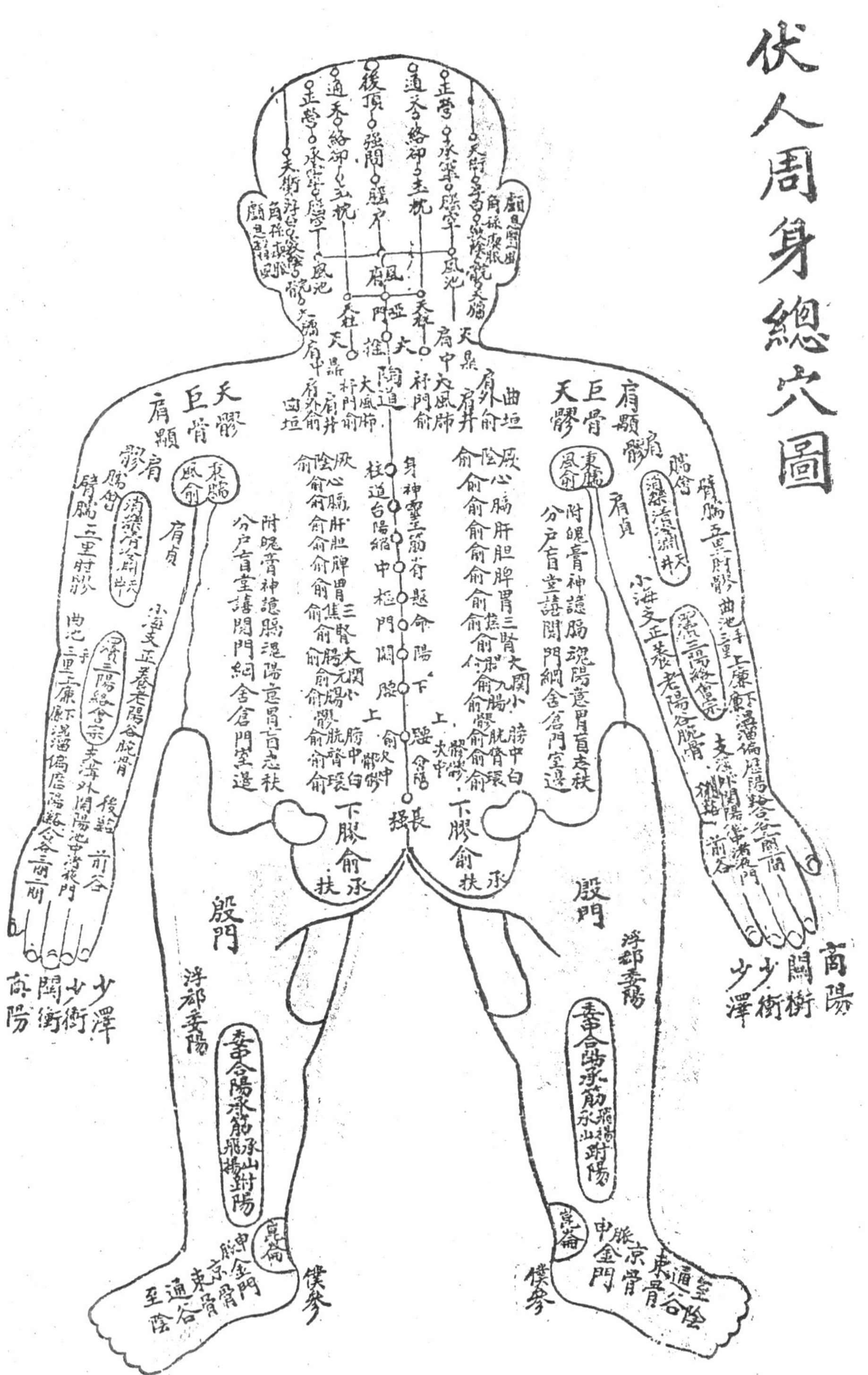
伏人周身總穴圖
天髎
巨骨
肩髃
曲垣
殷門
浮郄
委陽
承扶
下髎
長強
商陽
關衝
少澤
僕參

新譯鍼灸大成目次

〔第一卷〕

〔第二卷〕

〔第三卷〕

〔第四卷〕

〔第五卷〕

〔第六卷〕

〔第七卷〕

〔第八卷〕

〔第九卷〕

〔第十卷〕

鍼灸大成序

醫術은 萬民의 生命에 關한 重要한 것이기에 그 學問이 지금까지도 崇尙되고 있으나 옛날의 名醫를 도리켜 보건데 무엇보다도 鍼砭이 앞섰으므로 黃帝와 岐伯이 이것에 對하여 어려운 問答을 하였다. 그 醫術은 獨特하게 精密하고 詳細한 것이 病을 낫게함에 藥餌보다 빠를 効驗을 보였으나 近間에는 鍼法의 傳하여짐이 끊어져가고 있으니 더욱 섭섭한 일이다. 나는 三晋을 잇는데는 빠졌으나 多事로운 때를 만나 약한 무리들이 세상을 어지럽힘에 온 백성은 塗炭에 빠져 허덕였다. 나는 백성들의 어려움을 직접 目擊하고도 널리 救濟하여 주지를 못하였더니 이 때문에 心中에 憤鬱이 생겨 마침내 痿痺가 되었다. 醫人들이 每日같이 와서 病을 診療하였으나 丸劑等屬은 効力을 얻지 못하고 呻吟하던 나머지 都門에 鍼으로 有名한 楊繼州를 맞이하여 단지 세번의 鍼으로 病이 나앗다. 따라서 家傳하여온 秘訣을 내어서 보았더니 이에 醫術에는 根本이 있음을 알았다.

앞으로 匠人에게 所託하기 爲하여 더욱 모든 學者들이 갖추지 못한 것과 다시 여러 책을 널리 求함에 神應經과 古今醫統과 乾坤生意와 醫學入門과 醫經小學과 鍼灸節要와 鍼灸聚英과 鍼灸捷要와 小兒按摩등 대채로 鍼灸와 關係가 있는 것은 모두 따모우고 다시 素問難經을 考証하여 鍼法의 宗主로 삼았으니 綱目을 갖추어 실었다. 또 醫術에 能한 大醫院으로 하여금 銅人像을 肖刻하여 그것에 穴을 詳細히 나타내고 아울러 書圖도 세겨서 學者들로 하여금 便利하고 쉽게 理解하도록 하였다.

내가 時事에 근심이 있어도 조금도 도움을 주지 못함을 부끄러이여겨 일찍부터 이 事業을 거두지 못한 것을 恨嘆하니 能히 사람을 救하고 利롭게 하는데 背反한 格이 된것을 조금이라도 씻을가 하여 이제나마 이 책을 펴서 온 세상에 널리 널리 傳播하여 반드시 仁人君子들이 외우고 익혀서 精密한 그 醫術로서 萬百姓의 生命을 保存하기 바라며 이에 序하노라.

萬曆辛丑 巡按 小西監察 御使 燕趙含章 趙 文 炳 書

前重修鍼灸大成序

醫術의 秘傳이 끊어짐으로 부터 醫者들은 그것이 傳하여짐을 잃어버린 것을 慨恨하니 學家들은 한 두가지 뜬 말로 스승에게 배웠다고 劫迫하나 마음은 옛것을 험되게 물들어 옮은 것을 가리지 못하니 나쁜 弊習을 도우고만 있으니 衰한 것을 일으키기가 이에 아득하도다.

나는 平水 大父의 이음에는 빠졌으나 都門을 向해 왔어 늙은 몸으로 먼길을 걸어왔더니 몸에는 風濕이 侵蝕하여 그것이 쌓여 痰火의 病이 되어서 여러날이 되어도 거의 일어나지를 못하기에 이르렀으므로 三晋에 寥寥한 名醫를 찾아 맞이하기로 하였더니 겨우 郡城의 郭子洪 洞玉子를 얻어 여러모로 調劑를 쓴 끝에 百日만에 비로소 나왔으니 醫道란 이다지도 어려운 것인지! 이에 옛날의 方家中에서도 國手가 생각한 것에는 반드시 한 두가지의 微妙하고 要緊한 말과 뜻이 後人들의 스승이 될 수 있는 法은 있었으나 다만 耳目이 淺近하여 널리 討論을 蒐集하지 못한 것을 恨嘆할 따름이다. 들으니 郡中에 지난날 鍼灸大成 한帙이 있어도 先輩인 按台 趙公이 病을 만나 모든 醫者가 다스려도 낫게하지를 못하더니 都門에 鍼으로 有名한 楊繼州를 맞이하여 세번의 鍼으로서 낫게 하였다. 이러므로 그 醫術의 原理를 물으니 繼州는 이에 平生秘傳과 彙採名集을 著述하여 세상에 내 놓았다. 그 뜻을 살펴보니 크게 빠른 效驗을 보였으나 可惜하도다. 책은 있어도 傳해지는 것이 없어 海內에 널리 傳播하지를 못하였다. 대체로 醫는 技術이니 變通하는 것은 비록 사람이 하는 것이나 그 根本은 반드시 學問에서 바탕을 하니 이야말로 世上은 그 精密한 醫術을 얻을 것인가. 내가 病이 일어난 것을 大父가 百日동안의 苦痛스러움을 免하게 하였을 뿐 아니라 곧 그것이 이 세상의 모든 백성에 惠澤을 더한 것이 이미 오래이고 또한 많았다.

지금의 이 著書는 그 由來가 이미 오래 되었음에 舊板이 허물어져 빠진것이 남았으니 이제 내가 그 책을 잘하려고 特別히 나의 俸給을 털어서 널리 編輯을 하는 한편 先賢의 緖論을 모두 모아서 빠진 것을 補增하였으니 혹

繼州의 功業에 뜻이 있는 者는 부지런히 익혀서 妙하게 베풀면 반드시 이 세상 사람에게 도움이 없지 않을 것이다.

順治丁酉月吉旦

知平陽府事 關東 李月桂 撰

鍼灸大成(卷一)

鍼道의 由來

鍼灸大成 十二卷은 世上에서 말 하기를 黃帝와 岐伯 두사람이 서로 問答한 內容을 論述한 것을 收合한 책이다.

그의 趣旨를 보면 거의 같은 時期의 말은 아니고 論述한 것을 撰擇함이 또한 한 사람의 솜씨가 아니다. 劉向은 諸韓公이 지은것이라 가르키고 程子는 戰國時代末에 出刊된 것이라고 말하나 그의 大部分이 바로 漢儒가 禮記와 같이 뽑아 모운것이니 孔子와 子思가 함께 傳한 말이라고 한 것이다.

대개 神靈스러운 妙典인 五常正大와 六元正氣等偏은 陰陽五行이 생긴 制度와 理致를 比較하여 밝힌것이 아님이 없으니 象의 짜임과 德의 合합이 참으로 사람의 몸에 가장 切實한 것이고, 色・脈・病名등에 鍼을 刺하여 病을 다스리는 要旨등 모두 이의 理致를 넓게 解譯한 것이다.

皇甫謐의 甲乙經과 楊上善의 太素論도 역시 이것을 根本으로 삼았고 조금은 다른 點이 있으나 醫道를 딲는 사람의 綱律과 法度는 이책에서 벗어나지는 않는 것이다. 그러나 더듬어 보니 西漢의 藝文誌에는 內經十八卷과 扁鵲의 이름이 있고 白氏가 云하기로는 대개 三家이지만 素問의 目錄은 이에 列擧되지는 아니하고 隨나다 經籍誌에 이르러서 비로서 素問의 이름을 內經에 가리키더니 唐나라 王冰이 이에 九靈九卷으로서 漢나라의 여러 사람들의 뜻을 끌어모아 註를 달아 解釋을 하고 다시 陰陽大論으로서 밀기를 스승인 張公이 所藏한 것이라 하여 허물이 없어진 部分을 補完하였으니 그의 誠心이 또한 勤實하였지만 可惜하게도 朱墨이 混亂하고 玉과 돌이 서로 섞이어 訓詁는 陣遠하여 잃어 버렸어도 後援을 얻음이 中斷되지는 않더니 宋林億 高岩誘等이 그의 誤文을 바로잡고 또 그것에 옳은 뜻이 빠진 것을 바로잡아 補增하니 泳에 매우 功이 많았다.

難經十三卷은 秦나라 越人의 祖인 黃帝內經을 著述하여 문답하는 말씀을 배풀어서 工夫하는 사람들에게 보인 것이기는 하나 經의 말을 引用한 것이 神靈스러운 本來의 글을 引用한 것은 많지는 않았다. 대게 옛날에는 그 책이 있었으나 只今은 없어졌을 뿐이다. 隋나라 時代에 呂博望이 註本한 것은 있었으나 傳하여지지 아니하고, 宋나라 王惟一은 五家의 說을 모앗지마는 單純하거나 또는 相亂하였고 오직 虞氏의 것은 粗雜하였지만 볼수는 있었고 紀有卿의 註는 약간 細密하여 이에 楊雄慄, 呂廣, 王宗正등 三人은 辨論을 붙이지 아니하고, 周仲立은 매우 쉽게 修正을 加했으나 考證이 明確하지 않았고, 李子野는 또한 語句는 解釋하였으나 啓發한 곳은 없었고, 張潔은 吉註한 뒤에 藥性을 붙였으니 더욱 經의 뜻은 아니었으며, 王小卿은 그것을 說明과 解釋을 하여 內容은 重하고 豐富하였으나 또한 앞의 사람들이 이룩한 것에 比較하면 不足한 것이고, 滑伯仁이 長點은 취하고 短點은 버리어 自己의 뜻을 折衷하여 어려운 經의 본 뜻을 지었던 것이다.

子午經 한卷은 鍼灸의 要旨를 論하여 歌訣로 골라 만들었으니 後人이 扁鵲에게 依托한 것이다.

銅人鍼灸圖 三卷은 宋나라 仁宗이 王維德에께 命令하여 鍼灸의 方法을 研究하고 鑄銅을 사람의 法式으로 되게 하여 臟腑를 十二經으로 分類하고 俞穴이 모이는 곳을 題目과 그것의 이름을 세기고 아울러 그 방법을 그림으로 표시하고 다스리는 技術도 세겼으니, 板子에 세겨 世上에 傳하고, 夏竦이 차례가 되나 그 俞穴이 靈樞本輸骨空等篇에 비교하면 매우 어긋나고 또한 번잡한 것이다.

明堂鍼灸圖 三卷은 黃帝論, 人身俞穴및 灼熱禁忌라 題名하고 明堂이란 것은 雷公이 道를 묻기에 黃帝가 준 것이라 하나 또한 後人의 依托한 바인 것이라 하였다. 남아 있는 眞圖一卷은 晁公이 楊介의 編이라고 하니 崇寧間의 泗川땅에 있는 市場에서 도적을 刑罰할때 郡守인 李夷行이 醫者가 畵工을 함께 보내고 자신도 직접 갔어 膜을 끊고 膏盲을 따서 曲折을 그려 상세히 알기를 다하였으니 介가 古書를 바로 잡아 조금도 틀린 점을 없게하며 歐希五臟圖와는 比較할 수 없을 만큼 正確한 差異가 먼 것이니 참으로 醫家에

많은 도움을 주었던 것이다.

王莽때에 翟義黨의 王인 孫慶을 붙잡아 놓고 醫方를 硏究하기 위하여 太醫를 시켜서 그를 교묘하게 잡아 벗기고 또 쪼개어서 五臟의 構造를 관찰하고 竹筳으로 그 脉의 길로 삼아서 처음부터 끝까지 이치를 안 후에 病을 다스릴 수 있다 하였다.

膏盲灸法 2卷은 淸源莊의 綽季裕가 모운 것이다.

千金方 30卷은 唐나라 孫思邈가 모운 것이니 藥을 쓰는 方法과 診脉하는 비결과 鍼灸의 穴과 禁忌等의 法으로부터 導引하는 방법까지 고루 고루 쓰이지 않음이 없으니 千金이란 것은 人命이 貴重하므로 千金처럼 貴한 것이 있다고 한 것이나 뜻하는 것은 傷寒의 類를 아직도 알지 못하고 하는 말이다.

千金翼方 30卷은 唐나라 孫思邈이 10餘帙을 주워 모아서 그 책의 羽翼이 되니 그 내용은 제일 먼저 약을 기록하고 다음 차례에 婦人, 傷寒, 小兒, 養性, 辟穀, 退居, 補益, 雜症, 瘡癰, 色脉, 鍼灸等 순서로 편찬하고 禁術로서 끝을 맺었다.

外臺秘要는 唐나라 王燾가 臺閣에 20年 동안이나 있었기 때문에 弘文舘을 잘 알기에 옛날 書籍 千餘卷을 얻음으로 인해서 여러 병의 증세를 책으로 지어서 方藥符禁灼灸의 방법을 붙이니 엄청나게도 一千一百四門이라 天下의 寶物中에 나가서는 房陵을 잘 지키고 고을이 크게 편한하므로 이름을 外臺秘要라 한 것이다.

濟生拔萃 19卷은 한卷은 鍼經節要를 취하고 세卷은 潔古와 雲岐鍼法과 竇氏流注 세卷을 모운 것이다. 鍼經摘要에 鍼法은 옛날의 방법을 본받은 것이니 延祐間의 杜思敬이 연구해서 펴낸 것이다.

金蘭循經은 元나라 翰林學士인 忽泰必列이 지은 것이나 그의 아들인 光濟가 차례로 다듬어서 大德癸卯年에 平江郡의 文學인 嚴陵邵와 文龍이 序編하였다. 책 머리의 그림은 臟腑 앞뒤의 두 그림이고, 中間에는 手足 三陰三陽에 속하는 것을 記述하고 이어서 14經絡의 流注를 取하여 各各 해석과 설명을 하고 그림을 실었다. 그 뒤에 北方에 알려지니 恒山董氏로 부터 鍼梓吳門

으로 처음 전해진 것이 점점 널리 알려졌다.

鍼灸指南은 옛날 肥寶漢卿이 모운 것이나 첫머리에 幽賦를 나타내고 다음에 八穴治法과 叶蟄官圖를 나타냈으나 허물어 졌어 素門과는 적합하지 않는 것이 있었다.

鍼灸雜說은 建安 竇桂芳이 여러 種類를 차례로 모운 것이다. 千金禁忌人神과 離合眞邪論을 취하였으나 鍼灸의 玅는 다하지는 못하였다.

資生經은 東嘉의 王執中인 叔雅가 360穴의 背面顚末을 취하여 종류別로 나누어서 穴을 가지고 病에 屬하게 하니 대개 銅人, 千金方, 明堂, 外台秘要등을 하나로 合한 것이다.

14經發揮 3卷은 許昌滑壽伯仁이 東平高洞陽에 鍼法을 傳하여 開闔하고 流注하고 交別하는 要旨를 얻은 것이다. 陰陽, 維蹻, 帶衝등 六脉같은 것은 모두 얽혀져 屬한 것이 있는 것 같지만 오직 督任 二經만은 등과 배를 둘러싼 온전한 穴이 있어서 모든 經이 가득히 차서 넘치는 것을 이것에서 얻어 볼 수 있으니 마땅히 12經脉과 같이 論한 것이라 하여 657의 還穴로 病을 다스리는 功을 베풀기를 연구하여 醫의 神秘스러움을 다한 것이다.

神應經 2卷은 宏綱 陳會가 모운 것이니 먼저 廣愛書 12권을 짓고 그의 생각이 한없이 넓어 獨으로 119穴을 取하여 노래도 짓고 그림도 그려 모아서 병을 치료하는데 거듭 穴을 필요로 하여 모두 이룬 것을 한帙로 모아 學者들이 꼭 지켜야 할 規約으로 삼으니 南昌과 劉瑾이 그것을 다시 바르게 고치었다.

鍼灸節要 3卷과 聚英 4卷은 四明梅孤 高武가 지어서 모운 것이다.

鍼灸捷要는 燕山땅의 延端徐鳳이 지어 모운 것이다.

玄機秘要는 三衢繼州의 楊濟時의 家傳을 모운 것이다.

古今醫統과 乾坤生意와 醫學入門은 醫學小學中에 鍼灸에 關한 것을 取한 것이니 그 姓氏는 原書를 보는 것이 마땅하다.

鍼灸大成은 위의 여러가지 책을 통털어 모아서 一部분을 이루었으나 10卷으로 나누고 晋陽땅의 靳賢에게 맡겨서 바르게 比較하여 選集한 것이다.

鍼灸直指

鍼灸方宜始論

黃帝가 묻기를 「醫者가 病을 다스리는데 똑 같은 병을 다스리는 方法은 모두 같지 않는데도 병은 어찌하여 모두 낫는 것인가」고 물으니 岐伯이 대답하기를 「땅의 形勢로 그렇게 되는 것입니다. 東方이란 곳은 天地中에서 처음으로 생긴 곳이니 물고기와 소금의 땅이며 바닷가이라 그 백성은 물고기를 먹고 짠것을 즐겨 먹으니 그곳의 사람들은 좋은 음식을 먹고 편안하다. 물고기란 것은 사람에게 열을 대어주고, 소금이란 것은 피를 좋게 하는 까닭으로 그 백성은 모두 몸의 빛갈이 검고 그 병은 모두 癰瘍이니 그를 다스림에는 砭石이 마땅하다. 砭石이란 것은 또한 東方을 따라온 것이다.

西方이란 곳은 金과 玉의 地域이며 砂石이 있는 곳이니 天地가 收引한 것이다. 그곳 사람들은 언덕에서 살고 있으니 바람이 심하고 水土는 굳세고 강하여 털옷을 입지 않으며 음식물이 좋아 살이 찌는 故로 邪가 그들의 몸을 傷하지 못하고 그 병이 몸속에서 생기니 그의 다스림은 독약이 마땅하다. 독약이란 것은 또한 西方을 따라온 것이다.

北方이란 天地가 閉藏한 地域이니 그 땅은 언덕이 높고 바람이 차워서 물은 심하게 얼고 그곳 사람들은 乳食을 즐기니 臟이 寒하여 病이 많이 생긴다. 그를 다스림에는 灸灼이 마땅하다. 灸灼이란 것은 또한 北方에서 온 것이다.

南方은 天地中에서 太陽이 가장 긴 곳이며 太陽熱이 또한 가장 盛한 곳이다.

그 熱은 땅으로 내려가며 水土는 약하고 안개와 이슬이 모이는 곳이다. 그곳 사람들은 酸한 것을 즐기고 腑한 음식을 먹는 故로 그들은 모두 붉은 빛갈을 지녔고 그들의 병은 攣痺이다. 中央地帶는 그 땅이 平原하여 天地中의 萬物이 所生한 곳이다. 그들의 음식물은 잡물이며 노동을 아니하는 故로 그 病이 痿厥과 寒熱이 많다. 그를 治療하는데는 導引按蹻가 마땅하니 導引按蹻란 것은 또한 中央을 따라온 것이다. 그러므로 聖人이 다스리기를 離合하여 각각 그에 마땅한 것을 얻으므로 다스리는 방법은 다르지만 그것이 모두 낫는 것은 病이 된 뜻을 얻어서 다스림을 大體로 알 것입니다」고 하였다.

刺熱論

黃帝가 묻기를 「五臟의 熱病은 어떤 것인가」고 하니 岐伯이 답하기를 「肝熱病이란 것은 小便이 먼저 黃하고 배가 아프며 身熱로 오래 누어 있다가 熱과 다투면 狂言하고 놀래며 옆구리가 심하게 痛하고 手足이 조급하여 편안히 잠을 이루지 못하며 庚辛時에 심하고 甲乙에 땀을 흘리며 氣를 거슬리면 庚辛時에 죽으니(肝은 木을 主로 하니 庚辛은 金金剋木하는 故로 死한다) 足厥陰과 小陽을 刺한다.(厥陰은 肝脉이며 小陽은 膽脉이다) 그것을 거슬리면 員員한 頭痛은 脉이 당겨서 頭를 衝하는 것이고, 心臟에 熱病하는 것은 처음 며칠 동안은 편안하지 않다가 熱이 爭(爭이란 邪가 바로 相搏하는 것)하면 갑자기 心臟이 痛하고, 煩悶, 善嘔, 頭痛, 面赤, 無汗하며 壬癸에 심하고 丙丁에는 大汗하나 氣가 거슬리면 壬癸에 죽으니 手小陰과 太陽을 刺한다.(小陰은 心脉이고 太陽은 小腸脉이다) 脾의 熱病은 먼저 머리가 무겁고, 頰痛, 煩心, 顏靑, 欲嘔와 身熱등을 하다가 熱이 爭하면 허리가 痛하여 눕지를 못하고 腹이 滿泄하여 양쪽 턱이 痛하니 甲乙에는 심하고 戊巳에는 大汗하나 氣를 거슬리면 甲乙에 죽으니 足太陰과 陽明을 刺한다. 肺熱病은 먼저 淅然하여 厥이 일어나고 찬바람을 싫어하고, 舌上이 黃하며 몸에 熱이 爭하면 喘欬하며 胸, 膺, 背가 차례로 痛하여 太息을 하지 못하고 頭痛을 참지 못하며 汗出하면 춥고 丙丁에 심하며 庚辛에는 大汗이나 氣가 거슬리면 丙丁에 死하니 手太陰과 陽明을 刺하여 出血이 콩 난 같으면 病이 끄친다.

腎熱病은 먼저 허리가 痛하고 胻痠과 渴症이 심하여 飮水하기가 자즈며 身熱을 하다가 熱이 爭하면 이마가 痛하고 추워서 종아리가 또 절리고 足下가 熱하며 말을 하려하지 않으며 그것이 거슬리면 員員하고 澹澹하게 이마가 痛하여 戊巳에 심하고 壬癸에 大汗이나 거슬리면 戊己에 死하니 手小陰과 太陽에 刺한다. 모든 땀은 해를 이기기에 이르니 땀이 나는 것이다.

肝熱病은 왼쪽 빰이 먼저 붉고, 心臟의 熱病은 얼굴이 붉고, 脾의 熱病은 코가 먼저 붉고, 肺의 熱病은 바른쪽 빰이 붉고, 腎의 熱病은 턱이 먼저 붉으니 병은 비록 發하지 않았으나 색이 붉은 것을 보고 刺하는 것을 『治未病』이라고 하니 각 部位를 따라 붉은 빛이 일어나는 것은 時期에 이르렀을 뿐이나 그것이 刺를 反하는 것은 三周(三周란 三陰 三陽의 脉狀에 三周하는 것이니 太陽病 같으면 陽明에 刺하여 瀉하는 것과 같은 것이다.)만 하고 무겁게 거슬리면 죽는다. 땀을 흘리는 것은 太陽熱에 이겼기에 땀을 많이 내는 것이니 모든 熱病을 다스리는데는 찬물을 마시고 이에 刺하더라도 반드시 옷을 엷게 입고 차운 곳에 있으면 몸이 寒하는 것이 그친다.

熱病이 먼저 가슴과 옆구리가 痛하며 손발이 躁急하면 足少陽을 刺하며 足太陰을 補하나 병이 심한 것은 59刺가 되게 하고 熱病이 처음 手와 臂가 痛한 것은 手陽明과 太陰에 刺하여 땀을 흘리거든 그치고, 熱病이 頭首에 처음 하는 것은 頂太陽에 刺하여 땀을 흘리거든 그치고, 熱病이 足脛에 처음 하는 것은 足陽明에 刺하여 汗出하면 그치고 熱病이 몸이 무겁고 뼈가 痛하고 耳가 好瞑하기 始作하거던 足少陰을 刺하나 병이 심하면 59刺가 되도록 하고, 熱病이 먼저 眩冒하고 熱이 가슴과 옆구리에 가득하면 足少陰小陽에 刺한다. 太陽인 광대뼈에 脈色이 榮하면 骨熱病이니 榮이(榮은 飾) 아직 交하지 않았으면 지금 또 땀을 얻드라도 기다릴 뿐이나(時를 기다리는 것은 汗病이 甲乙의 類를 기다린다는 것) 厥陰脉이 爭해 보이는 것은 불과 3日이면 죽는다.(太陽의 赤色이 밖에 보이고 이 厥陰의 眩脉이 안으로 應하면 이것은 土氣가 벌써 敗하여 木이 다시 旺하여 가는 까닭에 3日이면 死한다.) ㄱ. 熱病이 腎과 안으로 연결하고 少陽의 脉色이 볼 앞에 榮한 것은 熱病이다. 榮이 未交하면 지금 또 땀을 얻드라도 時를 기다려야 하나 이미 少陰脉과 爭하는 것이 보이는 것은 불과 3日이면 죽는다. 熱病이 三椎下間의 氣穴은 胸中의 熱을 主로하고, 四椎下間은 膈中의 熱을 主로하고, 五椎下間은 肝熱을 主로하고, 六椎下間은 脾熱을 主로하고, 七椎下間은 腎熱을 主로 하고 盛한 것이 骶에 있다. 項上三椎는 中이 陷한 것이니 볼 밑의 광대뼈이면 大瘕를 하고 下牙車면 腹滿하게 되고 광대뒤는 脇痛이 되고 볼 위의 것은 鬲上이다.(상세한 것은 素問刺熱篇을 보라.)

刺瘧論

黃帝가 묻기를 「虐에 刺하는 것은 어떠한가」고 하니 岐伯이 대답하기를 「足太陽의 虐은 허리가 痛하고 머리가 무겁고 추위가 등에서 일어나며 먼저 춥고 뒤에 熱하여 불김이 더워 먹은것 같으며 熱이 그치고 땀이 나면 어려우니 郄中에 出血하고, (金門 또는 委中에 鍼은 三分이나 灸도 可하니 五壯이다.) 足少陽의 虐은 몸의 감질을 풀고 추위와 熱은 심하지 않으며 사람을 보는 것을 싫어하고 사람을 보면 마음이 煬煬然하여 熱이 많고 汗出이 심하면 足少陽에 刺하고, (俠谿에 鍼三分이나 灸는 三壯이 可하다) 足陽明의 虐은 먼저 춥고 추위가 심하다가 오래 熱하고 熱은 땀이 나는 것을 제거하며 해와 달빛을 보기 좋아하여야 이것은 快한 形狀이니 足陽明인 跗上에 刺하고, (衝陽에 鍼은 三分이며 灸는 三壯이다) 足太陰의 瘧은 즐거움이 없고 한숨 쉬기를 좋아하며 음식을 싫어하고 寒熱이 많으며 땀을 흘리고 病에 이르면 嘔하기를 좋아하다가 嘔는 이미 衰한 것이니 바로 取하고, (公孫에 鍼은 四分을 하고 灸는 三壯이 可하다) 足少陰의 虐은 구토가 심하고 寒熱이 많으니 추위가 적고 熱이 많아 門을 잠구고 있으려 하면 그 병이 다스리기 어려운 것이다. (大鍾에 鍼을 三分하고 太谿에는 三分을 하며 灸는 三壯이 좋다) 足厥陰의 虐은 허리가 痛하고 小腹滿하며 小便이 不利하여 癃의 모양과 같으나 癃은 아니니 便의 生覺이 자주 있음은 두렵고 氣가 不足하며 배속이 답답하거든 足厥陰에 刺한다. (大衝에 鍼三分하고 灸는 三壯이 좋다.)

肺瘧은 心臟이 차우니 추위와 熱이 심하여 열하는 가운데 잘 놀래며 이같은 것이 보이는 것은 手太陰陽明에 刺한다. (列缺에 鍼三分를 灸는 五壯이 좋고 合谷에 鍼은 三分이고 灸는 二壯이 좋다.)

心瘧은 煩悶하고 淸水를 많이 먹으려 하니 도리어 추위는 많고 熱은 심하지 않으므로 手小陰에 刺한다. (神門에 鍼은 三分이고 灸는 三壯이 좋다.)

肝瘧은 사람으로 하여금 빛이 파랗고 큰숨을 쉬니 그 모양이 죽은 것 같은 것은 足厥陰에 刺한다. (中封에 鍼은 三分을 灸는 三壯)

脾瘧은 춥고 배속이 痛하며 배안이 鳴하고 땀을 그치게 하니 足太陽에 刺한다. (商丘에 鍼은 三分 灸는 三壯이다.)

腎瘧은 추워서 덜덜 떨며 腰脊이 痛하고 몸을 겨우 돌리며 大便이 어려웁고 눈을 깜짝거리고 손발이 차우니 足太陽과 足少陰에 刺한다. (足太陽은 金門에 足少陰은 太谿에)

胃瘧은 장차 병할 것이나 식사를 잘하지 않고 굶기를 좋아하며 먹으면 배가 支滿하니 足陽明과 太陰의 横脉에 刺하여 血을 뽑는다. (厲兌에 鍼은 一分을 灸는 二壯 解谿에 鍼 五分 灸는 三壯이고 三里에는 鍼은 一寸 灸는 三壯이고 太陰横脉의 안쪽 복사뼈 앞 굵은 脉에 斜針하여 出血하는 것이 마땅하다.)

瘧이 發하여 몸이 熱하는 데는 발등 윗쪽 동맥(陽明脉)에 刺하여 그 구멍에서 出血하면 추위가 그치고 瘧이 바야흐로 寒하려 하면 手陽明, 手太陰, 足陽明, 足太陰에 刺하여 또한 구멍을 뚫어 出血시킨다. 瘧脉이 굵으면 急히 背俞에 刺하니 中鍼으로 五胠俞결에 各 한번씩 刺하나 肥瘦에 따라 적당하게 出血시키고, (五胠俞는 譩譆穴이다) 瘧脉이 가늘고 實하거던 종아리의 小陰에 急히 灸하며, 指井에 刺한다. (復溜에 鍼三分하고 灸는 五壯이 마땅하며 井은 至陰에 鍼一分을 刺하고 灸는 三壯이 좋다.)

瘧脉이 굵고 急하면 背俞에 刺하나 五胠俞와 背俞에 各一하여 적당히 血을 行하게 하고, 瘧脉이 緩大하고 虛하면 약을 쓰는 것이 좋으며 鍼은 마땅하지 않다. 瘧을 다스리는데는 그것이 먼저 食頃에 發한 것 같으면 다스릴 수 있으나 지났으면 다스릴 時期를 놓친 것이니 모든 瘧에 脉이 보이지 않거던 十指의 사이를 刺하여 출혈하여 피를 버리면 반드시 좋아진다. 먼저 붉은 팥 같은 것이 보이면 그 피를 取하기를 다한 것이다.

十二瘧은 그 나타나는 것이 각각 때가 같지 않으니 그 병의 모양을 살펴서 그것이 무슨 脉의 病임을 알아야 먼저 그것이 發할 때가 食頃일 것 같으면 한번 刺하면 衰하고 二刺하면 끝이고 三刺하면 나으니 낫지 않으면 혀

아래쪽 兩脈에 刺하여 피를 빼고 그대로 不已이면 經의 盛한 郄中에 刺하여 피를 내고 또 목에 刺하고 밑에 脊의 결인 것은 반드시 그치니(등마루 결인 것은 大杼鍼 三分를 刺하고 灸는 五壯을 風門 熱府에 鍼은 五分을 灸는 五壯이 좋다.) 혀 밑의 兩脈은 廉泉이다. (鍼은 三分 灸는 三壯이다.)

瘧에 針刺하는 것은 반드시 먼저 그 병을 물어 發한 病을 알고 刺해야 하니 머리가 痛하고 무거운 것은 먼저 머리 위와 양쪽 이마와 양쪽 눈섭 사이에 刺하여 피를 내고(頭는 上星, 百會이고 額은 懸顱이고 眉間은 攢竹等의 穴이다.) 먼저 목과 등이 痛한 것은 먼저 刺하고(風池, 風府, 天杼, 神道) 먼저 허리와 등마루가 痛한 것은 郄中을 刺하여 피를 빼고 먼저 手臂이 痛한 것은 手少陰과 手陽明인 十指사이에 刺하고, 종아리가 절리면 足陽明인 十指사이를 刺하여 피를 내고, 風瘧은 瘧이 나타나면 땀이 나고 바람을 싫어하니 三陽經인 脊兪에 刺하여 피를 내고, 종아리가 절리어 주물리지도 못하는 것을 胕髓病이라고 하니 鑱鍼으로 絕骨에 鍼하여 피를 빼면 낫는다. 몸이 조금 痛하거던 至陰에 刺하나 모든 陰은 井이기에 出血은 없으니 하루씩 사이를 두고 一刺하고 瘧이 목마르지 않고 하루씩 사이를 두고 나타나거든 足太陽에 刺하고 하루씩 사이를 두고 渴症이나거던 足少陽에 刺하고, 溫瘧에 땀이 나지 않거던 五十九刺를 한다」고 하였다.

刺 欬 論

黃帝가 묻기를 「肺에 欬는 무엇인가」고 하니 岐伯이 대답하기를 「五臟과 六腑는 모두 欬이고 肺만이 아니다」고 하니 黃帝가 그 欬의 모양을 듣기를 원하니 「皮와 毛라는 것은 肺의 合이니 皮毛는 먼저 邪氣를 받으면 邪氣는 그것에 따라 합하는 것이라 차운 음식이 胃속에 들어가서 肺脈을 따라 肺에 이르면 肺는 차우니 肺가 차우면 밖과 속의 邪가 合하여 客함으로 因해서 肺欬이 되는 것이다」고 하니 五臟이 各各 그 때에 病을 얻고 그때가 아니면 함께 傳한다. (때는 王月) 사람은 天地와 더불어 相參하는 까닭으로 五臟을 각각 때로서 다스리니 추위를 느끼면 즉 病을 얻어서 微하면 欬를 하고 심하면 泄하고 痛하나 가을에 타면 肺가 먼저 邪를 받고, 봄을 타면 肝이 邪를 먼저 받고, 여름에 타면 心臟이 邪를 먼저 받고, 陰을 타면 脾가 먼저 받고 겨울에 타면 腎이 먼저 받으니 黃帝가 말하기를 「어찌하여 이와같이 다른가」고 하니 肺欬의 모양은 숨이 차서 헐덕이는 소리가 있고 심하면 침에 피가 섞이며 心臟의 欬의 모양은 欬하면 心痛하고 목속이 끼끼하여 막힌것 같은 狀이며 심하면 목구멍에 腫이 생기고, 肝欬의 모양은 兩쪽 옆구리의 아랫쪽이 痛하고 심하면 돌리지를 못하니 돌리면 양쪽 갈비의 아랫쪽이 가득차고, 脾欬의 모양은 欬하면 바른편 옆구리 밑이 痛하고 어깨와 등을 지긋이 당기며 심하면 움직이지를 못하니 움직이면 기침이 더욱 심하고, 腎欬의 모양은 기침을 하면 허리와 등이 서로 당기니 痛하고 심하면 欬涎이 된다고 하니 黃帝가 六腑의 欬는 어떤 것이며 病을 얻으면 어떠한가」고 하기에 「五臟의 오래된 欬가 六腑로 옮긴 것이라 脾欬가 낫지 않으면 胃가 받으니 胃欬의 모양은 欬가 소리를 내며 심하면 長蟲이 나오고, 肝欬가 그치지 아니하면 膽이 받으니 膽欬의 모양은 膽汁이 소리를 내고 肺欬가 그치지 아니하면 大腸이 받으니 大腸欬의 모양은 欬하면 遺屎하고, 心臟의 欬가 그치지 않으면 小腸이 받으니 小腸欬의 모양은 欬하면 氣를 잃으니 氣와 欬가 모두 잃고, 腎欬가 그치지 않으면 膀胱이 받으니 膀胱欬의 모양은 欬하면 遺屎하고, 欬가 오래도록 그치지 아니하면 三焦가 받으니 三焦欬의 모양은 欬하면 腹滿하고 음식을 먹으려 하지 않으니 이것이 모두 胃에 모이고 肺에 關係하여 눈물과 침을 많이 흘리며 얼굴에 腫이 생기고 氣를 거슬린다」고 하였다. 黃帝가 말하기를 「치료는 어떻게 하는가」 하니 岐伯이 대답하기를 「臟을 치료하는 것은 그 兪를 다스리고 腑를 다스리는 것은 臟과 합하여 다스리고 腫이 생긴 것은 그 經을 다스린다」고 하였다.

刺腰痛論

黃帝가 묻기를 「腰痛은 어느 脉에서 생기며 刺는 어떻게 하는가」고 하니 岐伯이 대답하기를 「足太陽脈은 腰痛에 목, 등마루, 꽁무니 등을 당기면 그 痛이 重하니 郄中인 太陽正經을 刺하여 피를 빼나 봄에는 피를 내지 않고 少陽은 腰痛에 그 皮中에 鍼刺를 하여 굽히고 펴지도 못하고 돌리지도 못하니 小陽의 成骨끝을 刺하여 피를 뽑으니 成骨은 무릎 外廉에 있는 獨起한 骨이다. 여름에는 빼는 피는 없고 陽明은 腰痛에 돌아보지 못하고 도리켜서 보는 것이 있는 것 같기도 하며 슬퍼하기를 잘하니 陽明인 胻前을 三痏에 刺하여 아래와 위를 和해서 피를 빼나, 가을에는 피를 빼지는 아니하고(바로 三里穴) 足少陰은 腰痛에 등마루의 內廉이 당기니 小陰인 복사뼈 안쪽上에 三痏刺하다. 겨울에는 피는 빼지를 않으니 피가 많이 나면 그 病이 회복되지 않는다. (즉 復溜穴에 鍼은 三分 灸는 五壯이 좋다.)

厥陰脈은 腰痛에 腰中이 활을 휘어 쏘는 것 같으니 厥陰脈을 刺하나, 腨腫은 魚腹의 밖에 있으니 累累하게 돌아야 이에 刺한다. (蠡蒲에 鍼은 三分을 灸는 三壯을 한다.)

그 病은 말하기를 좋아하며 그러나 지혜롭지는 못하니 刺는 三痏하고 解脉은 腰痛에 아픈 것이 어깨를 당기는 것 같으며 눈을 흘껴 보고 때로는 오줌을 싼다. 解脉을 刺하는 것이니 무릎의 筋과 肉을 나누는 사이와 外廉의 横脉의 틈에 있다. 變한 血의 出血을 멈추고 帶脉은 腰痛을 帶로 당기는 것 같아서 항상 허리가 부러지는 것 같으며 무서움을 잘 탄다. 帶脉을 刺하는 것이니 郄中에 있어서 絡을 맺은 것이 좁쌀과 같다. 刺하여 피가 나온 것이 검고 붉은피가 보일 뿐이고 同陰의 脉은 腰痛에 痛이 小鍼이 그속에 있는 것 같아서 답답한 腫이다. 同陰의 脉을 刺하는 것이니 바깥 복사뼈 윗쪽의 絕骨의 끝에 있으니 三痏를 하고 陽維의 脉은 腰痛에 痛上이 腫하는 것 같이 답답하다. 陽維脉을 刺하는 것이니 脉은 太陽과 合하여 장단지 밑이니 땅에서 一寸을 떨어진 사이인 곳이다. (承山에 鍼은 七分이고 灸는 五壯이다.) 衡絡의 脉은 腰痛에 굽히지도 들지도 못하는 것이니, 몸을 펴서 위로 치어다 볼라면 넘어질가 두렵고 무거운 것을 들다가 허리에 상함을 얻어서 衡脉이 끊어지고 나쁜 피가 돌아간다. 陽筋 사이에서 틈이 있는 윗쪽으로 數寸인 곳을 刺하니 옆으로 취하여 二痏를 刺하여 出血하고, (委陽에는 鍼 七分 殷門에는 鍼은 五分이고 灸는 各 二壯이다.)

會陰의 脉은 腰痛에 痛은 溜溜하게 땀을 흘리다가 땀이 마르면 물을 마시려하고 물을 마시면 달아나려 한다. 바로 陽의 脉 윗쪽에 三痏를 刺하니 발을 제껴 디디면 윗쪽에 틈이 있으니 그 아래로 五寸옆이다. 그것이 盛하게 보이거던 出血하고(承筋은 禁鍼이라고도 한다) 各陰脉은 腰痛에 痛이 답답하고 심하면 슬픈 것을 두려워한다. 飛揚의 脉을 刺하는 것이니 안쪽 복사뼈에서 위로 五寸인 小陰의 앞에 있어서 陰維와 만나고(復溜와 築賓에 각각 鍼은 三分이고 灸는 五壯이다.) 昌陽의 脉은 腰痛에 사람으로 하여금 痛이 가슴을 당기며 눈은 침침하고 심하면 허리가 꺾이며 혀가 말려 말을 못한다. 內經에는 二痏라 하니 안쪽 복사뼈 위의 大筋앞이고 大陰뒤이니 복사뼈에서 윗쪽으로 二寸에 刺한다. (交信穴) 散脈은 腰痛에는 熱하고 甚한 熱이 번민이 생기며 허리 밑에 橫木이 그 가운데 있는 것 같고, 심하면 오줌을 싼다. 散脈을 刺하니 무릎 앞쪽 骨과 肉을 나눈 사이를 絡하는 外廉에 있다. 束脉은 三痏를 하고, 肉里脉은 腰痛에 기침은 좋지 못하고 기침을 하면 筋이 갑자기 오물어진다. 肉里脉은 二痏를 刺한다고 하니 太陽의 바깥 小陽인 絕骨의 뒤에 있다. 腰痛이 등마루의 곁이면 痛은 머리에 이르러 几几하고 눈은 침침하며 쓸어져 엎어지려 하거든 足太陽의 郄中에 피를 뽑고 腰痛에 윗쪽이 춥거던 足太陽, 足陽明에 刺하고, 윗쪽이 熱하거든 足厥陰에 刺하고, 목을 俛仰하지를 못하거든 足少陽에 刺하고, 中熱로 숨이 헐덕거리거든 足少陰에 刺하나 틈에 刺하여 出血시키고, 腰痛에 윗쪽이 추워서 도리키지 못하거든 足陽明에 刺하고, (陰市와 三里穴) 윗쪽이 熱하거던 足太陰에 刺하고, (地機) 中熱로 헐덕이면 足少陰에 刺하고, (湧泉과 大鍾) 大便이 어렵거든 足少陰(湧泉)에 刺하고, 少腹이 가득하면 足厥陰에 (太衝)에 刺하고, 꺾이는 것 같아서 허리를 굽히지도 못하며 들지도 못하거든 足太陽(束骨, 京骨, 崑崙, 申脉, 僕參)에 刺하고 등마루의 內廉이 당기면 足少陰(復溜와 飛揚)에 刺하고 腰痛이 小腹과 眇를 당겨 허리를 펴지 못하거던 腰와 尻가 맞닿는 양쪽 髁胂上에 刺하나 生死가 月內에 있을것 같이 많이 맞이면 發鍼에 바로 痛이 그치니(腰髁밑의 第四髎 바로 밑의 엉덩이에 鍼은 二寸이고 灸는 二壯이다.) 左이면 右를 취하고 右이면 左를 취한다.(痛이 左에 있으면 右에 鍼한다.)

奇病論

岐伯이 말하기를 「몸이 무거워 九月에 벙어리가 되는 사람이 있으니 그 이름은 「胞絡脈絕」이라 하니 다스리는 方法은 없드라도 10月에는 충분히 회복한다」고 하고, 옆구리 밑이 가득 차서 氣를 거슬리는 病을 하여 2·3歲에 그 病이 그치지 않음을 「息積」이라 하니 灸와 刺는 합당하지 않고 導引法에 의하여 藥을 복용해야 한다.

몸의 넙적다리뼈와 다리와 종아리가 모두 腫하고 배꼽의 둘레가 痛한 것을 「伏梁」이라고 하니 움직이지를 못한다. 움직이면 水尿가 깔깔하여지는 病을 한다.

尺脈이 數가 심하고 筋이 급하게 보이는 것을 「疹筋」이라고 하니 이런 사람은 배가 반드시 급하니 흰빛과 검은 빛이 모이면 病이 심한 것이다.

數年동안 頭痛으로 病하는 사람이 있어 낫지 않음을 「厥逆」이라 이름하니 이를 犯한 것은 大寒이 안으로 骨髓에 이른다. 骨髓는 腦가 主이니 腦를 거슬리는 까닭에 頭痛하고 齒도 또한 痛한다.

口甘으로 病하는 것을 이름은 脾癉(癉은 熱이다)이니 단지 甘味로운 음식을 많이 먹어 살이 많이 쪘으니 肥한 것은 內熱하고 甘한 것은 中滿하니 그러므로 氣가 위로 넘쳐서 도리어 消渴하니 治療하는 方法은 蘭으로서 묵은 氣를 除去하여야 한다.

입이 쓴것이 있는 病의 이름은 「膽癉」이라 하니 다스리는 方法은 膽의 募兪이다.

癃이 있는 것은 하루에도 오줌을 여러번 싸니 이것은 不足함이고 몸에 熱이 숯과 같이 뜨겁고 목과 가슴이 對敵하는 것 같으며 人迎이 躁盛하고 숨이 막히고 氣를 거슬림은 이것은 남음이 있는 것이다. 太陰脈이 작고 가늘하여 머리털 같은 者는 이것은 不足함이다. 5가 남음이 있고 2가 不足함을 厥이라고 하니 죽지 살지는 못할 것이다.

사람이 처음 生할 때 癲疾로 病하는 것을 「胎癎」이라고 하니 母의 배속에 있을 때 놀라움을 느껴 子息이 癲을 나타내는 것이다.

瘖瘂한 것 같은 病이 있으니 물의 모양이 있고 모든 그 脉은 大緊하며 몸에는 痛한 것이 없고 몸은 야위지 아니하며, 잘 먹지는 않으나 적게 먹는 것을 腎風이라고 하니 腎風은 能히 먹지를 아니하고 놀래기를 잘하며 놀라서 心氣가 오무러지는 것은 死한다.

怒狂으로 病하는 것을 「陽厥」이라고 하니 陽氣가 亂暴하게 꺾임으로 因하여 다시 맺기가 어려운 까닭으로 화를 잘 내니 治法은 그의 음식을 언제나 뺏으면 바로 그치니 鐵洛을 마시게 하라(鐵洛은 鐵漿이다) 대개 生鐵洛이란 것은 下氣의 疾이다.

刺 要 論

黃帝가 묻기를 「願하건데 刺의 要旨를 묻노라」고 하니 岐伯이 대답하기를 「病에는 浮沉한 것이 있고, 刺에는 깊고 얕음이 있으니 各各 그 理致에 이르러야 그 道理에 지나침이 없다. 過하면 속이 傷하고 미치지 못하면 밖에 막힘이 생기니 막히면 邪가 따르니 얕고 깊음을 얻지 못하면 도리어 大賊이 되어 안으로 五臟이 動하여 뒤에 大病이 남으로 病이 毫毛와 腠理에 있는 것도 있으며, 皮膚에 있는 것도 있으며, 肌肉에 있는 것도 있으며, 脉에 있는 것도 있으며, 筋에 있는 것도 있으며, 骨과 髓에 있는 것도 있으니 그러므로 毫毛와 腠理에 刺하는 것은 皮에 傷함이 없어야 한다. 皮가 傷하면 속으로 肺가 動하니 肺가 動하면 가을에 溫瘧病을 하며 살살한 추위가 모라닥치고 皮에 刺해도 肉에 상한 것이 없어야 하니 肉이 傷하면 안으로 脾가 動하고 脾가 動하면 72日 四季의 月에 病은 腹脹悶하여 음식을 즐겨 먹지 아니하고, 肉을 刺한데는 脉은 傷한 것이 없어야 하니 脉이 傷하면 안으로 心臟이 動한다. 心臟이 動하면 여름에 心臟이 痛하여 病하고 脉을 刺한데는 筋은 傷한 것이 없어야 하니 筋이 傷하면 안으로 肝이 動하고 肝이 動하면 봄에 熱로 病하여 筋이 느러지고, 筋에 鍼을 刺해도 骨에는 傷함이 없어야 하니 骨이 傷하면 안으로 腎이 動하고 腎이 動하면 겨울에 병이 퍼져 腰痛을 하고 뼈에 鍼을 刺해도 髓에는 傷함이 없어야 하니 髓가 傷하면 녹여 사라지는 것처럼 종아리가 절리어 몸에 감질은 풀리기는 하나 除去하지는 못한다.」

刺齊論

黃帝가 묻기를 「刺에는 얕고 깊은 것이 나누어져 있는 것을 듣기가 願이로다」고 하니 岐伯이 말하기를 「鍼을 骨에 찔러 筋에 傷한 것이 없는 것은 鍼이 筋에 이르러 退去하여야 骨에는 미치지 못하고, 鍼을 筋에 찔러 肉에 傷이 없는 것은 肉에 이르러 退去하니 筋에는 미치지 못하고, 肉에 찔러도 脉에 傷이 없는 것은 脉에 이르러 빼니 肉에는 미치지 못하고, 脉에 찔러 皮에 傷이 없는 것은 鍼이 皮에 이르러 빼니 脉에는 미치지 못하고, 소위 皮에 찔러 肉에 傷이 없는 것은 病이 皮속에 있으면 鍼이 皮속에 들어가도 肉에는 傷이 없고 肉에 찔러도 筋에 傷이 없는 것은 肉속을 過하여야 筋이고 筋을 찔러도 骨에 傷이 없는 것은 筋속에 骨이 지나는 것이니 이것은 反對로 말한 것이다.」

刺志論

黃帝가 묻기를 「虛實의 必要는 무엇있지 듣기가 願이도다」고 하니 岐伯이 대답하기를 「氣가 實하면 形도 實하고 氣가 虛하면 形도 虛함은 이는 보통이나 이와 反對인 것은 病이고 消化가 盛하면 氣도 盛하고 消化가 虛하면 氣도 虛하니 이도 보통이나 이와 反對되는 것은 病이고 脈이 實하니 血도 實하고 脉이 虛하니 血도 虛함은 이는 보통이나 이와 反하는 것은 病이다」고 하니 黃帝가 「어떻게 反하는가」고 하니 岐伯이 말하기를 氣가 「虛한데 身熱은 이는 反함이고, 음식은 많이 먹는데 氣가 적으면 이도 反함이고, 脉은 盛한데 血이 적음도 이를 反하는 것이고, 脉은 적은 데 血이 많아도 이는 反함이니 氣가 盛한데 身熱하는 것은 傷寒으로 얻은 것이고, 氣는 虛한데 身熱하는 것은 傷暑로 얻은 것이고, 음식은 많이 먹는데 氣가 적은 것은 脫血한 일이 있었거나 濕한데 있었음이고, 음식은 적게 취하는데 氣가 많은 것은 邪가 胃와 肺에 있는 것이고, 脉은 적은데 血이 많은 것은 속에 熱을 먹은 것이고 脉은 큰데 血少한 것은 脉이 風氣가 있어서 水漿이 들어가지 못하는 것이니 이것을 말한 것이다.

長刺節論

岐伯이 말하기를 鍼家가 診脉을 하지 아니하면 病者의 말을 듣는 것이니 頭病으로 痛하거던 鍼을 감추어서 骨에 닿도록 刺하면 病이 그치고 骨과 肉과 皮에는 傷이 없도록하라 皮라는 것은 길이다. 陽에 一旁四를 刺하는 것은 寒熱을 다스리는 곳이나 깊게 刺하는 것은 大臟은 등을 刺하여 臟을 迫하게 하는 것이니 背兪를 刺한다. 刺하여 大臟을 迫하면 臟은 腹中에 모이니 寒熱을 쫓을 것이니 그만 그친다. 兪에 刺하는 까닭은 鍼을 얕게 刺하여 피를 조금 나게하는 것이다. 腐腫을 치료하는 것은 腐腫위에 癰의 大小와 淺深을 보고 刺하는 것이나 크게 刺하는 것은 피가 많을 것이니 적은 것은 얕게하여 반드시 끝쪽을 조금 넣어서 피가 나오거던 그치고, 病이 少腹에 積이 있은 것이 있거든 皮腯아래에서 少腹에까지 刺하여 그치지마는 등마루곁 兩旁으로 四椎사이에 刺하거나 허리뼈와 엉덩이뼈와 작은 脇肋사이를 刺하여 배속의 氣熱을 끌어서 내려 가거든 그치고, (腯는 마땅히 作腯을 뼈끝에 一作하니 四椎가 두려우면 五椎에 하며 心兪는 少腹에 應한다고 한다.)

病이 少腹에 있어 腹痛으로 大小便을 얻지 못하면 그것은 「疝」이라는 病이니 寒해서 얻은 것이다. 小腹 兩股 사이에 찔으나 腰髁骨間에 刺해야 하며 많이 찔으면 熱이 다하니 病이 좋아지면 그친다. 筋에 病이 있어 筋이 떨리고 마디가 痛하여 行動을 하지 못하는 것은 「筋痺」라고 하니 筋上에 刺하는 것은 좋으나 肉을 나누는 사이에 찔으면 뼈 속이니 좋지 못하며, 筋熱로 病이 일어나 病은 이미 좋아지면 그치고, 肌膚에 病이 있어 肌膚가 痛하는 것을 「肌痺」다 하니 寒濕으로 傷한 것이다. 大分과 小分을 하여 刺하나 鍼을 많이 놓고 깊이 刺하여 熱을 緣故로 하고 筋骨에 傷이 없도록 하며 筋骨에 傷이 있으면 癰이 생겨서 變하게 된다. 熱을 모두 나누어 허터지면 病은 나으니 그치는 것이다.

骨에 病이 있어 뼈가 무거워 들지를 못하고 骨髓가 쓰리고 아파서 寒氣가 오는 것을 「骨痺」라 하니 甚한 것은 刺하더라도 脉과 肉에 傷이 없도록 해야 한다. 그것은 大分하고 小分하는 方法이 되는 까닭이다. 骨熱病이 나으니 그치는 것이다.

모든 陽脉에 病이 있어서 寒하다가 熱하고 熱하다가 또 寒하는 것을 「狂」이라(氣의 狂은 亂하다)하니 虛脉에 찔러 熱이 나누어져 다하는 것을 보면 病은 나으니 그치는 것이고 처음 생기는 病이 한해에 한번 생긴 것은 다스리지 못하고 한달에 한번 생긴 것도 다스리지 못하며 한달에 4,5發 하는 것을 「癲病」이라 하니 모든 脉을 區分하여 刺하니 그것이 無寒한 것은 鍼으로서 調節하다가 病이 좋아지면 그친다.

病이 風으로 또 춥고 또 熱하고 하루에도 여러차례 熱로 땀을 흘리면 먼저 모든 經의 脉을 區分하여 찔으며 땀을 내고도 또 춥고 熱하거든 3日에 一刺하면 百日이면 좋아지고, 大風으로 病하여 뼈 마다가 무겁과 털과 눈섭이 빠지는 것을 「大風」이라 하니 肌肉에 刺하나 百日동안이나 땀을 내고 骨髓에 刺하여 百日을 땀을 내어 대략 二百日이 지나야 털과 눈섭이 생기니 鍼은 그친다」고 하였다.

皮 部 論

黃帝가 말하기를 「皮의 十二部에 그 病이 생기는 것은 어떤 것인가」고 하니 岐伯이 말하기를 「皮라는 것은 脉의 部이니 邪가 皮에 들면 腠理가 열리고 열리면 邪가 絡脉에 들어오다가 絡脉이 가득 차면 經脉으로 注하고 經脉이 가득하면 腑臟으로 들어 오는 까닭으로 皮라는 것은 部分이 있으니 大病이 생기지 않는 것이다」고 하였다.

經 絡 論

黃帝가 묻기를 「모든 絡脉을 보니 五色의 빛갈이 각각 다르게 靑 黃 赤 白 黑이 같지 않으니 그 까닭은 무엇있가」고 하니 岐伯이 대답하기를 「經에는 항상 色이 있어서 絡은 항상 變함이 없나이다」고 하니 黃帝가 「經의 色은 어떤 것인가」고 하니 대답하기를 「心臟은 붉고, 肺는 희고, 肝은 푸르고, 脾는 누렇고, 腎은 검으니 모두 또한 그것은 經絡에 應하는 色이니다」

고 하니 黃帝가 「陰陽의 絡이 또한 그 經에 應하는가」고 하니 「陰絡의 色은 그 經에 應하고 陽絡의 色은 항상 변함이 없으니 四時에 따라 行하는 것이다. 추위가 많으면 눈물이 엉키고 엉키어 막히면 푸르고 검으며 熱이 많으면 진흙처럼 질벅하고 질벅하면 누렇고 붉으니 이는 모두 마땅한 색이다. 즉 病이 없고, 五色이 모두 갖추어져 있는 것은 寒熱이다」고 하였다.

骨 空 論

黃帝가 묻기를 「나는 듣기에 風이라는 것은 모든 病의 始初라 하니 鍼으로서는 어떻게 治療하는가」고 하니 岐伯이 「風은 밖을 따라 들어 왔어 사람이 추워서 떨고 땀을 내며 몸이 무거우면 추위로 傷한 것이다. 治療하는 方法은 風은 府에 있으니 그것은 陰陽을 조절하여 부족하면 補하고 남음이 있으면 瀉하며 大風으로 목의 痛은 風府에 刺하고 大風에 땀이 나면 譩譆에 灸하니 손으로서 눌려주고 病者가 슬피 소리 지르면 손으로 應하여 주며 風을 따라 風을 미워하면 眉頭를 刺하고(即 攢竹에 三分을 刺하고 灸는 三壯이다.) 벼개를 베지 않으면 눈섭 위에 있는 橫骨의 사이(缺盆)에 刺하며, 折은 팔뚝이 흔들리니 팔굽치를 바르게 모두고 脊中에 灸하며(即 陽은 모두 鍼은 五分을 하고 灸는 三壯이다.) 허구리와 옆구리가 少腹을 당기니 배가 불러 痛하는데는 譩譆에 刺하고 膜痛으로 돌려 움직이지 못하며 陰卵을 급히 당기는데는 八髎와 痛하는 위에 鍼을 찔으니 八髎는 허리와 꽁무니의 사이다. 鼠瘻寒熱은 寒府에 鍼을 돌려서 찔으니 寒府는 무릎 바깥 解營에 있으니 膝上外를 취하는 것은 절을 시키고 足心을 취하는 것은 꿇어 앉게 한다」고 하였다.

利水熱穴論

黃帝가 묻기를 「小陰은 어째서 腎이 主이며 腎은 어찌하여 水를 主하는가」고 하니 岐伯 대답하기를 「腎이란 것은 陰에 이르는 것이니 陰에 이르는 것은 물이 성함이고, 肺는 小陰이니 小陰이란 것은 多脉이다. 그러므로 그의 根本은 腎에 있고 그의 末은 肺에 있으니 모두 積水하는 것이다」고 하니 또 黃帝는 腎은 어찌하여 능히 물을 모두어 病이 생기는가」고 하니 岐伯의 대답은 「腎이란 것은 胃의 關이니 關門이 利롭지 못함으로 물을 모두는 것은 그의 種類에 따른다. 아래 위가 피부에 넘치므로 腑에 腫이 된다. 胕腫이란 것은 물을 모아 病을 만드는 것이다.」고 하니 黃帝는 「모든 물은 모두 腎에 생기는가」고 물으니 「腎이란 것은 臟의 牝이니 地氣가 올라가는 것은 腎에 屬하니 水液을 낳는 것이므로 陰에 이른다. 부지런하여 勞力이 심하면 腎은 땀을 내므로 腎汗이 나와 風을 만나면 안으로 臟腑에 들지 못하고 밖으로는 피부를 넘지 못하니 玄村에서 머물고 皮裏로 가서 傳하며 胕腫하니 腎에 本하는 것이라 이름은 「風府」라 하고 소위 玄府란 것은 땀의 구멍이다」고 하니 黃帝는 「水俞의 57處라는 것은 이것의 主는 무엇인가」고 하니 岐伯이 대답하기를 「腎俞의 57穴은 陰에 모있 積이다. 물에 따라 드나드는 것이니 꽁무니 위의 五行이 行五하는 것은 腎俞이므로 水病이 종아리로 下하여 大腹이·腫하고 위로는 숨이 막히어 눕지를 못하는 것은 標本이 모두 病이므로 肺는 숨이 막히고, 腎은 水腫하니 肺를 거슬리어 잠을 이루지 못하며 水를 나누어 서로 보내는 것을 모두 받은 것은 水氣가 머무르는 바이고 伏兎위로 각각 二行이 行五하는 것은 腎의 길이니 三陰이 다리에 서로 접하는 바이고 복사뼈 위로 各 一行이 行六하는 것은 腎脉이 下行하는 것이니 「太衝」이라고 하며 대개 57穴이란 것은 모두 臟의 陰脉이고 물이 客하는 바이다.

黃帝가 「봄에 絡脉의 分肉을 取하는 것은 무엇인가」고 하니 「봄은 木이 다스리기 始作하니 肝氣가 처음 생기는 것이다. 肝氣는 急하나 그것이 風疾을 하여 經脉에 항상 그것이 잠겨 있는 것이다. 그 氣는 적어서 능히 깊이는 들어가지는 못하므로 絡脉과 肉를 나누는 사이를 取한 것이다.」고 하니 黃帝는 여름에 盛經分腠을 취하는 것은 무엇인가」고 하니 여름은 火가 다스리기 始作하고 心臟의 氣가 長하기 始作하니 脉은 瘦하고 氣는 弱하니 陽氣가 흘러 넘치고 熱이 훈훈하여 腠을 나누어 안으로 經에 이르므로 盛經分腠를 取하는 것이니 피부를 끊어 病을 제거하는 것은 邪가 얕게 있어 소위 盛經이란 것은 陽脈이다.」

黃帝가 말하기를 「가을에 經俞를 取하는 것은 무엇인가」고 하니 「가을은 金이 다스리기 始作하고 肺는 장차 殺을 걷우니 金은 장차 火를 이길 것이다. 陽氣는 合하여 있고 陰氣는 처음으로 勝하니, 濕氣가 몸에 미치지마는 陰氣가 盛하지 않아 능히 깊이 들지 못하므로 俞를 取하여서 陰의 邪를 瀉하고 合을 취하여 陽邪가 虛하여야 陽氣가 衰하기 始作하므로 合에 取하는 것이다」고 하니 黃帝는 「겨울에 井榮을 取함은 무엇인가」고 하니 「겨울은 물이 다스리기 始作하고 腎은 바야흐로 닫기는 것이라 陽氣는 衰少하고 陽氣는 굳세고 성하며 巨陽이 잠겨 있어서 陽氣는 이에 退去하므로 井을 取하여서 밑으로 陰을 거슬리고 榮을 取하여 陽氣를 實하게 하므로 겨울에 井榮을 取하면 봄에 감기가 들어도 코가 막히지 않는 것은 이것을 말함이다」고 하였다.

黃帝가 말하기를 「모든 사람이 熱病을 다스리는데는 59俞라 하니 그 곳을 듣기가 所願이며 因하여 그 뜻도 묻노라」고 하니 岐伯이 말하기를 「頭上으로 五行이 行五하는 것은 모든 陽의 熱이 거슬려 넘었으니 大杼, 膺俞, 缺盆, 背俞, 이들 여덟가지는 胃속의 熱을 瀉하고 氣衝, 三里, 巨虛, 上下廉이 여덟가지는 가슴속의 熱을 瀉하고 雲門, 髃骨, 委中, 髓空등 이 여덟가지는 四肢의 熱을 瀉하고 五臟의 다섯 俞旁의 열가지는 五臟의 熱을 瀉하니 대개 59穴은 모두 熱을 左右한다.」고 하였다. 黃帝는 「사람이 寒으로 傷하여 熱을 傳하는 것은 무엇인가」고 하니 「모든 寒이 盛하면 熱이 생기는 것이다」고 하였다.

調 經 論

黃帝가 묻기를 「남는 것과 부족함이 있는 것은 虛와 實의 形이라고 나는 이미 들었으나 알지 못하니 그것은 어찌하여 생기는가」고 하니 岐伯이 말하기를 「氣血이 이미 합하고 陰陽이 서로 기울으니 氣는 衛에 어지려워지고 血은 經에 거슬리어 血과 氣가 떨어져 있으면 하나는 實하고 하나는 虛하여 血은 陰에 합치고 氣는 陽에 합치므로 놀래어 驚狂을 하며, 血은 上에 합치고 氣는 밑에 합치면 마음이 번거로워 놀라서 탄식하고 기뻐하고 성을 내며

血은 밑으로 合하고 氣가 위로 合하면 홀으러져 잘 잊어버린다」고 하니 黃帝가 말하기를 「血이 陰에 合하고 氣가 陽에 合하여서 이와 같이 血과 氣가 떨어져 있으면 어느 것이 實하며 어느 것이 虛한 것인가」고 하니 岐伯이 답하기를 「血氣란 것은 따슨 것을 좋아하고 차운 것을 싫어하니 차우면 막히어 흐르지 못하고 따스하면 삭아서 사라지니 이런 까닭으로 氣가 合하여지는 곳이 血은 虛하고 血이 合해지는 곳은 氣가 虛하게 된다고 하였다.

黃帝가 말하기를 「사람에 血과 함께 氣가 있으니 지금 그대가 이에 말한 血이 合하면 虛하게 되고 氣가 合해져도 虛하게 된다고 하니 이는 實이 없는 것인가」고 하니 岐伯이 말하기를 「있는 것은 實이 되고 없는 것은 虛가 되므로 氣가 合쳐지면 血이 없고 血이 合쳐지면 氣가 없으니 지금 血과 氣가 서로 잃었으므로 虛가 되지만 絡과 孫脉이 모두 經으로 보내어 血과 氣가 合쳐지면 實하게 되고 血과 氣가 上에 走하여 合쳐지면 大厥이 되니 厥하면 暴死하나 氣가 다시 反하면 살아나고 도리키지 않으면 죽나이다」고 하니 黃帝가 말하기를 「實한 것은 어느 길을 따라 온 것이며 虛한 것은 어느 길을 따라 사라진 것인가, 虛實의 要點을 듣기가 願이므로 묻노라」고 하니 岐伯이 陰과 陽은 모두 兪會가 있어 陽은 陰에 注하고 陰은 차서 밖으로 쏟아지니 陰陽이 고루 平하여서 그 모양이 충실하고 九候가 하나 같으면 목숨은 보통 사람과 같을 것이다. 대개 邪가 생김에 혹은 陰에서 생기고 혹은 陽에서 생기니 그가 陽에서 생기는 것은 風雨와 寒暑에서 얻고, 그것이 陰에서 생긴 것은 飮食, 居處, 陰陽, 喜怒에서 얻나니다」고 하니 黃帝가 말하기를 「風雨로 傷한 사람은 어찌 하는가」고 하니 「風雨로 傷한 사람은 먼저 皮膚에 客하다가 孫脉으로 傳入하고, 孫脉이 가득하여 絡脉으로 傳入하면 絡脉이 가득하여 大經脉으로 보내니 血氣가 邪로 더부러 腠理의 間에 合쳐서 客하면 其脉이 堅大하므로 實이라」고 하였다.

實이란 것은 바깥이 여물고 充滿하여 눌리지를 못하니 눌리면 痛하나이다」고 하니 黃帝가 말하기를 「寒濕으로 사람이 傷하면 어떠한가」고 하니 「寒과 濕이 든 사람은 皮膚를 거두지 못하며 肌肉이 굳고 여물며 榮血이 막히고 衛氣는 사라지므로 虛하니 虛라는 것은 辟이 끼어 氣가 不足하여 눌리면

氣가 足하여 溫하므로 시원스러우니 痛하지 아니 하나이다」고 하니 黃帝가 말하기를 「陰에 實이 생기는 것은 어떠한가」고 하니 「喜怒가 고르지 못하면 陰氣가 上으로 거슬리고 上으로 거슬리면 下虛하며 下가 虛하면 陽氣가 走하므로 實하나이다」고 하니 黃帝는 「陰에 虛가 생기는 것은 어떠한가」고 하니 「喜하면 氣는 내리고 슬푸면 氣는 삭으며 삭으면 脉이 虛空하게 되니 찬 음식으로 인하여 차운 氣가 虛滿하면 血은 막히고 氣는 사라지는 까닭으로 虛하다」 또 黃帝는 「經에는 陽이 虛하면 밖이 춥고 陰이 虛하면 속이 熱하며 陽이 盛하면 밖이 熱하고 陰이 盛하면 속이 찹다는 것은 내가 이미 들었으나 그렇게 되는 事由를 알지 못하노라」고 하니 岐伯은 「陽이 上焦에 氣를 받아서 皮膚와 肉의 사이가 따스하나 지금 寒氣가 밖에 있으면 上焦로 通하지 않고 上焦로 通하지 아니하면 寒氣가 홀로 밖에 머물므로 추위로 떠는 것이다.」 黃帝는 「陰虛로 內熱이 생기는 것은 어떠한 것인가」고 하니 「힘써 일을 하여 氣의 모양이 衰步하고 穀氣가 盛하지 않아서 上焦로 가지 못하고 下脘으로도 통하지 못하면 胃의 氣가 熱하니 熱氣가 가슴속을 훈훈하게 하므로 속이 熱하나이다」고 하니 黃帝는 「陽이 盛한데 外熱이 생기는 것은 무엇 때문인가」고 하니 「上焦로 통하지 못하면 皮膚가 緻密하고 腠理가 막히여 玄府가 통하지 못하고 衛氣는 泄越을 하지 못하므로 밖이 熱하나이다」고 하니 黃帝는 말하기를 「陰盛에 內寒이 생기는 것은 무엇 때문인가」고 하니 「厥氣가 위를 거실리면 寒氣가 가슴 속에 쌓여 瀉하지 못하니 瀉하지 못하면 溫氣는 사라지고 寒이 홀로 머므르면 血은 엉키고 막히며, 막히면 脉이 通하지 아니하여 그 脉이 盛大하여져서 깔깔하므로 속이 寒하나이다」고 하니 黃帝는 「陰은 陽과 合치고 血은 氣로 合쳐져서 病의 모양이 이루어지면 鍼은 어떻게 刺하는가」고 하니 「이것을 刺하는 것은 經의 구멍을 取하여 榮에서 血을 取하고 衛에서는 氣를 取하더라도 形에 따라 쓰며 四候에 따라 多少는 높고 낮나이다」고 하니 黃帝는 「그대가 虛實을 말한 十餘가지가 五臟에서 생긴다 하니 五臟은 五脉 뿐이라 거의 12經脉이 모두 그 病이 생기지만 지금 그대 혼자 五臟을 말하니 12經脉이란 것은 絡이 모두 365節이라 節에 病이 있으면 반드시 經脉에 病을 입어서 經脉에 病이 모두 虛實이 있을터이니 어떻게 合하여지는가」고 하니 岐伯이 말하기를 「五臟이란 것은 六腑를 얻으므로 表와 裏가 되니 經絡의 支節에 각각 虛實이 생기면 그 病이 있는 곳을 따라서 調節하여 病이 脉에 있으면 血을 조절하고, 病이 血에 있으면 絡을 調節하고, 病이 氣에 있으면 衛를 調節하고, 病이 肉에 있으면 肉을 分하여 조절하고 病이 筋에 있으면 筋을 조절하나 燔(불에 살은)鍼으로 그 밑과 급한 것을 刺하고, 病이 骨에 있으면 骨을 조절하나 焠鍼藥熨하고 痛한 곳을 모르는 病이면 兩발을 위로 제껴들고 몸의 「모양에 痛함이 있드라도 九候의 病이 아니면 繆刺를 하고, 痛이 왼편에 있고 右脉에 病이 있는 것은 巨刺를 하며 반드시 九候를 잘 살펴야 鍼道를 갖추나이다」고 하였다. (燔鍼으로 刺하여 물리치는 것은 靈樞經筋篇을 찾아보고 焠鍼은 靈樞의 官鍼篇 第2節을 자세히 보라.)

繆 刺 論

黃帝가 묻기를 「나는 繆刺는 들었지만 그 뜻을 아직 얻지 못하였으니 繆刺란 무엇을 말함인가」고 하니 岐伯이 대답하기를 「邪가 皮毛에 客하다가 孫脈으로 入舍하여 머물러 사라지지 아니하고 막히어 不通하니 經으로 들어오지 못하면 大絡으로 흘러 넘쳐서 奇異한 病이 생긴다(大絡이란 15絡이다) 邪가 大絡에 있는 것은 왼편에서 오른편을 注하고 오른편에서 왼편을 注하여 上下 左右와 經에 서로 방패하여 四末로 퍼지니 그 氣는 항상 있는 곳이 없어 經俞로 들지 못하는 것을 繆刺라 하나이다」고 하니 黃帝는 繆刺에 대하여 듣기를 願하메 「左로서 右를 取하며 右로서 左를 取함은 어떤 것이며 그것은 巨刺로 더부러 어떻게 刺하는가」고 하니 邪가 經에 있으니 左가 盛하면 右가 病하고 右가 盛하면 左가 病하며 또한 쉽게 移動하여 左痛 뿐이 아니라 右脈에 먼저 病을 하니 이와 같은 것은 반드시 巨刺해야 經에는 맞고 絡에는 맞지 않으므로 絡에 病하는 것은 그 痛은 經脉이 얽힌 곳이므로 이름을 繆刺라고 하나이다」고 하니 黃帝는 繆刺는 어떻게 하며 어떻게 取하는가」고 하니 대답하기를 「邪가 足少陰의 絡에 있으면 사람은 갑자기 心臟이 痛하며 가슴과 배가 가득차서 벌려지니 積이 없는 것은 骨앞에 刺하여 피가 나면 밥을 지을 시간 쯤이면 恢復이 되나 그렇지 않으면 左는 右를 取하고 右는 左를 取한다. 病이 새로 나타나는 것은 5日을 取하면 낫는다.

邪가 手少陽의 絡에 있으면 사람은 喉卑, 舌卷, 口卷, 心煩하고 바깥 배꼽이 痛하여 손이 머리에 미치지 못하니 手小指나 次指 손톱 윗쪽의 끝을 韮葉같이 去한 곳을 各各 一痏를 刺하면(關中穴이 痏瘡이다) 壯者는 곧 낫고 老人은 조금 때가 지나면 낫으니 左이면 右를 取하고 右이면 左를 取하면 이것이 새로운 病은 數日에 낫는다.

邪가 足厥陰의 絡에서 客하면 갑자기 疝症으로 痛하니 足大指의 발톱 윗쪽 肉이 交한 것에 각각 一痏를 刺하면(大敦穴은 兩다리를 모두 刺하는 까닭에 各一痏라 한다) 男子는 곧 낫고 女子는 조금 지나면 낫으니 左는 右를 取하며 右는 左를 取한다.

邪가 足太陽의 絡에서 客하면 머리, 목, 어깨가 痛하니 足小指의 발톱 위에 肉이 交한것에 各一痏를 刺하면 곧 낫으나 낫지 않으면 밖앝 복사뼈 밑쪽에 三痏를 하더라도 左는 右를 取하고 右는 左를 取하면 밥짓는 時間쯤 지나면 낫는다.

邪가 手陽明의 絡에 客하면 氣가 가득하여 가슴속에 숨이 막히고 갈비가 痛함은 가슴속의 熱이니 手大指와 次指의 손톱 위의 끝을 韮葉 같이 去한곳을 각 一痏하나 左는 右를 取하고 右는 左를 取하면 쉽게 낫는다. (商陽은 小指 안쪽이다.)

邪가 臂掌의 間에 客하여 굽히지를 못하면 복사뼈 뒤에 刺하나(손의 本節의 踝이다.) 먼저 손가락으로 만져 痛하면 이에 刺하니 한달에도 死生의 고비가 여러번 있으니 한달에 1日이 생기면 1痏하고 2日이면 2痏하며 15日이면 15痏하고 16日이면 14痏한다. (초순에 생기면 살고 下旬에 생기면 죽는다.)

邪가 足陽明蹻의 絡에 客하면 입과 눈이 痛하나 눈 갈쪽에서부터 안으로 從하니 밖앝 복사뼈에서 아래로 半寸되는 곳을 刺하여 각각 2痏하나 痛이 左면 右刺하고 右면 左刺하니 十里길을 걷는 時間이면 낫는다.

墮落함이 있어 惡血이 속에 머물러 배속이 불러 가득하니 앞뒤를 가누지 못하는 데는 먼저 좋은 약을 먹는다. 이것은 위의 厥陰脉이 傷하고 밑의 少

陰絡이 傷한 것이라 발 안쪽 복사뼈 밑의 뼈 앞에 刺하여 血脉에 피를 내고 발등뒤의 動脉에(衝陽) 刺하여 낫지 않으면 三毛위를 각 1痏를 刺하여 피를 보면 나으니 左는 右에 刺하고 右는 左에 刺하면(三毛란 大敦穴이다) 슬퍼하고 잘 놀라며 즐기기를 싫어하거든 上方과 같이 刺한다.

邪가 手陽明의 絡에 客하면 耳聾하여 때로는 소리를 듣지 못하니 手大指와 次指의 손톱 위에 刺하나 끝을 韮葉같이 去한 곳을 一痏하면 소리를 듣고(衝陽) 소리가 들리지 않거던 中指의 손톱 위쪽의 肉과 交合하는데 刺하면 소리를 들으니(中衝) 그래도 소리가 들리지 않을 때는 刺해서는 안되고(絡氣가 이미 끊어졌으므로 刺하지 않는다.) 귀속에 風이 생긴것도 또한 刺하더라도 이와 같이 左는 右刺하고 右는 左刺하다.

痺가 往來하여 갈 곳이 一定하지 않는 것은 分肉間에 痛이 있는 곳을 刺하나 한달에도 死生의 고비가 여러번 되어 鍼을 必要하는 것은 氣가 성하고 쇠함을 딸아서 痏數를 定하니 鍼이 日數가 지나치면 脫氣하고 日數가 미치지 않으면 氣는 瀉하지 못하니 左면 右刺하고 右면 左刺하면 病은 그치나 낫지 않거던 이 方法과 같이 다시 刺한다. 한달에 1日이 생기면 1痏하고 2日이면 2痏를 이같이 점점 많이 하여 15日에는 15痏하고 16日이면 14痏를 점점 적게 한다.

邪가 足陽明의 絡에서 客하면 코피가 나고 윗쪽 齒가 차우니 足大指 次指의 발톱 위 肉과 交合하는 것에 각 1痏를 刺한다. 左는 右刺하고 右는 左刺한다. (厲兌)

邪가 足少陽의 絡에 客하면 脇痛하여 숨을 쉬지를 못하고 기침하고 땀을 흘리니 足小指와 次指 발톱 위에 肉과 交合하는 곳에 각 一痏를 찔으면(竅陰) 숨을 쉬게 되고 땀이 그치며 기침하는 것은 옷을 따스하게 입히고 음식을 먹으면 1日이 지나면 낫는다. 右는 左刺하고 左는 右刺하면 바로 낫으니 낫지 않으면 이 方法으로 다시 刺한다.

邪가 足少陰의 絡에 客하면 목구멍이 痛하여 음식을 입에 넣지 못하고 까닭없이 성을 잘내어 氣는 上走賁上이니 발 밑의 가운데 脉에(湧泉) 各三痏를 刺하여 即六刺하면 낫으니 左는 右刺하고 右는 左刺하며 목구멍 속이 腫

하여 침을 삼키지 못하며 능히 춤을 뱉지 못하는 것은 骨의 앞에 刺하여 出血하면 낫으나 左는 右刺하고 右는 左刺한다.

邪가 足太陰의 絡에 客하면 허리가 痛하고 少腹이 당기고 허구리가 비어 숨을 돌리지 못하니 腰尻와 兩胛의 윗쪽(腰兪)에 刺하나 한달에 여러번 發生하니 痏의 數를 맞게 發鍼하면 낫으나 左는 右刺하고 右는 左刺한다. (腰兪는 左右가 없으니 이 밑으로는 繆穴이다.)

邪가 足太陽의 絡에 客하면 拘攣, 背急, 引脇痛이니 목을 따라 脊椎에 이르다가 脊疾의 곁을 눌러 손에 痛이 應하는 것 같으면 그 곁에 三痏를 刺하면 낫는다.

邪가 足少陽絡에 客하면 樞中에서 머물러 髀가 痛하여 들지를 못하니 樞中에 毫鍼으로 刺하나 추우면 鍼을 오래 머물게 하여 한달에도 여러번 죽었다가도 살아나면 낫는다. (環跳)

모든 經에 刺는 過하는 것을 다스리고 病이 아니면 繆刺를 하니 耳聾에 手陽明을 刺하여 낫지 않으면 귀앞에 脉이 通하는 것에 刺하고(聽會) 齒齲에는 手陽明에 刺하여 낫지 않으면 그 脉이 이 속으로 들어간 것이면 낫는다. (斷交)

邪가 五臟의 間에 客하면 그것은 病이다. 脉이 당기고 痛하여 때로는 오고 때로는 멈추니 그의 病을 보아 손톱 발톱 위에 繆刺를 하나(其井의 左는 右刺하고 右는 左刺한다.) 그 脉을 보아 그것에 出血하고 1日씩 사이를 두고 一刺하니 不治면 五刺하면 낫는다. 繆가 傳하여 윗이가 당겨서 이와 잇몸이 寒痛하거든 그의 손등의 脉을 보아 血인 것은 去하더라도 足陽明의 中指 손톱 위에 一痏하고(厲兌) 手大指와 次指의 손톱 위에 各一痏를 刺하면 (商陽) 낫으니 左는 右를 取하고 右는 左를 取한다.

邪가 手足少陰 太陰 足陽明의 絡에서 客하면 이 五絡은 모두 耳中에 모여서 위로 왼편 이마에 絡하는 것이다. 五絡이 모두 竭하면 몸의 脉이 모두 움직여서 무슨 形狀인지를 알 수 없는 것이다. 그 모양이 죽은것 같아서 尸厥이라고 하니 足大指 안쪽 발톱 위에 刺하나 끝은 韮葉같이 去하고(隱白) 뒤에 足心에 刺하며(湧泉) 뒤에 足中指의 발톱 윗쪽에 各一痏하고(厲兌) 뒤에 少商 少衝 神門에 刺하여 낫지 않거던 竹管으로서 양쪽 귀에 대어 불고 그의 왼편 머리털을 四方 一寸을 깎고 불에 살아 좋은 술 한잔에 타서 마시면 낫으니 刺하는 數는 먼저 그의 經脈을 보아 모든 것에 따라야 하고 그의 虛實을 살펴서 조절하며 不調한 것은 刺를 輕하게 하고 痛은 있어도 經에 病이 아닌 것은 繆刺를 하나 그의 皮膚를 보아 血絡이 있는 것에만 取하여 다하도록 한다. 이것이 繆刺의 數이다.

經 刺 論

岐伯이 말하기를 「邪는 形에 客함에 반드시 먼저 皮毛에 있다가 머물러 사라지지 않으면 孫脈으로 들어오고 머물러 있다가 사라지지 않으면 絡脈으로 들어오고, 머물러 있다가 사라지지 않으면 經脈으로 들어왔어 안으로 五臟에 連하고 腸胃에서 散하여 陰陽이 모두 성하면 五臟은 이에 傷하니 이것은 邪가 皮毛를 따라 들어 왔어 五臟에 極하는 차례이니 이와 같으면 그것은 經이 다스린다.」

○刺하는 數는 먼저 그 經脈을 보아서 모든 것에 從하나 그의 虛實을 살펴 조절하며 不調한 것은 輕하게 刺해야 한다.

○盛하지 않고 虛하지도 않으면 輕하게 취급할 것이다.

巨 刺 論

岐伯이 말하기를 「痛이 左에 있고 右脈에 病하는 것은 즉 巨刺를 한다」고 하였다.

○邪가 經에 客하여 左가 성하면 右에 病하고 右가 盛하면 左에 病하며 또 쉽게 옮기는 것이 있어서 左痛이 아직 낫지 않은데 右脈이 먼저 病을 하니 이와 같은 것은 반드시 巨刺를 하여 其經에 맞게 하고 絡脈은 이렇게 하여서는 아니된다.

手足陰陽流注論

岐伯이 말하기를 「兩쪽 손발에 각각 三陰脈과 三陽脈이 있어서 합해 12經

이니 手의 三陰은 胸에서 走하여 손에 이르고, 手의 三陽은 手에서 走하여 頭에 이르며, 足의 三陽은 頭下에서 走하여 足에 이르고, 足의 三陰은 足上에서 走하여 腹에 들어왔어 絡脉에 傳注하여 쉬지 않고 周流함으로 經脉은 血과 氣를 보내고, 陰과 陽을 통하여서 몸에 榮養하는 것이니 그의 처음은 中焦에서 手太陰・陽明으로 注하고, 陽明은 足陽明・太陰에 注하며, 太陰은 手少陰・少陽에 注하고, 太陽은 足太陽・少陰에 注하며, 小陰은 手心少陽에 注하고, 少陽은 足少陽・厥陰에 注하며, 厥陰은 다시 돌아 手太陰에 注하나 그 氣를 항상 平坦하게 다스리니 百刻을 밑으로 漏水하니 밤낮으로 흘러가는 것이 하늘의 法度와 같이하여 그치면 다시 시작한다.」

絡脉이란 것은 本經의 큰방을 지탱하고 따로 나왔어 12經으로 連絡하는 것이고, 本經의 脉은 絡脉으로 말미아마 다른 經과 交하고, 다른 經의 交도 또한 이로 因하여 傳注하고, 두루 흘러서 멈추어 쉬는 것이 없으니 12經에 있는 經脉이 더욱 江河에 큰비로 잠겨짐이 있고 絡脉의 他經에 傳注하는 것이 더욱 큰비로 잠기어 다른 물에 旁導하는 것이라 이로서 手太陰의 갈라지는 것은 팔 뒤에서 出하여 다음은 손가락 끝에서 手陽과 交하고, 手陽明의 가지는 따로 발등 위에서 나와 엄지 손가락 끝에서 足太陰과 定하고, 足太陰이 갈라지는 것은 胃에서 따로 膈으로 上하여 心臟속에 注하니 手小陰에서 交하고, 手小陰은 바로 自己의 本經이고, 小衝穴은 手太陽에서 交하여 支援는 빌리지 않으니 대개 君子는 出하여 命令하는 것이고, 手太陰이 갈라지는 것은 볼 위에서 갈라져 눈속에 이르러 足太陽에서 交하고, 足太陽이 갈라지는 것은 창자 膊內 左右에서 따로 오금속으로 合하여 밑으로 작은 손가락 바깥족 끝에 이르러 足少陰과 交하고, 手小陰이 갈라지는 것은 肺에서 胸中으로 出注하니 手厥陰에 交하고, 手厥陰이 갈라지는 것은 掌中에서 小指와 大指를 循돌아서 나온 그 끝 쪽이 手小陽과 交하고, 手小陽이 갈라지는 것은 耳後로 나와서 눈의 眥에 이르러 足小陽과 交하고, 足小陽이 갈라지는 것은 발등 위에서 엄지 발톱에 入하여 三毛로 出하니 足厥陰에 交하고 足厥陰이 갈라지는 것은 肝에서 따로 貫膈하여 肺로 上注하여 手太陰에 交하나 寅時부터 시작하여 一晝夜에 사람에 榮衛를 즉 50번을 몸 둘레를 돌고 있으니 氣行은 1萬3千5百息이고, 脉行은 810丈이라 血과 氣를 運行하고 陰과 陽을 流通하여 晝夜로 흘러가니 하늘의 法度와 같아서 끝나면 다시 처음부터 시작한다.

衛氣行論

黃帝가 묻기를 「衛氣는 몸에 있음에 아래 위로 왕래를 하나 候氣에 맞추지 아니하고 刺하면 어떠한가」고 하니 岐伯이 대답하기를 「多少의 區分은 있고 해도 길고 짧음이 있어 春夏秋冬이 각각 區分의 이치가 있으나 그런 뒤에 항상 규칙이 평탄하고 밤이 다하면 시작한다. 이러므로 1日 1夜에 百刻의 물이 내리는데 25刻이란 것은 半日의 度數이니 항상 이같이 변함이 없어야 入하여 그치니 날이 길고 짧음에 따라서 각각 規定하여 刺하나 삼가 그때를 기다리면 病은 可히 期約할 수 있고 때를 잃어 節候에 어긋나는 것은 百病을 다스리지 못할 것이니 그러므로 「實한 것에 刺하는 것은 왔는 그것에 刺하고, 虛한 것에 刺하는 것은 去한 그것에 刺하니 이것은 氣가 存在하고 멸망하는 때에 虛實을 살핀다는 말이다. 이러므로 氣를 삼가히 살펴 있는 곳을 刺한다. 이것은 때를 만난다는 말이니 病이 三陽에 있으면 반드시 그 氣를 기다려 陽에 있거던 刺하고 病이 三陰에 있으면 반드시 그 氣를 기다려 陰의 分에 있거던 刺한다」고 하였다.

一刻에 물이 下하면 사람의 氣는 太陽이 있고, 二刻에 물이 下하면 氣는 小陽에 있고, 三刻에 물이 下하면 氣는 陽明에 있고, 四刻에 물이 下하면 氣는 陰의 分에 있고, 五刻에 물이 下하면 氣는 太陽에 있고 六刻에 물이 下하면 少陽에 있고, 七刻에 물이 下하면 氣는 陽明에 있고, 八刻에 물이 下하면 氣는 陰分에 있고, 九刻에 물이 下하면 氣는 太陽에 있고, 十刻에 물이 下하면 氣는 少陽에 있으며, 十一刻에 물이 下하면 氣는 陽明에 있고, 十二刻에 물이 下하면 氣는 陰分에 있으며, 十三刻에 물이 下하면 氣는 太陽에 있고, 十四刻에 물이 下하면 氣는 小陽에 있으며, 十五刻에 물이 下하면 氣는 陽明에 있고, 十六刻에 물이 下하면 氣는 陰分에 있으며, 十七刻에 물이 下하면 氣는 太陽에 있고, 十八刻에 물이 下하면 氣는 少陽에 있으며,

十九刻에 물이 下하면 氣는 陽明에 있고, 二十刻에 물이 下하면 氣는 陰分에 있으며, 二十一刻에 물이 下하면 氣는 太陽에 있고 二十二刻 氣는 少陽에 있으며, 二十三刻에 물이 下하면 氣는 陽明이 있고, 二十四刻에 물이 下하면 氣는 陰分에 있으며, 二十五刻에 물이 下하면 氣는 太陽에 있으니 이것은 半日의 限度이고 房에서 十四舍에 이르러 마치면 五十刻에 물이 下하고, 하루에 半度씩 行하여 一舍를 돌아가면 水下는 三刻과 七分의 四刻이니 大要는 항상 日은 밤에 加算함에 사람의 氣는 太陽에 있으므로 하루에 一舍를 가면 사람의 氣는 三陽을 가는 것이나 陰分으로 行하는 것도 이같이 그침이 없이 天地와 同紀하여 복잡하게 끝나면 다시 始作하니 一日一夜에 百刻을 水下하면 다한 것이다.

診要經絡論

黃帝가 묻기를 「診療의 要旨는 어떤 것인가」고 하니 대답하기를 「正月과 2月은 天氣가 처음 始作하는 것이고 地의 氣가 처음 發하는 것이니 사람의 氣는 肝에 있고, 3月과 4月은 天의 氣가 正方이고, 地의 氣는 一定하게 發하니 사람의 氣는 脾에 있고, 5月과 6月은 天의 氣가 盛하고 地의 氣는 높으니 사람의 氣는 머리에 있고 7月과 8月에는 陰의 氣가 죽기 시작하니 사람의 氣는 肺에 있고 9月과 10月은 陰의 氣가 凍하기 시작하고 地의 氣는 닫기기 시작하니 사람의 氣는 心臟에 있고 11月과 12月은 다시 凍하여 地氣와 合하니 사람의 氣는 腎에 있다. 그러므로 봄에는 흩어져 있는 兪의 理致를 分別하여 刺하여 피가 나오거던 멈추고 심한 것은 氣로 傳하고 間에 있는 것은 돈다.

여름에는 絡兪에 刺하여 피를 보면 멈추니 氣가 다하여 돌기를 閉하면 病은 반드시 밑이 痛한다.

가을에는 皮膚에 刺하더라도 循理는 上下 같은 方法으로 하여 정신이 변하거던 그치며 겨울에는 分理에 兪竅를 刺하면 심한 것은 바로 내려 가고 間의 것은 散下하니 春夏秋冬에 각각 刺하는 곳이 있는 것은 方法도 그곳에 있는 것이다.

봄에 여름의 分을 刺하면 그 사람은 먹지 않으며 少氣하고, 봄에 가을의 分을 刺하면 그 사람은 때로는 놀래고 또 울며, 봄에 겨울의 分을 刺하면 그 사람은 病이 벌어져 낫지 아니하고 말을 하려하며, 여름에 봄의 分을 刺하면 그 사람은 게으르고, 여름에 가을의 分을 刺하면 그 사람은 말을 하려는 생각이 없으며, 두려워하고 근심스러워 장차 사람을 잡을것 같이 하고, 여름에 겨울의 分을 刺하면 그 사람은 少氣하고 때로는 성을 잘 내려하고, 가을에 봄의 分을 刺하면 그 사람은 두려운듯 하여 하고자 하는 것이 있으나 일어서면 잊어버리고, 가을에 여름의 分을 刺하면 그 사람은 눕기를 즐기며 꿈을 잘 꾸며, 가을에 겨울의 分을 刺하면 그 사람은 때로는 추워서 덜덜 떨고, 겨울에 봄의 分을 刺하면 그 사람은 자리에 누워도 능히 잠을 이루지 못하고, 겨울에 여름의 分을 刺하면 그 사람은 氣가 올라서 모든 痺를 發하고, 겨울에 가을의 分을 刺하면 그 사람은 渴症을 잘한다.」

刺禁論

黃帝는 「禁數에 대하여 듣기를 願하노라」고 하니 岐伯이 대답하기를 「臟을 害치는 要因이 있었어 살피지 않으면 不可하니 肝은 左에 생기고 肺는 右에 藏하며 心臟을 겉에 거늘이고, 腎은 속을 다스리며 脾를 使役한다고 말하고, 胃는 저자(市)가 된다하고 盲腸의 위쪽을 막음에 가운데에 父母가 있고 七節의 큰방 가운데 작은 小心이 있으니(腎神이라고도 한다) 從하는 것은 福이 있고 거슬리는 것은 허물이 있다.

心속을 刺하면 하루만에 죽으니 그것이 動하는 것은 놀랍고, 肝속을 刺하면 五日만에 죽으니 그의 動함은 말(語)이고 腎속을 刺하면 六日에 죽으니 그의 動함은 재채기이고, 肺속을 刺하면 三日에 죽으니 그의 動함은 기침을 하고, 脾속을 刺하면 十日에 죽으니 그의 動함은 삼키는 것이고, 胆속을 刺하면 一日半에 死하니 그의 動은 嘔함이고, 발등 위의 脉속을 刺하면 血이 나와 그치지 않으니 死하고, 面中의 溜脉을 刺하면 불행하게도 눈이 어두워지며, 머리 속의 腦戶인 腦속을 刺하면 即死하고, 혀바닥 밑의 中脉을 크게 치나치게 刺하면 血이 나와 그치지 않으니 벙어리가 되며, 발 밑에 퍼져 있는 絡의 中脉을 刺하면 피가 나와 그치지 않아 腫이 되고, 大脉의 틈속을 刺하면 엎어져 脫色하며 氣의 脉길을 刺하면 血이 나오지 않아 腫이 되고, 脊과 髓의 間속을 刺하면 잘 쓸어지고, 젖 윗쪽 乳房속을 刺하면 腫根이 蝕하고 缺盆 속의 陷한 속을 刺하면 氣가 滯하여 기침으로 숨이 차며, 手의 魚腹속의 陷한 속을 刺하면 腫이 생기고, 陰股의 大脉속을 刺하면 血이 나와 그치지 않으니 死하며 客主人穴의 內陷한 脉속을 刺하면 속이 漏하여 耳聾이 되고 무릅 종지뼈를 刺하여 液이 나오면 절름발이가 되며, 배꼽 太陰脉을 刺하면 出血이 甚하며 即死하고 足少陽脉을 刺하면 虛가 重하여 出血하여 혀로 말하기가 어렵게 되며, 가슴 가운데의 陷中에 刺하면 肺가 喘逆하여 목을 들어 숨 쉬고, 팔굽치의 內陷한 속을 刺하면 氣가 돌아갔으니 굴신을 못하며, 陰股밑에서 三寸의 內陷속을 刺하면 오줌을 싸고, 옆구리 사이의 內陷속을 刺하면 기침하며, 小腹의 膀胱속을 刺하면 똥을 사며 小腹이 滿하여지고, 장단지의 內陷한 속을 刺하면 腫하며, 눈자위 윗쪽 陷骨의 脉속을 刺하면 盲人이 되고, 關節속을 刺하면 液이 나오니 굴신을 하지 못한다.

大醉에는 刺하는 것은 없어도 사람의 氣가 흩으러짐이고, 크게 성냄은 刺하는 것은 없어도 사람의 氣가 거슬렴이니, 크게 일하는 사람에게는 刺함이 없으며, 새르 飽食한 사람에게는 刺함이 없으며, 크게 굶주린 사람에게도 刺함이 없으며, 크게 渴한 사람에게도 刺함이 없으며, 크게 놀랜 사람에게도 刺함은 없고, 刺하지 않은 것에는 속이 새로우며 이미 刺했던 속에는 하지 말고, 이미 醉했드라도 刺하지 말며, 이미 刺했으면 醉하지 말고, 새로 怒해도 刺하지 말며, 이미 刺했으면 怒하지 말고, 새로운 勞力에는 刺하지 말며, 이미 刺했으면 勞力하지 말고, 이미 飽食했으면 刺하지 말며, 이미 刺했드라도 飽食은 말고, 이미 굶주렸으면 刺하지 말며, 이미 刺했으면 굶주리지 말고, 이미 渴해도 刺하지 말며, 이미 刺했으면 渴하지 말고, 車를 타고 온 사람은 누워서 쉬었다가 食頃에 이에 刺하고, 出行하여 돌아 온 者는 앉아 쉬는데 十里길을 갔는 것 같을 때 이에 刺하며, 크게 놀래고 크게 성냄은 반드시 그 氣가 安定되어야 이에 刺해야 한다」고 하였다.

五奪不可瀉

岐伯이 말하기를 「形容이 이미 빼앗김이 이것은 一奪이고, 크게 血을 빼앗긴 뒤는 이것이 二奪이고, 크게 땀 흘린 뒤는 三奪이고, 크게 설사한 뒤는 이것이 四奪이고 새로이 큰피를 생산한 뒤는 五奪이니, 이것은 모두 瀉해서는 不可한 것이다.

四季不可刺

岐伯이 말하기를 「正月 二月 三月은 사람의 氣가 左에 있으니 왼발의 陽에는 刺함이 없고, 四, 五, 六月은 사람의 氣는 바른편에 있으니 바른편 足의 陽에는 刺함이 없고, 七, 八, 九月은 사람의 氣가 바른편에 있으니 바른편 足陰에는 刺함이 없고, 十, 十一, 十二月은 사람의 氣가 왕편에 있으니 왕편 足陰에는 刺함이 없는 것이다.」

死期不可刺

岐伯이 말하기를 「病이 먼저 心臟에서 發하여 心臟이 主로 一日이 痛하면 肺가 痛하여 기침을 加하고 三日이 되어 肺에 이르면 脇支痛이 加하고 五日이 되어 脾에 이르면 閉塞不通이니 몸이 무겁고 痛하니 三日이 되어도 낫지 않으면 死하니 겨울에는 한밤중이고 여름이면 한낮이다.

몸이 무겁고 痛하여 三日에 낫지 않으면 死하니 겨울은 밤중이고 여름은 한낮이다.

○病이 먼저 肺에서 發하여 三日을 기침으로 헐떡여 肝에 이르면 옆구리가 가득하여 痛하고, 脾에 이르러 一日이면 몸이 무거워 痛하고, 五日에 胃에 이르면 배가 벌려진다. 十日에 낫지 않으면 死하니 겨울이면 해가 진 뒤이고 여름이면 해가 뜬 뒤이다.

○病이 먼저 肝에서 發하여 머리와 눈이 眩冥하고, 옆구리가 가득하여 三日만에 脾에 이르면 몸이 무거워 痛하고 五日만에 胃에 이르면 脹하고, 三

日만에 腎에 이르면 허리, 등마루, 小腹등이 痛하며 종아리가 쓰리어 三日에 낫지 않으면 死하니 겨울에는 해질 무렵이고 여름이면 해뜰 무렵이다.

○病이 먼저 脾에서 發하여 몸이 무겁고 痛하며 一日만에 胃에 이르면 脹하고, 二日만에 腎에 이르면 小腹과 허리 등마루가 痛하고 종아리가 쓰리어 三日만에 膀胱에 이르면 背躬筋痛과 小便이 閉하여 十日에 낫지 않으면 死하니 겨울에는 사람이 조용할 때이고 여름에는 늦은 아침 밥 때이다.

○病이 먼저 腎에서 發하여 小腹과 허리 등마루가 痛하고 종아리가 쓰리어 三日만에 膀胱에 이르면 背躬筋痛과 小便이 閉하고 三日에 心臟으로 올라가면 心臟이 부어오르고 三日만에 小腸에 이르면 兩쪽 옆구리가 痛하니 三日에 낫지 않으면 死하니 겨울에는 이른 새벽이고 여름이면 늦은 저녁 때이다.

○病이 먼저 胃에서 發하여 脹滿하고 五日이 되어 腎에 이르면 小腹과 허리 등마루등이 痛하고 종아리가 쓰리어 三日이 되어 膀胱에 이르면 背躬筋痛과 小便이 閉하고 五日이 되어 脾에 이르면 몸이 무겁고 痛하니 六日에 낫지 않으면 死하니 겨울이면 한밤이고 여름이면 해질 무렵이다.

○病이 먼저 膀胱에서 發하여 小便이 閉하고 五日이 되어 腎에 이르면 小腹이 脹하고 腰脊痛과 종아리가 쓰리니 一日이 되어 小腸에 이르면 밥통이 부어 오르고 一日이 되어 脾에 이르면 몸이 무거우니 二日에 낫지 않으면 死하니 겨울에는 닭울 무렵이고 여름이면 해질 무렵이다.

모든 病이 이런 차례로 서로 傳하니 이와 같은 것은 모두 死할 時期가 있으니 刺해서는 안되나 間或 一臟과 二, 三臟에 있는 것은 刺하여도 無妨한 것이다.

刺法論

黃帝가 묻기를 「사람이 虛한 것은 바로 神遊가 자리를 지키지 못하여 鬼神이 밖에서 방패하니 이는 夭亡하기에 이르렀기에 무엇이 온전한 眞인지 그 刺法에 대하여 듣기가 願이로다」고 하니 岐伯이 대답하기를 「神이 자리를 옮겨 지키지를 못하니 비록 그의 몸은 있으나 그러나 죽기에는 이르지 아니하고 或은 邪가 있어 방패하므로 끊어 죽을 목숨이니 단지 厥陰이 지키지를 잃은 것 같아서 天은 이미 虛하지만 사람의 氣는 肝이 虛하여 虛가 重한 것을 感天한다. 바로 鬼神은 위에서 놀고(肝虛와 天虛와 또 땀을 만나면 이는 二虛라고 말하고 神遊의 上位에 左에는 英君이 없고 神光이 모이지 않아 白尸鬼가 이르니 사람은 卒死한다.) 耶는 厥陰을 방패하니 大氣로 몸이 溫하면 더욱 刺하는 것이 옳으나(눈에 神彩가 있고 心과 腹이 溫하면 오히려 口中에 침이 없어 舌卵이 오물지 않는다.) 足少陽이 지나는 곳에 刺하니(丘墟穴에 鍼三分) 呪를 誦하기를 『太上元君, 鬱鬱青龍, 常居其在, 制之三魂』를 三번 읊으고 다음 魂名을 三번 부른다. 『爽靈, 胎光, 幽精』을 三번 읊고 다음 穴下에서 青龍을 想象하면서 천천히 鍼을 내어 刺하고 친한 사람으로 하여금 口中에 氣를 더듬어서 배 속에서 소리를 내는 것은 살 수 있으니 다음은 肝俞(九椎밑 兩房)에 刺하고, 呪文을 읊기를 『太微帝君, 元英制魂, 貞元及本, 令入靑雲』하고 또 魂名을 三번 부르나 앞과 같이 三번을 한다.(鍼三分을 하고 머물러 三呼를 한 다음 一分을 더 나아갔어 머물러 三呼를 하고 다시 三分을 물러서면서 머물러 一呼를 하고 천천히 鍼을 뽑으니 氣가 다시 살아난다.)

○心臟이 虛한 病에 또 君相二火를 만나 司天이 지킴을 잃어서 三虛을 느끼고 火를 만나 미치지 못하면 黑尸鬼가 이에 犯하여 사람을 사납게 亡치니(舌卵을 오물지 못하고 눈에다 神이 變함이 없다.) 手少陽의 지나는 곳을 刺하니(陽池) 呪文을 『太乙帝君, 泥丸總神, 丹無黑氣, 來復其眞』라고 三번을 읊고 穴下에 붉을 새를 상상하면서(三分를 刺하고 머물러 一呼를 한 다음 一分을 나아가 머물러 三呼를 하고 다시 물러서면서 머물어 一呼를 하고 천천히 더듬으면서 鍼을 뽑은즉 다시 살아난다.) 다시 心俞(五椎兩房)에 刺하나 呪文을 『丹房守靈, 五帝上淸, 陽和布體, 來復黃庭』 三번 읊으나 刺法은 먼저와 같다.

○脾病에 또 太陰을 만나 司天이 지키지를 못하여 三虛를 느끼고(智意二神이 上位에서 遊하므로 지키지 못하는 것이다.) 또 土를 만나 미치지 못하

면 靑尸鬼가 이에 犯하여 사람을 사납게 亡치니 足陽明이 지나는 곳을(衝陽) 刺하고 呪文을『常在魂庭, 始淸太寧, 元和布氣, 六甲及鎭』三번 읊고 먼저 穴下에서 黃庭을 상상하며(三分를 鍼하고 머물러 三呼하고 二分을 나아갔어 머물어 一呼를 하고 손으로 더듬으면서 천천히 뽑는다.) 다시 脾俞(十一椎밑 兩房)에 刺하니 呪文을『太始乾位, 總統坤元, 黃庭眞氣, 來復遊全』三번 읊는다.(鍼三分을 하고 머물어 三呼하고 五分을 나아가 氣가 動하거던 천천히 鍼을 뽑는다.)

○肺의 病에 陽明을 만나 司天이 지키지 못하여 三虛를 느끼고 또 金을 만나 미치지 못하면 赤尸鬼가 사람을 방패함이 있어서 사납게 亡친다. 手陽明이 지나는 곳에 刺하니(合谷) 呪文을『靑氣眞全, 帝符日元, 七魄歸石, 今複本田』三번 읊고 穴下에서 白虎를 상상하며(三分를 鍼하고 세번을 머물으나 二번 나아가고 三呼를 머물어 다시 물러서서 一呼를 머물고 더듬으면서 천천히 뽑는다.) 다시 脾俞에 刺하다.(三椎밑 兩房) 呪文을『在元眞人, 六合氣實, 天符帝力, 來入其門』세번 읊는다.(一分半을 鍼하니 머물러 三呼를 하고 二分을 나아가 머물러 一呼를 하고 천천히 뽑는다.)

○腎의 病에 또 大陽을 만나 司天을 지키지 못하여 三虛를 느끼고 또 水運을 만나 年에 미치지 못하면 黃尸鬼가 있어 사람의 正氣를 방패하여 사람의 정신과 혼을 吸하니 사납게 亡하게 하다. 足大陽이 지나는 곳에 刺하니(京骨) 呪文을『元陽盲嬰, 五老及眞, 泥丸玄葉, 補精長存』三번 읊고 穴下에서 검은 氣를 상상하며(一分半을 鍼하고 머물러 三呼를 하고 나아가 三分를 하고 머물어 一呼를 하고 손으로 더듬으면선 천천히 뽑는다.) 다시 腎俞(十四椎밑 四旁)에 刺하니 呪文을『天玄日晶, 太和昆靈, 貞元內守, 持入始精』三번 읊은다.(三分을 鍼하고 머물러 三呼하고 나아가 또 三分를 鍼하고 머물러 三呼하고 穴을 더듬으면서 천천히 뽑는다.)

五刺應五臟論

岐伯이 말하기를 刺에 五가지가 있음은 五臟에 應함이니

첫째로 半刺라는 것은 얕은 속에 痰이 發하여 肉에는 鍼함이 없고 털을 뽑는 모양 같이 하여 皮氣를 取하니 肺에 應한다.

둘째로 豹文에 刺하는 것은 左右前後의 脉에 맞추어 鍼하여서 經絡의 血을 取함이니 心臟에 應하고,

셋째로 關을 刺하는 것은 바로 左右의 筋上이 다하는 곳에 刺하여 筋痺를 取하고 出血이 없도로 조심하니 肝에 應하는 것이고,

넷째로 合谷에 刺하는 것은 左右鷄足의 分關한 間을 鍼하여서 肌痺를 取하니 脾에 應함이고,

다섯째로 輸刺하는 것은 바로 들어갔어 바로 나오고 속 깊이 骨에 이르게 하여서 骨痺를 取하니 腎에 應하는 것이다.

九刺應九變論

岐伯이 말하기를 刺에는 아홉가지가 있어서 九變에 應하니

1. 輸刺라는 것은 모든 經과 榮의 臟兪에 刺한다.
2. 遠道刺라는 것은 病이 上에 있으면 下를 取하여 腑兪에 刺한다.
3. 經刺라는 것은 大經의 結絡의 끊어진 分을 刺한다.
4. 絡刺라는 것은 小絡의 血脉에 刺하고,
5. 分刺라는 것은 分關의 間을 刺하는 것이다.
6. 大瀉하는데 刺하는 것은 大膿에 刺한다.
7. 毛刺이니 皮毛가 浮한 곳을 刺하는 것이다.
8. 巨刺이니 左는 右를 取하며 右는 左를 取하는 것이다.
9. 焠刺이니 燔鍼으로서 痺를 取하는 것이다.

十二刺應十二經論

岐伯이 말하기를 刺라는 것의 열두가지는 十二經에 應하는 것이니

1. 偶刺하는 것은 손으로서 中心臟을 곧게하여 背를 피는 것같이 痛한 곳의 앞에 一刺하고 뒤에 一刺하여 心痺를 다스린다. (傍鍼으로 刺함이 마땅하다.)

2. 報刺라는 것은 항상 痛함이 없는 곳에 刺하여 上下로 行하는 것은 바

로 속에 鍼을 뽑지 아니하고 손으로서 病하는 곳을 따라 놀리다가 이에 鍼을 내어 다시 刺한다.

3. 恢刺라는 것은 바로 傍擧의 앞뒤를 刺하여 筋急하기가 恢하여 筋痺를 치료한다.

4. 齊刺라는 것은 바로 한번 들어 가고 旁에는 二번 들어갔어 寒하여 氣가 少心한 것을 다스린다.

5. 揚刺라는 것은 바르게 한번을 넣고 旁에는 四번을 넣어 浮하게 하여서 寒하여 氣가 博大한 것을 治療한다.

6. 直鍼刺라는 것은 皮를 당겨 이에 刺하여서 寒으로 氣가 얕은 것을 治療한다.

7. 輸刺라는 것은 바로 넣어 바로 뽑는 것이고 發鍼을 드물게 하고 깊게 하여서 氣가 盛하며 熱하는 것을 다스린다.

8. 短刺라는 것은 骨痺에 刺하는데 깊으게 하여 鍼을 骨에 두고 조금 흔들어서 아래 위로 骨을 摩하는 것이다.

9. 浮刺라는 것은 旁에 넣어 뜨게 하여서 氣急하게 寒하는 것을 治療한다.

10. 陰刺라는 것은 左右로 卒刺하여서 寒厥을 다스리니 발 복사뼈 뒤의 少陰이다.

11. 傍鍼刺라는 것은 傍에 各 한번씩 刺함이 마땅하니 痺가 오래 머물러 있는 것을 다스린다.

12. 贊刺라는 것은 바로 넣어 바로 뽑아 얕게 여러번 發鍼한다. 出血하니 이것은 癰腫을 治療한다는 것이다.

手足陰陽經脉刺論

岐伯이 말하기를 足陽明은 五臟六腑의 海이라 그 脉이 커서 血이 많고 氣가 盛하여 熱이 壯하니 이런 것에 刺는 깊으지 않게 하여 헐어지지 말게 하며 머물지 아니하고 瀉하지 말게 한다. 足陽明은 六分 깊이로 刺하며 十呼를 머물고, 足太陽은 깊이를 五分을 刺하여 七呼를 머물고, 足少陽은 깊이를 四分으로 刺하며 五呼을 머물고. 足少陽은 깊이 三分을 刺하며 四呼를 머물고, 足太陰은 깊이 二分을 刺하여 三呼를 머물고, 足厥陰은 깊이 一分을 刺하여 二呼를 머물고, 手의 陰陽은 그 氣를 받는 길이 가깝고 그것에 오는 氣는 疾이라 깊이 刺하는 것도 二分을 넘어서는 안되고 그 머무름도 一呼를 넘음이 없으니 刺함이 過하면 이것은 곧 氣가 빠진다.

標本論

岐伯이 말하기를 病을 먼저 하고 뒤에 厥하는 것은 그의 本을 다스리나 먼저 厥하고 뒤에 病하는 것도 그의 本을 다스리고, 먼저 寒하고 뒤에 病하는 것은 그의 本을 다스리며 먼저 病하고 뒤에 寒이 생기는 것도 그의 本을 다스리고 먼저 熱하고 뒤에 病이 생기는 것은 그의 本을 다스리나 먼저 熱하고 뒤에 中滿이 생기는 것은 그의 標를 다스리고, 먼저 病하고 뒤에 泄하는 것은 그 本을 다스리나 먼저 泄하고 뒤에 他病이 생기는 것도 그의 本을 다스리고, 반드시 또 調節하여 이에 다른 病을 다스리고, 먼저 病하고 뒤에 中滿하는 것은 그의 標를 다스리고, 먼저 中滿하고 뒤에 煩心하는 것은 그의 本을 다스리나 다른 氣가 있고 같은 氣가 있으니 大小便이 이롭지 않거든 그의 標를 다스리고, 大小便이 이롭거던 그의 本을 다스린다. 病이 發하고 남음이 있거든 本을 標로하여 먼저 그의 本을 다스리고 뒤에 그의 標를 다스리며, 病이 發하여 不足함이 있거던 標를 本으로 하여 먼저 그의 標를 다스리고, 뒤에 그의 本을 다스리니 그의 分間이 甚하니 진찰을 자세히 삼가하여서 뜻을 조절하여 間인 것은 함께 行하고 심한 것은 獨行하며 먼저 大小便이 不利하고 뒤에 다른 病이 생기는 것은 그의 本을 다스린다.

刺王公布衣

岐伯이 말하기를 「膏粱과 藿菽의 맛은 어찌 같으리오. 氣가 滑하면 疾이 생기고 氣가 澁하면 痔가 생기며 氣가 사나우면 小鍼으로 얇게 넣고 氣가 澁하면 大鍼으로 깊게 넣으니 깊으면 머물르게 하고 얇으면 疾하려는 것이니 이것을 살펴보면 布衣에 刺하는 것은 깊이하여 머물게 하고, 어른에게 刺하는 것은 작게 천천히 하니 이것은 모두 그 사납고 滑利함으로 因한 것이다.

內熱하는 寒痺에는 布衣에 刺하는 것은 불에 달구어서 하고 大人에 刺하는 것은 藥으로서 熨한다.

刺常人黑白服瘦

岐伯이 말하기를 體質이 壯大하여 血氣가 가득하여 충실하고 練革이 굳고 여물며 邪로 인하여 加하여지면 이에 刺하는 것은 깊으게 하며 머물게 하니 이는 肥人이고, 어깨가 넓으며 목에 살이 두터웁고 皮膚가 검으며 입술이 붉고 그 血이 濁하며 그 氣는 늦어서 깔깔하면 그것은 사람됨이 取하기를 탐하니 이것에 刺는 깊게하여 머물게 하고 그 數는 많을수록 이익이다. 瘦人은 피부가 엷으며 색이 희고 肉이 廉廉하며 입슬이 엷으며 말이 가벼우며 그의 血氣는 맑은 것이다. 氣가 쉽게 脫하게 되고 血이 쉽게 損하니 이에 刺하는 것은 얕게하여 疾을 去하게 한다.

肥人에게 刺하는 것은 가을과 겨울에 모두 하게 하고 瘦人에게는 모두 봄과 여름에 刺하게 한다.

刺 壯 士

岐伯이 말하기를 壯士는 참으로 骨이 堅하고 肉이 緩節하니 이런 사람은 무거우면 氣는 깔깔하고 血은 濁하니 이런 것에는 깊이 刺하여 머물게 하며 그 數가 많을수로 좋으며, 輕하면 氣가 滑하고 血이 맑으니 얕게 刺하여 疾을 去하게 하는 것이다.

刺 嬰 兒

岐伯은 嬰兒는 그 肉이 연하고 血은 적어 氣가 弱하니 이런 것에는 毫鍼으로 얕게 刺하나 疾에는 發鍼하고 다시 刺하는 것도 좋은 것이다.

人身左右上下虛實不同刺

岐伯이 말하기를 西北땅은 天이 不足하므로 西北의 方位는 陰이니 사람의 바른편 귀와 눈이 왼편처럼 밝지 못하고 東南은 땅이 차지 못하므로 東南은 方位는 陽이니 사람들의 왼편 손 발이 바른편처럼 强하지는 못하다. 東方은 陽이니 陽이란 것은 그의 精이 위로 並하니 위로 並하면 위는 밝고 밑은 虛하므로 귀와 눈은 밝고 손발은 不便하다. 西方은 陰이니 陰이란 것은 그 精이 下로 並하니 下에서 並하면 下는 盛하고 上은 虛하므로 귀와 눈이 밝지 못하며 손발은 便利하므로 모두 邪를 느끼면 그것이 左면 右가 심하고 左下면 左가 심하니 이는 天地陰陽의 능히 옮기지 못하는 곳이므로 邪가 있다. 대개 天에는 精이 있고 地에는 形이 있으며 天에는 八紀가 있고 地에는 五理가 있으므로 능히 萬物의 父母가 되니 맑은 陽氣는 하늘에 오르고 濁한 陰氣는 땅에 돌아오므로 天地의 움직임은 神明의 法이고 制度이니 그러므로 能히 生養하고 걷우며 마치며 다시 始作하니 오직 어진 사람이라야 위로는 하늘과 짝이 되어 지혜를 기르고 밑으로는 땅의 象이 되어서 힘을 기르며 人事를 榜에 맞추어야 五臟을 기르니 하늘의 氣는 肺로 通하고, 땅의 氣는 胃로 通하고, 바람의 氣는 肝으로 通하고, 雷의 氣는 心臟으로 通하고, 谷의 氣는 脾로 通하고, 兩의 氣는 腎으로 通하며 六經은 川이 되고, 腸胃는 바다가 되고, 九竅는 물을 담은 그릇이 되니 天地를 陰陽이라 하여 陽의 땀은 天地의 비로 이름하고, 陽의 氣는 天地의 疾風으로 이름하니 暴風은 象雷이고 逆風은 象陽이므로 法으로 하늘의 紀綱을 다스리지 못하고 땅의 理致를 쓰지 못하면 즉 災害가 닥치는 것이므로 風의 邪가 닥치면 風雨같은 疾이므로 잘 다스리는 것은 皮와 毛를 다스리고, 다음은 肌膚를 다스리고, 그 다음은 筋脉을 다스리고, 그 다음은 六腑를 다스리고, 그 다음은 五臟을 다스리니 五臟을 다스리는 것은 半死하고 半生하는 것이다. 그러므로 하늘의 邪가 氣를 느끼면 五臟을 害하고 穀食을 消化하는데 寒熱을 느끼면 六腑를 害하고 地의 濕氣를 느끼면 皮膚와 筋脉을 해치므로 鍼者는 이를 잘 活用하여 陰에서 陽을 끌며, 陽에서 陰을 끌어서 左는 右를 다스리며 右는 左를 다스리고 내가 그것을 알아서 겉으로서 속을 알며 살펴 보아서 過하고 미치지 못하는 것을 다스리며 희미하게 보이면서도 위태하지는 않는 것이다.

難經要抄

一難에서 말하기를 「十二經은 모두 動脉이 있으니 홀로 寸口를 取하여 五臟 六腑의 死生, 吉凶을 決定하는 法은 무엇을 말함인가?

十二經이 모두 動脉이 있는 것은 手太陰脉이 中府, 雲門, 天門, 俠白으로 움직이고, 手陽明脉이 合谷, 陽谷으로 움직이고, 手陽明脉이 極泉으로 움직이고, 手太陽脉이 天窗으로 움직이고, 手厥陰脉이 勞宮으로 움직이고, 手小脉이 禾髎로 움직이고, 足太陰脉이 箕門, 衝門으로 움직이고, 足陽明脉이 衝陽, 大迎, 人迎, 氣衝으로 움직이고, 足少陰脉이 太谿, 陰谷으로 움직이고, 足太陽脉이 委中으로 움직이고, 足厥陰脉이 太衝 五里 陰廉으로 動하고 足少陽脉이 下關, 聽會로 움직이는 種類들이다.

經이란 것은 榮衛의 流行이 항상 쉬지 않는 것을 말함이다.

脉이란 것은 血의 理致가 나누어 곁으로 몸에 行하는 것을 말함이다. 그러므로 經이라는 것은 「徑」이다. 脉이라는 것은 「陌」이니 越人의 뜻은 대개 이 十二經이 모두 動脉이 있어 위에서 交하는 것 같은 것을 말하니 지금은 두어도 取하지 아니하고 홀로 寸口를 取하여서 臟腑의 死生 吉凶을 判決하는 것은 무엇일까.

그러하다 寸口라는 것은 脉이 코게 모이고 手太陰의 脉이 움직이는 것이다. (그런 것의 答은 나머지는 이것에 본받는다.)

寸口는 氣의 口라는 말이니 足太陰의 魚際에 있어 一寸을 行하여 물리치는 分이니 氣口의 밑을 關 또는 尺이라고 말하는 것은 榮衛가 陽으로 行하는 것이니 二十五度이고, 陰으로 行하는 것이 또한 二十五度이니 陰陽이 出入하여 모여서 서로 注하여 中間에 끊임이 없이 五十度를 마치면 적당하게 百刻을 漏下하며 時에 돐이 되고 明日이 平旦하여야 이에 手太陰에 다시 모이니 이것은 寸口가 되는 곳으로서 五臟六腑의 시작과 끝임이 있는 法을 이것에 取할 것이다. 一呼 一吸이 一息이 되고 每刻에 一百三十五息이니 每時八刻에 合計 一千八十息이고, 十二時間인 九十六刻에는 合計 一萬二千九百

六十息이다. 刻의 餘分에 五百四十息을 얻어져 合計가 一萬三千五百息이고, 一息에 脈은 六寸을 가니 每二刻은 숨이 二百七十息이라 脈은 十六丈 二尺을 行하고, 每時 八刻에는 脈이 六十四丈 八尺을 行하여 榮衛가 몸으로 四번 돌아서 十二時間에는 合計 九十六刻에 脈은 七百七十七丈六尺을 行하여 몸을 四十八周를 돌고, 刻의 餘分에 몸을 二번 돌아서 三十二丈四尺을 얻으니 總百五十度이고, 몸을 도는 脈이 八百十一丈을 얻음이라 이것은 呼吸하는 숨과 脈이 가는 數와 몸을 도는 度를 合하니 晝夜의 百刻을 상세히 나타낸 것이며 陽이 가고 陰이 가는 것을 行晝行夜라고 말한다.

七難에서 말하기를 經에는「小陽에 이르러서는 잠간은 크고 잠간은 적고 또 잠간 짧았다가 잠간은 길어지며, 陽明에 이르러서는 浮하고 커서 짧으며 太陽에 이르러서는 洪大하고 길며, 太陰에 이르러서는 緊大하여 長하고, 少陰에 이르러서는 緊細하여 微하고, 厥陰에 이르러서는 沈短하여 數한다」고 하니「이 여섯가지는 平脈인가 病脈인가」고 反問하니「그렇다 모두 王脈이다」고 말하였다. 六脈이란 것의 王은 다음의 說明을 보라

「그 氣는 어느 달에 쓰이며 各王은 며칠 날인지」, 冬至後에 甲子를 얻으면 少陽이 王이고, 다시 甲子를 얻으면 陽明이 王이고, 다시 甲子를 얻으면 太陽이 王이고, 다시 甲子를 얻으면 太陰이 王하고, 다시 甲子를 얻으면 少陽이 王이고, 다시 甲子를 얻으면 厥陰이 王이라 하니 王이 右 六十日이라 六六 三百六十日로서 一歲가 되니 이것은 三陽三陰의 王이고 大要인 것은 時와 日이다.

上文에는 三陽三陰의 王脈을 말하고 또 이것에 三陽三陰의 王時를 말하니 막땅히 그 時이면 그 脈을 볼 것이다.

劉溫舒가 말하기를 眞要論에는 厥陰이 이르는데는 그 脈이 弦하고, 小陰이 이르는데는 其 脈이 鈎하고 太陰에 이르는데는 그 脈이 沉하고 少陽에 이르는데는 커서 浮하고 陽明이 이르는데는 짧아서 濇하고, 太陽이 이르는데는 커서 長함은 또한 天地의 氣를 따라 捲舒하다. 봄에는 脈이 弦하고, 여름에는 洪하고 가을에는 毛같이 가늘고, 겨울에는 돌 같으니 이와같은 종류를 즉 五運六氣라 하니 四時에 모두 應하며 脈에 보인다. 만약「平人氣象

論」에 太陽脉이 이르는데는 넓고 크니 길고, 少陽脉이 이르는데는 잠간은 數하고 잠간은 疎하며 잠간은 짧고 잠간은 길고, 陽明脉이 이르는데는 浮하여 크고 짧다. 難經을 引用하여 三陰三陽의 脉이란 것을 論함은 陰陽이 처음 생길 때 얕고 깊었음을 말한 것이다.

十二難에 말하기를 「經에는 五臟脉이 이미 속에서 끊어진 것을 鍼을 쓰는 者는 도리어 그 밖은 實하고, 五臟脉이 이미 밖에서 끊어진 것을 鍼을 쓰는 者는 도리어 그 속은 實하다 하니 內外가 끊어진 것을 무엇으로 區別하나」 하니 「그렇다 五臟脉이 이미 內에서 絕한 것은 腎과 肝의 氣가 이미 內에서 끊어졌으니 醫者는 도리어 그의 心臟과 肺를 補하고, 五臟脉이 이미 밖에서 끊어진 것은 그의 心肺脉이 이미 밖에서 끊어졌으니 醫者는 도리어 그의 肝과 腎을 補하여 陽을 絕하며 陰을 補하고, 陰을 끊고 陽을 補하니 이것을 實實虛虛라 하고, 不足은 損이고 有餘면 利益이니 이와 같은 것으로 죽은 者는 醫者가 죽인 것이라고 하였다.

靈樞에 말하기를 장차 鍼을 利用함에는 반드시 먼저 診脉을 하여 氣가 劇하고 易함을 보아 이것을 다스려야 하고 또 말하기를 五臟의 氣는 이미 속에서 끊어진 것은 氣의 속은 끊어져도 脉口에는 이르지 못하였으니 도리어 그 밖을 取하여 病處와 함께 陽經에 合하여 鍼을 머물고 있어야 陽氣가 이르니 陽氣가 이르면 속이 重竭하고 속이 竭하면 死하니 그의 죽음은 氣가 없어서 움직임이 고요한 까닭이다. 이야말로 五臟의 氣가 이미 밖에서 끊어진 氣는 外絕이나 脉口에 이르지 못하였으니 도리어 四末의 輸를 取하여 鍼을 머물어서 그것을 陰氣에 이르게 할 수 있다. 陰氣에 닿으면 陽氣는 도리어 들어오며 들어오면 거슬리고 거슬리면 죽으니, 그의 죽음은 陰氣가 남아 있으므로 「躁」라 하니 이것은 靈樞에서는 脉口의 內外로서 陰陽을 말한 것이고 越人은 心肺腎肝의 內外를 가지고 따로 陰陽이라 하니 그 理致는 또한 이 때문인 것이다.

二十二難에 말하기를 「經에는 脉은 움직임이 있고 病은 생기는 곳이 있다고 말하니 脉이 變하여 두가지의 病이 되는 것은 무엇인가」고 하니 經의 이 말은 움직이는 것은 氣며 病이 생기는 곳은 血이니 邪가 氣에 있으면 氣는 이에 움직이고 邪가 血에 있으면 血에서 病이 생기는 것이다. 氣는 主로 行하고 血은 主로 濡하니 물이 머물러 行하지 못하는 것은 氣가 먼저 病하는 것이고, 血이 壅하며 濡하지 못하는 것은 血이 뒤에 病하는 것이므로 먼저 이것이 動하고 뒤에 病이 생기는 것이다.

三十五難에 말하기를 「五臟에는 각각 腑가 있으니 腑는 모두 서로 가까우므로 心臟과 肺는 홀로 大腸과 小腸에 멀리 떨어진 것은 무엇 때문인가」고 하니 經에 의하면 「心臟은 榮이고 肺는 衛이니 陽氣가 通行하므로 居하기를 上에 있고, 大腸 小腸은 陰氣를 下로 傳하므로 居하기를 下에 있으니, 서로 떨어져 있으니 먼 것이다」고 하였다.

四十難에 말하기를 經에 의하면 「肝은 色이 主이고, 心臟은 臭가 主이고, 脾는 味가 主이고, 肺는 소리가 主이며, 腎은 液이 主라하니 코는 肺의 候이니 도리어 香氣와 臭氣를 알고, 귀는 腎의 候이니 도리어 소리를 들으니 그 뜻은 어떠한 것인가」고 하니 肺는 西方의 金이니 金은 巳에서 生하고, 巳는 南方의 火이고 火라는 것은 心臟이니 心臟은 臭를 主함으로 코가 香氣를 맡고, 腎은 北方의 水이니 水는 申에서 生하고, 申이란 것은 西方의 金이니, 金은 肺이고 肺는 소리가 主이므로 귀가 소리를 듣는 것이다.

四明陣氏가 말하기를 「臭라는 것은 心臟이 主하는 것이고 코는 肺의 구멍이니 心臟의 脉이 肺의 위이므로 코로 능히 냄새를 알고, 소리는 肺가 主하는 바이고, 귀는 腎의 구멍이니 腎의 脉이 肺의 上이므로 귀로 능히 소리를 듣는 것이다 하니 나는 按컨데 越人의 이 說明은 대개 五行相生의 뜻을 말하는 것이고 또 그 원인을 서로 보아서 利用하게 된 것이다.」

四十三難에 말하기를 「사람은 七日을 먹지 않으면 죽는 것은 어찌하여 그리한가」고 하니, 사람의 胃속에는 항상 곡식 二斗와 물 五升이 머물러 있으므로 平人은 하루에 두번 便所에 갔어 한번에 二升半씩이니 하루에 五升을 下한다. 七日이면 五七, 三斗五升의 水穀이 다하여지므로 平人이 食飮을 七日이나 못하였으니 死하는 것은 津液한 水穀이 모두 없어지면 죽는 것이다.」

물이 없으면 榮은 헐어지고 곡식이 모두 삭으면 衛는 亡하니 榮散衛亡이면 정신을 의지할 곳이 없으므로 死한다.

四十六經에 말하기를「老人은 누워서도 잠자지 못하고 小壯은 잠을 자도 깨어나지 않는 것은 어찌하여 그러한가」고 하니 經에 말에는「少壯은 血이 盛하고 肌와 肉이 滑하며 氣道가 통하여 榮衛로 가는데 항상 잃지 않으므로 낮에는 精하고 밤에는 잠을 깨어나지 않는 것이며, 老人은 血氣가 衰하여 肌와 肉은 미끄럽지 않고 榮衛의 길은 깔깔하므로 낮에는 精이 能하지 못하고 밤에는 잠을 얻지 못하는 것이다.」

늙으면 잠이루지 못하고, 젊으면 잠자면서 깨어나지 않음은 榮衛의 血氣가 남는것과 모자람이 있는 관계이다.

四十七難에는「사람은 얼굴만이 독히 추위를 능히 이기는 것은 어찌하여 그러한 것인가」고 하니 사람의 머리는 모두 陽이 모여 드는 곳이니 모든 陰脉은 가슴 속을 돌아 목에 이르나 獨히 陽脉은 모두 위의 머리로 이르므로 얼굴은 추위를 이기는 것이다.」

四十九難에는「正經이 스스로 病함이 있으며 五邪가 傷하는 것이 있음은 어찌하여 區別하는 것인가」고 하니 근심스러움을 생각하면 心臟이 傷하고, 차운 음식을 먹으면 肺를 傷하고, 즐겁고 화내어 氣를 거슬러 위로 올라가기는 하지만 내리지를 못하면 肝이 傷하고, 음식의 소화를 개을리하면 脾를 傷하고, 濕한 곳에 오래 앉아 있거나 過食하면 腎을 傷하니 이것이 正經의 自病이다.」

「五邪란 무엇을 말함인가」고 하니「中風이 있고 傷暑가 있으며, 飮飮勞倦이 있으며 傷寒이 있으며 中濕이 있으니 이것을 五邪라 한다.」

謝氏는 말하기를 飮食勞倦은 이것은 두가지니 飮食에서 얻은것은 때를 잃어 때로는 飽食하고 때로는 굶주리니 이것은 外邪로 傷함이고 勞倦으로 얻은 것은 힘써 勞力하여 개으름에 이른 것이니 이것이 正經의 自病이다.

「假令 心臟의 病에 무엇으로서 中風을 얻음을 알 것인가.」「그 色이 마땅히 빵강이다. 脾에 들면 누렇고 肺에 들면 희고 腎에 들면 검정이므로 肝의 邪가 心臟에 들었음을 알면 마땅히 빵강色이니 그 病은 身熱과 脇下滿痛하고 그 脉은 浮하여 大하고 弦하다.」

「무엇으로서 傷暑를 얻었음을 알 수 있는가」고 하니 臭한 것을 마땅히 싫어한다는 것은 무슨 말인가 하면 臭는 心臟이 主하니 心臟에 들어오면 焦臭하게 되고 脾에 들어오는 것은 향기 냄새가 되고 肝에 들어오는 것은 비린내이고 腎에 들어오는 것은 석는 냄새이므로 心臟病을 아는 것은 냄새를 마땅히 싫어한다. 그 病은 身熱로 煩心痛하고 그 脉은 浮하여 大하고 散하는 것이다.」

「무엇으로서 飮食勞倦을 얻음인지를 아는가」고 하니 쓴 맛을 막땅히 좋아하면 虛하여 飮食을 하려하지 않고, 實하면 飮食하려 한다. 脾는 味를 主하니 肝에 들어 오면 苦하고, 心臟에 들면 쓰고, 肺에 들면 맵고, 腎에 들면 짭고, 스스로 들어 오면 단맛이므로 脾의 邪가 心臟에 든 것을 알면 쓴 맛을 좋아하니 其病은 身熱하고 체중하며 누워있기를 좋아하며 四肢를 걷우지 못하고 그 脉은 浮大하며 緩하다.」

「무엇으로서 傷寒을 얻었음을 아는가」고 하니 헛소리와 망녕된 말을 한다. 소리는 肺가 主하니 肝에 들면 呼하고, 心臟에 들면 말을 하고, 脾에 들면 노래하고, 腎에 들면 앓고, 스스로 들어 오면 우는 것이므로 肺邪가 心臟에 든 것을 알면 헛소리와 망녕된 말을 하니 그 病은 신렬로 추워 덜덜 떨며 심하면 기침이 막히고 그 脉은 浮大하며 깔깔하다.

「무엇으로서 中濕을 얻은 것을 알 수 있는가」고 하니 「땀을 잘 흘리나 그치지를 못한다. 腎은 液을 主하니, 肝에 들면 눈물이 되고, 心臟에 들면 땀이 되고 脾에 들면 涎이 되고, 肺에 들면 콧물이 되고, 자연히 들어온 것은 침이 됨으로 心臟에 腎邪가 들어온 것을 알면 땀이 나는 것을 그치지 못하니 그 病은 몸이 熱하고 小復痛하며 종아리가 추워서 거슬리며 其脉은 沉濡하고 크니 이것은 五邪의 法이다.」

이篇은 越人이 대개 陰陽 臟腑 經絡의 偏虛하고 偏實한 것을 말한 것이니 實이 치우친 까닭이므로 內邪를 얻어 생긴 것이고 虛가 치우친 까닭이므로 外邪를 얻어 들어온 것이다.

五十難에 말하기를 「病에는 虛邪가 있고 實邪도 있으며 微邪도 있고 賊邪도 있으며 正邪도 있으니 무엇으로서 區別하는가」고 하니 「뒤에서 오는 것은 虛邪가 되고 앞으로 오는 것은 實邪가 되고 쫓는 곳을 이기지 못하고 오는 것은 微邪가 되고 쫓는 곳을 이기고 오는 것은 賊邪가 되고 자연히 病인 것은 正邪가 된다.

五行의 道에 나를 낳은 것은 休이니 그 氣는 虛하다. 내 뒤에 있다가 오는 것은 邪가 되므로 虛邪이고 내가 낳은 것은 相이니 氣는 바야흐로 實하다. 내 앞에 있다가 오니 邪가 되므로 實邪이고, 正邪는 本經에서 자연히 온 病인 것이다.

假令 心臟病에 中風을 얻으면 虛邪가 되고 傷暑를 얻으면 正邪가 되고 飮食勞倦으로 얻으면 實邪가 되고 傷寒으로 얻으면 微邪가 되고 中濕으로 얻으면 賊邪가 되는 것이다.

五邪擧心爲例圖

五十一難에 「病에는 溫한 것을 얻으려고 하는 것이 있으며 寒한 것을 얻으려고 하는 것도 있으며 사람을 보지 않으려고 하는 것도 있으며, 사람을 볼려고 하는 것도 있어서 各各 같지 않으니 病은 어느 臟腑에 있는가」고 하니 「病에 寒한 것을 얻으려 하고 사람을 볼려고 하는 것은 病이 腑에 있고 溫한 것을 얻으려 하고 사람을 보지 않으려는 것은 그의 病은 臟에 있는 것이다. 즉 腑라는 것은 陽이니 陽病은 寒은 얻으려 하며 또 사람을 보려고 한다. 臟이라는 것은 陰이니 陰病은 溫을 얻으려 하며 또 문을 닫고 혼자 있으려 하여 사람의 소리를 듣기 싫어하므로 이것으로서 臟과 腑의 病을 區別하는 것이다.

五邪擧心爲例圖

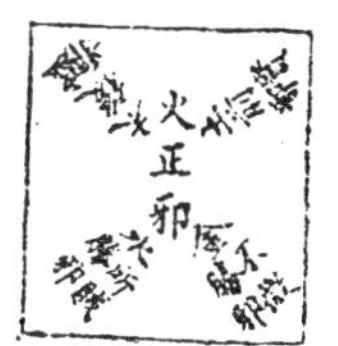

五十二難에 「臟腑에 發하는 病의 根本은 그 種類가 같지 아니한가」고 하니 臟病이라는 것은 바르고 옮기지 아니하여 그곳을 떨어지지 않고, 腑病이라는 것은 꾸미고 방황하는 것처럼 上下로 흘러 居處는 항상 없으므로 이것으로서 臟腑의 病은 근본이 같지 않음을 알 것이다.

五十五難에는 「病에는 積이 있고 聚가 있으니 무엇으로 區別하는가」고 하니 積이라는 것은 陰의 氣이고, 聚라는 것은 陽의 氣이므로 陰은 沉하니 伏하고 陽은 浮하여 動하니 氣가 쌓이는 것을 積이라 이름하고 氣가 모이는 것을 聚라 이름하므로 積은 五臟에서 생긴 것이고, 聚는 六腑에서 이루어진 것이니 積은 陰氣이다. 그 始發은 항상 一定한 곳이 있고, 그 痛이 그 部를 떠나지 아니하여 아래 위로 시작하는 곳과 끝나는 곳이 있고, 左右에 窮한 곳이 있으며, 聚는 陽氣이니 그의 始發은 根本이 없고 上下로 머무르는 곳이 없으며 그 痛이 항상 일정하지 않으니 聚라고 하므로 이로서 積과 聚의 區別함을 알 것이다.

五十六難에는 「五臟의 積은 各各 그 이름이 있을 것이며 또 어느달 무슨 날에 얻는가」고 하니 肝의 積은 肥氣라 이름하며 왼편 옆구리 밑에 있었어 술잔을 덮은것 같고 頭足이 있으며 오래 낫지 않으면 기침과 痎瘧을 發하여 數年을 不已하니 이것은 여름철 戊巳日에 얻으므로 肺의 病은 肝에 傳하니 肝은 막땅히 脾로 傳하나 脾는 여름철의 適王이라. 王은 邪를 받지 않는다. 肝은 다시 肺를 돌아가려고 하나 肺는 받아드리기를 즐기지 않으므로 經에 머물려 積이 됨으로 肥氣는 여름철의 戊巳日에 얻은 것이다.

心臟의 積은 伏梁(엎드려 움직이지 않는 梁木 같음으로)이라 이름하며 배꼽 위에서 일어나서 크기가 팔둑 같으니 心臟 아래까지 上하며 오래 낫지 않으면 煩心으로 病을 하니 가을철 庚辛日에 얻는다. 腎病은 心臟에 傳한다. 心臟은 마땅히 肺로 傳하나 肺는 가을의 適王이다. 王은 邪를 받지 않으니 心臟은 다시 腎으로 돌아갈려고 하나 腎은 받아 드리기를 즐기지 않으므로 맺혀 머물러 積이 되므로 伏梁은 이로서 가을 庚辛日에 받음을 알 것이다.

脾의 積은 痞氣라 이름하니(痞는 막히여 不通한다.) 胃脘에 있어 큰 盤을 엎은 것 같고 오래 낫지 않으면 四肢를 걷우지 못하며 黃疸을 發하고 먹은 음식이 肌膚가 되지 않으니 겨울철 壬癸日에 얻은 것이다. 肝病은 脾에 傳하니 脾는 마땅히 腎에 傳하나 腎은 겨울의 適王이다. 王은 邪를 받지 않으니 脾가 다시 肝으로 돌아갈려고 하나 肝은 받아 드리기를 즐기지 않으므로 맺혀서 머물러 積이 되므로 痞氣는 겨울 壬癸日에 얻었음을 알 것이다.

肺의 積은 息賁(或은 息 或은 賁이다)이라 이름하니 바른편 옆구리 밑에 있으며 큰 술잔을 엎은것 같으니 오래동안 낫지 않으면 洒淅, 喘欬, 寒熱을 하고 肺癰을 發하니 봄철 甲乙日에 얻은 것이다. 心臟病은 肺에 傳하며 肺는 마땅히 肝에 傳하나 肝은 봄의 適王이라 王은 邪를 받지 않으므로 肺는 다시 心臟으로 돌아갈려고 하나 心臟은 받아 들이기를 즐겨하지 않으므로 맺혀 머물러 積이 되므로 息賁은 봄의 甲乙日에 얻었음을 알 것이다.

腎의 積은 賁豚이라(豚의 賁은 항상 一定하지 않은것 같으며 豚性은 躁하므로 이름한 것이다.) 小腹에서 發하여 心臟 밑에까지 上하고 豚狀 같이 或은 오르고 或은 내린다. 오래동안 낫지 않으면 喘逆, 骨痿, 少氣하니 여름철 丙丁日에 얻은 것이다. 脾病은 腎에 傳하니 腎은 마땅히 心臟으로 傳하나 心臟은 여름의 適王이라 王은 邪를 받지 않으므로 腎은 다시 脾로 돌아갈려고 하나 脾는 받아 드리기를 즐겨하지 않으므로 맺혀 머물러 積이 되므로 賁豚은 여름 丙丁日에 얻었음을 알 것이다. 이것이 五積의 要法이다.

五十九難에 「狂癲病은 무엇으로 區別하는가」고 하니 狂疾이 처음 시작할 때는 잠이 적고 굶지를 않으며 스스로 어질고 높은척 하여 스스로 지혜로운 척하며 스스로 貴하여 거만하며 망영되게 웃으며 노래부르기를 즐기며 망녕된 행동을 그치지 않으며 뜻이 즐겁지 않으며 엎어져 똑바로 노려 보며 그 脈은 三部 陰陽이 모두 盛하니 이런 것들이다.

六十難에는 「머리와 心臟의 病은 厥痛이 있으며 眞痛이 있음은 무엇을 말하는 것인가」고 하니 手三陽脈이 風寒을 받아 머물러 伏하여 사라지지 않는 것을 厥頭痛이라 하고, 連이어 들어 惱에 있는 것을 眞頭痛이라 하고, 그는 五臟의 氣(邪氣)가 서로 방패하니 厥心痛이라 하고, 그 痛이 심하드라도 다만 心臟에 있고 손발이 푸른 것을 則 眞心痛이라 하니 그 眞頭心痛인 것은 아침에 나타났어 저녁에 죽고 저녁에 나타나면 아침에 죽는 것이다.

六十一難에는 經에 「장래를 바라볼 줄 아는 것을 神이라 하고, 듣는 것을 알면 聖人이라 하고, 묻는 것을 알면 工人이라 하고, 모든 것을 알면 巧라고 하니 무엇을 뜻하는 말인가」고 하니 장래를 아는 것은 그 五色을 바라보고 그 病을 안다는 것이다.

素問의 五臟生成篇에 色이 푸르기가 草滋같이 보이고 黃은 枳殼같고 黑은 煤炱같고, 赤은 衃血같고, 白은 枯骨같이 보이는 것은 모두 死하고 靑이 翠

羽같으며 赤이 닭벼슬 같으며 黃은 蟹服같으며 白은 豕膏같으며 黑은 烏翎같이 보이는 것은 모두 生한다」 하고 靈樞에는 「靑黑은 痛하고 黃赤은 熱이 되고 白은 寒이 된다 하고 또 赤色이 兩쪽 顴에서 나와 크기가 엄지 손가락 같은 것은 病이 비록 조금 낫으나 반드시 갑자기 死하고 黑色이 庭(顔)에서 나와서 크기가 엄지 손가락 같으면 반드시 病하지 않고 끄칠 것이며 또 血脈을 診察하는 것은 多赤, 多熱, 多靑, 多痛, 多黑은 痺가 되고 多黑, 多赤, 多靑이 모두 모이는 것은 寒熱로 身痛이 되고 얼굴 색이 조금 누렇고 잇몸이 黃하며 손톱 위가 누렇게 되면 黃疸이라 하며 또 產婦를 시험하는데 얼굴빛이 발갛고 혀바닥이 푸르면 母는 살아도 子는 死하고, 얼굴이 푸르고 혀가 발갛고 침을 흘리면 母는 死하고 子는 산다 하며 입술과 입이 모두 푸르면 母子가 모두 죽는 數이다.」

들어서 안다는 것은 五音을 듣고서 그 病을 區別하는 것이다.

四明陣氏는 「五臟이 소리가 있어 소리는 音이 있으니 肝의 소리는 呼하고 音은 角을 應하니 조절을 바르게 하여 音聲이 서로 應하면 病은 없으나 角이 헐으러지면 病은 肝에 있고, 心臟의 소리는 웃음이고 音은 부름에 반응이 있으므로 命하여 長하니 音聲이 서로 응하면 病이 없으나 소리의 反應이 헐으러지면 病은 心臟에 있다. 脾의 소리는 노래이고 음은 宮에 應하니 크고 和하여 음성이 서로 응하면 病은 없으나 宮이 헐으러지면 病은 脾에 있다. 肺의 소리는 울음이니 音은 商에 應하니 가볍고 굳세며 音과 聲이 서로 응하면 無病이나 商이 헐으러지면 병은 肺에 있다. 腎의 소리는 呻이며 音은 羽에 應하니 沉하고 深하여 音과 聲이 서로 응하면 病이 없으나 羽가 헐으러지면 病은 腎에 있다.」

묻는 것을 아는 것은 그 묻는 다섯 가지의 맛을 보아 그 病의 일어난 곳과 있는 곳을 아는 것이다.

靈樞의 「五味가 입에 들면 各各 走하는 곳이 있고 각각 병하는 곳이 있으니 씬것은 筋에 走하니 많이 먹으면 사람이 파리하여지고 짠것은 血에 走하니 많이 먹으면 渴하고, 매운 것은 氣에 走하니 많이 먹으면 心臟으로 病을 빨리 흐르게 하고, 매운것과 함께 氣를 가게 하므로 매운 것이 心臟에 들면 땀과 함께 모두 나오고, 쓴 것은 骨에 走하니 많이 먹으면 嘔吐로 변하고, 단 것은 肉에 走하니 많이 먹으면 悗心(悗의 音은 悶이다)하니 이것을 추측하면 그 묻는 곳이 五味를 알려고 하니 그 病이 일어난 곳과 있는 곳을 알 것이다.」

袁氏는 「間或 그 五味의 속을 맛보려 함에 즐기는 것에 치우쳐 지나치게 많이 먹으면 즉 臟의 氣가 좋은 것에만 치우쳐 끊어지는 수가 있음을 알아야 한다.

모든 것을 아는 것은 그 寸口를 診察하여 그 虛實을 보아서 그 病이 어느 臟腑에 있는가를 알 것이다.

寸口의 診察은 바로 第一難의 뜻이니 王氏의 脉法讃에 「脉은 三部가 있으니 尺, 寸, 關이다. 榮衛에 流行하여 衡銓을 잃지 않으면 腎은 沉하고, 心臟은 洪하고, 肺는 浮하고, 肝은 弦하니 이것은 자연히 항상 經絡으로 銖錢을 잃지 아니하고 出入과 昇降을 하여 漏刻은 돌고 돌아 水下二刻에 脉은 몸을 一周하여 다시 寸口로 도라오니 虛實이 보일 것이다」고 하였다.

經에는 「이밖에 아는 것은 「聖이고」 속을 아는 것은 「神」이라 하니 이것을 말하는 것이다.

이밖에 아는 것은 장래를 듣는 것이고 속을 아는 것은 모든 것을 묻는 것이고 神은 작고 妙한 것이며 聖은 能通하고 밝은 것이다.

鍼灸大成 一卷終

新訂 鍼灸大成(二卷)

周身經穴賦

醫經小學

手太陰은 大指側에 있으니 小商 魚際와 太淵穴이 있음이라. 經渠와 列缺이 있고 孔最 尺澤이 있음이라. 俠白은 天府와 서로 이웃이요 雲門은 中府와 서로 붙었도다.

手陽明은 大腸經에 있으니 商陽을 돌아 二間 三間을 行함이 있느니라. 合谷과 陽谿의 腧를 돌아서 偏歷 溫溜의 濱을 지나니라. 下廉 上廉은 三里와 가깝고 曲池는 肘髎에서 五里길이라. 臂臑 肩髃는 巨骨에서 上이오 天鼎은 扶突과 얽히니라. 禾髎는 입술과 이어지고 迎香은 코와 입밖이라(左右 모두 四十穴) 腧(音은 庶) 臑(音은 饒) 髎(音은 僚) 髃(音은 魚) 胃는 足陽明이니 厲兌가 內庭으로 달아나서 陷谷과 衝陽을 지나 나누어지고 解谿에서 豐隆을 보니 神奇하도다. 下巨虛는 條口가 묵은 것이 있고, 上巨虛는 三里와 거듭함이 있느니라. 犢鼻는 梁丘에서 끌어들어 陰市로 下하고 伏兎는 위의 髀關을 晉으니 氣衝을 지나니라. 歸來에는 水道이고 大巨는 外陵에 있고 太乙은 關門에서 禮를 하니라. 梁門은 承浦에 있고 乳根은 받아 들이지 않으니라. 乳中에는 膺窓, 屋翳이고 庫房에는 氣戶와 缺盆이라. 氣舍 水突이오 人迎하기를 大迎이라. 地倉은 巨髎와 續하여 있고 四白과 承泣은 나누어짐이라. 下關에서 頰車를 모시고 頷垠에서 頭維가 배풀으니라.(左右가 共히 九十穴)

足太陰은 脾의 中州를 이루고 隱白에서 나오니 大指頭이라 大都에 다달아 太白을 씻고 公孫을 찾으니 商丘에 이르노라. 三陰交를 건너니 漏谷과 地機가 可히 가깝고, 陰陵泉을 건너서 血海와 箕門을 이것에 求하라. 衝門에 들어 府舍에 軒豁하고 腹結을 풀어 大橫으로 헤엄치고 놀아라. 腹哀와 食竇는 天谿에 接하니 같은 脈이고 胸鄉인 榮을 돌아 大包에서 뭉치니 깔고랑쇠 같으니라.(左右가 共히 四十三穴)

迨夫眞心이 手少陰이 되니 小衝은 小指에서 나오고 少府는 神門에서 끝으니라 陰郄인 通里는 靈道와 그렇게 멀지 않으나 靑靈한 少海는 極泉이니 얼마나 깊을까. (左右가 共히 十八穴)

手太陽은 小腸의 榮이니 小澤의 길을 따라 前谷 後谿을 걸어 올라가고 腕骨의 길을 좇아 陰谷에서 養老함을 보고 숭상하여라. 小海에서 支正을 얻고 肩貞을 좇으니 서로 따름이라 臑兪를 만나면 天宗도 만나고 秉風을 타니 垣中을 꼬부림이 있느니라. 肩外兪는 肩中兪에 있고 天窗을 열어 天容을 보니라. 顴髎가 匪로 말미아므면 聽宮을 어찌 지으려는가. (左右가 共히 三十八穴)

足太陽 膀胱은 背에서 二行을 交함이라 通谷하는 入口에서 至陰하기를 窮理하고 京骨의 故鄕에서 束骨을 찾느니라. 申脈은 僕參이 앞을 引導하기를 命令하고 崑崙은 踝旁에서 金門을 열도다. 附陽이 飛揚의 뜻을 奮發하여 轉承山承筋之行이라 合陽, 委中, 委陽, 浮郄, 殷門에 이르러서 갈림길로 承扶秩邊을 가니 胞肓이라. 志室로 들어가니 肓門 胃倉이 있음이오 意舍를 열어보니 振彼陽綱이라 魂門을 나서니 膈關이오 譩譆乎神堂이라. 膏肓은 四推의 左右에 있고 魄戶는 附分에 따르니 會陽이라. 下中 다음이 上髎이오 白環의 속은 膂의 旁이라. 膀胱兪에는 小腸이 있고 大腸兪는 旁에 있음이라. 三焦腎兪는 胃兪와 接하여 있고 脾胆肝膈은 心兪에 있느니라. 厥陰은 肺兪의 募이요 風門은 大杼의 方向이라. 天柱가 굳굳하니 玉枕에 絡却이 있음이라. 天谿를 通하니 承光을 보이니라. 處에서 曲差로 下하여 攢竹晴明한 場을 지음이라. (左右 共히 1百26穴)

足少陰은 腎에 屬하니 湧泉을 흘러 然谷이라. 太谿, 大鍾은 水泉과 인연이 있고 照海 復溜는 연달아 交信을 하도다. 築賓을 따라서 陰谷에 올라가고 橫骨을 보호하니 大赫의 산기슭이라. 氣穴이 四滿하니 中注함이 있고 肓兪 위를 통하니 商曲이 있느니라. 石關을 지키니 陰都는 편안하고, 通谷을 닫으니 幽門이 조용하도다. 步即神封은 靈墟만 남아 있고 神藏或中하니 腧府가 充足이라. (左右 共히 五十四穴)

手厥陰心包絡은 中衝에서 출발하니 가운데 손가락이 奇異하도다. 勞宮에서 大陵으로 가니 드디어 內關 間使가 달리도다. 曲澤에서 郄門을 두들기고 天池에서 天泉으로 술잔질을 하노라. (左右 共히 十八穴)

手少陽 三焦의 脉은 왼편 小指 次指의 끝에 있느니라. 關衝이 液門을 여니 中渚 陽池 外關 支溝이고, 會宗인 三陽絡은 四瀆 天井이라. 清冷淵 消濼 臑會는 肩髎와 서로 連하며 天髎는 天牖의 곳에서 내려오고 翳風은 瘈脉이 먼저 있으니 讓步하라. 顱息이 一定하니 角孫은 귀에 가깝고 絲竹空은 和髎 倒懸이오 耳門은 이미 열렸으니 여름에 모기 소리를 듣노라. (左右 共히 四十六穴) 濼(音洛) 瘈(音記)

足少陽은 胆經에 있으니 穴은 이에 竅陰에서 나오니라. 俠谿한 地五會로 내려 흐르고 臨泣을 지나니 丘墟는 들판이라. 懸鍾하니 陽輔光明이오 外丘는 陽交 陽陵이 있음이라 西쪽으로 陽關에 나오니 中瀆風市의 境界로 밀치고 環跳는 居髎하니 維道는 五樞의 宮을 돌아라. 帶脉은 지아비를 생각하여 물어서 京門에 다다르니 日月이 아름다워 輒筋이 榮光이오 淵液을 泄하니 肩井은 가득차며 風池에 다다르니 腦空은 울고, 竅陰을 窮理하니 完骨은 밝으니라. 浮白한 것이 天衝을 들고 手靈에 接하니 正營이라. 目窓은 臨泣이요 陽白은 本神이라. 率谷을 돌아 曲鬢에 나오고 懸釐顱를 내리니 懸顱가 承諾이라. 頷厭하니 客主人이 반겨하고 聽會하여 瞳子髎가 맞으니라. (左右 共히 八十八穴)

厥陰은 足에 있으니 肝經의 鍾이니라. 行間에서 大敦하게 일어나고 中封에서 大衝을 돌아가니라. 蠡溝는 中都에 모이고 膝關은 曲泉의 宮이라. 五里에서 陰包를 습격하여 陰廉은 이에 출발하고, 章門에서 잃은 羊을 찾으니 期門을 공격하기 可하니라. (左右 共히 十八穴)

어느 脉으로 갈것 같은가 배와 가슴은 承醬이 泄하여 廉泉으로 通하니라. 璇璣에서 天突을 엿보고 紫宮에서 華蓋를 다지니라. 玉堂에 올라 膻中에 모이고 中庭을 밟으니 鳩尾는 까마득하니라. 胆巨闕은 上中二脘이오 建里를 지나니 下脘과 같은 곳이라. 水分하니 神闕은 옥색빛이 아득하고, 陰交하니 氣海는 기러기떼의 마을이라. 石門이 곧으니 關元中極이오, 옆으로 曲骨하니 會陰은 이에 연락하니라. (모두 二十四穴)

督脉은 등 가운데로 行하니 兌端과 붙어 齗交從이라. 素髎는 얼굴에 있어 水溝는 잘 통하고, 神庭으로 入髮하니 上星이 曈蒙토다. 顖會가 나타나니 前頂이요 百會가 공경하니 높이 숭배하니라. 後頂을 도와서 長强間使를 만나고 腦戶를 닫으니 風府는 空이라. 瘂門은 大椎로 통하니 胸道는 평탄하고 身柱가 神道에 옥색빛을 비치니, 靈臺가 높으니라. 至陽立下하니 筋縮脊中이요 脊에 붙어 懸樞하니 命門이 重重이라. 陽關이 노래하니 腰俞는 춤을 추고 長强이 축원하니 壽命이 無窮이라. (모두 二十七穴)

百 症 賦

百가지 病은 俞穴을 조심하여 살펴라. 顖會는 玉枕에서 連하니 頭風을 金鍼으로 다스리니라. 懸顱와 頷厭의 가운데는 偏頭痛을 그치게 하고 强間과 豐隆의 곁은 頭痛을 그치기는 어려우니라. 본래 虛浮한 얼굴의 腫은 水溝와 前頂에 잠간 의지하고, 氣가 閉한 耳聾은 온전히 聽會와 翳風에 의지하니라. 벌레가 얼굴 위로 行하는 듯한 경험이 있으면 迎香을 取함이 좋고, 귀속에 메미의 조잘거리는 소리가 있으면 聽會를 攻하여 견디니라. 目眩은 支正과 飛揚이요, 目黃은 陽綱과 胆俞니라. 攀睛은 少澤과 肝俞의 곳을 攻하고, 눈물이 나는것엔 臨泣과 頭維의 곳을 刺하니라. 눈속이 아득하거던 바로 攢竹과 三間을 찾고, 눈이 䀮䀮하거던 급히 養老와 天柱를 取하라. 보아서 그것이 雀目으로 汗氣가 있거던 清明 行間을 가늘게 推하고, 따로 살펴보고 傷寒으로 項强이면 溫溜, 期門을 主로 하라. 혀바닥 밑 腫疼은 廉泉과 中衝을 取하며 견디고 天府와 合谷은 코 속의 衄血을 마땅히 쫓으니라. 耳門과 秒竹空은 때때로 갑자기 牙痛을 보내고, 頰車와 地倉穴은 口喎을 바르게 하니라. 喉痛은 液門 魚際가 다스리고 轉筋은 金門과 丘墟이니 醫者를 불러라. 陽谷과 俠谿은 턱의 腫과 口噤을 아울러 다스리고, 小商과 曲澤은 血虛와 口渴을 같이 다스리니라. 通天은 코가 냄새 맡지 못하여 苦生함을 살아지게 하고, 復溜는 혀와 입이 말라 슬퍼함을 물리치니라. 瘂門과 關衝은 혀가 성을 내어 말 못함데는 요긴이요, 天井과 間使는 失音과 말더듬에 머물면서 더디게 하라. 大衝은 脣喎을 瀉하게 하니 속히 낫고 承漿은 牙痛에 瀉하니 卽移니라. 惡風이 많고 項强은 束骨이 天柱에서 서로 連하고 熱病에 땀을 내지 못하는데는 大都가 다시 經渠에서 接하라. 또 양쪽 팔둑이 頑痲하는것 같은데는 少海가 三里에 就傍하고, 半身不髓는 陽陵이 멀기에 曲池로 通하라. 建里와 內關은 가슴속의 苦悶을 쓸어 버리고, 聽宮과 脾俞는 心下에 남은 슬픔을 물리치니라. 脇肋疼痛을 따라 알면 熱戶와 華盖가 신령스러움이 있고, 腹內의 腸鳴은 下脘과 陷谷이 편하게 하리라. 胸脇支滿은 어떻게 다스리리오. 章門이니 자세히 물을 필요가 없으니라. 膈疼은 음식을 모아두기가 어려우니 膻中과 巨闕에 마땅하게 鍼하고 胸滿에 다시 목이 막혔으면 中府와 意舍에 行할 곳이니라. 胸膈에 머물러 있는 瘀血은 腎俞와 巨髎가 마땅하고 胸滿項强은 神藏과 璇璣에 이미 써 보았고 등으로 連한 腰痛은 白環과 委中이 마땅하다. 項强은 水道의 筋縮이요 目眩은 顴髎와 大迎이라. 痓病은 顱顋가 아니면 낫지 아니하고, 臍風은 모름지기 然谷이라야 쉽게 깨어나리라. 委陽과 天池는 腋腫에 鍼하면 빨리 헐치고, 腿痛에 後谿과 環跳를 刺하면 직석에 가벼워지니라. 惡夢으로 편치 못한데는 厲兌가 隱白과 서로 합하고 發狂에는 上脘이 神門에서 같이 일어나니라. 驚悸怔忡은 陽交와 解谿를 取함에 잘못이 없도록 하고 反脹과 悲哭은 天衝과 大橫을 의지하니 모름지기 精하니라. 癲疾은 반드시 身柱가 本神의 命令이요, 發熱은 小衝과 曲池의 津에 의지하니라. 流行熱에는 陶道인 肺俞를 다시 求하여 다스리고 風癲이 항상 發生하는데는 모름지기 心俞가 마땅하리라. 濕寒과 濕熱에는 下髎에 一定하고 厥飮과 厥寒에는 湧泉淸이라. 寒急한 惡寒은 二間이 疎通하니 隱郄이 어둡고 煩心과 嘔吐는 幽門을 閉徹하니 玉堂이 밝으니라. 行間과 湧泉은 消渴과 腎竭을 사라지게 하고 陰陵과 水分은 水腫과 臍盈을 사라지게 하니라. 癆瘵과 傳尸는 魄戶와 膏盲의 길을 趨하고 中邪한 霍亂은 陰谿와 三里의 길을 찾아라. 疸을 다스리고 黃을 消하는데는 後谿와 勞宮을 合하여 보이고 倦言과 嗜臥는 通里와 大鍾을 往來하니 밝으니라. 欬嗽의 連聲은 肺俞이니 모름지기 迎天에 突穴이오 小便赤澁은 厲兌의 끝이니 太陽經을 홀로 瀉하라 承山에서 長强을 刺하면 主로 腸風을 새로운 下

血을 잘하고 氣海에서 三陰으로 鍼하면 白濁한 遺精을 온전히 말으니라. 또 盲俞와 橫骨같은 것은 五淋의 久積을 瀉하고 陰郄과 後谿는 盜汗多出을 다스리니라. 脾가 虛하여 곡식을 消化 못하는데는 脾俞와 膀胱俞를 찾고, 胃冷으로 먹어도 소화가 어려우면 魂門과 胃俞를 責하여 견디어라. 鼻痔에는 반드시 斷交를 取하고, 癭氣에는 모름지기 浮白을 求함이라. 大敦과 照海는 患하는 寒症을 蠲하기를 좋아하고, 五里와 臂臑는 瘰癧이 난것을 능히 다스리니라. 至陰과 屋翳는 癢疾의 痛이 많은 것을 치료하고, 肩髃와 陽谿는 숨어 있는 極한 熱을 식게 하니라. 또 婦人의 經事가 고르지 못함은 地機와 血海가 있고 女子의 少氣와 漏血에는 交信과 合陽이 아니면 없나니라. 帶下產崩은 衝門과 氣衝을 마땅히 살피고 月潮의 시기가 틀리면 天樞와 水泉을 자세히 살펴라. 肩井은 乳癰에 효력이 지극하고, 商丘는 痔瘤에 가장 좋으나, 脫紅은 百會와 尾翳의 곳을 趨하고 無子는 陰交와 石關의 고향을 찾아라. 中脘은 주로 積痢이고, 外丘는 大腸을 거두니라. 寒瘧에는 商陽과 大谿가 効驗이요, 痃癖에는 衝門과 血海强이라. 醫는 사람의 생명을 맡으니 뜻이 결정되지 않으면 하지 말고 鍼은 이에 다스리는 작은 못이니 모름지기 사람은 지도함에 이르니라. 먼저 그 병의 원인을 연구하고 뒤에 그 穴의 길을 생각하여야 손에서 功이 보이고 鍼이 應하여 效力을 取하니 뜻이 깊고도 깊은 方을 알아야 비로소 妙한 가운데도 妙하게 達하리라. 이 篇은 다하지 못하고 要旨만 대강 들었노라.

鍼灸聚英四卷은 明나라 高武가 모운 것이니 모든 책과 素問難經으로 더부러 異同한 것을 같도록 취하였으니 그 論한 內容이 다름으로 有名하니라.

標幽賦　　楊繼州 註解

救함을 받드는 法은 鍼을 妙하게 쓰는 것이니 病을 물리치는 功은 鍼灸가 크게 빠르므로 素問의 여러가지 책의 첫머리에 싣게하고 緩和한 扁華를 모두 이로서 神醫라 稱하였다. 대개 病者의 穴속에 一鍼한 것이 손을 應하여 일어난다하니 誠實은 醫家의 으뜸가는 바이지만 이 鍼灸가 近來에 와서는

傳함이 끊어져 적어졌으니 정말로 歎息하여 마지않은 바이다.」經에는 「귀신에 꺼리끼는 것은 말이 德에 이르기에는 可하지 않는 것이고 砭石을 싫어하는 것은 말이 교묘하기에 이르기에는 可하지 않다」고 하니 이것을 말한 것이고 또 語에는 「一鍼 二灸 三服藥이라 하니 鍼을 刺하고 灸를 함은 鍼을 妙하게 쓸줄을 아는 것이니 醫를 業으로 하는 者는 어찌 익히지 않으리까」고 하였다.

察歲時於天道하고 사람의 몸의 十二經, 三百六十節은 一年 十二月 三百六十日에 應하고 歲時라는 것은 봄은 따뜻하고 여름은 덥고 가을은 서늘하고 겨울은 추우니 이는 四時의 바른 氣이다 혹 봄에 따뜻함이 應하나 도리어 춥고 여름에 熱이 應하나 도리어 시원하며 가을에 서늘함이 應하나 도리어 熱하고 겨울에 추움이 應하나 도리어 따뜻하다. 이러므로 겨울에는 寒으로 傷하면 봄에 반드시 溫病을 하고, 봄에 風으로 傷하면 여름에 반드시 飧泄을 하고 여름에 더위로 傷하면 가을에 반드시 痎瘧이고, 가을에 濕으로 傷하면 거슬러 올라오니 欬를 한다. 岐伯은 「刺하는 方法은 반드시 日月星辰四時八正의 氣를 살펴서 氣를 定하고 이에 刺할 것이다. 이러므로 하늘이 溫하고 해가 陽하면 사람의 피는 眞液이 진하면 衛氣는 浮하는 것이므로 血은 쉽게 쏟으며 氣는 쉽게 行하고, 하늘은 참고 해가 그늘지면 사람의 피는 엉켜 굳으면 衛氣는 沉하며, 月이 생기기 시작하면 氣血은 비로소 맑아져서 衛氣는 行하며 月이 열리어 차면 氣血은 實하여 肌肉이 여물며, 달이 열리어 空이면 肌肉은 減하여 經絡이 虛하고 衛氣는 사라져 形만 홀로 있으니 이것으로 因하여 天時가 氣血을 고루어서 하늘이 차우면 刺함이 없고, 하늘이 따스하면 灸함이 없으며, 달이 생기면 瀉함이 없고 달이 滿하면 補함이 없으며, 달이 열려 空이면 다스림이 없으니 「天時를 얻으면 調한다」는 것은 이것을 말한 것이다. 만약에 달이 생기는데 瀉하면 이는 臟이 虛하다는 말이고, 달이 滿한데 補하면 血氣가 넘쳐흘러 絡에 머무르는 피가 있으니 그를 「重實」라 이름하고 달이 열려 空인데 治療를 하면 이것을 「亂經」이라 하니 陰陽이 서로 섞이고 眞邪의 구별을 못하여 沉이 위에 머물면 밖이 虛하고 안이 흐트러져서 陰邪가 이에 일어나고, 또 하늘에는 五運이 있으니 즉 金水火木土이다.

땅에는 六氣가 있으니 즉 風寒暑濕燥熱 등이다.

家形氣於余心하여

經에는 鍼을 사용하는 者는 먼저 肥瘦의 그 形狀을 재어 그 氣의 虛實을 고루는 것이니 實하면 瀉하게 하고 虛하면 補하나 먼저 그 血脈을 定한 後에 調하니 形은 盛하고 脈이 가늘하며 氣가 적어 부족한 患者는 위태하고, 形이 瘦하니 脈은 大하며 가슴속에 氣가 많은 것은 死하고, 形과 氣를 서로 얻은 것은 生하고, 고르지 못한 것은 病하고, 서로 잃은 것은 死한다. 이러므로 脈의 色이 順하지 못하면 鍼은 않아야 하니 참으로 경계해야 한다.

春夏瘦而刺淺하고 秋多肥而 刺深이니라.

經에 「病에는 沉浮한 것이 있고, 刺에는 얕고 깊음이 있으니 모두 그의 이치에 맞추어 그 道에 벗어남이 없게 하라」고 하니, 過하면 內傷하고 不及이면 外壅하며 外壅하면 賊邪가 따르게 된다. 얕고 깊음을 언지 못하면 도리어 大賊이 되어 五臟을 內傷하여 뒤에 大病이 生기므로 「春病은 毫毛腠理에 있고 夏病은 피부에 있으므로 여름에는 사람의 氣가 가벼워 浮하고 肌肉은 야위어 엷으며 血氣는 盛하지 못하니 마땅히 얕게 刺하며, 秋病은 肉에 脈있고 多病은 筋骨에 있으며 秋多이면 陽氣는 거두어 모우니 肌肉이 살쪄서 두텁고 血氣가 充滿하니 刺는 깊음이 마땅하다」고 하고 또 「봄에는 十二井에 刺하고, 여름에는 十二榮에 刺하고, 늦은 여름에는 十二兪에 刺하고, 가을에는 十二經에 刺하고, 겨울에는 十二合에 刺하여서 木火土金水로 짝을 지어라」 하니 子午가 流注하는 理致를 보아라.

不窮經絡陰陽이면 多逢刺禁하나니

經은 十二가 있으니 手太陰은 肺이고, 少陰은 心臟이고, 厥陰은 心包絡이고, 太陰은 少腸이고, 少陽은 三焦이고, 陽明은 大腸이고, 足太陰은 脾이고, 少陰은 腎이고, 厥陰은 肝이고, 太陽은 膀胱이고, 少衛은 胆이고, 陽明은 胃이다. 絡은 十五가 있으니 肺絡은 列缺이고, 心絡은 通里이고, 心包絡은 內關이고, 小腸絡은 支正이고, 三焦絡은 外關이고, 大腸絡은 偏歷이고, 脾絡은 公孫이고, 腎絡은 大鍾이고, 肝絡은 蠡溝이고, 膀胱絡은 飛揚이고, 胆絡은 光明이고, 胃絡은 豐隆이고, 陰蹻絡은 照海이고, 陽蹻絡은 申脈이

고, 脾의 大絡은 大包이고, 督脉絡은 長强이고, 任脉絡은 屛翳이다. 陰陽이란 天의 陰陽이니 아침부터 한낮까지는 天의 陽이 陽中에도 陽이고 낮부터 저녁에 이르기까지는 天의 陽이 陽中의 陰이고, 초저녁부터 닭이 울때까지는 天의 陰이 陰中의 陰이고, 닭이 울고부터 날이 샐때까지는 天의 陰이 陰中의 陽이다. 그러므로 사람은 또한 應하는 것이다. 사람의 몸에 이르러서는 밖은 陽이 되고, 안은 陰이 되며, 등은 陽이 되고, 배는 陰이 되며, 손발은 모두 赤白의 肉을 나누고, 五臟은 陰이 되며, 六腑는 陽이 되고, 봄 여름의 病은 陽에 있으며, 가을 겨울의 病은 陰에 있다. 등이 여문 것은 陽이나 陽中의 陽은 心臟이고, 陽中의 陰은 肺이며, 배가 단단함은 陰이나 陰中의 陰은 腎이고, 陰中의 陽은 肝이며, 陰中에도 至極한 陰은 脾이니 이는 모두 陰陽의 겉과 속과 안과 바깥과 그리고 雌와 雄의 서로가 보내어 應하는 것이라」고 하였다.

이로써 陰陽은 天에 應하는 것이니 學者는 진실로 이 經絡의 陰陽의 昇降과 左右가 같지 않는 理致를 分明히 하지 않으면 病은 陽明에 있는 것 같은데 도리어 厥陰을 攻하고 病이 太陽에 있는 것 같은데 도리어 太陰을 攻하여 마침내 賊邪가 다달아 除去하지 못하고 本氣가 허물게 되면 수고는 많드라도 功은 없고 도리어 禁刺를 犯한 것이다.

이미 臟腑虛實을 論하였지만 모름지기 經을 向해 尋하라.

臟腑의 虛實을 알고져 하면 먼저 그 脈의 盛衰를 診察하고 이미 脈의 盛衰를 알았으면 다음은 반드시 經脈의 上下를 분별하는 것이니 臟이란 것은 心臟, 肝, 脾, 肺, 腎이고, 腑는 胆, 胃, 大小腸, 三焦, 膀胱이다. 맥이 衰弱한 것은 그 氣에 虛가 많으면 痒하며 麻하고, 맥이 성대한 것이라 그 血에 實이 많으면 腫하고 痛한다. 그러나 臟腑는 位가 안에 있고 經絡은 밖으로 播行한다. 虛하면 그 母를 補하고, 實하면 그 子를 瀉하여 만약 心臟病으로 虛하면 肝木을 補하고 實하면 脾土를 瀉하나 本經의 가운데에 이르러서도 또한 子母가 있다. 가령 心臟이 헌한 것은 本經의 少衝을 취하여 補하니 少衝이란 井木이다. 木은 능히 火를 낳고 實하면 神門을 취하여 瀉하니 神門이란 兪土이다. 火는 能히 土를 낳으니 모든 經이 모두 그런 것은 아니다. 要컨대 五行이 相生하는 理致는 떨어지지는 않으니 마땅히 자세히 생각할 것이다.

原夫起自中焦하여 水初下漏에 太陰爲始하여 至厥陰而方至하고 穴出雲門하여 抵期門而最後니라.

이것은 사람의 氣脉이 十二經을 行하여 一周가 되니 任督을 除外하고 모두 三百九十三穴이다. 一日一夜에 百刻이 있으니 十二時에 나누면 每一時는 八刻二分이고 每一刻은 六十分이고, 一時는 五百分이다. 매일 寅時에 手太陰 肺經이 中焦에서 생겨 中府穴인 雲門으로 나와 시작하여 小商穴에 이르러 멈추고, 卯時에는 手陽明大腸經이 商陽에서 起하여 迎香에 이르러 멈추고, 辰時에는 足陽明胃經이 頭維에서 일어나 厲兌에 이르고, 巳時에는 足太陰脾經이 隱白에서 일어나 大包에 이르고, 午時에는 手小陰心經이 極泉에서 일어나 少衝에 이르고, 未時에는 手太陽小腸經이 小澤에서 일어나 聽宮에 이르고, 申時에는 足太陽膀胱經이 睛明에서 至陰에 이르고 酉時에는 足小陰腎經이 湧泉에서 兪府에 이르고, 戌時에는 手厥陰心包絡經이 天池에서 일어나 中衝에 이르고, 亥時에는 手小陽三焦經이 關衝에서 시작하여 耳門에 이르고, 子時에는 足少陽 胆經이 童子髎에서 일어나 竅陰에 이르고, 丑時에는 足厥陰肝經이 大敦에서 일어나 期門에 이르러 끝나니 한바퀴 돌면 다시 시작하여 滴漏에 差가 없는 것이다.

正經은 十二이나 따로 絡은 二百餘支로 走하니

十二經이란 것은 곧 手足三陰三陽의 正經이고 따로 絡하는 것은 十五絡을 제외하고 또 横絡과 孫絡이 있어 그의 법도를 알지를 못해 흩어져 三百餘의 支脉으로 走한다.

正側仰伏에 氣血이 有六百餘候니라.

이것은 經絡이 혹은 바로 혹은 곁에서 혹은 들고 혹은 엎드려 氣血이 孔穴로 돌아갔어 몸을 한바퀴 도니 榮은 三百餘候의 脉中을 行하고 衛는 脉밖을 三百餘候를 行한다는 말이다.

手足三陽은 손에서 머리로 走하니 머리는 발로 走하고 手足三陰은 발에서 배로 走하면 가슴은 손에 走하니 이것은 經絡의 陰은 昇하고 陽은 降하는 것과 氣血이 드나드는 機이니 男女가 모두 같다.

識迎隨인데 須明逆順이니라.

迎隨라는 것은 要하건대 榮衛의 流注와 經絡의 往來를 알아야 하니 그 陰陽의 經을 明白하게 거슬리고 順함을 取하는 것이다.

迎이란 鍼頭로 그 근원을 일찍 거슬리고, 隨라는 것은 鍼頭로 그 流를 順從하는 것이니 이러므로 거슬리는 것은 瀉하며 迎하고, 順한 것은 補하고 隨한다. 만약에 능히 迎을 알고 隨를 알면 氣는 반드시 和하고 바야흐로 和氣는 반드시 上下로 오르 내려 陰陽의 源流를 왕래하니 거슬리고 順한 이치가 明白하다.

하물며 대개의 陰陽은 氣血의 다소를 으뜸으로 하니 厥陰太陽은 氣는 적은데 血은 많으며 太陰小腸은 血은 적은데 氣는 많으며 또 氣가 많고 血이 적은 것은 小腸이고 熱이 盛하고 血이 많은 것은 陽明의 位이니.

이것은 三陰三陽이 氣血의 다소는 같지는 않으나 취함에는 반드시 으뜸으로 삼는다는 것을 記憶하라는 말이다.

먼저 多少를 자세히 살핌이 마땅하고 다음은 닿는 氣가 應하는 것을 살펴라.

鍼을 쓰는 者는 먼저 上文의 氣血의 다소를 밝히고 다음에 鍼氣가 와서 應하는 것을 살펴야 한다.

輕, 滑, 慢이면 아직 오지 아니하고 沈·澁·緊하면 이미 왔으니

輕한 것은 浮이고 滑한 것은 虛이고 慢한 것은 遲이니 鍼이 들어간 뒤에 이 세가지를 만나면 이에 眞氣는 아직 도착하지 않고, 沈한 것은 重이고 澁이고 滯이며 緊한 것은 實이니 鍼이 들어간 뒤에 이 세가지를 만나면 이는 正氣가 이미 온 것이다.

이미 왔을때는 寒熱을 측량하여 빨리 머물게 하고

留는 있음이고 疾은 빠름이니 이말은 반드시 寒熱을 살펴서 실시하는 것이므로 經에는 「熱을 刺함에 모름지기 寒이 이른 것은 반드시 鍼을 머물려 陰氣가 오르거던 이에 呼하여 천천히 去하나 그 穴을 막지 말고, 寒을 刺합

에 모름지기 熱이 이른 것은 陽氣가 내렸으면 鍼氣는 반드시 熱하니 이에 呼하여 천천히 去하고 그 穴을 急히 눌린다.

아직 오지 않았을 때는 虛實에 의지하여 氣를 살피라.

氣가 아직 이르지 않았으면 혹은 나아가고 혹은 물러가며 혹은 눌리며 혹은 들며 혹은 導引하며 氣를 기다려 穴에 이르거던 바로 補瀉를 行하니 經에는「虛하며 推內進搓하여 그 氣를 補하고 實하면 循捫彈努하여 그 氣를 당기는 것이다.

氣가 닿거던 물고기가 낚시밥을 삼키는 것같이 沈浮하고, 氣가 아직 이르지를 않았으면

한가한 곳의 幽堂같이 깊숙하니 氣가 이미 이르렀으면 鍼은 緊하게 깔깔함이 있으니 고기가 낚시밥을 산키는 것 같아서 혹은 沈하고 혹은 浮하게 움직이고, 그 氣가 오지 않았으면 鍼은 스스로 輕滑하여 고요한 방속에 한가히 있는 것 같아서 적막하여 들리는 것이 없는 것이다.

氣가 속히 이르면 효력이 빠르고 氣가 늦게 이르면 다스리지 못하니

鍼을 내리메 만약에 氣가 빨리 왔으면 즉 病은 쉽게 낫고 효력이 또한 빠르고, 氣가 늦게 올것 같으면 즉 病은 회복이 어려우며 다스리지 못하니 근심스럽다. 賦에는「氣가 빠르니 효력도 빠르고 氣가 늦으면 効力도 늦으니 候가 이르지 않으며 반드시 죽음을 의심하지 않는다」고 하였다.

九鍼의 法을 살펴보면 毫鍼이 가장 작으니 위로 七星에 應하고 모든 穴을 지키기를 主한다.

九鍼의 妙는 毫鍼이 가장 精하니 위로 七星에 應하고 또 三百六十穴의 鍼이 되는 것이다.

본래의 모양은 金이니 邪를 蠲하여 扶正하는 道가 있고

본래의 모양은 鍼이니 鍼은 본래 金에서 나온 것이라 옛사람은「돌」로서 침을 하고 지금은 쇠로 대신한다. 蠲은 除한다는 뜻이니 盛한 邪氣에 鍼은 능히 내어 쫓고 扶는 輔라는 뜻이니 衰한 正氣에 鍼은 能히 補한다.

길고 짧음은 물이라. 맺히고 엉키고 열리고 滯하는 것등을 베푸는 것이 있으며,

이 말은 鍼에는 길고 짧음이 있으니 더욱 물은 길고 짧음이 있고 사람의 氣血은 엉키고 막히어 통하지 않음이 더욱 물보다 잘 통하지 않는다. 물의 不通은 물골을 티워놓아 강이나 바다로 흐르게 하고, 氣血의 不通은 鍼을 하여 經脉으로 돌게하므로 鍼은 물과도 應한다는 뜻의 말이다.

定刺는 象木이라 혹은 비스듬이 혹은 바르게 하고

이 말은 木은 斜와 正이 있으나 鍼에 쓰임은 또한 같지는 않은 것이니 陽經에 刺하는 것은 반드시 鍼을 비스듬이 눕혀야 그 衛가 傷함이 없고, 陰分에 刺하는 것은 반드시 그 鍼을 바로 새워서 刺해야 그 榮에 傷이 없으니 그러므로 鍼은 木에 應한다는 말이다.

口藏은 火에 비교하는 것이니 陽이 나아가 파리함을 補하며

口藏은 鍼을 입에 먹음는 것이니 氣의 따스함이 불같이 따스하고 羸는 瘦와 같으니 鍼을 내릴때에 반드시 입속의 溫氣로 따뜻한 鍼은 모름지기 榮衛로 서로 접하니 몸의 陽氣는 나아가 파리하여 약한 것을 補하므로 鍼은 火에 應한다는 말인 것이다.

循機捫而可塞는 以象土니

循이란 것은 손으로 아래 위를 돌려서 모름지기 氣血로 하여금 왕래하게 하고, 機捫이란 것은 鍼은 마치고 손으로 그 穴을 더듬어 닫아서 흙으로 오래 막아 두는것 같이 한다는 뜻이므로 鍼은 土에 應한다는 말이다.

實應五行을 而可知니라.

五行이란 金水土火土이니 이것은 鍼이 능히 五行에 應함을 上文에서 맺은 理致이다.

그러나 이것은 三寸六分이나 妙한 이치가 포함하고,

鍼은 비록 길이는 단지 三寸六分이나 교묘히 움직이니 神機한 妙가 能하고 水火를 가운데에 包含하여 陰陽을 돌고 도니 그 이치는 한없이 묘하다.

비록 毫髮은 項楨하나 同貫多岐하여

楨은 鍼의 줄기이고 岐는 氣血이 왕래하는 길이니 鍼의 줄기는 비록 毫髮같이 작고 가느나 능히 모든 經의 血氣의 길을 관통한다.

五臟의 寒熱을 平하게 하고 六腑의 허실을 能히 調하니

平이란 다스림이고, 調는 理이니 鍼은 능히 臟腑의 병을 고르게 다스려서 寒이 있으면 洩하고 熱이면 맑게하고 虛하면 補하며 實하면 瀉하게 하니라.

拘攣이 닫혀 막힘은 八邪가 끼치는 것을 물러가게 하고, 寒熱 痺痛은 四關을 열 뿐이다.

拘攣이란 것은 筋脉이 묶이는 것이고 閉塞이란 氣血이 통하지 않음이고 八邪란 것은 八風의 虛邪이니 病에 攣閉가 있으면 반드시 八風의 邪를 쳐서 흩이고, 寒이란 것은 몸의 四肢가 떨리면 發寒하는 것이고 熱이란 것은 몸의 氣血이 進退하여 熱을 發하는 것이고, 四關이란 六臟이다. 六臟에는 十二原이 있어 四關으로 나오니 大衝과 合谷이 이것이므로 太乙이 宮으로 옮기는 날에 主로 八風의 邪가 사람으로 하여금 한렬 동통을 하면 만약에 능히 四關을 열리는 것은 양쪽 손발에 刺하면 낫는다. 立春날은 艮이 일어난다고 이름을 「天留宮」이라 한다. 바람이 東北으로 따라 불면 順하고 春分날은 震이 일어나서 이름을 「倉門宮」이라 하며, 바람이 正東을 따라 불면 順하고, 立夏일은 巽이 일어나니 이름을 「陽洛宮」이며 바람이 東南을 따라 오면 順하고, 夏至날은 離가 일어나니 이름을 「上天宮」이라 바람이 正南을 따라 오면 順하고, 立秋날은 坤이 일어나니 「玄委宮」이라 바람은 西南을 따라 오면 順하고, 秋分날은 兌가 일어나니 이름은 「倉果宮」이며 바람은 正西에서 불면 順이 되고 立冬날은 乾이 일어나니 「新洛宮」이라 바람이 正西北을 따라 오면 順하게 되고, 冬至날은 坎이 일어나니 「蟄宮」이라 하며 바람이 正北을 따라 오면 順하게 되니 그 바람이 사람에게 불이면 神氣가 위협하고 깊은 병기를 물리치기는 하지마는 背逆하여 惡寒들면 毒氣는 骸를 불면 곧 病이니 이름을 「時氣留伏」이라 한다. 肌骨과 臟腑에 들면 비록 곧 病은 하지 않으나 뒤에 風寒暑濕으로 인해서 병이 무겁게 되고 안으로 굶주리고, 포식하고 힘써 勞役하고 주색을 탐한것이 인연이 되어 病이 發한데 묻어 붙으면 안밖 양쪽에서 感한 痼疾이니 鍼은 刺하지 아니하고 經絡을 고르게 하고 湯液으로 그 榮衛를 끌지 않으면 병은 능히 고치지 못하는 것이다. 中宮은 「招搖宮」이라 하니 모두 九宮이다. 이것은 八風의 邪가 그의 바른 命令을 받으면 사람에께는 病은 없으나 거슬리면 病을 하게 되는 것이다.

대개 刺라는 것은 本神으로 하여금 일찍으면 뒤에 놓는 것이나 이미 刺했으면 本神으로 하여금 安定하여 氣가 따르게 되니 精神이 일정하지가 않거던 刺하지 말라하고 이미 安定됐으면 베풀어도 좋으니 鍼을 쓰는 者는 반드시 患者로 하여금 精神이 이미 빠르면 뒤에 入鍼함이 옳은 方法이나 이미 刺했으면 반드시 患者로 하여금 精神이 겨우 안정된 뒤에 침을 실시하여 氣를 行하게 하니 만약에 氣가 일직지를 않아 그 鍼이 輕滑하여 동통을 알지 못하여 豆腐를 끼운것 같은 것은 나아가지 못하게 하고 반드시 기다렸다가 神氣가 이미 이르러서 鍼이 자연히 깔깔하게 緊한것 같거든 可히 방법에 따라 虛實을 진찰하여 實施해야 한다.

脚處를 定하였을 때는 氣血로 爲主하여 取하고

鍼을 놓으려 할 때에 반드시 陰陽과 氣血의 多少를 主로하여 取하니 상세한 것은 上文를 보아라.

下手인 곳에는 水木이 根基임을 是認하니라.

下手라는 것은 또한 鍼을 쓴다는 말이니 水라는 것은 母이고 木이란 子이니 이것은 水는 능히 木을 낳는 것이므로 母를 거닐어서 不足한 그 치마폭을 꾸미고 子를 奪하여 有餘하여 그것은 平平하여지니 이것은 鍼을 씀에 子母가 相生한다는 뜻을 말한 것이다. 이러므로 水木만 例擧하고 土金火를 들지 아니한 것은 글을 省略한 것이다.

天地人 三才는 湧泉이 璇機와 百會가 같이 하고

百會 一穴은 머리에 있어서 天에 應하고 璇機 一穴은 가슴에 있어서 사람에 應하고 湧泉 一穴은 足心에 있어서 땅에 應하니 이를 三才라 한다.

上中下 三部는 大包와 天樞와 地機니라.

大包二穴은 젖 뒤에 있으니 上部가 되고 天樞二穴은 臍旁에 있으니 中部가 되고 地樞二穴은 발종아리에 있으니 下部이다.

陽蹻와 陰蹻와 더불어 督帶는 어깨, 등, 허리, 다리 등의 病을 主로 하고

陽蹻脉은 足跟中에서 일어나 바깥 복사뼈 위를 돌아 風池로 들어서 足太陽膀胱經을 通하니 申脉이 이것이다. 陽維脉이란 것은 모든 陰의 會를 유지

하여 手少陽三焦經을 通하니 外關이 이것이다. 督豚이란 것은 下極의 腧에서 일어나 脊속으로 나란히 하고, 風府로 올라가서 腦를 지나 이마를 돌아 코에 이르러서 斷交에 들어가서 手太陽小腸經을 通하니 後谿가 이것이고, 帶豚은 季脇에서 일어나 몸을 한바퀴 돌아서 띄를 매는 것처럼 하여 足少陽胆經을 通하니 臨泣이 이것이니 이것은 奇經四豚이 陽에 屬하여 主로 어깨, 등, 허리, 다리등 겉에 있는 병을 다스린다는 말이다.

陰蹻, 陽維, 任衝豚은 心, 腹, 脇, 肋등의 속에 있는 疾을 몰아 내니라.

陰蹻豚도 또한 足跟中에서 일어나 안 복사뼈를 돌아 위로 가서 咽喉에 이르러 衝豚을 뚫은것과 交하여 足少陽腎經을 통하니 照海가 이것이고, 陰維豚이라는 것은 모든 陰과 交하고 유지하여 手厥陰心包絡經을 통하니 內關이 이것이며, 任豚은 中極의 밑에서 일어나 배위를 돌아 咽喉에 이르러 手太陰肺經을 통하니 列缺이 이것이고, 衝豚은 氣衝에서 일어나 足少陰經과 나란히 하고 배꼽 곁을 上行하여 가슴속에 이르러서는 흩어져 足太陰 脾經을 통하니 公孫이 이것이다. 이 奇經四豚은 陰에 屬하여 능히 心, 腹, 脇, 肋등 속의 疾을 다스린다는 말이다.

二陵, 二蹻, 二交는 이어진듯이 큰 다섯가지가 서로 交하고

二陵이란 陰陵泉, 陽陵泉이고, 二蹻란 陰蹻, 陽蹻이고, 二交란 陰交, 陽交이니 이 말은 六穴은 서로 바꾸어가면서 양쪽손 양발과 머리에 交接한다.

兩間, 兩商, 兩井은 서로 의지하고 兩支로 갈라진다.

兩間이란 二間, 三間이고, 兩商이란 小商, 商陽이고 兩井이란 天井, 肩井이니 이것은 六穴은 서로 의지하고 손은 양쪽으로 따로 나누어진다.

大低로 穴을 취하는 방법은 반드시 分寸이 있으니 먼저 뜻을 살피고 다음에 肉分을 觀察하여

이 말은 穴의 量을 취하는 방법은 반드시 男은 왼편 女는 바른편의 가운데 손가락과 엄지 손가락을 서로 굽혀 둥근 모양같이 하여 안쪽 紋을 取해 양쪽 角이 一寸이 되게 하여 각각 길고 짧고 크고 작음에 따라서 취하니 이것은 몸의 寸과 같은 것이다. 먼저 病者를 살펴 이 병은 무슨 병에 屬하며 月經은 언제이며 무슨 穴인지를 나의 뜻으로 살피고 다음 病者의 살찌고 파

리함과 長短과 大小의 肉分을 진찰하여 骨節髮際의 사이를 재어서 취하는 것이다.

혹은 屈伸하여 얻기도 하고 혹은 平直하게 安定하니

屈伸이란 環跳穴을 취하는 것 같으면 반드시 下足은 뻗히고, 上足은 굽혀서 취하여야 이에 그 穴을 취할 것이고, 平直이란 혹은 평평하게 눕혀서 취하고 혹은 바로 앉혀서 취하며 혹은 바르게 세워서 취해야 자연히 안정이니 承漿을 받는것 처럼아래 입술 밑이 속이 宛宛한 종류인 것이다.

陽部인 筋骨의 곁에 있는 것은 아래가 陷하여 眞字가 되고 陰分인 郄膕의 사이는 動脉이 서로 應한다.

陽部란 모든 陽의 經이니 合谷, 三里, 陽陵泉등의 穴은 반드시 뼈곁 손가락옆의 陷한 가운데를 취하는 것이 틀림이 없고, 陰分이란 모든 陰의 經이니 手心, 脚內, 肚腹같은 穴이니 반드시 筋骨과 郄膕의 동맥이 손가락에 응하는 것으로 眞穴이 된다.

五穴을 取하여 一血은 반드시 끝쪽을 利用하며 三經을 취하여 一經만 쓰는 것이 바른 것이니

이것은 穴을 취하는 方法은 반드시 五穴中을 點取하여 一穴을 쓰면 끝쪽에 맞히게 되고, 만약 一經을 쓰면 반드시 三經을 취하니 바른 一經만 쓴다.

머리와 어깨 부분을 자세히 나누면 督脉과 任脉을 定하기 쉽다.

머리와 어깨 부분은 즉 穴이 많으니 다만 醫者가 自意로 大小 肥瘦한 것 등을 자세히 살피면 督任 二脉은 등과 배로 바로 行하며 分寸이 있으니 즉 定하기가 쉽다.

標와 本을 밝힘은 刺深刺淺에 論하였고

標本이란 一端에 그침이 아니라 六經은 標本이 있으며 天地에는 陰陽의 표본이 있으며 병을 잔념하는 표본도 있으니 사람의 몸을 말하면 즉 밖이 標가 되고 內臟이 本이 되며 陽이 標가 되고 陰이 本이 되며 腑陽이 標가 되고 臟陰이 本이 되며 臟腑는 속에서 本이 되고 經絡은 밖이 標가 되는 것이며, 六經의 標本이란 足太陽의 本은 발 뒤꿈치 위쪽으로 五寸에 있고, 標는 눈에 있으며, 足少陽의 本은 竅陰에 있고 標는 위에 있으니 이런 종류인

것이고, 다시 사람의 몸에는 臟腑와 陽氣와 陰血과 經絡에도 각각 표본이 있고, 병을 말한다면 먼저 병을 받음이 本이 되고 뒤에 흘러 잔하는 것이 標가 되니 병을 다스리는 것은 먼저 그 本을 다스리고, 뒤에 그 標를 다스려야 남은 병이 모두 제거되니 먼저 가벼운 병이 생기고 뒤에 重한 병이 생기면 또한 먼저 그 가벼운 병을 다스리나 만약에 中滿하면 標本을 물을 필요없이 먼저 中滿을 다스림이 급하고, 만약 中滿으로 大小便이 利롭지 않으면 또한 標本은 없으니 먼저 大小便을 利롭게 하고 中滿을 다스림이 더욱 급하나 이 세가지를 陰外하고는 모두 그 本을 다스리니 삼가하여 조심하지 않으면 아니된다. 먼저 從하여 온 것은 實邪이고 뒤에 從하여 온 것은 虛邪이니 이것은 子가 能하면 母는 實하고, 母가 能하면 子는 虛하니 치료 방법은 虛하면 그 母를 補하고 實하면 그 子를 瀉하니 가령 肝이 心臟의 邪를 받으면 이것은 앞을 從하여 온 것이라 實邪가 되니 그 火를 瀉함이 마땅하다. 그러나 바로 火를 瀉하면 十二經絡中에 각각 金木水火土가 있으니 木은 마땅히 本이 되어 그 火를 나눈다. 그러므로 標本論에 「本이 標가 되면 먼저 그 本을 다스리고 뒤에 그 標를 다스린다」 하니 이미 肝은 火의 邪를 받음이라 먼저 肝經의 五穴에 榮火가 行하는 사이를 瀉하니 榮을 말한다면 肝經에 약을 써서 끌어들게 하고 心臟에 瀉하는 藥을 써서 君이 되게 한다. 이것은 實邪한 病을 다스린다. 또 가령 肝이 腎邪를 받으면 이것은 뒤를 從하여 왔는 것이니 虛邪가 되므로 마땅히 그 母를 補한다. 그러므로 標本論에 「標가 木이 되면 먼저 그 標를 다스리고 뒤에 그 本을 다스리라」 하니 肝木이 이미 水邪를 받음이라 마땅히 먼저 腎經인 湧泉에 木을 補하니 이는 먼저 그 標를 다스리고 뒤에 肝經인 曲泉穴에 水를 瀉하게 하며 이는 뒤에 그 本을 다스리니 이는 먼저 그 標를 다스리는 것도 그를 추칙하여 이치에 맞으면 또한 먼저 그 本을 다스린다. 藥을 論한다면 腎經에 藥을 끌어 들이게 하고 肝經에는 君이 되는 藥으로 補한다. 病을 얻은날로 本이 되게 하고 病을 傳한 날로 標가 되게 하는 것도 또한 이런 것이다.

이따금 痛하고 疼을 옮기는 것은 서로 交하고 서로 貫하는 길이니
이것은 鍼을 쓰는 방법이 가끔 아푸고 절림은 옮기는 功이 있는 것이니

먼저 鍼으로 左轉을 行하고 九數를 얻고 다시 鍼으로서 右로 行하고 右로 轉하여 六數를 얻는 것은 이것이 이에 陰陽이 서로 사괴고 서로 뚫른 길이며 經脈이 또한 서로 사괴고 뚫음이 있으니 手太陰肺같이 列缺이 陽明의 路에서 交하고 足陽明 胃의 豐隆이 大陰의 道로 走하니 이런 종류이다.

어찌 臟腑의 病에 門海俞募의 微妙함을 求하는 것을 듣지 않으며

門海란 章門과 氣海의 종류와 같고, 俞란 五臟六腑의 俞이니 모두 背部에 있어 두 줄로 行하고, 募란 臟腑의 募이니 肺募는 中府이고, 心募는 巨闕이고, 肝募는 期門이고 脾募는 章門이고, 腎募는 京門이고, 胃募는 中脘이고, 胆募는 日月이고, 大腸募는 天樞이며, 小腸募는 關元이고, 三焦募는 石門이고, 膀胱募는 中樞이니 이는 五臟六腑가 病이 있으메 반드시 이 門海, 俞, 募를 취함이 가장 미묘하다는 말이다.

經絡에 原, 別, 交, 會의 道를 求하라.

原이란 十二經의 原이고, 別은 陽別이고, 交는 陰交이고, 會는 八會이니 모든 十二原이란 胆原은 丘墟이고, 肝原은 大衝이고, 小腸原은 腕骨이고, 心原은 神門이고, 胃原은 衝陽이고, 脾原은 太白이고, 大腸原은 合谷이고, 肺原은 太淵이고, 膀胱原은 京骨이고, 腎原은 大谿이며, 三焦原은 陽池이고, 包絡原은 太陵이고, 八會란 血은 膈俞에 모이고 氣는 膻中에 모이고 脉은 大淵에 모이고 筋은 陽陵泉에 모이고 骨은 大杼에 모이고 髓는 絕骨에 모이고 臟은 章門에 모이고 腑는 中脘에 모이니 이것은 經絡에 血氣가 굳어 맺혀서 통하지 못하면 반드시 이 原, 別, 交, 會를 취하여 刺한다는 말이다.

다시 四根三結을 窮理하여 標本에 의지하여 刺하면 낫지 않음이 없다 하고

根結이란 十二經의 根結이니 靈樞經에 「太陰은 隱白에 根하여 大包에서 結하고, 小陰은 湧泉에서 根하여 廉泉에서 結하고, 厥陰은 大敦에서 根하여 玉堂에서 結하고, 太陽은 至陰에서 根하여 눈에서 結하고, 陽明은 厲兌에서 根하여 鉗耳에서 結하고, 小陽은 竅陰에서 根하여 귀에서 結하고, 手太陽은 小澤에서 根하여 天窓과 支正에서 結하는 것이고, 手陽明은 商陽에서 根하여 扶突과 偏歷에서 結하는 것이라 하나 手三陰經은 여기에서는 실지를 많은 것이니 구태어 强하게 註하지 아니하고, 또 四根이란 耳根, 鼻根, 乳根,

脚根이고, 三結이란 胸結, 肢結, 便結이니 이는 능히 根과 結의 理致를 연구하여 윗글의 標本의 法에 의하여 刺하면 병은 낫지 않음이 없다는 말이다.

다만 八法과 五門을 써서 鍼을 主客으로 나누면 효력이 없는 것이 없다.

鍼의 八法은 一은 迎隨, 二는 轉鍼, 三은 手指, 四는 鍼投, 五는 虛實, 六은 動搖, 七은 提按, 八은 呼吸이며, 몸의 八法은 奇經八脈이니 公孫, 衝脈, 胃, 心, 胸등의 八句이고, 五門이란 天干의 配合이 다섯으로 나누니 甲은 己와 합하고, 乙과 庚이 合하는 類이다. 主客이란 公孫은 主이고 內關은 客의 類이고 혹은 井, 榮, 俞, 經, 合으로 五門이 되고, 邪氣로 賓客이 되며 正氣로 主人이 되니 八法을 먼저 써서 반드시 五門으로 取穴할 때 推理하여 主가 먼저이고 客이 뒤이면 不効한 이치는 없다.

八脈이 언제나 八會에 連함은 본래 紀綱이요 十二經絡의 十二原은 이가 樞要가 되니

八脈이란 奇經八脈이니 督脈, 任脈, 衝脈, 帶脈, 陰維, 陽維, 陰蹻, 陽蹻이고 八會란 즉 위에서 論한 血會, 膈俞등이 이것이니 이 八穴이 八脈을 통하여 시작하고 그쳐서 八會에 連하여 미치는 것은 본래 사람의 綱領이라. 十二經十五絡과 十二原은 이미 上文에 註하였으며 樞要란 門戶의 樞紐이니 原이 十二經을 出入한다는 말인 것이다.

一日에 六十六穴의 方法을 取하면 바야흐로 幽微함을 볼 것이고,

六十六穴이란 즉 子午流注의 井, 榮, 俞, 原, 經을 合한 것이라 陽干은 腑에 三十六穴을 注하고, 陰干은 臟에 三十穴을 注하여 모두 六十六穴이 되니 五卷의 子午流注圖中에 구체적으로 실었으며 이는 經絡이 하루에 몸을 한바퀴 돌아 十二經穴을 歷行하니 이때를 마지하여 流注中인 一穴을 취하면 幽微한 理致를 볼 것이다.

한時間에 十二經原을 原하면 비로소 妙한 뜻을 알 것이니라.

十二經原은 위의 글에서 상세히 註하였으니 이는 한時間中에 이날을 이것이 무슨 經이 主가 되는 것인지를 마땅히 살펴서 이때에 本日이 經의 原穴에 해당하는 것을 취하여 刺하면 즉 流注法의 넓은 妙를 비로소 알 것이라는 말이다.

원래 모든 補瀉法은 呼吸法이 아니면 手指法이 있고,

이것은 補瀉의 方法은 단지 呼吸 뿐이 아니라 手指法도 있으니 十四로 나눈 方法은 循捫提按, 彈撚搓盤, 推內動搖, 爪切進退, 出攝등 이같은 법칙이나 교묘하고 拙劣하게 하는 것은 그 사람의 재조에 있으니 상세한 것은 金鍼賦속에 갖추어져 있다.

速效의 功은 交正을 要하니 本經을 알 것이다.

交正이란 大腸이 肺와 더부러 傳送하는 府가 되고, 心臟은 小腸과 受盛하는 宮이 되고, 脾가 胃와 소화하는 宮이 되고, 肝과 胆이 청소하는 자리가 되고, 膀胱이 腎과 合하여 陰陽을 相通하고 表裏가 서로 應하는 것이다. 本經이란 것은 병을 받는 經이니 心臟같은 病에 반드시 小腸穴을 兼하여 取하고 나머지는 이와 비슷하다. 능히 本經의 病을 인식하고 또 交經과 正經의 이치를 인식하면 鍼의 功이 반드시 빠르다는 말이다. 그러므로 그 穴은 편안함을 잃드라도 그 經은 잃지 말아야 하고, 그때의 편안함은 잃드라도 그 氣는 잃지 말아야 한다.

交經繆刺는 左에 病이 있으면 바른쪽 畔을 取하고

繆刺란 絡脉을 刺하는 것이 바른편이 痛하면 왼편에 刺하고 왼편이 痛하면 바른편에 刺함은 이에 이것이 交經繆刺하는 이치이다.

瀉絡遠鍼은 머리에 病이 있으면 반드시 足穴을 취하여 刺한다.

三陽의 經은 頭를 따라 발로 내리므로 머리에 병이 있으면 반드시 足穴을 取하여 刺한다는 말이다.

巨刺는 繆刺와 더부러 각각 달리 하고,

巨刺란 經脉에 痛이 左에 있으면 바른쪽 脉病에 刺하는 것은 즉 巨刺를 하여 痛이 左면 刺는 右에 하고, 右痛은 刺는 왼편이 中은 그 經에 하고, 繆刺란 絡脉에 몸이 痛하는 형상은 있는데 刺하더라도 九候에 병이 없으면 繆刺하여 바른편이 痛하면 왼편에 刺하고 왼편이 痛하면 바른편에 刺하고 中間은 그의 絡이다. 이것은 刺法이 서로 같으나 다만 하나는 中은 經이고, 또 하나는 中이 絡임이 다르다.

微鍼은 妙刺와 함께 서로 通하니

微鍼이란 刺함이 교묘하고 妙刺란 鍼의 妙이니 두가지가 서로 통한다는 말이다.

部分만 보면 經絡의 虛實을 알며,

鍼이 肉分에 들어갔어 天, 人, 地의 三部가 나아가 반드시 그것을 살펴 氣를 얻으면 바로 內外의 허실을 可히 알것이고, 또 脉의 三部를 살피면 바로 무슨 經이 實하고 虛함을 알 것이라는 말이다.

沉浮를 보면 臟腑의 寒溫을 분별한다.

鍼을 내린 뒤에 鍼氣의 緩急이 보이면 可히 臟腑의 寒熱은 決定할 수 있다는 말이다.

또 먼저 鍼을 두려워 하는 것은 鍼으로 損을 볼까 염려함이며 다음 입속에 藏함은 鍼을 따스하게 하려는 것이니.

鍼을 내릴 때에 반드시 먼저 光耀한 鍼은 損壞가 있으니 鍼을 보지 말고 다음 장차 鍼을 입속에 먹으며 鍼을 따뜻하게 하여 榮衛와 서로 接하게 하고 서로 犯함이 없도록 한다는 말이다.

눈은 다른 것을 봄이 없게 하고 손은 범을 쥐는 것처럼 하며 마음은 속에 생각함이 없게 하여 貴人을 기대리는 것처럼 한다.

이것은 鍼을 使用하는 人士는 성심 성의를 다하고 自重하라는 警戒이니 눈은 다른 것을 보지 않고 손은 범을 쥐는 것 같이함은 傷이 있을까 두려움이고, 마음에 잡념을 없게 하여 귀인을 기다리는 것처럼 한다는 것은 責任이 두렵기 때문이다.

左手가 重하면 많이 주물리는 것은 氣를 散하려는 것이고 右手가 가벼우면 천천히 넣는 것은 痛하지 않게하기 위한 까닭이니라.

鍼을 내릴 때에 반드시 먼저 왼손 엄지 손톱으로 穴위를 切하면 그 氣가 흩어지고 바른 손에 鍼을 쥐고 가볍게 천천히 넣으면 이는 痛하지 않기 때문이다.

空心은 怯이 두려워서 바로 선 곁에 暈이 많고,

空心이란 밥을 먹기 前이니 이는 굶주린 사람에게는 刺함이 없다는 것이다. 그것은 氣血이 一定하지 아니하며 사람은 무서움과 두려운 생각이 있어 혹은 바로 썻고 혹은 곁으로 눕으니 반드시 眩暈하는 허물이 있다는 말이다.

등과 눈을 沈하게 끄집으면 편안하게 앉거나 누워도 沒昏이다.

이것은 鍼을 내리려 할 때에 반드시 患人으로 하여금 침하는 곳을 보지 말게 하게 손톱으로 그 穴을 무겁게 끄집으면 혹은 눕고 혹은 앉아도 昏悶하는 患者은 없다는 말이다.

十干十變을 추측하여 孔穴의 開闔을 알고,

十干이란 甲乙丙丁戊己庚辛壬癸이고

十變이란 날에 따르고 때에 臨하여 變하는 것이니 靈龜八法中에 갖추어 실었으므로 때를 얻어 「연다」는 말이고, 失時를 「닫는다」는 말이다.

五行과 五臟을 論하여 日時의 旺衰를 살피면

五行과 五臟은 위에서 자세히 說明하였으나 이는 本日時의 밑에 五行의 生한을 얻은 것은 旺하고 五行의 尅을 받은 것은 衰이니 기타는 이와 비슷하다.

모양이 橫弩같아서 만약에 發機하는 것 같으면 應한다.

이는 刺穴에 鍼을 씀에 弩하는 것 같이 바로 보고 發牙하여 그 빠른 효력을 取함이 활을 쏘아 中心을 맞추는 것 같다는 말이다.

陰交陽別은 血暈를 定하고 陰蹻陽維는 胎를 下하는 衣이다.

陰交는 穴이 둘 있으니 하나는 배꼽밑 一寸에 있고, 또 하나는 발 안쪽 복사뼈위 三寸에 있으니 이름을 三陰交라 말하고, 이 두 穴은 능히 婦人의 血暈를 安定한다는 말이며 또 照海, 外關二穴은 능히 產婦의 胎衣를 下한다는 말이다.

痺厥偏枯는 迎隨로 經絡을 接續하고,

痺厥은 四肢가 厥冷하여 痲痺되어 지나치게 마른 것이니 中風 半身不隨이다. 이 병을 치료하는 데는 반드시 氣를 接하여 通經하고 다시 迎隨의 방법으로 모름지기 血氣를 관통하여 結絡을 접속시킨다는 말이다.

漏崩帶下는 따스게 補하여 氣로 하여금 血을 도라가게 따르니,

漏崩帶下란 여자의 병이니 이 병이 있거던 반드시 溫鍼이 따뜻하기를 기다려 補하여 榮衛로 하여금 調和하면 도라간다는 말이다.

조용히 오래 머물러서 鍼을 멈추어 기다려라.

이것은 下鍼한 뒤에 반드시 조용히 오래 멈추어라는 말이다.

반드시 準한 것은 照海를 취하여 喉中이 막힌 것을 다스리고 끝쪽이 맞히는 곳은 大鍾을 利用하여 心內의 呆痴를 다스리나 대체로 疼痛은 實하니 瀉하고 痒痲는 虛하니 補한다.

이는 동통이란 熱이니 瀉로서 凉하게 함이 마땅하고 痒痲란 冷이니 補로서 溫하게 함이 마땅하다.

몸이 무겁고 마디가 痛하는 데는 兪가 있고 心下가 痞滿한데는 井이 主이다. 兪란 것은 十二經中의 兪이고, 井이란 十二經中의 井이다.

心脹咽痛은 太衝에 鍼하면 반드시 제거되고 脾冷胃痛은 公孫에 瀉하면 낫으며 胸滿腹痛은 內關에 刺하고 脇痛과 肋痛은 飛虎에 鍼한다.

飛虎穴은 직 支溝穴이니 虎口로 손이 一飛하여 中指가 다하는 곳이 이 穴이다.

筋攣骨痛은 魂門을 補하고 體熱勞嗽는 魄戶를 瀉하며 頭風頭痛은 申脉과 金門을 刺하고 眼痒과 眼痛은 地五에서 光明을 瀉한다. 陰郄를 瀉하여 盜汗이 그치면 小兒骨蒸을 다스리고, 偏歷을 刺하면 小便이 利로움은 大人의 水蠱을 고치고, 中風은 環跳에 刺함이 마땅하고 虛損은 天樞를 취한다.

地五라는 것은 직 地의 五會이다.

이로 말미아마 午前과 卯後는 太陰이 생기니 병은 溫하고 離左酉南은 月初에 죽으니 冷이 빠르다.

이것은 한달안에 生死를 기약하며 午前卯後라는 것은 辰巳의 二時를 뜻하니 이 때는 마땅히 太陰月이 생기니 이러므로 月廓이 비면 瀉는 없고 疾은 溫한 것이 마땅하며 離左酉南이란 未申의 二時를 뜻하니 마땅히 이 時分이면 大陰月은 死하다. 이러므로 月廓이 차면 補는 없고 速冷이 마땅하고 앞으로 一月이 一日과 비교한다. 經에는「달이 생기는 一日에 一痏하고 二日에 二痏하고 十五日에 이르러 十五痏하며 十六日에는 十四痏하고 十七日 十三痏하며 점점 물러서서 三十日에 이르면 二痏라 하고, 望月 이전은 生이라 하고 望月 이후를 死라고 하며 午前을 生이고 午後를 死라고」한다.

循門彈努는 留吸母하니 堅長하고

循이란 침을 쓴 뒤에 손으로 아래 위를 돌려 血氣를 왕래시키고, 捫이란 것은 침을 뺀 뒤에 손으로 닫힌 그 穴을 더듬어 氣가 새지 않도록 시키며 彈努하는 것은 손으로 가볍게 탕겨 虛를 補하고 留吸母란 虛하면 그 母를 補하니 모름지기 熱이 이르기를 기다린 뒤에 留吸하면 堅長한다.

爪下伸提는 疾呼子하니 噓短이다.

爪下라는 것은 切하고 下鍼하는 것이고, 伸提란 침을 실시할 때 조금 가볍게 뜨게 하는 것이니 「提」라고 하고 疾呼子란 實하면 그 子를 瀉하니 寒이 이르기를 힘써 기다린 뒤에 사라지기가 빠르면 噓는 또한 短이다.

動退空歇은 右를 迎奪하니 凉하게 瀉하고 推內進搓는 左를 隨濟하니 補暖이니라.

動退는 鍼을 搖動하면서 물러서니 氣가 不行할 것 같으면 장차 침은 伸提할 뿐이고, 空歇은 손을 헤쳐 침을 멈춤이고, 迎은 침으로 거슬리어 迎奪하니 바로 그 子를 瀉하는 것이다. 心臟病에 반드시 脾子를 瀉하니 이것은 瀉할려면 반드시 이法을 배푼다는 말이다. 推內進이란 것은 침을 속으로 밀어 넣는 것이고, 搓라는 것은 더욱 搓線의 모양같이 하여 느릿느릿하게 침을 굴리고 급하게 하지 말며, 隨는 침이 順하게 따르는 것이고, 濟는 직 그 母를 거느림이다. 心臟病에 반드시 肝母를 補하니 이것은 補하려면 반드시 이 方法을 써라는 말이니 이에 遠刺는 寒熱을 다스리는 방법이므로 모든 熱로 병하는 것은 먼저 氣를 시켜 병있는 곳에 이르게 하고 다음 조금씩 提退하여 右로 旋奪하여 鍼을 내려 寒을 얻으면 그치게 하고, 모든 寒으로 病하는 것은 氣를 시켜 病있는 곳에 이르게 하고, 다음 천천히 進鍼하여 左로 돌려 비비고 다져 和하게 하여 鍼下에 熱을 얻으면 멈춘다.

삼가하라 大患과 위험한 병은 色脉이 不順하니 鍼은 아니하고

삼가하라는 것은 경계의 뜻이니 위독한 병이거든 반드시 그 모양과 色을 보고 다시 그 脉을 살피어 만약에 서로 어긋나는 것은 鍼을 쓰지 아니하니 手苦는 하나 功이 없고 도리어 罪를 걷우게 되니 두려웁다는 말이다.

寒熱風陰은 굶주림과 飽飮 그리고 醉하며 勞力등을 一切 忌한다.

이는 大寒, 大熱, 大風, 大陰雨, 크게 굶주리고, 크게 포식하고, 크게 醉하고 크게 勞力에는 鍼을 쓰지 않는다. 대게 이런 종류는 절대로 鍼을 써서 안되니 實로 크게 忌한다.

望에는 補하지 않으며 晦에는 瀉하지 않고 弦에는 奪하지 않고 朔에는 濟하지 못하니라.

望은 매월 十五日이고 晦는 매월 三十日이며 弦은 上弦과 一弦이 있으니 上弦은 七, 八日이고 下弦은 二十二, 三日이며 朔은 매월 初一日이니 이 날이 되면 鍼을 배푸는 法은 아니나 매우 급한 병일것 같으면 구애를 받지 않는다.

그의 心은 精하니 그 法을 窮理하여 灸艾가 없어도 그의 皮膚는 懷하고

이것은 灸이니 부지런한 醫者는 마땅히 그 穴法을 熱心으로 연구하여 著艾의 功에 잘못이 없으면 모든 방패가 禁忌를 犯하나 사람의 皮肉이 무너짐을 免한다는 말이다.

그 바른 이치와 그 原因을 求하여 投鍼에 부지런하면 그의 位를 잃지 않는다.

이것은 鍼이니 부지런히 배우는 者는 要컨데 鍼道의 이치에 밝고 병의 원인을 살펴 鍼을 쓰면 그 뜻을 잃지 않는다는 말이다.

灸를 避하는 곳이 四肢를 加하면 四十九가 있고 刺를 禁하는 곳은 六腧를 除하면 二十二가 있다.

灸를 禁하는 四十五穴에 다시 四肢의 井을 加하면 모두 四十九이고 鍼을 禁하는 二十二穴에도 六腑의 腧를 제외한다는 것이다.

抑制로 또 高皇이 묻기를 병을 가지고도 낫지 않음에 李氏는 巨闕에 刺하니 다시 살아나고 太子는 暴死할 厥이 됨에 越人이 准會에 鍼하니 復醒하며 肩井, 曲池는 甄權이 臂痛에 刺하니 復射하고, 懸鍾과 環跳에 華陀가 躄足임을 刺하니 서서 걸어가게 되며 秋夫는 腰俞에 鍼하니 병은 더욱 깊고 王纂은 交俞에 針하니 妖精이 立出하고, 肝俞와 命門을 取하여 瞽士를 시켜 매우 가늘한 끝을 보게하고 小陽과 交別에 刺하여 귀먹이로 하여금 여름철 모기 소리를 듣게 하였다.

이것은 先師의 침을 쓰는 法을 引用하여 이와 같이 효염의 功이 있다 하여 힘써 배우는 者는 성심을 다하라는 것이다.

슬프도다. 聖人은 멀리 멀리 去하니 鍼道는 점점 묻어져서 혹은 뜻을 얻지 못하여 그 學問은 헐어지고 혹은 그 能한 것이 허물어지고 禁忌를 犯하도다. 어리석으니 용렬하고 지혜가 얕아서 玄言으로 약속하기 어려우니 道에 이르기는 深淵이로다. 얻는 者는 몇사람이 있으리오 우연히 이같은 말을 하니 구태어 모든것에 明達하지도 못하는 者이나 얼마만이라도 兒孩들의 마음을 啓蒙할까 하노라.

席弘賦 鍼灸大全

무릇 鍼을 行하려면 모름지기 穴을 살피고 要컨데 補瀉와 迎隨의 비결을 分明히 하라. 가슴과 등은 左右가 서로 같지 아니하고 호흡은 陰陽과 男女에 따라 다르니라. 氣는 양편 젖의 太淵을 求하여 刺하고 應하지 않을 때는 列缺에 瀉하니라. 列缺에 頭痛과 偏正은 太淵을 무겁게 瀉하니 應하지 않은 것이 없느니라. 耳聾氣가 아니면 聽會에 鍼하고 迎香穴은 瀉하는 功이 귀신과 같으니라. 天突은 喉風을 다스리니 누가 말것이며 虛喘은 모름지기 三里를 찾으리라. 손으로 連하는 肩脊痛이 참기 어려운 것은 合谷에 鍼할 때 太衝이 心要하다. 曲池에는 양손이 뜻대로 되지 않으니 合谷에 下鍼을 지세히 하라. 心疼과 手顫은 小海의 間이나 만약에 근원을 제거할려면 陰市를 찾아라. 다만 병이 傷寒으로 된 양쪽 耳聾은 金門 聽會가 風같이 빠르니라. 다섯가지 肘痛은 尺澤을 물음이오 太淵은 침한 뒤에 功을 걷우어 물리치니라. 손발 아래 위의 三里에 하는 침은 顯癖, 氣塊는 이것을 취하여 의지하라. 鳩尾는 능히 다섯가지 癎을 다스리고 湧泉에 鍼을 下할것 같으면 사람은 죽지 않으니라. 胃中에 積이 있으면 璇璣에 刺하고, 三里의 功이 많음을 사람들은 알지 못하니라. 陰陵泉은 心胸滿을 다스리고 鍼이 承山에 이르니 음식 생각이 나리라. 大杼로 連할것 같으면 長强을 찾아서 小腸氣痛에 바로 鍼을 行하라. 委中은 온전히 腰間의 痛을 다스리고 다리와 무릎에 腫이 생겼으면

至陰을 물을지니라. 氣滯腰疼으로 서지를 못하면 橫骨 大都를 급히 救함이 마땅하니라. 氣海는 온전히 五淋을 다스리고 다시 三里에 침하여 呼吸을 따르게 하라. 期門穴은 傷寒병이 主이나 六日이 지나도 더욱 땀을 흘리지 않거던 다만 乳根을 向한 二肋間이니 또한 부인의 생산이 어려움도 다스리니라. 귀속에 매미소리가 나고 허리가 뿌러지려는 것은 무릎 밑에 뚜렷이 나타난 三里穴이니라. 五會의 間에 補瀉가 능할것 같으면 또한 사람을 向해 쉽게 설명을 하라. 睛明은 눈을 다스려서 効力이 모자랄 때는 合谷과 光明은 可히 빼는 것이 平安하고, 사람 가운데 癲을 다스림이 가장 어뜸이나 十三鬼穴은 넉넉하지를 못하니라. 水腫은 水分과 氣海를 겸하니 피부속에 鍼氣가 따르며 스스로 삭으니라. 冷嗽는 먼저 合谷을 補함이 마땅하고 잠간 물리치는데 침으로 三陰交를 瀉하라. 牙痛과 腰痛과 아울러 咽痺는 二間 陽谿에 하니 병은 어디로 달아나고 다시 三間과 腎俞가 妙함이 있었어 背肩의 浮風勞를 잘 제거하니라. 肩井에 침할것 같으면 모름지기 三里이니 刺하지 않을 때는 氣가 아직 고르지 않으니라. 가장 이 陽陵泉 一穴은 무릎사이가 쓰리는데는 침을 불에 거슬려 쓰고, 委中에는 腰痛과 다리가 急히 떨리니 그것을 얻어서 취하니 經血이 스스로 고루어지니라. 脚痛과 膝腫에는 三里에 鍼하고 懸鍾 二陵 三陰交니라. 다시 太衝을 向해 모름지기 氣를 끌면 손가락 끝의 痲木이 스스로 輕하여 나붓기니라. 轉筋과 目眩은 魚腹에 鍼이요 承山 崑崙은 막힌 便을 삭히니라. 肚疼은 모름지기 公孫이 妙하니 內關과 서로 應하여 반드시 낫게 하리라. 冷風 冷痺로 병이 낫기 어려움은 環跳의 腰間에 침과 더부러 灸하라. 風府, 風池를 찾아 이르게 되면 傷寒 百病이 한꺼번에 삭아지니라. 陽明은 二日에 風府를 찾고 嘔吐는 모름지기 上脘을 돌아갔어 다스리니라. 婦人心痛은 心俞穴이요 男子 痃癖은 三里가 높으니라. 小便을 禁하지 못하면 關元이 좋고, 大便閉澁에는 大敦을 灸하라. 髖骨腿痛에는 三里에 瀉하고, 腹溜氣滯에는 離腰가 편리하니라. 從來는 風府에 鍼하기가 가장 어려웠으니 얕고 깊은 정도를 공부하여 도리어 잘 쓰게 되었니라. 아마 膀胱에 氣가 아직 헐어지지 않는것 같으면 다시 三里穴中을 찾음이 마땅하고 이것이 七疝같은 小腹痛은 照海, 陰交, 曲泉에 鍼하라. 또 응하지 않을 때는 氣海를 찾을 것이고, 關元과 함께 瀉하는 효력이 神과 같으니라. 小腸氣의 散痛이 배꼽으로 連하는 것은 빨리 陰交에 瀉하고 다시 늦추지는 말아라. 湧泉에 침하여 氣를 取함은 오래 하는것이 좋음은 이가운데 玄妙함이 있음을 少人도 알 것이니라. 小兒의 脫肛病이 많을 때는 먼저 百會에 灸한 다음 鳩尾에 灸하고 傷寒으로 肩背痛이 오래된 병에는 다만 中渚에 鍼하면 마땅한 것을 얻게 될 것이니라. 어깨 위의 痛함이 배꼽으로 連하여 쉬지 않은 것은 손의 三里를 求함이 便利하니라. 廐가 무거운데 下鍼하는 것은 모름지기 瀉해야 하는 것이니 氣를 얻었을 때는 머물을 必要는 없는 것이다. 허리가 사타구니를 連하여 痛急하는 것은 반드시 重大하니 갑짜기 三里에 그것을 豚하기 어렵드라도 下鍼에는 한번 瀉하는데 三번을 補하여야 한다. 氣가 上攻하니 噎은 단지 管에만 있고 噎이 머물지 아니할 때는 氣海를 灸하니 一定하게 瀉하므로 一時에 病은 쉽게 낫는다. 補하는 것은 卯南에서 鍼을 높이 굴리고, 瀉하는 것은 卯北으로 從하니 手苦스러움을 辭讓하지 말아라. 鍼을 逼하여 吸으로 氣를 瀉하고 補할것 같으면 隨呼하니 氣는 自調하여지니라. 左右로 鍼을 撚하여 子午를 찾으면 鍼이 펼치어 氣가 行하게 되니 自然히 迢迢하니라. 鍼으로 補瀉의 區分을 分明스럽게 說明하는 것은 다시 本과 標를 함께 窮理하라. 咽喉는 가장 急先인데는 百會이며 大衝과 照會와 陰交이다. 學者는 마음을 조용히 잠기어 많이 읽음이 마땅하니 席弘은 병을 다스림에 어뜸하는 이름이로다.

金鍼賦 楊繼洲 註解

鍼道는 가장 빠른 방법으로 奇異한 것을 보는 것이니 要컨데 모름지기 補瀉에 밝아야 바야흐로 병이 기울어져 위험한 것을 起生하게 하니라. 먼저 병은 上下를 나누고 다음 穴의 높고 낮음을 定하라. 병이 머리에 있으면 발을 취하고, 병이 左에 있으면 右를 취하라. 남자의 氣는 아침에 위에 있으면 밤에는 밑에 있으니 이를 취함에 있었어는 반드시 그 理致를 밝히고 여자의 氣는 아침에 밑에 있으면 밤에는 위에 있으니 이것을 씀에는 반듯이 그 때를 알아야 하니라. 午前은 아침이 되어 陽에 屬하고, 午後는 저녁이 되니 陰에 屬하니라. 男女의 上下는 腰를 區分하여 의지하니 手足三陽은 손에서 머리로 走하면 머리는 발로 走하고 手足三陰은 발에서 배로 走하면 가슴은 손으로 走하니라. 陰이 昇하고 陽이 降함이 出入하는 틀이니 逆이란 것은 瀉하는 것이라 迎함이고, 順한 것은 補하는 것이니 隨함이라. 봄과 여름에 얕게 刺하는 것은 파리하기 때문이고 가을과 겨울에 깊게 刺하는 것은 살이 찐 까닭이나 다시 元氣의 厚하고 薄함을 보아서 얕고 깊게 刺함이 더욱 마땅하니라.

經에 말하기를 「榮氣는 脉中으로 行하여 몸의 五十度를 돌지만 밤낮의 구분이 없으며 平旦하게 되어야 衛氣가 手太陰에 모이고, 衛氣는 脉外로 行하여 낮에 陽을 二十五度 行하고 밤에는 陰을 二十五度 行하여 平旦에 榮氣로 더부러 手太陰에 모이니라」하니 이러면 衛氣의 行은 다만 밤낮을 區分하고 上下로 구분함은 아직 듣지 못하니라. 男女의 臟腑經絡의 氣血왕래가 일찌기 같지 않음은 아니나 지금 早晩을 나눔은 어느 곳을 根據한 것인지, 다만 이 賦는 지금의 사람들이 숭상함으로 이를 기록하여 참고로 보게 하노라.

原來 모든 補瀉의 方法은 呼吸과 손가락에 妙함이 있으니 男子는 大指로 앞을 나아갔어 左轉하고 呼하면 補가 되고, 뒤로 물러서서 右轉하고 吸하면 瀉가 되여 提鍼은 熱되게 하고 揷鍼은 寒하게 하며, 女子는 大指로 뒤로 물러서서 右轉하고 吸하니 補가 되고 앞으로 나아가 呼하면 瀉하게 되며 揷鍼은 熱하게 하고 提鍼은 寒하게 되니 左右를 각각 다르게 하고 가슴과 등은 같지 않으며, 午前인 것은 이와 같이 하고, 午後인 것은 반대이니 이러므로 손톱으로 切하고 下鍼하는 方法은 헌들어 물러가게 하며 出鍼하는 方法은 움직여 나아가게 하고 催鍼의 方法은 循而攝之하며 行氣하는 方法은 밀면 병이 去하니 탱기면 虛를 補하고 肝腹의 盤을 돌며 더듬어서 穴을 閉한다. 조금 沉重한 것은 按한다 하고 조금 輕浮한 것은 提한다 하니 十四法은 鍼의 要를 갖추는 바이니라.

補하는 것은 一退三飛니 直氣가 스스로 돌아오고, 瀉하는 것은 一飛三退이니 邪氣가 스스로 물러가니라. 補는 직 그의 부족을 보충함이고 瀉는 직

초과한 것을 瀉하는 것이라 남는 것이 있으면 腫이 되고 痛이 되니 「實」이라 하고 부족한 것은 痒이 되고 羸가 되니 「虛」라고 한다. 氣가 빠르면 효력도 빠르고 氣가 느리면 효력도 느리다. 죽고, 살며, 귀하고, 천함을 鍼下로 모두 아는 것이니 천한 것은 딱딱하고 귀한 것은 연하고 生하는 것은 깔깔하니 死하는 것은 虛함이라. 이에 이르지 않으면 반드시 죽음을 의심하자를 않으니라.

이 手法의 一段은 四卷에 다시 상세히 註하니라.

또 下鍼하기에 앞서 손톱으로 무겁게 눌리어 切하게 하고 다음 기침을 한번 하여 기침에 따라 下鍼하니라. 補하는 것은 呼하는 氣로 初鍼하여 피부속에 이르도록 刺하는 것을 「天才」라 하고 조금 멈추어 進鍼하여 肉속으로 刺하는 것을 「人才」라 하며 또 멈추어 進鍼하여 筋骨의 사이에 이르도록 刺하는 것을 「地才」라 하니 이것이 極이 되는 곳이다. 마땅히 補할 때는 다시 오래 멈추었다가 침을 물리어 겯우어 사람을 분별하여 氣가 沉緊하기를 기다리게 하여 朝病을 倒鍼하니 進退를 往來하며 經에 날라가는 走氣가 그 속에 다함이 있는 것이다. 瀉하는 것은 吸하는 氣로 初鍼에 天에 이르게 하고 조금 멈추어 進鍼하여 바로 地에 이르게 하여 氣를 얻어 瀉하게 하고 다시 조금 오래 멈추었다가 退鍼하여 다시 人에 이르게 하여 氣가 沉緊하기를 기다려서 朝病을 倒鍼하니 방법은 앞에와 같다. 그것이 혹은 暈鍼하는 것은 神氣가 虛한 것이니 침으로서 補하게 하여 입과 코에 氣가 돌거든 熱湯을 함게 쓰게하고 대략 짧은 시간을 멈추었다가 앞과 같이 다시 실시하는 것이다.

肝經穴 같은데 刺하여 暈하거든 직 肝의 合穴을 補하면 鍼을 넣은 即時에 다시 살아난다 하니 나머지는 이와 같다. 침을 投하여 或 暈하는 氣인 것이거든 바로 足三里에 補하며 혹은 人中을 補하는 것이니 대체로 暈는 心을 從하여 생기니 마음이 두렵지 않으면 暈는 어디를 따라 생길 것인가. 關聖이 뼈를 깎아 毒을 치료하니 色이 변하지 않음에 可히 알 것이다.

또 氣를 고르는 方法은 下鍼이 地에 이른 뒤에 다시 사람을 分別하여 氣가 上行하려 하면 장차 침은 바른편에 잡고, 氣가 下行할려거든 장차 침은 왼편에 잡고, 補하려면 먼저 숨을 내어뿜고 뒤에 들이키고, 瀉하려면 먼저 숨을 들이키고 뒤에 내어 뿜으니 氣가 이르지 않는 것은 손으로 循攝하여 손톱으로 꼬집어 搓으며 침을 흔들며 손으로 잡아 나아갔어 밀어 탱기어 곧 氣가 이르기를 기다려서 龍虎가 昇騰하는 法으로 앞을 더듬어서 氣로 하여금 뒤에 있게 하고 뒤를 놀려서 氣로 하여금 앞에 있게하여 氣가 走하여 돌아 동통하는 곳에 이르거던 納氣의 法으로서 침을 도와 바로 揷하고 다시 앞에 下納하여 氣로 하여금 돌지 않으니 만약에 關節이 깔깔함을 막아 氣가 지나지 않은 것은 龍虎龜鳳의 通經接氣大端法으로 몰아서 돌게하고 거듭 잡아 돌려 손톱으로 꼬집으면 응하지 않는 것이 없으니 이것은 神仙과 통하는 妙이다.

龍虎龜鳳等法은 또 四卷에 註한다. 하물며 出鍼하는 방법은 病勢가 이미 물러 갔으면 鍼氣는 微鬆하고 병이 아직 물러가지 않는 것은 鍼氣가 根에서 시작하여 推하여도 움직이지 아니하고 轉하여도 옮기지 아니하니 이는 邪氣 때문이다. 그 邪를 뽑아 들이키면 이에 氣가 이르는 것은 眞氣가 닿으니 나오지 못할 것이다. 나온다는 것은 그 病이 다시 되돌아 온다는 것이다. 다시 補瀉를 할려거든 멈추어서 기다리게 하며 바로 微鬆을 살피어 바야흐로 조금 出鍼을 하고 흔들어서 멈추게 하라. 補하는 것은 숨을 돌이켜 병을 去하게 하고 그 穴을 급히 눌리며, 瀉하는 것은 숨을 내어 뿜어 천천히 去하게 하고 그 穴이 막히지 않음은 湊密하려고 함이니 그런 뒤에 氣를 들이키므로 말하기를 「下鍼을 늦게함을 貴히 여기는 것은 傷血이 太急함이고, 出鍼에 緩을 貴히 하는 것은 傷氣가 太急함이라」고 한다.

以上은 이로서 總要를 다한 것이다.

醫經小學에 「出鍼에는 사납게 내어서는 안되며 반드시 잠간 三, 四次를 作하여 천천히 굴려서 나오게 하면 피가 나지 않고, 사납게 낼것 같으면 반드시 피를 보게 될 것이다」고 하고, 素門의 補遺篇의 註에는 「動하는 氣가 이르는데 바로 出鍼하면 이것은 猛出이라 한다.」 그러나 이것과는 같지 않은 것이니 대체로 經絡에 凝血이 있어 大瀉하려는 것은 猛出이 마땅하고 보통 補瀉같으면 이에 依하는 것이 마땅하니 또한 區分함이 마땅하다.

대저 大病이라고 생각되거던 方法이 八가지가 있으니

一은 山에 불을 태우니 頑痲, 冷痺를 다스림에 먼저는 얕게 뒤에는 깊게 하여 十陽을 써서 三進三退를 하고 천천히 提하고 緊하게 按하여 熱이 緊閉에 이르러 침을 꽂음은 寒을 除하는데 準함이 있음이고,

二는 天에 凉이 사무치니 肌熱骨蒸을 다스림에 먼저 깊으게 하고 뒤에는 얕게하여 六陰을 써서 三出三入을 하고, 緊하게 提하고 慢하게 按하며 천천히 鍼을 들어 熱이 물러가야 의지함이 옳음을 모두 細細히 밀치는 것은 병을 쫓는 繩에 準함이다.

三은 陽中에도 陰이 숨어 있으니 먼저 寒하고 뒤에 熱이면 얕거던 깊게하여 九六의 法則으로 補한 뒤에 瀉한다.

四는 陰中에도 陽이 숨어 있으니 먼저 熱하고 뒤에 寒이면 깊으거던 얕게하여 六九法則으로서 먼저 瀉하고 뒤에 補하니 補하는 것은 바로 熱이 이르고 瀉하는 것은 힘써 寒이 侵하기를 기다리니 더욱 搓線하는 것같이 하여 轉鍼을 緩慢하게 하여 얕은 方法이면 얕게 쓰고 깊은 방법이면 깊으게 써서 두가지를 겸하면 얽히니 좋지 아니하다.

五는 子午搗臼이니 水蠱膈氣는 落穴한 뒤에 氣를 고루 고루 고르는 것이니 침을 上下로 行하여 九入六出하고 左右로 굴리면 千번을 뼁돌려도 자연히 편안하다.

六은 氣를 나아가게 하는 비결이니 허리, 등, 팔굽치, 무릎등이 痛함과 온몸이 저리는데는 九分을 刺하여 九行數로 補하고 臥鍼은 五七吸하여 上行하기를 기다림이 또한 옳으며 龍虎가 서로 싸움으로 왼편에 九數를 撚하고 바른편은 六數를 撚하니 이 또한 가끔 鍼이 痛한다.

七은 氣를 머물어서 交하는 것이니 痃癖과 癥瘕는 七分을 刺하여 순전히 陽을 이용한 뒤에 이에 바로 침을 꽂게하여 氣가 오거던 깊게 刺하고 提鍼하여 다시 멈추는 것이다.

八은 抽添의 비결이니 癱瘓, 瘡癩는 그의 필요한 穴을 취하여 九陽數로 氣를 얻게 하고 提按으로 찾아 물어서 大要은 氣를 두루 돌게하여 鍼을 잡아 바로 꽂게하고 다시 下納하여 陽은 돌아오고 陰이 넘어지니 손가락이 玄

妙하여 가슴속을 活動시키는 方法이라 한가지라도 응하지 않는 것이 있거던 다시 반복하는 것이다.

만약 關을 지나고 節을 지나 氣의 운행이 經에 走氣를 催促하는 그 法이 四가지가 있다. 그 一은 「靑龍擺尾이니 船舵를 잡는것 같이 하여 나아가지도 물러가지도 못하며 한번은 左로 一번은 右로하여 느리게 발동하고」 二는 「白虎搖頭이니 손으로 방울을 흔드는 모양과 비슷하여 모나게 물러가고 둥글게 나아가며 左右로 겸함에 흔들어서 나아가고」 三은 「蒼龜探穴이니 흙속에 들어가는 모양같이 하여 한번 물러서고 세번 나아가며 四方에 빠를 빨리 뚫어내는 것이고」 四는 「赤風迎源하여 새가 폐를 펴서 날라가는 모양이니 入鍼에는 地에 이르게 하며 提鍼에는 天에 이르게 하고 候鍼에는 自桴하여 다시 그 元자리로 나아가게 하여 上下와 左右의 四方을 애워싸며 날라 돌다가 병이 上에 있으면 吸하여 물러 가게 하고 병이 下에 있거든 呼하니 나아가게 하는 것이다.」

已上의 手法은 대략인 것이니 그의 처음은 四卷을 참고함이 마땅할 것이다.

오랜 병으로 자나치게 枯하게 되었음에 通經接氣의 法은 一定한 숨쉬는 寸數에 있으니 手足三陽은 上이 九면 下는 十四이라 經에 四寸이 지남이고 手足三陰은 上이 七이면 下는 十二이라 經에 五寸이 過하니 搖動出納에 있어 呼吸을 같은 方法으로 하니 氣血이 運行하여 暫時사이에 周流하여 上下로 서로 接하고 통하면 寒한 者로 하여금 煖하고 熱한 者로 하여금 凉하여 痛한 것이 그치니 脹한 것은 消하여 渠가 열려 決水하는것 같이 하여 때가 되면 功을 볼 것이니 어찌 위험으로 기울어졌드라도 일어나지 못하리까. 비록 그러하나 병에는 세가지 원인이 있으니 모두 氣血에 從하고 鍼은 八法을 區分하나 陰陽을 떠날수는 없는 것이다. 대개 經脈은 밤낮으로 돌고 呼吸은 往來함이 쉴사이가 없으니 和하면 몸은 건강하고 아니면 질병이 다투어 생겨 비유할것 같으면 天下의 나라와 지방의 산과 바다와 들과 江과 언덕과 곧이 歲時에 風雨가 고르면 물길은 疎利하여 백성과 만물이 편안하고 그러나 한쪽 지방은 風雨가 고르지 못하여 반대로 旱害가 입하면 水道로 하여금

湧竭하여 통하지 아니하니 제양과 근심이 마침내 닥아와 사람의 氣血이 병을 갖게되는 세가지 원인 또한 더욱 곳에 따라 旱撈가 되니라 대개 鍼䆊은 經脉에 氣血을 고르게 통하게 하며 邪에 부딛쳐도 바로 잡아 줌으로 이는 「捷法」이니 어찌 가장 奇異한 것이 아니겠는가.

슬프도다 軒岐는 먼 옛날이고 盧扁은 죽은지가 오래로다. 이 鍼道는 깊고 그윽하여 한마디로 다하지를 못하고 이 글로 세밀히 설명하여 오래 배우고 익히면 능통함이 있으니 어찌 세상에 보통으로 하는 말일 것이며 떳떳이 흘러온 돌침의 재주리오 얻는 者는 科擧에 급제하는것 같이 진심으로 기뻐하고, 쓰는 者는 활을 쏘아 맞추는 것 같으니 목적에 達하였음이라. 먼저 聖人의 가르침부터 記述하여 傳하고 뒤에 배우게 하니 鍼을 쓰는 人士는 이것에서 뜻이 있어야 과연 능히 玄微한 制度를 지어 그 精하고도 妙한 것을 다 알면 세상에 벼게머리에 잠복하여 병을 길우는 緣由가 있는 것이 鍼을 만나면 그 병이 모두 손을 따르다 낫는 것이다.

玉龍賦　　　　聚　英

대개 參博한 것을 必要로 하고 간단하게 모아서 수고로움을 덜게하여 五龍을 모두어서 賦를 만드니 金鍼을 믿어서 편안함을 거둔 것이다.

원래 卒暴한 中風은 頂門엔 百會이고, 脚氣가 연달아 퍼지는데는 三交가 길을 끊으니라. 頭風 鼻淵은 上星을 씀이 可하고, 耳聾 顋腫에는 聽會가 으뜸이 되고, 攢竹과 頭維는 目疼과 頭痛을 다스리고, 乳根인 兪府는 嗽氣와 痰哮를 치료하니라. 風市와 陰市는 다리의 힘 없음을 몰아내고, 陰陵과 陽陵은 膝腫의 어려움을 제거하니라. 二白은 痔漏를 다스리고 間使는 瘧疾에 수고하니라. 大敦은 疝氣를 去하고, 膏肓은 虛勞를 補함이라. 天井은 瘰癧과 癮疹을 다스리고, 神門은 呆痴와 哭咷를 다스리니라. 咳嗽風痰은 太淵과 列缺에 刺함이 마땅하고, 尫羸와 喘促은 璇璣와 氣海가 마땅하니라. 期門과 大敦은 堅痃과 疝氣를 능히 다스리고, 勞宮과 大陵은 心悶瘡痍에 치료함이 좋으니라. 心悸虛煩은 三里에 刺하고 時疫痎瘧은 後谿를 찾아라. 거듭하니

老者가 便이 많음은 命門과 腎兪를 겸하여 着艾하고, 婦人의 乳腫에는 少澤과 太陽에 推함이 可하니라. 身柱는 蠲嗽하여 능히 脊痛을 제거하고, 至陽은 郤疸하의 정신 피로를 잘 다스리니라. 長强과 承山은 痔에 灸함이 가장 묘하고, 豐隆과 肺兪는 痰嗽에 奇異하다 일컬음이라. 風門은 寒邪의 嗽로 傷胃한 것을 主로 하고, 天樞는 脾泄의 위험함을 느낀 病을 다스리니라. 風池 絕骨은 곱추를 치료하고, 曲池는 그 痿傴를 다스리니라. 期門은 傷寒이 풀리지 아니한데 刺하여 經에 다시 못傳하게 하고, 鳩尾는 癲癇이 이미 發한데 鍼하니 그에 妄施를 삼가하라. 陰交, 水分, 三里는 蠱脹한 것에 刺함이 마땅하고, 商丘, 解谿, 丘墟는 脚痛을 견디어 좇으니라. 尺澤은 筋急한 不幸을 다스리고, 腕骨의 팔을 움직이기 어려움도 치료하니라. 어깨와 등마루의 痛에는 五樞를 背縫에 겸하고, 팔굽치가 떨리고 痛한데는 尺澤을 曲池에서 合하라. 風이 급하게 양쪽 어깨로 傳하는 것은 肩髃가 可히 다스리고, 癰熱이 성한 三焦는 關衝이 가장 마땅하니라. 팔뚝의 紅腫은 中渚 液門이 판단을 要함이고, 脾虛黃疸은 腕骨中脘을 어찌 의심하리, 傷寒에 無汗은 復溜를 攻하여 瀉함이 마땅하고, 傷寒에 有汗은 合骨이 맞닿는 곳을 취하여 따름이라. 飽滿에 氣가 거슬린 것을 고르려면 三里가 可히 좋고, 要는 八脉에 沉匿이 이러나면 復溜를 神이라 칭하니라. 照海와 支溝는 大便秘를 통하게 하고, 內庭과 臨泣은 小腹의 脂를 다스리니라. 天突과 膻中은 咳嗽를 다스리고, 地倉과 頰車는 口喎를 치료하니라. 迎香은 鼻窒을 攻함이 으뜸이 되고, 肩井은 팔뚝을 당기는 것같이 痛함을 제거하니라. 二間은 牙痛을 다스리며, 中魁는 翻胃를 다스리니 곧 낫게하고, 百勞는 虛汗을 그치게하며 通里는 心驚한데 치료하면 곧 차도가 있느니라. 大小骨空은 眼爛을 다스려 찬 눈물이 나는 것을 능히 그치고 左右太陽은 目痛을 다스려 血翳를 잘 제거하니라. 心兪와 腎兪는 腰腎이 虛乏하여 夢遺함을 다스리고, 委中은 腰脊의 痛悶하여 아픔을 누르기 어려움을 제거하니라. 太谿과 崑崙과 申脉은 足腫으로 걷기 어려움을 가장 잘 치료하고 湧泉과 關元과 豐隆은 屍勞의 例를 다스리니라. 印堂은 驚搐한 것을 다스리게 하고, 神庭은 頭風을 다스리니라. 大陵을 빈번히 瀉하면 口氣를 온잔히 제거하고, 關元인 帶脉을 많이 灸

하면 腎敗를 堪攻하니라. 다리가 무겁게 쓰리는 데는 髖骨과 膝關과 膝眼에 鍼하고 行步가 극히 어려우면 三里와 中封과 太衝을 刺하니라. 內關을 照海에서 取하여 腹疾의 塊를 다스리고 코속에서 迎香을 搐하여 眼熱로 紅한 것을 삭게 하라. 肚痛에 秘結은 大陵이 支溝에서 外關과 合하고, 腿風과 濕痛은 居髎가 委中에서 環跳와 겸하라. 上脘과 中脘은 아홉가지 心痛을 다스리고, 赤帶와 白帶는 中極을 求하니 같지 않으니라. 또 心虛한 熱壅같은 것은 小衝이 濟와 奪을 밝히고, 目昏으로 血이 넘침은 肝俞가 그 實虛를 판단하니라. 心은 마땅히 傳하는 것을 玄하게 要하고, 徐疾하는 手法을 연구하라. 혹은 疼痛이 挫捫하는 것을 만나 부족함이 있으면 이것은 어려움을 헤아리게 되고 穴을 定함에는 觫함이 可하니라. 主管을 모아 誦讀하기 편리하게 보였으니 高明하여 다행이나 말 잘한다고 비웃음이 없을는지.

이 賦는 玉龍歌의 要旨를 總輯한 것이니 노래는 三卷을 보라.

通玄指要賦 楊繼洲 註解

반드시 病을 다스리고져 하면 用鍼같은 것 뿐이 아니니,

病을 다스리는 方法에 鍼灸가 있고 藥餌가 있으나 그러나 藥餌는 혹은 아득히 먼 옛날 方에서 나와 때로는 빠진 것이 있으며 또 묵어버려 고르지 못한 것이 있어 眞僞가 같지 않으니 그는 무엇이 皮膚의 功을 아뢰어 沉한 병을 일어나게 하리오. 오직 鍼에 精通하여야 可히 몸에 따라 帶用하여 緩急에 對備한다.

神機의 運動하는 功이 妙하고,

功이라는 것은 功은 착함이고 運이란 變化하는 理致이고 神이란 확실히 아는 것이고 機란 事物의 微妙한 것이고 妙란 다스림에 應한다는 것이다.

工開聖理之深이라.

工이란 병을 다스리는 몸이고, 聖이란 묘하게 쓰는 실마리다. 그러므로 難經에 말하기를「물어서 아는 것을 工이라 하고, 들어서 아는 것을 聖이라」고 하니 醫라는 것은 뜻이니 묵묵히 알아 마음으로 통하고 융화롭게 貫

通하니 정신이 모이어 밖에서 內傷을 느꼈는 것을 자연히 깨달으면 어찌 聖理가 깊으다 아니하리오.

밖에서 砭鍼을 취하면 邪를 蠲하여도 능히 바로 잡게 하고,

砭鍼이란 砭石(돌침)이 이것이니 이 鍼은 東海의 어떤 山에 있으니 이름은 「高峯」이다. 그 山에 돌이 있으니 모양이 玉비녀 같아서 스스로 둥글고 길게 자라니 갈면 뾰족한 칼날이 있어서 可히 鍼이 되니 병을 다스리고 邪를 고침에 낫지 않음이 없다.

水火는 가운데 포함하니 陽이 잘 돌면 陰은 넘어지니라.

水火란 寒熱이니 오직 침 가운데 寒邪補瀉의 法이 있으니 이것은 進退하여 火를 다스리는 功이고 回陽이란 陽이 盛하면 熱이 極하므로 그 邪氣를 瀉하면 그 병이 자연히 淸凉을 얻는 것이며 倒陰이란 陰이 성하면 寒이 極하므로 그 虛寒을 補하면 그 병이 자연히 臨和를 얻을 것이니 이것은 回陽倒陰의 理致이고 補瀉의 盛衰하는 功이다.

原夫絡別支殊하고

別이란 판단하여 구별 한다는 것이고 支란 絡의 分派이니 素門에는 「絡穴은 十五가 있다하니 十二經中의 每經에 각각 一絡이 있고 밖에 三絡이 있어서 陽蹻絡은 足太陽經에 있고 陰蹻絡은 足少陰經에 있고 脾의 大絡은 足太陰經에 있으니 이것을 十五絡이므로 각각 支殊하는 곳이 있어서 積絡이 있으며 浮絡이 있으므로 絡은 支殊로 갈라진다는 말이다.

交經錯綜이라.

交經이란 十二經이고, 錯이란 섞인다는 것이고, 綜이란 모든 것을 모운다는 것이니 足厥陰肝經은 足太陰脾經의 뒤에 나와 마딛히고 足太陰脾經은 厥陰肝經의 앞에 나와 마딛히니 이것은 經絡이 서로 섞이어 交하는 것이 모두 모인다는 이치를 말하는 것이다.

혹은 溝, 池, 谿, 谷은 歧異하고

歧란 길이니 그 脲穴속에 溝, 池, 谿, 谷의 이름을 부르는 것이 있음은 길과 같이 각각 다른 것이니 水溝, 風池, 後谿, 合谷같은 類가 이것이니 銅人經에 「이에 四穴로 나누니 溝는 水溝穴이고 池는 天池穴이고 谿는 太谿穴

이고 谷은 陽谷穴」이니 말하는 바의 四穴은 같이 다스려 三路로 나누어지나 모두 같은 原으로 돌아오는 것이다.

혹은 山海丘陵은 隙은 같으니라.

隙이란 孔穴이니 혹은 山, 海, 丘, 陵을 취하는 것이 有名한 것은 그 孔穴이 모두 같은 것이니 承山, 照海, 商丘, 陰陵같은 類가 이것이다.

銅人經에는 「또 四穴을 分하니 山이란 承山穴이고 海는 氣海穴이고 丘는 丘墟穴이고 陵은 陰陵穴」이니 四經은 서로 응하여 萬化의 衆을 포함한 것이다.

이는 派로 흐르니 헤아리기 어렵고 규정하는 法이 있어 거느림이 있으니,

이것은 經絡을 관통함이 물이 흐르는 派를 나누는 것과 같아서 비록 그러나 헤아리는 정도가 어려움이고 條目과 綱領이 있어서 들고 끌어당겨서 또한 모든 것을 거느림이 있는 것이다. 그러므로 書에 말하기를 「綱하는 條目이 있으면 어지럽지 않으니라」하고 또 經에는 「井榮兪原合經이 甲日에 甲戌時에 일어나면 이에 胆이 병을 받으니 竅陰의 出하는 곳이 井金이 되고 俠의 溜하는 곳이 榮水가 되고 臨泣이 注하는 곳이 兪木이 되고 丘墟가 지나는 곳이 原이 되고, 陽輔가 行하는 곳이 經火가 되고, 陽陵泉이 入하는 곳이 合土가 된다」고 하니 이것이 逃注하는 道는 언제나 日脚을 보아서 陰日은 五穴에 刺하고 陽日은 六穴에 刺하는 것이다.

義理가 흩으러져 曖昧하면 補瀉는 놓치니 무슨 功이 있으리.

대개 聖人이 뜻을 세워 뒤 세상에 垂法하여 그것으로 하여금 깨닫게 한 것이니 만약에 마음에 主觀이 없으면 즉 의리가 흩으러져 능히 명확하게 해석하지 못하여 補瀉를 그르치는 法이니 또한 무슨 효과가 있으리요 혹은 말하기를 「가령 小腸이 實하면 小海에 瀉하고, 虛하면 後谿에 補하며, 大腸이 實하면 二間에 瀉하고, 虛하면 曲池에 補하며, 胆이 實하면 陽輔에 瀉하고 虛하면 俠谿에 補한다」 하니 中工은 이미 병이 된 뒤에 다스려야 함으로 오직 이 이치를 알지 못하여 虛實을 분명히 하지 않고 鍼과 藥을 함부로 쓰는 것은 醫者의 잘못이다.

빠른 方法을 밝힘을 迎隨를 얻어서 쓸 것이다.

用鍼의 방법은 要는 그의 변화에 통하는 것을 아는데 있으니 빠른 것을 판명하는 것에 능하면 迎隨의 間을 자연히 얻어 妙하게 베풀게 될 것이다. 또 걷기가 어려운것 같은데는 太衝이 가장 奇異하고, 人中은 脊背의 심한 통증을 제거하고, 神門은 心性의 멍청이를 제거하며 風傷으로 목이 굳굳한 데는 처음은 風府를 求하고, 頭暈目眩은 要는 風池에서 찾아라. 귀가 닫힌 데는 모름지기 聽會가 다스리고, 腦가 昏하며 目赤은 攢竹을 瀉함이 마땅하고, 眼痛은 바로 合谷을 推하라 가슴이 맺히고 몸이 黃한데는 湧泉을 취함이 좋으며 다만 양쪽 팔굽치가 떨리는 데는 曲池를 짚으면 편안하게 쓸어지고, 四肢가 解惰한데는 照海를 의지하면 사라진다. 牙齒痛은 呂細가 다스려 견디고 머리와 목이 强한데는 承漿이 可히 보호하며, 太白은 氣衝에서 통합이 마땅하고,(太白은 脾家의 眞土이니 能히 脾는 金을 낳는다.) 陰陵은 水道에서 개통하라.(陰陵은 좋은 眞水이니 萬物을 滋濟한다.) 腹脹滿은 內庭을 奪하여 休遲하고, 筋轉하여 痛한데는 承山을 瀉하면 빠름이 있으니라. 대체로 脚腕痛은 崑崙이 낫도록 풀어주고 股膝疼은 陰市를 찾음이 능한 醫者라. 癎이 發하여 癲狂하거던 後谿이면 치료되고, 瘧이 생겨 寒熱하거던 間使를 짚어서 扶持하라. 期門은 胸滿하여 血이 膨하거던 罷하면 可히 병이 낫고, 勞宮은 胃翻心痛을 물리치니 어찌 의심하리오. 大敦은 七疝이 치우치는 것을 제거한다. 王公이 이것을 말하고 三里는 五勞羸瘦를 물리치니라. 華陀는 이렇게 말하니라 腕骨이 굳은 것을 알았거던 黃疸을 물리치고 然骨은 腎을 瀉하며, 行間은 膝腫과 目疾을 다스리게 하고, 尺澤은 肘疼과 筋緊을 제거하니라. 눈이 혼매하여 보지 못하면 二間을 취함이 마땅하고 코가 막혀 냄새를 맞지 못하면 迎香이 可히 당기니라. 肩井은 양쪽 팔뚝이 疼한 것을 제거하고 絲竹은 頭疼으로 참지 못하는 것을 다스리니라. 咳嗽寒痰은 列缺이 다스려 견디고 眵曠冷淚는 臨泣이 또한 準하니라. 髖骨은 장차 腿痛의 나머지를 물리치게 하고,

髖骨二穴은 委中에서 윗쪽으로 三寸인 髀樞中에 있어서 다리와 발의 동통을 다스리니 침 三分을 하고 또한 跨骨은 膝臏 윗쪽 一寸인 양쪽 筋이 空虛한 곳에 있으며 이 穴은 五分을 刺入하니 먼저 補하고 뒤에 瀉하면 그 병이

제절로 제거되니 이것이 바로 梁丘穴인 것이며, 다시 乳癰을 다스린다하니 이것을 按하건데 양쪽을 解하는 것은 모두 經外의 奇穴과는 같지는 아니하나 함께 있으니 알아둘 것을 바란다.

腎俞는 腰痛을 잡으니 瀉하기를 다하니라.

越人은 維會에서 屍厥을 다스림을 보고 손에 따르니 다시 살아나고

維會二穴은 발 바깥 복사뼈에서 윗쪽으로 三寸에 있으며 안으로 足少陽經에 응하고 屍厥이란 것은 갑짜기 初喪을 쳐야할 병이니 그 병이 입을 다물고 氣가 끊어져 죽었는 모양 같아서 사람을 알아 보지 못하는 것이다. 옛날에 越人이 虢나라 땅을 지나더니 虢의 太子가 이미 죽은지 半日이라 越人이 太子의 脉을 짚어보고 말하기를 「太子의 病은 屍厥이니 脉이 흩으러졌음으로 죽은 모양과 같으나 실제로는 아직 죽지는 않았다」하고, 이에 제자 子陽을 시켜 礪鍼砥石하여 바깥 三陽五會를 취하여 刺하니 조금 뒤에 太子가 다시 살아나서 二十여일 뒤에는 완잔히 회복되었다. 天下가 扁鵲은 사람을 능히 살리고 죽일 수도 하였거늘 扁鵲이 묻기를 「이것은 당연히 스스로 살아나는 것이라 나는 능히 살리게 했을 뿐이라」하고 또 「이에 玉泉穴이니 배꼽 밑 四寸이라.」이 穴은 手의 三病脉이 玉泉에서 이어지니 이는 足三陽脉會이며 卒中 屍厥, 恍惚不省人事, 血淋下痕, 小便赤澁, 失精夢遺, 臍奔豚搶心, 氣急喘息 등을 다스린다. 經에는 「太子의 屍厥을 越人이 維會에 刺하여 다시 살아나게 함은 즉 玉泉穴이다. 정말로 죽음을 이러나게 하고 回生시키는 奇異한 기술이라」고 하니 부인血氣, 癥瘕가 堅積하여 배꼽 밑이 冷痛하고 子宮斷緖에 네번을 刺한다. 姙婦의 胞가 和暖하고 혹은 産後의 惡露가 그치지 아니하며 月事가 불조하고 血이 맺혀 덩어리가 된 것을 모두 치료하니 八分을 침하여 五呼를 머물고 氣를 얻으면 곧 瀉하니 다시 많이 灸할수록 妙하다.

文伯은 陰交에서 死胎를 瀉하니 침이 응하여 죽은 것이라.

灸는 三壯이고 鍼은 三分이니 옛날에 宋太子가 醫術을 잘 하더니 동산에서 봄 놀이 할때 임신한 女人을 만나서 太子가 診脉을 하고 말하기를 「이는 한 女子라」하고 徐文伯에께 診脉을 시키니 文伯이 말하기를 「이는 하나는

男子이고 하나는 女子라」하니 太子 성질이 사나워 배를 해부하여 보려고 하기에 文伯이 中止시키며 말하기를 「臣이 鍼을 놓아보리다」고 請하고 足三陰交에 瀉하고 手陽明合谷을 補하니 그 胎兒가 침에 응하여 떨어져 나오니 果然 文伯의 말과 같았음으로 요지음은 姙婦에게는 이 穴에 침은 좋지 못하다는 말을 하고 옛날에 文伯이 한 부인이 臨產에 症이 危殆로운 것을 보고 診療하였더니 이는 죽은 아이가 배속에 있는 것이라 足三陰交 二穴을 刺하고 또 足太衝 二穴을 瀉하니 그 아이가 손을 따라 나온다하니 이 說이 銅人의 글과는 또 서로 같지를 아니하다.

聖人이 痲와 痛을 診察하여 實과 虛를 나눈다 하니

비록 모든 동통은 모두 實이 된 것이고 모든 痒痲는 모두 虛가 된 것이나 이것은 大略한 것이며 其善은 아직 다하지 못하니 그 中에 豐肥하고 堅硬한 것이 있으면 그는 동통하는 병을 얻는 것이라 하고, 또한 虛羸하고 氣가 약하면 그것은 동통하는 병을 느끼는 것이니 잡지 않으면 죽을 것이다. 거듭 要할 것은 그 병을 얻은 원인을 추측하여 반드시 그것이 內外가 感한 뒤에라야 그 虛實의 眞을 아는 것이니 實한 것은 瀉하고 虛한 것은 補할 것이다.

實하면 밖에 들어온 것이고 虛하면 안에서 나오는 것인가

모ー든 冒風寒, 中暑濕은 이 四時의 것과 혹은 一時에 感한 바로 인하였어 병을 받은 것은 實邪라고 말하니 이 병은 대개 밖에서 안으로 들어온 것이고 근심이 많으며 心臟에 血이 적어서 內傷으로 인하여 병이 된 것은 虛邪라고 말한다. 이 병은 대개 안에서 밖으로 나간 것이니 이것은 虛實內外의 이치를 나눈 것이고, 또한 모든 병을 다스리는 방법은 온잔히 識見에 있으니 痒痲는 虛가 된 것이다. 虛는 마땅히 그 母를 補하고 동통은 實이 된 것이다. 實은 마땅히 그 子를 瀉하고 또 肝이 實한데 行間 二穴을 瀉함은 火는 이에 肝木의 子이고, 肝虛에 曲泉 二穴을 補함은 水는 이에 肝木의 母이고, 胃實에 厲兌 二穴을 瀉함은 金은 이에 胃土의 子이고, 胃虛에 解谿 二穴을 補함은 火는 이에 胃土의 母이고, 三焦實에는 天井 二穴을 瀉하고, 三焦虛에는 中渚 二穴을 補하고, 膀胱實에는 東骨 二穴을 瀉하고, 膀胱虛에는 至陰 二穴을 補한다. 그러므로 經에는 「虛羸하고 痒痲하고 氣弱한 것은 補

하게 하고, 豐肥하고 堅硬동통하며 腫滿한 것은 瀉하게 하라」고 하였다. 刺하는 要는 다만 本經에 就하여 井滎俞原經合을 取하여 子母를 補瀉하는 方法을 行하는 것이니 이에 樞要가 되는 것이다. 血과 氣의 多少가 往來하는 길과 取穴하는 方法을 깊이 알아서 각각 그 部分을 分明히 하여 바로 本經에 의해서만 刺하면 효력이 모두 있다.

그러므로 濟母하면 裨는 不足하고 奪子하면 그것은 有餘하여 平平하다.

裨란 補한다는 것이고, 濟母란 대개 그의 不足을 돕는 것이고, 奪子란 그의 有餘를 뺏어버리는 것이니 이것은 母는 補하고 子는 瀉하는 방법이다. 補瀉를 더듬어 보니 經에는 「다만 一經만 刺하지 않을 뿐이라」고 하니 가령 肝木의 病이 實하면 心火의 子를 瀉하고, 虛하면 腎水의 母를 補하면 그 肝經에 스스로 편안함을 얻을 것이니 五臟이 모두 이와 비슷하다 하고 또한 「虛는 마땅히 그 母를 補하고 實은 마땅히 그 子를 瀉하므로 肝이 脾를 이긴다는 것을 알 것이다.」 肝에 병이 있으면 반드시 脾로 傳하니 聖人이 未病을 다스림은 마땅히 먼저 脾를 實하게 해야 肝이 賊邪를 받지 아니하니 子母가 서로 傳하기를 허락하지 않음은 대개 그 母가 마땅히 實하여 正氣가 더하여지면 邪氣는 반드시 사라지니 氣血이 왕래하는데는 偏傷이 없으며 傷하면 병졸이 벌떼같이 일어난다.

二十七經絡을 觀하여 一一히 分別을 밝히고……

經은 十二經이고 絡은 十五絡이니 모두 二十七經絡이 서로 따라서 아래 위로 流行한다. 觀이란 것은 하나 하나 區分하여 밝힌다는 것이다.

四百四의 疾症에 根據하면 하나 하나 모두 除去할 수 있느니라.

岐伯은 乾坤을 稟하여 몸은 생겼으니 陰內을 따르면 造化되고 八節을 按하면 榮하고 四時에 順하면 易하여 정신을 고르어 氣를 기르고 咽津하는 習性이면 安和함을 얻는 까닭으로 네가지를 크게 緩하게 펼치고, 혹은 一脉이 不調하면 즉 衆疾이 모두 動하여 네가지가 크게 不利하고 묵은 病이 모두 생긴다」고 하니 사람의 一身에는 모두 四百四種의 病이라 하나 하나를 기록을 갖추지 못하나 그러나 變症은 비록 많다 하더라도 經에 의한 방법을 쓰면 하나 하나 모두 제거할수 있는 것이다.

枉한 夭를 얻음이 도무지 없어서 壽域으로 斯民이 躋하고……

躋란 登하는 것이고 夭는 短이며 枉이란 그 命을 잘못 傷하는 것이니 醫의 道에 이 침을 쓰는 이치고 능할것 같으면 동물을 手拈같이 빨리 제거하고 鬱結은 어름이 풀리는것같이 흘러 흩어진다. 이미 이와 같은 妙를 얻으면 자연히 이 뒤는 夭枉의 病은 없을 것이라 그러므로 斯民을 모두 長壽하는 域에 오르게 하는 것이다.

幾微를 이미 判斷하여 彰往은 옛날의 玄書이니라……

幾微란 것은 아늑하고 妙한 이치이고, 判은 연다는 것이며, 彰은 밝음이고, 玄은 妙하다는 것이니 아늑하고 妙한 이치로 이미 앞에서 著하여 煥然하게 밝히니 뒤에는 쉽게 배워서 밝힌다.

또 心胸病은 掌後의 太陵을 求하고 肩背患은 肘앞의 三里이니 冷痺腎敗는 定陽明의 土를 취하고, 배꼽으로 連하는 복통은 足少陰의 水를 瀉하며, 脊間心後인 것은 中渚에 鍼하면 병이 낫고 脇下肋邊인 것은 陽陵에 刺하니 즉시 그친다. 頭頂痛은 後谿을 擬하니 편안하고, 腰疼脚은 委中에만 있다. 모든 用鍼家는 이 이치에 진실로 능히 밝을것 같으면 邪를 물리쳐서 거두는 功이 손가락으로 물건을 잡는것 같도다.

모든 用鍼者는 먼저 그 침법의 要를 밝히고, 다음 氣와 形이 있는 곳과 經絡의 左右에 이러나는 곳과 逆하고 順하는 會의 곳과 補虛瀉實의 法과 邪를 물리치고 安正하는 길을 알아야 바야흐로 눈앞에서 동통을 능히 제거하고 손가락으로 疾病을 치료할 것이다.

靈光賦　　鍼灸大全

黃帝와 岐伯의 鍼灸의 秘訣은 他經속에도 分明히 說明하였다. 三陰三陽十二經이라. 다시 兩經을 八脉으로 分하니 靈光典註는 지극히 깊으고도 그윽하니 偏正頭疼은 列缺에 瀉하니라. 晴明은 眼努肉攀을 다스리고 耳聾氣閉는 聽會의 間이라. 양쪽 코의 齆衄은 禾髎에 침이요, 코가 막혀 냄새를 맞지 못하거던 迎香의 間이라. 氣가 上壅하는데는 足三里가 다스리고, 天突의 宛

中은 喘痰을 다스리니라. 心痛과 手顫는 小海에 鍼이요, 小澤에 應하면 心下寒을 제거하니라. 양쪽 발의 拘攣은 陰市를 찾고, 五般腰痛은 委中이 편안하니라. 脾俞가 움직이지 않으면 丘墟를 瀉하고, 復溜는 腫을 다스리는데 神醫같으니라. 犢鼻는 風邪疼을 다스리고, 喘이 있어도 崑崙이 痛을 물리쳐 낫게 하니라. 後跟痛은 僕參있는데를 求하고, 承山은 筋轉과 아울러 久痔를 다스리니라. 足掌下去는 湧泉을 찾음은 이 방법이 千金이니 妄傳하지 말라. 이 穴은 부인병을 많이 다스리고, 男子의 蠱와 女子의 孕과의 두 病을 고치니라. 百會와 鳩尾는 痢疾을 다스리고, 大小腸俞는 大小便이 便하니라. 氣海와 血海는 五淋을 다스리고, 中脘과 下脘은 腹堅을 다스리니라. 傷寒이 經을 지난 것은 期門이 낫게하고, 兩쪽 젖의 氣를 通하게 하는데는 大淵을 求하니라. 大敦 二穴은 偏墜를 主로하고 水溝의 間은 邪癲을 다스리니라. 吐血과 定喘은 尺澤에 補하고, 地倉은 능히 약쪽 流涎을 그치게 하니라. 勞宮은 勞捲한 몸에 醫院을 얻은 것이고, 水腫은 水分에 灸하면 곧 편안하니라. 다섯 손가락을 펴지 못하거던 中渚를 取하고, 頰車에 灸하면 牙齒痛을 낫게하니라. 陰蹻와 陽蹻는 양쪽 복사뼈 둘레에 脚氣는 이 四穴을 먼저 찾아 취하고, 陰陽陵泉도 또한 主하는 것이며, 陰蹻 陽蹻와 더부러 三里도 모든 穴이 똑같이 脚氣를 다스리니 허리는 玄機가 있으므로 마땅히 바르게 取하라. 膏肓은 百病을 어떻게 다스리는가, 灸하면 功이 높으니 병은 모름지기 낫느니라. 一穴을 鍼灸하니 여러 病이 제거되도다. 배우는 者는 더욱 상세히 연구함이 마땅하니라. 유명한 스승의 流注法을 얻어 깨닫게 하여 頭目에 있는 病을 四肢에 鍼함은 補瀉에는 呼吸을 分明히 하여 鍼함이 있는 것이고 穴은 五行이 四時에 順해야 應하니라. 人身中의 造化를 얻어서 깨달음은 이 노래가 옛날 그대로이니 바로 토끼와 물고기를 모는 그물과 같은 것이니라.

蘭江賦 楊繼州 著

擒截의 속은 數가 얼마나 되는고, 擒이 있고 截가 있어 沉한 병길을 이르키니라. 우리는 지금 이 蘭江賦를 읊으니 三車五輻歌는 어디 쓸라는고. 먼저 장차 이 法을 定例하여 流注하는 속을 차례로 나누니라. 胸中의 病은 內關의 담당이요 배꼽 밑 公孫의 用法을 막으니라. 頭部는 모름지기 列缺을 돌아 찾음은 痰涎의 壅塞과 咽乾이라. 噤口咽風은 照海에 침하여 三陵에 피를 내니 잠시 뒤에 편안하니라. 傷寒이 겉에 있어 頭痛과 合침은 外關을 瀉하여 動하니 자연히 편안하고, 눈의 모든 병의 고생스러움은 다시 모름지기 臨泣이 침을 맡아 쓰니라. 後谿는 督脉病을 잔문으로 다스리니 癲狂은 이 穴을 가볍게 돌아 다스리고, 申脉은 능히 寒과 熱을 제거하니라. 頭風偏正과 心驚과 耳鳴鼻衄과 胸中滿은 金鍼을 잘 잡고 이 穴을 찾아라. 다만 우연히 痒痲가 虛하거던 補하고, 동통을 만나 瀉할것 같으면 잘 마지하느니라. 다시 傷寒에는 정말로 묘한 비결이 있으니 三陰은 모름지기 陽經에 刺하기를 要하니라. 無汗은 다시 合谷을 장차 補하고, 復溜穴은 瀉하기를 좋아하니 鍼을 베푸러라. 갑짜기 많은 땀이 흘러 그치지 않으면 合谷을 거두어 補하면 효력이 귀신과 같으니라. 四日 大陰은 마땅히 상세하게 판단하니 公孫과 照海가 함께 行하니라. 다시 內關을 써서 絕法을 베푸름이요, 七日期門에 침을 쓰니 묘하니라. 다만 傷寒은 瀉를 써서 다스림은 要는 素問이 너그럽게 밝힌 것을 알아야 하니라. 流注하는 속은 造化를 나누어 항상 水火土金이 平安하니라. 水가 素虧하면 마땅히 肺를 補하고, 水가 氾濫하니 土는 능히 편안하니라. 봄 여름은 井榮에는 얕게 刺함이 마땅이요, 가을 봄은 經合에는 깊게 刺함이 마땅하니라. 天地四時가 이 종류와 같으니 三才를 항상 이용하여 心胸에 명심하라. 天地人部는 차례로 들어가서 거듭 各部를 고루어 一般은 고루어라. 夫弱 婦强은 또한 尅이 있음이고, 婦弱 夫强은 또한 刑罰이 있음이라. 모두 本經에 擔과 截가 있으니 南은 瀉하고 北은 補함을 모름지기 밝히니라. 經絡이 밝혀질 때면 造化를 알게 되니 師傳을 얻지 못하니 마음이 쓰이고, 만나지 못할 사람이 왔어 응하니 法度가 크도다. 하늘의 보배는 어찌 사람에 붙지 아니하는고, 按하기를 安定한 氣血을 病人이 呼하고, 數十번을 撞搓하는데는 침을 잡아 도와라. 싸움에 둘러서니 위를 향하도록 흔들어 이르키면 氣는 자연히 流行하니 병도 자연히 없어지니라.

流注指微賦 竇 氏

병이 榮衛에 있음에 救함을 돕는 것은 鍼이니 服瘦에서 허실을 찾아 보고 四時를 區分하여 얕고 깊게하니라. 이것을 보아 取穴하는 方法은 다만 陰陽의 양쪽 谿谷을 나눔이고 迎隨와 逆順은 모름지기 氣血이 밝으면 昇降하니라.

原來 指微論中에 뜻이 깊어서 잘 나타내기 어려운 것을 賦로 모우니 本時의 氣開를 알고 經絡의 流注를 설명한 것이라 언제나 글을 헤쳐서 그 法을 參考하면 조각 조각마다 알뜰히 살필 것이 있고 다시 經을 按하여 그의 말을 살피면 글자마다의 功이 비유하기를 밝히니라. 숨겨져 있는 의문을 모두 알고 虛實은 모든곳에 다 붙으니 疼이 옮기고 痛이 있음이 神이 있는 것 같으니 침을 下하니 편안을 거두고 暴疾은 병을 기루어 위독하게 만들메 잘못 刺하지 말지니라.

陰日인 날에는 血을 당긴다하니 陽氣를 만나 입속에 침을 머물러 따스하게 하고, 陽의 날에는 氣를 당긴다 하니 陰血을 만나 따뜻하게 寒濡를 가두니라. 모든 經의 十二作數를 깊이 求하고 十五絡豚을 돌게하라. 陰俞六十은 臟의 主이고, 七十二 陽穴은 腑를 거두니라 陽經을 刺하는 것은 침을 눕혀서 取하고, 血絡을 奪하는 것은 먼저 손가락으로 하여금 부드럽게 하라. 逆을 迎하게 되거던 順하게 隨하고 呼하면 瀉하고 吸하면 補이니라. 얕은 병과 새로 생기는 병은 침을 따름이고 疾이 오래 머물어 患이 퍼짐은 灸를 着하는데 따라 躁煩은 藥餌만으로는 돕기가 어려우니 반드시 八會를 취하고, 癰腫은 奇經이라 邪를 쌓으니 목 베기를 하더라도 침으로 병을 낫게 하라.

하물며 胆은 甲이며 肝은 乙이고, 火는 丁이며 水는 壬이니 나를 낳은 것은 母라고 부르고 내가 낳은 것은 이름이 子이니 井에는 봄에 榮에는 여름에 邪가 있고, 經에는 가을에 合에는 겨울에 刺함이 떳떳하니라. 禁忌를 犯하면 病은 다시 오고 每日 침을 써도 衰하니 病이 낫기는 어려우니라. 孫絡은 肉分에 있고 血行은 피부 속에 由하니라. 悶昏 鍼暈는 經이 虛하니 絡에

補함이 當然하고, 實하여 痛하는 것과 虛하여 痒하는 것은 子를 瀉하여 母를 따름이 要指니라.

先賢이 생각한 빠른 効力은 침에서 나온 것이 없었거늘 요지음 사람이 병이 낫는 것은 어찌 病 다스리기가 어렵다 하리오. 徐文伯이 苑內에서 孕婦를 瀉하게 하는 이런 事由는 심히 빠름이고, 范九思가 江夏에서 咽을 치료한 것은 보고 듣기에도 드문 말이니라.

대체로 古今에 남은자취는 뒷 세상의 모두 스승이 되니라. 王纂은 鍼이 도깨비처럼 건강하게 하여 獺가 從하여 彼出하고 귀신같이 치료하니 효력을 거두어 傷悲를 免하게 하니라. 이미 幽微스러움이 손가락에 느끼며는 침을 쓰는데 참된 비결이니 孔竅를 筋骨肉分에 상세히하고 要는 오래되고 새로운 寒熱을 살펴 刺하라. 氣를 按하고 經을 通함은 法에 依하여 길고 짧게 함이고 속과 겉이 끊어진 것은 贏盈을 반드시 나누니라. 大勢를 刺하지 않음은 사람의 氣가 흩으러져서 정신이 문어질까 두려움이고 망영된 呼吸을 삼가함은 침이 昏하여 다른 것을 막았기 때문에 血이 닫기니라. 또 古義를 항상 찾음은 機를 감추어 있는 까닭이니라. 高賢을 만나 참된 趣旨이면 超然하게 뉘우침을 얻고 達人을 만나 가르침을 보이거던 내걷의 위태로움을 도우라. 男女의 氣脉은 分時를 合하여 行하니 子時刻注를 기루는 法度는 穴은 모름지기 只今에 의지함이고, 상세하고 一定하게 병을 다스림이 마땅함은 神鍼의 法式이니라. 難素에 잠겨있는 文辭를 널리 찾아 보고 諸家가 깊이 연구하니 肘函妙臆이라. 옛날의 盧江流注의 指數를 稱讚하여 後學의 規範이 되게 하노라.

鍼灸大成(三卷)

五運主病歌

醫經小學

모든 風이 떨리고 어지러움은 肝木이오. 痛癢瘍은 心火에 屬하니라. 濕腫이 滿한 것은 本是는 脾土經이오. 氣가 賁鬱하여 痿한 것은 肺金이 伏한 것이다. 寒을 腎水가 당겨 걷움이 五運主病의 要目이 되는 근본이니라.

六氣爲病歌

모든 暴强하고 直支한 痛과 裏急한 筋縮과 瞋戾는 本是에 肝胆의 二經이니 厥陰은 風木의 氣니라.

모든 病은 喘嘔와 吐酸이 暴注하여 下迫하니 轉筋이 어렵고 小便이 흐리고 탁하며 血은 溢泄하니 瘤는 氣가 結核하여 疹班을 전염하며, 癰疽와 吐下霍亂症은 瞀鬱하여 腫이 부불으니 鼻塞의 幹이 되고, 코피가 지적지적하여 몸에 熱이 생기고 惡寒이 戰慄하니 間間이 驚惑하며 웃다가도 슬퍼하고 망영되게 헛소리하며 코피로 얼굴을 더럽히고, 배가 북 같이 부풀어 속에는 和한 소리가 있고 小陰의 君火인 手二經은 眞心으로 小腸의 氣가 過한 것이니라.

벙어리는 强直한 積은 음식을 滯하고, 霍亂은 中滿하여 모두 膈을 막히며 몸이 무거우며 吐下하여 胕腫은 濕病이니, 속이 진흙같이 주물러도 이러나지 않으니 太陰의 逕土인 足二經은 脾와 中으로 從하는 胃의 氣이니라. 모든 熱은 瞀瘈筋이 惕惕하여 마음이 두군거려 당기고 누르니 瘈瘲이 極함이고, 暴한 瘖은 冒昧하며 擾狂을 빠르게 하니 거짓말로 바른것을 그르다 꾸짖으며 놀라 갑짜기 일어나서 氣가 위로 거슬리고, 胕腫 疼痠과 嚏嘔瘡은

喉痺 耳鳴聾을 닫으려 하며 嘔痛은 음식이 넘쳐서 능히 下하지를 못하고 目昧 不明은 눈을 깜작거리 瘈瞖하며 혹은 噤慄함이 喪神과 같으니 暴病 暴死暴注利라. 小陽의 相火는 手二經의 心胞絡과 三焦의 氣니라.

모든 澁은 枯涸하게 閉하니 乾하여 억센 주름살이 일어나고, 陽明의 躁金은 肺와 더불어 大腸氣니라.

上下로 水液이 맑고 차게 나오니 癥瘕 癩疝이 굳은 痞病이고, 腹滿急痛은 白淸한 小便이 利롭고, 음식을 이미 不饑하니 痢腥은 그치고 屈伸이 불편은 더불어 厥逆이니 厥逆은 太陽經에 禁固하며, 腎과 膀胱은 寒水가 되니 陰陽標本은 六氣의 속에 있느라.

百穴法歌　　　　　　神應經

手太陰經은 肺에 屬하니 尺澤이 肘中에서 紋을 맺는 것이 이것이라. 列缺은 팔옆의 一寸井에 있고, 經渠는 寸口가 陷하였으니 脉을 記憶하며, 大淵은 손바닥 뒤의 橫紋머리고, 魚際는 節後의 散脉속이라 少商은 엄지 손가락 안쪽을 찾을 것이니 爪甲이 韮같으니 이것이 的이 되니라.

手陽明經은 大腸에 屬하니 食指안쪽을 商陽이라고 부르니라. 本節앞을 취하니 二間이오. 本節 뒤가 三間이니 잊지 말게 하라. 岐骨의 陷中을 찾으니 合谷이오. 陽谿는 팔목 가운데 윗쪽을 살피게 하라. 三里는 曲池밑 三寸이요 曲池는 팔굽치를 曲하는 밖았쪽이라. 肩髃는 어깨 끝 兩骨에 찾을 것이요. 五分 俠孔은 迎香을 取하니라.

足陽明은 胃의 經이니 頭維는 本神에서 一寸五分이라. 頰車는 귀밑 八分이 되는 곳이고, 地倉은 입시울 결 四分에 다달았니라. 伏兎는 陰市위쪽 三寸이요 陰市는 무릎위 三寸鍼이라. 三里는 무릎밑 三寸을 취하고, 上廉里는 아래 三寸에 이르는 곳이라. 下廉은 上廉의 밑 三寸이요, 規谿는 팔목위 鞋가 이어진 곳이라. 衝陽은 陷谷위쪽 二寸이오. 陷谷은 庭後에서 二寸을 올라가니라. 內庭은 次指밖의 사이를 求하고 厲兌는 韮같이 足次指니라.

足太陰經은 脾에 屬하니 隱白은 大指안쪽 모난곳이 마땅하니라. 大都는 마디 뒤의 白肉이 모인 곳이요. 太白은 뒤로 一寸 아래로 一寸되는 곳이라. 公孫은 마디 뒤쪽 一寸를 얻을 것이오. 商丘는 복사뼈 아래앞을 取할 것이라. 안쪽 복사뼈 三寸이 陰交穴이오. 陰陵은 무릎 안쪽 밑에 배풀으니라.

手小陰은 心經에 있으니 少海는 팔굽치 속마디 뒤가 분명하니라. 通里는 손바닥 뒤로 겨우 一寸이요. 神門은 손바닥 뒤 兌骨인 곳이니라.

手太陰은 小腸을 찾는데 있으니 小指의 끝을 取하니 小澤이라. 前谷은 밖앞쪽 本節앞이요. 後谿는 마디 뒤인 밖안쪽이니라. 腕骨은 팔목 앞에 일어난 뼈밑이요, 陽谷은 뾰족한 밑의 팔목속을 찾으리라. 小海는 팔둑 끝쪽에서 五分을 去한 곳이요, 聽宮은 耳珠의 菽같은 곁이니라.

太陽膀胱은 어느 곳에서 있나 하니, 睛明은 目眥속의 角畔이라. 攢竹은 양쪽 눈섭머리에 陷한 속이요, 後髮 四寸半을 물리치고 絡함이라. 肺俞는 三椎이고 膈俞는 七椎이오, 肝俞는 九椎의 밑을 按하니라. 腎俞는 十四椎의 下旁이요, 膏盲는 四五三으로 算을 나누니라. 委中은 무릎과 오금의 紋이 맺히는 가운데요, 承山은 장단지 밑 分肉斷具이라. 崑崙은 복사뼈 밑의 뒤로 五分이오, 金門은 복사뼈 밑 陷한 속을 골루리라. 由脉은 복사뼈 밑 筋骨의 사이이니 可히 손톱으로 얼굴을 헐으리지 말기를 삼가히 하라.

小陰인 腎은 쉽게 곳을 찾을 수 있고, 然谷은 복사뼈의 앞뼈에 알리니라. 太谿는 안복사뼈 뒤쪽으로 五分이요, 照海는 복사뼈 밑에서 四分인 곳이니라. 復溜는 안복사뼈에서 위쪽으로 二寸이요, 向해서 뒷쪽으로 五分이 바로 太谿이니라.

手厥陰은 心胞絡에 있으니 曲澤은 팔굽치 안의 横紋을 지은 곳이라. 間使는 손바닥 뒤쪽으로 三寸을 求하고 內關은 二寸이니 처음부터 錯이 없느니라 太陵은 손바닥 뒤의 兩筋間이요, 中衝은 中指의 끝쪽이니라.

手少陽은 三焦를 論하는데 있으니 작은 손가락과 다음 손가락과의 사이가 液門이라고 이름하니라. 中渚는 次指의 本節 뒤이며, 陽池는 팔목곁에 穴이 있느니라. 팔목뒤 二寸 밖이 關絡이요, 支溝는 팔목뒤 三寸間이니라. 天井은 팔굽치 위쪽으로 一寸쯤이고, 角孫은 耳廓이 열린곳과 입과의 分한 곳이니라. 絲竹은 眉後의 陷中을 按하고, 耳門과 耳缺은 거짓 文句가 아니니라.

足少陽의 膽은 聽會를 取하니 귀 앞의 陷中을 分明히 요량할 수 있으니라. 目上에서 髮際로 들어간 五分에 臨泣穴이 이곳에 있느니라. 目窓은 臨泣에서 위쪽으로 寸半자리에 있고, 風池는 後髮際中을 論하니라.

肩井은 骨前에서 寸半에 보이고 帶脈은 肒下에서 寸八分이라. 環跳는 髀樞의 완연한 속을 찾음이오, 風市는 髀밖의 양쪽 筋이 뚜렷하니라. 陽陵은 무릎밑 一寸을 求하고, 陽補는 복사뼈에서 위쪽으로 四寸이니 멀것이니라. 絕骨는 복사뼈 윗쪽 三寸을 從함이요, 丘墟는 복사뼈 앞의 陷한 속이니라. 臨泣은 俠谿뒤의 一寸半이요, 俠谿은 小次指間의 骨縫이라.

厥陰 肝經은 과연 어느 곳인고, 大敦은 拇指의 털이 모인 곳에 있느니라. 行間은 뼈가 날카롭고 動脉中이요, 太谿는 마디 뒷쪽 脉있는 곳에 잡고 있느니라. 中封은 안복사뼈 앞 一寸이오, 曲泉은 紋頭의 兩筋이 分明하니라. 章門은 배꼽 의 二寸 가량이니 옆으로 六寸을 取하여 兩傍을 보아라. 期門은 乳傍에서 一寸半이니 바로 위쪽 寸半의 二肋을 자세히 살피보라.

督脉에 水溝는 鼻柱밑이요, 上星은 入髮하는 一寸인 것이라. 百會는 이마의 巔이오, 風府는 後髮 一寸을 잡아라. 瘂門은 後髮際이 五分이요, 大椎는 第一骨의 위쪽에 있느라. 腰俞는 二十一椎下이니 請컨데 그대는 經文을 자세히 살펴 연구하라.

任脉은 中間을 지나 바로 배에 있으니 關元은 배꼽밑 三寸이니라. 氣海는 배꼽밑 一寸半이오, 神闕은 배꼽속을 따르는 곳에 있고져 하니라. 水分은 배꼽위 一寸이고, 中脘은 배꼽위 四寸을 취하라. 膻中은 양쪽 젖 中間을 찾음이요, 承漿을 완연한 입술 밑을 찾으리라.

十二經脉歌　　　聚　英

手太陰은 肺經은 中焦에서 생기어 밑으로 大腸과 絡하여 賁門으로 나오니라. 위의 膈은 肺에 屬하여 肺系에 따르다가 옆으ㅗ 系하며 腋臑中을 나와서 行하여 肘臂의 寸口인 魚際로 올라가니 大指 안쪽의 爪甲根이요, 支絡를 돌아 팔목을 따라서 뒤로 나오니 次指와 接해 陽明經에 屬하니 이 經은 氣

가 많고 血이 적으니라. 이것이 움직이면 병은 喘과 더부러 기침을 하고 肺는 팽팽하게 脹하여 缺盆痛을 하며 양손을 交하기가 어지우니 臂厥이 됨이오, 여기에 병이 생긴 것은 氣嗽가 되며 喘渴하고 煩心하며 가슴이 가득하여 맺히고 臑臂속의 前廉이 痛하며 小便이 차주 마려우며 손바닥이 熱하니 氣가 虛하여 肩背痛이면 춥고 氣가 성하니 또한 쓰리어 땀을 흘리며 欠伸少氣로 呼吸이 不足하고 遺尿는 度數가 없으며 溺色은 발갛게 되니라. (臑의 音은 饒)

陽明의 脉은 手大腸이니 次指 안쪽의 商陽에서 이러나니라. 손가락을 돌아 위쪽으로 손가락으로 돌아 合谷으로 出하여 양쪽 筋이 骨과 갈림길에서 臂肪을 돌고 있나니 팔굽치의 外廉에 들어가서 臑外로 들며 어깨 끝 前廉인 骨旁의 柱이라. 肩下를 따라 缺盆속에 들어가서 肺밑의 膈과 絡하여 大腸에 屬하고 支는 缺盆을 따라 頸으로 바로 上하여 頰앞을 뚫어 下齒에 이르렀다가 人中으로 돌아나와 左右와 交하고 鼻孔곁으로 올라가서 迎香으로 注하니 이 經은 氣血이 모두 성하니, 이것이 動하여 頰腫과 齒痛이 함께 일어나며 이에 병이 생기는 것은 코피를 흘리며 目黃 口亂 喉痺가 생기고 大指와 次指를 쓰기가 어렵게 되며 어깨 앞이 痛함이 서로가 거듭함이라 氣가 有餘하기에 脉熱은 腫이 되고 虛하면 寒이 급하니 병이 더욱 치우치니라.

足陽明 胃經은 鼻와 交하여 시작하여 아래로 코밖을 돌아서 아래로 齒에 들어가니라. 입 곁을 돌아서 나와 承漿에 얽히니 頤뒤의 大迎과 頰車의 속이라. 앞의 髮際에서 額顱에 이르고, 支는 人迎의 缺盆밑을 下하여 膈으로 下하여 胃로 들어가서 脾宮과 絡하고 바로 가는 것은 缺盆밑 젖속인 것이다. 一支는 幽門에서 배속을 돌아가서 밑으로 行하여 直脉과 合해서 氣衝과 만나고 넙적다리를 좇아 膝臏에 抵하여 종아리에서 발등으로 中指의 內關과 같으니라. 一支는 무릎으로 下하여 三里에 注하고 中指앞을 나와 外關으로 通하니라. 따로 一支는 발등과 발가락으로 走하여 大指의 끝이라 經의 마지막이니 이 經은 氣가 많고 다시 血이 많으니라. 이것이 動하여 欠伸하니 얼굴이 黑하고 惡寒이 凄凄하고 사람 보기를 두려워하며 갑짜기 木音을 들으면 마음이 놀래고, 높은 곳에 올라가서 노래 부르며 옷을 벗어버리고 달음

박질하며 심하면 배가 불러 賁響하니 이것은 모든 疾이 모두 骭厥이요, 이에 병이 생기는 것은 狂瘧이 되며 淫이 溫하여 汗出하며 코로는 피를 흘리고, 입은 喎하고 입술은 터지고 또 喉痺하며 膝臏은 저리며 배는 불러 맺히고, 氣膺伏兎胻가 廉하니 발등과 中指가 모두 몹시 痛하고 음식 소화를 잘하지 못하니 오줌이 누렇게 나오고 몸을 갸눔하지 못하며 추워서 몹시 떨며 胃는 부풀어 음식물이 가득해도 소화하지 못하고 氣가 성하니 온몸에 熱이 있느니라. (骭의 音은 幹)

太陰 脾經은 발의 大指에서 일어나서 안쪽으로 돌아 白肉짬으로 上하니 核骨의 뒤쪽인 안 복사뼈 앞이요, 臑를 上하여 종아리를 돌아 무릎속을 지나니라. 다리 속을 거쳐 배속으로 들어가서 脾에 屬하여 胃와 膈이 通하여 絡하고 喉결에서 舌로 連하여 舌下에서 헐어지니라. 支絡은 胃를 따라 心宮에 注하니 이 經은 氣는 성하나 血은 衰하니라. 이것이 動하여 병이 되는 것이니 음식이 들어가면 곧 吐하니 胃脘이 痛하고 다시 겸하여 온몸이 痛하여 움직이지를 못하며 배가 부풀어 잘 슬퍼하며 舌本이 强하고, 뒤에 快한 氣를 얻으나 衰하고 이로서 병이 생긴 것은 혀가 痛하고 먹지 못함은 또한 같으며 煩心하니 心下가 거듭 急痛하고 물을 泄하여 못이 되니 癥瘕와 寒瘧이 따르며 눕지 못하니 强立하며 다리와 무릎에 腫하고 疸가 發하여 몸이 누렇게 되며 大指는 오물어지니라.

手小陰脉은 心臟에서 이러나서 膈으로 下하여 바로 小腸과 通하니라. 支脉은 肺系로 돌아 走하여 바로 喉朧에 上하여 目瞳과 이어지고, 直脉은 肺로 올라와서 옆구리 밑으로 나와 臑後의 팔굽속의 少海로 從하다가 팔둑속의 後臁에서 손바닥에 抵하여 銳骨의 끝쪽 少衝에 注하니 氣가 많고 血이 적은 것은 이 經에 屬하니라. 이것이 動하여 心과 脾가 痛하고 渴하여 물을 먹으려 하니 목이 乾燥하고 臑에서 생기는 것이 痛하고 눈은 金같이 누렇게 되며 脇臂의 속 後臁이 痛하고 손바닥 가운데가 熱이 있으니 經을 向하여 물어 찾으라.

手太陽經은 小腸脉이니 小指의 끝 少澤에서 일어난다. 手外廉으로 돌아 복사뼈 속으로 나와서 臂骨을 돌아 팔둑 속으로 나왔다가 위로 臑外로 돌아

後臁으로 나와서 바로 어깨를 지나 肩脾에서 얽힘을 풀고 肩下에서 交하여 缺盆속으로 들어가서 겨드랑으로 向하여 心과 絡하며 喉嗌을 돌고 下膈하니 胃에 다달아서 小腸에 屬하니라. 一支는 缺盆에서 頸頰을 뚫어서 目에 이르러 眥의 銳한 것을 물리치고 귀로 들어가서 다시 귀앞으로 從하니 이로 인하여 뺨으로 올라가서 코로 올라 다달으니 눈속의 眥에 이르고 비스듬히 顴에서 絡하여 따로 絡과 接하니 이 經은 氣가 적고 血은 많으니라. 이것이 動하면 병은 咽嗌이 痛하고 頷下가 腫하여 도리키지를 못하며 어깨가 빠지는것 같고 臑는 부러지는것 같으니 이로서 病이 생기는 바는 主로 肩臑痛하며 耳聾하고 目黃하며 腮頰에 腫하고, 肘臂의 밖앝 後臁痛이니 이 部分은 더욱 상세하게 分別하라.

足太陽經은 膀胱脉이니 눈속의 眥위의 額에서 이러나니라. 支者는 巓으로 上하여 耳角에 이르고, 直者는 巓으로 從하여 腦뒤에 懸하여 腦와 絡하니 돌아서 따로 밑의 목으로 나오고 거듭 肩膊에서 脊邊으로 돌아서 腰과 膂, 腎을 거쳐 膀胱속에 이른다. 一支는 下하여 後陰과 連하고 볼기를 뚫어 비스듬히 委中穴로 들어가니라. 一支는 膊內에서 左右로 갈라져서 胛를 뚫어 脊 곁의 髀樞를 지나고 臂속의 後臁이 오금속에서 合하여 腨속에서 바깥 복사뼈 뒤로 下貫하니 京骨인 指外쪽으로 下하니라. 이 經은 血은 많고 氣는 더욱 적으니 이것이 動하여 頭痛을 감당하지 못하고 목은 빼는것 같고 허리를 뿌러지게 하는것 같으며 髀樞는 脊 한가운데를 痛하고 오금은 잡아매는것 같고 장단지는 찢어지는것 같으니 이것은 踝厥이 되니 筋은 이에 傷하고 瘡痔가 생기는 바이며 小指는 廢하고 頭顖頂痛으로 눈은 누른 색이며 허리, 엉덩이, 오금, 다리등의 疼이 등으로 連하고 눈물과 코피를 흘리니 癲狂이니라.

足經의 腎脉은 小陰에 屬하니 小指에서 비스듬히 湧泉心으로 달아나서 그러니 骨는 밑의 안 복사뼈 뒤쪽에서 따로 跟中으로 들어가서 장단지속을 侵하다가 오금 內臁으로 나와 다리 속으로 上하여 脊을 뚫어 腎, 膀胱에 臨하여 屬하니라. 支者는 肺로 從하며 心臟속으로 絡하여 가슴속 깊은 部分에 이르니 이 經은 氣가 많고 血이 적으니라. 이것이 動하여 病은 飢하여도 먹으려 하지 않으며 喘嗽하니 唾血은 목속이 鳴하고 앉으면 이러나려고 하고 얼굴은 진흙 같으며 눈이 어두우니 氣가 不足하고 心懸하다가 飢한 같으니 언제나 근심과 두려움이요 병이 생긴 것은 舌乾하고 口熱이 심하여 咽痛으로 氣가 賁逼하니라. 다리속의 後臁과 아울러 脊痛하고 心과 腸이 煩痛으로 疸하니 澼이라. 痿厥은 눕기를 좋아하며 몸이 노곤하고 足下가 열통하니 모두 腎厥이라.

手厥陰 心經이니 主로 가슴에서 起하여 包에 屬하니 膈과 三焦宮으로 下하여라. 支者는 가슴을 돌아 옆구리 밑으로 나오니 옆구리 밑으로 連한 겨드랑과는 같은 三寸이라. 겨듭하여 옆구리로 上하여 臑內를 돌아가니 太陰과 小陰의 兩經속이라. 中衝에 指透하여 支者와 갈라져서 小指와 次指가 相通하여 絡하니 이 經은 小氣하고 원래 多血이라. 이것이 動하면 手心에 病하며 팔둑과 팔굽치가 급히 떨리여 옆구리 밑이 腫하고 심하면 胸脇이 支滿하여 結하여 心中이 담담하고 혹은 크게 動하고 잘 웃으며 눈은 누렇고 얼굴은 불근 빛갈이고, 病이 생기는 바인 것은 煩心이 되니 心痛하고 掌熱 등의 病을 가지게 되니라.

手小陽經인 三焦脉은 小指와 次指의 양쪽 끝에서 이러나니 兩指의 뼈가 갈라지는 팔목의 겉이고 臂外로 나와서 兩쪽 뼈사이로 上하니라. 팔굽치 뒤인 臑外로 돌아 어깨로 上하여 小陽의 뒤에서 交하여 따로 任하니라. 下하여 缺盆에 들려 膻中에서 分하여 絡은 心包에서 헐어지니 膈속은 짐승의 우리이니라. 支者는 膻中缺盆으로 上하여 목과 귀뒤로 上하여 耳角을 돌다가 屬下하여 頤에 이르러 겨듭하여 頰에 注하고, 一支는 귀에서 나와 귀앞을 들어갔어 틈을 따라 關에 上하여 頰에서 交曲하고 눈속 眥에 이르르니 이에 다한 것이다. 이 經은 血還이 적고 氣는 많으니라. 이것이 動하여 耳鳴하고 喉에 腫庳하니 病이 생기는 것은 스스로 汗出하고 귀 뒤가 痛하는 兼하여 눈이 날카로우며 肩臑肘臂등이 모두 疼하고 小指와 決指 또한 廢하는것 같으니라.

足脉은 少陽의 胆經이니 처음은 兩쪽 눈으로 從하여 眥에서 생겨서 머리에 다달아 角을 돌아 귀뒤로 下하여 腦空風池로 차례 차례 지나니라. 手小

陽앞의 어깨 위에 이르러 少陽과 交하여 右로 缺盆으로 上하고, 支者는 귀 뒤를 뚫어 귀속에 들어가 귀 앞을 달려 나와 皆을 돌고, 一支는 皆에서 大迎으로 下하여 手陽明에 合하여 頂根에 다달으니라. 下하여 頰車와 缺盆에 合하고 가슴으로 들어가 膈을 뚫고 肝經과 絡하니라. 胆에 屬이니 거듭해서 옆구리 속을 從하여 지나가서 아래로 氣衝의 毛際에 들어가니라. 옆으로 髀에 들어 環跳속을 눌르고, 直者는 缺盆에서 脇膺으로 下하여 季脇를 지나 髀로 下하여 속을 눌리고, 무릎의 外廉으로 나오니 여기가 陽陵이니라. 絕骨을 도와 복사뼈 앞을 지나서 발등에서 小指와 次指로 나누어지니라. 一支는 갈라저 大指를 從하여 지나가고 三毛가 모이는 곳에서 肝經과 按한다. 이 經은 氣가 많고 血이 적으니라. 이것이 動하여 입이 씨고 太息을 잘하고 心脇痛疼으로 움직이기가 어려우며 얼굴에는 기미끼가 있고 발은 熱하고 몸은 光澤이 없고 頭痛이 생기는 바는 皆으로 連하고 缺盆의 腫痛은 양쪽 겨드랑에 合치며 馬刀挾癭이 兩旁에 생기고 땀흘리며 추워 떨리니 痎瘧疾이라 胸脇髀膝이 脛骨에 이르러서 絕骨 踝骨 또는 모든 骨節이니라. (痎의 音은 皆)

厥陰 足脉은 肝에서 끝이는 곳이니 大指끝의 毛際에 모이니라. 발등 上廉에서 太衝과 나누어져 복사뼈 앞 一寸에서 中封으로 들어가 위로 복사뼈에서 交하여 太陰뒤로 나와서 오금 內廉을 돌아 陰股에 衝하고 陰器를 엉키어 돌아서 小腹에 다달아 胃 곁에서 肝에 屬하니 胆과 絡하여 만나니라. 위로 膈속을 뚫어 脇肋에서 베풀고 喉곁인 頏, 顙, 目과 함께 이어지니라. 脉은 巓위로 모이어 督脉으로 나오고 支者는 돌아서 目系中에서 생기니라. 밑으로 뺨속에 絡하여 脣속으로 돌고 支者는 편리하게 膈에 從하여 肺로 通한다. 이 經은 血은 많고 氣가 적으니라. 이것이 動하여 腰痛으로 俛仰하기가 어렵고 남자는 疝을 여자는 小腹에 腫하며 얼굴은 기미끼가 있으며 脫色하고 咽乾하며 病이 생기면 胸滿하게 되고 嘔吐와 洞泄를 하고 小便이 어려우며 혹은 때로 遺尿와 아울러 狐疝이 되니 症에 臨하거던 모름지기 자세히 살펴 보게 하라.

玉龍歌　　　楊繼州 註解

扁鵲이 나에게 玉龍歌를 주시니 玉龍을 한번 시험하여 沉痾를 끊으니라. 玉龍歌는 진실로 罕得하니 수千年을 傳하여 흘러도 조금도 그릇됨이 없느니라. 나는 이제 이 玉龍訣을 노래하니 玉龍은 一百二十穴이라. 行鍼은 비록 絶妙하게 보이나 다만 때와 사람에 따라 다름이 두려우니라. 補瀉를 分明히 하여 손가락으로 베풀면 金鍼을 一刺하니 훌륭한 의원이라. 구부러진 것을 펴서 이러나게 하니 이것에 따라 이름이 오르니 天下가 아느니라.

傴로 患하는 것은 曲池를 補하여 人中을 瀉하고 瘻로 患하는 것은 風池를 補하고 絶骨을 瀉하니라.

中風으로 말을 못함은 가장 다스리가 어려우니 髮際의 頂門穴을 알아 둘 것이 중요하리라. 다시 百會를 向해서 분명하게 補瀉하면 곧 다시 깨어나니 위태로운 災難을 免하게 되니라.

頂門은 직 顖會이니 鍼은 禁하니라. 灸는 五壯하고, 百會는 먼저 補하고, 뒤에 瀉하니 灸는 七壯하나 쑥을 보리낟알 만큼 크게 하라.

코에서 맑은 콧물이 흐른다고 鼻淵이라 이름하니 먼저 瀉하고 뒤에 補하면 병은 可히 낫느니라. 이와 같이 頭風과 眼痛은 上星穴속에 刺하여 치우침이 없게 하라.

上星穴은 콧물이 흐름과 함께 냄새를 맞지 못하는 것을 瀉하며 모두 氣를 얻어 補한다.

頭風과 嘔吐와 눈이 昏花한 데는 穴을 神庭에 取하니 처음은 잘 낫지 않으니라 어린아이의 慢驚은 어찌 다스리오 印堂 속을 刺하고 艾을 加하여서 돌리게 하라.

神庭은 三分을 入하여 먼저 補하고 뒤에 瀉하며 印堂은 一分을 넣으나 皮로 沿해 左右의 攢竹을 透하여 크게 울면 効力이 있고 울지 않으면 어려우나 急驚은 瀉하고 慢驚은 補한다.

머리와 목이 强하게 痛하여 도리키기 어려움은 牙疼을 함께 作하는 것이 보이니 모두 먼저 承漿을 향해 補瀉를 分明히 하고 뒤에 風府에 鍼하니 곧 편안하니라.

承漿은 마땅히 瀉하고 風府는 침을 깊게 하지 않으니라.

偏正頭風痛은 의원도 다스리기 어려우나 絲竹에 金鍼을 베푸름이 옳으니라. 피부를 沿하여 뒤를 향해 率谷을 透하니 양쪽 穴에 一鍼씩은 세상에도 稀貴하니라.

偏正頭風이 兩般에 있으니 痰飮이 있나 없나를 자세히 살펴 보아라. 만약에 痰飮이거든 風池에 刺하고 혹은 痰飮이 아니거든 合谷을 刺하면 편안하니라.

風池를 一寸半 刺하면 風府穴을 지나치니 이는 반드시 옆으로 刺해야 바르게 통할 것이고 먼저 補하고 뒤에 瀉함이 마땅하며 灸는 十一壯이요 合谷穴은 침을 勞宮에 이르게 하고 灸는 二七壯이다.

口眼喎斜는 가장 안타까운 병이니 地倉妙穴을 連하니 頰車이라 左로 喎하였으면 鍼은 右를 瀉하고 右로 喎하였으면 左를 瀉하나 비스듬히 刺하지는 말라.

地倉에 灸하는 쑥은 菉豆같이 하고 침은 頰車를 向하여 頰車에 刺한 침이 地倉을 向하여 透한다.

냄새를 맞지 못함은 무엇을 從하여 다스리리오 迎香兩穴을 견디어 攻하니라 먼저 補하고 뒤에 瀉하는 區分을 밝히면 효염이 있으니 一鍼이 아직 나오지 않는데도 벌써 氣가 通하니라.

耳聾氣閉는 痛이 말하기도 어려우니 모름지기 翳風穴을 刺하니 비로소 낫으니라. 또 頂上에 瘰癧이 생긴 것을 다스리니 침을 하지 않아도 瀉하여 動하면 즉시 편안하게 되니라.

耳聾症은 소리를 듣지 못하니 痛痒과 매미 우는 소리는 마음이 不快하니라. 紅腫生瘡은 모름지기 瀉해야 되니 마땅히 聽會를 從하여 침을 써서 行하게 하라.

우연히 失音하여 소리내어 말하기 어려움은 양쪽 筋 사이의 瘂門一穴이니라. 얕게 침할 것을 알아야 하고 깊게 刺하지 아니하면 言語의 소리과 和하게 비춰서 옛과 같이 편한이라.

눈섭 사이의 동통은 고통스러움이 참기 어려우니 攢竹을 피부에 沿하였으니 刺하기에 無妨하니라. 이와 같이 眼昏도 다스릴수 있으니 다시 頭維에 침하면 즉시에 安康하니라.

攢竹은 瀉함이 마땅하고 頭維는 피부에 沿하여 一分을 透入하나 양쪽 이마에 角疼은 瀉하고 眩暈는 補하니라.

兩睛의 紅腫으로 애타게 痛하는 것과 해를 두려워하고 밝은 곳에서는 羞恥스러운 마음을 스스로 애태움엔 단지 睛明 魚尾穴을 刺하여 太陽에 出血시키면 자연히 삭아지니라.

睛明은 五分을 침하나 뒤로 약간 鼻中을 向하게 하고 魚尾는 魚腰를 鍼透하니 직 瞳子髎이라 이는 모두 灸는 禁하고 腫이 虛할것 같으면 去血은 마땅하지 않다.

眼痛에 갑짜기 血이 睛을 뚫으면 밝은 곳에서는 눈을 뜨지 못하여 다시 훌껴 보아야 하는 것이 가장 어려우니 모름지기 太陽에 침하여 피를 뽑으면 金刀도 필요치 않으니 병이 스스로 좋아지니라.

心血이 炎上하여 양쪽 눈이 紅한 것은 迎香穴속을 刺하면 通하게 되니 만약에 장차 毒血이 搐出한 뒤면 눈속은 맑고 시원하여 처음 보는 것과 같으니라.

迎香속의 二穴은 코구멍 안에 있으니 蘆葉 혹은 竹葉을 써서 搐入하여 코속에서 피가 나오면 妙하게 되고 낫지 않거던 다시 合谷에 침하라.

脊背가 强痛한데는 人中을 瀉함이니 꺾이는 모양같은 腰疼에 또한 攻하면 좋으니라. 다시 委中에 一穴이 있으니 腰間의 모든 병은 그대에게 攻하기를 마끼니라.

委中은 灸는 禁하고 四畔에 나타난 자주빛 脉위는 모두 出血해도 좋으나 약한 것은 삼가하라.

腎이 약한데 腰痛은 마땅하지 않으니 베풀어 行함을 그치게 하고 심하면 非常이라 만약에 腎俞二穴이 있는 곳을 알아서 자주 艾灸하면 몸은 자연히 건강하여 지니라.

環跳는 능히 腿股風을 다스리고 居髎 二穴을 認定하여 攻하면 좋으니라. 委中의 毒血이 다시 모두 나왔으면 醫科의 神聖스러운 功勞를 더욱 보이니라. (居髎는 灸하면 筋이 오물어진다)

무릎과 다리가 힘이 없어 몸을 일으키기 어려움은 原因이 風으로 致傷하고 남은 것이라. 아마 二市穴을 알 것이니 能하게 灸하면 넉넉히 걷게 되어 점점 편안하게 되리라.

모두 先補後瀉이니 二市란 風市와 陰市를 뜻하는 것이다.

髖骨은 능히 兩腿疼을 다스리니 무릎의 紅腫으로 걷지를 못하는 것에 반드시 膝眼 膝關穴에 침하면 功効가 다시는 병을 나지 않게 하니라.

膝關은 膝蓋밑의 犢鼻속에 있으니 침을 옆으로 하여 膝眼에 통도록 하라.

寒濕으로 脚氣를 얻어 그렇게 걱정스럽지 않는 것은 먼저 三里와 陰交에 침하고, 다시 絕骨穴을 겸하여 刺하면 腫痛이 이러날 때에 삭아지는 것을 볼수 있으리라.

即 三陰交이다.

다리와 발의 紅腫은 草鞋風이니 모름지기 崑崙二穴을 잡아 攻하나 申脈 太谿를 다시 刺할것 같으면 神醫의 묘한 秘訣이니 疲癃이 이러나리라.

外崑은 內呂에 침을 透한다.

脚背痛이 이러나거던 丘墟穴을 비스듬히 침하여 出血하면 가벼워지니라. 解谿는 다시 商丘를 알아서 補瀉를 行하는데는 分明히 판단하여 鍼하기를 要하니라.

行爲하기 곤란한 疾이 굴러서 더하여 지거던 太衝二穴의 효염이 자랑이라 다시 三里와 中封穴에 침하면 병을 제거함이 손으로 긁는것 같으니라.

膝蓋의 紅腫이 鶴膝風인데는 陽陵二穴을 또한 堪攻이라. 陰陵에 침을 지나게 하면 더욱 효염을 거두워서 紅腫이 완잔히 삭아지는 功을 볼 것이라.

팔에 힘이 없어 심하게 痛하고 물건을 잡기가 어렵고 몸을 옮기기가 不安스러움은 腕骨에 一鍼이면 비록 효력은 보이나 장차 補瀉를 等閑하게 하지 말아라.

兩팔둑의 急痛하여 氣가 가슴을 攻하는데는 肩井이 分明한 穴이니 攻함이 좋으니라. 이 穴은 元來에 眞氣가 모인 곳이니 補를 많이하고 瀉를 적게 하면 그 가운데 應하는 것이 있느니라.

이 二穴은 침은 二寸이 좋으니 이에 五臟의 眞氣가 모이는 곳이라 혹시나 몸이 약하여 침을 놓고 어지러워 하거던 足三里에 補하라.

肩背風氣가 臂로 連하여 통함은 背縫 二穴에 침하여 밝히라. 五樞 또한 腰間痛을 다스리니 穴의 얻는 方을 알면 병의 氣는 가벼워지니라.

背縫 二穴은 어깨와 등의 끝쪽 뼈 밑이니 바로 腋縫은 볼로하니라. 침을 二寸하고 灸는 七壯이니라.

양쪽 팔굽치가 틀리고 떨리는 것이 筋骨에 連하였으면 움직이기 어려워 편안하지 않으니라. 다만 曲池에 鍼하여 瀉하면 動하고 尺澤을 兼하여 行하면 침의 聖스러움을 傳하리라.

尺澤은 瀉는 마땅하나 灸는 아니한다.

어깨끝쪽의 紅腫으로 통함을 감당하기 어려우면 寒과 濕이 서로 다투어 氣血이 狂한 것이라. 어깨로 向할것 같으면 補瀉를 分明히 하고 그대가 主管하여 灸를 많이하면 安康하게 되리라.

筋急하여 손을 펴기 어려움은 尺澤이 從來로 부터 眞임을 認定하니라. 頭面에 세로로 여러가지 모양의 症이 있으나 合谷에 一鍼하면 효력이 神같이 通하니라.

배속에 氣塊로 痛하기를 감당하기 어려움은 穴法은 마땅히 內關으로 向하여 막느니라. 八法에 有名한 것은 陰維穴이니 腹中의 疾은 오래도록 安康하니라.

먼저 補하고 뒤에 瀉하며 灸는 아니하니 大便이 통하지 않을것 같으면 瀉하면 직통이다.

腹中 동통은 또한 감당하기 곤란하니 太陵 外關이 잘 삭게 하니라. 이와 같이 脇痛과 閉結이 合친 것은 支溝穴이 妙하니 효력이 非常하니라.

脾의 병은 가장 안타까우니 寒熱이 서로 煎하니라. 間使二穴을 鍼하여 熱은 瀉하고 寒은 補하니 병이 모두 낫느니라.

間使로 鍼한 것이 支溝로 통하니 脾가 寒할것 같으면 灸함이 좋다.

九種心痛과 脾疼은 上脘穴속에 神鍼을 用하라. 만약에 脾敗는 中脘을 補하면 양침이 神效를 걷우니 災禍의 침입을 免하게 하리라.

痔漏의 疾은 또한 可憎하니 겉과 속이 急重한 것은 가장 禁하기가 어려우니라 혹은 통하고 혹은 가렵고 혹은 下血함은 二白穴이 손바닥에 있으니 찾으리라.

二白四穴은 손바닥 뒤에 있어서 橫紋에서 四寸이니 兩穴이 相對해서 一穴은 大筋속에 있고 一穴은 大筋밖에 있으니 침은 五分이며 取穴에 조심하여 목을 따라 뒤로 돌아 結喉에 이르게 하고 풀을 접어 모우는 것 같이 取하여 손바닥의 大指虎口紋이 마땅하고 즉 間使뒤 一寸인 郄門穴이니 灸는 二七壯이고 침은 瀉하게 함이 마땅하다. 낫지 않을것 같으면 灸騎竹馬하라.

三焦에 熱氣가 上焦를 壅하면 입은 쓰고 혀는 말으니 어찌 쉽게 다스리리오. 液門穴에 침을 分明히 하고 다시 一穴은 유명한 中渚를 많이 瀉하게 하면 中間의 다른 疾은 자연히 가벼워 지니라.

液門은 피부에 沿하니 침은 뒤를 向하게 하여 陽池를 통하게 하니라.

中風症은 병이 가볍지는 아니하나 中衝의 二穴이면 안녕하게 되니라. 먼저 補하고 뒤에 瀉하여도 應함이 없을것 같으면 다시 人中을 刺하니 문득 輕하게 되니라.

中衝은 灸는 禁하는 곳이나 驚風에는 灸하여도 無妨하다.

胆이 寒하여 心이 虛한 병은 어떠하오. 少衝二穴이 가장 功이 많으니라. 三分을 刺入하고 쑥이 붙지 아니하면 金鍼을 쓰면 뒤가 저절로 편안하니라.

時行瘧疾은 가장 禁하기 어려우니 穴法은 由來로는 아직 분명하게 살피지 못하니라. 만약에 後谿穴을 잡아 艾火를 많이 加하면 즉시에 가벼워지니라.

熱은 瀉하고 寒은 補한다.

牙痛이 陣陣하여 고통하는 데는 二間에 穴이 있으니 얻어 쓰기를 傳하니라. 만약에 병이 翻胃와 吐食을 겸하였거던 中魁의 奇穴을 가르쳐서 크게 치우치게 하라.

乳鵞의 병은 적은 의원도 다스리니 반드시 金鍼으로 병이 시작할 때 제거하여라. 만약에 小商에 出血을 한 뒤 같으면 즉시 편안함이 숨기니 모든 제앙과 위태로움을 면하게 될 것이다.

三稜鍼은 刺한다.

지금의 癮疹疾은 多般하여 손으로서는 의원들 또한 잘 다스리지 못하니라 !
瀉함이 마땅하고 灸는 七壯이다.

寒疾欬嗽에 다시 風을 兼한데는 列缺 二穴을 攻함이 가장 좋으니라. 먼저 太陽一穴을 잡아 瀉하고 艾火를 많이 加하면 직시에 효력을 거두니라.

列缺은 太淵에 刺하여도 通하니 穴을 擔當하는 것이다.

痴呆症은 親하기가 감당하기 어려우니 높으고 賤한 사람에게도 오는 것을 알지 못하니라. 神門이 痴呆病을 홀로 알 것이니 손이 굴러 뼈가 열리어 穴을 얻으니 眞이니라.

마땅히 灸하여 瀉하라.

매일 虛煩하여 얼굴이 赤함이 壯하고 心中驚悸가 또한 견디기가 어려우니라. 만약에 通里穴을 찾아 얻을것 같으면 金鍼을 한번 쓰니 몸이 쉽게 건강하여지니라.

驚恐은 補하고 虛煩은 瀉해야 하니 鍼은 五分이요 灸는 아니한다.

風時에 目爛은 가장 불상하니 눈물이 出注하여 말을 못하니라. 大小骨穴이 모두 妙穴이고 艾火를 많이 加하니 병에 應하여 낫느니라.

大小骨穴은 不鍼하고 모두 灸를 七壯하여 입김으로 분다.

婦人의 乳痛은 삭기 어려우며 吐血과 風痰은 稠密하기가 膠와 비슷하니 小澤穴에 분명하게 補瀉하여 應할 때는 神効하여 氣를 능히 調하니라.

沿皮에 刺는 向後로 三分이다.

온몸의 發熱痛은 虛한 것이 된 것이니 盜汗이 쏠쏠하여 점점 몸은 損하게 되니라 모름지기 百勞를 얻어 骨穴을 椎하여 金鍼을 한번 刺하니 병은 모두 제거되니라.

갑짝스러운 欬嗽와 腰骨疼은 身柱에 灸하면 쉽게 輕하여지니라. 至陽은 또한 黃疸病을 다스리니 먼저 補하고 뒤에 瀉하니 효력이 분명하니라.

沿皮에 침은 모두 三分이고 灸는 二七壯이다.

腎敗는 腰虛하고 小便이 빈번하여 밤으로 이러나서 멈추려니 몸과 정신이 수고스럽거든 金門같은 곳을 얻어 金鍼으로 돕고 腎俞에 艾灸는 이러날 때 둔하여 머뭇거리게 되니라.

많이 灸하면 瀉하지 않는다.

九般痔漏는 가장 사람을 傷함이니 반드시 承山에 刺하면 효력이 神과 같으니라. 다시 長强一穴이 있으니 大痛하여 呻吟하는데 眞이 되는 穴이니라.

傷風이 풀리지 않아 기침을 번번히 함은 오래동안 醫員을 부르지 않아 過勞로 쉽게 이루어진 것이니라. 欬嗽는 모름지기 肺俞穴에 鍼이요 痰이 많음은 豐隆을 찾음이 마땅하니라.

膏肓二穴은 병이 强한 것을 다스리나 이 穴은 原來에 측량하기 어려우니라. 이런 穴은 침은 禁하고 艾를 많이 붙치니 二十一壯을 해도 無妨하다.

腠理가 不密하니 欬嗽가 빈번하고 맑은 물이 코로 흘러 氣가 昏沉하거던 모름지기 재체기는 風門穴이요 欬嗽에는 艾火를 깊으게 加함이 마땅하니라.

沿皮에 침은 밖으로 向한다.

胆寒은 이것이 怕驚心으로 因한 것이고, 遺精白濁은 정말로 禁하기 어려우니 밤으로 꿈에 鬼神과 交함은 心俞에 다스리게 하고 白環俞는 보통 침으로 다스리니라.

肝에 血이 적어 눈의 昏花한데는 마땅히 肝俞를 補하니 힘이 쉽게 더하여지거던 다시 三里를 잡아 빈번히 瀉하여 움직이면 눈빛이 돌아오고 益血하니 자연히 差가 없어지니라.

많이 많이 補瀉하고 灸하라.

脾의 病은 여러가지가 있어서 翻胃와 吐食하기에 이르면 어려우니라. 黃疸 또한 모름지기 腕骨을 찾게 함이니 金鍼이 반드시 中脘을 奪함이 定하여져 있느니라.

無汗한 傷寒은 復溜에 瀉하고 汗多는 合谷이 마땅히 거두리라. 六脉같은 것은 모두 微細하거던 金鍼으로 한번 補하면 脉이 浮하게 돌아오니라.

復溜에 침은 三分를 入하고 沿皮에는 骨下를 向하여 一寸을 넣는다.

大便이 閉結하여 능히 통하지 못한데는 왼발 가운데의 照海가 분명하니라. 다시 支溝를 잡아 瀉를 오게하여 動하면 妙穴의 方法을 알았는 것이니 귀신같은 功이 있느니라.

小腹의 脹滿氣에 心을 攻함은 內庭의 二穴에 먼저 침을 要하니라. 양쪽 발의 有水는 臨泣에 瀉하니 물이 없어지면 바야흐로 병은 능히 侵入하지 못하니라.

鍼口에는 油를 써서 그 구멍은 닫지 않으니라.

일곱가지 疝氣는 大敦을 취하니 穴法은 由來로 손가락 사이니라. 모든 經은 三毛의 곳을 갖추고 싶으나 師傅을 만나지 못해 막히는 것이 태산이로다.

傳屍勞病은 가장 치료하기 어려우니 湧泉에 出血하면 위태로운 재앙을 免하니라. 痰이 많으면 모름지기 豐隆을 向하여 瀉하고 氣喘은 또한 丹田이 잘 돌게 하니라.

온몸이 동통하는 병은 보통이 아니니 一定하지 않는 穴을 상세히 살피게 하라. 筋에 있든지 骨에 있든지 얕게 刺하고 灼艾는 임시로 量을 알맞게 하기를 要하니라.

不定穴은 곧 痛處이다.

勞宮穴은 손바닥 속을 찾으면 있으니 온손에 가득히 生瘡하여 痛을 禁하지 못한 것을 다스리니라. 心胸의 병은 大陵에 瀉하고 胸腹에 氣를 攻하는데 침은 한가지니라.

哮喘病은 감당하기 어려워서 밤으로 잠을 이루지 못하니라. 天突이 마땅하니 찾아 물으리요. 膻中에 艾를 붙이니 쉽게 安康하여지니라.

鳩尾에는 다섯가지 癎疾을 홀로 다스리니 이 穴은 자세히 살펴봄이 마땅하니라. 그럴것 같으면 灸七壯이 마땅하고 많이 하면 傷人하니 침 또한 어려우니라.

높아서 손이 닿지 않으면 母가 가볍게 침을 下하니라.

氣喘氣急으로 잠을 이루지 못하니 밤낮으로 근심스러운 고통을 어찌 감당하려는고, 만약에 璇璣를 얻으면 침하니 動하여 瀉하고 다시 氣海를 취하니 자연히 편안하리라.

氣海는 先補後瀉이다.

腎에 强한 疝氣가 심히 빈번하게 發하여 氣가 위로 心臟을 攻하여 죽은 사람 같음은 關元과 겸하여 大敦穴을 刺하니 이 방법은 親히 傳하니 眞을 얻음이 처음이다.

水病의 疾은 가장 어려워 애가타니 腹滿虛脹을 삭게함을 즐기지 않으니라 먼저 水分과 아울러 水道를 灸하고 뒤에 三里와 陰交에 침하라.

腎氣가 心臟을 衝한 것은 어느 때에 얻은 것인고, 모름지기 金鍼을 쓰니 병이 저절로 제거되니라. 만약에 關元과 帶脉을 얻으면 四海에 누구가 유명한 醫員이라고 섬기지 아니하랴.

赤白婦人帶下가 어려움은 단지 虛敗에 因한 것이니 편안하지 못하니라. 中極을 많이 補하여 적게 瀉함이 마땅하니 灼艾는 돌려서 모름지기 잘붙어 뜻을 보게 하라.

赤帶는 瀉하고 白帶下는 補하라.

吼喘症에 欬痰이 많은데는 金鍼같은 것을 쓰면 疾은 스스로 和하여 지니라. 俞府와 乳根을 한 모양으로 刺하면 氣喘와 風痰이 점점 삭아지니라.

傷寒이 經을 지나 더욱 未解한데는 모름지기 期門穴을 향하여 침하나 갑짜기 氣喘를 攻하여 가슴이 막히거던 三里에 많이 瀉하기를 銘念하라.

期門은 먼저 補하고 뒤에 瀉하니라.

脾泄의 症은 따로 다른 것이 없으니 天樞二穴을 刺하면 병이 더하지는 않으니라. 이것은 五臟의 脾가 虛한 疾이므로 艾火를 많이 붙이니 병은 더하지는 않으니라.

많이 灸함은 마땅히 補하는 것이다.

口臭의 疾은 가장 미운 것이라 勞心으로 된 것이니 多情함도 괴로우니라. 太陵穴속의 人中을 瀉하면 心은 맑고 시원한 氣을 얻으니 자연히 편안하니라.

穴法에 깊고 얕게함은 손가락에 달렸으니 병을 다스림에는 모름지기 英顯玅功이라 그대에게 권하노니 要는 모든 병을 다스리는데 어찌하여 玉龍을 처음 記錄하는 것을 不當하다 하는고.

勝玉歌　　楊繼州著

勝玉歌는 거짓말이 아니니 이것은 楊家의 참된 秘傳이라 혹은 鍼 혹은 灸는 法에 의한 말이요 補瀉迎隨는 손을 따라 뽑음이라. 頭痛 眼暈은 百會가 좋고 心痛 脾痛은 上脘이 으뜸이니라. 後谿 鳩尾와 神門은 五癎을 치료하여 쉽게 낫게 하니라.

鳩尾穴은 灸는 禁하고 침은 三分이나 家傳에 灸는 三壯이라.

髀疼은 침을 肩井穴에 要하고 귀가 막힌데는 聽會를 늦추지 말라.

鍼一寸半에 머물지 않음이 마땅하고 經의 말에는 灸는 禁하고 있으나 家傳에는 灸는 七壯으로 되어 있다.

胃冷은 下脘에서 물리치면 좋게 되고 眼痛에는 모름지기 맑은 冷淵을 求하여라.

霍亂 心疼 吐痰涎은 巨闕에 着艾함이 쉽게 편안하게 되리라. 脾疼과 背疼은 中渚에 瀉하고 頭風과 眼痛은 上星에 맡겨라.

頭項이 强急하거던 承漿에 맡기고 牙腮痛에는 大迎이 온전하니라. 行間에는 膝腫病을 잘 다스리고 尺澤에는 筋이 拘攣한 것을 능히 다스리니라.

만약에 사람이 걷기가 고통스러워 하면 中封과 太衝에 침하니 쉽게 나으리라. 脚背痛일 때는 商丘를 刺하고 瘰癧은 天井 小海邊이라. 筋痛으로 閉結한데는 支溝穴이요 頷腫으로 喉閉한데는 小商 앞이니라. 脾心痛으로 急한데는 公孫을 물음이요 委中은 脚風을 물리쳐니라.

人中과 頰車에 瀉하여 물리치게 하면 中風과 口吐沫을 치료하며 五瘧에 寒이 많고 熱이 다시 많은데는 間使와 大杼가 참으로 妙한 穴이라. 오래되어 혹은 힘써 일하면 變할가 怯나는 것은 痞滿이니 臍旁의 章門을 결정하라. 氣가 목을 막혀 음식을 삼키지 못한데는 膻中에 七壯을 灸하니 膈熱을 제거하니라. 눈속의 紅痛으로 눈섭의 주름살이 苦한 것은 絲竹과 攢竹이 또한 醫員이 감당하니라. 만약에 이것이 痰涎 또는 欬嗽면 肺俞를 灸하여 물리침이 마땅하니라. 다시 天突과 더부러 筋縮이 있으니 어린이의 吼閉를 자연히 삭게 하니라. 양쪽 손의 痿痛으로 물건을 잡기 어려운데는 谷池와 合谷과 함께 肩髃라. 臂痛과 背痛에는 침을 三里에 하고 頭風 頭痛은 風池에 灸하니라. 腸鳴으로 大便이 때로 설사하는 것은 臍旁 양쪽의 天樞에 灸하라. 모든 氣症은 무엇을 따라서 다스리리오. 氣海는 침도 하고 灸도 또한 마땅하니라. 小腸氣痛은 歸來에서 다스리고 腰痛은 中空穴이 가장 奇妙라.

中空穴은 腎兪穴로 從하여 아래로 三寸을 量하면 각각 三寸이 열리니 이곳이 穴이니 灸는 十四壯이요 밖으로 향하여 침 一寸半이다. 이것은 곧 膀胱經의 中髎이다.

腿股가 痿하여 거름을 옮기기 어렵거던 妙穴로 알려진 環跳와 風市와 陰市를 金鍼으로 瀉하여 물리치니 병이 스스로 제거되니라.

陰市는 비록 灸는 禁한다고 하나 家傳에는 또한 灸는 七壯이다.

熱瘡이 정강이 속에서 해마다 發하는 것은 血海를 찾으니 잘 다스릴 것이요 양쪽 무릎의 끝이 없는 腫이 斗같이 큰 것은 膝眼 三里에 艾를 베푸름이 마땅하니라. 양쪽 다리의 轉筋은 承山에 刺하고 脚氣는 復溜임을 의심하지 않으리라. 踝跟骨痛에는 崑崙에 灸하고 다시 絕骨과 丘墟가 있느니라. 大敦에 灸로 罷하여 疝氣를 제거하고 陰交에 침을 넣으니 胎衣가 내리니라.

遺精濁白은 心兪가 다스리고 心熱口臭는 大陵이 물리치니라. 腹脹에 水分을 많이 얻음이 힘이 되고 黃疸은 至陽이 쉽게 떨어지게 하니라. 肝血이 성하면 肝兪에 瀉하고 痔疾腸風은 長强을 속이니라. 腎이 敗한 腰痛으로 小便이 빈번함은 督脉 兩旁에 있는 腎兪가 제거하니라. 六十六穴에 베풀으니 효염이 應함일새 옛날에 歌訣을 이루었으니 神奇스러움을 침에서 나타나리라.

雜病穴法歌

醫學入門

雜病은 症에 따라 雜穴을 선택하고 거듭 原會과 八法을 兼하니라. 經絡의 原과 會을 따로 상세히 論하고 臟腑兪募는 처음부터 삼가히 하라 根結標本은 이치가 玄微하니 四關三部는 그 곳에서 아리라.

傷寒에 一日은 太陽經의 風府요, 二日은 陽明經의 榮이고, 三日에는 小陽

經의 兪이고, 四日은 太陰經의 井이고, 五日은 小陰經의 兪이고, 六日은 厥陰經이니 겉에 있으면 三陽經의 穴에 刺하고 속에 있으면 三陰經의 穴에 刺하며 六日이 지나도 아직 땀이 나지 않거던 期門과 三里에 刺하는 것은 옛날의 방법이나 오직 陰症은 關元穴에 灸함이 가장 묘하게 되니라.

汗과 吐를 下하는 방법이 달리 있는 것이 아니라 合谷 內關·陰交가 방아의 절구이니라.

汗은 침을 合谷에 二分을 넣어서 九九數로 行하게 하고 搓數는 十차례 하나 男은 왼편을 밀어 치게하고 女는 바른편을 밀어치면 땀을 얻을 것이니 瀉하는 방법을 行하여 땀이 그치고 몸이 따스하거던 침을 뽑고 땀이 그치지 않는것 같거던 陰市에 침하고 合谷을 補하라.

吐는 침을 內關에 三分을 넣어서 먼저 六차례 補하고 三차례 瀉하나 子午搗臼法을 三차례 行하여 氣를 提하여 위로 行하게 하고 또 한차례 推戰하여 病人이 몇차례 숨을 많이 내어 뿜으면 바로 吐하니 吐가 그치지 않을것 같거던 九陽數로 補하여 呼吸을 三十六번 고르게 고르면 吐를 그치니 천천히 침을 뽑고 급히 穴을 더듬게 하고, 吐가 그치지 않거던 足三里를 補하니라.

下는 三陰交에 침을 三分 넣어서 男左女右로 침을 盤旋하고 右로 굴려 六陰數로 마침에 입과 코로 氣를 閉하여 鼓같은 배속에 먹음게 하고 장차 瀉에 揷하여 한번 下하면 그 사람은 바로 泄하며 鼻吸手瀉三十六遍하고 바야흐로 입과 코를 열어 氣면 鍼을 꽂으면 即時에 泄하니 泄이 그치지 않는것 같거든 合谷에 침하여 九陽數로 昇하라. 무릇 汗吐下는 거듭 陰陽으로 나누어 補瀉를 하여 流注하는 穴을 따라 行하면 더욱 妙하니라.

모든 風寒暑濕의 邪는 頭痛發熱이 外關에서 이러나니라. 頭面耳目口鼻의 병은 谷池와 合谷이 主가 되고 左右의 偏正頭痛에 鍼은 (在痛은 右에 鍼) 列缺과 太淵은 補에는 쓰지 않으니라. 頭風과 目眩 그리고 項强은 申脈과 金門 手三里요, 赤眼에는 迎香에 出血하면 妙하고, 臨泣, 太衝 合谷은 서로 친한 짝이니라. (眼腫과 血爛은 臨泣에 瀉) 耳聾은(補足) 金門과 合谷(모두 瀉)에 침한 뒤에는 사람의 말소리를 듣느니라. 鼻塞과 鼻痔와 鼻淵은 合谷과 太衝(모두 瀉)에 손을 따라 취하고, 口噤과 喎斜 그리고 침을 많이 흘리는데는 地瘡, 頰車를 거듭 들게 함이 좋으니라. 혀바닥의 生瘡과 舌下竅는 三陵에 刺하니 피는 추잡하지 않으니라.(혀바닥 밑 양쪽은 자주빛 筋) 혀가 갈라져서 피가 나거던 內關을 찾게하고 太衝과 陰交가 윗쪽으로 달리노라. 舌上의 生胎는 合谷이 마땅이오 手三里는 舌風舞를 다스리니라. 牙風과 얼굴의 腫은 頰車가 귀신 같으니 合谷(足을 瀉한다) 臨泣에는 수없이 많이 瀉하라. 二陵 二蹻와 더부러 二交는 머리, 목, 팔, 다리가 서로 더불고 兩井 兩商과 二三間은 손 위로 얻은 모든 風은 그 곳이니라. 손가락을 連하여 어깨를 서로 잡아 당기는 疼은 合谷 太衝이 능히 고통스러움을 救하니라. 手三里는 어깨에서 배꼽을 連하는 것을 다스리고, 脊間인 心臟뒤를 中潴라 稱하니라. 冷嗽는 다만 合谷을 補함이요, 三陰交는 瀉하면 즉시에 효력이 있느니라. 霍亂은 中脘에 깊이 刺入함이 좋으니 三里 內庭은 얼마나 瀉함이요 心痛 飜胃는 勞宮에 刺함이오 熱과 寒한 것은 小澤이니 손가락이 가느니라. (補한다) 心痛은 手戰 少海求니 고통스러움은 병의 뿌리를 제거하는 것이 要이니 陰市를 보아라. 太淵과 列缺穴은 서로 連하고 능히 氣痛을 물리치니 兩乳를 刺하라. 脇痛은 다리만 陽陵泉이요, 腹痛은 公孫과 內關이라. 瘧疾은 部門別로 各經을 찾게하고, 危氏는 손가락으로 舌의 紅紫한 筋에도 刺하노라.

足太陰瘧은 먼저 寒하며 뒤에 熱하고 汗出이 그치지 않으니 金門에 刺하고 足少陰瘧은 寒熱로 心이 두려운 척하여 땀이 많으니 俠谿에 刺하고 足陽明瘧은 오래 寒하니 이에 熱하여 땀이 나오고 불빛을 보기 좋아하니 衝陽에 刺하고, 足太陰瘧은 寒熱하여 嘔吐를 잘하고 嘔吐가 그치면 이에 衰하니 公孫에 刺하고 足少陰瘧은, 嘔吐가 심하며 사립문을 닫으려 하니 大鍾에 刺하고 足厥瘧은 少腹이 가득하며 少便이 不利하니 太衝이 刺하고, 心瘧은 神門에 刺하고, 肝瘧은 中封이요, 脾瘧은 商丘이요, 肺瘧은 列缺이고, 腎瘧은 太谿이며 胃瘧은 厲兌이니 危氏는 열 손가락과 혀밑 紫腫筋에 刺하여 出血시키니라.

痢疾은 合谷과 三里가 마땅하니 심한 것은 모름지기 中膂를 兼하니라(白痢는 合谷이고 赤痢는 小腸俞고 赤白은 足三里의 中膂) 心胸이 痞滿한데는

陰陵泉이니 침이 承山에 이르면 음식맛이 좋으니라. 泄瀉와 肚腹의 모든 疾은 足三里와 內庭의 功이 比할 곳이 없으며 水腫은 水分과 더부러 復溜이다.

水分에는 모두 瀉하니 먼저 小鍼을 쓰고 다음 大鍼을 써서 雞翎管으로 通하게 하여 물이 濁하게 나오는 것은 死하고 맑은 것은 生하니 急히 紫皮丸을 먹으면 救하게 되니라. 이것은 山村에는 藥이 없으니 사람의 몸이 粗雜하여 實한 것은 침을 하나 만약에 貴人이면 鍼은 禁하니라.

取血하는 방법은 먼저 침을 써서 補하여 들어간 그곳에서 잠시 머물러 瀉하고 出入한 곳에서 잠시 머물러 다시 補하니 入地한 곳에서 잠시 머물러 瀉하고 出鍼이면 그 瘀血이 스스로 나오는 것이나 虛한 것은 다만 누른색이 있는 물이 나오니라. 만약에 脚上에 腫이 커서 放水하려는 것도 거듭 이 방법을 쓰나 復溜穴을 취하여야 한다.

脹滿에는 三里와 中脘을 시험하니라.

內經에 배에 침은 베(布)로 鍼家가 노끈으로 얽어 매게하고 달리 盤法이 있어서 먼저 침을 二寸五分 넣어서 二寸은 退出하고 단지 五分을 머물러 盤에 있게 하나 要는 上焦인 包絡의 병을 取하면 침머리를 위로 向하게 하여 使用하고 二分을 刺入하여 補하게 하여 氣로 하여금 위를 攻하고 만약에 배꼽밑에 병이 있으면 침 머리는 아래로 向하게 하여 二分정도 刺하였다가 出하면 瀉하게 되니 이것은 특별한 古法이라 함부로 가볍게 써서는 아니된다.

腰痛은 環跳와 委中에 귀신 같으니 만약에 連背痛은 崑崙이 좋으니라. 허리로 連한 腿痛은 腕骨로 오름이요, 三里로 내리어 꿇어앉아 절하니라.(腕骨은 補하고 足三里는 瀉한다) 허리로 連하는 脚痛은 어찌 살도록 다스리리오, 環跳와 行間과 더부러 風市라. 다리와 무릎의 모든 痛은 行間의 부러움이요, 三里, 金門 申豚은 사치스러우니라. 다리가 轉筋같아서 눈에 꽃이 피는 것은 然谷 承山이 옛부터의 法이라 양발이 옮기기 어려움은 먼저 懸鍾을 찾고 條口의 뒤에 침을 하면 능히 거름을 걸어리라. 양달리로 連한 脇腋痛이 감당하기 어려우면 環跳와 陽陵泉속이 방아의 절구니라. 冷한 風濕痺는 環跳에 침하고, 陽陵과 三里에 鍼꼬리를 燒하라.(三五壯을 燒하여 痛함을 알면 即止한다) 일곱가지 疝氣에는 大敦과 더부러 太衝이고, 五淋은 血海이니 男女가 모두 通하니라. 大便秘閉는 支溝에 補하고 足三里에 瀉하는 것은 효력은 의심이 되니라. 熱秘와 氣秘는 먼저 長强이고 大敦 陽陵은 조절을 하여 감당하여 보호하니라. 小便不通은 陰陵泉이고, 三里에 瀉한 오줌이 물 대는것 같으니라. 內傷으로 食積한 것은 三里(手足)에 침하고 璇璣가 서로 응하니 塊 또한 삭느니라. 脾病의 氣血은 먼저 合谷에 하고 뒤에 三陰에 刺하는 鍼은 燒하여 쓰라. 모든 內傷은 內關穴이니 痰火稚塊를 삭게하고 煩潮함을 물리치니라. 吐血은 尺澤이 功을 비교할 곳이 없고, 衄血은 上星과 더불어 禾髎이라. 喘急列喘은 足三里요 嘔噎은 陰交가 배부르지 않으리라. 勞宮은 능히 다섯가지 癎法을 다스리며 다시 湧泉을 刺하니 병이 왕래하는 것 같으니라. 神門은 온전히 痴呆를 다스리고, 人中과 間使는 妖邪한 癩를 물리치니라. 尸厥은 百會 一穴만으로도 아름다우니 다시 深隱한 효력은 밝고 밝으니라.(밝은 붓대롱을 써서 귀에 대고 분다) 婦人通經은 合谷을 瀉함이니 三里와 至陰은 孕姙을 재촉하니라.(合谷은 虛를 補한다) 死胎는 陰交가 더디지를 않으니 胞衣는 照海와 內關을 찾으라.(모두 瀉) 小兒의 驚風은 小商穴이요 人中과 湧泉은 瀉하더라도 깊게하지 말라. 癰疽의 初起에는 그 穴을 살피어 단지 陽經에는 刺하여도 陰經에는 刺하지 않으니라.

陽經에 癰이 등을 從하여 나는 것은 太陽經을 從하니 마땅히 至陰, 通谷, 束骨, 崑崙, 委中五穴을 골라 쓰고, 鬢으로 從하여 나는 것은 小陽經을 從하니 마땅히 竅陰, 俠谿, 臨泣, 陽輔, 陽陵泉五穴을 골라 쓰고, 髭를 從하여 나는 것은 陽明經에 從하니 마땅히 厲兌, 內庭, 陷谷, 衝陽, 解谿五穴을 골라 쓰고, 가슴을 따라 나는 것은 직 絕骨一穴로 다스리니 무릇 癰疽가 이미 破했으면 尻神朔望을 不忌하니라.

傷寒의 流注는 手足으로 나누니 太衝 內庭은 浮沉하기 좋으니라. 이것은 토끼를 몰아 다레끼에 잡아넣는 것이 익숙하니 손의 활동을 要하여야 뒤에 바야흐로 金鍼의 法度를 얻으니라. 또 한가지 말은 참된 秘訣이 있으니 上補下瀉는 千金에 해당하는 값이니라.

雜病十一穴歌　　　　聚　英

竹絲는 主로 頭痛을 偏正함이니 모두 이것을 向하여 침함이 마땅하니라 다시 大都를 지나 瀉動하여 제거하고, 風池에는 침을 三分 깊이로 刺하라. 曲池 合谷은 먼저 침으로 瀉하면 오래도록 痼病을 除하니 침범하지 못함이라. 이것에 의해서 下鍼하면 침에 應하지 않는 것이 없으니 가르침을 管掌하여 손을 따르니 문득 安寧하니라.

頭風頭痛과 더부러 牙疼은 合谷 三間을 찾으라. 다시 大都를 向하여 眼痛에 鍼하고, 太淵穴속에 침을 行하라. 牙痛에는 呂細에 三分을 鍼하고 齒痛도 앞과 같이 하니 指上明이라. 다시 大都에 左는 右에 右는 左에 推하여 서로가 맞으니 자세히 窮理하라.

聽會와 겸하여 聽宮은 七分을 침하니 귀속의 聾을 瀉하니라. 耳門 또한 三分쯤 瀉하고 다시 聽宮에 灸七壯을 더하며 大腸經속을 장차 침으로 瀉하니 曲池와 合谷은 七分中이라. 醫員이 능히 이 이치에 밝을것 같으면 침을 下할 때는 그 功을 쉽게 볼 것이라.

어깨와 등을 아울러 肩髆疼이 合침은 曲池와 合谷에 七分깊이로 하라. 낫지 않거던 尺澤에 一寸을 加하고 다시 三間에 차례로 行하라 각각 穴속에 七分을 넣어서 小風은 心經인 二府에 刺하라 穴속의 깊고 얕음은 法에 의하여 쓰면 병에 觸한 당시라도 양쪽이 輕하니라.

咽喉아래에서 배꼽까지에 胃脘의 속은 百病이 위태로우니라. 心氣가 통할 때는 가슴에 結硬이요, 傷寒에 嘔噦는 침이 민망스럽게 따르니라. 列缺에는 침을 三分쯤 下하고 三分을 침하여 瀉하거던 風池에 이르러라. 二指는 三間과 아울러 三里요, 中衝을 돌아 五分을 刺하니라.

汗出이 어려워서 腕骨에 來到하여 五分을 침하여 瀉하니 要한 것을 그대는 알 것이라. 魚際 經渠와 아울러 通里는 침 一分을 하여 汗淋을 瀉하니 쓰미고, 二指 三間과 三里와 大指는 각각 五分을 刺함이 마땅하니라. 땀이 이르러 온몸에 통하는것 같으니 이것에 분명한 사람이 좋은 醫員이니라.

四股에 힘이 없으니 邪가 든 風이라 눈이 깔깔하여 뜨기 어렵거던 百病을 攻하여 정신 昏倦으로 말을 많이 앓으니 風池와 合谷에 침을 써서 통하고 양손의 三間은 뒤따라 瀉하며 三里와 大衝을 각각 穴속에 五分을 넣어서 迎隨法을 얻으면 奇妙한 功이 있으리라.

風池는 손발가락 사이에 右는 痪인 偏風이고 左는 癱이라하니 각각 五分을 刺하니 뒤따라서 瀉하고 다시 七壯을 灸하니 몸이 쉽게 편안하니라. 三里와 陰交는 氣를 行하여 瀉하니 一寸三分를 침하나 병을 보고 요량하라. 每穴에 또 三七壯의 灸를 加하면 自然히 癱痪은 곧 평안하니라.

肘痛은 장차 침을 曲池에 하고 經渠 合谷도 서로 마땅하니라 二穴에 침을 五分刺하면 瘧疾로 묶였던 몸이 풀려나니라. 낫지 않거던 다시 三間에 刺를 加하나 五分깊이로 刺하니 근심과 의심을 하지 말라. 또 氣痛을 겸하여 밉살쓰러운 寒熱이면 間使에 침을 行하기를 늦추지 말아라.

다리와 腰疼과 痞氣의 攻은 髖骨穴속에 七分은 窮理하니라. 다시 風市와 三里에 침하니 一寸三分은 補瀉가 같으니라. 또 陰交에 一寸을 瀉하여 제거하고 行間에 五分을 거듭 刺하라 剛柔進退에 따라 숨을 쉬면 疾病은 제거되어 손가락이 功을 잡느니라.

팔굽치와 무릎이 저릴 때는 曲池에 刺하니 一寸을 進鍼함이 서로 마땅하니라. 병이 左이면 침은 右쪽에 병이 右이면 침은 左쪽이니 이에 의하여 三分을 刺하니 瀉하는 氣가 奇異하니라. 膝痛은 침을 三寸을 犢鼻에 하고 三里와 陰交에는 七번 불기를 要하니라. 다만 능히 그 이치를 자세하게 찾으면 병을 물리치는 功은 잠시 사이니라.

長桑君天星秘訣歌 乾坤生意

하늘의 별의 秘訣을 少人또 안다하니 이 法은 온전히 前後를 나누어 배풀어라. 만약에 이것이 胃속에서 머물러 停食하면 뒤의 三里를 물어 璇璣를 일으켜라. 脾病에는 먼저 合谷을 찾아 血氣를 돕고 뒤에 三陰交에 刺함을 늦추지 말게 하라. 鬼邪같으면 먼저 間使이고 손과 팔뚝이 멀리면 肩髃를

取하라. 만약에 轉筋과 아울러 眼花는 먼저 承山에 침하고 다음 內踝이라. 脚氣痠疼은 肩井에 먼저하고, 다음 三里와 陽陵泉을 물어라. 이와 같이 小腸이 배꼽으로 連한 痛이면 먼저 陰陵에 刺하고 뒤에 湧泉이라. 耳鳴과 脚痛은 먼저 五會에 하고 다음 耳門과 三里속을 鍼하라. 小腸氣痛에는 먼저 長强에 하고 뒤에 大敦을 刺하나 바쁘게 서둘 필요는 없느니라. 발을 디디어 걷기 어려우면 먼저 絕骨이 마땅하고, 다음 條口와 衝陽을 물어라 牙痛頭痛에 喉痺를 겸한데는 먼저 二間을 刺하고 뒤에 三里에 하라. 胸氣痞滿에서 먼저 陰交에 하고 침이 承山에 이르면 음식을 좋아하니라. 肚腹의 浮腫이 늘어나서 팽팽한데는 먼저 水分에 침이며 通里에는 瀉하니라. 傷寒이 經을 넘어서면 땀을 내지 못하니 期門과 通里에 先後를 보고, 寒瘧으로 얼굴의 腫과 腸鳴은 먼저 合谷을 취하고 뒤에 內庭을 取하라. 冷風과 濕痺는 어느곳에 침하려는고, 먼저 環跳를 取하고 다음 陽陵을 취하라. 손가락이 급하게 떨리는 데는 小商이 좋아하니 法에 따라 베푸는 것은 神靈스럽지 않음이 없느니라. 이것은 桑君의 참된 口訣이니 때로 醫員은 함부로 가볍게 짓지를 말아라.

馬丹陽天星十二穴治雜病歌

三里와 內庭穴은 曲池 合谷과 接함이요, 委中은 承山과 配하고 太衝 崑崙穴이라. 通里와 아울러 列缺이라. 담당을 合하니 法이 담당함이요 분명함을 合쳐서 쓰고 분명함은 法이라, 三百六十穴이 十二訣에는 나오지 않으니라. 병을 다스림이 神靈과 같아서 흐리기가 湯같아서 눈(雪)에 물을 뿌리니라. 北斗의 眞機가 내려서 金자물쇠를 가르치니 열어서 貫徹하니 사람이 可히 傳授하기에 이르고 옳지 못한 사람에게는 浪說하지 말아라.

其一

三里는 膝眼밑이니 三寸 떨어진 양쪽 筋사이라. 능히 心腹脹을 통할 것이요, 胃中의 寒을 잘 다스리니라. 腸鳴과 泄瀉를 아울러고 다리의 腫은 무릎과 종아리가 쓸이니라 傷寒에 羸瘦는 손해이요 모든 氣蠱이이라. 한해동안에 세번을 지나간 뒤는 鍼灸의 눈이 쉽게 넓어지니라. 穴을 취함에는 마땅히 과녁을 살피니 八分과 三壯이 편안하니라.

其二

內庭은 次指밖이라 본래는 足陽明의 所屬이니 능히 四股의 厥을 다스리고 조용하기를 좋아하고 소리 듣기를 싫어하니라. 癮疹咽喉痛과 數次의 牙痛은 病이 虛하여 음식을 먹지 못함을 鍼과 灸로 쉽게 깨어나니라. (鍼은 三分 灸는 三壯)

其三

曲池는 손의 버릇으로 취하고 손가락을 굽히는 뼈마디에서 求하라. 팔굽치 속의 痛을 잘 다스리고 偏風으로 손을 거두지 못하니 활을 당겨 펴지 못하고 筋이 緩하니 머리에 빗질을 하지 못하니라. 喉閉가 促하니 죽을듯하고 發熱이 다시 쉬지 않으니라. 온몸의 風癬癩에 鍼과 灸로 곧 낫느니라. (鍼은 五分 灸는 三壯)

其四

合谷은 虎口에 있으니 양쪽 손가락의 岐骨사이니라. 頭疼과 아울러 面腫을 다스리고 瘧病의 熱은 寒으로 돌아올 것이라 虫齒와 코피를 흘리고 口噤으로 말을 하지 못함은 침 五分을 넣으면 곧 편안하리라. (灸는 三壯)

其五

委中은 오금의 굽은 속이니 橫紋豚의 가운데 있으리라. 腰痛하면 능히 일어나지 못하고 沉沉히 등마루를 당기니 쓰리고 痛하니 筋을 펴지 못하고 風痺는 다시 無常하니 膝頭를 피고 굽히기 어려움은 종아리에 침을 넣으니 安康하니라. (鍼은 五分 灸는 禁)

其六

承山의 이름을 魚腹이라고도 하니 腨腸을 나누는 肉의 間이라 腰疼痛을 잘 다스리고, 痔疾은 大便이 어려우니라. 脚氣와 아울러 무릎에 腫을 하여 굴러 퍼져 동통이 싸움하니라. 霍亂과 轉筋은 穴中을 刺하면 편안하니라(鍼은 七分 灸는 五壯)

其七

太衝은 발의 大指에 있으니 마디 뒤의 二寸中이라 動脉이 生死를 알고 驚癎風을 능히 잘 다스리나 咽喉와 아울러 心脹이고 양足은 능히 行하지 못하니 七疝이 偏墜한 腫이오 눈은 희미한 달빛에 구름이 가린것과 닮으나 또한 腰痛을 잘 다스리니 침을 下하메 귀신 같은 공이 있느니라. (鍼은 三分 灸는 三壯)

其八

崑崙은 발 바깥 복사뼈에 있으니 跟骨위를 물어라 轉筋을 하니 허리 끝이 痛하고 中心이 심하게 喘滿이라 일어서서 걷지를 못하니 한번 움직이면 呻吟이라 安樂함을 求할려면 모름지기 이 穴에 침하여라. (鍼은 五分이요 灸는 三壯)

其九

環跳는 髀樞에 있으니 누워서 발을 굽히면 취할수 있으리라 허리가 부러지는 것 같으니 능히 돌아 보지를 못하므로 冷風과 아울러 濕痺라. 腿膀로 腨痛이 連하여 구르면 무겁게 탄식하고 흐느끼니라 만약에 사람에게 鍼灸를 한 뒤면 잠시 뒤에 병은 삭아지리라. (灸는 二寸 灸는 五壯)

其十

陽陵은 膝下에 있으니 바깥 정강이의 一寸中이라. 膝腫과 아울러 麻木이오 冷痺와 偏風이라. 발을 들어 능히 일어나지를 못하여 앉았다가 누웠다가 하는 衰弱한 老人과 비슷하니 침을 六分 넣어 그치면 귀신의 妙한 功과는 같지 않으니라. (灸는 三壯)

其十一

通里 팔목 뒤쪽이니 去腕한 一寸中이라 말하려 해도 말이 나오지 않고 懊惱와 怔忡이라 實하면 四肢는 무주룩하고 頭腮와 얼굴의 볼이 붉으며 虛하면 능히 음식을 먹지 못하고 暴瘖으로 얼굴은 容納함이 없으니 毫鍼으로 조금씩 刺하면 바야흐로 神奇스러운 功이 있음을 믿느니라. (鍼은 三分 灸는 三壯)

其十二

列缺은 팔목 윗쪽이니 次指와 손이 交叉되는 곳이라 偏頭患을 잘 다스리고 온 몸에 風痺麻이라 痰涎이 올라오는 것을 막고 口噤으로 어금이를 벌리지 못하니 능히 분명하게 補瀉를 할것 같으면 손에 응하여 곧 끌어당기는 것 같으니라. (鍼은 三分이요 灸는 五壯)

四總穴歌

肚腹은 三里에 머물고 腰背는 委中에서 求하라 頭項은 列缺을 찾고 面口는 合谷이 건우니라.

肘後歌　　聚英

머리와 얼굴의 疾은 至陰에 침하고 다리에 疾이 있거던 風府를 찾으리라. 心胸에 병이 있거던 少府를 瀉하고 臍腹에 병이 있거던 曲泉에 침하라. 肩背의 모든 疾은 中渚밑이요 腰膝의 强痛은 交信에 의지하니라. 脇肋腿는 後谿가 妙하고 다리와 무릎의 腫起에는 太衝을 瀉하니라. 陰核이 發한 것이

升같이 큰것은 百會가 妙穴이니 정말로 북을 울리고 頂心의 頭痛으로 눈을 뜨지 못하거던 湧泉에 침하니 발이 편안하며 鶴膝腫에는 힘써 걷기가 어려우니 尺澤이 能히 筋骨痛을 피게 하니라. 또 一穴은 曲池가 妙함이 있으니 근본을 물어 根源으로 흩으니 可히 고루어 멈추니라. 그 患이 편안하게 쉽게 낫을 같으면 風府에 加해서 침을 씀이 좋으니라. 다시 손과 팔둑이 급히 멀리면 尺澤을 깊이 刺하니 어질지 않는 것을 제거하며 腹背가 攣急한 風같은 患이면 曲池에 一寸五分을 攻하라. 五痔의 原因은 熱血이 지은 것이니 承山을 모름지기 下하면 病의 자취가 없어지니라. 哮喘이 發하여 잠을 이루지 못하거던 豐隆에 三寸깊이로 刺入하고, 狂言盜汗으로 귀신을 본것 같은 것은 間使에 下鍼하면 쉽게 깨어나니라. 骨寒은 冷火가 따라와서 태우니 神靈스러운 妙한 道를 분명하게 記憶하라. 瘧疾寒熱은 참으로 두려우니 모름지기 虛實을 알아서 注意하여 씀이 可하다. 間使는 支溝中을 마땅히 透하니 大狂은 七壯이니 聖人이 合하여 다스리고 매일같이 連달아 發하기를 쉬지 않음은 金門에 七分깊이로 刺하니라. 瘧疾에 三日에 한번씩 發하여 先寒後熱은 다른 말이 없으니 寒多熱少는 復溜를 취하고 熱多寒少는 間使를 쓰라. 혹은 患이 傷寒熱을 거두지 못하여 牙關風이 막히니 藥을 쓰기 어렵게 하고 項强은 도리어 張하여 목을 돌리지 못하는 데는 金鍼으로 주의하여 列缺에 求하라. 傷寒으로 四肢의 厥이 厥冷하거던 脉의 氣를 자주 자세하게 살펴라. 神奇스러운 妙穴이 정말로 둘 있으니 復溜半寸順骨行이라. 四肢로 돌고 도는 浮한 脉氣는 모름지기 陰陽의 倒煥을 밝게 求하라. 寒하면 모름지기 絕骨에 補함이 이것이요 熱하면 絕骨에 瀉하니 근심이 없어지며 脉이 浮洪할 것 같으면 마땅히 瀉하여 解하고 沉細할 때는 補하니 쉽게 낫으리라. 口噤으로 눈이 붙어서 약을 내리지 못하는데는 合谷에 한번 침하니 그 효력이 神奇하고, 여우에 惑한 傷寒으로 입에 가득한 瘡은 모름지기 黃連犀角源으로 下하라. 蟲이 臟腑에 있어서 肌肉을 파먹는데는 모름지기 神鍼을 地倉에 刺함을 要하니라. 傷寒에 腹痛은 蟲이 먹을 것을 찾으니 회충을 吐하게 하는데는 烏梅가 難攻을 可하게 하니라 十日깨나 아니면 九日만에는 반드시 죽기가 定해져 있으니 中脘을 돌고 돌아 胃氣가 通하니라. 傷寒에

痞氣가 가슴속을 結하여 양쪽 눈이 昏黃하며 땀을 흘리지 못함은 湧泉穴을 三分쯤 刺하여 빨리 몸을 돌게하니 땀이 제절로 통하게 하라. 傷寒에 痞結이 옆구리에 쌓인 것은 期門을 刺함이 마땅하며 汗이던 汗이 아니든 合谷을 瀉함이 마땅하고, 自汗과 發黃은 復溜에 의지하라. 飛虎一穴은 痞氣를 통하여 風을 물리치고 氣를 시켜 당기게하니 安寧이라. 剛하고 柔한 二痓는 가장 베풀기를 어긋치니 口噤으로 眼合하고 얼굴이 물거짐은 熱血이 心肺腑로 흘러 든것이니 모름지기 金鍼으로 少商을 刺하라. 中滿을 어떤 原因으로 病을 얻은 것이며 또 어떻게 除去하는고 陰包에 刺할것 같으면 효력이 神과 같으니라. 老幼를 不論하고 법에 依하여 쓰면 모름지기 患한 것을 가르치니 쉽게 몸을 들어 움직이니라. 打撲傷으로 損하여 破傷風이 된 것은 痛한 곳에 먼저 침으로 攻하고 뒤에 承山을 向해 효력을 새우게하니 甄椎의 無窮한 뜻이 밑에 머물으니라. 腰腿疼痛이 十年이나 된것을 침에 應하게 쉽게 깨어나지 않아 大都에 氣를 당겨 根本을 探하니 服藥하는 方을 물어 많은 돈을 消費하였나니라. 脚膝에 오래된 痛이 그치지 않음은 안밖의 복사뼈邊서 뜻을 求하여 써라. 穴의 이름은 崑崙과 呂細이니 때에 應하여 消散하면 즉시에 낫으니라. 風痺痿厥은 어떻게 다스리오, 大杼와 曲泉이 참으로 妙하니라. 양쪽 다리와 양 옆구리가 가득하여 펴기 어려움은 飛虎神灸七分到니라. 허리가 굳은 것은 어떻게 病根을 제거하리오 神妙한 委中이 효력을 보이리라.

回陽九鍼歌

瘂門勞宮三陰交오 湧泉太谿中脘按이라. 環跳三里合谷幷하니 이것이 回陽九鍼穴이라.

鍼內障秘歌 楊繼州著

內障의 由來는 十八가지이니 精醫와 明哲은 정신을 차려서 보아라. 하나 하나의 形狀을 分明히 알면 손으로 行한 침이 스스로 下하여 入玄이라. 달리 冷하고, 熱하고, 虛하고, 實한 것을 合쳐 살피고, 놀래거던 먼저 鎭心丸을 먹어라. 弱翳細鍼粗撥老니 침의 모양이 똑같지를 않으니라. 병으로 虛한데 새로 작은 병이 들어 懷姙한 달은 침한 뒤에 應함을 알면 장차 숨쉬기가 어려우니라. 비 오지 않고 바람 불지 않은 좋은 날에 침 앞에 三日을 淸齊하여 定志하여 安心시켜 眞氣를 가지게 하고 연분이 두터운 사람에게 念佛을 시켜 잡스럽게 떠들지 말게 하라. 患者는 明盤을 향하여 무릎을 꿇어 앉게 하고 의사는 온전히 조용한 마음을 가지기를 要하니라. 피가 보여도 놀래지 말고 모름지기 손으로 머물게 하고, 封한 속을 옛같이 빈번히 보지 말게 하라. 만약에 그런 것이 頭痛으로 참기 어렵거던 熱한 茶로 和服하고 草烏煙하라. 七日만에 封한 것을 푼이 바야흐로 물건이 보이고 꽃에 물이 생겨 움직여도 말을 하지 않게 하라. 눈동자는 동그랗게 돌아오고 굳은 心服이 헐어지면 百日에는 어름이 녹아 九淵이 맑으리라.

鍼內障要歌

內障에 金鍼을 써서 침이 끝났을 때는 의사는 法이 要하는 데로 精微하게 다스려라. 綿에 검은 콩을 싸서 공같이 하여 눈 위를 편안하게 천천히 밀치면서 다리게 하라. 머리의 周邊은 벼개로 진정하니 잠시 편안하고, 三朝를 누워서 쳐다보드라도 늦다고 싫어하지마라. 封한 뒤에 혹시 작은 痛함이 있거던 腦에 風이 動하여도 여우에 속지 말고 或은 침을 하고 或은 熨를 前法에 依하되 痛이 거듭 심하면 장차 火熨가 마땅이라. 소금과 白梅를 먹음으니 咽吐가 그치고 大小便도 起動하여 扶持하여 주니라. 높은 소리로 떠들면서 私人을 불으려 하면 놀라서 눈동자가 굴러서 白雪이 펄펄 나는 것이 보니라. 三七을 기다리지 않고 湯에 얼굴을 씻으니 鍼자국에 濕着하여 微微하게 痛하니라. 다섯가지 매운 것과 酒麵는 周年에는 삼가 함이요, 집을 나가 堂에 울음에 천천히 거름을 옮기니라. 두 눈동자가 밝고 밝아 건강하고 편안한 날에 狂한 客이 성을 내기에 나는 聖機를 發泄하니라.

補瀉雪心歌 聚 英

鍼을 行함에 補瀉는 寒熱을 나누니 寒은 瀉하고 熱은 補하니 모름지기 분명하게 구별하라. 손가락을 밖을 向하여 뽑으니 瀉하는 方向이요, 손가락을 안으로 向하여 뽑으니 補하는 秘訣이라 左를 瀉함은 마땅히 大指앞이요, 右를 瀉함은 大指로 마땅히 뒤로 끌어 잡아 당기니라. 左를 補함은 次指를 앞으로 向하에 밀치게 하고 右를 補함은 大指로 위로가게 끌에 잡아 당기니라 어떻게 補瀉에는 소가지가 있는고, 대개 이것은 經을 兩邊이 發하는 것이라 補瀉는 또 알기를 要함은 迎隨이니 隨하면 補하게 되고 迎하면 瀉하게 되니라. 古人은 補瀉를 左右로 나누고 今人은 이에 男女로 나누니라 男女經脉은 一가지로 생겨서 밤낮으로 들고 돌아 잠시도 쉬는 것이 없느니라. 兩手陽經은 위로 머리에 從하고, 陰經은 가슴과 손발까락에 그치니라 兩足陽經은 頭에서 足으로 走하고, 陰經은 위로 腹中에 走하여 맺음이라. 隨하면 鍼頭는 隨經하여 行함이요, 迎하면 鍼頭는 迎經하여 奪함이라. 다시 補瀉에는 一定한 呼吸이 있으니 吸은 瀉이고 呼은 補이니 참으로 뛰어나게 神奇스러움이라. 補하면 숨을 내어 쉬어 入鍼하여 무리치고 鍼에는 囙聲으로 三飛法을 利用하여 氣는 出鍼에 이르려 吸한 氣가 들어가고, 疾이 一退하거던 급히 穴을 문지르게 하라. 瀉하면 吸氣에 바야흐로 入鍼하고 囙聲이 祖氣를 온몸에 通達하여 氣는 出鍼에 이르러 呼氣가 나오고 천천히 三번을 물러서서 열린 穴을 손으로 눌르니라. 이 歌訣은 梓桑君에게 나왔으니 이제 나는 그대의 이미 씻은 마음을 받으이라. 바로 이것이 補瀉의 妙한 가운데도 妙한 것이니 사람들 앞에서며 輕易하게 설명하지 말게 하라.

行鍼總要歌

黃帝의 金鍼法이 가장 神奇하니 短長肥瘦는 臨할 때가 있느니라. 다만 장차 다른 손의 橫紋處에 分寸을 찾아 구하여 조심하게 쓰라. 몸과 心胸이 或

은 짧고 혹은 긴 것이나 穴을 求하여 紋을 보면 돌아가는 理致가 있으니 醫工은 이 이치를 알뜰하게 상세히 가릴 것이라. 穴을 定하여 鍼을 行함에 모름지기 자세히 알아야 하니 瘦肥短小가 어찌 무리가 같을까. 肥人은 침을 三分半을 入하고 瘦体에는 二分을 씀이 마땅하니라. 肥하지 않든 瘦하지 않든 서로 같지는 않으니 이와 같은 사람은 다만 着中이라. 단지 二三分 속을 취하는 것이니 씀에 있어 잃는 것은 없으니 또 功을 거우니라. 크게 굶주리고 크게 飽食에 마땅히 忌를 避하고 大風과 大雨는 또한 모름지기 容納이라 飢에는 榮氣가 傷하고 飽에는 腑가 傷하니 다시 사람의 정신은 모두 避하게 하니라. 妙한 鍼의 방법은 以上에도 드물어서 多少의 醫工들은 알지 못하니라. 사람 몸의 마디 마디가 모두 穴이니 다만 筋骨을 열드라도 孤疑하지는 말아라. 筋이 있고 骨이 있는 곁에는 침은 제외하고 骨이 없고 筋이 없는 곳에는 모름지기 透하니라. 병을 보고 鍼을 行함에 모름지기 仔細히 하여 반드시 昇降과 闔開할 때를 분명히 하라. 五臟에 邪가 들어오면 빨리 끊을 것이고 六脈에 祟侵이면 물결에 翻飛하라. 까마귀 떼들이 禳禳하여 空中에 떨어지니 고요한 뜻이 寞寞하니 機가 發하여 이러나니라. 補를 먼저함은 眞陽이니 元氣가 넉넉함이고 다음 瀉하나 邪가 남았거던 九번을 뽑어라. 同身에 逐穴은 노래속에서 取하면 빠른 방법을 밝히고 지름길이니 迷惑하지 않으니라. 百會는 三陽의 이마의 한가운데이고, 五會는 天滿하니 이름이 서로 같으니라. 앞 이마의 上寸을 五取하면 百病은 能히 물리치고 中風을 다스리니라. 灸한 뒤에 大躁가 두 눈을 衝하면 四畔을 刺하니 血이 마땅히 通하니라. 새암은 씻는데 要하나 원래는 鍼穴이니 침은 刺함이 없으니 灸할것 같으면 功이 있느니라. 前項의 寸五인 三陽앞에는 甄權이 曾云이니 一寸이라고 말하였니라. 稜鍼으로 出血하면 頭風이 낫으니 鹽油로 뿌리를 문질러 훔치니 病은 자연히 낫느니라. 顖會와 頂前 寸五 깊은 곳은 八歲 어린이에는 鍼하여서 아니되고, 顖門이 未合한데는 灸가 감당하니 두가지를 銘心하여 둘 것이니라. 土星會앞 一寸이 짐작이고 神庭은 上星前의 髮際에 찾으리라. 모든 風은 神庭에 灸함이 가장 妙하니 庭星에는 灸는 마땅하나 鍼은 마땅하지 않으니라. 印堂穴은 양쪽 眉攢에 나란히 있고 본래는 髎面의 바른

鼻柱의 끝쪽이라. 動脉中에는 灸는 禁하기로 定해졌으니 만약에 그렇게 하면 이 穴의 鼻骱이 瘦할 것이라. 水溝는 코밑의 人中이라 하고 兌端은 입을 벌린 上脣宮이라. 斷交는 二齦의 중간을 取하고 承漿은 下脣의 宛한 속이라 炷艾를 半으로 나누어 걸어 두었다가 水漿에 灸하니 크면 陽明脉에 오르지 못하니라 廉泉의 宛上은 結喉를 定하니 一名은 舌本이므로 重樓를 새워라. 周身하는 빠른 방법을 모름지기 記憶하여 두면 다음날 뛰어난 이름이 널리 퍼지리라.

行鍼指要歌

혹 風에 鍼하는데는 먼저 風府와 百會를 向하고, 혹은 鍼水엔 水分결에 배꼽 上邊을 취하고, 혹은 鍼結에는 鍼을 大腸泄水穴에 붙이고, 혹은 鍼勞에는 모름지기 膏肓과 百勞를 向하고, 혹은 鍼虛에는 氣海 丹田 委中이 神奇하고, 혹은 鍼氣에는 膻中一穴을 分明하게 記憶하고, 혹은 鍼嗽에는 肺兪, 風門에 灸하고, 혹은 鍼痰에는 먼저 中脘과 三里사이에 鍼하고, 혹은 鍼吐에는 氣海 中脘 膻中를 補하니 翻胃와 吐食을 一般으로 다스리기를 鍼속에 妙함이 있음을 少人도 알고 있느니라.

刺法啓玄歌

十二陰陽의 氣血은 凝滯全憑鍼焫이라. 상세히 十干五行을 推하고 삼가하여 四時로 八節을 더듬어라. 出入에 要知는 先後이고 開闔는 母와 망녕스럽게 헤어지기를 삼가하라. 左手로는 穴을 分明하게 더듬고, 右手로는 鍼을 親切하게 가져라. 榮을 刺하여 衛氣에 傷함이 없게하고 衛에 刺하여 榮血에 傷함이 없게 하라. 循捫引導之因이오, 呼吸으로 寒熱을 調和하라. 補하려면 出鍼을 慢慢히하고, 瀉하려면 천천히 穴을 닫아라. 素問辨經은 主微함을 發明하고, 黃帝와 岐伯의 秘訣을 울얼음이라. 勞心 勞力을 잘할것 같으면 반드시 더욱더 明哲할 것이라. 비유컨데 閉戶하여 造車하는것 같이 하여 端

正하게 出門하여야 合轍이라. 혹 志士를 만나 細密하게 推한다 하드라도 이 것이 아닌 소리를 안다고 說明하지 말라. 箇中에 規模를 물리쳐 버리면 이 것은 마땅히 醫中의 俊傑이니라.

鍼法歌

먼저 鍼法을 쉽게 說明한다면 입속에 鍼을 먹음이 따뜻하게 함이라. 按揉는 氣로 하여금 헐입이오, 搯穴은 故教深이라. 穴上에 편안히 持鍼하고 달리 기침소리를 한번하여 기침을 따라 天部로 돌아가고 停鍼再至人하였다가 再停歸地部하여 氣候를 기다려 鍼沉이라. 氣가 왔어 닿지 않을것 같으면 그 經의 指甲을 切하고 다음 病을 向해 提鍼하여 鍼退天地人하라.

補는 반드시 經을 따라 刺하니 他로 하여금 빈번히 吹氣하고 吹氣를 따라 隨左轉하여 마침내 天地人에 돌아갔어는 鍼을 오래 머물러 氣를 기다리고 三彈을 하고 다시 熨溫하였다가 吸氣에 出鍼하고, 急히 그 穴을 닫음이오, 瀉하려면 經을 맞아 取하니 吸하면 그 속에 鍼하고, 吸할때 모름지기 右轉하여 차례에 依하여 進天人하여서는 轉鍼에 다서 吸하고, 法에 依하여 停鍼을 要하였다가 口氣를 吹하여 出鍼하고 그 門을 크게 搖動하라.

策

楊承學試卷

묻기로 사람의 一身이 天地와 같아서 天地의 氣는 恒常 順하지 못하니 반드시 範圍의 功에 期待하고 人身의 氣도 항상 順하지 못하니 반드시 調攝하는 제주에 期待하라. 그러므로 그것이 병이 된 것은 같지 않는 것이 있으니 그를 다스리는 것도 또한 똑 같은 방법으로 받아 들이지 않음으로 藥과 더부러 鍼灸는 한가지라도 뺄 수 없는 것이다. 그러나 鍼灸의 제주를 옛날의 專問家는 여러가지 方書속에 있는것에 굳혀서 素問의 鍼灸圖, 千金方, 外台秘要같은 것과 함께 모든 補瀉하는 方法이 世上에 傳해 온 것을 나타낸 것이니 그것은 果然 무엇이 原因이 된 것인지 또한 得失과 去함이 없이 그 間

을 取하였으랴. 모든 學生은 이것은 名家의 것이므로 請하건데 상세한 대답을 바라니라.

對答하기를 「天地의 道는 陰陽 뿐이니 무릇 사람의 몸도 또한 陰陽 뿐이니라. 陰陽이란 것은 造化의 으뜸이고 人類의 根柢니라 오직 陰陽이 그 이치를 얻으면 氣는 和하게 되니 氣가 和하면 모양 또한 和하게 되는 것이고 그것을 떨칠것 같아도 되돌아 오면 贊助하는 調攝의 功을 스스로 받아 들이지 않는 것이라 아니면 造化가 있음에 天地에 마음을 새우지 못하나니 化工이 이것으로 숨을 쉬게하고 모든 사람에 백성은 살아도 목숨을 보존하지는 못할 것이니 어찌 臻壽를 無疆하게 쉴것을 생각할 것인가, 이는 眞實로 化育의 一端을 밝힌 것이라 어찌 醫家로 흘러온 것이 적을 것인가, 어리석으나 일찍이 보건데 周易에 말하기를 「크도다 乾元이여 萬物이 資始하고, 이루어졌으리라. 坤元이여 萬物이 資生이라」하니 이는 一元한 氣가 天地의 向을 流行하여 한번 닫고 한번 열어 往來가 窮하지 않아서 陰陽이 行하게 되고 五行을 펴게하며 四時를 흘으게 하니 萬物이 이로 말미암아 化生하니 이러면 天地는 顯仁을 藏하여 항상 쓰게 하는 것이라 진실로 떳떳함은 없어도 贊助는 되는 것이로되 그러나 陰陽의 조화를 배풀매 能하지를 못하니 허물이 없으나 雨暘寒暑가 能하지 못할 때 같으면 範圍의 功을 聖人에게 期待하지 못할 것이다. 그러므로 周易에 「王后가 생각하여 天地의 道를 裁成하며 天地가 서로 도움이 마땅하여 左右로 백성을 거늘이니라」 하니 이것은 사람의 夭死를 없게 하는 바이며 病에 걸려 물건이 없어도 이것으로써 生命을 救하는 功은 견우리라. 그러하나 우리들 사람이 이 天地의 이치를 같이 얻어서 다스리게 하고, 天地의 氣를 같이 얻어서 이것이 氣가 되면 그 元氣는 一身의 間을 流行함이 一元의 氣에 틀림이 없이 天地의 間으로 流行하나 무릇 어찌 喜勞哀樂과 嗜慾을 생각하는 마음 속에 흘으고 寒暑風雨와 溫凉燥濕이 밖에서 侵入하여 여기에 腠理하는 것에 疾이 있으며, 血脉이란 것에 疾이 있는 것도 있으며 腸胃라는 것에 病이 있는 것도 있다. 그래서 疾이 腸胃에 있음엔 藥餌가 아니면 능히 救하지를 못하고 疾이 血脉에 있음에는 침을 利하지 않으면 능히 미치지 못함이오, 疾이 腠理에 있으면 熨焫이 아니면 능히 達하지 못하니 이 鍼 灸 藥이라는 것은 醫家에 한가지라도 빼지 못하는 것인만큼 무릇 어찌 諸家의 기술이 오직 약만 쓰고 鍼과 灸는 함께 버리니 이것은 무엇으로 그 元氣를 保存하여 聖人이 백성의 목숨을 건우게 하는 어진 마음이 될까, 그러나 이 침과 더부러 灸는 또한 易의 말은 아니니라. 孟子가 말하기를 「離婁의 賢明으로도 法規가 아니면 모가 둥글게 이루기에는 不能이오, 師曠의 聰明으로도 六律이 아니면 五音을 바로 하기는 不能일 것이라」고 하시니 옛날의 方書같은데는 오로지 離婁의 規矩이고 師曠六律이니 그러므로 그의 원칙을 거슬리지 않아 얻음은 없어도 古人이 새운 法인 것임을 뜻하나니 그 흘음이 窮理하지 않으면 무엇으로 後世에 變하여지는 法의 폐단을 막으리오. 이제 옛날의 方書로 말을 한다면 素門離經이 있으며, 靈樞銅人圖가 있으며 千金方이 있으며 外臺秘要가 있으며 金蘭循經이 있으며 또한 鍼灸雜集이 있느니라. 그러나 靈樞圖는 그 議가 크게 번잡하고 金蘭循經에는 그것이 혹 크게 簡略하기에 의심스러웁고 千金方은 혹 그것은 傷寒의 數를 다하지 않은 것이 흉이 되고 外台秘要는 혹 그의 議가 醫하기에 精하고, 鍼灸雜集은 혹 其의 論함이 鍼灸의 妙가 未盡하니라. 말을 遡及하면 오직 素難이 가장 重要스러우니 대개 素難이라는 것은 醫家의 鼻祖이며, 濟生하는 心法이라 垂範이 되니 萬世에 폐해가 없는 것이니 무릇 기왕 素難으로 말미아마서 그의 源泉을 遡及하고 또 諸家로 말미아마서 그 流를 窮理하고 脉絡을 探하며, 榮衛를 찾아 表裏를 診療하여 虛하면 補하고 實하면 瀉하게 하며 熱하면 凉하게 하고 寒하면 溫하게 하며 혹은 그 氣血을 통하게 하고 혹은 그 眞元을 維하며 律로서 天時면 春夏에는 얕게 刺하고 秋多에는 깊게 刺하고 물과 흙이 휩쓸면 高原은 濕하게되고 熱하는 곳은 風凉하고 모든 사람을 取하는데는 肥하면 깊게 刺하고 파리하면 얕게 刺하고 또 이것에 由하여 動搖, 追退, 搓彈, 攝按하는 방법을 배풀게 하고 이것으로써 喜, 怒, 憂, 懼, 思, 勞, 醉의 忌함을 表示하며, 이것으로써 井, 榮, 俞, 經, 合의 源을 窮하고, 이것으로써 主客, 標本의 道와 迎隨開闔의 機를 연구하여야 그런 뒤에 陰陽이 和하고 五氣가 順하며 榮衛는 堅固하고 脉絡이 綏하여 腠理, 血脉, 四體, 百骸에 한 氣가 流行하면 壅滯 痿痺의 患

이 없어질 것이니 聖人의 裁成輔相과 一元의 氣가 天地의 間을 周流함이 같지 않으랴. 先儒가 말하기를 「나의 마음이 바르면 天地의 마음도 또한 바르고 나의 氣가 順하면 天地의 氣도 또한 順하다」하니 이는 진실로 贊化育의 功이 極함이라 어리석지만은 醫者에게 灸刺에 대하여 또한 말한 것이라.

묻기를 灸穴은 모름지기 經을 더듬어 取穴이면 其氣가 쉽게 連하여 그 병이 쉽게 제거되나 그러나 사람의 몸에 三百六十五絡이 모두 머리로 도라오니 머리에 灸를 많이 할것인가 灸해도 좋으나 간혹 不發하는 것이 있으니 무슨 방법을 써야 마땅히 發할 것인가.

일찌기 穴은 사람의 몸에 있으니 이름이 같지 않은 것이 있고 灸도 우리들에게 있음에 하나로 모이게 하는 것이 있으니 모든 그 이름을 알지 못하면 곧 昏하여져서 그르치고 배풀수가 없어서 그것이 周身하는 이치도 얻을 수 없고 그 會를 보지 않으면 곧 散漫靡要라. 무엇으로서 그 原을 貫通하여 達하리오. 그러므로 至란것은 盡하는 바로서 몸 둘레의 穴이니 진실로 크게 繁雜하여도 잃지 않고, 會라는 것은 貫하는 바로서 몸둘레의 穴이니 또한 크게 簡單하여도 잃지 않는다. 사람이 이것을 안다면 바로 執簡하여 繁雜한 것을 거닐고, 會를 觀하여 필요한 것을 얻으니 經을 더듬어서 病을 다스린 나머지에는 무슨 病이 낫지 않은 것은 오히려 仁壽斯民이 不足한 것일까. 策을 發하여 穴을 求하는 일은 經을 더듬는데 있고 首陽에는 많이 灸하지 않은 것과 灸를 發하게 하는 기술로써 下詢承學하니 연구하는 精誠은 病하는 백성의 마음이라 비록 不敏하여 어리석으나 敢히 들은바에 대하여지어 모우지 못하리오. 일찌기 우리들의 一身의 氣가 百骸의 사이로 周流하여 統轄하면 그 宗이 더욱 化工하는 一元의 氣가 있어 乾坤의 속에 磅礴하여 모이면 그것은 重要한 것이 있다. 그러므로 하늘을 우러러 보면 星辰의 奠麗가 얼마인지는 알수 없으나 그의 重要한 것을 취하면 오직 七宿으로 經을 하고 二十四曜로 緯를 하고 땅에 俯察하면 그것은 山川이 고개로 흩으니 그것이 얼마인지 알지 못하나 그것은 五嶽의 宗을 求하게 되고 四瀆을 委任하니 其他는 모두 버려도 求하니 天과 地도 또한 그런데 하물며 사람의 一身은 속의 五臟六腑와 밖의 四體百形이 속과 겉이 서로 應하며, 脈과 絡이 서로 通하여 그것이 生息하는 바로서 窮하지 않아 天地와 모양이 같은 것이라 그 사이에 綱維를 統紀하는 바가 없으니 편안할수가 있을까. 그러므로 三百六十絡은 말로서는 번거로우니 필요하지 않고, 十二經穴은 그것이야말로 法이나 會하지 않으니 모두 會하면 직 人身의 氣는 陰陽이 있어 陰陽에 運하는 것은 經絡에 있으니 그것이 經을 돌고 있으므로 더듬으면 氣는 屬한데를 連하니 不正한 穴이 없고 疾은 제거하지 못하는 것이 없어서 비유하기를 疱丁이 解牛를 만나면 그것을 奏한 것이고, 지나가면 거짓이라 斤斷之勞로도 틈이 없어 밥먹는 사이에 소가 없어졌으니 어쩐 일이오. 그는 진실로 그것이 필요하였을 것이라 그러므로 그 필요함을 얻지 않으면 비록 많은 穴을 취하나 또는 救하는 사람은 없을 것이지만 진실로 그 必要한 것을 얻으면 비록 會通을 간단하드라도 또한 成功을 만족할수 있으니 오직 잘 灸하는 者의 뜻을 加할 뿐이다. 지금 본다면 風에는 모든 風池 百會를 取하여 灸하고, 勞를 灸할것 같으면 膏肓과 百勞를 취하고, 배속의 病을 제거하려면 三里를 灸하고, 氣를 灸하는데는 氣海를 취하고, 水를 灸하는데는 모든 水分을 취하고, 頭目의 病을 다스리려면 合谷을 灸하고, 腰腿를 낫게 하려면 環跳와 風市를 취하고, 손과 팔둑의 病을 건지려면 肩髃와 曲池를 取한다. 其他의 病은 사람에 따라 다르고, 異常한 疾을 다스리는데는 心이 얻으므로서 손에 應하는 것이니 昭然하지 않은 것이 없고 經臟에 얻을수 있으면 良醫이고, 잃으면 粗工이니 대개 모두 이것으로 판단하며 머리에 이르러서는 모든 陽은 모이고 百脉의 宗이 되니 사람이 病을 받게 되는 病이 오로지 많아 내가 배푸는 灸도 마땅히 다르다. 만약에 그 機를 살피지 못하고 많이 灸하면 그것은 잘 免하나 대개 頭目이 旋眩하여 밝게 보지 못하는 허물이 돌아올 것이며, 그 地方을 살피지 못하고 併灸하면 그것은 잘 免하나 대개 氣血이 滯絕하고, 肌肉이 單薄할 것이니 꺼려야 한다. 이것은 百脉이 모두 頭로 돌아가니 머리는 많이 灸함은 옳지 않고 더군다나 經을 더듬어 穴을 取하는 것은 當面된 硏究의 中心이며 만약에 灸를 하는데 필려고 하는데 혹은 빨리 피는 것도 있고 늦게 피는 것도 있음은 비록 사람의 强弱이 같지 않은데도 關係가 있겠으나 우리가 다스린바의 것은 하지 않은 것이 좋지 않을까. 東

垣이 觀한 것에는 「三里에 七壯을 灸하여 피지를 않아 다시 五壯을 灸하면 곧 핀다」하고, 秋夫는 「中脘에 九壯을 灸하여 不發하니 露水로 담그며 신을 熱로 慰하고 赤葱로서 구우면 바로 不發할 이유가 萬無하다하니 이것은 圖經玉樞諸書에 대개 班班히 갖추어져 실린 것이 보이니 硏究하면 알것이다. 나는 經을 잘 더듬어 그 原因을 求하고 또 多方으로 그것이 發하게 되면 자연히 患은 없으나 氣가 連結하지 못함과 疾을 다스리지 못하니 灼艾의 이치에 半이 지나친 것이다. 어리석음을 무릅쓰고 또 할 말이 있으니 經을 더듬은 것은 法이니 所以 神明이란 것은 心이다. 蘇子가 말하기를 「어떤 사람이 음식과 起居는 보통사람과는 다름은 없으나 얼굴이 해쑥하여 즐거워하지 않음을 그의 고통스러움을 물으면 또한 스스로 말을 하지 않을 것이니 이것은 떳떳한 醫者의 所謂가 만족스러운 생각이 없이 扁鵲倉公을 바라던 바로 놀란 것이라 하니 驚을 입은 것은 무엇인가. 病에는 顯情은 없으나 心에는 말하지 않아도 아는것이 있으니 보통사람이 아닌 사람의 참된 생각을 능히 測量한 것이라 오늘날의 사람들이 함부로 말하기를 「나는 經을 잘 더듬고, 나는 穴을 잘 取한다」고 하고 마음에 아니 求하면 비유컨데 모든 조각배가 칼을 求하는 것이고 膠柱는 鼓琵이라 그것을 다스리는 사람이 잘 다스리지 못하는 것을 나는 보기가 드물도다. 그러니 잘 灸하는 者는 어떻게 하는가, 虛한 이 마음으로 靜衰하며 運하는 이 마음으로 觀度하고 旁求博采하여 이 마음을 擴大하여 내 마음으로 하여금 造化와 함께 隱顯한 病에 相通하니 昭然하게 도는 情이 없어서 즉 이로 말미암아 開闔하는 孔穴을 求하고, 이로 말미암아 빠르고 더딘 氣候를 살피며, 이로 말미암아 呼吸과 補瀉를 마땅히 분명하게 하며, 이로 말미암아 迎隨하여 出入하는 機틀에 達하며, 이로 말미아마 衛를 從하여 취한 氣와 榮을 從하여 置한 氣를 더욱 많이 酌하면 멀지 않아 손을 從하고 心을 應하여 魚兎는 얻었으나 그물을 잊지 않을까, 이것은 또 黃岐의 秘術이 所謂 百尺이 되는 竿頭에 한거름 나아간 것이니 답답하도다. 執事는 어떻게 하고 있는가.

묻기로 九鍼의 法은 岐伯에서 시작하였으니 그 數는 반드시 취하고 있지마는 灸法만은 數가 없고 이에 穴을 定하기에 이르기를 均一하게 삼가하여 살필 것이나 그야말로 奇穴은 모두는 不可하고 알지 못하니 試言하여 術業을 연구하는데 專工하라.

일찌기 일컫기를 鍼灸가 疾을 다스리는 方法은 여러가지가 있으나 오직 數法이 原則에 精한것 곧 先聖의 心을 엿볼수 있는 것이라야 滿足하고 聖人이 定한 穴에도 奇穴이 있고 正穴이 있지마는 오직 奇正의 밖에 通한 것이라야 곧 世上을 救하는 神으로서 足하다 함은 무엇인가. 法이라는 것은 鍼灸를 이르켜 새운 規定이고, 數라는 것은 그 法을 다스려서 窮하지 않게 運用하는 것이고, 穴이란 것은 鍼灸를 定하는 곳의 方向이고, 奇라는 것은 나래를 바르게 하여 旁을 不測하고 通하는 것이니 數法이 聖人에 肇하나 精蘊이 잠시 머무른 것이고, 定穴이 대개는 奇正를 兼하니 더욱 智巧가 있는 것이라 營業으로 하는 醫者가 果然 法으로 因한 그 數를 詳細히 하고 正으로 緣한 그 奇를 通하여 聖人에게 心學하는 要旨의 數法이 奇正의 中에 默蘊한 것이니 모두 精神이 밝지를 못할것 같으면 무슨 技術로 不精스러움이 있다며 康濟斯民에 不足한 것을 崇尙하리.

執事가 鍼灸의 數法奇穴로서 策을 發하니 不詢承學은 術業을 專工한 것으로서 諸生의 所望을 다하였으니 어찌 그 사람을 어리석다고 할 수 있을까. 비록 그러나 一介의 신비가 진실로 만물을 사랑하는데 마음이 存在하면 사람에 반드시 救하는 바가 있으니 어리석은 나는 오로지 醫業者의 工은 아니지만 萬物을 救하는 一念된 마음은 특별히 삼가하고 삼가하지 않으리오. 하물며

分明한 질문에 敢히 한마디 대답도 없으리오 대개 鍼灸의 法은 果然 어디를 살피게 하는가. 粤稽한 옛날 백성들은 未散하여 太朴하고 질편하지 않아 元來가 두터워 草木과 같이 무성하며 鹿豕와 함께 抔抔하여 바야흐로 두텁고 엄숙한 하늘에 相忘하였던 것이니, 어찌 疾이 있으며 또 어찌 鍼灸의 배풂음이 있으리오. 사람은 不古에 漸流하여 질박한 것을 헐히고 두터운 것을 진편하게 하여 속은 七情이 動하여 傷하고, 밖은 六氣가 侵入한 것을 느껴서 모든 疾이 이것을 서로서로 交作하니 岐伯氏는 근심을 하여 여기에 그 虛實을 量하고, 그 寒과 溫을 보아서 그것으로 補瀉를 參酌하여 鍼刺의 法을 制

定하고 繼續하여 灸火의 方法을 考察하고 定穴에 이르면 바로 正穴의 밖에 또 奇穴을 더하는 것이니 이것을 粉雜하게 하기 爲한 까닭은 아니다. 백성이 받는 疾이 같지 않으므로 病을 고치기 爲하여 배푸는 技術도 혹 다르니, 이미 얻은 것이 아니고 勢이다. 勢가 달리는 곳은 비록 聖人이라도 또한 하는 수가 없는 것이다. 「그러나 固有의 鍼法은 數를 반드시 九에 取하는 것은 무엇 때문이오」 대개 天地의 數는 陽을 主로 살고, 陰은 主로 죽는다하니 九를 老陽의 數로 하면 사람이 살기를 期할수가 있고 殺人에 이르지 않을 것이니 진실로 聖人이 取한 數의 뜻이라 이제 九鍼을 말한다면 躁熱이 頭身에 侵入하면 즉 天의 法에 의하여 鑱鍼으로 하니 머리는 크고 끝은 날카로우며, 氣가 肉의 分에 차면 즉 地의 法에 의하여 圓鍼으로 하니 몸은 둥글고, 끝은 칼날같이 한다. 鋒이 黍米같이 날까로운 것은 鍉鍼이라 하니 主로 脉을 놀려 氣를 취하며 人의 法에 따르고, 刃이 三隅의 象이 있는 것은 鋒鍼이라 하며 主로 癰血을 끌어 瀉하니 法은 四時에 따른다. 鈹鍼은 法은 音이고 끝이 칼날같은 것은 癰膿을 破하는 바가 아니며, 利鍼은 法은 律이고 毫毛같이 가지가 난것은 陰陽을 課하는 바가 아니며 法은 星을 따르면 毫鍼이니 뾰족하기를 蚊虻같이 하여 經絡을 和하게 하여 모든 疾病을 물리치고, 法이 風이면 長鍼으로 하니 形體가 鋒利하여 邪가 깊은 것을 除去하여 痺痿를 치료한다. 燔鍼을 구워 刺하기에 이르르면 그 날카로움이 挺같아 主로 大氣가 關節로 나오지 못하는 것을 取하기에 要는 또한 野에 法을 취한 뿐이니 그야말로 九鍼의 數는 그런 것을 參考한 것이 아닐까. 그러나 灸 또한 法이 있을터인데 獨히 그 數가 詳細하지 않는 것은 무엇인가. 대개 사람의 肌膚가 두텁고 엷은 것이 있고 깊고 얕은것이 있어서 火를 대개는 배풀기가 不可하니 즉 隨時로 變化하며 이루어진 數에 막히지 않는 것이니 진실로 聖人의 뜻은 사람의 바라던 마음이다. 이제 灸法을 말한다면 小商은 手太陰에 있으니 灸를 지나치게 많이 하는 것은 좋지 못하다. 많이 灸하면 肌肉을 單薄하게 하는 꺼리낌이 있고, 章門은 足厥陰經에 있으니 灸는 미치지 않으므로 不可하니 미치지 않으면 氣血의 壅滯를 免하지 못할 嫌이 있다. 任脉의 承漿과 督脉의 脊中과 手의 小衝과 足의 湧泉은 이것이 모두 小商과 같은 緣由

이라 지나치게 많이 灸하면 傷한다. 脊背의 膏肓과 배의 中脘과 발의 三里와 손의 曲池는 이것이 모두 章門과 같은 緣由이므로 더욱 많이 灸하면 더욱 좋으니 그야말로 灸法의 數는 그것을 彷彿한 것이 아닐는지, 대개 鍼灸가 있으면 반드시 會數의 法이 온전히 있으며 數法이 있으면 반드시 所定의 穴이 있다. 奇穴인 것은 즉 正穴의 밖에 旁通하여 隨時로 症을 치료하는 것이니 그 數가 얼마인가. 나는 일찌기 圖經을 연구하여 그것이 七十九나 있는 것을 알았다. 鼻孔이면 迎香이 있고 鼻柱이면 鼻準이 있고 耳上이면 耳尖이 있고 舌下이면 金律과 玉液이 있고 眉間이면 魚腰가 있고 眉後이면 太陽이 있고, 手大指이면 骨空이 있고, 手中指면 中魁가 있고, 八邪와 八風의 穴과 十宣 五虎인 곳과 二白, 肘尖, 獨陰, 囊底, 鬼眼, 髖骨, 四縫, 中泉, 四關은 모두 奇穴이 있는 곳이다. 九鍼의 刺하는 바인 것은 이것에 刺하고 灸法을 배푸는 바인 것은 진실로 바로 이것을 삼가 살피면 症에 臨하여 穴을 定한 나머지에 각각 그에 맞는 것을 얻지 못함이 있을소냐. 비록 그러하나 이것은 모두 자국이며 奇正밖의 數法을 論한 것이 아니니 聖人의 情은 因數로 표시하고 非數인 것은 꺼리끼며, 法에 因한것은 나타내고, 非法인 것은 막히고, 定穴을 사용하여 垂敎하니 奇正이 神明을 다하는 바가 아니다 또한 그 사람에 따라 存할 뿐이라 그러므로 醫業을 잘 하는者가 진실로 그 數法의 原則에 잘 旁通하고 冥會하여 그 奇正이 으슥하면 때로 鍼으로서 可하면 鍼을 하고, 때로는 灸로서 可하면 灸를 하고, 때로는 補로서 可하면 補를 하고, 때로는 瀉가 可하면 瀉를 하며, 혹은 鍼灸를 함께 擧行함이 可하면 함께 擧行하고, 혹은 補瀉를 並行함이 可하면 並行하여 다스리는 방법은 사람에 因하니 數에 因하지 아니하며 變通은 症에 따를 것이고, 法에 따르지 않으며 穴을 定하는데는 心이 主이고 奇正은 묵은 자국이 主가 아니니 비유하자면 장수가 兵士를 이용하는데 運籌攻守와 坐作進退를 모두 마음과 정신을 하나 같이 運營하여야 한다. 대개 烏占, 雲禐, 金段, 六韜 등의 책에 갖추어 실은바의 大略의 方은 모두 꺼리지 않는 곳이 있어서 즉 兵士는 오직 움직이지 않드라도 움직이면 敵을 반드시 무찔을 것이며, 醫者가 오직 비록 배풀지 않드라도 배풀면 반드시 疾을 다스릴 것이니 이와 같으면 비톡 法이 없다 하드라도 할 수 있을 것이며 數가 없드라도 할 수 있을 것이다. 奇穴이 없고 正穴이 없드라도 또한 할 수 있을 것이니 不足함이 있으면 누가 天下의 神醫라 稱할 것인가. 통털어 이와 같으니 오직 執事는 나아가 배워라.」

묻기로 「病에는 먼저 寒하고 뒤에 熱하는 것이 있으며, 먼적 熱하고 뒤에 寒하는 것이 있다 하니 그렇다면 病은 정말로 같지 않는것이 있으니 鍼刺하는 방법도 그것이 또한 다르지 아니할까 請컨데 말로 試答하라.

대답하기를 「病은 모든 사람에게 있음에 寒熱의 先後가 특수한 것이 있고 다스리는 것은 우리들이 있음에 갈고 다른 것은 先後를 분별함에 있으니 대개 모든 寒熱의 先後를 연구하지 않으면 그것은 措處하는 대책이 없으니 잘못이다. 病이 무엇을 근원으로 얻은 것이며 同異한 後光을 알지 못하면 그것은 아득하여 필요함이 없으니 어찌 그 病의 原因에 맞게 다스리리오. 이 寒熱의 症이 先後를 얻은 것은 不正한 氣에 感하여 腠理속에 알맞게 던져졌으니 寒熱의 症을 다스리는데에 後光이 있어서 얻은 것은 그것을 이루게된 까닭을 乘하여 補瀉를 法에 따라 加하니 이러면 寒에 혹독함을 잃지 않고, 熱에 過히 灼하지 않아서 疾이 낫게 될 것이니 사람이 이에 편안히 救함이 있지 않을소냐. 請하건데 어리석게도 한가지 얻은 것으로서 대답하여 올린다」

萬一을 分明스리 묻고져 하니 어떻게 할까. 대개 모든 사람은 삶을 希求하는 것인데 太極에 根本을 하여 二氣로 나누어졌으니 그것이 靜하는 陰에 다시 陽이 있어서 그것을 속에 감추고, 그것이 動하는 陽에 다시 陰이 있어서 그것이 속에 뿌리 박는다. 오직 陰의 뿌리가 陽이니 즉 往來가 窮하지 않아 몸에 化生함이 있고, 오직 陽의 뿌리기 陰이니 즉 本이 있어 감춘것이 나타나 化生하니 쓰임이 있다. 그러나 氣의 運行에 和하기가 달라 허물을 없게하지 못하니 사람이 病을 하게되며 寒熱을 없에지 못하는 것이 特殊하다. 이러므로 먼저 寒하고 뒤에 熱하는 것이 있으며, 먼저 熱하고 뒤에 寒하는 것이 있으니 먼저 寒하고 뒤에 熱한 것은 陽이 陰에 숨은 것이니 정말로 이것을 함부로 陰을 다스리면 즉 陰에 치우쳐서 熱이 더욱 심하고, 먼저 熱하고, 뒤에 寒하는 것은 陰이 陽에 숨은 것이라 陽으로 다스린다면 즉 陽

에 치우쳐서 寒이 더욱 혹독하게 되니 대개 熱이 더욱 심하면 三陽의 症으로 變하는 것을 아직 알지 못하고, 대개 寒이 더욱 혹독하면 三陰의 症으로 傳하여질 것을 아직 알지 못하니 다스리는 방법은 어떻게 하는가. 나는 일찌기 圖經을 연구하고 父師에게 가르침을 받았기에 먼저 寒하고 뒤에 熱하는 것은 모름지기 陽中에 숨은 陰의 法을 배풀어서 鍼을 사용할 때에 먼저 五分을 넣어 九陽의 數를 行하여 조금 熱을 느끼는것 같거던 다시 進鍼하여 一寸을 넣고 바야흐로 六陰의 數를 行하면 氣를 얻어서 應하게 되는 것이니 대개 이와 같이 하면 즉 먼저 寒하고 뒤에 熱하는 病을 제거할수가 있다. 먼저 熱하고 뒤에 寒하는 것은 陰中에 陽이 숨은 法을 이용하여 鍼을 사용할 때에 먼저 一寸을 넣고 六陰의 數를 行하여 조금 凉함을 느낀것 같거던 곧 退鍼하드라도 차차로 五分을 빼내고 九陰數를 行하여 물리치면 또한 氣를 얻어서 應하게 된다. 대개 이와 같이 하면 먼저 熱하고 뒤에 寒하는 症이 나을 것이다. 먼저 말하기로 뒤의 것은 中하는바가 榮에 있고 衛에 있는 것이 특수하고, 寒을 말하고 熱을 말한 것은 感한바가 陽經에 있고 陰經에 있는 것이 다르니 먼전 熱하고 뒤에 寒하는 것으로 하여금 陰中에 숨은 陽의 방법을 行하지 않으면 대개는 病의 由來를 잃으니 이것은 무엇을 先後로 얻는 것이 마땅한 것이며, 먼저 寒하고 뒤에 熱하는것 같은 것으로 陽中에 숨은 陰의 방법을 行하지 않으면 즉 대개 疾에 達하지 못한 所致이니 그런 것은 어떻게 化裁의 妙를 얻을 수 있을까. 寒熱의 原因을 抑論한다면 사람을 傷하게 하는 것은 하늘이 아니고 사람이 스스로 傷하게 할 뿐이다. 經에 말하기를 「邪가 모인 곳엔 거기에는 반드시 氣가 虛하다」고 하니 사람이 스스로 情竇에 眞을 蕩하니 眞한 것이 危殆하고 밖의 華麗한데 뜻을 잃으니 醇한것이 질펀하고, 물건을 찾는데 마음이 어찔어찔하니 華麗한 것이 추잡하고, 음식과 色慾에 情이 빠진 것은 完全한 것이 缺하고, 形役에 정신이 피로하니 튼튼한 것이 瑕하여 元陽이 죽고 正氣가 亡하여 寒毒한 氣가 虛를 乘하여 모라치니 진실로 산 밑의 새암에서 養靈하여 새암을 나올 때에 달이 떨어진 萬川속에 妙道를 약속하여 즐기는 慾心을 얕게 하고 天機를 깊게하면 자연히 몸은 大極을 세울 것이다. 寒熱의 毒이 비록 떨치기는 하지만 장차 아무런 틈이 없으니 쉽게 어찌 侵入할수 있으리. 비유한다면 담벽이 튼튼할것 같으면 도적이 까마귀를 얻으니 그 虛한 틈을 방자하게 굴 수 있으리. 그러므로 先賢이 말한 것에 「모든 사람이 이미 病이 그친 뒤에 그 病을 다스리고 있으나 누구든지 病을 하기에 앞서 먼저 病을 다스려라」고 하니 그것은 寒熱을 말한 것이리……

新訂 鍼灸大成(四卷) 正伏人取穴法

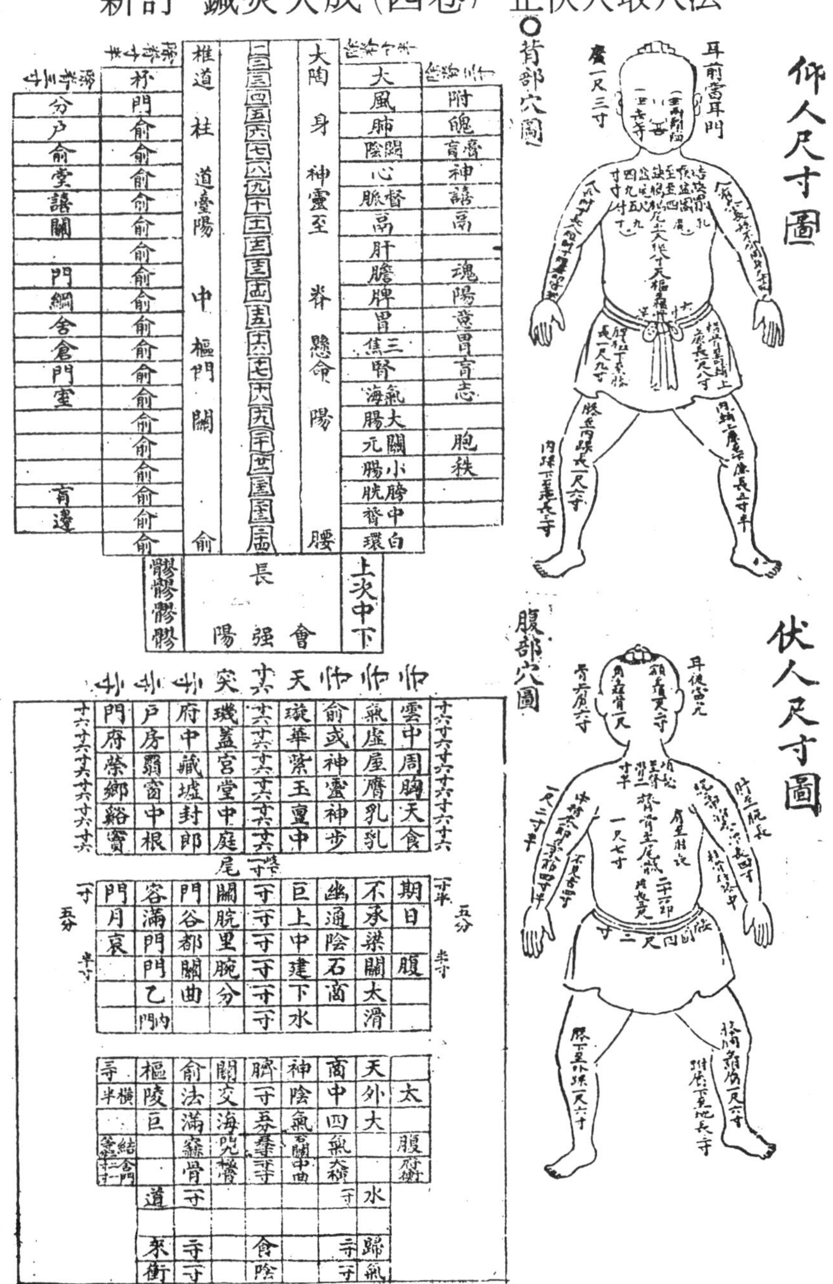

背部穴俞歌　　醫經

脊柱의 二節은 大椎에서 風門肺俞 厥陰心督 肝膈胆脾 胃俞三焦 腎俞氣海 大腸關元 小腸膀俞 中膂白王 위에서 차례로 내려오니 脊盲魂門 四花穴 腰俞 命門이니 穴이 모두 通하고 있도다.

腹部中穴歌

天突璇璣 華蓋紫宮 王堂膻中 中庭鳩尾 巨闕上脘 中脘建里 下脘水分 神闕 交會 石門關元 中極曲骨 膀門二寸 俠臍天樞 期門二章이 알기 힘들도다.

頭　部

앞 髮際로 뒤 髮際까지를 寸을 二節로 접으면 一尺二寸이 되니 앞髮際가 分明하지 않는 것은 眉心바로 위에서 三寸을 行하는 것을 취하고 髮際가 分明하지를 않은 것은 大椎 위에서 三寸을 行하는 것을 취하고 前後가 모두 不明한 것은 一尺八寸은 折作하니 頭部의 直寸은 이 방법에 依하여 取하고 눈속 背角으로 바깥 背角이 一寸이 되기까지이니 頭部橫穴은 아울러 이 穴 寸法에 依하여 取하고 神庭穴로 曲差穴까지 하고 曲差穴로 本神穴까지 하며 本神穴로 頭維穴까지가 各一寸半이니 神庭부터 頭維까지가 함께 四寸半이다

背　部

大椎穴로 尾骶骨穴에 이르름이 共히 합계가 二十一椎이니 三尺을 通作이다. 그러므로 三尺의 體軀가 되는 사람을 말하는 것이 이것이다.

위 七椎는 每椎가 一寸四分一厘니 함께 九寸八分七厘고 中七椎는 每椎一寸六分一厘니 함께 一尺一寸二分七厘고 下七椎는 每椎一寸二分六厘니 함께

八寸八分二厘고 第二行은 俠骨이 각각 一寸半이니 脊은 一寸을 除하고 함께 四寸을 折作하여 兩旁으로 나누게 하고, 第三行은 各三寸을 俠脊에 하여 脊은 一寸을 除하고 함께 七寸을 折作하여 兩旁을 나눈다.

腹 部

膺部와 腹部橫寸은 乳間에 對하여 아울러 쓰고 옆으로 八寸을 折作하니, 膺腹의 橫寸取穴은 하나 하나를 위의 방법에 依하고 直寸의 取穴은 中行에 依하여 心蔽骨로 臍下로 至하여 함께 八寸을 折作하니 사람에 蔽骨이 없는 것은 岐骨 밑을 취하여 배꼽의 中心까지하여 함께 九寸을 折作하여 取하고.

배꼽 밑의 毛際橫骨까지는 五寸을 折作하고.

天突에서 膻中까지는 八寸을 折作하여 一寸六分 下行이 中庭이 되게 하니 위의 天突을 取하여 밑의 中庭까지가 함께 九寸六分을 折作한다.

手 足 部

背部橫寸은 中指를 並用하여 寸을 取한다.

中指同身寸法

男은 左 女는 바른손의 中指의 두째 마디가 內庭이니 양쪽 橫紋頭에서 相去한 一寸이 됨이니 稻稈의 心을 取하여 要하거나 或은 薄蔑으로 量하는 것이니 모두 접기는 쉬우나 伸縮이 안되므로 標準이 된다. 끈을 쓰면 伸縮이 불편하므로 準하지 않음이 많으니까.

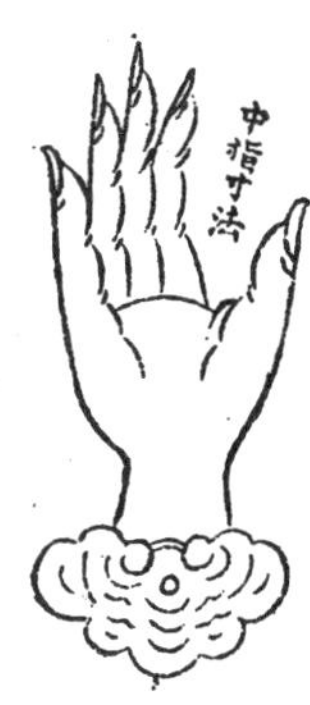

中指同射圖

素問九鍼論

岐伯이 말하기를「聖人이 天地의 數를 이르킴에 一에서 九까지인 故로 九野를 主하고 九를 九번하여 九九八十一로서 黃鐘數를 이르켰으나 침에 九數가 應한다함은 무슨 뜻의 말이오.」一이란 것은 天이오 天이란 것은 陽이니

天에 응하는 五臟은 肺이라 肺라는 것은 五臟六腑의 華蓋이고 皮라는 것은 肺의 合이니 사람의 陽이라. 그러므로 이것을 鍼으로 다스리게 함에 반드시 그 頭가 크면 그 끝은 날카로워 毋를 깊이 넣으니 陽氣가 나오고 二라는 것은 地이니 사람이 應하는 바가 土인 것은 肉이라 그러므로 침으로 다스리게 함에 반드시 그 몸은 筩같고 그 끝은 圓하여 毋로 하여금 肉分을 傷하여 얻음이니 傷하면 氣는 竭을 얻음이고, 三이란 것은 人이니 사람이 成生하는 血脉이라 그러므로 침으로 다스리게 함에 반드시 그 몸은 크고 그 末은 圓하여 可히 脉을 按하고 그 氣가 이르러서 陷하지 않아야 邪氣가 特出하고, 四란 時이니 時란 四時八凡이 經絡中에 客하여 病이 머물게 되는 것이라 그러므로 鍼으로 다스리게 함에 그 몸이 筩같아 그 끝은 鋒하여 熱을 瀉하고 出血하니 병은 竭하여 痼疾이고, 五라는 것은 音이니 音이란 겨울과 여름을 나눔이라 子午에서 分하여 陰陽을 구별하고 寒과 더부러 熱이 싸워서 兩氣가 서로 搏하여 癰膿이 合하게 된 것이라. 그러므로 침으로 다스리게 함에 반드시 그 끝을 칼날 끝같이 하여 大膿을 取하기가 可할 것이요, 六이란 것은 律이니 律이란 四時에 陰陽을 고르면 十二經脉을 合하니 虛邪가 經絡으로 客하면 暴痺하는 것이라. 그러므로 침으로 다스리게 함에 반드시 氂같이 뾰족하게 하고 또는 둥굴게 또는 날카롭게하며 몸 가운데가 조금 큰것은 暴氣를 取한 것이요, 七이란 것은 星이니 星이란 것은 사람의 七竅다. 邪가 經에 客한 바이니 痛이 되어 痺는 經絡에 舍한 것이다. 그러므로 침으로 다스림에 蚊吐의 주둥이 같이 날카롭게 하여 고요히 徐往하고 微微하게 머물기를 오래하여 正氣를 因하게 하고 眞邪가 모두 往하여 出鍼이면 간지러운 것이고, 八이란 것은 凡이니 凡이란 것은 사람의 팔다리의 八節이다. 八正의 虛凡은 八凡이 傷人하여 骨에 內舍하며 腰脊과 피부와 마디 사이를 解하여 痺가 깊으게 되는 것이다. 그러므로 다스리게 하는 鍼은 반드시 그 몸은 長하고 그 끝은 鋒하여 깊은 邪와 遠痺를 取할 수 있을 것이고, 九란 것은 野이니 野란 것은 사람의 節과 피부의 사이를 解한 것이다. 淫邪가 흘러 몸에 넘침이 凡水 모양 같은 것이 溜하여 機關과 大節로 지나지 못하는 것이다. 그러므로 다스리게 되는 鍼은 挺을 뾰족하게 하고 그 鋒이 약간 둥근것은 大氣가 關節로 지나지 못하는 것을 取하니 一은 天, 二는 地, 三은 人, 四는 四時요, 五는 音, 六은 律이며 七은 星, 八은 凡, 九는 野이라. 몸의 모양이 또한 應하여 침에 마땅한 곳이 있음으로「九鍼」이라 말하니 사람의 피부는 天에 應하고, 사람의 肉은 地에 應하고, 人脉은 사람에 應하고, 人筋은 時에 應하고, 人聲은 音에 應하고, 사람의 陰陽은 律에 應하니 氣가 合하고, 사람의 齒·面·目은 星에 應하고, 사람의 氣의 出入은 凡에 應하고, 사람의 九竅인 三百六十五絡은 野에 應하니 그러므로 一鍼은 皮, 二鍼은 肉, 三鍼은 脉, 四鍼은 五臟筋, 五鍼은 骨이고, 六鍼은 陰陽을 調하고, 七鍼은 精에 應하고, 八鍼은 凡을 다스리고 九鍼은 九竅을 通하여 三百六十五節氣를 다스림이니 이것은 主하는 곳이 있음을 말하는 것이다.

九 鍼 式

黃帝가 말하기를「鍼의 長短이 數가 얼마나 있는가」고 하니 岐伯이 대답하기를「첫째로 鑱鍼이니 巾鍼에서 방법을 취하여 머리는 크고 끝은 뾰족하나 끝의 半寸은 平하고 나머지는 뾰족하니 길이가 一寸六分이다. 두째는 圓鍼이니 絮鍼에서 방법을 취하여 그 몸이 筩같으니 그의 鋒은 卵하여 鍼이 卵形 같고 그 끝은 둥그니 길이가 一寸六分이다. 셋째는 鍉鍼이니(鍉의 音은 低) 粟黍의 銳에서 방법을 취하여 길이가 三寸半이다. 넷째는 鋒鍼이니 絮鍼에서 방법을 취하여 그 몸은 筩이고 그 끝은 鋒하고 세 모퉁이가 칼이니 길이가 一寸六分이다. 다섯째로 鈹鍼이니 劍에서 방법을 취하여 鋒끝이 劍같으니 넓이가 二分半 길이가 四寸이다. 여섯째로 圓利鍼이니 氂鍼에서 방법을 취하여 또는 둥글며 또는 뾰족하며 그 끝은 微大하고 도리어 그 몸은 적다. 또 몸가운데가 조금 크니 길이가 一寸六分이다. 일곱째는 毫鍼이니 毫毛에서 方法을 취하여 날카롭기가 모기의 주둥이 같으니 길이가 一寸六分이다. 여덟째로 長鍼이니 綦鍼에서 방법을 취하여 鋒은 날카롭고 몸은 薄하니 길이가 七寸이다. 아홉째는 大鍼이니 鋒鍼에서 방법을 취하여 挺같이 날카롭고 그 鋒이 약간 둥근이 길이가 四寸이다. 이것이 九鍼의 長短이다」고 하였다.

九 鍼 圖

鑱鍼…平은 半寸 長은 一寸六分 머리는 크고 끝은 날카로우며 病이 피부에 있어 熱한 것에 이것을 써서 刺하니 지금의 箭頭鍼이다.

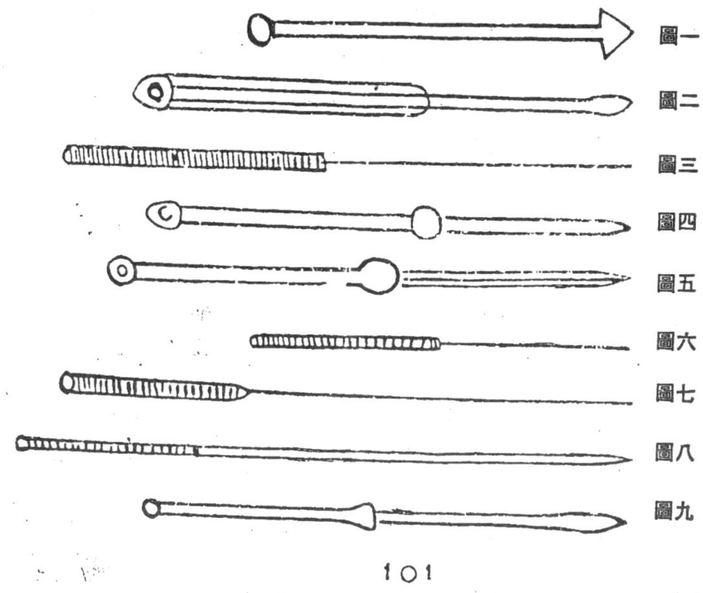

101

圓鍼…그 몸은 둥글고 鋒이 卵같은 모양이며 길이는 一寸六分이고 分肉을 摩하여 措置하는데 이것을 쓴다.

鍉鍼…그 鋒이 黍粟같이 날카롭고 길이가 三寸五分이며 脉의 氣가 虛少한데 이것을 쓴다.

鋒鍼…세 모퉁이가 칼이며 길이가 一寸六分이고 痼疾에 크게 刺하는 것에 이것을 쓰니 지금의 三陵鍼이다.

鈹鍼…鈹鍼이라고도 하며 끝이 劍鋒같고 넓이는 二分半 길이는 四寸이며 腫을 破하는데 이것을 쓰니 지금의 劍鍼이다.

圓利鍼…날카롭고 또는 둥글고 또는 잘들며 그 끝은 조금 크고 길이는 一寸六分이니 暴脾를 취하여 작게 刺하는데 이것을 쓴다.

毫鍼…毫의 法象이며 날카롭기가 모기의 중둥이 같이 길이는 一寸六分이며 痛痺를 취하여 刺하니 寒한 것에 이것을 쓴다.

長鍼…鋒이 잘 드는것 같고 길이는 七寸이다. 痺가 깊이 骨에 있어 腰脊節 피부의 間을 解하는데 이것을 쓰니 지금의 跳鍼이다.

大鍼…燔鍼이라고도 하여 길이는 四寸이고 腫毒을 凡虛하여 肌肉을 解하고 毒氣를 밀치는데 이것을 쓴다.

製鍼法

本草에는 馬啣鐵이 毒이 없다하고 日華子는 오래된 쇳덩이가 좋다하여 醫工들이 鍼을 만드는 것이라고 하였다.

本草를 더듬음에 부드러운 쇠는 즉 熟한 쇠이니 毒이 있으며 馬啣을 쓰면 毒이 없음은 말은 午에 屬하고 火에 屬하여 火가 金을 剋하니 鐵毒을 풀므로 침을 만들어 쓰는 것이다. 옛날의 金鍼이란 것은 貴한 것이다. 그러나 또 金은 總名이 되는 것이니 銅鐵金銀의 等屬이 모두 이것이고 만약에 金鍼을 쓰면 더욱 좋다.

煮鍼法

먼저 불속에 鐵絲를 벌겋게 煅하고 다음 이것을 끊더라도 혹은 二寸 혹은 三寸 혹은 五寸으로 하여 長短을 不拘하고 다음 中旦酥로써 침 위를 칠하여 불속에 넣으므로 거듭 조금 煅하여 두번 또는 세번까지 하다가 乘熱을 臘肉皮에 挿入하여 肉속을 밝게 하고 장차 藥을 뒤에 하여 먼저 물을 三碗을 끓이고 다음 침을 肉있는 속에 넣어서 水乾이 되도록 煮하고 물 속에 잠간 冷하기를 기다려서 침을 장차 取出하여 黃土속에 百餘번 밑에 꽂아서 色이 鮮明한 것이 바야흐로 좋으니 火毒은 去하게 된다. 다음 銅철사를 가지고 위를 졸라 매고 그 뾰족한 鍼을 둥글게 磨하니 馮이다. 尖刀로 써서는 아니 된다.

麝香 五分 胆礬 石斛 各五分 川山甲 當歸尾 硃砂 沒藥 鬱金 川芎 細辛 各三錢 甘草節 沉香 各五錢 磁石 一兩 모든 약을 능히 끓어 鐵속에 넣는다.

또 방법에 烏頭 巴豆 各一兩 硫黃 各五錢 木鱉子 烏梅 各十箇를 써서 鍼과 같이 물속에 넣고 磁罐속에 하루를 煮하여 光澤이 나도록 씻고 다시 沒藥 乳香 當歸 花乳石 各半兩을 써서 또 前과 같이 一日동안 水煮하여 取出해서 皂角을 써서 물에 씻고 다시 犬肉속에 一日을 煮하다가 瓦層을 써서 磨淨을 打하여 끝을 곧게하고 松子油를 써서 이것에 칠하고 항상 人氣에 가까히 두면 妙하게 되니라.

煖 鍼

素問의 遺篇의 註에는 圓利鍼과 長鍼을 씀에 刺하가 前에 먼저 입속에 鍼을 溫하여 煖하여 이것을 써라 하고 또 毫鍼은 사람의 몸에 가까히해서 침을 煖하여 따뜻하거던 바야흐로 刺하라 하였다.

입과 體溫으로 따뜻하게 된 鍼은 鍼하려는 經絡에 들어가서 氣의 溫을 얻으면 쉽게 行하니 지금 熱湯中에 投鍼하는 것이 또한 이 같은 뜻이다. 口溫과 함께 體溫이 같지 않는 점이 조금 있으니 口溫이란 것은 鍼頭는 비록 熱하나 침자루는 오히려 차우니 만약에 身溫이 下着이면 鍼의 熱이 모두 몸에 通할 것이다.

火 鍼

火鍼은 즉 焠鍼이니 麻油에 자주 그 鍼을 담구어 燈上에 燒하여 通紅이라야 바야흐로 슴에 功이 있고 만약에 紅하지 않으면 去病은 不能하고 도리어 사람에 損害를 준다. 燒할 때에 鍼頭로 밑을 낮춤은 油에 손이 熱傷할까 두려우니 먼저 다른 사람을 시켜서 鍼을 燒하고 醫者가 때에 臨하여 이것을 쓰면 손에 熱을 免할 것이다. 먼저 墨으로 穴道에 點을 標해야 鍼을 쓸때에 差가 없을 것이다. 大鍼이 甚히 어려우니 모름지기 陣地에 臨하는 將兵의 마음을 가져야 바야흐로 鍼은 行할 것이니 먼저 左手로서 穴을 按하고 右手로 鍼을 사용하드라도 一切의 太深을 忌함은 經絡이 傷할까 두려움이고 太淺이면 去病하기가 不能하니 오직 消息은 中間을 取할 뿐이다. 火鍼을 쓰는데는 반드시 먼저 아픈 사람을 安慰하여 놀라게 하지 말며 灸와 비교하기가 같으나 灸는 오래 아프지만 鍼은 아픈 곳이 잠간이니 한번 鍼한 뒤에 빨리 出鍼하기가 편리하여 오래 머물기는 不可하고 즉 左手로 빨리 鍼구멍을 按하면 능히 疼이 멈춘다. 사람의 몸의 모든 곳에 火鍼을 行해도 좋으나 오직 上部는 忌하고 脚氣에는 火鍼은 마땅하지 않다. 도리어 腫痛을 加할 것이며 癰疽가 發背하여 潰膿한 것이 안팎에 있고 皮에 無頭한 것을 마땅히 破하니 다만 毒이 軟한 곳으로 上하여 遺膿이 되어 그것이 闊大한 것으로서 頭尾와 中을 눌려서 墨으로 點記하고 마땅히 鍼을 세번 下하여 決破하면 出膿하니 一鍼에는 腫上을 눌리는 것은 좋지 못하니 즉 손가락으로 兩旁을 따라 눌리게 하여 膿이 손을 따라 나오게 하고 혹은 腫이 커서 膿이 많으면 鍼할 때에 잠간 몸을 옆으로 돌려 避하게 하니 膿이 두려워 몸에 땀을 射去할까 함이다.

溫 鍼

王節齊는 「近來에는 溫鍼을 하는 것이 있으니 이는 楚人의 法이라」 그 法은 鍼穴위에 白芷의 香으로 둥근 떡을 만들어 鍼上에 套하고 艾灸를 하여 많은 효력을 취하였다. 그러나 古者에 鍼하였으면 灸는 하지 않고 灸하였으며 鍼은 아니하니 鍼에 灸를 加하고 灸에 또 鍼함은 이것이 後人들의 俗法이라 이 法은 山野를 行하는 貧賤한 사람의 經絡이 凡寒을 받아 病이된 것이면 혹 효력이 있으리라. 다만 이 溫鍼은 通氣하는 것 뿐이니 血에 마땅히 넘쳐 흐르고 病에는 들지 못하니라. 古鍼法이 가장 妙하나 다만 지금은 傳하여지지 않으니 精高한 사람을 얻지 못하여 誤用하면 危殆롭기가 頃刻에

揣出할가 두려웁다. 오직 灸하는 穴을 얻는 것이 有益하고 無害하니 진실로 行함이 마땅하다.

요즈음에는 보니 衰弱한 사람에게는 鍼과 灸를 함께 쓰고 있으나 이것은 無妨한 것이다.

治折鍼法

一. 磁石을 使用하여 그 肉속을 당기면 鍼은 即出하고,

一. 象牙屑을 使用하여 맷돌에 잘게 갈아 물에 和하여 위에 칠하면 即出하고

一. 車脂의 成膏子를 써서 攤紙上에 錢크기 만큼하여 하루에 三五次 바꾸면 即出하고

一. 烏翎 三五枝를 使用하여 불에 灸焦한 것을 作末하여 좋은 醋로 膏를 調하여 위에 발라 종이로 덮기를 一二차 하면 그 鍼이 自出하고

一. 臘姑腦子를 使用하여 搗爛한 것을 위에 칠하면 即出하고

一. 가늘게 硏한 硫黃을 使用하여 調한 것을 위에 칠하고 紙花로서 一定하게 부치면 가려움을 깨달을 때에 鍼이 即出하고

一. 双杏仁을 搗爛하여 깨끗한 돼지 기름으로 고르게 調하여 鍼瘡위에 붙이면 鍼은 自出하니 혹 經絡에 傷함이 있어 膿血이 그치지 않거던 黃芪, 當歸, 肉桂, 木香, 乳香, 沉香을 使用하고 따로 菉豆를 硏한 粉으로 糊丸을 지어 五十丸씩을 뜨거운 물로 服用한다.

內經補瀉

黃帝가 말하기를「나는 刺法에 有餘한 것은 瀉하고 不足한 것은 補한다」고 들었노라」고 하니 岐伯이「百病이 생기는 것이 모두 虛實에 있기에 補瀉를 行하는 것이외다」고 하였다.

虛를 瀉하고 實을 補하면 정신은 그 實을 去하여 邪가 이르러 正氣를 잃

어서 眞을 定하지 못하니 이것은 粗하게 敗한 바이니 말하기를 天命이라 하고, 虛를 補하고 實을 瀉하면 精神이 그의 室에 돌아와서 그의 空을 오래도록 막으니 말하기를 良工이라 한다. 鍼을 使用하는 者가 隨하여 救하게 하고 迎하여 빼앗아서 虛하면 實하게 하고 滿하면 瀉하게 하며 菀陳이면 제거하고 邪가 盛하면 虛한 것이니 천천히 넣고 빨리 빼면 實하고, 빨리 넣어 천천히 빼면 虛가 된다. 實과 虛라는 말은 있는것 같기도 하고 없는것 같기도 하며 앞뒤를 살피어 存在하는것 같기도 하고 亡한것 같기도 하며 虛와 實은 얻은 것 같기도 하고 잃은 것 같기도 하니 虛實에 필요한 것은 九鍼이 가장 妙하니 補瀉를 할 때에는 이 鍼을 쓰는 것이다. 瀉에 迎이란 것은 반드시 속에 가지는 것이고 넣으면 이것이 出하여 鍼으로 陽을 밀치면 邪氣를 泄하는 것이다. 按하여 鍼을 당기니 이것을 말 하기로 內溫이니 血은 散하지를 못하고 氣는 나가지를 못하는 것이다. 補에 隨란 것은 이것에 따른다는 뜻이니 忘한 같기도 하고, 行한 같기도 하고, 만약에 문지르기를 蚊虻같이 하고, 멈추기를 머물러 돌아오는것 같이 하고, 去하기를 絃이 끊어진것 같이 하여 左가 右에 屬하면 그 氣가 止하는 까닭이니 門밖은 이미 닫혔으나 中氣는 이에 實하여 반드시 머무는 血은 없을 것이니 반드시 誅를 取하여 이것에 刺하여도 氣가 이르지 않거던 그 數에 不問하고 刺하여 氣가 이르거던 이에 去하게 하여 다시는 鍼하지 말게 하라.

鍼에는 天下에 懸布한 것이 五가 있으니, 一은 精神을 다스림이고, 二는 몸을 養할줄을 알고, 三은 毒藥을 아는 것이며, 四는 砭石의 大小를 製造하고, 五는 五臟의 血氣를 診할줄 아는 것이니 五法이 모두 일으켜서 각각 맡은 곳이 있는 것이라 末世인 지금에 刺함에도 虛한 것을 實하게 하고 滿한 것을 泄하게 하는 이 모두가 衆工이 함께 한 것임을 알고 있으나 무릇 하늘은 法이고 地는 規則과 같아서 應함에 따르니 動하면 和한 것이 響하는것 같고 隨한 것이 비추는것 같아서 길에는 鬼神이 없이 홀로 往來한다」고 하였다.

黃帝가 말하기를 「그 길을 듣기가 願이로다」하니 岐伯이 다시 대답하기를 「刺의 眞은 반드시 먼저 精神을 다스림이니 五臟이 이미 定하여지고 九候가 갖추어져야 뒤에 鍼이 存在함이고, 衆脉을 보지 아니하고 衆凶을 듣지 아니하며 안과 밖을 서로 得하여 無爲形先하고 往來에 玩하기가 좋아야 이에 사람에 베푼다. 사람에게는 虛實이 있으니 五虛를 가까히 하지말게 하며 五實을 멀리하지 말면 그것이 이르러 發하기 될 때에는 간혹 눈속에 담지 않고 움직이는 손은 일하는것 같으며 鍼이 밝게 빛나니 匂하고 意는 조용히 義를 보며 적당하게 變함을 봄이 이것을 冥冥이라 말하니 그 形을 알지 말것임에 그것을 보기가 烏烏하며 그것을 보기가 稷稷하고 그것이 飛함을 보고 從하나 그가 누군지 알지 못하고 엎들기를 横弩같이 하고 일어나니 機가 發하나이다」고 하였다.

「虛를 刺하는 것은 모름지기 그는 實이고, 實을 刺하는 것은 모름지기 그는 虛이니 輕氣가 이미 이르렀거던 삼가하여 지키니 잃지 않으나 얕고 깊으기는 뜻에 있고 遠近은 하나같이 하니 깊은 못에 臨하는것 같이 하며 손은 범을 잡는것 같이 하고 精神은 衆物에 無營이라야 옳은 邪가 下함이 없어서 반드시 그 精神은 바를 것이다.」

鍼을 使用하는 要는 易陳이나 넣기에는 어려우니 粗하게 모양을 지키고 위로 精神을 지키니 神乎神이여 客은 門에 있어도 아직 그 症을 보지 못하였으니 어찌 그 原因을 알이오. 刺하는 微妙는 빠르고 더딤에 있으니 粗한 關을 지키고 위로는 機를 지키니 機의 움직임이 그 空은 멀어지지 못하고 空中의 機는 淸淨하고 微妙하여 그것이 가도 좇지를 못하고 그것이 와도 만나지를 못하니 機의 길을 아는 者는 머리털을 달지 못할 것이며 機道를 두들기지 못하면 알아도 不發하고 그의 往來를 알아야 필요한 것을 期할 것이니 粗함은 그윽함인지 妙하도다.

工이 홀로 있으나 往한 것은 逆이 되고 오는 것은 順이 됨이니 逆과 順을 분명히 알아야 바르게 行하는데 사이가 없을 것이다. 迎하여 奪하는데에 어찌 虛가 없는데, 얻을 수 있으며 隨하여 救하는데에 어찌 實이 없는데 얻을 수 있으리오. 迎하고 隨하는 것을 意가 和合하면 鍼의 道理는 마친 것이다. 모든 鍼을 使用하는 者는 虛하면 實하게 하고, 滿하면 泄하게 하며 菀陳하면 제거하고 邪가 성하면 虛하여진다. 大要로 말하면 持鍼하는 道는 堅한 것이 寶롭게 함은 곧 刺하는 것을 바르게 가리키는 것이고 左右로는 鍼이 없으니 精神이 秋毫만큼 있다. 病者의 意에 屬하여 血脉을 살펴 보아야 刺해도 위태로움이 없고 바야흐로 刺할 때에 반드시 懸陽과 兩衛가 함께 있으니 屬한 神을 去하지 말아야 病의 存亡을 알 것이고, 血脉이란 것은 横居한 腧에 있으니 보이기가 特澄하고 모두가 獨堅하다.

虛에 刺하면 實한 것은 鍼下가 熱이니 實한 氣는 이에 熱이고 滿하여 泄한 것은 鍼下가 寒하고, 菀陳하여 제거된 것은 惡血이 나온 것이고 邪가 盛한 것은 出鍼할 때 눌리지 말것이며 徐而疾則 實한것은 천천히 出鍼하고 빨리 눌리고, 疾而徐則 虛한것은 빨리 出鍼하고 천천히 눌린다는 것이고 實과 虛를 말하는 것은 血氣의 多少를 살피는 것이니 있는 것 같고 없는 것 같은 것은 疾을 알기가 어렵고, 後와 先을 살핀다는 것은 病의 先後를 아는 것이며, 存하는것 같고 亡한것 같은것은 脉이 때로는 有無하고 虛하고 實한 것이 함께 있는 것은 工이 그 法을 잃지 말아야 하고, 얻은것 같고 잃은것 같은 것은 그 法을 떠난 것이고, 虛實의 要가 九鍼이 가장 妙한 것은 그의 각각 마땅한 바가 있음을 말한 것이다. 補瀉를 하는 때라는 것은 氣가 열리고 닫기어 서로 合하는 것이고, 九鍼의 이름이 각각 모양이 같지 않는 것은 鍼이 補瀉를 當할 때에 窮理한 것이고, 實하여 虛하도록 刺하는 것은 留鍼하여 陰氣가 隆至하거던 이에 去鍼하고, 虛한 것을 實하도록 刺하는 것은 陽氣가 隆至하여 鍼下가 熱하거던 이에 去鍼하고, 氣가 經에 이미 이르렀거던 삼가해 지켜서 잃지 아니한 것은 다시 變하지 않게 하고 淺深이 마음에 있는 것은 病의 안팎을 알고, 遠近이 한가지인것 같은 것은 그 候等이 淺深한 것이고 深淵에 臨하는 것같은 것은 敢히 게을리하지 않음이고, 손이 범을 잡으려는것 같은 것은 그것이 壯하려는 것이고, 神이 衆物에 無營한 것은 마음을 조용한 뜻으로 病人을 보게 하는 것이니 左右에는 보이는 것이 없고 義無邪下라는 것은 端正하려는 것이며, 必正其神이란 것은 病人을 우러러 보려 함에 눈으로 그 精神을 制壓하여 氣로 하여금 쉽게 行하게 하는 것이다.

易陳이란 것은 쉽다는 말이고 들어가기가 어려운 것은 어려움이 사람에

着한다는 것이고, 形을 粗守한다는 것은 刺法을 지킨다는 것이고, 上守神이란 것은 사람의 有餘하고 不足한 血氣를 키켜야 補瀉를 할수 있다는 것이고, 神客이란 正氣이며 客이란 邪氣이고, 在門이란 邪가 正氣의 出入하는 곳을 도는 것이며, 그 疾이 아직 보이지 않는다는 것은 먼저 邪가 正經의 무슨 病임을 아는 것이고, 어찌 그 原을 안다는 것은 먼저 무슨 經의 病임을 取하는 곳이고 刺하는데 速遲한 것이 있다는 것은 빠르고 더디다는 뜻이고, 粗守關이란 것은 四肢를 지키니 血氣에 正邪의 往來함을 알지 못한다는 것이며, 上守機라는 것은 氣의 지킴을 안다는 것이고, 機之動不離其空이란 것은 氣의 虛實을 알아야 이것에 鍼을 더디고 빠르게 한다는 것이고, 空中之機清淨而微란 것은 鍼으로써 氣의 密意를 얻어 氣를 지키게 하여 잃지 말게 함이고, 其來不可逢이란 것은 盛한 氣에는 補는 좋지 못함이고, 其往不可追라는 것은 虛한 氣에는 瀉는 좋지 못하다는 것이며, 不可掛以髮이란 것은 氣는 잃기 쉽다는 말이고 知之不發이란 것은 補瀉의 옳은 말을 알지 못하여 血氣가 이미 다하여 氣가 내리지 않는다는 것이고, 知其往來란 것은 氣의 逆하고 順하며 盛하고 虛함을 안다는 것이고, 要與之期란 것은 氣를 취할 때를 안다는 것이요, 粗之闇이란 것은 冥冥하여 氣의 微密함을 알지 못한다는 것이며 妙哉工特有之者란 鍼의 뜻을 모두 안다는 것이고 往者爲逆이란 氣가 虛하면 적다는 말이니 적은 것은 거슬린다는 것이며, 來者爲順이란 것은 氣의 모양이 平하다는 말이니 平이란 것은 順하다는 것이고 明知逆順正行無間이란 것은 取할 바의 곳을 안다는 말이고 逆而奪之란 것은 瀉한다는 것이며, 隨而濟之란 것은 補한다는 것이며, 所謂虛實之란 것은 氣口가 虛하면 마땅히 補한다는 것이며, 滿則泄之란 것은 氣口가 盛하면 마땅히 瀉한다는 것이요, 菀陳除之라는 것은 血脈이 除去된다는 것이며, 邪盛則虛之라는 것은 모든 經에 盛한 것이 있다는 말이니 그런 邪는 모두 瀉한다는 것이며, 徐而疾則實이란 것은 넣는 것은 더디니 나오는 것은 빠르다는 말이고 疾而徐則虛라는 것은 넣는 것은 빠르니 나오는 것은 더디다는 말이며, 實與虛若有若無라는 것은 實한 것에는 氣가 있고 虛한 것에는 氣가 없다는 말이며, 察後與先若存若亡이라는 것은 氣의 虛實에 따라 補瀉의 先後를 定한다는 말이니 그 氣가 이미 下한 것과 항상 있는 것을 살핀다는 것이고, 爲虛與實若得若失이란 것은 補라는 것의 말은 必然하게 얻음이 있는 것 같은 것이고 瀉라는 것은 怳然하게 잃는 것이 있는것 같으니 이런 까닭으로 工을 誠心으로 使用함에 氣의 所在를 알면 그 門戶는 지키고 氣를 고루어 補瀉의 所在와 徐疾의 뜻과 取하는 곳을 分明하게 하여 瀉는 반드시 둥글게 使用하고 모든 것은 끊어 옮기어 그의 氣가 이에 行하거든 疾而徐出하고 邪氣가 이에 나오거든 伸而逆之하여 그 穴을 크게 흔들면 氣가 빨리 나오니 補하는 방법을 이용하여 밖으로 그 門에 닿았으면 그 門으로 끌고 左로 樞를 끌며 右로는 그 皮膚를 推하여 조금씩 돌면서 천천히 推하여 반드시 끝은 바르게 하며 靜으로서 安하여 굳은 마음이 解意함이 없음은 留氣로서 微妙하려는 것이니 鍼을 빨리 나오게 하고 그 피부를 推하여 대체로 그것이 문 밖이라야 神氣가 이에 남는 것이니 鍼을 使用하는 要는 그 神은 잊은 것이 없어야 한다.」

瀉必用方이라는 것은 氣가 바야흐로 盛한 것이고, 달이 바야흐로 차다는 것이며 해는 바야흐로 따뜻한 것이고 몸은 바야흐로 安定하고, 息은 바야흐로 들이키니 鍼이 속으로 들어가 이에 다시 그 候는 바야흐로 숨을 들이키니 鍼은 바야흐로 輕하게 하고, 다시 그 候는 바야흐로 숨을 내어 뿜으니 천천히 鍼을 끌어 당긴다. 그러므로 瀉한다는 것이고, 補는 반드시 用圓이란 것은 圓이라는 것은 行함이며 行한다는 것은 옮긴다는 것이니 반드시 그 榮의 속에 刺하고 다시 숨을 들이켜서 鍼을 밀치는 것이라 그러므로 圓과 方向은 非鍼이다.

瀉實이란 것은 盛한 氣에 內鍼하니 鍼과 氣가 모두 속에 있어서 그 門을 열게 하여 그 戶가 利할것 같으면 鍼과 氣는 모두 나와서 精氣는 傷하지 아니하고 邪氣는 이에 내리고 문밖을 닫지 아니하여 그 實한 것은 나오고 그 道가 크게 흔들려서 그 길이 利로울것 같으면 이것을 말하여 「大瀉」이니 모든 것이 반드시 나오면 大氣는 이에 굽히고 가졌던 鍼을 놓지 말게 하며 그 뜻을 安定하여 鍼을 넣고 呼를 기다리면 나온 氣로 鍼을 들어가게 하여 鍼孔의 四方을 막게하니 精한 것이 따라나오는 것은 없으니 바야흐로 實

하여 빨리 出鍼하면 氣가 돌아간다. 鍼을 빼고는 熱이 돌지를 못하니 그 門이 닫혀 막히면 邪氣는 布散하여 正氣가 이에 남게되는 것이다. 動하는 氣는 때를 기다려 가까운 氣를 잃지 않으면 먼곳의 氣는 이에 올 것이니 이것을 「追」라는 것이다.

吸하면 內鍼하여 氣에 거슬림을 없게 하고 조용히 오래 머물게 하여 邪의 퍼짐을 없게 하고 呼하면 轉鍼하여서 氣를 얻어 굳히게 하고, 候呼에 引鍼하여 呼가 다하니 이에 빼면 大氣는 이에 나오니 그러므로 이름을 「瀉」라하고 더듬어 돌게하고 끊어서 散하게 하고 推하여 接하며 彈하여 努하게 하고 爪而下之하며 通하여 取하게 하고 밖으로 그 門을 引하여서 그 神을 閉하고 呼가 內鍼에 다하여 조용히 오래 머무르는 氣가 이르러 굳히게 되니 귀한 손님을 맞아 대접하느라고 해가 지는 것을 알지 못하는것 같이하고 그 氣가 이미 이르거든 알맞게 自護하고 候吸에 引鍼하면 氣는 나오지를 못하여 각각 있는 그 곳에 있고 닫긴 그 門을 推하여 神氣가 남아 있으면 大氣는 머물러 멈추니 그러므로 이름을 「補」라 한다.

補瀉를 잃어버려서 天地를 하나로 더붙게 하여 經에 氣가 이미 이르거든 지키기를 삼가하여 잃지 않게하고 淺深이 뜻에 있어서 遠近을 하나같이 하며 深淵에 臨한것 같이 하고 손은 범을 잡는것 같이 하여 神은 모든 것에 經營함이 없음이요, 鍼을 가지는 道는 端正하려 하며 고요하고 平安하게 하여 먼저 虛實을 알고 빠르고 천천히 行하더라도 왼손으로 뼈를 잡게 하고 바른 손으로 돌리게 하여 肉속에는 더부는 것이 없으니 瀉를 바르게 끝일려는 것이고, 補는 반드시 피부를 닫는다. 鍼이 導氣를 도우면 邪는 음탕함을 얻고 眞氣를 얻어 있게 된다」고 하였다. 黃帝는 묻기를 「피부를 호위하나 腠理가 열리는 것은 무엇이오」고 하니 岐伯이 「그것은 分肉으로 인하여 左의 그 피부를 區別하고 천천히 들어가서 천천히 나오면 神은 적당하게 散하지 아니하고 邪氣가 나오게 되는 것이외다」고 하였다

그 氣의 所在를 알아서 먼저 그 道를 얻어 稀而疎之하고 조금 깊으게 머무는 故로 능히 徐入하게 하니 大熱이 위에 있거든 推하여 下하게 하고 위의 것은 끌어서 去하게하나 먼저 痛한 것을 보아서 항상 먼저 취하며 大寒

이 밖에 있거든 머물러서 補하게 하고, 가운데로 들어오는 것은 合을 從하여 瀉하게 하며 上에 氣가 不足하거든 推하여 올라가게 하고 밑에 氣가 不足하거든 積한데를 從하게 하며 寒이 속에 들었거든 推하여 行하게 하라.

무릇 實한 것은 氣가 들어오는 것이고 虛한 것은 氣가 나가는 것이다. 氣가 實한 것은 熱이요 氣가 虛한 것은 寒이니 實이 들은 것은 왼손으로 鍼孔을 열 것이요 虛가 든 것은 바른 손으로 鍼孔을 닫게하라.

氣의 形이 不足하고 病의 氣가 남아 있으면 이것은 邪가 盛한 것이니 急히 瀉하게 하고, 形氣가 남아 있고 病氣가 不足하면 이것은 陰陽이 모두 不足한 것이니 刺는 좋지 못하다. 刺하면 不足이 더함이고 不足이면 陰陽이 모두 竭하고 血氣는 모두 盡하여 五臟이 空虛하고 筋骨髓가 말라서 老者는 絕滅하고 壯者는 다시 돌이키지 못할 것이고, 形氣가 남음이 있고 病의 氣가 남음이 있으면 이것을 「陰陽俱有餘」라 말하니 急히 그 邪를 瀉하여 그의 虛實을 조정할 것이다. 그러므로 「有餘한 것은 瀉하게 하고 不足한 것은 補하게 하라.」 이렇게 말하니 그러므로 「逆順을 알지 못하고 刺하면 眞邪가 서로 搏하고 滿한데 補하게 하면 陰陽이 四方으로 넘쳐서 腸胃가 充郭하며 肝과 肺의 속이 瞋하여 陰陽이 서로 錯하며, 虛를 瀉하게 하면 經脈이 空虛하며 血氣가 竭枯하고 腸胃가 攝辟하며 피부는 엷어지고 毛腠은 夭焦하여 죽을 時期를 알게 된다. 무릇 鍼을 쓰게하는 類는 調氣에 있으니 氣가 胃에 쌓여 榮衛로 通하여 각각 그 길을 行하면 宗氣는 海에 머물러서 그 아래것은 氣가 經을 衝하고 그 곧은 것은 息이 走하는 길이므로 厥이 足에 있으면 宗氣는 내리지 못하여 脈中의 血이 흐름이 그치지 아니하니 大調를 버리게 되면 버린 것을 能히 취하는 것이다.」

「흩어진 氣를 거두어 들이고 氣를 모아 펴니 깊으고 고요한 곳에 居하여 往來하면서 神을 占하거나 戶를 닫아 자물쇠로 막아서 魂魄이 흩어지지 못하고 온전한 一神의 뜻은 精氣를 나누는 것이니 母가 사람소리를 듣고 그 精을 걷우면 반드시 그 神은 하나이라 생각이 鍼에 在하여 얕게하여 머물고 조금 浮하게 하여 그 神을 옮겨다가 氣가 이에 이르거든 休하나 안은 男 밖은 女子로 하여 굳게 거절하여 내어 보내지 말고 삼가히 지켜 들지 말게하니 이것을 『得氣』라 한다」고 하였다.

「刺하여 氣에 이르지 않았으면 그 數는 물을 것은 없을 것이나 刺하여 氣가 이르렀거든 이에 去하게 하고 다시 鍼을 아니 할것이니 鍼은 각각 마땅한 곳이 있으니 각각 그 形이 같지는 않다. 각각 그의 맡은 곳에 刺하는 것이 중요하니 氣가 이르르면 有効하나 効力을 믿는 것이 바람에 눈이 날리는 것 같아서 밝게 푸른하늘이 보일것 같으면 이것으로 刺한 道理를 마친 것이다. 鍼을 使用하는 者는 반드시 먼저 그 經絡의 虛實을 살펴서 切而循之하고 按하여 彈하며 그가 應해서 움직이는 것을 보아서 이에 다시 取하여 下한다.

六經이 調한 것은 不病이라 말하니 비록 病이라도 自已를 말하는 것이고 一經이 위가 實하고 밑이 虛하여 通하지 않는 것은 이것은 반드시 橫絡에 盛함이 있어서 大經에 加하여 通하지 않는 것이니 視而瀉之를 所謂「解結」이라 하고, 위가 寒하고 밑이 熱하거던 먼저 太陽인 頂에 刺하여 오래 머물게 하고 이미 刺했으면 熨하여 頂과 이에 胛으로 더불어 熱하여 아래로 合하면 이에 그치니 이는 所謂 推는 上한다는 것이다. 위가 熱하고 밑이 寒하거든 그 脈을 보아 虛하면 經에 陷下한 것을 取하게 하여 氣가 내리면 이에 그치니 이는 所謂 끌어 당기면 下한다는 것이고, 온몸에 大熱을 하여 미친듯이 妄見하고 妄聞하며 妄語하거든 足陽明 및 大絡을 보아 取하여 虛한 것은 補하게 하고 血이 實한 것은 瀉하게 하니 그것이 누워 자빠지고 그것이 머리 앞에 居함으로 因하여서 양手의 四指로 頭動脈결을 按하고 오래 계속하다가 게을이나면 그치고 밑으로 缺盆中까지 推하니 다시 그치거든 前같이 하여 熱이 去하면 이에 그치니 이것이 所謂 推면 散한다는 것이다.」

黃帝가 말하기를 「나는 刺法을 聞하니 有餘한 것은 瀉하고 不足한 것은 補하라 하니 무엇이 有餘라는 말이며 무엇이 不足하다는 말인고」하니 岐伯이 대답하기를 「有餘에는 다섯가지가 있고 不足이 또한 다섯가지가 있으니 帝는 무엇을 물으려 하시나잇까」고 하니 「다 듣기를 願하노라」 岐伯이 대답하기를 「精神에 有餘가 있고 不足이 있으며, 氣에도 有餘와 不足함이 있으며, 血에도 有餘와 不足함이 있으며, 形에도 有餘와 不足이 있으며, 志에도

有餘와 不足이 있으니, 이 열가지는 그 氣가 같지 않으니다」고 하니 黃帝는 「사람에는 精氣 津液 四肢 九竅 五臟 十六部 三百六十五節이 있으니 이에 百病이 생기고 百病이 생김이 모두 虛實에 있으니 이제 그대가 말한 有餘가 다섯가지 있고 不足이 또한 다섯가지가 있다하니 무엇에서 생기는가」고 하니 岐伯이 「모두 五臟에서 생기니 무릇 心臟神, 肺臟氣, 肝臟血, 脾臟肉, 腎臟志等이 形을 이루고 志意가 通하여 속으로 骨髓로 連하여 五臟의 모양을 이루니 五臟의 道가 모두 經隧에서 나와서 血氣를 行하니 血氣가 和하지 못하면 百病이 이에 변화하여 생기니 이러므로 經隧를 지키나이다」고 하였다. 黃帝는 「精神에 有餘와 不足은 무엇과 같은고」고 하니 岐伯이 「精神이 有餘면 웃음이 그치지 아니하고 精神이 不足하면 슬퍼하고 血氣가 未幷했을 때는 五臟은 安定하나 邪가 形에 客하면 酒淅이 毫毛에서 起하고 아직 經絡에 들지 않으므로 이름을 精神은 微이니다」고 하니 黃帝는 「補瀉는 어찌 하오.」 岐伯이 「神이 有餘면 그의 小絡의 穴을 瀉하여 出血하고 깊이 斥하지 말게 하여 그 속에 大經이 없으면 神氣는 이에 平하고, 神에 不足한 것은 그 虛絡을 보아서 按하여 이르르게 하고 刺하면 利로우나 그 血은 나오는 것이 없으며 그 氣는 泄함이 없고 그래서 그것이 經을 通하면 神氣는 이에 平하나이다.」 黃帝는 「微하게 刺한다는 것은 어떤 것인고」고 하니 岐伯이 말하기를 「按摩로 풀지 말게 하고 着鍼을 斥하지 말게 하여 不足으로 氣가 옮기면 神氣는 이에 다시 얻나이다」고 하니 黃帝는 「氣에 有餘와 不足은 어떤 것인고」고 하니 岐伯이 「氣가 有餘면 上氣하여 喘欬하고 不足이면 숨은 이로우나 少氣이니 血氣가 未幷하였을 때는 五臟은 安定하지마는 피부의 작은 병을 自氣微泄이라 이름하나이다」고 하니 黃帝가 말하기를 「補瀉는 어떤 것인고」고 하니 岐伯이 「氣가 有餘면 그 經隧를 瀉하나 그 經을 傷하지 않게하며 그 血은 無出하며 그 氣는 泄함이 없고 不足하면 그 經隧를 補하여 그 氣를 나오지 않게 하나이다」고 하니 帝가 말하기를 「刺微는 어떤 것인고」고 하니 岐伯이 「按摩를 勿釋하고 出鍼을 보아 나는 장차 깊게하여 사람에 알맞게 必革이라 하면 精氣는 스스로 伏하고 邪氣는 散亂하여 숨이 쉬는 일이 없게하여 腠理에 氣가 泄하면 眞氣는 이에 서로 얻나이다」고 하니 黃

帝가 「血의 有餘와 不足은 어면 것인고」고 하니 岐伯이 「血이 有餘하면 怒하고 不足하면 무서워 하나니 血氣가 未幷하였을 때는 五臟은 安定하나 孫絡에 물이 넘치면 머무는 血이 있나이다」고 하니 黃帝는 「補瀉는 어떻게 하오」고 하니 岐伯은 「血이 有餘이면 그 盛한 經을 瀉하여 그 血을 出하게 하고, 不足이면 그 虛한 經을 補하나 침은 그의 脈中에 하고 오래 머물면 脈이 大하여 그 鍼을 빨리 出하여 血을 泄함이 없게 하나이다」고 하니 黃帝가 「留血을 刺하는 것은 어떻게 하는가」고 하니 岐伯은 「그 血絡을 보아서 그 血을 刺出하여 惡血로 하여금 經으로 들어가는 것이 없게 하여 그렇지 않으면 그것이 疾을 이루게 하니다」고 하니 黃帝는 「形의 有餘와 不足은 어면 것인고」고 하니 岐伯은 「形에 有餘면 腹脹하여 經의 溲이 이롭지 못하고, 부족하면 四肢를 쓰지 못하니 血과 氣가 未幷한데는 五臟은 安定하나 肌肉의 蠕動을 微凡이라 이름하나이다 고 하니 黃帝가 「補瀉는 어떻게 하는 것인고」고 하니 岐伯이 「形이 有餘면 그것은 陽經을 瀉하고 부족하면 그 陽絡을 補하나이다」고 하니 黃帝는 「刺微는 어떻게 하오」고 하니 岐伯이 「分肉의 間을 取하나 그것은 經속에는 없으며 그 絡에 傷함이 없으면 衛氣는 다시 얻어서 邪氣를 이에 당기나이다」고 하니 黃帝는 「志에 有餘와 부족은 무엇이오」고 하니 岐伯이 「志가 有餘면 腹脹이 飱泄하고, 부족하면 厥이니 血과 氣가 未幷에는 五臟은 安定하나 骨節에 動함이 있나이다」고 하니 黃帝는 「補瀉는 어떻게 하오」고 하니 岐伯이 「志가 有餘면 骨의 앞 같은데를 瀉하여 出血하고 부족이면 復溜에 補하나이다」고 하니 黃帝는 「未幷을 刺함은 어떻게 하오」고 하니 岐伯이 「곧 取하게 하나 그 經속에 없으면 邪가 이에 立虛하나이다」고 하였다.

맑은 피와 滑한 氣는 빨리 瀉하게 하면 氣는 쉽게 竭하고 탁한 피와 깔깔한 氣는 빨리 瀉하게 하면 經은 通할수 있다.

難經補瀉

經에서는 「虛한 것은 補하게 하고 實한 것은 瀉하게 하고 虛하지도 實하지도 않으면 經을 取하게 한다는 것은 무엇을 말함인가.」「虛한 것은 그 母를 補하고 實한 것은 그 子를 瀉하나 마땅히 먼저 中을 補한 뒤에 瀉하게 하고 虛하지도 實하지도 않으면 經을 取하게 한 것은 正經에서 자연히 생긴 病이고 다른 邪가 不中하니 마땅히 그 經에서 取하므로 經을 取한다는 말이니라.

「經에 말하기를 봄 여름에는 얕게 刺하고, 가을과 겨울에는 깊게 刺한다는 것은 무엇을 뜻하는 것인가.」「봄과 여름에는 陽氣가 위에 있고 人氣 또한 위에 있으므로 마땅히 얕게 取하게 하고, 가을과 겨울에는 陽氣가 밑에 있고 人氣 또한 밑에 있으므로 마땅히 깊게 取하는 것이다.」봄과 여름에는 각각 一陰에 이르고 가을과 겨울에는 각각 一陽에 이른다는 것은 무엇을 말함이오. 봄과 여름은 따뜻하니 반드시 一陰에 이른다는 것은 下鍼하는 처음에 沉하게 하여 腎肝의 部에 이르게 하여 氣를 얻어 陰을 끌어 가지는 것이고 가을과 겨울에는 차우니 반드시 一陽이 이른다는 것은 內鍼하는 처음에 淺而浮之하여 心肺의 部에 이르러서 氣를 얻어 陽을 推內하니 이것이 봄과 여름에는 반드시 一陰에 이르게 되는 것이고, 가을과 겨울에는 반드시 一陽에 致한다고」말한 것이다.

「經에 榮을 刺하여 衛가 傷함이 없고 衛를 刺하여 榮이 傷함이 없음은 무엇을 말함이오.」「陽을 刺하는 것은 鍼을 눕혀 刺하고 陰에 刺하는 것은 먼저 왼손으로 鍼할 바인 榮衛의 곳을 攝按하여 氣가 散하거든 이에 內鍼하니 이것이 榮을 刺함에 衛가 傷함이 없고 衛에 刺함에 榮이 傷함이 없다는 말이다.」

「經에는 능히 迎隨의 氣를 알면 可히 調하게 될 것이니 調氣하는 方이 반드시 陰陽에 있음은 무엇을 말함이오.」「所謂 迎隨라는 것은 榮衛의 流行과 經脈의 往來를 알아야 그의 逆과 順을 따라서 취하는 것이니 그러므로 迎隨라 하고 調氣하는 方이 반드시 陰陽에 있는 것은 그의 內外와 表裏를 알아서 그 陰陽에 따라 調하는 것이니 그러므로 調氣의 方은 반드시 陰陽에 있다고 말한다. 모든 井은 肌肉이 얕고 얇아서 氣가 少하고 不足하게 하니 刺하는 것은 어떻게 하오. 모든 井이라는 것은 木이며 榮이라는 것은 火이니 火라는 것은 木의 子이므로 마땅히 井을 刺하는 것은 榮을 瀉하게 함으로

經에 補라는 것은 瀉를 不可하게 함이고 瀉라는 것은 補를 不可하게 한다는 말이니 이것을 일컬음이다.」

經에는 「東方이 實하고 西方이 虛하거든 南方을 瀉하고 北方을 補한다함은 무엇을 말함이오.」「金木水火土가 다시 相平한 것이라 東方은 木이고 西方은 金이니 木이 實하려면 金을 마땅히 平하게 하고, 火가 實하려면 水를 마땅히 平하게 하고, 土가 實하려면 木을 마땅히 平하게 하고 金이 實하려면 火를 마땅히 實하게 하고 水가 實하려면 土를 마땅히 平하게 한다. 東方은 肝이니 곧 肝이 實하다는 것을 알 것이고, 西方은 肺이니 곧 肺가 虛함을 알 것이고, 南方은 火를 瀉하고 北方은 水를 補하는 것은 南方은 火이니 火라는 것은 木의 子이고 北方은 水이니 水라는 것은 木의 母이다. 水는 火를 이긴다 하니 子가 能히 母를 實하게 시키고 母가 能히 子를 虛하게 시킴으로 火를 瀉하고 水를 補함은 金으로 하여금 木이 平함을 얻지 못하려 함이니 經에 말하기를 그 「虛를 能히 다스리지 못하고 그 나머지는 무엇을 물으리오」고 하니 이것을 일컬음이다.

金이 不字를 얻지 못함은 衍을 의심함이니 火를 瀉하여서 木을 抑하고 水를 補하여서 金을 救함은 金으로 하여금 木이 平함을 얻으려 함이고, 또 한가지 말에 火를 瀉하고 水를 補함은 이에 旁을 다스려서 金이 木을 平케하는 지름길을 얻지 못하는 것이다.

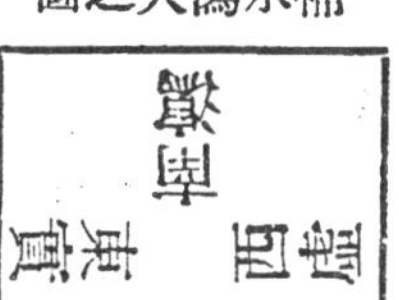

火는 木의 子이니 子가 능히 母를 實하게 시킴은 子가 有餘면 母에 먹히지 아니한다 하니 지금 南方이 瀉하는 것은 子의 氣를 빼앗아서 그 母를 食하게 시키는 것이오. 金은 水의 母이니 能히 子를 虛하게 시킨다. 母가 不足하면 그 子는 능히 덮지 못할 것이며 지금 北方을 補한다는 것은 子의 氣가 益하면 그 母를 食하기에 이르지 못함이니 이것은 八十一難의 뜻으로 서로 바르게 發하는 것이다. 그것을 말하기를 「그 虛를 능히 다스리지 못하고 그 나머지의 무엇을 물음은 곧 實實虛虛를 감추게 하는 뜻이니라」고 하였다.

經에는「上工은 未病을 다스리고 中工은 이미 病한 것을 다스린다함은 무슨 말이오.」「所謂 病아님을 다스린다는 것은 肝을 보아 病이면 肝은 마땅히 脾로 傳함으로 먼저 그 脾氣가 實하여야 肝이 邪를 받아 들임이 없으니 그러므로 未病을 다스린다는 것이고 中工은 肝의 病을 보고 不曉相傳하여 다만 一心은 肝을 다스리므로 이미 病한 것을 다스린다고 한다.

心의 病이 肺에 傳하여 肺는 肝에 傳하고, 肝은 脾에 傳하고, 脾는 腎에 傳하고, 腎은 脾에 傳하고, 心이 다시 肺로 傳하여 일곱번 傳한 것은 죽으니 그것은 이기는 곳으로 傳한다는 뜻이다.

心의 病이 脾에 傳하고, 脾는 肺로 傳하고, 肺는 腎으로 傳하고, 腎은 肝에 傳하고, 肝은 心에 傳하여 臟의 사이의 것은 生하니 그 子에 傳하는 것임을 말한 것이다.

五臟傳病之圖

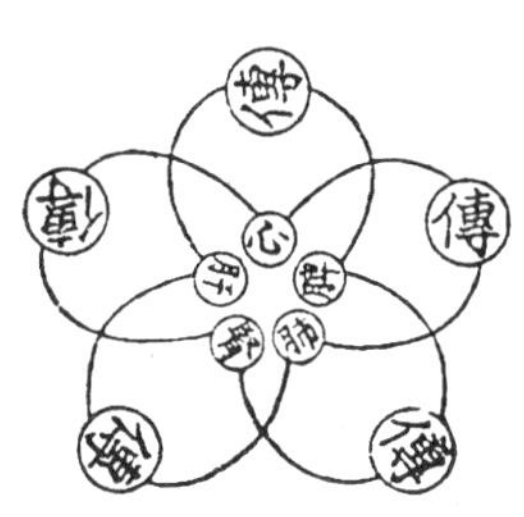

「補瀉는 무엇을 말함이며 補할 때에는 어느 곳의 氣를 取하고, 瀉할 때는 어느 곳에 氣를 두는 것인가.」그런 것은 마땅히 補할 때는 衛를 따라서 氣를 取하고, 마땅히 瀉할 때는 榮을 따라 氣를 두게하니 그것이 陽氣가 不足하고 陰氣가 有餘이면 마땅히 먼저 그 陽을 補하고 뒤에 그 陰을 瀉하게 하고, 陰氣가 부족하고 陽氣가 有餘이면 마땅히 먼저 그 陰을 補하고 뒤에 그 陽을 瀉하게 하면 榮衛가 通行하니 이것이 그의 要이다.

「鍼에 補瀉가 있음은 무엇을 말함이오.」그런 것은 補瀉하는 方法이 반드시 呼吸이 出內해야 鍼하는 것은 아니니 鍼하기를 아는 者는 그 左를 믿고 鍼하기를 모르는 者는 그 右를 믿으니 刺할 때를 當하여 먼저 左手로 鍼할 바인 榮衛의 곳을 壓按하여 彈而努之하고 爪而下之하여 그 氣가 來함이 動脈의 狀같으면 刺를 順하게 刺하여 內로 推하여 氣를 얻으니 이것이 補한다는 말이고, 움직여 伸하게 하니 이것을 瀉한다는 말이다. 氣를 얻지 못하거든 이에 男子는 바깥 女子는 안쪽으로 하나 氣를 얻지 못하면 이것은 「十死不治」라는 말이다.

그 左를 믿는다는 것은 善鍼하는 者는 左手를 신용하고 鍼法을 모르는 者는 스스로 右手를 드는 것이니라.

經에는 「迎而奪之면 어찌 無虛함을 얻으며, 隨而濟之면 어찌 無實함을 얻을고」고 하고 虛와 더불어 實은 얻은 것 같고 잃은 것 같기도 하고, 實은 虛와 더불어 있는 것 같고 없는 것 같다고 하는 것은 무슨 말이오. 迎하여 빼앗는 것은 그의 子를 瀉함이고, 隨하여 救하는 것은 그의 母를 補하는 것이니 假令心病에 手小陰心經의 主俞를 瀉함은 迎하여 빼앗는 것이니 이것을 말함이고, 手小陰心經의 主井을 補함은 隨하여 救한다는 것을 말이오. 所謂 實한 것을 虛에 주는 것은 牢濡의 뜻이니 氣가 왔어 牢가 實한 것을 얻게 될 것이오. 濡虛한 것은 잃게 되므로 「若得若失이라」고 말하였다.

經에는 「보기에 들어오는 것 같은 것이 있으며 보기에 나가는 것 같은 것이 있다함은 무슨 말이오.」 所謂 들어오는것 같은 것이 보이는 것은 左手로 그것이 오는 것이 보이는 것은 이에 內鍼하여, 鍼이 들어가 氣가 다하여 보이면 이에 出鍼하니 보기에 들어가는것 같은 것이 있음이오. 보기에 나오는것 같은 것이 있다는 말이다.

經에는 「實實虛虛함이 없고, 不足은 損이고 有餘는 益이라고 하니 이것을 寸口脈이라 하는가. 病은 정말로 스스로 虛實에서 있는 것일까 그 損과 益은 어떤 것이오,」 이것은 病이다. 寸口脈을 말함이 아니니 病은 스스로 虛實에 있는 것이라. 假令 肝이 實하고 肺가 虛하면 肝은 木이고 肺는 金이니 金木이 마땅히 다시 서로 平함이라 마땅히 金은 木이 平함을 알 것이고 假令 肺가 實하고 肝이 虛하면 조금 少氣로 鍼을 使用하여 그 肝을 補하지 않으면 도리어 그 肺가 重實하므로 實實虛虛에 不足은 損이고 有餘는 益이니 이것은 中工이 害한 바이다.

神應徑補瀉

瀉訣直說

宏綱陳氏가 말하기를 「取穴을 이미 定하였거든 왼손의 大指로 其穴을 혼들고 바른 손으로 穴上에 鍼을 置하고 患人으로 하여금 기침을 一聲하고 기침에 따라 分寸까지 內鍼하여 數穴을 살펴 鍼을 마침에 조금 머물다가 바른손의 大指와 食指를 使用해서 鍼을 잡게하고 細細하게 動搖하며 進退에 搓捻을 하여 그 鍼이 손이 멀리는狀같으면 이것을 「催氣」라 하니 約五六次를 行하여 鍼下에 緊한 氣를 깨닫거든 틈에 瀉法을 使用하니 鍼이 左邊같으면 바른손의 大指와 食指를 이용하여 鍼을 갖게하되 大指를 앞으로 向하게 하고 食指를 뒤로 向하게 해야 鍼頭로 가볍게 들어 左로 옮겨가게 하고 數鍼이 있을것 같으면 모두 이 方法에 의한다. 모두 옮기는 것을 마침에 거듭해서 바른손 大指와 食指로 鍼을 잡게하고 틈에 食指를 이용하여 三번 밑으로 連다라 밀치는 것을 「飛」라 하며 거듭해서 가볍게 들어 左로 가게하여 略간 鍼을 半分쯤 退轉함을 「三飛一退」라 한다. 이 방법에 依하여 五六次까지 行하여 鍼下가 沉緊함을 크게 깨달으면 이것은 氣가 極에 이른 것이니 다시 가볍게 들어 左轉을 一二次 가게 하고, 鍼이 右邊 같으면 왼손의 大指와 食指로 鍼을 잡게하되 大指는 앞을 向하게 하고 食指는 뒤를 向하게 하여 먼저 방법에 따라 연달아 세번 아래로 밀치고 가볍게 鍼頭를 들어 右를 向하여 굴리니 이것은 右邊을 瀉하는 방법의 鍼이다. 出鍼을 하려는 때에 病人으로 하여금 기침 一聲을 하게하고 出鍼은 기침에 따르니 이것은 그야말로 瀉法이다.

補訣直說

무릇 사람에 疾이 있음은 모두 邪氣가 湊한 바이라 비록 病人은 瘦弱이나 온전히 補法을 行하는 것은 좋지 못하다. 經에는 말하기를 邪가 湊한 바에는 그 氣는 반드시 虛하다 하니 患이 赤目等의 疾같으면 분명히 그것은 邪가 熱이된 所致임을 보이니 온전히 瀉法을 行함이 좋으나 그 나머지의 모든 疾은 단지 平補와 平瀉가 마땅하되 모름지기 먼저 瀉하고 뒤에 補한다. 이렇게 말함은 먼저 그 邪를 瀉하고 뒤에 眞氣를 補하니 이것은 先師가 傳하지 못했던 秘訣이다. 사림에 疾이 있는것 같거던 먼저 사용한 手法에 의하여 氣를 催促하여 氣를 취하여 瀉하게 하고 이미 마침에 틈틈히 補法도 行하여 병인으로 하여금 氣를 一口吸하고 吸에 따라 鍼을 옮기나 左邊에 鍼할것 같으면 鍼頭는 右邊으로 굴려 向하도록 비비고 나의 바른손 大指와 食指로 鍼을 잡게 하여 食指는 앞을 向하고, 大指는 뒤를 向하게 하고 거듭해서 鍼을 비벼서 一二分 깊이로 들게하여 眞氣가 肌內에 깊이 들어 分하게 하고 鍼이 右邊같으면 鍼을 左邊으로 轉向하도록 비비게 하고 나의 왼손 大指와 食指로 鍼을 잡게하여서 食指는 앞을 向하며 大指는 뒤로 向하도록 하고 거듭해서 鍼을 비벼 一二分 깊이로 넣으니 數穴이 있는 것 같드라도 이 방법에 의하여 行하게 하고 이미 마쳤음에 조금 머물다가 손가락 틈을 利用하여 鍼頭위를 三번 밑으로 가볍게 통기니 이와 같이 三次하고 거듭 나의 左手를 이용해서 大指와 食指로 鍼을 잡게 하고서 大指로 三번 아래로 連다라 밀침을 「飛」라 하며, 장차 鍼을 一二分 深進하고서 鍼頭가 左邊에 向함을 「一進三飛」라 하니 이 방법에 依하여 五六次까지 行하여 鍼下가 沉緊함을 깨닫게 하고 혹시 鍼下가 熱의 氣이면 이는 氣가 充足하게 된 것이라 病人으로 하여금 氣를 一口 들이키고 吸에 따라 出鍼하며 急히 손으로 그 穴을 눌리는 이것을 「補法」이라 말한다.

무릇 背腹兩邊穴의 鍼에는 陰陽經으로 나누어 補瀉를 하니 鍼을 男子의 背上中에 하는데는 左轉이 補가 되고 右轉이 瀉가 되며 腹上中에 鍼하는데는 右轉이 補가 되고 左轉이 瀉가 되며 女子의 背中에 鍼하는 데는 左轉이 補가 되고 右轉이 瀉가 되니 대체로 男子는 등은 陽이며 배는 陰이고 女子는 등이 陰이고 배가 陽인 까닭이다.

南豐李氏補瀉

圖로 註한 難經에 云하기를 手三陽經은 손을 따라 머리까지 닿으니 鍼芒은 밖을 따라 위로 가니 隨가 되게하고 鍼芒이 안으로 따라 밑으로 가면 迎이 됨이오. 足三陽經은 頭를 따라 발까지 닿으니 鍼芒이 속을 따라 밑으로 가면 隨가 되고, 鍼芒이 밖을 따라 위로 가면 迎이 됨이오. 足三陰은 발을 따라 배에 닿으니 鍼芒이 밖을 따라 위로 가면 隨가 되고, 鍼芒이 안을 따라 아래로 가면 迎이 됨이오. 手三陰은 가슴을 따라 손에 닿으니 鍼芒이 안을 따라 밑으로 가면 隨가 되고, 鍼芒이 밖을 따라 위로 가면 迎이 됨이니 大要는 子午를 가지고 爲主하여 左는 陽이 되고(子를 從하여 午에 닿으니 左行은 補하게 된다) 右는 陰이 됨이고(午를 따라 午에 닿으니 右行은 瀉하게 되며 陽은 主로 進하고 陰은 主로 退한다), 手는 陽이 되고(左手는 純陽이 된다), 足은 陰이 되니(右足은 純陰이 된다) 左手陽經이 陽中의 陽이 됨이고, 左手陰經이 陽中의 陰이 됨이며, 右手陽經이 陰中의 陽이 됨이고, 右手陰經이 陰中의 陰이 됨이고, 右足陰經이 陰中의 陰이 되고, 右足陽經이 陰中의 陽이 되며 左足陰經이 陽中의 陰이 되고 左足陽經이 陽中의 陽이 된다 하니, 지금 자세하게 分하면 左手陽經의 病者는 醫者의 바른손 大指로 앞을 나아가 숨을 내어 픔으니 隨가 되며(午後에 또 大指를 退한 뒤는 隨가 되어 앞으로 나아가니 바로 經의 밖을 따라 退한 뒤 바로 經의 안을 따른다) 退한 뒤에 숨을 들어 쉬니 迎이 되고, 左手陰經의 病者는 醫者의 바른 손의 大指로 退한 뒤에 숨을 들어쉬니 隨가 되며 앞으로 나아가 숨을 내어 픔으니 迎이 된다. 右手陽經의 病者는 醫者의 바른 손위 大指로 退한 뒤 숨을 들이켜 쉬니 隨가 되며 앞으로 나아가 숨을 들이켜 쉬니 迎이 되고 바른 손의 陰經의 病人 醫者의 바른 손의 大指로 앞으로 나아가 숨을 내어품어 쉬니 隨가 되며 退한 뒤에 숨을 들이키니 迎이 된다. 右足陽經의 病者는 醫者의 바른 손의 大指로 앞으로 나아가 숨을 내어 품으니 隨가 되며 退한 뒤 숨을 들이켜 쉬니 迎이 된다. 右足陰經의 病者는 醫者의 바른손의 大指로

退한 뒤 숨을 들이켜 쉬니 隨가 되며 앞으로 나아가 숨을 내어 품으니 迎이 된다. 左足陽經의 病者는 醫者의 바른 손의 大指로 退한 뒤 숨을 들이켜 쉬니 隨가 되며 앞으로 나아가 숨을 내어 품으니 迎이 된다. 左足陰經의 病者는 醫者의 바른 손의 大指로 앞으로 나아가 숨을 呼하니 迎이 되니 남자는 모두 午前에 그럴듯 함이고, 午後는 女子와는 反對로 한다.

手陽明의 위는 나아가며 陰은 물러가고, 足陽明의 위는 退하고 陰이 나아감은 六經이 合하여 이러나고 끝이는 까닭이니라. 무릇 鍼의 穴이 起함에 鍼芒이 위로 向함은 氣가 順하게 행하는 길이고, 무릇 鍼의 穴이 그침에 鍼芒이 아래로 向함은 氣가 그치는 곳이니 밖앝은 左 속은 右이니 氣가 上行하는 것이고 밖은 右 속은 左는 氣가 下行하는 것이다. 간혹 午前의 補瀉와 午後는 서로 反對하고 남자의 補瀉와 여자와의 相反은 대개로 男子의 氣는 아침에는 위에 있으니 밤에는 밑에 있고 女子의 氣는 아침에 밑에 있으니 밤에는 위에 있으며 男女上下는 보통 腰를 區分하므로 그러나 呼吸이 여기에 닿아야 男女가 모두 같으니 무엇이 또한 陰陽의 邪의 分이 있으랴. 대개 자연스럽게 呼吸함이 있고 그렇게 시키는 呼吸이 있으니 入鍼과 出鍼은 그럴듯하게 呼吸하니라. 轉鍼을 貴人을 대접하는것 같이 하고 범의 꼬리를 잡는것 같이 하여 그 呼吸이 自然스럽기를 기다려 만약에 左의 手足이면 그 候가 숨을 내어 품으니 先轉하고, 則 右의 手足이면 반드시 그 숨을 들이킴을 기다리니 後轉하며, 만약 右의 手足이면 그 숨을 들이켜 쉬기를 기다려 먼저 一轉하고 則左手足이면 반드시 그 候가 呼하니 後轉할 것이므로 眞陰이 한번은 昇하고 한번은 내리는 消息일 것이다. 그러므로 남자의 陽經은 午前에는 呼함은 補하게 되고 吸은 瀉하게 하고, 陰經은 吸이 補하게 되며 呼는 瀉하게 하며, 午後는 반대인 것이고, 女人의 陽經은 午前에는 吸이 補되고 呼는 瀉하게 되고 陰經은 呼가 補하게 되고 吸이 瀉가 되는 것이며 午後는 또한 反對이니 이런 것들이다. 或者는 또 말하기를 「補瀉에 반드시 呼吸이 資產이라 하니 假令 尸厥中風에 이 呼吸이 불능한 것은 어떻게 하오」고 하니 대답하기를 「그를 기다려 自然히 호흡을 하면 轉鍼이나 만약에 吸을 當하여 굴르지 못하면 사람의 손으로 그 입과 코를 막아서 그 氣를 움직이게 하니라.」 놀랍도다 補瀉의 提揷에 男女와 早晩의 區分은 그 이치는 깊고도 자세하나 原理는 奇經이 하는 것이다. 十二經은 常度에 不拘하니 그러므로 서로 섞이어 어긋남이 이와 같고 만약에 流注穴은 다만 陰陽左右를 區分하기에 좋으니라. 일찌기 사랑하는 雪心歌에는 「補瀉의 兩般은 어떤 것인가」고 하니 이것은 대개 經의 兩邊을 따라 發한 것이다. 古人은 補瀉를 左右로 區分하더니 今人은 이에 男女로 구별하니 男女의 經脉이 一般으로 생겨서 밤낮으로 돌고돌아 잠시도 쉬는 일이 없다. 이 秘訣은 梓桑君에서 나왔으니 나는 이제 너의 씻은 마음을 받은 것이다. 이것은 子午와 八法을 兼한 全部이다.

그러나 補瀉의 방법은 반드시 呼吸에 出內鍼은 아니다 淺深으로서 말하는 것도 있으니 經에는 봄 여름에는 마땅히 얕게하고 가을과 겨울에는 깊은 것이 마땅하다 하고, 榮衛로 말하는 것도 있으니 經에는 衛를 따라 氣를 취하고 榮을 따라 氣를 두게 하라 하고.

補면 衛를 따라 氣를 取하니 마땅히 가볍고 얕게 鍼하여 그 衛氣를 따라서 뒤로 이것에 隨하게 하여 그 虛를 救하게 하고, 瀉면 榮을 따라 그 氣를 버리니 마땅히 무겁고 깊게 刺하여 그 榮氣를 취하여 앞에서 迎하게 하여 그 實을 瀉하여 뺏는다. 그러나 이것을 補함에 太實에는 옳지 않고 이것을 瀉함에 도리어 虛에는 옳지 않음은 모두 平하게 되려고 할 뿐이다. 또 남자는 그 穴을 가볍게 按하여서 얕게 刺하게 하여 衛氣의 分을 기다리고, 여자는 그 穴을 무겁게 按하여서 그 穴을 깊으게 刺하여 榮氣의 分을 기다리는 것이다.

虛實로서 말할 것이 있으니 經에 말에는 虛하면 그 母를 補하고 實하면 그 子를 瀉하라 하니 이것은 迎隨의 대개이니,

무릇 鍼逆에 迎奪은 즉 그 子를 瀉하니 心의 熱病같은데에는 반드시 脾胃의 分에 瀉하는 것이고, 順한 鍼에 隨濟는 鍼에 즉 그 母를 補하니 心의 虛病 같은데에 반드시 肝胆의 分에 補한다.

經에 飛한 走氣도 子午迎隨에 不外니라.

무릇 九라는 것은 즉 子陽이고 六이란 직 午陰이로되 다만 九六數는 같지

않음이 多少 있으니 補瀉提挿이 모두 그러하다. 처음 九數를 말한 것은 즉 一九이니 조금 멈추어 또 一九를 行하고, 조금 멈추어 또 一九를 行하여 三次가 모두 二十七數이고 或은 四九는 三十六이고, 小陽數를 말한 것은 七七 四十九數이니 또한 每次에 七數를 멈춤은 簡略하고 老陽數라는 것은 九九 八十一數이니 每次에 二十七數를 조금 멈추어서 모두 三次를 行하고, 처음 말한 六數라는 것은 즉 一六이니 조금 멈추어 또 一六을 行하고 또 조금 멈추어 一六을 行하여 三次 모두 一十八數이고, 少陰數를 말한 것은 六六 三十六數이니 每次에 一十八數에 멈추기를 簡略하고 다시 一次 行하고, 老陰數를 말한 것은 八八 六十四數이니 每次에 八數로 簡略히 멈추는 것이다. 혹은 말하기를 子後에 마땅히 九數는 補陽이고, 午後에 六數는 補陰이고, 陰日은 六數를 多用하여 陽經에 刻함은 補陰이고, 陽日에 九數를 多用하여 陰經에 刻함은 補陽이라 하니 이것은 바른 이치로되 다만 熱症을 보면 瀉하고 冷症을 보면 補하니 補는 權이오 活法인 것이다.

經의 말에 鍼하기를 아는 者는 그 左를 信하고 鍼하기를 모르는 者는 그 右를 믿으니 刻할 때에 當하여,

먼저 穴에 比하는 寸法을 몸에 맞게 하여 먹으로서 點標한 뒤에 患人으로 하여금 바르게 앉아 음식을 먹거나 혹은 엎디어 누우니 病이 緩함에는 반드시 따뜻하고 맑은 날씨를 기대림은 즉 氣가 쉽게 行함이고, 病이 急하더라도 큰 雨雷를 만날것 같으면 또한 敢히 鍼을 못하며 만약에 空心에 鍼을 쓰면 반드시 어지러워진다.

반드시 左手로서 鍼을 한 榮衛인 곳을 壓按하여

陽穴은 骨결 陷한 곳을 按하여 痲가 瘦한 것이 眞이 됨이고, 陰穴은 按함에 動脉이 손에 應함이 있는 것이 眞이 된다.

切하니 이것이 散하며 爪하니 이것이 下하고,

切이란 것은 손톱으로서 그 鍼할바인 穴의 上下四旁을 掐按하여 氣血로 하여금 헐음이고 爪라는 것은 먼저 左手의 大指손톱으로 穴위를 무겁게 掐이니 또한 氣血로 하여금 흩어질 뿐이라. 그런 뒤에 右手의 食指를 使用하여 鍼끄리인 꼭대기에 머물게 하고 中指와 大指로서 鍼 허리를 緊하게 하고 無

名指로서 鍼頭를 받히고 患人으로 하여금 一聲의 기침을 하여 기침에 따라 下鍼하여 皮에 刻入하고 鍼을 十息 멈추어 撤手하는 것을 「天才」라 號하며 조금 뒤에 다시 進鍼하여 肉內에 刻入하고 鍼을 十息 멈춤을 「人才」라 이름하며 조금 뒤에 다시 進鍼하여 筋骨 사이까지 하고 鍼을 十息 멈춤을 「地才」라 이름하니 이것은 極한 곳이 된다. 다시 오래 멈추다가 틈에 患人으로 하여금 한 입에 氣를 吸하고 吸을 따라 人部에 이르러 退하여 그 氣를 살펴 이르지 아니하여 鍼下가 沉重하고 緊滿한 것 같은 것은 氣가 이미 이르렀으니 만약에 患人이 痛을 느끼면 實하게 되었음이고, 쓰림을 느끼면 虛함이며 鍼下에 가볍게 浮하여 虛活한 것은 氣가 더욱 未至한 것이니 彈努循捫을 사용한 뒤에 끌게 하여 끌어 당긴 氣가 더욱 이르지 못하여 鍼이 豆腐에 꽂힌 것 같은 것은 죽으니 모든 實熱病을 除함은 天部에 마땅히 氣가 行하고, 經絡病은 人部로 마땅히 氣가 行하고, 腑庫疼痛은 地部로 마땅히 氣가 行하는 것이다.

彈하여 努하게 하고 捫하여 循하고 彈이란 것은 補이니 大指와 次指로 서서로 사괴어 겹쳐서 病이 위에 있으면 大指爪로 가볍게 위를 향하도록 통기고 병이 밑에 있으면 次指爪로 가볍게 밑을 向하도록 통겨서 氣로 하여금 빨리 行하면 氣가 쉽게 行하니라.

努라는 것은 大指와 次指로서 鍼을 잡아 연달아 세번 아래로 밀쳐 손을 떼는 모양 같이함을 「飛」라고 하니 補하는 것은 날세게 入鍼하고 患人으로 하여금 한 입에 氣를 閉하여 努力으로 부딛히고, 瀉하는 것은 날세게 提鍼하고 患人을 呼하게 하나 반드시 힘으로 부딛히는 것이 아니니 한가지 방법으로 두가지에 쓰이나 氣가 스스로 이르는 것은 이 彈努를 꼭 쓰는 것은 아니다.

捫이란 것은 摩이니 痛한 곳이 제거되지 않은 같거던 즉 痛處를 문질러서 痛으로 하여금 흩어지게 하고 다시 飛鍼으로써 끌게하여 그 痛은 除去하고 또 鍼을 이르킬 때에 손으로써 그 穴을 按함을 또한 「捫」이라 한다.

循이란 것은 所鍼할 部分에 손을 이용하여 經絡을 따라 上下를 돌면서 按하여 氣가 往來하게 되니 推하면 行하고 끌게 하면 이르니 이런 것이다.

動하여 伸하게 하며 推하여 按하게 하고,

動이라는 것은 굴러서 움직임이고, 推라는 것은 굴러 차례로 옮기는 것이다. 무릇 轉鍼을 太急히 하면 痛하고 太慢하면 疾은 제거되지 않으니 所謂 推動은 즉 陰陽의 左轉과 右轉의 方法을 區分하고, 伸이란 것은 擧하는 것이며, 按이란 것은 꽂는 것이니 補瀉에 氣의 行함을 깨닫지 못할것 같으면 장차 鍼을 提起하여 空을 豆許같이 하고 혹은 二三차례 밑으로 彈하여 補하게 하며, 緊戰이라는 것은 三차례 밑으로 飛法을 連用하여 鍼下에 緊滿함을 느낄 것 같으면 그 氣는 쉽게 行함이니 즉 通法을 이용하나 만약에 邪가 盛하여 氣가 滯하면 틈에 提揷을 이용하여 먼저 病邪를 제거하면 뒤에 그 眞氣가 通한다. 提라는 것은 地部로부터 人部와 天部까지가 提이고, 揷이란 것은 天部로부터 人部와 地部까지 揷이니 病이 가벼우면 提揷은 처음 九數를 하고 病이 重한 것은 或은 少陽數나 老陽數이니 더욱 많을수록 더욱 좋으니라. 혹은 병을 다스림이 순전히 提揷에 있거늘 기왕에 말한 急提와 慢按은 차운 어름같이 하며 慢提와 急按은 불에 몸을 태우는것 같이 하고, 또 男子는 午前은 提鍼을 熱되게 하고, 揷鍼은 寒되게 하며 午後의 提鍼은 寒이 되고 揷鍼은 熱이 된다하며, 女人은 이것에 反對라 하니 그 까닭은 무엇일까. 대개 補瀉에 提揷은 陰陽에 順함이 아닌 것이 없으니 午前은 陽性이 順하여 提함이 天部까지면 熱하고, 午後는 陰性이 順하니 揷함이 地部까지면 熱이니 奇効良方에 가장 분명히 밝힌 詩가 있다.

補瀉提揷의 活法은 무릇 補鍼은 먼저 얕게 넣고 뒤에는 깊게 하고, 瀉鍼은 먼저 깊게 넣으니 뒤에는 얕음이고, 무릇 提揷에 急提慢按이 찬 어름 같음은 瀉이고, 慢提急按이 불에 몸이 타는 것 같은 것은 補이니 혹은 補瀉에 提揷을 함께 이용하여도 또한 無妨하다.

오래된 癱瘓, 頑痲한 冷痺, 온몸의 走痛과 瘓風, 寒瘧, 一切冷症같은 것을 다스림은 먼저 鍼을 얕게 넣고 뒤에 鍼을 점점 깊이 넣으나 모두 老陽數로 補하면 鍼下가 緊滿하니 氣가 行하며 그 몸이 熱을 깨달음이니 慢提急按으로 帶補하여 老陽數의 三九 二十七數로 즉 通法을 이용하여 鍼頭로 넘어뜨이게 하고, 患人으로 하여금 다섯번 입에 氣를 吸하여 氣로 하여금 上行

하여 陽이 돋고 陰을 물리침을 「進氣法」이라 하고, 또 「燒山火」라고도 한다.

風痰壅盛, 中風, 喉風, 癲癇, 瘧疾, 單熱과 一切의 熱症을 다스림에 먼저 鍼을 깊게 넣고 뒤에 점점 얕게 침을 물리게 하여 모두 少陰數로 瀉하여 氣가 차움을 느끼거던 急提慢按으로 帶瀉하여 初六數 혹은 三六 一十八數로 再瀉再提하여 즉 通法을 이용하여 천천히 이것을 提하여 病이 이에 그쳐 제거됨을 「透天凉」이라 한다.

瘧疾, 先寒後熱로 上이 盛하고 下가 虛한 一切의 等症을 다스리는 데는 먼저 얕게 鍼을 넣어서 四九 三十六數로 行하여 氣가 熱을 느껴 行하거던 깊이 넣어 三六 一十八數로 行하고 瘧疾 先熱後寒 一切의 半實半虛等症같은 것은 먼저 鍼을 깊이 넣어서 六陰數로 行하여 氣가 行하여 凉함을 느끼거던 점점 鍼을 물리게 하여 九陽數로 行하니 이것은 龍虎交戰法이라 俾陽中에 陰이 있고 陰中에 陽이 있으니 대개 邪氣는 항상 正氣를 따라서 行하니 交戰을 하지 않으면 邪가 물러가지 않으니 正이 이기지 못하여 그 병이 다시 일어나게 된다.

痃癖, 癥瘕, 氣塊를 다스리는 데는 먼저 鍼을 七分 넣어서 老陽數로 行하여 氣가 行하거던 빨리 깊이 一寸을 넣고 조금 이것을 伸提하여 도리어 原處에 이르러 退하고 또 氣를 얻거던 앞의 방법에 의하여 다시 實施함을 「留氣法」이라 한다.

水蠱, 膈氣, 脹滿을 다스리는 데는 落穴의 後에 補瀉調氣를 고루 고루 하고 鍼을 아래 위로 行하여 九入 六出하고 左右로 굴려 千번 마주쳐서 自平하게 됨을 「子午瀉臼」라고 한다.

損逆, 赤眼, 癰腫의 初起를 다스리는 데는 먼저 大指로서 앞으로 나아가 左로 撚入하고, 뒤에 大指로서 뒤로 물러서서 右로 撚入하여 一左一右에 三九 二十七數를 하여 氣를 얻거던 앞을 向하여 推轉하여 속으로 들어가고, 大指로서 그 鍼尾를 彈하여 그 陽氣를 당시고, 按하여 이것을 提하면 그 氣는 스스로 行함이고, 應하지 않으면 다시 實施하니 이것은 龍虎交騰法이다.

雜病은 單一穴에 鍼하여 氣를 얻은 뒤에 즉 行할 것이나 起鍼할 즈음에 行하는 것도 또한 좋다.

通而取之하고

通이란 것은 그 氣를 맞이하는 것이다 提揷한 뒤에 이용하는 것이니 左手陽經의 病人같으면 醫者의 右手 大指로서 앞으로 九數를 나아가게 하고, 도리어 鍼頭로 扳倒하여 帶補는 大指로서 鍼嘴로 努力하여 빨리 病處로 向하고 或은 위로 或은 밑으로 或은 左로 或은 右로 執住하다가 바로 病人이 覺熱하기를 기다려 바야흐로 멈추고 만약에 氣가 또 通하지 않거던 龍虎龜鳳飛經接氣之法으로서 앞질러 運하게 하며, 左手陰經의 病人같으면 醫者의 右手의 大指로서 九數로 뒤로 退하고 鍼頭를 扳倒하여 帶補는 大指로서 鍼嘴에 努力하여 빨리 病을 執住하였다가 바로 病人이 覺熱하기를 기다려서 바야흐로 멈추게 하며, 右手陽經은 左手陰經으로 더부러 같은 방법으로 하고, 右手陰經은 左手陽經으로 더부러 같은 방법으로 하며, 左足陽經은 右手陽經으로 더부러 같은 방법으로 하고 左足陰經은 右手陰經으로 더부러 같은 방법으로 하며, 右足陽經은 左手陽經으로 더부러 같은 방법으로 하고, 右足陽經은 左手陰經으로 더부러 같은 방법으로 하고, 退潮한것 같거던 每一次에 먼저 六을 補하고 九를 瀉하여 다음 數에는 不拘하고 바로 潮가 물러가기를 기다리는 程度로 하고, 止痛에도 이 방법과 같이 하나 痒麻의 虛를 補함과 疼痛의 實을 瀉하는 것은 모두 먼저 推衍을 바르게 하여 經 속으로 氣를 通하게 하는 방법이며 다시 氣를 取하고, 氣와 鬪하는 接氣하는 방법도 있는 것이다.

取하는 것은 左는 右를 취하며, 右는 左를 取하고, 손은 발을 취하고, 발은 머리를 취하며, 머리는 手足三陽을 취하고 胸腹은 手足三陰을 취하나 病않은 것을 主로 하고, 病인 것은 應하게 하여 兩손이 蹌攣같으면 兩足으로서 應하게 하고 兩足이 蹌攣할것 같으면 兩손으로서 應하게 하여 먼저 밑을 主로 鍼하고 뒤에 아래가 鍼에 應하여 主로 鍼氣가 行함이 그친 뒤에 應한 鍼이 鍼이고, 左邊 左手 左足도 같은 手法으로 하고, 右邊도 또한 그와 같이 한다. 먼저 鬪氣와 接氣를 한 뒤에 氣를 취하며 手는 補하고 발을 瀉함과 발을 補하고 손을 瀉함을 搓索하는것 같이 하되 오랜 病으로 온몸이 마르고, 蹌攣이 심한 것은 반드시 提揷을 한 뒤에 이 방법을 써야 한다. 徐

氏가 말하기를 「通氣와 接氣의 방법이 이미 定息寸數가 定하여 있으니 手足三陽은 위는 九이고 밑은 十四이라. 經에 四寸을 過한 것이고, 手足三陽은 위가 七이고 아래가 十二이라 經에 五寸이 過하니 搖動하는 수가 있는 것이다. 呼吸이 나가고 들어오는 것을 같은 방법으로 하여 아래 위로 通하고 接하면 밝힐 때에 功을 보이리라. 所謂 定息寸數라는 것은 手三陰經은 가슴을 따라 손으로 走하니 기리가 三尺五寸이고, 手三陽經은 손을 따라 머리로 走하니 기리가 五尺이고, 足三陽經은 머리를 따라 발로 走하니 기리가 八尺이며, 足三陽經은 발을 따라 腹으로 走하니 기리가 六尺五寸이다. 督脉은 기리가 四尺五寸이고 任脉은 기리가 四尺五寸이니 사람의 一呼에 氣는 三寸이 行하고, 一吸에도 氣가 三寸을 行하니 一呼一吸을 『一息』이라 하니 鍼下에 그 經脉의 長短에 따라서 息을 計算하여 그 氣가 症에 다달은 바를 程度로 하여 取한다고 하였다.

一曰 靑龍擺尾이니 兩指로써 鍼頭를 扳倒하니 빠른 病을 舡舵를 돕는것 같이하여 이것을 執하여 굴르지 않고 한번은 左로 한번은 右로 하여 九數 혹은 三九 二十七數이면 그 氣는 慢慢하게 撥動하여 온 몸으로 交流하게 된다.

二曰 白虎搖頭이니 兩指로서 鍼尾를 扶起하고 鍼頭를 肉內로 가볍게 굴리기를 船中의 櫓가 下水하는 것 같이 하여 振搖를 六數 혹은 三六 一十八數로 하드라도 氣가 앞으로 가려는 것 같으면 按하여 위에 있게 하고, 氣가 뒤로 行하려면 按하여 앞에 있게 하니 二法은 가벼운 病에도 또한 行함이 좋은 것이다. 血氣가 擺動하니 대개 龍의 氣가 되고 범의 血이 된다. 陽日은 먼저 龍이 行하니 뒤에는 범이 行하고, 陰日에는 먼저 범이 行하니 뒤에는 龍이 行한다.

三曰 蒼龜深穴이니 兩指로서 鍼頭를 扳倒하여 一退三進하고 위로 向해 鑽剔一下하며 兩足이 蹻攣하면 左를 向해 鑽剔一下하며 右로 向해 鑽剔一下하며 먼저 上에서 下로 하며 左에서 右로 하니 土에 들어가는 것같은 象이다.

四曰 赤風迎源이니 양손가락으로서 鍼을 扶起하여 地部에 揷入하였다가

다시 提하여 天部에 닿아서 鍼이 自搖하기를 기다려서 다시 나아가 人部에 닿아서 上下 左右 四圍를 날라 돌기를 翹들 펴는 모양 같이 하드라도 病이 위에 있으면 吸하여 물러가게 하고 病이 밑에 있으면 呼하여 나아가게 하며 또 장차 鍼尾로 從하여 大指爪로 刮하여 鍼허리에 이르니 이것은 刮法이다. 能히 痛을 참지 못함은 옮기고 오래쌓인 風을 散하기에 좋으며 午後는 또 鍼腰를 從하여 鍼尾까지 刮한다 하고 또 病이 위에 있으면 위로 向하여 刮하고 病이 밑에 있으면 밑을 向해 刮하고, 攣急한 것이 있는 것은 頑하게 循攝하여 刮切함이 마땅하니 二法은 모름지기 三五次를 連다라 行하니 氣血이 各經絡을 돌고 飛走하는 妙는 순전히 이곳에 있어 病邪는 이것에 따라 退하니 鍼을 放하여 半時나 오래동안 멈췄다가 鍼頭를 扶起하여 鍼下를 十分 살펴 보아 沉緊하면 瀉는 九를 補는 六으로 하고 심하게 緊하지 않으면 瀉는 六을 補는 九로 하며 鍼한 뒤 補瀉가 活하였으면 즉 搖而出之이다.

攝이란 것은 大指를 써서 經絡의 上下를 따라 諳으면 그 氣는 스스로 通行을 얻는 것이다.

搖而出之하고 外引其門하여 以閉其神이니라.

搖라는 것은 退이니 兩指로서 鍼을 이끌어 꼬리를 上下左右로 向하여 각각 搖振을 밑으로 五七하고, 提를 밑으로 二七이면 능히 諸風이 흩어지니 出鍼에 微鬆하기를 기다려서 바야흐로 조금 出鍼이 좋고 病邪를 吸鍼하는 것 같이 하고 正氣가 아직 돌아오지 아니하였거던 다시 모름지기 停待하여 補瀉하고 다시 어려울 것 같거던 번거로히 刮切을 加하여 刮한 後에 연달아 三次 瀉하고 다음 搜法을 이용하여 數는 論하지 말고 橫搜를 龍虎가 交騰하는 것 같이하여 한번은 左이고 한번은 右이나 다만 다시 손이 快할 뿐이다. 한번은 위로 한번은 밑으로 直搜하여 撚法같이 하나 不轉하고 瀉刮은 앞과 같이 하며 다음은 盤法을 이용하여 左로 九次 굴르고, 右로 六次 굴러서 瀉刮은 앞과 같이 하며, 다음 子午搗臼法을 利用하여 午前에는 慢提하고 午後에는 略快하게 提插을 緩緩히하여 鍼에 應하거던 搖出하고 다음에 主鍼이 나온다. 補하는 것은 吸하거던 急히 그 鍼을 出하고 左手大指로서 그 鍼穴과 穴밖의 皮를 빨리 按하여 鍼穴의 門戶로 하여금 열지 못하여 神氣가 속을 지키면 또한 出血에는 미치지 못하고, 瀉하는 것은 呼함에 그 鍼을 천천히 出하여 氣로 하여금 泄하지 못할 것이고, 穴을 按함은 필요 없으니 무릇 鍼氣의 빠름과 鍼을 오래 멈추어 늦도록 기다리지 않는 것은 그 병이 곧 다시 되는 것이다.

一. 무릇 침에 暈한 것은 神氣가 虛한 것이니 起鍼함은 좋지 못하다. 鍼 아닌 다른 것으로 急히 補하게 하고 病人의 口鼻를 옷소매를 이용하여 가리게 하여 氣가 도라오거던 內로 熱湯을 飮하면 즉 다시 살아나니 오래 있다가 다시 鍼하드라도 심한 者는 手膊의 윗쪽 筋骨이 陷한 中에 鍼을 하나 或은 足三里穴이면 바로 다시 살아나고 만약에 起鍼이면 壞人하게 된다.

二. 무릇 鍼에 痛한 것은 다만 이것은 손이 粗한 것이니 마땅이 左手로서 鍼허리를 扶住하고 右手로 모양에 따라 補瀉하드라도 또 痛한것 같은 것은 起鍼은 不可하고 病人으로 하여금 一口를 吸鍼하고 吸에 따라 장차 鍼을 撚刮하여 一豆가 伸起하면 직 痛하지 않음이고 伸起하여 또 痛하는 것 같거던 다시 伸起하고 또 痛이거든 모름지기 鍼을 索入하면 痛은 갑짜기 그친다.

三. 무릇 斷鍼한 것은 原來의 穴邊을 鍼하여 다시 밑에 補하는 鍼을 한번 하면 곧 나오게 되며 혹 磁石으로 鍼을 당겨내거나 혹은 藥을 칠하기도 한다.

놀랍도다 신기스러운 鍼이 먼 옛날로부터 비롯하니 지난 옛날에 岐伯이 傳한 그것을 잃음을 이미 탄식한들 하물며 後人들이야 알리오. 오히려 竇徐 두 분에 힘을 입어 오직 남은 글로 인하여 그 뜻을 硏究하여서 學問의 來歷을 傳하므로 깨달은 바가 있으니 그 대강을 四段으로 맺게하여 初學을 開闢하는데 힘입게 되어 위태로움을 救하는데 使用하고 오히려 여러곳의 지혜로운 者의 判決을 期待하노라. (四段은 이 補瀉一段, 雜病穴一段, 十四經穴歌一段, 治病要穴一段이오. 雜病은 三卷을 보고, 十四經穴歌은 六七卷을 보고 治病要穴은 七卷을 보라)

補瀉의 一段은 이에 盧陵歐陽의 뒤에 받은 바이니 지금과는 스승이 같지 않다. 다만 素問에 鍼法은 말하지 않고 다만 말하기를 「鍼道는 마땅히 氣血이 順하게 往來하는 길이니라」고 하고 또 「무릇 刺하는 것은 반드시 陰陽을

分別한다」고 하고, 難經의 圖註와 徐氏가 云한 左와 더부러 右가 같지 않음을 再考하고 가슴과 더부러 등이 果然함이 있는 뒤에 그것은 源流에서 있음을 알았으니 대개 左는 陽이 되고, 昇이 되고, 呼가 되고, 出이 되고, 提가 되고, 午前이 되고, 男子의 背가 되고, 右는 陰이 되고, 降이 되고, 吸이 되고, 插이 되고, 午後가 되고, 男子의 腹이 됨이니 女人은 이것에 反對인 것은 女子는 陰에 屬하고 男은 陽에 屬함이라 女人은 등이 陰이며 배가 陽이고, 男子는 등이 陽이며 배가 陰이니 天地男女陰陽의 妙가 自然이 이와 같은 것이다.

圓明高氏補瀉

素問의 腎俞를 補하는 註에는 圓利鍼을 이용하여 刺에 臨할 때에 呪하기를「五帝士眞, 六甲玄靈, 氣符至陰, 百邪閉理」를 세번을 念하고 먼저 二分을 刺하여 六呼를 머물게 하고, 다음 三分까지 入하여 氣가 닿아 動하면 천천히 出鍼하고 손으로 捫하며 患人으로 하여금 三次로 咽氣면 또 可히 神魂이 安定한다 하고 脾俞를 瀉하는 註에는 下鍼하려 할 때에 呪하기를「帝扶天形, 護命成靈」을 三번 외우고 三分를 刺하여 七呼동안 머물게 하여 氣가 이르러 動하면 急히 出鍼이라 하고,

按呪法은 素問의 뜻은 아니나 다만 鍼工이 呪를 念하면 一心이 鍼에 있는 것이다.

拔萃에 瀉法을 云함은 먼저 左手로서 더듬어 헤아려서 穴을 얻게 하고 右手로서 穴上에 鍼을 두게 하고 病人으로 하여금 一口에 吸氣하여 기침소리를 한번 하게 하여 鍼을 뽑아 腠理에 入하고 病人으로 하여금 一口에 吸氣하여 鍼을 六分까지 하여 鍼이 沉澁함을 깨닫거던 다시 三分까지 退하고 다시 沉澁함을 깨닫거던 다시 조금 退鍼하고 손을 들어 轉鍼하여 머리를 病하는 곳으로 向하고 손으로서 經絡을 의지하여 손으로 더듬어 돌기를 病하는 곳까지 하고 合手로서 鍼을 돌려 氣를 당겨서 바로 鍼하는 곳에서 三寸을 지나고 呼에 따라 천천히 出鍼하고 그 穴을 닫지 않음을「瀉」라고 한다.

補法은 먼저 左手로서 더듬어 헤아려서 穴을 얻게하고 右手로서 穴위에 鍼을 두게하고 病人으로 하여금 기침을 한번 하게하여 鍼을 뽑아 腠理에 入하고 病人으로 하여금 一口에 呼氣하여 八分까지 納鍼하여 鍼이 沉緊함을 깨닫거던 다시 一分을 退하고 다시 沉緊함을 깨닫거던 손을 들어 轉鍼하여 頭를 병하는 곳으로 向하고 먼저와 같이 病하는 곳을 循按하여 氣가 病이 그치기에 이르거던 吸에 따라 出鍼을 빨리하고 그 穴을 빨리 더듬는 것을 「補」라 한다.

明堂의 註에는 寒熱의 補瀉는 가령 冷을 補함에는 먼저 病人으로 하여금 한번 기침을 하게하여 鍼을 뽑아 腠理에 入하고 다시 吹氣를 一口하여 吹에 따라 六七分까지 下鍼하여 腎肝의 部로 점점 나아가거던 천천히 鍼을 멈추고 조금 뒤에 다시 八分쯤 退鍼하고 이에 鍼을 잡고 病人에게 熱을 느끼는가 또는 느끼지 않는가를 問하고 그런 뒤에 三四分을 鍼하여 心肺部에 미치거던 또 病人으로 하여금 氣를 吸하고 먼저 鍼을 內撚하여 氣로 하여금 病인 곳까지 下行하고 鍼을 外撚하여 氣로 하여금 上行하여 바로 鍼한 穴에서 一二寸을 過하고 이에 吸을 外撚하여 出鍼에 손으로서 그 穴을 速按하니 이것이 補하게 되는 것이다.

病熱者를 寒으로 다스리는 것은 어떤 것이오. 그것이 寒한 것은 모름지기 먼저 陽分에 刺入하고 氣를 얻기를 기다려 陰의 分까지 안에 推하면 뒤에 病人으로 하여금 地氣가 들아 天氣가 나온다. 삼가하여 按하니 息數가 生成하여 充足하니 病이 스스로 淸冷함을 깨닫는다.

어찌 寒하는 病인 것을 熱로서 이것을 다스림은 어떤 것이오. 그 熱한 것은 모름지기 먼저 陰의 分에 刺入하고 氣를 얻기를 기다려 陽의 分에 이르러 천천히 引鍼하여 뒤에 病人으로 하여금 天氣가 들면 地氣가 나오니라 또한 삼가하여 按하기를 息數가 生成하여 充足하니 그 病人이 스스로 따뜻하고 溫和함을 느낀다.

呼 吸

素問의 註에는 經의 趣旨를 按컨데 먼저 眞氣의 補는 이는 그 邪를 瀉함이라 하니 무엇을 말함이오. 補하는 방법은 呼하면 內鍼하여 고요히 오래 머물고, 瀉하는 방법은 吸하면 內鍼하고 또 고요히 오래 머므르나 그러나 呼하면 그 다음 吸이고 吸하면 兼하여 呼하지 않은다. 鍼안을 살피니 거의 같고 오래 머므는 이치는 다시 한가지이니 먼저 補의 뜻을 照祥하게 알아야 하다」고 하고

拔萃에는 「呼는 三次를 넘어서는 안되고 吸은 五次를 넘어서는 안된다」고 하고,

明堂은 補함을 當할 때에는 氣가 病인 곳에 이르기를 기다려 다시 息數가 生成하는 것을 이용하여 病人으로 하여금 吸氣는 鼻中에 하고 呼氣는 口中으로 하면 스스로 속에 熱을 느낄 것이고, 瀉할 때를 當하여서는 氣로 하여금 病하는 곳에 닿게 하고 다시 息數가 生成함을 이용하여 病人으로 하여금 出하는 氣는 鼻中으로 하고 吸하는 氣는 口中으로 하여 按한 바가 臟腑인 곳이 病이면 속에 清冷함을 스스로 느낀다」고 하였다.

神鍼八法

心은 속에 思慕함이 없고 귀한 손님을 대접하는 것 같이 하라. 心은 精神이 되는 것이니 醫者의 마음과 病人의 마음이 鍼과 함께 서로 上下를 따라서 먼저 鍼에 損할까 염려하고 다음 鍼을 날카롭게 하여 입 속에 먹음어 있으니 그것이 溫하고 또 左手로서 病을 받은 穴을 按摩하기를 범을 잡는 모양같이 하고 右手로 撚鍼하드라도 힘없이 갖는것 같은 모양은 이것이 鍼을 쓰는 一法이고, 左撚九면 右撚六은 이에 이것이 痛이 住한 二法이고, 進鍼할 때 病人으로 하여금 기침에 鍼이 나아감은 進鍼하는 이것이 三法이오. 鍼沉良久하여 속이 脹함을 기다려 氣가 行하지 않거던 앞에 說한 것을 빛추어 배풀게 하고 氣가 속에서 왔어 鍼이 下하지 않을것 같으면 이는 實한 것이니 마땅히 左撚하여 그 實을 瀉함이나 헐어지지 않는것 같거던 病人으로 하여금 三口를 呼氣하를 醫者는 손으로 抓鍼하면 스스로 헐어지기는 하나 鍼進에 滯함이 없고 脹함이 없을것 같으면 이는 氣가 虛한 것이니 病人으로 하여금 氣를 吸하고 마땅히 鍼을 右撚하면 그 虛를 補한다. 이것은 補

瀉의 四法이다. 그 瀉하는 것은 鳳凰이 翅을 폈음이 있으니 右手의 大指와 食指를 써서 指頭를 飛騰하는 모양같이 撚하여 한번은 잡고 한번은 놓으니 이것은 瀉의 五法이다. 그를 補하는 것은 말이 굽주려 방울을 흔들고 있으니 右手의 大指와 食指로 指頭를 잡기를 날라 올라가는 모양 같이하여 천천히 앞으로 나아가면 長하고 뒤로 물러서면 短하니 이것은 補의 六法이다. 病人이 鍼으로 어지러워하는것 같거던 옷소매로 가리우고 熱湯을 마시면 바로 깨어나니 이것이 補하는 七法이다. 鍼이 깊은 곳까지 닿았을것 같으면 나아가지도 못하고 물러나지도 못하고 그 피부의 四方에 주름살이 이러나고 그 鍼이 속에 생겼을것 같으면 이것은 氣가 極히 實한 것이니 갑짜기 파리떼가 모여 咬하는 모양과 四方으로 날라 퍼짐이니 右手의 食指를 써서 주름살이 된 피부를 向하여 鍼의 距離를 四圍에서 멀지 않게 하여 三進三下하고 그 一은 後退하니 이는 瀉의 八法인 것이다. 出鍼할 때에 즉 그 穴을 더듬는 이것이 補의 要訣이 된다.

三衢楊氏補瀉 (十二節인 이것은 手法 차례의 노래이다)

一. 爪切이라는 것은 무릇 下鍼에 左手의 大指의 손톱을 이용하여 그 鍼의 穴을 重切하여 氣血로 하여금 마땅히 헐어지게 한 뒤에 下鍼하는 것이니 榮衛를 傷하지 않게 하여야 한다.

取穴은 먼저 깊게 爪切하고 모름지기 毋는 밖의 그 心을 思慕토록 가르쳐라. 榮衛로 하여금 傷에 방해로움이 없게 되면 醫者는 바야흐로 鍼을 妙하게 넣기를 堪當하리라.

二. 指持라는 것은 무릇 下鍼에 右手로서 穴上에 持鍼하고 힘을 붙혀 旋揷하여 바로 腠理까지 닿게하여 三口를 吸氣하여 天部에 提하고, 먼저와 같이 口氣하여 천천히 하는 것이니 바른말로 指持라는 것은 손은 범을 잡는 것 같이 하고 힘은 龍을 사로잡는 것 같이 하며 心은 의지하고 思慕함이 없어서 貴人을 대접하는것 같다는 말이다.

持鍼하는 人士의 心은 雄大함을 필요로 하니 힘은 범을 잡고 또 龍을 사로 잡는것 같음이라. 三部의 깊은 機關을 알려고 하며는 모름지기 이 이치를 다시 推窮하라.

三. 口溫이라는 것은 무릇 下鍼에 입속에 넣어서 반드시 溫熱하여 바야흐로 함께 刺함이 좋으니 血氣로 하여금 調和하여 冷熱이 어로 다투지 않은다.

溫鍼의 한갖 이치는 가장 좋게 함이니 입속의 調和로 穴場을 건우는 것이다. 母가 冷熱로 하여금 서로 다투어 搏하면 榮衛가 마땅히 通하여 비로소 祥細한 것을 얻을 수 있다.

四. 進鍼이라는 것은 무릇 下鍼에 病人의 神氣를 定하는데 필요한 息數를 고르게 하는 것이니 醫者도 또한 이와같이 하여 一切의 太忙은 不可하다. 또 모름지기 穴이 어는 部分에 있는지를 살펴서 陽部에 있는 것 같으면 반드시 筋骨의 陷한 사이를 취함이 眞이 되고, 陰分에 있을 것 같으면 郄膕의 속에 動脉이 서로 應하는 곳이니 爪로서 經絡을 무겁게 切하고 조금 기다려서 바야흐로 下手함이 좋다.

進鍼의 理法은 關機를 取함이니 經을 잃고 穴을 잃으니 어찌 배풀기를 감당하리오. 陽經은 陷한 陰經脉을 取함이니 三思가 이미 定하였더라도 다시 생각하라.

五. 指循이라는 것은 무릇 下鍼에 氣가 不至할것 같으면 所屬한 部分의 經絡의 길에 손가락을 이용하여 上下左右로 의지하여 氣血로 하여금 上下를 往來하여 鍼下를 고루고루 하는 것이나 그러나 닿은 氣가 沉緊함은 氣를 얻었으니 즉 瀉한 까닭이다.

그 部分을 의지한다함은 무슨 이치로 밝히는고 단지 鍼頭가 不沉緊하게 함이라 推하면 行하고, 引하면 그치니 血氣가 양쪽에서 來하여 臨하는 調和이다.

六. 爪攝이라는 것은 무릇 下鍼에 鍼氣가 깔깔하게 滯하여 行하지 못하는 것 같은 것은 經絡을 따라 上下하여 大指의 손톱으로 긁으면 그 氣는 스스로 通行하여진다.

攝法은 氣가 經에 滯함을 알고 應한 것이니 爪切로 하여금 經과는 交하지 않게 하라. 上下通行은 經絡을 따름이니 옛날의 敎學者는 窮極의 精함을 必

要하였다.

七. 鍼退라는 것은 무릇 退鍼에 반드시 六陰의 數가 分明히 있고 三部에는 쓰기를 酙酌하여 誠心스럽지 못함은 뜻대로 着하지를 못하니 추잡하게 헐으러져 어긋기면 瀉로서 補하게 하고 補로서 瀉하게 하니 退하려는 쨤에 三部의 一部를 鍼으로 천천히 물리친다.

退鍼의 千가지 방법의 이치를 누가 알이오. 三才의 秘訣은 속이 모두 玄機니라.

八. 指搓라는 것은 무릇 轉鍼에 線을 밀치는 모양같이 하여 太緊한 것은 굴리지 말게하고 그 氣를 따라 쓰니 만약에 太緊함을 굴리면 下入肉에 鍼을 묶어서 則 大痛이 있는 患이고 만약에 氣가 깔깔하게 滯이면 직 第六攝法으로서 끄집기를 배푸는 것이 좋을 것이다.

搓鍼은 泄氣를 가장 奇異게 하니 氣가 鍼纏에 닿아도 急히 옮기지 말아라. 섞이어 搓線같이 悠悠히 굴르니 纏鍼이 急轉하면 肉에 떨어지지 않으니라.

九. 指撚이라는 것은 무릇 下鍼할 지금에 위를 다스림은 大指를 外撚에 向이고 밑을 다스림은 大指를 內撚에 向하니 外撚이라는 것은 氣로 하여금 위로 向하니 病을 다스리고, 內撚이란 것은 氣로 하여금 밑으로 닿게하여 병을 다스리는 것이다. 人部까지 나오는 것 같이하여 補하는 것이니 鍼頭를 굴려 病인 곳으로 向하여 眞氣를 취하여 病있는 곳까지 이르게 하고 人部까지 나오는것같이 한다.

外撚이란 것은 瀉하게 하는 것이니 鍼頭를 굴려 病하는 곳으로 向하여 邪氣들 俠하여 물러서기를 鍼下가 나오는데 까지이니 이에 이것은 鍼中에도 감추어진 要旨이다.

撚鍼의 指法은 서로 같이 아니하니 左手는 一般이나 兩般은 窮理하여야 한다. 內外로 轉移하여 아래 위로 行하면 邪氣들 만나니 病은 어찌 용납하려는고.

十. 指留라는 것은 出鍼같이 天部의 쨤에 닿으면 모름지기 피부의 間에서 조금 머물다가 少時에 바야흐로 出鍼한다.

留鍼은 沉浮한 氣候들 取하여 그릇에 一豆가 나갔다가 들어오니 그릇이 간지러워하니라. 榮衛로 하여금 가로 세로 헐어지게 이르름은 玄機의 교묘함이 指頭에 있느니라.

十一. 鍼搖라는 것은 出鍼하여 三部에 瀉하려는 지음에 一部마다 二次를 搖하여 모두 六搖뿐이니 指로서 捻鍼을 사람을 붙들고 머리를 혼드는 모양같이 하여 거의 모든 孔穴로 하여금 열리게 한다.

搖鍼은 三部들 六次 흔들어서 차례 차례로 推排를 指上에 배풀면 孔穴이 크게 열려 窒礙가 없어 邪氣로 하여금 出하게 하는 것이 飛하는 것 같으니라.

十二. 指拔이라는 것은 持鍼을 내리려할 때에 鍼下에 더딘 氣가 沉緊하지 않기들 기다려 쉽게 輕滑함을 느끼거던 손가락으로 捻鍼을 범꼬리를 뽑는 모양같이 한다.

拔鍼의 一法이 가장 잘되게 하니 沉하고 浮하고 澁하고 滑함을 맡으니 상세히 推究하라. 힘은 더욱 범의 몸둥이 中에도 꼬리를 취하니 이 秘訣이 비단 주머니가 蘊함을 누가 알이오.

〔總歌풀이〕

鍼法의 玄機에 口訣이 많으니 手法도 비록 많다하나 또한 過하지는 않으니라. 切穴 待鍼은 입속에 溫하고, 進鍼은 提攝하고 退鍼은 搓하니라. 指撚은 氣를 瀉하니 鍼을 조금 머물게 하고, 搖는 穴로 하여금 大拔하기를 梭같이 하니라. 醫師가 穴法을 친절하게 설명하니 이 기록은 便利한 十二歌가 되니라.

〔口訣〕 燒山火 ○ 능히 寒을 除하여 熱이 와글 와글 끓어 三進一退이니 코로 一口를 吸氣하고 五口를 呵한다.

이 燒山은 火가 능히 寒을 除하니 一退하고 三飛하면 病은 스스로 平安하니 이것이 처음은 五分이고 끝은 一寸이니 三審出入을 慢提看하라.

무릇 鍼을 使用할 때에 모름지기 撚하여 五分속에 運入하여 九陽의 數로 行하고 그의 一寸인 것은 먼저는 얕게 뒤에는 깊으니 만약에 氣를 얻거던 편안하게 運鍼하는 길로 行한다. 運이란 것은 男은 左 女는 一寸의 속으로 점점 運入하여 三出하고 三入하며 느리게 提하고 緊하게 按하니 鍼頭가 沉緊한 것 같이 느끼면 그 鍼을 揷할 때에 熱氣가 다시 되살아 오고 冷한 氣는 스스로 물러가니 効가 없거던 앞의 방법에 따라 다시 實施한다. 四肢는 물을 가장 금하기 어려움과 비슷하여 寒이 더하지를 않고 갑짜기 왔어 臨하거던 醫師는 燃山火을 運起하면 患人은 그때 바로 安寧을 얻을 것이다.

〔口訣〕 透天凉 ○ 능히 熱을 除한다. 冷하기가 어름이 꽁꽁얼어 三退一進이니 입에 一口를 吸氣하고 코로 五口를 出한다.

무릇 鍼을 사용할 때에 一寸속으로 進하여 六除의 數로 行하고 그의 五分이라는 것은 직 먼저는 깊으게 뒤에는 얕으니 만약에 氣를 얻거던 빨라 退하고 伸하여 五分中까지 退하여 三入하여 三出하고 緊하게 提하고 慢하게 按하여 만약에 鍼頭가 沉緊함을 느끼거던 천천히 들면 凉氣가 自生하여 病의 熱은 스스로 사라지니 効力이 없는것 같거던 먼저 방법에 따라 다시 實施한다.

一身이 渾亂하기가 불에 타는 것과 비슷하여 不住할 때에 熱이 上潮하니 만약에 능히 清凉法을 加入하면 모름지기 잠간사이에 熱毒이 스스로 사라진다.

〔口訣〕 陽中隱除 ○ 먼저 寒을 능히 다스리고 뒤에 熱을 다스림이니 얕기도 하고 깊으니라.

陽中에 얼마의 陰이 숨었으면 먼저 寒하고 뒤에 熱하는 사람이니 九陽의 數로 五分을 行하고, 六陰數로 一寸을 行한다.

무릇 鍼을 사용할 때에 먼저 五分을 運入하여 이에 九陽數로 行하여 微熱을 느끼거던 一寸속에 便運하여 六陰數로 行하여 氣를 얻으니 이에 이것이 陽中에 隱陰이다. 먼저 寒하고 뒤에 熱하는 病을 잘 다스리니 먼저 補하게 하고 뒤에 瀉하게 한다.

先寒後熱로 몸이 瘧疾같음을 醫師가 깨닫지 못하니 實로 和弱이로다. 친절히 鍼을 요긴하게 陰陽에 刺하면 寒熱을 물리쳐 버리고 나쁜 災禍를 면하게 한다.

〔口訣〕 除中隱陽 ○ 먼저 熱하고 뒤에 寒함을 다스리니 깊기도 하고 얕

기도 하다.

무릇 鍼을 사용할 때에 먼저 一寸을 運하여 이에 六陰數로 行하여 病이 조금 凉함을 느끼거던 즉 五分속까지 退하고 九陽數로 行하여 氣를 얻으니 이에 이것이 陰中에 隱陽이다. 먼저 熱하고 뒤에 寒하는 病을 잘 다스리니 먼저 瀉하게 하고 뒤에 補하게 한다.

先熱後寒이 瘧疾같음에는 先陰後陽이 號를 天通이라고 부른다. 鍼師가 雲雨澤으로 運起하면 榮衛가 잘 조화하니 病은 스스로 낫는다. 補한 것은 바로 熱이 닿고 瀉한 것은 바로 寒이 侵入하기를 기다리니 더욱 搓線같이 하여 천천히 轉鍼하여 方法이 얕으면 맞땅히 얕게 하고 方法이 깊으면 마땅히 깊게 한다. 두가지를 兼하는 것은 좋지 못하니 곤란하기 때문이다.

〔口訣〕 留氣法 ○ 氣를 능히 破하니 九를 伸하고 六을 提한다.

氣를 멈추는데 먼저 七分을 運鍼하면 純陰은 十分깊이로 하니 氣를 얻는다. 伸할 때는 九를 提할 때는 六을 하면 癥瘕를 삭아 녹혀버리고 氣魂을 고루게 한다.

대부분 鍼을 사용할 때에는 먼저 七分中에 運入하여 純陽數로 行하여 만약에 氣를 얻거던 급히 一寸속으로 깊게 刺하고 조금 伸提하여 도로 본래의 곳까지 물리고 만약에 아직도 氣를 얻지 못하였거던 前과 같은 방법으로 다시 實施하니 癥瘕氣塊의 病을 잘 다스린다. 痃癖 癥瘕病이 마땅히 그침은 醫師의 뜻을 求하여 물러쳐라. 指頭의 手法으로 氣를 머물게 하면 몸의 疾痛이 제거되니 다시는 근심이 없을 것이다.

〔口訣〕 運氣法 ○ 능히 瀉하니 先直後臥이다.

運氣에는 純陰을 이용하여 倒鍼을 하니 쉽게 氣가 오니 사람으로 하여금 五口를 吸하면 疼痛病의 뿌리를 제거한다. 대부분 鍼을 사용할 때에 먼저 純陰數로 行하여 만약에 鍼下에 氣가 滿함을 느끼거던 그 鍼을 편안히 눕이고 患人으로 하여금 五口를 吸氣하여 鍼의 힘으로 病하는 곳에 닿으니 이에 이것이 運氣法이다. 疼痛하는 病을 잘 다스린다.

運氣를 行하게 하는데 鍼을 잘 用工하면 온몸의 疼痛이 갑짜기 따름이 없읍니라. 이 法을 차근차근히 傳하여 世上을 放하기에 감당하게 하니 金을

論할진데 萬千鍾의 값에 마땅하다.

〔口訣〕 提氣法 ○ 提氣는 陰을 從하니 微撚이면 능히 冷痲한 症을 제거한다.

무릇 鍼을 사용할 때에 먼저 陰數를 따라 氣에 닿음을 느낀것 같거던 그 鍼을 조금 撚하고 가볍게 提하여 鍼으로 하여금 經絡에 氣가 모이지 않으니 冷痲의 症을 잘 다스린다. 提氣는 陰을 따라 六數를 같이하니 頑痺를 제거하기를 감당하므로 奇異한 功이 있도다. 깊으도다 妙한 先師의 秘訣을 알려고 할진데 다음 機關을 한 손바닥속에 取하라.

〔口氣〕 中氣法 ○ 積을 能히 제거하니 先直後臥로 이것을 瀉한다.

鍼을 쓸때에 먼저 運氣法을 行하여 혹은 陽 혹은 陰하며 그 鍼을 편안히 눕여서 밖을 向하여 疼痛에 이르게 하고 그 鍼을 이르켜 새워서 속의 氣와 같기를 더불지 않으니라.

中氣는 모름지기 같은 運氣임을 알고 있으니 一般의 造化가 兩般에 功이라 손가운데로 運氣를 親切히 시키면 玄機의 妙理가 疲癃에 이러나니라. ○ 만약에 關節이 막혀 깔깔하여 氣가 通하지 않는 것은 龍虎大段의 法으로써 經에 통하고 氣에 接하여 몰아서 運하게 하고 循攝으로 거듭 문질러 끊으면 應하지 않음이 없고 또 누르고 더듬고 문질러 굽히고 펴서 導引法을 行한다

〔口訣〕 蒼龍擺尾手法○補

蒼龍이 꼬리를 헤치고 關節로 行함은 장차 다시 鍼을 느릿느릿 잡아 굴려 돌리니 한번 江中에 있는 배위의 舵같이 하면 온몸에 氣가 다시 되살아 흘러 몸을 돈다. ○혹은 補法을 이용하여 氣를 얻으면 순전한 補이고 補法에 氣를 얻지 못하면 瀉法을 이용하니 이것이 또한 사람을 活變시킨다.

대개 鍼을 下하려 할때에 氣가 날라서 關節이 지나는 곳에 닿아 편히 굴려 돌게 하는 것은 鍼이 장차 느릿하게 잡기를 배의 舵같이하여 左右로 그 氣를 따르고 굴리면 그 氣는 自然히 交感하니 左右로 느릿느릿 굴려 움직이면 온몸에 흐름을 奪하여 몸을 돌아서 그것을 잃지 않으니라.

蒼龍이 꼬리를 헤치니 氣가 交流하여 氣血을 뺏아와서 온몸에 돌도다. 그대에게 맡긴 내몸에 千萬가지 症이 있는들 한번 끚기를 가르치니 疾病은 멉

추게 되니다.

赤鳳搖頭手法○瀉

대개 鍼을 下하여 氣를 要하기를 위와 같이하여 얻으면 關은 모름지기 그 아래에 하고 아래가 필요하면 關은 모름지기 그 위이니 연달아 進鍼하여 辰을 따라 巳에 닿고 退鍼에 巳를 따라 午에 닿아서 左로 굴르면 左에 點하고 右로 굴르면 右에 點하니 그 實은 단지 左右로 動함이 있어서 손으로 방울을 흔드는 것 같으니 모로 물러서며 둥글게 나아가고 左右를 겸하여 흔들어 떨게 한다.

鍼은 船中의 노와 비슷하고 더욱 赤鳳의 머리가 흔들리는 것 같으니 迎隨의 逆順을 區別하여 判斷하고 이치에 어긋나면 옳지 못하니 어찌 求하리

〔口訣〕 龍虎交戰手法○三部를 모두 一補一瀉를 한다.

龍虎交戰法은 범과 용을 左右에서 베푸른다. 陰陽이 서로 숨으니, 九六의 數는 이따끔 疼할 때다.

대개 鍼을 사용할 때에 먼저 左龍을 行하면 左撚하여 九數는 陽의 奇零을 얻고 右虎를 行하면 右撚하여 六數는 陰의 짝을 얻음이니 이에 先이 龍이고 後가 虎이면 싸움을 하여 氣를 얻어 補하는 까닭으로 陽中에 陰이 숨어있고 陰中에도 陽이 숨은 것이다. 左撚九와 右撚六은 이것 또한 痛이 있는데 鍼하니 이에 返復하는 道를 얻으므로 號曰 龍虎交戰이니 邪가 다하면 바야흐로 그곳을 알게 된다. 이에 그것이 陰陽의 進退이다.

靑龍은 左로 굴러 九陽의 宮이오, 白虎는 右로 돌아 六陰通이라 玄機의 返復은 法에 따라 취하면 陰陽의 九六中에 消息을 한다.

〔口訣〕 龍虎升降手法

대개 鍼을 사용하는 方法은 먼저 右手大指로서 앞을 向하게 撚하여 穴에 들어간 뒤에 左手大指로서 앞을 向하게 하여 陽氣를 끌어 이르키고 按하여 提하면 그 氣는 스스로 行하니 氣가 滿하지 않은 같거던 다시 앞의 방법에 따라 實施한다.

龍虎가 升騰하는 妙法은 氣가 上下로 行하여 서로 돌고 사귀어 合하니라. 스승의 口訣에 의하여 分明하게 說明하면 바로 지금 사귀고 있는 그대의 病

이 냐호리라.

〔口訣〕 五臟交經

五臟交經은 氣가 모름지기 넘치면 다른 血氣가 散할 때를 기다린다. 蒼龍이 꼬리를 헤쳐 東西로 撚하니 五行에 定해진 穴을 그대는 記憶하라.

대개 鍼을 下할 때에 氣가 行하여 넘치기게 되면 要는 모름지기 氣血이 散하기를 기다려야 이에 蒼龍이 左右로 헤치기를 베풀기가 좋으니라. 五行定穴은 經絡이 分하니 배의 닻을 푸는것 처럼 스스로 亨通하다. 반드시 鍼頭에서 分明히 造化하는 것이 있으니 氣血이 스스로 縱橫으로 交流한다.

〔口訣〕 通關交經

通關交經은 蒼龍이 꼬리를 헤치는 것과 赤鳳이 머리를 흔드는 것으로 補瀉의 이치를 얻는다. 먼저 蒼龍擺尾를 이용하고 뒤에 赤鳳搖頭를 이용하여 關節中으로 運入하고 뒤에 補하면서 補中하는 手法을 利用하며, 瀉하면 瀉中하는 手法을 이용하여 氣로 하여금 그 經에 便利하게 사귀인다.

〔口訣〕 膈角交經

대개 鍼을 사용할 때에 氣를 얻어 相生하고 相剋하려는 것은 혹은 먼저 補하고 뒤에 瀉하고 혹은 먼저 瀉하고 뒤에 補하기를 그 病의 虛實에 따라 病이 寒熱이면 그 邪氣는 스스로 瀉하여 제거되고 眞氣는 스스로 補를 낳는다.

膈角은 相生을 필요로 하며 水火에는 能한 君이 있으니 症이 있어도 바로 取하는 것이 있고 無病하게 함을 手中으로 行하다. 누워서 쳐다보니 모름지기 숨은 것이 멈추는 法을 얻으니 氣가 고르게 調함이라. 經에 낱으고 角에 入하여 치료하니 이것은 갑짜기 한갖 金을 드는것 같도다.

〔口訣〕 關節交經

關節交經은 氣가 關節에 닿으면 鍼이 왔어 이러나게 하여 中氣하는 法을 베푸니 대개 鍼을 下할 때에 走한 氣가 關節에 닿아 그곳을 지나거던 鍼을 이르켜 새워서 中氣하는 法을 베풀기가 좋다.

關節交經의 莫大한 功은 반드시 氣가 走하여 經中에 거두니라. 手法으로 三五度를 運하면 그 氣가 자연히 通함을 알 것이니라.

〔口訣〕 子午補瀉總歌

補하면 모름지기 彈鍼이니 손톱으로 가볍게 긁음이고, 瀉할 때는 심하게 긁는 것을 忌하니 그쳤던 疾이 다시 侵入하니라.

鍼을 사용하는 者가 만약에 鍼을 刻할 때는 먼저 입에 溫鍼하여 사용하고 다음 左手로 穴을 壓하여 그 下鍼하는 곳을 통겨서 努力하며 爪而下之하며 捫而取之하고 病人으로 하여금 기침을 한번 하여 右手로 鍼을 잡고 刻하더라도 봄 여름에는 二十四息이고 가을 겨울은 三十六息이니 천천히 나오고 천천히 入하는 氣가 와서 脉이 움직이는 모양 같아서 鍼下가 조금 緊하니 머물어 기다려 氣가 닿은 뒤에 마땅히 補瀉法을 前과 같이 사용한다. 動과 더부러 搖는 一例이나 그 中은 一般이 아니다. 動은 補하는 氣가 되고 搖는 瀉하니 곧 편안하여진다.

〔口訣〕 子午搗臼法○水蠱과 膈氣를 다스린다.

子午搗臼는 上下로 鍼이 行하여 九入하며 六出하고 左右는 멈추지 않는다. 또 下鍼같은 때에 氣를 調하여 고르게 얻고 鍼이 上下로 行하여 九入六出하고 左右로 轉하기를 그치지 아니하여 반드시 陰陽의 道로 按하면 그 症이 곧 낫는다.

子午搗臼는 神의 機이니 九入六出은 만나는 것이 드물고 萬病은 自然히 大數에 合하니 중요함을 患者에게 가르쳐 주니 좋아서 소리내어 웃노라.

〔口訣〕 子午前後交經煥氣歌

子後는 寒과 더부러 熱을 아는 것이 중요하니 左轉은 補가 되고 右轉은 瀉하게 되며 提鍼은 熱이 되고 挿鍼은 寒이 되니 女人은 반대라는 것을 分別하라. 午後는 寒과 더불어 熱임을 아는 것이 重要하니 各轉은 補가 되고 左는 瀉가 되며 順하면 左가 되고 거슬리면 右가 되니 이러므로 이것은 神仙하고 정말로 妙訣이다.

〔口訣〕 子午補瀉歌

每日 午前은 皮上에 揭하면 湯을 따리는데 冷雪이 꿈틀거려 흐르는 것 같은 것이 있으니 寒할 때 皮膚속을 찾는 것과 같음이고 不枉하여 君에게 피부를 破裂할 것을 가르친다. 陰陽의 返復이 생김을 어찌아리오. 虛實의 구

별을 판단함은 臨時訣이라 鍼頭는 화살 같고 發機와 비슷하니 等閑히 쉬는 것은 匪人을 데리고 말하는 것이다.

〔口訣〕 子午傾鍼

子午傾鍼은 脉經의 病이 어느 臟에 있는가를 아는 것을 要하고 補瀉法을 하는 것이다. 대개 下鍼하려 할 때에 먼저 六指의 비결을 취하여 經絡의 病이 어느 臟에 있음을 알고 鍼으로 앞과 같이 補瀉를 하여 안 팎을 出入하드라도 應하지 않은 것이 있음은 무엇이오. 대답하기를 一日속에는 陰이 있고 陽이 있으며 陽中에도 陰이 숨은 것이 있으며 陰中에도 숨은 陽이 있으며 낮에는 陽이 되고 밤에는 陰이 됨이 있으니 子一刻에 一陽이 생기고 午一刻에 一陰이 생기는 것이라 子를 따라 午에 닿는 까닭으로 子午法이라고 한다

左轉은 男을 補하는 氣가 되고 右轉은 도리어 瀉하는 氣가 된다. 女人이 返復하는 것은 眞實하게 되지는 않으니 이런 것이 補瀉이 뜻이다. 熱病이 낫지 않은 것은 모름지기 瀉하고 冷病은 몸을 동여 매어 補하니 이는 神奇하다. 哮吼하니 氣가 와서 補瀉가 되니 氣가 닿지 않을 때는 急히 베풀지 말게 하라.

補는 그 經脉을 따라서 거두어 按하고 左手로 鍼穴을 닫고 천천히 出鍼하여 눌린다.

瀉는 그 經脉을 맞이하여 움직여 펴고 左手로 鍼穴을 닫고 빨리 出鍼하여 천천히 들어가게 하니 經에는「隨는 救함이니 이는 補가 됨이오. 迎은 뺏음이니 이는 瀉가 됨이라」고 하였다. ○素門에는「實은 모름지기 그 虛를 刺하는 것은 鍼을 머물어 陰氣가 닿기를 기다려 이에 去鍼하고, 虛는 모름지기 그 實을 刺하는 것은 鍼을 머물러 陽氣가 갖추기를 기다려 이에 去鍼한다」고 하였다.

〔口訣〕 十二經絡의 病은 鍼하려 할 때에 實이면 瀉하게 하고 虛이면 補하게 하고 熱이면 빨리하고 寒이면 머물고 陷이면 灸하고 虛하지도 않고 實하지도 않음은 經을 取한다. ○經에는「虛하면 그 母를 補하니 不足하고, 實하면 그 子를 瀉하니 有餘하므로 마땅히 먼저 補하고 뒤에 瀉하니 가령 人氣가 足太陽膀胱經에 있으면 虛하면 그 陽을 補하니 出하는 곳이 井이 되

고 金에 屬한다. 下鍼에 氣를 얻어서 隨하여 救하고 右手로 鍼을 취하여 천천히 出하여 빨리 눌리니 이것이 補한다는 말이고, 實하면 그 陽을 瀉함이니 注하는 곳이 兪가 되고 木에 屬한다. 下鍼에 氣를 얻어서 迎하여 빼앗고 左手로 鍼穴을 열며 빨리 出鍼하여 천천히 스다듬으니 이는 瀉한다는 말이다.」

臟陰陽呼吸內外撚鍼補瀉手法

外撚은 呼를 따라 臟의 虛함을 補하고 吸은 속으로 굴려와서 實肥를 瀉한다. 六腑의 病은 顚倒를 加하여 쓰는 것이니 다만 呼吸에 따라 病은 還除한다. 女人의 虛를 補하니 웃음소리가 內轉하고 吸이 와서 外轉하니 實肥를 瀉한다. 經을 따라 세번 病氣를 調하드라도 다만 呼吸으로 하여금 疎忽하지 말아라. ○男子의 虛를 補하니 웃음소리가 外轉하고 吸이 와서 內轉하니 實肥를 瀉한다. 女人의 虛를 補하니 웃음소리가 內轉이오 吸이 와서 外轉하니 實肥함을 瀉한다.

進火〔補〕 처음에 一分을 進鍼하고 呼氣를 一口하여 물러나기를 三退하고 나아가기를 三進하며 病人으로 하여금 코속으로 吸氣하고 입속에서 呼氣를 세번하여 鍼을 잡고 흔들어 움직이면 자연히 熱하니 應하지 않은것 같거던 앞과 같이 導引한다.

進水〔瀉〕 처음에 一分을 進鍼하고 吸氣를 一口하여 나아가기를 三進, 물러가기를 三退하고 病人으로 하여금 코속에서 氣를 내고 입속에 吸氣를 세차례 하여 鍼을 잡고 흔들어 움직이면 자연히 冷하니 應하지 않는것 같거던 앞과 같이 導引하고 다시 應하지 않거던 生成하는 息數에 依하여 病하는 곳을 더듬어서 臟腑의 數면 스스로 冷熱이 손에 應하는 것을 느낀다.

下手八法口訣

〔揣〕 揣은 찾는 것이니 대개 點穴에 손으로서 그곳의 모양을 짐작하여 陽部에 있으면 筋骨곁의 陷한 것이 眞이 되고, 陰部에 있으면 오금의 틈사이

에 動脉이 서로 應하고 그 두텁고 엷은 肉이 혹은 펴고 혹은 굽히며 혹은 平하고 혹은 곧으니 방법에 따라 取하여 바르게 더듬고 大指爪로서 그 穴中을 꼬집어 긁으면 모두 進退를 얻어 바야흐로 準함이 있으니 難經에 말하기를 「榮母를 刺하니 衛가 傷하고 衛母를 刺하니 榮이 傷함이라」고 하고, 또 「榮을 刺하여 衛에 傷함이 없는 것은 이에 그 穴을 掐按하여 氣로 하여금 흩치고 鍼으로 刺하면 이에 그 衛氣를 傷하지 않음이고, 衛를 刺하여 榮에 傷함이 없는 것은 이에 그 穴을 撮起하고 鍼으로서 눕혀 刺하면 이는 그 榮血을 傷하지 않으니 이런 것이 陰陽補瀉의 大法이다.

〔爪〕 긁어 내리니 이것은 즉 鍼賦에 「左手로 무겁게 切按하는 것은 氣血로 하여금 얻어서 헐치려 함이니 이는 榮衛에는 傷하지 않음이고 右手로 經에 천천히 入함은 痛하지 않으려는 까닭이라」고 하니 이런 것이 下鍼의 秘法이다.

〔搓〕 搓는 轉하는 것이니 搓線의 모양 같이 하여 太緊하게 轉하지 않음이고, 轉이란 것은 左는 補하고 右는 瀉하니 大指와 次指로 서로 合하여 上進하여 가는 것이 左가 되고 大指가 下退하여 가는 것은 右가 되는 것이니 이것이 즉 迎隨의 法이다. 그러므로 經에는 「右를 迎奪하면 凉하게 瀉하고 左를 隨濟하면 따뜻이 補하니라」하니 이것이 즉 左右補瀉의 大法이다.

〔彈〕 努力으로 튕기니 이것은 즉 먼저 鍼頭를 튕겨서 氣가 닿기를 기다려 도리어 조금 물러 있다가 먼저 얕게하니 뒤는 깊게하고 밖에서 안을 推하니 補鍼法이다.

〔搖〕 흔들어 펴는 것이니 이에 이것은 먼저 鍼頭를 搖動하고 氣가 닿기를 기다려서 도리어 조금 退하였다가 이에 먼저는 깊게하니 뒤에는 얕게하고 안에서 밖을 당기니 瀉鍼法이다. 그러므로 「鍼頭가 補瀉를 한다」고 하였다.

〔捫〕 捫하은 閉하는 것이니 經에 「補에는 반드시 捫而出之라」고 하니 그러므로 補는 出鍼하려 할 때에 其穴을 捫閉하여 氣로 하여금 나오지 않게하여 氣血이 泄하지 못하게 하는 것이 이에 眞補가 된다.

〔循〕 循은 通하는 것이니 經에는 「瀉하는 鍼에는 반드시 손가락으로 穴上에 四傍으로 循하여 氣血로 하여금 마땅히 헐이게 하고 바야흐로 下鍼이

옳으니라」고 하니 그러므로 出鍼할 때에 그 穴이 닫히지 않은 것이 이에 眞瀉가 됨이니 이것은 提按補瀉法이다. 男女의 補瀉에는 左右를 반대로 이용한다.

〔撚〕 撚이라는 것은 上을 다스림에는 大指를 밖으로 向하여 撚하고, 下를 다스림에는 大指를 안으로 向하여 撚하니 外撚이라는 것은 氣로 하여금 위로 向하는 병을 다스리고, 內撚이라는 것은 氣가 밑으로 向하는 病을 다스리니 出鍼에 內撚같은 것은 氣로 하여금 行하여 病하는 곳에 닿고, 外撚이라는 것은 邪氣로 하여금 鍼下에 닿으면 나오는 것이니 이것은 下手八法口訣이다.

生成數　　聚英

天이 一生水에 地는 六成하고, 地가 二生火에 天은 七成하고, 天이 三生木에 地는 八成하고, 地가 四生金에 天은 九成하고, 天이 土를 五生하는데 地는 十成이다.

問經脈有奇經八脉 設爲問答　　楊繼洲

難經에 云하기를 「脉에는 奇經八脉이라는 것이 있어 十二經에는 不拘한다 함은 무슨 말이오」고 하니 陽維가 있고, 陰維가 있으며, 陽蹻가 있고 陰蹻고 있으며, 衝이 있고 任이 있고 督이 있으며, 帶脉이 있으니 大部分 八經은 經에 不拘함으로 奇經八脉이라 한다. 經은 十二가 있고 絡은 十五가 있어서 二十七氣가 서로 上下로 따르고 있지마는 어찌 홀로 經에는 拘碍를 받지 않은가. 聖人이 도랑과 개천을 設置하기를 꾀한 것은 利롭게 通하는 氣道를 갖춘 것이다. 그러하지 않으면 하늘에서 비가 내림에 도랑과 개천은 차서 넘칠 것이니 이 때를 當하여 큰비가 쏟아져 妄行하면 聖人이 다시 꾀하지는 못하는 것이다. 이 絡脉이 가득차서 넘침을 모든 經이 다시 꺼리끼지 못할 것이다.

「迎隨法을 묻노라.」

經에는 隨而濟之는 이것은 補가 되고 迎而奪之니 이것은 瀉가 되는 것이다. 모든 鍼을 行하는 者가 刺할 때를 當하여 皮膚에 鍼을 문질러 鍼을 熱하고 다시 입으로 따수어서 鍼이 熱하거던 먼저 왼손톱으로 그 곳을 按하여 榮俞의 穴에 刺하여 彈而努之하며 爪而下之하며 捫하여 循하게 하며 通하여 取하더라도 봄과 여름은 二十四息이니 먼저는 깊게 뒤에는 얕게하고(그 얕고 깊으게 하는 까닭은 標幽賦 속에 註하였다) 가을과 겨울은 三十六息이니 먼저 깊게 뒤는 얕게 하여 氣가 오면 脈이 움직이는 모양 같아서 鍼下가 가볍게 매끄럽고 氣를 얻지 못한 것은 고기가 낚시를 삼키지 아니한것 같으니 이미 얻은 氣를 삼키면 마땅히 補瀉에 이용된다. 補는 그 經脈을 따라서 推하여 속을 按하고 鍼을 一二時쯤 조금 오래 멈추었다가 대개 鍼을 이르킴에 왼손으로 鍼穴을 閉하고 천천히 出鍼하고 빨리 按하며, 瀉는 그 經脈을 迎하여 들어 움직여 펴고 鍼을 조금 오래 멈추었다가 대개 鍼을 이르킴에 왼손으로 鍼穴을 열고 出鍼은 빨리하니 按은 천천히 하며, 補는 左로 굴러 鍼하여 엄지손가락을 努出하고, 瀉는 右로 굴러 鍼하여 엄지손가락을 거두어 들이며, 補하는 것은 먼저 呼하고 뒤에 吸하며, 瀉하는 것은 먼저 吸하고 뒤에 呼하니 疼痛은 즉 瀉하고, 痒麻는 즉 補한다.

「補鍼의 要法을 묻노라.」

答하기를 補鍼法은 왼손으로 무겁게 十字로 縱紋을 긁고 바른손으로 穴위에 鍼을 가지고 다음 病人으로 하여금 기침소리를 한번 하고 기침에 따라 進鍼하여 길게 呼氣를 一口하여 피부에 三分을 刺入하나 手經絡에 鍼하는 것은 봄 여름에는 二十四息을 멈추는 것이 효력이 있고, 鍼이 足經絡인 것은 가을과 겨울은 三十六息을 멈춤이 효력이 있어서 氣를 催促하여 鍼이 沉하거던 九陽의 數를 行한다. 撚九厥九를 「天才」라 하니 조금 멈추었다가 呼氣를 二口하여 천천히 속으로 三分을 刺入하나 먼저 息數와 같이 흡족하게 하고 또 沉한 鍼이 緊함을 느끼거던 生數로 行함을 「人才」라 한다. 조금 멈추었다가 呼氣를 三口하여 천천히 또 筋骨의 사이에 닿아 三分을 刺하나 또 먼저와 같이 息數를 넉넉하게 하고 다시 鍼下가 沉하여 깔깔함을 느끼거던 다시 生數로 行함을 「地才」라 한다. 다시 조금 推進함을 按이고, 截이 되고, 隨가 됨이니 이것은 極한 곳이 된다는 말이다. 조용히 오래 머물다가 退鍼을 人部까지 물리치고 또 氣가 沉緊할 때를 기다리게 하여 鍼頭를 굴려 病인 곳을 向하면 스스로 鍼下에 熱을 느끼니 虛羸와 痒麻의 病勢가 흩어진다 鍼下가 조금 沉하거던 뒤로 굴려 鍼頭를 위하 向하게 하여 조금 進鍼하여 꽂았다가 움직여 멈추고 吸은 이에 除去하드라도 천천히 入하여 천천히 出하고 그 穴을 急히 捫한다. 岐伯이 말하기를 「下鍼에 더딘 것을 貴重하게 여기니 太急은 血을 傷함이고 出鍼은 緩함이 귀한 것이니 太急은 氣를 傷함이라」고 하니 鍼의 榮衛를 傷하지 않게 한다는 말을 바르게 한 말이며 이는 곧 進退, 往來, 飛經, 走氣를 여기에 그 뜻을 다한 것이다.

「瀉鍼의 要法을 묻노라.」

答하기를 대개 瀉鍼하는 방법은 왼손으로 縱紋을 十字로 세차례로 무겁게 긁고 바른 손으로 穴위에 鍼을 가지고 다음 病人으로 하여금 기침소리를 한번 내고 기침에 따라 進鍼하여 三分을 꽂아 넣어서 天部에 刺入하여 조금 멈추고, 바로 地部로 들어갔어 조금 提退하고 沉緊한 氣를 얻어 搓撚하여도 움직이지 않거던 앞과 같이 息數가 다하거던 六陰의 數를 行하여 撚六撅하고 三口를 吸한 氣에 鍼을 돌려 人部까지 들어 나옴을 「地才」라 하고 또 鍼이 沉하여 氣가 닿기를 기다려 前과 같이 足한 息數에 成數로 行하고, 二口를 吸한 氣에 鍼을 돌려 天部까지 들어 나감을 「人才」라 하고 또 氣를 鍼이 沉할 때까지 기다려 앞과 같이 足한 息數에 成數로 行하고, 鍼을 돌려 吸氣하여 피부사이로 들어나감을 「天才」라 하니 조금 鍼을 물러서기를 「提는 擔이 되고, 迎이 된다」고 말하니 이것은 極한 곳이 된다. 조용히 오래 머물었다가 거듭 人部까지 밀어 나아가고 鍼이 沉緊하여 氣가 닿기를 기다려 鍼頭를 굴려 病인 곳으로 向하면 스스로 鍼下에 차움을 느끼니 寒熱로 痛하고 痒하는 病勢가 각각 물러간다. 鍼下가 조금 헝크러지거던 鍼을 조금 들어 흔들어 멈추고 呼하여 이를 除去하더라도 빨리 넣고 천천히 나오게 하고 그 穴은 닫지 않는다.

「經絡을 묻노라.」

대답하기를 十二經脈과 十五絡脈이 一身을 外布하여 血과 氣의 길이 되는 것이고 그 源이 속의 腎에 근본하니 生命의 本이다. 根이 內에 있으니 밖으로 퍼져 흩어져서 나무에 뿌리와 本이 있는 것과 같으니 만약에 그 根本이 傷하면 가지와 잎이 또한 病하고 邪氣가 스스로 外侵하여 그 가지와 잎을 傷하게 하면 또한 그 根本이 얽히니 혹은 病이 속에서 생기면 반드시 그 勢가 그렇게 한 것이므로 五臟의 길은 모두 經의 구멍으로 나와서 血氣가 行하니 經은 正經이 되는 것이고, 絡은 支絡이 되는 것이다. 血과 氣가 和하지 않으면 이에 百病이 생기고 다만 한經에 精氣가 모자라면 不和하기 쉬우니 그러므로 經에 말하기를「邪가 陽에 들어오면 經에 溜하여 얼굴에서 목을 더불면 陽明에 下하고, 목에서 등을 더불면 太陽에 下하고, 볼과 옆구에서면 少陽에 下하며 邪가 陰에 들어오면 腑에 溜하여 팔뚝과 종아리의 四末에서 시작하여 三陽으로 入하면 臟氣는 實하여 능히 容納하지 않으므로 腑에 돌아온다 하니 腑라는 것은 胆 胃 胱膀 大小腸을 뜻하는 것이다. 그러므로 刺는 각각 그 길이 있는데 한다하니 鍼下에 그 邪의 虛實을 바르게 살피어 補瀉를 하고 그 經脈의 榮衛를 따라서 迎隨를 하니 그 길은 모두 틀림이 있지 않는 것이다. 모든 中外의 病은 피부에서 시작하여 血脈에 서로 傳하여 안의 臟腑에 連하면 四肢와 九竅에 막히어 通하지 못하니 속으로 인한 病은 氣로 하여금 盛衰하고, 밖으로 瀉絡에 連하면 榮衛로 기울러 옮겨져서 上下가 左右에 虛實이 생기니 經에 云하기를「風寒은 形을 傷하고 근심과 두려움과 분노등은 氣를 傷함이니 氣가 臟을 傷하면 이에 臟이 病하고 寒이 形을 傷하면 이에 形에 應하고 風이 筋을 傷하면 이는 筋에 應한다」고 하니 이것은 形의 氣가 內外로 서로 應한다는 뜻이다. 밖에 陰陽을 갖추고(筋骨은 陰이 되고, 피부는 陽이 된다) ○內에도 陰陽을 갖춘다.(五臟은 陰이 되고 六腑는 陽이 된다)

「子午補瀉를 묻노라.」

答하기를 이것은 마땅히 榮衛의 法을 行하는 것이니 그러므로 左轉이 子에 따른다는 것은 능히 모든 陽이 밖으로 行함이고, 右轉이 午에 따름은 능히 모든 陰이 안으로 行하는 것이니 사람의 몸이면 陽氣는 四末에서 받고

陰氣는 五臟에서 받는다. 또한 外陽은 內陰이니 左轉이 外로 따름은 즉 天의 象이고, 右轉이 안으로 따름은 즉 地의 象이며, 中提가 中을 따름은 즉 人의 象이다. 一左一右一提는 즉 능히 陰陽이 內外의 氣로 하여금 出入과 上下하는데 서로 參加하고 왕래하여 榮衛에 자연히 흘러 通하는 것이다. 男子는 寅에 生하니 寅은 陽이다. 陽은 主가 됨으로 右轉한 順한 陰이 補가 되는 것이고, 右轉한 거슬린 陽이 瀉가 되는 것이다. 女子는 申에 生하니 申은 陰이라 陰이 主가 됨으로 右轉한 順한 陰이 補가 되고 左轉한 거슬린 陰이 瀉가 되는 것이니 이것은 常法이다. 그러나 病이 陰陽과 寒熱이 갈지 않은 것이 있으면 轉鍼은 出入을 當하여 알맞는 그 곳을 取함이 마땅하니 가령 病이 熱이면 陽의 經에 刺하여 右를 瀉하게 하며 左를 補하고 病이 寒이면 陰의 經을 刺하여 右를 補하고 左를 瀉하니 이것은 대개 陰을 이용하여 陽을 和하고, 陽을 이용하여 陰을 和함이니 通變하는 法이다. 대개 轉鍼의 逆順하는 道는 마땅히 여기에 分明하게 밝힌다. 子는 合穴이고(尺盛에는 補에 順하게 들어오고) 午는 榮穴이다.(寸盛에는 瀉에 順하게 나간다)

「鍼頭로 瀉는 어떻게 하는지 묻노라.」

答하기를 이것은 補瀉의 常法이니 呼吸이 아니고 손가락에 있으면 刺할 때를 當하여 반드시 먼저 왼손으로서 그 鍼할려는 榮兪의 곳을 壓按하여 彈而努之하고 爪而下之하여 그 氣가 왔어 脉이 움직이는것 같은 모양이거던 鍼을 順하게 刺하여 氣를 얻어 속을 推하니 이것이 補라는 말이고, 움직여 펴는 것이 瀉라는 말이니 모든 實한 것은 氣가 들어오는 것이고 虛한 것은 氣가 나가는 것이다. 陽은 밖에 생김으로 들어오고, 陰은 속에 생김으로 나가니 이에 이것은 陰陽水火의 氣의 出入하는 곳이 같지 않으니 마땅히 상세히 살펴야 한다. 이 밖에도 補鍼에 導氣하는 방법이 있으니 所謂 捫而循之라는 것은 이는 刺할바인 經絡部分에 上下로 循함으로 氣血로 하여금 緩하게 펴서 往來하기가 쉽고 긁어 훑치는 것은 엄지손톱으로 穴 左右를 긁어 腠理가 열린 뒤에 鍼하는 것이고 推而按之라는 것은 右指로 鍼을 비벼서 按住하여 가까운 氣를 잃지 않으면 먼곳의 氣가 이에 오는 것이고, 彈而努

之라는 것은 손톱으로 鍼을 통겨 脉氣로 하여금 부어 올라 가득찼으니 빨리 行하게 하여 病하는 곳까지에 닿도록 하는 것이고 爪而下之라는 것은 왼손의 손톱을 사용하여 鍼穴을 按定하여 이에 氣로 하여금 흩치니 榮에 刺하고 血로 하여금 흩쳐 衛에 刺하니 즉 置鍼에 각각 準하는 것이 있는 것이다. 通而取之라는 것은 이것은 鍼을 가지고 나아가고 물러서메 혹을 굴리고 혹은 멈추어서 血氣를 往來시켜 遠近을 相通한 뒤에 病을 取하기가 좋고 밖앝의 그 門을 끌어 당겨 그 精神을 닫는 것은 먼저 왼손가락으로 鍼孔을 收合하고 이에 鍼을 놓으면 經의 氣가 泄하지 않으니 그러므로「鍼하기를 아는 者는 그 左를 믿고 鍼하기를 모른 者는 그 右를 믿는다」고 하였다.

「候氣法이란 무엇과 같은지 묻노라.」

答하기를 鍼을 사용하는 방법은 氣를 살피는 것이 가장 중요한 것이니 左指를 順하게 이용하여 그 穴門을 닫고 속에는 다른 것을 思慕하는 마음을 하지 말고 귀한 손님을 대접하는것 같이 조심하며 엎어진 橫弩 같이 하고 發機를 이르키는것 같이 하여 만약에 氣가 닿지 않거나 혹은 비록 닿았더라도 慢然한것 같거던 뒤로 轉鍼하여 취하니 轉鍼하는 방법은 患人으로 하여금 氣를 吸하고 먼저 左로 轉鍼하여 닿지 않거던 右左로 한번 들고 다시 닿지 않는 것은 男子는 內에 女子는 外의 방법을 사용하여 男은 즉 穴을 가볍게 손으로 按하여 속에 들지 않도록 삼가히 지키고 女는 직 穴을 무겁게 손으로 按하여 나가지 않도록 굳게 막으니 그렇게 하는 것은 속에 있는 것은 陰部에 持鍼하고 밖에 있는 것은 陽部에 持鍼하니 淺深이 같지 않는 것이다. 左手로 穴을 按하는 것은 分明히 하기를 要하니 단지 氣를 얻는 정도로 한다.

이같이 하여도 끝까지 닿지 않는 것은 다스리지 못한다. 만약에 氣가 鍼下에 닿지 않거던 마땅히 그 邪를 살펴 바르게 하고 그 虛實을 區分하니 經에는「邪氣라온 것은 急하고 빠르며 穀氣로 온것은 더디고 和하지만 다만 濡하여 虛한 것은 즉 이것이 虛이고 다만 갇히어 實한 것은 즉 이것이 實이라」고 하니 이것이 그의 秘訣이다.

「呼吸의 理致를 묻노라.」

答하기를 이것은 陰陽을 調和하는 방법이니 그러므로 經에는 「呼하는 것은 陽으로 因해 나오고, 吸이란 것은 陰을 따라 들어가는 것이다」고 하니 이것은 呼吸으로 陰陽을 나누는 것이나 實際로는 一氣는 몸이 된다. 그 氣는 속에 五臟을 지니고 밖으로 三焦에 따라 一身을 돌아 펴져서 經絡을 돌고 孔穴로 流注하여 그 氣의 形이 方圓하게 順한 然後에 이용함이 같지 않는 것 뿐이니 이러므로 五臟의 出入은 四時로 應하고 三焦의 昇降은 榮衛를 爲하고 經脉의 돌아감은 하늘의 法度에 맞추니 그런즉 呼吸의 드나듬은 이에 造化의 樞紐이고 사람몸의 關鍵이니 鍼家가 반드시 이용하는 것이다. 모든 陽은 얕은 經絡에 있고 모든 陰은 깊은 臟腑에 있으니 補瀉에 모두 呼吸을 取하여 그것에 鍼을 드나들게 하나 대개 呼하면 그 氣가 나오고 吸하면 그 氣는 들어가며 補하려 할때는 氣가 鍼이 들어감에 나오고 鍼이 나올 때 氣는 들어가며 瀉하려 할때는 氣는 入鍼에 들어가고 氣는 出鍼에 나오니 不過 三口를 呼한 이것은 밖의 三焦의 陽에 따를 것이다. 不過 五口를 吸한 이것은 속의 五臟의 陰에 迎한 것이니 먼저 呼하고 뒤에 吸한 것은 陽中의 陰이 되고 먼저 吸하고 뒤에 呼한 것은 陰中의 陽이 되는 것이지만 이에 각각 그 病의 氣는 陰陽 寒熱에 따라 이용한다. 이것이 活하는 방법이 됨이니 잘못 이용하여서는 아니된다.

○三陰經은(먼저 吸하고 뒤에 呼한다.) ○三陽經은(먼저 呼하고 뒤에 吸한다.)

「迎隨의 理致는 어떤 것임을 묻노라.」

答하기를 이것은 鍼下에 빽는 機를 취하는 것이니 첫째로 榮衛의 流行을 아는 것이 중요하다. 所謂 모든 陽經은 바깥 脉을 行하고, 모든 陰絡은 안 脉을 行하며, 모든 陰經은 안 脉을 行하고, 모든 陰絡은 바깥 脉을 行하여 각각 얕고 깊음이 있으니 立鍼은 一分으로 榮이 되고 二分은 衛가 된다. 서로 鍼을 멈추어 사귀게 하여 그 氣를 살피다가 氣가 바야흐로 닿은 것이 보이거던 빨리 退鍼하니 즉 이것이 迎이다. 氣가 이미 지나간 것을 본 뒤에 좇아 進鍼함은 직 이것이 隨이다. 그러므로 刺法에 「動退에 迎奪이 空歇함은 右를 凉하게 瀉함이오 內로 推하여 隨淸로 進搓함은 左를 따뜻하게 補함이라」고 하고 둘째는 經脉의 往來를 아는 것이 중요하니 所謂 足三陽은 頭를 따라 足에 走하고, 足三陰은 발을 따라 腹에 走하며, 手三陰은 가슴을 따라 手에 走하고, 手三陽은 手를 따라 머리에 走하니 氣를 얻거던 鍼頭로서 그것이 經脉으로 오는 것을 거슬려서 움직여 펴니 즉 이것이 迎이다. 鍼頭로 그것이 經脉으로 가는 것을 順應하여 內로 推하니 직 이것이 隨이다. 그러므로 經에는 「實한 것은 끊어서 고치고 虛한 것은 이르켜서 끌어라」고 하였다.

대개 下鍼하는 방법은 먼저 左手를 이용하여 穴을 爪按으로 짐작하여 血氣로 하여금 펴서 열고 이에 內鍼해도 좋으나 만약에 出血하려면 爪按은 하지 말고 右手로 穴上에 鍼을 가지고 患人으로 하여금 기침을 한번 하게하고 한번은 左 한번은 右를 잡아서 腠理에 透入하니 이것이 즉 陽部인 奇分이고 刺要에는 「一分은 榮이 된다」하고 또 「바야흐로 刺할 때에 반드시 懸陽이 있는 뒤에 그 呼吸을 이용하여 천천히 推하여 肌肉에 닿하 미침이 分寸이라 하니 이 두가지는 즉 陰部인 偶分이다. 刺要에는 또 「二分은 衛가 되니 바야흐로 刺할 때에 반드시 懸陽과 兩衛가 있어서 屬한 神을 除去하지 못하게 하여 病의 存亡을 알고 左手로 穴을 더듬어 定하여 地의 象을 움직이지 않게 하고 右手에 鍼을 잡아서 하늘의 法을 運轉하여 만약에 그것이 氣를 얻거던 左手로 五兩 가량의 무개로 抗穴을 하고, 右手는 存意하여 鍼을 비벼 補瀉를 行하나 오직 血脉이 橫居로 兪에 있거던 독특하게 맑게 견주고 독특하게 堅하게 긁어 모든 脉에 刺하는 것은 그의 順하고 逆함을 따라 出血하지 않고 즉 發鍼에 빨리 按한다. 대개 얕고 깊게 刺함은 鍼에 놀래면 그치고, 모든 補瀉를 行하는 것은 穀氣 뿐이다.

「疾徐의 理致를 묻노라.」

答하기를 이것은 持鍼에 出入하는 방법이니 그러므로 經에는 「虛實한데 刺하는 것은 더디고 빠르면 實이고 빠르고 더디면 虛라」 하였다. 그러나 이 經의 말에 二가지의 해석이 있으니 所謂 徐而疾이란 것은 한번 천천히 들어가면 빨리 出하고, 한번 出鍼이 더디면 빨리 按하며, 所謂 빠르고 더딘 것은 한번 빨리 들어가면 천천히 나오고, 한번 出鍼이 빠르면 천천히 按하니

(兩說 모두 같다) 대개 疾徐 두 글자를 하나는 緩急하다는 뜻으로 해석하고 하나는 久速하다는 뜻으로 해석하니 만약에 모두 實하지 않고 虛하지 않거던 出鍼과 入鍼하는 방법을 즉 또한 빠르지도 않고 더디지도 않게 하여 그 中을 짝지움이 좋을 것이다.

「補瀉의 마땅한 얻음을 묻노라.」

대답하기를 대략 補瀉는 세가지 방법이니 없어서 그 一은 그 豚의 動靜을 짚음이니 가령 豚이 급한 것은 속이 깊으니 오래 머물고 豚이 緩한 것은 속이 얕으니 發鍼을 빨리하며 豚이 큰것은 그 氣가 조금 나오고 豚이 滑한 것은 發鍼이 빨으고 얕게 넣으며 豚이 깔깔한 것은 반드시 그 豚을 얻으니 그에 거슬리고 順함에 따라서 오래 머물게 하고 반드시 먼저 按하고 循하다가 이미 發鍼함에는 其穴을 빨리 按하여 그것에서 血이 나오지 말게 하고, 豚이 작은 것은 藥을 마실 것이다. 그 二는 그 病의 寒熱에 따름이니 가령 惡寒하는 것은 먼저 陽氣를 얻고 陰分에 든 것이거던 다음 이에 轉鍼하여 물러서서 陽分에 닿고 患人으로 하여금 코로 吸하고 입으로 呼하여 按하기를 삼가하여 生成한 氣가 息數에 足하면 陰氣가 내려왔어 닿고 鍼下에 寒을 느끼면 그 사람이 자연히 淸凉하여진다. 또 病길이 먼 것은 반드시 먼저 氣로 하여금 바로 病인 곳으로 닿으니 寒하면 조금 進鍼하고, 熱하면 조금 退鍼하니 그런 뒤에 生成한 息數를 이용하여 다스리고, 그 三은 그 짚은 虛實을 따름이니 가령 形이 肥大하고 파리함이 있으며 몸이 痛함이 있으며 痲痒함이 있고 病이 盛함이 있고 衰함이 있으며 穴下가 牢함이 있고 濡함이 있음은 모두 虛實을 짚은 것이다. 만약에 病하는 곳에 있거던 다른 방법을 취하여 위로 向해 轉鍼하면 氣는 스스로 올라가고, 밑으로 向해 轉鍼하면 氣는 스스로 내려가고, 轉鍼이 左로 向하면 氣는 자연히 左로가고 轉鍼이 右로 向하면 氣는 자연히 右行한다 하니 그 鍼을 천천히 推하면 氣는 자연히 가고 그 鍼을 조금 당기면 氣는 자연히 온다. 所謂 推하면 나아가고 당기면 그치며 천천히 가고 조금 왔어 除去하니 이것은 모두 그 邪氣를 攻하려는것 뿐인니라.

「自然히 그 經을 取함을 묻노라.」

대답하기를 虛를 刺하고 實을 刺함에 마땅히 迎隨를 이용하여 그 母를 補하니 그 子는 瀉하고 만약에 虛하지도 實하지도 않은것 같으면 마땅히 經을 取하니 그 말은 正經이 스스로 病을 얻을 것이고 다른 邪가 들지 않을 것이다. 그러므로 자연히 經을 取하니 그 法은 바른손으로 뜻에 맞게 持鍼하고 왼손으로 그 穴中의 氣를 살피다가 만약 氣가 왔어 닿아서 脉이 움직이는 모양 같거던 이에 內鍼하드라도 要는 계속하여 넣고 천천히 부딪혀서 榮에 들어갔어 衛에 닿으니 만약에 닿아 氣를 얻음이 상어고기가 쇠갈고리를 물은것 같으면 즉 이것은 病의 氣이니 즉 本經에 따라 氣血의 多少를 參酌하여 취하고 대략 조금 기다려서 氣가 다하여 보이면 이에 出鍼하고 다하지 않은것 같으면 門에 鍼을 머물은다. 그런 뒤에 出鍼하니 經에는 「보기에 들어가는것 같은 것이 있으며 보기에 나가는것 같음이 있다」고 하니 이것을 말한 것이다.

「補하는 것은 衛를 따라 氣를 取하고 瀉하는 것은 榮을 따라 氣를 두는 것을 묻노라.」

대답하기를 十二經脉이 모두 榮이 根本이 되고 衛는 가지와 잎이다. 그러므로 經脉을 다스리려면 모름지기 榮衛를 고루고 榮衛를 고루려면 모름지기 呼吸을 빌리는 것이니 經에는 「衛라는 것은 陽이고, 榮은 陰이며, 呼라는 것은 陽이고, 吸이란 것은 陰이다. 呼가 다한 뒤에 內鍼하여 조용히 오래 머물음은 氣를 닿게 하기 위해서이니 즉 이것은 衛에 氣를 취함이고, 吸한 다음에 內鍼은 氣를 위한 까닭인 것이니 즉 이것은 榮에 氣를 두게 함이다」고 하였다.

「皮肉筋骨脉病을 묻노라.」

答하기를 百가지 病이 이러나는 것은 榮衛에서 비롯된 然後에 皮肉筋脉에 放蕩하기 때문이다. 그러므로 經에는 이 脉이 動하는 것은 氣이고 病이 생기는 바인 것은 血이니 먼저 이것이 움직이게 되고 뒤어 病이 생기는 바이라하니 이 까닭을 推測하면 즉 皮肉經脉이 또한 뒤에 病이 생기는것 뿐이다. 이것으로서 刺하는 방법中에 단지 榮衛에만 드는 것은 대개 榮衛의 逆順을 취하면 바로 皮骨肉筋을 다스림은 그 속에 있는 것이다. 이것으로서 생각하면 部分에 이르러서는 淺深이 같이 않음이 있으니 도리어 下鍼에 過한 것이 없어 미치지 못하므로 妙하게 된다. ○一은 皮膚이고 二는 肌肉이고 三은 筋骨이다.

「刺에 久速이 있음을 묻노라.」

答하기를 이것은 病의 가볍고 무거움을 요량하여 行하는 것이니 輕한 것은 한번 補하고 한번 瀉만으로도 充分하나 무거운 것은 두번 또는 세번까지이니 가령 病氣를 얻으면 補瀉하여 그 病이 未盡하거던 거듭해서 다시 鍼을 멈추고 氣가 다시 닿기를 기다려 또 補瀉를 行하니 經에는「모름지기 그 實은 虛에 刺하고, 모름지기 그 虛는 實에 刺하라」하였다.

「諸家의 刺가 모두 異同함을 묻노라.」

答하기를 靈樞가 말한바로는 처음은 얕게 刺하여 邪氣를 쫓으니 血氣는 오며(피부가 끊겨 陽邪가 나간다) 뒤에 깊게 刺하여 邪가 陰氣에 닿고(陰邪가 나오는 것은 利益이 적고 피부가 깊게 끊어져 肌肉에 들지 못한 分은 肉開이다) 最後에 極히 깊게 刺함을 取하여 穀氣를 下하라」하니(이미 肉의 사이에 들어간 分이면 穀氣는 나온다) 이것이 그의 趣旨니 나는 難經에 항상 鍼師가 丁德스럽게 註한 것을 보고 읽으니 사람의 肌肉이 모두 두텁고 엷은 곳이 있더라도 다만 피부의 위는 心肺의 部가 되니 陽氣가 行하는 곳이고 肌肉의 밑은 肝腎의 部가 되니 陰氣가 行하는 곳이라 하니 이 말은 靈樞의 취지를 發揮하는 것이 더욱 상세히 밝힘이고, 孫氏의 千金方에 말한바에 이르러서는 一分을 鍼入하면 天地의 氣를 알고(또한 처음에 얕게 刺하니 血氣가 왔어 뜻과 合한다) 二分을 鍼入하면 呼吸이 드나들어 上下 水火의 氣를 알고(또한 처음 깊게 刺하니 陰氣가 뜻이 合하게 된다) 三分을 鍼入하면 四時五行과 五臟六腑에 順逆하는 氣를 안다하니 玄珠密語로다 皮膚에 三分을 들어가면 心肺의 部이니 陽氣가 가는 곳이고, 皮에 五分을 들어가면 腎肝의 部이니 陰氣가 行하는 곳이라 하니(三天兩地의 數를 取한 象이다) 이 說明이 그야말로 상세하고 分明하다. 여러 後賢이 지은바에 따르면 또 一分에서 十分에까지 덧부쳐 說明한 것이 있으니 이 法은 더욱 상세하고 또 차근차근하다. 대체로 博約은 不同이나 그 이치는 다름이 없어서 서로가 發明한 것이니 모두 반드시 廢해서는 아니된다.

「陰陽이 居易하는 理致를 묻노라.」

答하기를 이것은 즉 陰陽이 서로 乘하는 뜻이니 그 陽이 陰分에 들어오고 陰에 陽分이 나가서 서로 쉽게 있기에 그것이 病이 된다. 原因이 되는바를 推測하면 혹은 榮氣의 衰少로 因하여 榮氣속을 伐하며 혹은 衛氣의 衰少로 因하여 밖으로 넘치는 까닭으로 氣血로 하여금 그 자리를 지키지 못하여 한 모퉁이에 氣가 모이면 한 모퉁이는 實하게 되고 한 모퉁에 氣가 헐어지면 한 모퉁이는 虛하게 되니 그 實한 것은 痛이 되고 그 虛한 것은 痒이 됨이니 痛한 것은 陰이오 痛은 손으로 按하지 못하는 것도 또한 陰이니 방법은 마땅히 깊게 刺하고, 痒이면 陽이니 방법은 마땅히 얕게 刺하며 病이 위에 있는 것은 陽이고 밑에 있는 것을 陰이니 病이 먼저 陰에 이러나는 것은 방법은 마땅히 그 陰을 먼저 다스리고 뒤에 그 陽을 다스리니 病이 먼저 陽에 이러나는 것은 방법은 마땅히 그 陽을 먼저 다스리고 뒤에 그 陰을 다스린다.

「順逆이 서로 反對되는 事由를 묻노라.」

答하기를 이것은 衛氣가 常道에 循環하지를 못하니 그 이름이 「厥」이라 病은 같지 않게 되어 刺하는 방법도 당연히 다르므로 經에는 熱厥에 刺하는 것은 만약에 鍼을 머물면 반대로 寒하게 되고 寒厥에 刺한 것이 만약에 鍼을 머물면 도리어 熱이 된다하니 대개 厥氣를 입어 그렇게 된 것이다. 이런 事由로 말을하면 熱厥에 刺하는 것은 陰에는 三刺를 陽에는 一刺를 하고 寒厥에 刺하는 것은 陽은 二刺를 陰은 一刺이나 오직 病을 오래하는 사람이면 邪氣가 깊이 들었으니 도리어 깊이 刺하여 오래 머물고 하루씩 사이를 두고 다시 刺하여 반드시 무엇보다도 그 左右를 고루어 그 血脉을 제거한다.

「虛實寒熱을 다스리는 방법을 묻노라.」

答하기를 먼저 사람을 맞아 氣口를 짚어 보고 陰陽의 有餘와 不足함을 알며 上下經絡을 살펴서 그 部分의 寒熱이 循環하며 그 九候의 쉽게 變함을 듣고 그 經絡의 움직이는 곳을 더듬어서 그 血脉의 色의 모양을 보아 過함이 없으면 같고 過함이 있으면 다르며 脉이 急하게 行하며 脉이 커서 弱하면 즉 조용함을 要하렴이고 筋에는 힘쓰는 힘이 없다 모든 氣가 위에 有餘인 것은 밑으로 이끌고 위에 不足인 것은 밀어 올리니 經에는 「머물러 이르지 못한 것은 원인을 맞이하고 氣가 不足한 것은 머물렀다가 따르고 大熱이 위에 있는 것은 밀어 내리고, 밑을 從하여 끄친 것은 끌어서 제거하고, 大寒이 밖에 있는 것은 머물러 補하고, 가운데 있는 것은 從하여 瀉하고, 위는 寒하고 밑은 熱하는 것은 밀어 올리고, 위는 熱하고 밑이 寒한 것은 끌어 내리고, 寒과 熱이 함께 다투는 것은 導引하고, 오래도로 묵은 血結은 刺하여 제거하라」고 하였다.

「補하는 것은 衛를 따라 氣를 取하고 瀉하는 것은 榮을 따라 氣를 두게 함을 묻노라.」

答하기를 衛氣라는 것은 浮氣이니 온전히 겉을 主하고, 榮氣라는 것은 精氣이니 온전히 속을 主하니 그러므로 經에는 榮이란 水穀의 精이니 血氣는 五臟을 調和하고 酒가 六腑에 오래 묵어서 능히 脉에 들어왔어 上下를 돌아 五臟를 뚫고 六腑를 絡한다. 衛란 水穀을 낳는 것이니 사납게 빠르고 메끄라워서 脉에 들지 못하므로 피부속의 分肉의 사이를 돌아 盲膜을 薰하고 胸腹에 헐어지니 그 氣가 거슬리면 病이고, 그 氣가 따르면 낫는다하니 이와 같으면 榮衛가 中外로 主가 되니 또한 크지 않으랴. 그 補瀉를 求하지 않고 어찌 편안함을 얻으리오.

「陽에 刺하는 것은 臥鍼을 刺하고 陰에 刺하는 것은 陽이 흩어져야 이에 內鍼한다는 까닭을 묻노라.」

答하기를 陽部에 刺하는 것은 그를 따라 얕게하니 心肺의 分에 系屬되고, 陰部에 刺하는 것은 腎의 部에 系屬한다. 대체로 陽에 行하려면 눕혀 얕게 下鍼하고 循而捫之하여 緩하게 펴고 彈而努之하여 氣로 하여금 隆盛한 뒤에 轉鍼하면 그 氣는 스스로 퍼지니 陽部는 主로 움직이는 까닭이오. 모든 陰에 行하려면 반드시 먼저 爪로 按하여 陽氣로 하여금 헐이고 바로 속에 깊이 鍼하여 氣를 얻어 伸提하면 그 氣는 스스로 調和하여 화창하여지니 陰部는 主로 靜하는 까닭이다.

「迎隨의 氣를 능히 알아야 調할 수 있다함을 묻노라.」

答하기를 迎隨의 法은 그것은 中과 外 上과 下로 病길이 아득히 먼데 둠으로 因한 것이니 이러므로 榮衛의 內外 出入과 經脈의 上下 往來를 알아야 이에 行하는 것이 옳다. 榮衛가 天이라는 것은 陰陽이니 經에는 陽은 四末에 氣를 받고 陰은 五臟에 氣를 받는다하니 그러므로 瀉하는 것은 먼저 깊고 뒤에 얕게하여 속을 따라 끌어 가져 나가고, 補하는 것은 먼저 얕게 뒤에는 깊게하여 밖을 따라 속에 밀어 들어오니 이에 이것이 그 陰陽에 因해 內外로 鍼을 進退하드라도 經脈에 닿아서는 流行하는 길이 된다. 手三陽經은 손을 따라 頭로 上하고, 手三陰經은 가슴을 따라 손에 닿고, 足三陽經은 머리를 따라 발로 내려오고, 足三陰經은 발을 따라 배로 들어감으로, 手三陽을 瀉하는 것은 鍼이 밖을 바라 보아서 거슬리면 맞이하고, 補하는 것은 鍼이 속을 바라보아서 順하면 좇으니 나머지는 모두 이와 비슷하다. 그 氣血의 往來로 因하여 順하고 거슬림에 鍼을 行하니 크게 말을 줄려 榮衛라는 것은 內外로 氣가 出入함이고, 經脈을 말하는 것은 氣가 上下로 往來함이니 각각 順하고 거슬리는 것에 따라서 刺한다. 그러므로 「迎隨」라 한다.

「補瀉할 때에 氣와 더부러 열고 닫음이 서로 應하지 않는가.」

答하기를 이 法은 十干의 穴을 推測하여 끄치지 않은 것이다. 다만 피부 사이에 鍼入하여 마땅히 陽氣가 舒發하는 分을 말로 「開」라 하고, 鍼이 肉分의 사이에 닿아서 마땅히 陰氣가 封固한 分을 말하기를 「溘」라 하나 열린 가운데 닫힘이 있고 닫힌 가운데에도 열림이 있어서 한번 열리고 한번 닫히는 機가 孔中에 떨어지지 않으니 서로가 鍼을 멈추어 사귀이고 그 氣를 살펴 補瀉를 한다. 그러므로 衛는 밖의 陽部가 되고 榮은 속의 陰部가 된다 한다.

「十刺할 때에 반드시 懸陽과 함께 兩衛와 屬한 神을 除去하지 말아야 病의 存亡을 안다함을 묻노라.」

答하기를 懸陽은 腠理의 사이에 일찌기 鍼한 氣이고, 兩衛는 迎隨하여 呼吸이 出入하는 氣이고 屬한 神을 除去하지 말고, 病의 存亡을 안다함은 左手로 占候하여 補瀉를 하니 이것은 옛사람의 法을 지음에 妙한 곳이 많다는 말이다.

「鍼을 담는데는 조금 空間을 둔다함을 묻노라.」

答하기를 이 法은 바로 迎隨를 베푸는 것이니 이것으로 氣가 鍼下에 닿으면 반드시 먼저 提退하여 空開에 조금 담았다가 氣가 이르기를 살핀 뒤에 迎하고 隨함이니 經에는 「가까운 氣를 잃지 않으면 먼 氣가 온다」고 하였다.

「刺에 大小가 있다함은 묻노라.」

答하기를 平하게 補하고 平하게 瀉함이 있으니 그를 말하기를 陰瀉가 平하지 않으면 뒤에 平하여진다 하니 陽이 下하는 것을 「補」라 하고 陰이 上하는 것을 「瀉」라 하며 다만 內外의 氣를 얻어 調하면 그친다. 大補와 大瀉가 있으니 오직 그 陰陽이 단지 盛衰함이 있으면 天地部內에 內鍼하여 모두 補하고 모두 瀉하여 반드시 가벼운 氣로 하여금 內外로 서로 通하고 上下로 서로 接하면 盛한 氣가 이에 衰하여지니 이 이름은 「調陰換陽」이다. 또한 이름은 「接氣通經」이다. 또 「從本引末」이며 그 길을 더듬어 살펴서 취하고 천천히 가고 천천히 와서 지나가는 것이니 그것은 한갖 實例의 뜻이다.

「穴이 骨에 있는 것을 묻노라.」

答하기를 처음 下鍼하여 腠理에 들어 穴을 얻으며 吸을 따라 內鍼이라야 이에 깊음을 可히 알고 그렇지 않으면 氣는 鍼을 싫어하여 나아가지 못하고 또 모든 肥人은 속이 虛하니 먼저 補하고 뒤에 瀉하기를 要하고 야윈 사람은 속이 實하니 먼저 瀉하고 뒤에 補함을 要한다.

「補瀉를 마땅히 얻음을 묻노라.」

答하기를 모든 病은 一方에 있어서 가운데와 밖을 서로 엄습하면 子午法을 이용하여 補陽하니 左右轉鍼이 이것이다. 病이 三陰三陽에 있으면 流注法을 이용하여 榮兪를 補陽하니 呼吸이 들고남이 이것이다. 두가지가 같지 않드라도 彈하고 爪하고 提하고 按하는 類에 닿음은 같지 않음이 없는 것이니 要는 氣血을 어떻게 밝히는 것이 중요하다.

「迎奪隨濟에 補瀉를 確固하게 말함은 그것이 무슨 뜻과 같음을 묻노라.」

答하기를 迎이란 것은 그 氣가 바야흐로 오는 것을 맞이하는 것이니 寅時에 氣가 올것 같으면 肺로 注하고, 卯時에 氣가 오면 大腸에 注함이다. 이때는 肺와 大腸의 氣가 바야흐로 盛하니 뺏앗아 瀉하는 것이다. 隨라는 것은 그를 따라 氣가 바야흐로 사라지니 卯時에 氣가 사라질 것 같으면 大腸에 注하고 辰時에 氣가 사라져 胃에 注함이며 肺와 함께 大腸이 이때가 바로 虛하다. 補는 放함이니 나머지는 이와 비슷하다.

「몇分을 鍼하고 몇呼를 머무름을 묻노라.」

答하기를 이것은 서로 꺼리낌이 같지 않으니 대개 肌肉은 얕고 깊음이 있고 病을 除去하는데도 더디고 빠름이 있으니 만약에 肌肉이 두텁고 實한 곳은 곧 깊은 것이 좋고, 얕고 엷은 곳은 곧 얕은 것이 마땅하며 病이 지나갔으면 빨리 出鍼하고 病이 머물었으면 鍼을 오래 머물수록 좋은 것이다.

「井榮俞經合에는 補瀉가 많이 없음은 무엇 때문이오.」

대답하기를 晴明과 瞳子髎는 目疼을 다스리고, 聽宮과 絲竹空, 聽會는 耳聾을 다스리고, 迎香은 鼻를 다스리고, 地倉은 口喎를 다스리고, 風池와 頭維는 頭頂을 다스리니 옛사람이 또한 榮俞井經合에는 관계하지 않음이 있으며 이같은 것은 대계 그 病이 上에 있으니 上을 取한다.

「經穴流注에 補瀉할때 按하며 病이 각각 經絡에 있음에 按할 때는 능히 病이 去하는가.」

答하기들 病이 經에 붙으며 그 經이 자연히 虛實만 있으니 虛를 補하고 實을 瀉해도 또한 속에서는 病을 하니 病이 한번 鍼에 낫는 것이 있고 數鍼에 낫는 것도 있으니 대개 病은 새로움과 痼疾과 얕고 깊은 것이 있어서 새롭고 얕은 것은 한번 鍼에 낳으나 만약에 깊고 痼疾인 것은 반드시 여러차례 鍼하여야 病이 제거되니 丹溪와 東垣도 一劑로 낳는 것도 있으며 數十劑까지에 낳는 것도 있거늘 모든 사람은 一鍼을 사용하고 낳지 않으면 즉 다시 鍼을 하지 않는다. 또 病이 一經一絡에 獨出한 것이 아니라 그 시작함에 반드시 六氣의 느낌을 兼함과 標本의 差가 다름이 있어서 혹 一鍼으로 그 標는 낳고 根本은 아직 모두 제거하지 못하고 혹은 홀로 그 本만 取하면 그 標는 오히려 다시 病을 지으니 반드시 여러번 鍼을 하여야 바야흐로 그 病의 이웃을 끊어 번지지 않는다.

「鍼의 모양은 지극히 작은데 어찌 能히 補瀉를 하는가.」

答하기를 氣가 공과 같으니 바야흐로 그것이 아직 氣가 있지 아니할 때에는 즉 낮은 땅에서도 마음놓고 제기차기를 堪當하지 못하는 것이나 從하는데 미쳐서 竅吹하면 즉 氣가 가득하여 살이 찜이니 이것은 虛하면 補를 해야 한다는 뜻이오. 그 竅의 막힌 곳을 제거하면 즉 氣는 竅를 따라 나와서 다시 낮은 땅이 편안함이니 이것은 實하면 瀉해야 한다는 뜻이다.

「內經에는 病을 다스림에 湯藥은 조금이고 鍼灸는 많이 한다함은 무엇이오.」

答하기를 內經은 아득한 옛날의 책이라 그 옛날의 사람은 수고로와도 게을으지 않고 즐거움에도 치우치지 아니하며 食物이 맑아서 不肥하고 그 속은 傷하고 의복은 熱이 마르지 아니하여 그 밖은 傷하고 起居에 節度가 있으며 寒暑를 避할줄 알고 단백학고 편안하여 虛함이 없어서 안으로 精神을 직히니 病은 살기를 따르니 편안하리라. 비록 賊風과 虛邪가 있으나 깊이 들지 못하고 피부에 모이기에는 過하지 아니하여 經에는 鬱한 氣가 滯할 뿐이니 鍼이 氣를 行하고 灸가 鬱을 헐히면 즉 病은 이에 따라 그치니 湯液을 기다려 무엇하랴. 지금의 세상에 當하여는 道德이 날로 衰하여져 술을 漿같이 여기고 妄行을 예사로 하며 욕심이 길어서 그 精은 고갈하고 근심을 많이 하여서 그 眞氣는 헐어지며 만족을 지킬줄을 모르고 精神의 制御를 풀지 못하며 그 마음은 쾌락에 힘쓰고 기쁘고 즐거움이 지나치며 起居는 節度가 없고 寒暑를 避하지 못하니 그러므로 病은 따름이 많아 속에 생기고 外邪 또한 쉽게 들어오는 것이다. 經에는 「鍼刺는 밖을 다스리고 湯液은 그 속을 다스림이라」고 하니 病이 기왕 속에 屬했으면 湯液이 아니면 또 능히 救하지 못하니 이것이 和緩한 뒤에 바야흐로 藥을 盛하게 行하여 鍼灸를 겸하여 사용함은 진신로 世上이 옛날같이 않는데 까닭하고 사람은 옛과는 비교가 안되며 또한 鍼法을 不精하게 하는 營業과 傳授한 그 秘訣을 얻지 못할 뿐이다. 옛날에는 鍼灸를 많이 사용하지 아니하고 지금도 鍼灸를 이용함이 적으며 또한 지금에는 湯液이 아닌 것을 좋아하나 옛날에도 좋아하지 아니하였으니 學者는 연구하는 마음을 당연히 가져야 할 것이다.

「八法流注을 要訣은 어떤 것인지 묻노라.」

答하기를 口訣이 진신로 많아서 능히 하나 하나를 기록하지 못하는 것이니 이제 먼저 그의 가장 요긴한 것을 비추어서 말하리다. 아득한 옛날부터 흘러 傳해온 참다운 口訣인 八法엔 단지 八穴이다. 입으로 生數를 吸하여 熱은 寒으로 變하고, 입으로 成數를 呼하여 寒을 熱로 變하게 하였다. 먼저 呼하고 뒤에 吸은 자연히 참된 補이며 먼저 吸하고 뒤에 呼함은 瀉가 정말 빠르다. 천천히 나아가서 빨리 물러섬을 瀉寒이고, 빨리 나아가서 천천히 물러섬을 補熱이다. 緊하게 提하고 慢하게 按하니 찬여름과 비슷하고, 慢하게 提하고 緊하게 按하니 火熱과 같으니라. 바깥 脉은 陽行이니 이것은 衛氣이고 속脉은 陰行이니 이것은 榮血이다. 虛한 것은 천천히 나아감이 機이고 實한 것은 빨리 물러선다는 말이다. 그 母를 補하는 것은 따르니 救하고 그 子를 瀉하는 것은 맞으니 뺏앗음이다. 다만 迎奪과 함께 濟隨를 나눔이오. 實을 瀉하고 虛를 補함은 妄說이 아니다. 天部는 사람의 피부이며 肌肉이며 地部는 筋骨을 셋으로 끊어 나눔이다. 衛氣가 逆行하니 榮은 順하게 굴르고, 여름은 얕고 겨울은 깊으니 肥瘦도 구별하니라. 筋膜이 傷하거던 母의 뜻을 求하여 이용하고 鍼을 行함에 더욱 骨節의 판단이 마땅하니다. 拇指가 前進하니 左의 虛를 補하고 拇指가 後退하니 右의 實을 瀉하니라. 牢濡의 得失은 浮沉을 定하니 牢라는 것은 얻음이고 濡는 잃게 됨이라. 瀉는 方을 이용하고 補는 圓이 되면 자연히 榮衛가 서로 交接이라. 右를 瀉함에는 먼저 吸하고 退鍼에 呼하니 左補는 먼저 呼하고 出鍼에 吸하니라. 장차 이 法을 尋常하 짓지말고, 彈弩하고 循捫하고 손가락으로 더듬어 긁어라. 筋을 나누어 骨에 멀어져 陷한 속에 오니 도리어 장차 機關을 모두 漏泄이라. 사람을 싣고 길을 行하려거던 마땅히 揚하여 湍水와 風林에 빠져 쉬고 쉬니라. 三皇의 萬世恩에 감사하나니 다만 鍼經은 참다운 口訣이다.

禁鍼穴歌

腦戶 顖會와 神庭이오, 玉枕 絡却은 承靈에 닿으니라. 顱息 角孫 承泣穴이오, 神道 靈臺는 膻中이 밝으니라. 水分 神闕 會陰위와 橫骨 氣衝에는 鍼을 育하지 말게하라. 箕門 承筋 手五里와 三陽絡穴인 靑靈이 이르름이라.

孕婦는 合谷에는 鍼이 마땅하지 않음이오, 三陰交속에도 또한 함께 말하니라. 石門은 鍼灸가 應하기를 꺼리끼니 女子는 평생토록 아기를 갖지 못하니라. 밖에 있는 雲門과 아울러 鳩尾와 缺盆 主客은 깊이 刺하면 어지러움이 생기니라. 肩井에 깊이 할 때 또한 어지러워 넘어지나 三里에 急히 補하니 사람은 평상時로 돌아오니라. 五臟胆속에 刺하면 모두 죽고 衝陽에 피나거던 幽冥投이라. 海泉 顴髎 乳頭위와 脊開中을 따르면 곱사등의 모양이라. 手魚腹 陷陰은 다리 속이오, 膝臏은 筋會하는 腎經이라 腋股의 밑은 각 三寸과 目眶關節은 모두 같이 評한다.

禁灸穴歌

瘂門 風府는 天柱를 받들어 올림이오, 承光 臨泣 頭維는 平이라. 絲竹 攢竹 晴明穴이오, 素髎 禾髎은 迎香의 길목이라. 顴髎 下關은 人迎去오 天牖天府를 周榮하며 닿음이라. 淵液 乳中은 鳩尾밑이오, 腹哀는 팔꿈 뒤의 肩貞을 물으니 陽池 中衝 少商穴이오, 魚際 經渠는 같은 길로 順하게 가니라. 地五 陽關은 主로 香中이오, 隱白은 漏谷을 通하니 陰陵이라. 條口와 犢鼻는 陰部의 위이오, 伏兎 髀關은 申脉을 맞이하니라. 委中 殷門은 承扶의 위이오, 白環 心俞는 같은 經이라. 灸에는 鍼을 말고 鍼에는 灸를 않음은 鍼經을 일찌기 정성스러움이 되니라. 용열한 醫者가 鍼灸를 함께 이용하여 함부로 배풀으니 患者들 그슬리고 지지니 刑罰이라.

逐日人神歌

一日 十一日 二十一日에 이러남은 足拇 鼻柱 手小指오, 二日 十二日 二十二日은 外踝 髮際자리라. 三日 十三日 二十三日은 股內 齒牙 足과 肝이오, 四日 十四日 二十四日은 또 腰開 胃脘 陽明手라. 五日 十五日 二十五日은 口內 遍身 足陽明이오, 六日 十六日 二十六日은 같으니 手掌과 胸前 또 胸에 있느니라. 七日 十七日 二十七日은 內踝 氣衝과 膝에 있음이오, 八日 十

八日 二十八日은 腕內 股內 또 陰에 있음이라. 九日 十九日 二十九日은 尻에 있으며 足膝脛뒤에 있음이오, 十日 二十日 三十日은 腰背 內踝 足跗를 찾음이라.

四季避忌日

春은 甲乙, 夏는 丙丁, 四季는 戊己, 秋는 庚辛, 多은 壬癸

以上 忌避를 더듬음은 모두 素問과는 맞지 않으니 이는 後世의 術家들의 說이라 오직 四季의 忌를 避함은 素問과 함께 같으니 오직 避에는 이것과 尻神 逐日人神이 좋을 뿐이다. 만약 急한 病人은 尻神도 또한 반드시 避하지 않은다. (지금 이 說에 依하여 太乙九宮, 尻神, 九部人神, 十干人神, 十二部人神, 四季人神, 追時人神, 追月血忌, 逐月血支, 男女避忌, 鍼灸服藥吉日, 鍼灸忌日, 十干日 다스리지 못하는 病等은 전부 버리고 記錄하지 않는다.

鍼灸大成四卷終

鍼灸大成(卷五)

十二經井穴圖

楊繼州著

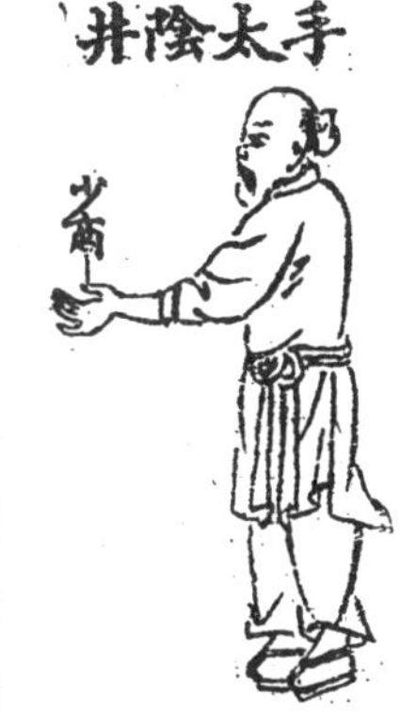

사람의 病에 膨脹, 喘欬, 缺盆痛, 心煩, 掌熱, 肩背痛, 咽痛, 喉痛 등은 여거로 가는 脉이 膈위로 돌아 肺에 맞치어 옆으로 腋關을 지나 尺澤을 뚫고지나서 小商에 들어감으로 邪가 手太陰絡에 客하니 이에 病이 생긴다. 手太陰 肺經의 井穴인 小商에 刺함이 좋으니 손의 大指쪽을 몸의 寸에 맞게 一分을 刺하여 六陰의 數로 行하여 각각 一痏를 하드라도 左는 右를 취하고 右는 左를 취하여 밥짓는 시간이면 병이 그치는 것 같이하고 灸는 三壯이다.

사람의 病에 氣滿, 胸中緊痛, 煩熱, 숨이 차서 숨을 쉬지 못하는 것등은 여기로 가는 그 脉은 어깨끝에서부터 缺盆으로 들어가 肺에 絡하고 그 가지가 갈라지는 것은 缺盆中을 따라 바로 목으로 上함으로 邪가 陽明絡에 客하니 여기에 病이 있다. 手陽明 大腸經의 井穴인 商陽에 刺함이 좋으니 손의 大指와 次指의 손톱모퉁이에 있다. 一分을 刺入하여 六陰數로 行하더라도 左는 右를 취하고 右는 左를 취하여 밥짓는 시간이면 그치는것 같이하고 灸는 四壯이다.

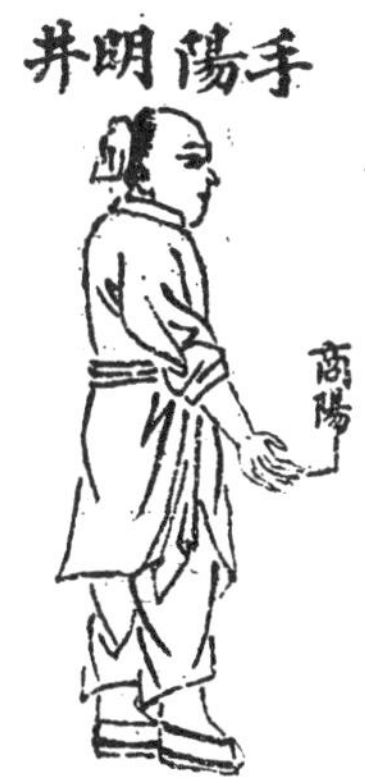

사람의 病에 腹心悶, 惡人火聞響, 心惕, 鼻衄, 脣喎, 瘧狂, 足痛, 氣蟲, 瘡疥, 齒寒 등은 脉이 코에 이러나 頞中에서 交해 코밖으로 돌아서 齒中에 上入하고 俠口를 돌아나와 잇몸을 돌아서 밑의 承漿과

交하고 턱뒤 下廉을 돌아 大迎으로 나와서 頰車의 위로 돌아나오니 귀 앞이므로 邪가 足陽明絡에 客하니 여기에 病이 있다. 足陽明 胃經의 井穴인 厲兌에 刺함이 좋으니 발의 次指 발톱위에 肉과 交하는 韭葉같은 곳에 一分을 刺하여 六陰數로 行하드라고 左는 右를 取하고 右는 左를 取하여 食頃에 그치는것 같이 하여 灸三壯를 하라.

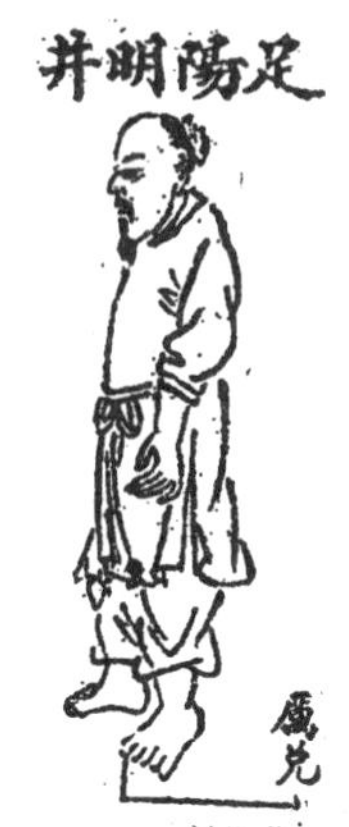

사람의 病이 尸厥로 暴死하면 脉이 더욱 보통 사람과 같이 움직이나 그러나 陰이 上에 盛하면 邪氣는 上을 무겁게하여 이에 邪는 氣들 거슬리고 陽氣는 헐으러지는 것이니 五絡이 막혀 닫기어서 묶이어 通하지 않으므로 모양이 尸厥같으며 몸에 脉은 움직이나 人事를 알지 못하는 것은 邪가 手足少陰과 太陰과 足陽明絡에 客한 것이다. 이 五絡은 목숨에 關한 곳이나 처음은 足太陰 脾經인 隱白에 刺하고, 二刺는 足少陰腎인 湧泉에 하고, 三刺는 足陽明 胃인 厲兌에 하고, 四刺는 手太陰 肺인 小商에 하고, 五刺는 手小陰 心인 少衝에 하드라도 五井穴을 각각 二分하야 左右를 모두 六陰數로 行하여 낫지 않거던 神門에 刺하고 또 낫지 않거던 竹管으로서 양쪽 귀를 불고 손가락으로 管口를 막아 氣가 새지 않도록 하고 반드시 極하게 吹盬하여 겨우 脉絡이 通하거던 三度석 極하게 하며 甚한 것은 維會에 灸를 三壯하고 鍼은 前後를 각각 二分하여 세번을 瀉한 뒤에 다시 灸하라.

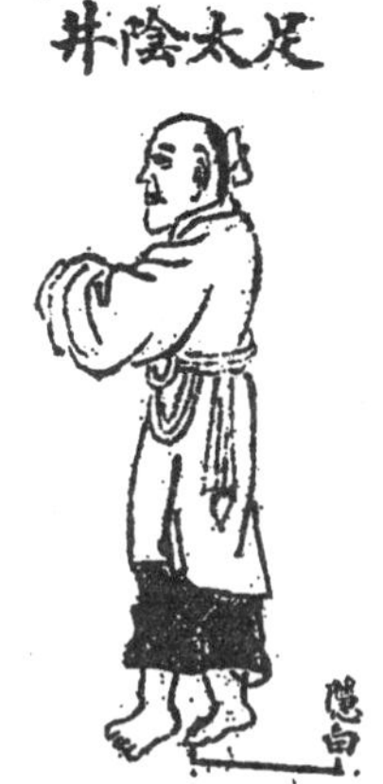

사람의 病이 心痛, 煩渴, 臂厥, 脇肋痛, 心中熱悶, 呆癡, 忘事, 顚狂등은 그 脉이 心에서 이러나니 支는 心系를 따라 喉嚨결을 나와서 뒤로 向해 腕骨로 下하고 肺들 따라 옆구리 밑 臑속에 行하여 廉肘속을 돌아 팔뚝을 通하고 廉을 돌아 腕에 다달아 바로 神門을 지나서 脉은 少衝에 들어오는 것

이다. 手心經 井穴인 小衝을 刺하는 것이니 손의 小指안쪽 肉과 交하는 곳의 韭葉같은 곳을 一分 刺하고 六陰數로 行하더라도 右는 左를 취하고 左는 右를 취하며 만약에 灸하거던 三壯을 灸하드라도 炷는 보리 크기만큼 하고 낳지 않거던 다시 神門穴을 刺한다.

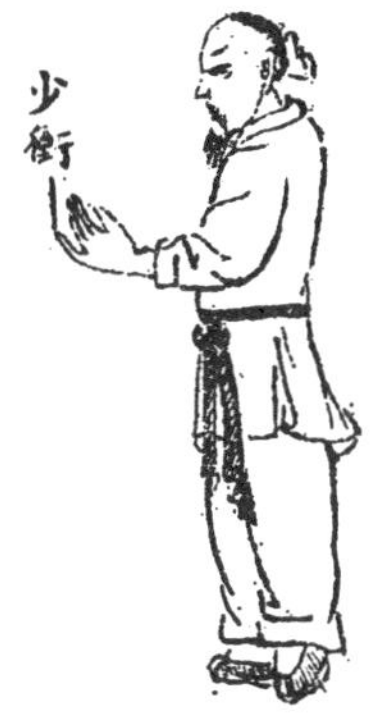

사람의 病이 頷腫, 頂强雜顧, 肩似拔, 臑似折, 肘臂疼, 外廉痛은 이런 것은 그 脉이 小指에서 이러나서 小澤에서 前谷을 지나 臂兩의 위를 돌아 어깨에 닿아 缺盆에 들어 옆구리를 向하여 心사이를 絡하여 咽下의 膈을 돌아 胃에 닿고, 支는 缺盆을 따라 목과 볼로 向해서 眥에 닿아 귀로 들어가고 다시 볼을 돌아 코로 들어갔어 비스듬히 광대뼈를 뚫음으로 邪가 太陽絡에 客하면 이런 病이 생기는 것이다. 手小陽 井穴인 小澤을 刺함이 좋으니 小指밖깥쪽과 肉이 함께 서로 交하는 韭葉같은 곳을 一分刺하고 六陰數로 行하여 각각 一痏를 하드라도 左의 病은 右를 取하고 만약에 灸할려며 炷를 小麥크기와 같이하여 三壯으로 그치게 한다.

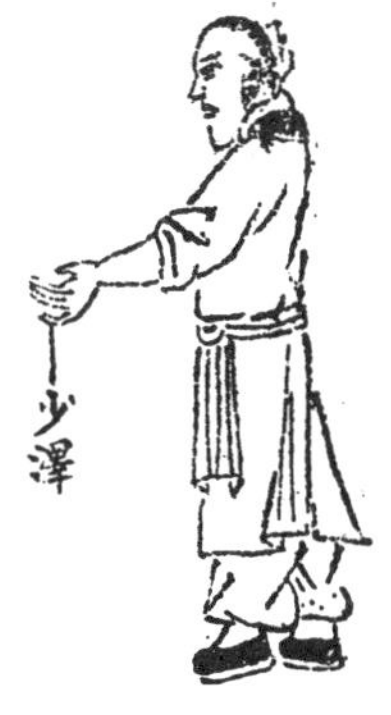

사람의 病이 頭項, 肩背腰目痛, 脊痛, 痔瘧, 顚狂, 目黃, 淚出, 鼻流血등은 經에 바른 것은 腦를 따라 갈라져 밑으로 목이 나오고 따로 支인 것은 髆속 左右를 따라 갈라져 下하며 또 그 絡이 上을 따라 行하여 眥를 돌아 나오니 이마임으로 邪가 足太陽絡에 客하니 이런 病이 있는 것이다. 足太陰 膀胱經의 井穴인 至陰을 刺하는 것이 좋으니 小指 바깥쪽의 韭葉같은 곳을 六陰數로 行하여 낳지 않거던 金門에 五分을 刺하며 灸는 三壯을 하고 낳지 않거던 申脉에 一寸三分을 刺하면 사람이 十里길을 걷는 시간이면 낳는다. 墜하는 바가 있어서 瘀血이 배속에 머물러서 가득찼기 때문에 걷지를 못하거던 먼저 藥으로서 利롭게 하고 다음 然谷의 앞 脈을 刺하여 出血이면 낳으니 낳지 않거던 衝陽에 三分를 刺하며 胃의 原과 大敦에도 刺하여 肝의 귀에 出血시킨다.

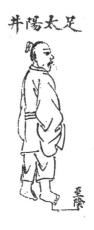

사람의 病이 卒心痛, 暴脹, 胸脇支滿등은 이에 脈이 위로 肝과 膈을 뚫어 心內로 走하므로 邪가 足少陰絡에 客함으로 이런 病이 있는 것이다. 足少陰 腎經의 井穴인 足心中의 湧泉에 三分을 刺하고 六陰數로 行하여 血이 나오는 것이 보이면 사람으로 하여금 허전하여 먹으려 하니 左는 右를 取하고 본래 이런 病이 있다가 새로 發하거던 五日동안을 刺하면 낳으니 灸는 三壯을 한다.

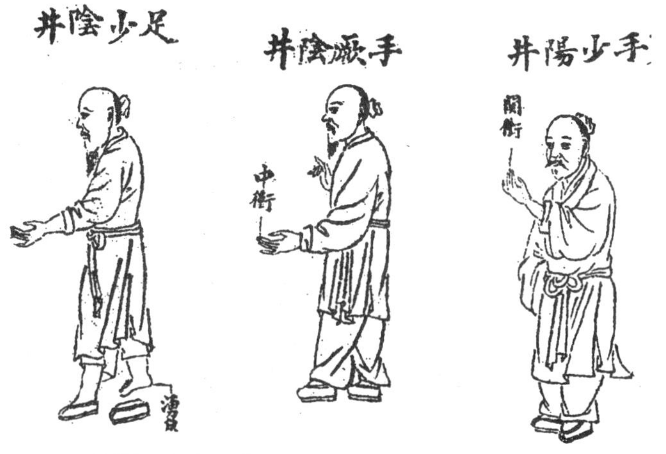

사람의 病이 卒心痛, 掌中熱, 胸滿膨, 手攣臂痛, 不能伸屈, 腋不腫平, 面赤, 目黃, 善笑, 心胸熱, 耳聾響등은 그 胞絡脈이 옆구리를 돌아 겨드랑을 지나서 臑內를 下通하여 間使에 닿아 勞宮에 들어 갔어 經을 돌아 바로 中衝에 들어가고, 支는 갈라져 掌을따라 小指를 돌아 次指의 關節을 지나므로

邪가 手厥陰絡에 客하여 이런 病이 생기는 것이다. 手厥陰心包絡의 井穴인 中衝을 刺하는 것이니 中指 안 끝쪽 손톱의 韭葉같은 곳을 一分 刺하고 六陰數로 行하드라도 左는 右를 취하니 病은 食頃에 그치고 만약 灸할려거든 三壯이 可한 것이니 炷는 小麥같이 한다.

사람의 病이 耳聾痛, 目疼, 肘痛, 脊間心後痛등은 이에 그 脉이 팔뚝을 上하여 臑外를 뚫어 肩上을 돌아서 少陽인 缺盆과 膻中과 膈속을 交出하고 支는 목과 목줄기를 거쳐 귀뒤로 나와 바로 귀속에 들어가 눈을 돈이 內眥임으로 邪가 少陽絡에 客하여 이런 病이 생기는 것이다. 手少陽 三焦의 井穴인 關衝을 刺하는 것이니 손의 小指 次指의 손톱과 肉이 함께 交한 것을 지나서 韭葉같은 곳올 一分 刺하며 각각 一病하드라도 右는 左를 취하여 食頃같이 낫게 하고 만약 灸하려거든 三壯을 하고 낳지 않거던 다시 小陽兪인 中渚에 刺한다.

사람의 病이 胸脇足痛, 面滯, 頭目疼, 缺盆腋腫, 汗多, 頸項癭瘤强硬, 瘧生寒熱등은 이에 脉이 支로 갈라지는 것은 目眥를 따라 大迎에 下하여 手小陽과 合하고 목에 다달아 頰車로 下하고 頸으로 下하여 缺盆밑의 가슴에 合하여 膈을 뚫어 속에서 交하고 肝胆에 絡하여 脇을 돌므로 邪가 足少陽絡에 客하니 이런 病이 있는 것이다. 足少陽의 胆經의 井穴인 竅陰을 刺하는 것이니 次指와 함께 肉과 交하는 곳을 韭葉같이 一分 刺하여 六陰數로 各一痏 行하드라도 左의 病은 右를 取하여 食頃같이 낫게 하니 灸는 三壯이 좋다.

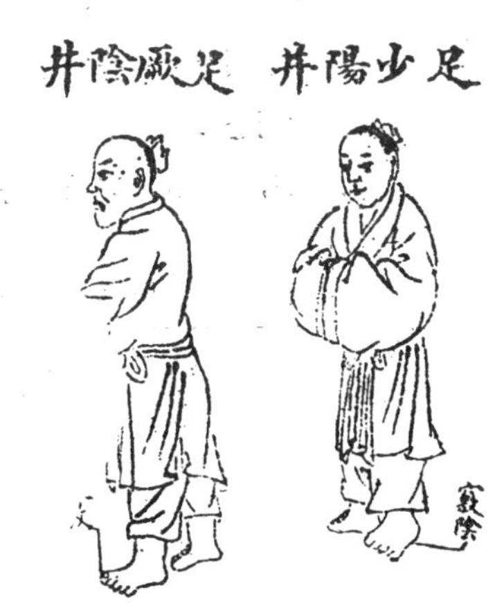

사람의 病이 卒痛 暴痛과 배를 동여 매는것 같이 배꼽 上下의 急痛한 것은 이는 肝絡이 內踝위로 五寸을 지나서 따로

少陽에 走하고 그 支가 갈라진 것은 脛을 돌아 睾으로 上하여 莖에 맺힘으로 邪가 足厥陰絡에 客하니 이런 病이 있는 것이다. 足厥陰의 肝經의 井穴인 大指끝의 大敦을 刺하는 것이니 六陰數로 行하드라도 左는 右를 取하고 본래 이런 病이 있어 再發이면 刺하고 三日동안이면 그치니 灸같은 것은 五壯이면 그치게 된다.

井榮兪原經合歌

醫經小學

- 小商과 魚際는 大淵과 함께 經渠 尺澤은 肺와 서로 連하니라.
- 商陽은 二三間을 合谷하고 陽谿 曲池는 大腸에 찾으느니라.
- 隱白은 大都의 太白脾이고, 商丘의 陰陵泉은 알아둠이 좋으리라.
- 厲兌의 內庭은 陷谷한 胃이니 衝陽은 解谿의 三里길을 따르도다.
- 小衝과 小府는 心에 屬하니 神門은 靈道를 따라 小海에 물을지로다.
- 小澤은 前谷의 後谿腕이며 陽谷은 小海의 小腸經이니라.
- 湧泉은 然谷과 함께 太谿이오, 復溜한 陰谷은 腎이 마땅한 곳이도다.
- 至陰을 通谷하니 東京骨이라, 崑崙이 委中의 膀胱을 알지로다.
- 中衝은 勞宮이니 心胞絡이오, 大陵의 間使가 曲澤에 傳하도다.
- 關衝의 液門인 中渚를 불태우니, 陽池와 指溝와 天井을 찾을지니라.
- 大敦 行間에 太衝을 보라, 中封한 曲泉이 肝에 屬하니라.
- 竅陰 俠谿에 胆이 臨泣하고 丘墟를 陽補하니 陽陵泉이로다.

井榮兪原經合横圖

聚英

	肺	脾	心	腎	包 絡	肝
井 木	小 商	隱 白	少 衝	湧 泉	中 衝	大敦春刺
榮 火	魚 際	大 都	小 府	然 谷	勞 宮	行 間夏刺
兪 土	太 淵	太 白	神 門	太 谿	大 綾	太衝季夏刺
經 金	經 渠	商 丘	靈 道	復 溜	間 使	中 封秋刺
合 水	尺 澤	陰陵泉	小 海	除 谷	曲 澤	曲 泉冬刺
	大 腸	胃	小 腸	膀 胱	三 焦	膽

井 金	高 陽	厲 兌	少 澤	至 除	關 衝	竅陰所出
滎 水	二 間	內 庭	前 谷	通 谷	液 門	俠谿所溜
兪 木	三 間	陷 谷	後 谿	束 骨	中 渚	臨泣所注
原	合 谷	衝 陽	腕 骨	京 骨	陽 池	丘墟所通
經 火	陽 谿	解 谿	陽 谷	崑 崙	支 溝	陽補所行
合 土	曲 池	三 里	小 海	委 中	天 井	陽陵泉所入

項氏가 말하기를「所出은 井이 되니 井은 象水의 샘이고, 所溜는 榮이 되니 榮은 象水의 陂이고, 所注는 兪가 되는 것이니 兪는 象水의 窬이고, 所行은 經이 되는 것이니 經은 象水의 흘음이고, 所入은 合이 되는 것이니 合은 象水의 歸이니 모두 물의 뜻을 취한 것이다.」

또 말하기를「봄에 井을 刺하는 것은 井이란 東方의 봄이니 萬物이 처음 생김이라 그러므로 井이라고 말함이오. 合을 겨울에 刺하는 것은 合이란 北方의 겨울에서 陽氣가 들어와서 갇히는 것이니 그러므로 合이라 말할 것이나 始終을 擧한 말이고, 榮과 兪와 經은 그 가운데 있는 것이다」고 하고 또「모든 井은 肌肉이 얕고 엷으니 井을 瀉하는데는 榮을 瀉함이 마땅이라」하고 滑氏는「井을 補하는데는 合을 補함이 마땅하다」고 하였다.

岐伯이 말하기를「봄에 井을 刺한다는 것은 邪가 肝에 있음이고, 여름에 榮을 刺하는 것은 邪가 心에 있음이고, 夏季에 兪를 刺하는 것은 邪가 胆에 있음이고, 가을에 經에 刺하는 것은 邪가 肺에 있음이고, 겨울에 合에 刺하는 것은 邪가 腎에 있는 까닭이니라」고 하니 黃帝가 말하기를「五臟이 四時에 얽힘을 무엇으로 아는 것이오」고 하니 岐伯이 답하기를「五臟은 一病에 오르지 五驗이 있으니 가령 肝病에 色이 푸른 것도 肝이고, 냄새가 누린 것도 肝이고, 酸을 좋아하는 것도 肝이며, 呼를 잘하는 것도 肝이며, 우는 것을 좋아하는 것도 肝이니 그 병이 너무도 많아 말로 다하지 못하고, 四臟에 있는 驗도 아울러 四時에 얽힌 것이니 鍼의 要妙는 아주 조금만한데 있나이다」고 하였다.

四明陳氏가 말하기를「氣가 봄에는 毛에 있고, 氣가 여름에는 피부에 있고, 氣가 가을에는 肉을 나누는데 있고, 氣가 겨울에는 骨隨에 있으니 이것은 얕고 깊음에 應함이라」고 하였다.

徐氏子午流注逐日按時定穴歌

甲日에 戌時에는 胆經의 竅陰이오, 丙子時中에는 榮의 前谷이라. 戊寅에는 陽明俞인 陷谷이오. 丘墟木은 寅時에 있으니 本으로 돌아감이라. 庚辰에는 經이 陽谿穴을 注하고, 壬午에는 膀胱經인 委中을 찾음이라. 甲申時에는 三焦水에 納함이오, 天干을 滎合하여 液門을 取함이라.

乙日 酉時에는 肝經인 大敦이오, 丁亥時에는 榮의 小府心이라. 己丑에는 太白과 太衝穴이오, 辛卯에는 經渠이니 이것이 肺經이라. 癸巳에는 腎宮인 陰谷이 合이오, 乙未에는 勞宮이 火穴榮이라.

丙日 申時에는 小澤이 마땅함이오, 戊戌에는 內庭이 脹康을 다스림이라. 庚子時에는 三間俞에 있음이오, 本原인 腕骨이 祛黃하기에 可하니라. 壬寅에는 經의 火인 崑崙의 上이오, 甲辰에는 陽綾泉을 길게 合함이라. 丙午時에는 三焦木을 받으니 中渚의 속이 仔細祥하다.

丁日 未時에는 心少衝이오, 己酉에는 大都에 脾土를 만남이라. 辛亥에는 太淵 神門穴이오, 癸丑에는 復溜에 腎水가 通함이라. 乙卯에는 肝胆이 曲泉에서 合함이오, 丁巳에는 包絡大綾中이라.

戊日 午時는 厲兌가 先이오, 庚申에는 榮穴인 二開還이라. 壬戌에는 膀胱經인 東骨을 찾음이오, 衝陽은 土穴이니 반드시 原으로 돌아옴이라. 甲子에는 胆經인 陽補가 이것이오, 丙寅에는 小海穴이 安然함이라. 戊辰에는 氣가 三焦豚에 納함이오, 經穴인 支溝에 刺하면 반드시 나오리라.

己日에 巳時에는 隱白始이오, 辛未時에는 魚際를 取하라. 癸酉에는 太谿太白原이오, 乙亥에는 中封인 內踝를 비교함이라. 丁丑時에는 合인 少海心이오, 己卯에는 問使包絡止라.

庚日에 辰時에는 高陽肉에 있고, 壬午에는 膀胱經인 通谷이라. 甲申에는 臨泣이 俞木이 됨이오, 合谷은 金의 原이니 도리어 本으로 돌아 감이라. 丙戌에는 小腸經의 陽谷火이오, 戊子時에는 三里가 있으니 마땅이라. 庚寅에는 氣가 三焦合에 納하니 天井中에 쓰이지 않음이 의심이로다.

辛日에 卯時에는 小商이 本이니, 癸巳에는 然谷에 어찌 붙을고, 乙未에는 太衝原太淵이오, 丁酉에는 心經이 靈道를 引導함이라. 己亥에는 脾合인 陰陵泉이오, 辛丑에는 曲澤包絡準이라.

壬日에 寅時에는 至陰에 일어남이오, 甲辰에는 胆豚의 俠谿滎이라. 丙午에는 小陽經의 後谿兪이오, 京骨을 求하여 本原을 찾아 돌아감이라. 戊申時에는 注解谿胃오, 三焦에 寄한 陽池穴이 있음이오, 本으로 돌아가 還原하니 親함이 마주침이라. 大腸은 庚戌에 曲池가 眞이라. 壬子에는 氣가 三焦에 寄함이오, 井穴인 關衝은 一片金이라. 關衝은 金에 屬하고 壬은 水에 屬하니 子母가 相生하여 恩義가 깊으니라.

癸日에 亥時에는 井湧泉이오, 乙丑에는 行間穴이 必然이라. 丁卯에는 兪穴인 神門이 이것이라. 본래의 腎水는 大谿原에 찾아라. 包絡의 太陵原은 함께 過함이오, 己巳에는 商丘이니 內踝邊이라. 辛未에는 肺經이 合하는 尺澤이오, 癸酉에는 中衝이 包絡과 連이라. 子午截時에는 安定穴을 머물러 傳하니 後學에 이 말을 잊지말게 하라.

十二經絡納天干地支表

十二經	胆	肝	小腸	心	胃	脾	大腸	肺	膀胱	腎	心包	三焦
十　干	甲	乙	丙	丁	戊	己	庚	辛	壬	癸		
十二支	子	丑	未	午	辰	巳	卯	寅	申	酉	戌	亥

脚不過膝手不過肘歌

陽日과 陽時에는 氣가 앞에 있으니 血은 뒤에 있고 豚은 邊에 있도다.

陰日과 陰時에는 血이 앞에 있으니 氣는 뒤에 있고 豚은 原으로 돌아감이라. 陽日과 陽時에 鍼은 左轉이니 먼저 陽經을 取하고 뒤에 臟腑를 살피리라. 陰日과 陰時에 鍼은 右轉이니 陰經을 屬하여 行하니 臟腑의 病이 낫느니라.

流注圖

足少陽胆經은 甲이 主이고 己와 함께 合하여 胆을 끌어 氣가 行합이니

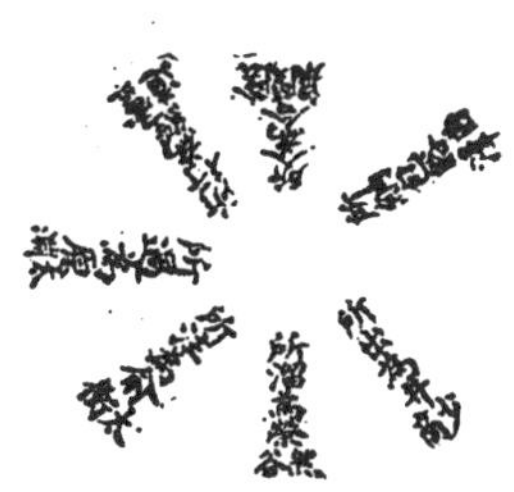

甲日 甲戌時에 開胆은 井金이 되고

丙子時에 開小腸은 榮水가 되고

戊寅時에 開胃는 俞木이 되고

並過하는 胆의 原은 丘墟이고 木의 原은 寅에있다

庚辰時에 開大腸은 經火가 되고

壬午時에 開膀胱은 合土가 되고

甲申時에는 氣가 三焦에 納하며 榮水甲은 木에 屬하니 이것으로 水生木이라 子母가 相生한다.

足厥陰肝經은 乙이 主이고 庚과 함께 合하여 肝을 끌어 血이 行합이니

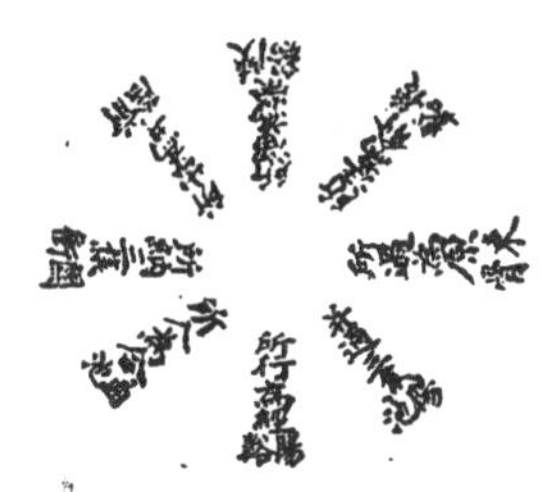

乙日은 乙酉時에 開肝은 井木이 되고

丁亥時에 開心은 榮火가 되고

己丑時에 開脾는 俞土가 되고

並過에 開肺는 原이 되고

辛卯時에 開肺는 經金이 되고

癸巳時에 開腎는 合水가 되고

乙未時에는 血이 包絡에 納하며 榮火乙은 木에 屬하니 이것으로 木生火이라.

手太陽 小腸經은 丙이 主이고 辛과 함께 合하여 氣가 小腸을 끌어 行합이니

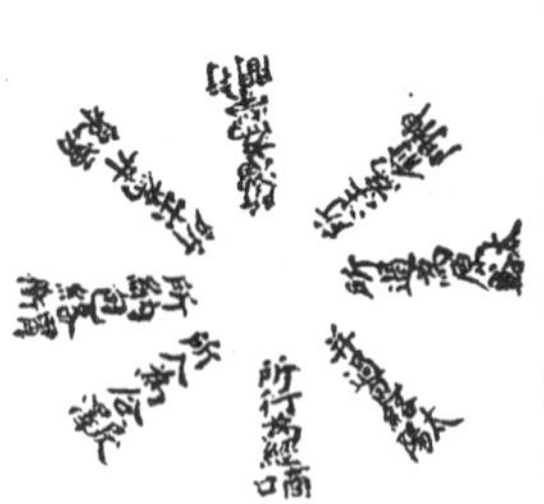

丙日은 丙申時에 開小腸은 井金이 되고

戊戌時에 開胃는 榮水가 되고

庚子時에 開大腸은 俞木이 되고

並過에 開小腸은 原이 되고

壬寅時에 開膀胱은 經火가 되고

甲辰時에 開胆은 合土가 되고

丙午時에는 氣가 三焦에 納하며 俞木丙은 火에 屬하니 이것은 木生火이라.

手小陰心經은 丁이 主이고 壬과 함께 合하니 血이 心을 끌어 行하니

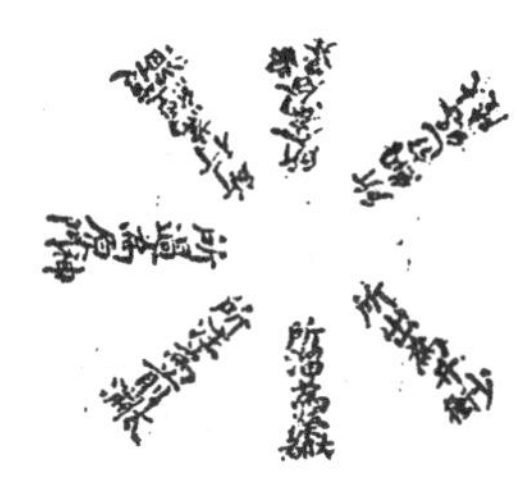

丁日은 丁未時에 開心은 井木이 되고
己酉時에 開脾은 榮火가 되고
辛亥時에 開肺은 兪土가 되고
並過에 開心은 原이 되고
癸丑時에 開腎은 經金이 되고
乙卯時에 開肝은 合水가 되고
丁卯時에는 血이 包絡에 納하며 兪土丁은 火에 屬하여 이것은 火生土이다.

足陽明 胃經은 戊가 主이고 癸와 함께 합하여 胃를 끌어 氣가 行하니

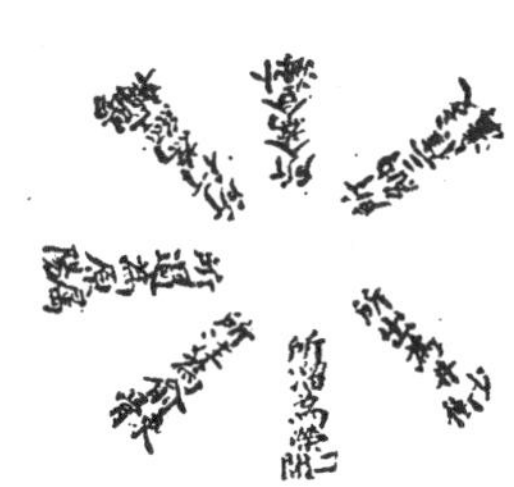

戊日은 戊午時에 開胃는 井金이 되고
庚申時에 開大腸은 榮水가 되고
壬戌時에 開膀胱은 兪木이 되고
並過는 開胃는 原이 되고
甲子時에 開胆은 經大가 되고
丙寅時에 開小腸은 合土가 되고
戊辰時에는 氣가 三焦에 納하며 經火의 戊는 土에 屬하니 이것은 木生土이다.

足太陰 脾經은 己가 主이고 甲과 함께 合하여 脾를 끌어 血이 行하니

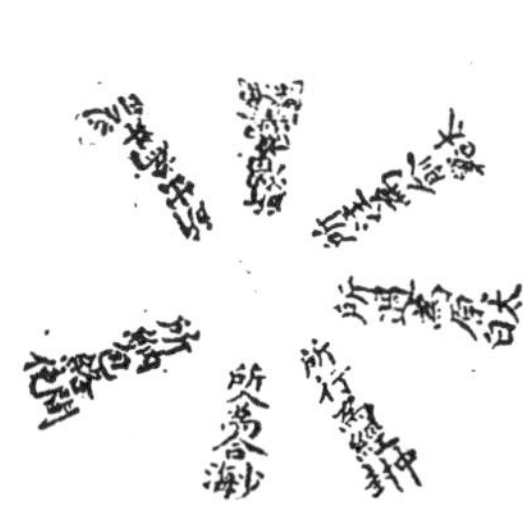

己日은 己巳時에 開脾는 井木이 되고
辛未時에 開肺는 榮火가 되고
癸酉時에 開腎는 兪土가 되고
並過는 開脾는 原이 되고
乙亥時에 開肝은 經金이 되고
丁丑時에 開心은 合水가 되고
己卯時에 血은 包絡에 納하며 經金에 己는 土에 屬하니 이것은 土生金이다.

手陽明 大腸經은 庚이 主이고 乙과 함께 合하여 大腸을 끌어 氣가 行하니

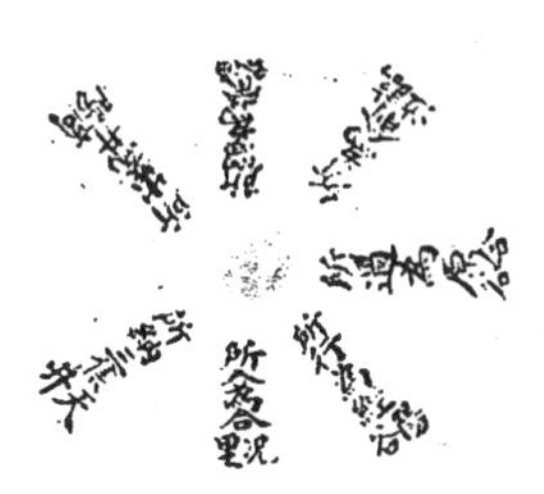

庚日은 庚辰時에 開大腸은 井金이 되고
壬午時에 開膀胱은 榮水가 되고
甲申時에 開胆은 俞木이 되고
並過에 開大腸은 原이 되고
丙戌時에 開小腸은 經火가 되고
戊子時에 開胃는 合土가 되고
庚寅時에는 氣가 三焦에 納하며 合土에 庚은 金에 屬하니 이것은 土生金이다.

手太陰은 肺經은 辛이 主이고 丙과 함께 肺를 끌어 血이 行함이니

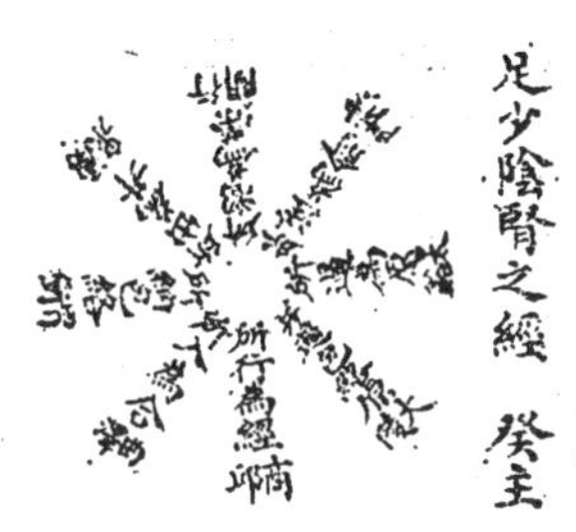

辛日은 辛卯時에 開肺는 井水가 되고
癸巳時에 開腎은 榮水가 되고
乙未時에 開肝은 俞土가 되고
並過 開肺는 原이 되고
丁卯時에 開心은 經金이 되고
巳亥時에 開脾는 合水가 되고
辛丑時에는 血이 包絡에 納하며 合水의 辛은 金에 屬하니 이것은 金生水이다.

足太陽 膀胱經은 壬이 主이고 丁과 함께 合하여 膀胱을 끌어 氣가 行하니

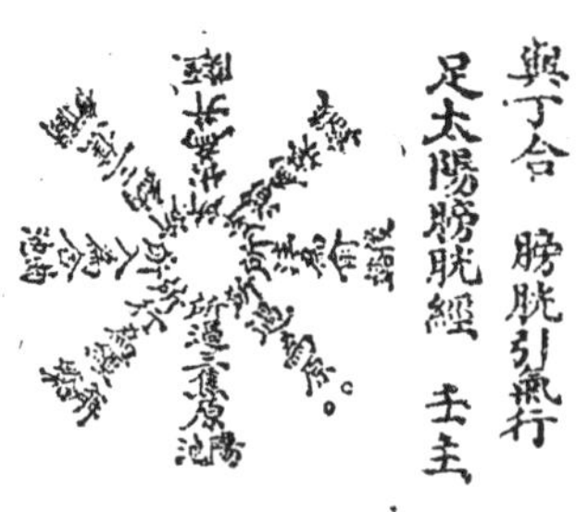

壬日은 壬寅時에 開膀胱은 井金이 되고
甲辰時에 開胆은 榮水가 되고
丙午時에 開小腸은 俞木이 되고
所過는 木原인 京骨이며 木原은 午水에 있어 火가 入하는 故鄉이므로 壬丙子午가 서로 交하니 三焦의 原인 陽池도 兼하여 過하니라.

壬申時에 開胃는 經火가 되고 庚戌時에 開太陽은 合土가 되고 壬子時에는 氣가 三焦에 納하니 井金이 된다.

足小陰 腎經은 癸가 主이고 戊와 함께 合하여 腎을 끌어 血을 行하니

與丙合 肺引血行
手太陰肺之經 辛主

癸日은 癸亥時에 開腎은 井木이 되고
乙丑時에 開肝은 榮水가 되고
丁卯時에 開心은 兪土가 되고
並過 開腎은 原인 太谿
又過 開包絡은 原인 大陵
己巳時에 開脾는 經合이 되고
辛未時에 間肺는 合水가 되고
癸酉時에는 血은 包絡에 納이며 井木은 水生木이다.

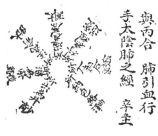

論子午流注法 徐 氏

子午流注法이라는 것은 剛과 柔가 서로 짝을 지으며 陰과 陽이 서로 合하여 氣血이 순환할 때에 穴문을 열고 닫으니 子午라는 말은 무엇인가. 대답하기를 「子時의 一刻은 이에 一陽이 생김이고, 午時에 닿은 一刻은 一陰이 생김이라. 그러므로 子午를 나눔은 中을 얻음이며, 流라는 것은 往(간다)이오 注라는 것은 있음(住)이라 天干은 十이 있고 經은 十二가 있으니 甲은 胆, 乙은 肝, 丙은 小腸, 丁은 心, 戊는 胃, 己는 脾, 庚은 大腸, 辛은 肺, 壬은 膀胱, 癸는 腎이오, 남은 兩經은 心胞와 三焦이다. 三焦는 이에 陽氣의 父이고, 胞絡은 이에 陰血의 母이니 이 二經이 비록 壬癸에 屬하나 또한 十干으로 注하여 나누어지는 것이니 每經中에 井, 榮, 兪, 經, 合이 있어서 金水木火土로 짝지우니 이러므로 陰의 井木은 陽의 井金이고, 陰의 榮火는 陽의 榮水이고, 陰의 兪土는 陽의 兪木이며, 陰의 經金은 陽의 經火이고, 陰의 合水는 陰의 合土이며 經中에 本으로 다시 되돌아 元으로 돌아가는 것이 있으니 이는 十二經이 出入하는 門이다. 陽經은 原이 있으니 兪穴은 함께 過하여 만나고, 陰經은 原이 없으니 兪穴로서 즉 代하게 되니 이것으로 甲은 丘墟에 나오고 乙은 太衝에 出한다는 例이다. 또 千金을 더듬으니 六陰經도 또한 原穴이 있으니 乙은 中都, 丁은 通里, 己는 公孫, 辛은 列缺, 癸는 水泉, 包絡은 內關이 이것이다. 그러므로 陽日은 氣가 먼저 行하고 血

은 뒤에 따르고, 陰日에는 血이 먼저 行하고, 뒤에 氣가 따르며 때를 얻어 열게 되고 때를 잃어 닫게 되는 것이다. 陽干이 腑에 注함은 甲丙戊庚壬이나 무거워 보이는 것은 氣를 三焦에 納하고, 陰干이 臟에 注하는 것은 乙丁己辛癸이나 무거워 보이는 것은 血이 包絡에 納하는 것이라. 甲日의 甲戌時에는 胆井이 열리어 戊寅時에 이르면 바로 胃俞가 맞치고 또 胆原을 함께 지나고 甲申時에 무거워 보이면 氣는 三焦에 걷우게 되니 滎穴은 水에 屬하고, 甲은 木에 屬함으로 이것은 水가 木을 낳는 것이니 甲이 合하여 還元하니 本이 化하는 것이고 또 乙日에 乙酉時에는 肝井이 열리어서 己丑時까지면 脾는 俞를 맞아서 함께 肝原을 過하고, 乙未時에 무거워 보이면 血은 包絡에 걷우게 되니 滎穴은 火에 屬하고, 乙은 木에 屬하는 것이니 이것은 木이 火를 낳은 것이니 나머지는 이런 것들을 본딴다. 모두 子午로서 相生하며 陰陽이 서로 도우는 것이니 陽日에는 陰時는 없으며 陰日에는 陽時가 없다. 그러므로 甲은 己와 함께 合하며, 乙은 庚과 함께 合하고, 丙은 辛과 함께 合하며, 丁은 壬과 함께 合하고, 戊는 癸와 함께 合한다. 甲은 己와 함께 合하는 것은 무엇을 말함인가. 「中央인 戊己는 土이라 東方의 甲乙은 木의 剋하는 것을 두려워하니 戊는 이에 陽의 兄이 되는 것이고 己는 陰에 屬하여 누이가 되는 것이라 戊인 兄이 장차 누이인 己를 쫓아서 木家로 시집갔어 甲과 더부러 妻가 되어 모두 陰陽을 얻어 和合하면 서로 傷하지 아니하니 甲과 己가 合하는 것이라. 나머지도 모두 그러하니 子午法은 이것에 모든 것을 論하였다.」

流注開闔　　　　醫學入門

사람은 每日 一身에 六十六穴을 注流한다하니 每時에 五穴을 注流하는 것이다. (六原穴을 除外하니 이는 經을 지나치는 것이라) 서로 生하고 서로 合한 것이 열리게 되는 것이니 즉 刺하고, 서로 剋하는 것이 닫기게 되는 것이니 즉 刺하지 못한다. ○陽이 살면 陰은 죽고 陰이 살면 陽이 죽으니 甲木같은 것은 午에는 死하고 亥에는 生하며, 乙木같은 것은 亥에는 死하고

午에는 生하며, 丙火같은 것은 寅에는 生하고 酉에는 死하며, 下火는 酉에는 生하고 寅에는 死하며, 戊土는 寅에는 生하고 酉에는 死하며, 己土는 酉에는 生하고 寅에는 死하며, 庚金은 巳에는 生하고 子에는 死하며, 辛金은 子에는 生하고 巳에는 死하며, 壬永는 申에는 生하고 卯에는 死하며, 癸水는 卯에는 生하고 申에는 死하니 무릇 나를 生하게 하는 것은 내가 살리는데 값하고 서로 合한 것은 이에 氣血이 生하여 旺할 때이나 그러므로 可히 虛實을 分別하여 刺하고, 나를 生하게 하여 나를 剋하는것과 열고 닫을 때의 穴은 氣血이 衰하고 弱한 것은 값을 바르게 할 것이니 氣가 行하지 않아 닿지 아니하였으면 즉 氣가 이미 行하여 지나갔는 것이라 잘못 刺하면 邪氣가 妄行하여 참된 옳은 氣를 문허뜨리니 實과 虛는 그 害가 적지 않을 것이다.

流注時日

陽日에 陽時는 陽穴이오 陰日에 陰時는 陰穴이니 陽은 陰을 닫게하고, 陰은 陽을 닫게 하니 闔란 즉 閉이니 닫히면 本時의 天干이 某穴과 함께 서로 합한 것에 鍼한다.

陽日에 陰時를 만나고 陰日에 陽時를 만나면 즉 앞穴이 이미 닫혔으니 그 合穴을 취하여 鍼을 하니 合한 것은 甲은 己와 함께 合하여 土를 化하고 乙과 庚이 함께 合하여 金을 化하는 것이며, 丙은 辛과 함께 合하여 水를 化하고, 丁은 壬과 함께 合하여 木을 化하며 戊은 癸와 함께 合하여 火를 化하니 五門十變이 이것을 말함이니라.

그곳이 그런 것은 陽日에 腑로 注하면 氣가 먼저 이르고 뒤에 血이 行하고, 陰日에 臟에 注하면 血이 먼저 이르니 氣는 뒤에 行한다 하니 陰陽이 順한 것은 氣와 血이 順한 것이다.

陽日에 六腑가 날을 맞나는 것은 氣를 이끌고, 陰日에 六腑가 날을 맞나는 것은 血을 이끄는 것이다.

혹 말하기를 「陽日 陽時에는 이미 過하고, 陰日 陰時에는 이미 지나갔으니 急한 疾을 만나면 어떻게 하오」고 하니 「夫妻子母를 서로 이용하는 것이니 반드시 그 病이 귀하기에 適中할 것이다」고 하였다.

妻가 닫기면 鍼은 그 夫에 하고 夫가 닫기면 鍼은 그 妻에 하며, 子가 닫기며 鍼은 그 母에 하고, 母가 닫기면 鍼은 그 子에 하니 반드시 穴과 病이 서로 마땅하여야 이것에 鍼하는 것이 옳다.

놀랍도다. 穴을 사용하면 主를 먼저 하고 客은 뒤에 하니 時를 이용하면 主를 버리고 손님을 따르는 것이라.

假令 甲日은 胆經이 主가 되고 다른 穴은 客이 되는 것이니 鍼은 반드시 先主後客이고, 그가 甲戌等일 때에는 主穴이 열리지 아니하면 鍼은 客穴이다.

按컨대 日에 起時하여 經을 돌아 穴을 찾으면 時上에는 穴이 있고 穴上에는 時가 있어서 實落이 분명하니 반드시 數는 上衍數가 아니라 이곳에 子午를 편안하게 지키면 집안의 爾靈은 거북이니라.

靈龜八法은 순전히 奇經八穴을 두었으니 그 그림을 뒤에 갖추었다. 다만 子午法은 그 이치를 쉽게 밝히고, 그 穴이 또한 팔뚝과 무릎속의 穴이니 어찌 능히 子午가 流注하는데 빠져나갈 것인가.

臟腑井榮俞經合主治

가령 眩脈을 얻고 病人이 깨끗하기를 좋아하며(胆은 清淨하는 府이므로) 얼굴이 푸르고 화를 잘 내면 이것은 胆病이고 만약에 心下가 가득 찼거던 마땅히 竅陰(井)에 刺하고, 身熱이거든 마땅히 俠谿에 刺하고, 몸이 무겁고 節痛이거던 臨泣(俞)에 刺하고, 寒熱로 喘嗽를 하거던 陽輔(經)에 刺하고, 氣가 거슬려 泄이거던 陽陵泉(合)에 刺하고, 또 이런 病들을 통털어서는 丘墟(原)에 刺한다.

가령 弦脈을 얻고 病人이 淋泄, 便難, 轉筋, 四肢滿閉하고 배꼽 左便에 氣의 움직임이 있으면 이것은 肝病이니 만약에 心下가 가득하거던 大敦(井)에 刺하고 身熱이거던 行間(榮)에 刺하고, 몸이 무겁고 節痛이거던 太衝(俞)에 刺하고, 寒熱로 喘嗽이거던 中封(經)에 刺하고, 氣가 거슬리고 泄이거던 曲泉(合)에 刺한다.

가령 浮洪한 脉을 얻고 病人이 面赤, 口乾, 잘 웃으면 이것은 小腸病이다 만약에 心下가 가득하거던 小澤(井)에 刺하고, 身熱이거던 前谷(滎)에 刺하고, 몸이 무겁고 節痛이거던 後谿(俞)에 刺하고, 寒熱로 喘嗽를 하거던 陽谷(經)에 刺하고, 氣가 거슬리고 泄이거던 小海(合)에 刺하고, 또 이같은 病에는 통털어서는 腕骨(原)에 刺한다.

가령 浮洪한 脉을 얻고 病人이 煩心하고 心痛하며 掌中에 熱이 啘하고 배꼽위에 動氣가 있으며 이것은 心病이다 만약에 心下가 가득하거든 小衝(井)에 刺하고, 身熱이거던 小府(滎)에 刺하고, 몸이 무겁고 節痛이거던 神門(俞)에 刺하고, 寒熱로 喘嗽거던 靈道(經)에 刺하고 氣가 거슬리고 泄이거던 少海(合)에 刺한다.

가령 浮緩한 脉을 얻고 病人이 面黃하고, 슬퍼하고, 근심하고, 노래부르기를 좋아하면 이것은 胃病이다 만약에 心下가 가득하거던 厲兌(井)에 刺하고, 身熱이거던 陷谷(俞)에 刺하고, 寒熱로 喘嗽거던 解谿(經)에 刺하고, 氣가 거슬리고 泄이거던 三里(合)에 刺하고, 또 이의 모든 것에는 衝陽(原)에 刺한다.

가령 浮緩한 脉을 얻고 病人이 腹脹滿, 食不消, 體重節痛, 게을어 잠자기를 좋아하며 四肢를 걷우지 못하고, 배꼽에 스스로 氣가 動하여 굳은 것을 눌려 痛하는것 같으면 이것은 脾病이다 만약에 心下가 가득하거던 隱白(井)에 刺하고, 身熱이거던 大都(滎)에 刺하고, 寒熱로 喘嗽거던 商丘(經)에 刺하고 氣가 거슬리고 泄이거던 陰陵泉(合)에 刺한다.

만약에 浮脉을 얻고 病人의 얼굴빛이 희고, 재채기를 잘하고, 근심과 슬픔으로 즐거웁지 않고 잘 울려고 하면 이것은 大腸病이다 만약에 心下가 가득하거던 商陽에 刺하고, 身熱이거던 二間(滎)에 刺하고, 몸이 무겁고 節痛이거던 三間(俞)에 刺하고, 寒熱로 喘嗽하거던 陽谿(經)에 刺하고, 氣가 거슬리에 泄하거던 曲池(合)에 刺하고 또 이의 모든 것에는 合谷(原)에 刺한다.

가령 浮脉을 얻고 病人이 喘嗽와 심한 寒熱과 배꼽 바른편에 動氣가 있고 굳은 것을 눌려 痛이 있으면 이것은 肺病이니 만약에 心下가 가득하거던 小商(井)에 刺하고, 身熱이거던 魚際(滎)에 刺하고, 몸이 무겁고 節痛이거던 太淵(兪)에 刺하고, 寒熱로 喘嗽거던 經渠(經)에 刺하고 氣가 거슬리고 泄하거던 尺澤(合)에 刺한다.

가령 豚이 沉遲하고 病人의 얼굴이 검고 성을 잘내고 하품을 하면 이것은 膀胱病이니 만약에 心下가 가득하거던 至陰(井)에 刺하고, 身熱이거던 通谷(滎)에 刺하고, 몸이 무겁고 節痛이거던 東骨(兪)에 刺하고, 寒熱로 喘嗽거던 崑崙(經)에 刺하고, 氣가 거슬리고 泄이거던 委中(合)에 刺하고, 또 이와 같은 모든 病에는 京骨(原)에 刺한다.

가령 豚이 沉遲하고 病人의 氣가 거슬리고, 小腹이 急痛하고, 泄로 下가 重한것 같고, 足脛이 寒하여 거슬리고, 배꼽밑에 動氣가 있고, 굳은 것을 눌리니 痛하는것 같으면 이것은 腎病이다 만약에 心下가 가득하거던 湧泉(井)에 刺하고, 身熱이거던 然谷(滎)에 刺하고, 體重하고 節痛하거던 太谿(兪)에 刺하고, 寒熱로 喘嗽하거던 復溜(經)에 刺하고, 氣가 거슬리고 泄이거던 陰谷(合)에 刺함이니라.

總　論

紀氏가 말하기를「井을 다스리는바는 五臟六腑가 아니고 모두 心下가 가득한 것이며 主滎이 다스리는바는 五臟六腑가 아니고 모두 身熱이 主이며, 兪가 다스리는바는 五臟六腑가 아니고 모두 몸이 무겁고 節痛이 主이며, 經의 다스리는바는 五臟六腑가 아니고 모두 寒熱로 喘嗽가 主이며 合이 다스리는바는 五臟六腑가 아니고 모두 氣가 거슬려 泄하는 것이 主이다.

十二經是動所生病補瀉迎隨　聚　英

內經에 말하기를「十二經의 病은 盛하면 瀉하고, 虛하면 補하고, 熱하면 빠르고 寒하면 머물을 것이나 盛하지도 않고 虛하지도 않는 것은 經으로 취한다」고 하고, 또「迎而奪之하며 隨而濟之라」하고 또「虛하면 그 母를 補하며 實하면 그 子를 瀉한다」하고,「難經에는 經脉은 血氣가 行하여 陰陽을 通해서 그 몸을 榮하는 것이니 그 다스림(平旦)은 中焦를 따라 手太陰肺(寅) 手陽明大腸(卯)에 注하고, 足陽明胃(辰) 足太陰脾(已)에 注하고, 太陰은 手小陰心(午) 手太陽小腸(未)에 注하고, 太陽은 足太陽膀胱(申) 足小陰腎(酉)에 注하고, 少陰은 手厥陰包絡(戌) 小陽三焦(亥)에 注하고, 小陽은 足少陽胆(子) 厥陰肝(丑)에 注하고, 厥陰은 다시 手太陰에 注하여(明日寅時) 끝없이 도는것 같이하여 물을 대어주어 서로 옮겨진다」하고, 또「迎隨라는 것은 榮衛의 流行과 經脉의 往來를 알아야 그 順하고 거슬림에 따라 취한다」고 하였다.

十二經之原歌

甲이 丘墟에 나가니 乙인 太衝은 속의 腕骨에 있으니 原中이오. 丁이 神門에 나가니 原中을 지나고, 戊胃인 衝陽은 氣를 可히 通함이라. 已는 太白에 나오고, 庚은 合谷에 나오며, 辛은 原과 本이 大淵에 함께 出함이라. 壬은 京骨과 陽池穴로 돌아오고 癸는 太谿가 大陵속을 出하니라.

三焦는 모든 陽에 行함으로 一俞를 두니「原이라」고 하며 또 三焦란 것은「水穀의 길이오 原氣를 갈라지게 하니 主로 三氣가 通行하여 五臟六腑를 거친다」고 하니 原이란 것은 三焦를 높혀 부르는 이름이므로 가르키기로 번번히 原이라고 한다.

難經을 더듬으니 五臟六腑에 病이 있는 것은 모두 그 原을 취한다 하고, 王海藏이 말하기로는「가령 肝經을 補하면 本經의 原穴에 一鍼을 補하고(太衝穴) 肝經을 瀉하는 것 같으면 本經의 原穴에 또한 一鍼을 瀉한다」고 하니 나머지는 이것에 본받는다.

十二經病井榮俞經合補虛瀉實

手太陰肺經은 辛金에 屬하니 中府에 이러나 小商에 끝임이라 氣가 많으며 血이 적고 寅時에 여기로 注한다.

〔是動病〕(邪가 氣에 있어 氣가 머물러 不行하게 되니 이것이 動하여 病이 되니라) 肺가 팽팽하게 脹하여 喘咳하고 缺盆속이 痛하며 심하면 兩손이 交合하여 눈을 어둡게하니 이것을 臂厥이라 한다.

〔所生病〕(邪가 血에 있어 血이 머물러 不濡하니 病이 생기게 된다) 欬嗽가 上氣하며 喘渴 煩心 胸滿하고 臑臂속 前廉이 痛하며 掌中에 熱이 난다. ○氣가 盛하여 有餘면 肩背痛風寒 汗出등을 하고 中風小便이 잦고 하품하며 寸口의 크기를 人迎에 三倍하고, ○虛하면 肩背痛寒하고 少氣하여 息이 부족하며 오줌빛이 變하고, 갑자기 遺尿가 無度하며 寸口가 도리어 人迎보다 적다.

〔補〕 卯時를 利用하니(隨而淸之) 太淵이 俞土가 되고 土는 金을 낳아 母가 되니 經에는 虛하면 그 母를 補하라 하였다.

〔瀉〕 寅時를 이용하니(迎而奪之) 尺澤이 合水가 되니 金生水는 子가 되며 經에는 實하면 그 子를 瀉하라 하였다.

手陽明大臟經은 庚金이 되니 商陽에서 起하여 迎香에 끄치니 氣血이 모두 많고 卯時에 氣血이 이것에 注한다.

〔是動病〕 齒痛, 䪼腫이니 이것은 主로 津이다.

〔所生病〕 目黃, 口乾, 鼽衄, 喉痺, 肩前臑痛하고 大指와 小指를 사용하지 못한다. ○氣가 有餘이면 脈이 마땅히 過하는 것은 熱腫이니 人迎의 크기는 寸口의 三倍를 하고, ○虛이면 寒慄이 不復하며 人迎이 도리어 寸口보다 적어진다.

〔補〕 辰時를 이용하니 曲池가 合土가 되어 土生金하니 虛하면 그 母를 補한다.

〔瀉〕 卯時를 利用하니 二間이 滎水가 된다. 金生水하니 實하면 그 子를

瀉한다.

足陽明 胃經은 戊土에 屬하니 頭維에서 이러나 厲兌에서 끄친다. 氣와 血이 모두 많고 辰時에 이것에 注한다.

〔是動病〕 덜덜 떨리는것 같이 寒하며 善呻, 數欠, 顔黑하고 病이 닿으면 惡人과 사피이며 나무소리를 들으면 두려워서 心이 놀라 움직이고, 홀로 문을 닫아 좌물쇠를 잠그려하며, 심하면 높은 곳에 올라 노래 부르려하고 옷을 버리고 다라나며 빨리 嚮하여 腹이 脹하게 되니 이것을 「骭厥」이라 하니 血이 主이다.

〔所生病〕 狂瘧, 溫淫, 汗出, 鼽衄, 口喎, 脣裂, 喉痺, 大腹水腫, 膝臏腫痛, 胸乳를 돈는 氣痛, 脐外廉과 발등 위등이 모두 痛하고 中指를 이용 못한다. ○氣가 盛하면 몸 앞이 모두 熱하고 그것이 胃에 有餘면 消穀을 모해 잘 굶주리며 오줌빛이 누리며 人迎의 크기가 寸口에 三倍나 되고, ○氣가 不足하면 이미 앞 몸이 모두 寒慄하며 胃中이 寒하면 脹滿하고 人迎이 도리어 寸口보다 적다.

〔補〕 巳時를 이용하니 解谿가 經火가 되어 火生土하니 虛하면 그 母를 補한다.

〔瀉〕 辰時를 이용하니 厲兌가 井金이 되어 土生金하니 實이면 그 子를 瀉한다.

足太陰 脾經은 己土에 屬하니 隱白에서 일어나 大包에 끝인다. 氣는 많으나 血은 적고 巳時에 이것에 注한다.

〔是動病〕 혀가 굳굳하고, 음식을 먹으면 토하고 胃脘이 痛하며 腹脹하여 잘 슬퍼하며 얻은 뒤에 氣가 나가면 快한 氣分이 衰한 것 같고 몸이 모두 무거우니 이것은 脾가 主이다.

〔所生病〕 혀가 痛하고 몸을 능히 흔들지 못하며 음식을 내리지 못하고 煩心하며 心下가 急痛하고 寒瘧은 池水를 연당에 대어주는 것 같으며 黃疸은 눕지를 못하고 强하게 섰으면 다리와 무릎속이 腫厥하며 큰발가락을 쓰지 못한다. ○氣가 虛한 것은 寸口가 적기가 人迎에 三倍이고, 氣가 盛하면 小口의 크기가 人迎에 三倍이다.

〔補〕 午時를 이용하니 大都가 滎火가 되어 火生土하니 虛하면 그 母를 補한다.

〔瀉〕 巳時를 이용하니 商丘가 經金이 되어 土生金하니 實하면 그 子를 瀉한다.

手少陰心經은 丁火에 屬하니 極泉에서 少衝에서 끄친다. 氣가 많으며 血이 적고 午時에 이것이 注한다.

〔是動病〕 咽乾과 心痛을 하고 渴하여 물을 마시려하는 것은 臂厥이니 이것은 心이 主이다.

〔所生病〕 目黃, 脇痛, 臑臂後廉痛, 掌中熱등을 한다. ○氣가 盛한 것은 寸口의 크기는 人迎보다 二倍이며 ○氣가 虛한 것은 寸口가 도리어 적다.

〔補〕 未時를 이용하니 少衝이 井木이 되어 木生火하니 虛하면 그 母를 補한다.

〔瀉〕 午時를 이용하니 神門이 兪土가 되어 火生土하니 實하면 그 子를 瀉한다.

手太陽小腸經은 丙火에 屬하니 少澤에서 시작하여 聽宮에 끝인다. 多血하며 少氣하고 未時에 이것에 注한다.

〔是動病〕 嗌痛 頷腫하여 도리켜 보지 못하고 어깨가 빠지는 것 같고 臑가 부러지는 것 같으니 이것은 液이 主이다.

〔所生病〕 耳聾 目黃 頰腫등을 하고 頸欬肩腰痛 肘臂外廉과 後廉痛을 한다. ○氣가 盛한 것은 人迎의 크기가 寸口보다 二倍이며, ○氣가 虛한 것은 人迎이 도리어 寸口보다 적다.

〔補〕 申時를 이용하니 後谿이 兪木이 되어 木生火하니 虛하면 그 母를 補한다.

〔瀉〕 未時를 이용하니 小海가 合土가 되어 火生土하니 實하면 그 子를 瀉한다.

足太陽 膀胱經은 壬水에 屬하니 晴明에서 起하여 至陰에 끝인다. 多血 少氣하고 申時에 이것이 注한다.

〔是動病〕 頭痛이 빠지는것 같고, 목이 빠지는것 같으며 脊이 痛하고 허리가 부러지는것 같으며, 髀는 굽히지 못하고 오금을 묶는것 같으며, 장딴지가 찢어지는것 같으니 이것은 踝가 厥한 것이므로 筋이 主이다.

〔所生病〕 痔瘧, 狂癲, 頭顖頂痛등을 하고 目黃하며 눈물이 나오고 鼽衄, 목, 등, 허리, 엉덩이, 오금, 장딴지등이 모두 痛하고 小指를 쓰지 못한다. ○ 氣가 盛한 것은 人迎의 크기를 氣口보다 二倍하고, ○ 氣가 虛한 것은 人迎이 도리어 氣口보다 적다.

〔補〕 酉時를 이용하니 至陰이 井金이 되어 金生水하니 虛면 그 母를 補한다.

〔瀉〕 申時를 이용하니 束骨이 兪水가 되니 水生木하니 寒하면 그 子를 瀉한다.

足少陰 腎經은 癸水에 屬하니 湧泉에서 시작하여 兪府에 끝인다. 多氣 少血하고 酉時에 이것이 注한다.

〔是動病〕 굶어도 먹으려 하지 않으며 얼굴이 검기가 숯빛 같고 欬唾하면 피가 있으며 목이 막혀 괄괄 소리하고 앉았다가 이러서려면 눈이 어둠컴컴하여 보이는 것이 없는 것 같으며 心懸이 굶은 모양 같고 氣가 不足하면 무서워하여 야음이 두렵기가 장차 사람을 붙잡을것 같다. 이것을 骨厥이라 하니 腎이 主이다.

〔所生病〕 口熱, 舌乾, 咽腫, 上氣, 嗌乾과 痛하며, 煩心, 心痛, 黃疸, 腸澼, 脊과 다리의 內後廉이 痛하고 痿厥로 눕기를 좋아하며 足下의 熱과 痛이다. ○ 氣가 盛한 것은 寸口의 크기를 人迎보다 二倍를 하고, ○ 氣가 虛한 것은 寸口가 도리어 人迎보다 적다.

〔補〕 戌時를 이용하니 復溜가 經金이 되어 金生水하니 虛하면 그 母를 補한다.

〔瀉〕 酉時를 이용하니 湧泉이 井木이 되어 水生木하니 實하면 그 子를 瀉한다.

手厥陰 心包絡經은 腎(相火에 原)과 짝이되니 天池에서 시작하여 中衝에

끝인다. 多血 少氣하고 戌時에 이것이 注한다.

〔是動病〕 手心熱 肘臂攣痛 腋下腫하며 심하면 胸脇이 支滿하고 心中이 澹澹 또는 大動하며, 얼굴이 붉고 눈이 누리며 쉬지 않고 웃으니 이것은 包絡이 主이다.

〔所生病〕 煩心, 心痛, 掌中熱등이니 ○ 氣가 盛한 것은 寸口의 크기를 人迎보다 三倍하고 ○ 氣가 虛한 것은 寸口가 도리어 人迎보다 적다.

〔補〕 亥時를 이용하니 中衝이 井木이 되어 木生火하니 虛하면 그 母를 補한다.

〔瀉〕 戌時를 이용하니 太陵이 兪土가 되어 火生土하니 實하면 그 子를 瀉한다.

手小陽 三焦經은 心包絡(相火에 屬)과 짝지우니 關衝에서 이러나 耳門에 끝인다. 多氣 血少하고 亥時에 이것이 注한다.

〔是動病〕 耳聾이 뒤섞여 어섬푸리 하니 이것은 氣가 生함이다.

〔所生病〕 汗出, 目銳眥痛하고 頰痛, 耳後, 肩臑, 肘臂바깥이 모두 痛하고 小指와 次指를 쓰지 못한다. ○ 氣가 盛한 것은 人迎이 크기를 寸口에 一倍하고, ○ 氣가 虛한 것은 人迎이 寸口보다 도리어 적다.

〔補〕 子時를 이용함이 中渚가 兪木이 되어 木生火하니 虛하면 그 母를 補한다.

〔瀉〕 亥時를 이용하니 天井이 合土가 되어 火生土하니 實하면 그 子를 瀉한다.

足少陽 胆經은 甲木에 屬하니 童子髎에서 起하여 竅陰에 끝인다. 多氣 血小하고 子時에 이것이 注한다.

〔是動病〕 口苦하며 한숨을 자주 쉬며 心脇痛으로 옆으로 돌리치 못하고 심하면 얼굴에 기미가 끼며 몸에는 光澤이 없고 발 밖이 도리어 熱하니 이것을 陽厥이라 한다. 그리고 骨이 主이다.

〔所生病〕 頭角頷痛, 目銳眥痛, 缺盆中腫痛, 腋下腫, 馬刀挾癭, 汗出振寒, 瘧, 胸中, 脇肋, 髀膝밖에서 脛絶骨까지 모두 痛하고 小指와 次指를 쓰지 못한다. ○ 氣가 盛한 것은 人迎의 크기를 寸口보다 三倍하고,

○ 氣가 虛한 것은 人迎이 도리어 寸口보다 적다.

〔補〕 丑時를 이용하니 俠谿가 井水가 되어 水生木하니 虛하면 그 母를 補한다.(丘墟가 原이 되니 모두 取한다)

〔瀉〕 子時를 이용하니 陽輔가 經火가 되어 木生火하니 實하면 그 子를 瀉한다.

足厥陰 肝經은 乙木에 屬하니 大敦에서 起하여 期門에 끝이며 多血 少氣하고 丑時에 이것에 注한다.

〔是動病〕 腰痛으로 俛仰하기를 못하며 丈夫는 㿗疝하고 婦人은 小腹腫하며 심하면 咽乾하고 面塵과 脫色이니 이것은 肝이 主이다.

〔所生病〕 胸滿, 嘔逆, 洞泄, 孤疝, 遺溺, 癃閉 등이다. ○ 氣가 盛한 것은 寸口脉의 크기를 人迎에 一倍하고, ○ 氣虛한 것은 寸口脉이 도리어 人迎보다 적다.

〔補〕 寅時를 이용하니 曲泉이 合水가 되어 水生木하니 虛하면 그 母를 補한다.

〔瀉〕 丑時를 이용하니 行間이 滎火가 되어 木生火하니 實하면 그 子를 瀉한다.

十二經氣血多少歌

多氣 多血은 經에 모름지기 記錄되어 있으니 大腸手經 足經胃오, 少血 多氣는 六經이 있으니 三焦, 胆 腎心 脾 肺이며 多血 少氣는 心包絡이오 膀胱 小腸 肝은 다른바이다.

十二經治症主客 原絡 楊繼洲著

太陰은 多氣하고 少血하니 心胸의 氣가 脹하여 손바닥에 發熱하니 喘欬로 缺盆痛은 禁하기 어렵고 咽腫으로 喉乾은 몸에 땀이 넘친다. 어깨 속 前廉의 兩乳疼이오, 痰이 맺히어 膈中의 氣가 缺한 것 같음이라. 病이 생긴바인

것은 무슨 穴을 求하리오, 太淵을 偏瀝하며 그대와 함께 말하도다.(肺는 主이고 大腸은 客)

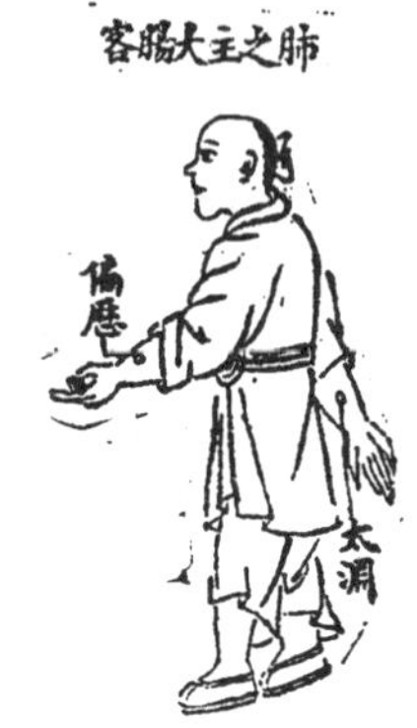

手太陰 肺經原을 刺하여(原은 太淵穴이 肺脉에 過하는 바의 原이 되며 손바닥 뒤 안쪽 橫紋頭에 動하는 脉이 서로 應하는 寸口가 이것이다.) 다시 手陽明 大腸絡을 刺하니라.(絡은 偏歷穴이니 腕을 去한 三寸이며 따로 大陰으로 走한다.)

陽明大腸은 鼻孔곁이니 面痛과 齒痛이 頰腫이라. 생긴 病은 目黃과 입이 또한 마르고 맑은 콧물이 흐러며 血이 끓으니라. 喉痺와 肩前痛은 감당하기 어려우니 大指와 小指가 하나로 統하여 合谷과 列缺을 取하면 奇異하게 되니 二穴에 鍼하면 있는 病은 모두 効함이라.(大腸은 主 肺는 客)

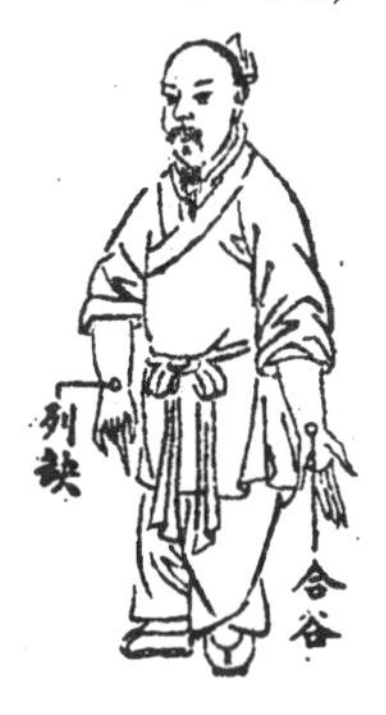

手陽明 大腸原에 刺하고(原은 合谷穴이니 大腸脉이 過하는 바가 原이 되니 岐骨의 間이다.) 다시 手大陰 肺經絡을 刺하니라.(絡은 列缺穴이니 腕側위로 一寸半을 去한 食指가 다하는 곳이며 이것은 따로 陽明을 走한다.)

脾經에 病이 되면 舌本이 굳굳하고 嘔吐 胃翻 腹脹이라. 陰氣가 위를 衝하니 病은 낳기가 어려웁고 몸이 무거워 脾가 흔들리니 心事가 망녕스러움이라. 瘧이 생기니 추워 몸은 떨리고 겸하여 몸은 야위며 몰래 黃疸이 맺히니 손에 지팡이를 짚으니라. 股膝속의 腫厥痛은 太白과 豐隆을 取함이 더욱 좋음이라.(脾가 主이고 胃는 客이라.)

足太陰 脾經原을 刺함이 옳으며(原은 太白穴이니 脾脉이 過하는 바가 原이 되고 足大指의 안복사뼈 앞 核骨밑의 陷한 속이라.) 다시 足陽明 胃經絡에 刺하니라.(絡은 豐隆穴이니 踝를 八寸去하여 따로 太陰에 走하니라)

腹의 북소리는 心悶하니 뜻은 슬푸고 슬퍼서 사람을 싫어하고 불을 싫어

客胃主脾

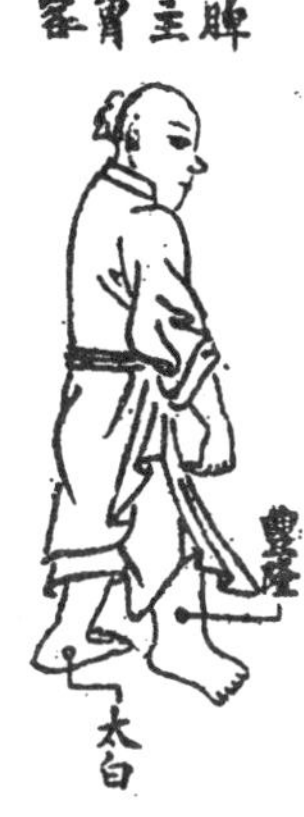

하며 등불빛이 싫음이라. 귀에 소리가 울리며 心中을 動하니 두려웁고, 鼻衄 脣喎 瘧등으로 또한 傷하니라. 옷을 벗어 버리고 말처럼 뛰어다니니 몸속의 熱이오. 疾多하고 足痛하며 따라서 瘡瘍이라. 氣蠱으로 胸腿痛이 끄치기 어려움은 衝陽과 公孫에 一刺하니 平康이라.(胃가 主이고 脾는 客이라.)

足陽明 胃經原에 刺함이 좋으며(原은 衝陽穴이니 胃脉이 過하는 바가 原이 된다. 발등위 五寸인 骨間에 動하는 脉이라.) 다시 足太陰 脾經絡을 刺하니라(絡은 公孫穴이니 足大指의 本節뒤를 一寸을 去한 안복사뼈 앞에서 따로 陽明을 走한다.)

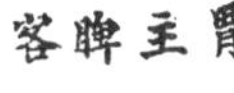
客脾主胃

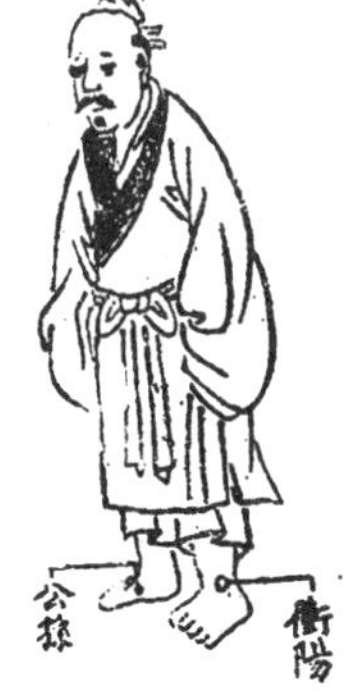

小陰의 心痛은 목구멍이 乾함이오 목이 말라 물을 마시려함은 臂厥이 됨이라. 생긴 病은 目黃과 입도 또한 乾하고 脇臂痛과 掌發熱이라. 만약에 사람을 치료하려거던 差를 두지 말고 求하라 온전히 醫者는 人心을 살피는데 있음이라. 驚悸 嘔血과 怔忡은 神門 支正이 어찌 감당하기에 빠지겠는고(眞心이 主이고 小腸은 客이다.)

手小陰 心經原을 刺함이 좋으며(原은 神門穴이니 心脉이 過하는 바가 原이 되니 손바닥 뒤 銳骨끝의 陷한 속이다.) 다시 手太陽 小腸絡을 刺하니라.(絡은 支正穴이니 팔목위 五寸이니 따로 少陰에 走한다.)

小腸病은 어쩌면 좋을고 頰腫 肩痛이 양쪽 팔뚝으로 달림이라. 목이 굳굳하여 옆을 돌리기 어려움이고, 목구멍과 턱의 腫痛이 매우 심함이라 어깨를 뽑는것 같고 팔다리가 부러지는것 같으니 耳聾과 目黃病이 생김이라. 팔다리와 팔굽치 바깥의 後廉痛은 腕骨과 通里를 자세히 취하라.

手太陰 小腸原에 刺함이 좋으며(原은 腕骨穴이니 小腸脉이 過하는바가 原이 됨이라 손 바깥쪽 팔목앞 骨이 起한 밑의 陷한 속이다.) 다시 手小陰 心

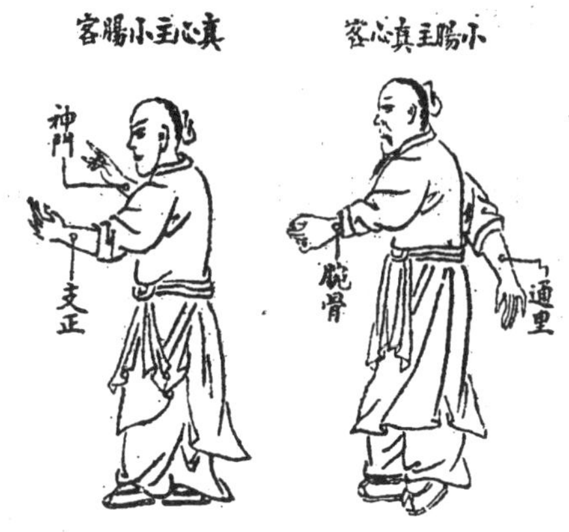

經絡을 刺하니(絡은 通里穴이라 팔목에서 一寸을 去한 곳이니 따로 太陽에 走하니다.)

臉이 검으며 눕기를 좋아하고 食飮을 하려하지 않으며 눈이 어둡고 發熱狂이라 腰痛과 足痛으로 걷기가 어려우니 만약에 사람을 잡아 감추어도 피하기가 어려우니라. 心과 胆이 싸우니 굳센 氣는 부족하고 다시 胸結과 身黃을 兼함이라. 만약에 제거할려해도 다시는 방법이 없으니 太谿와 飛揚을 취함이 가장 좋으니라.(腎이 主이니 膀胱은 客이라.)

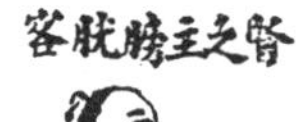

足少陰 腎經原을 刺함이 可하며(原은 太谿穴이니 腎脉이 過하는 바가 原이라 內踝밑 後跟骨의 動脉의 陷中이니 五指를 굽혀 이에 穴을 얻느니라) 다시 足太陽 膀胱絡에 刺하니라.(絡은 飛揚穴이니 外踝의 七寸이니 따로 少陰에 走하니라.)

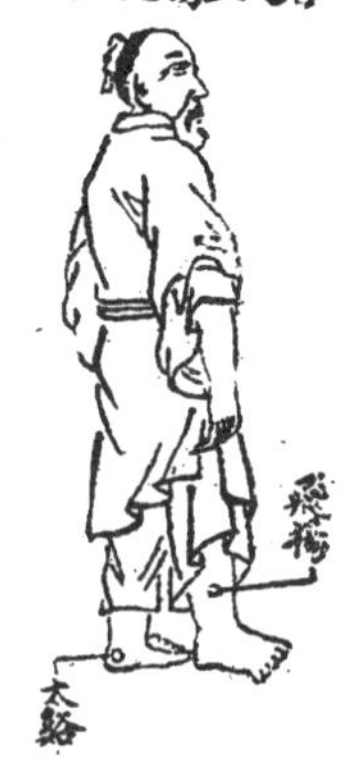

膀胱經病은 눈속이 疼하고, 목 허리 발 다리가 痛하여 걷기가 어려우니라. 痢疾 瘧疾 癲狂은 心과 胆의 熱이오 背弓은 도리어 手額眉稜이라 鼻衄하고 目黃하고 筋骨이 오물어 줄고, 肛門이 빠지는 痔漏는 腹心이 벌어짐이라 만약에 제거하려해도 따로 방법이 없으니 太鍾과 京骨에 맡김이 顯明하리라(膀胱이 主이고 腎이 客이라)

足太陽 膀胱原에 刺함이 可하니(原은 京骨穴이며 膀胱이 過하는 바가 原이 되니 발의 小指大骨밑 赤白한 肉의 짬인 陷中이다.) 다시 足少陰 腎經絡을 刺하니라.(絡은 大鍾穴이며 복사뼈뒤 饒跟이니 따로 太陽穴이다.)

三焦經의 病은 耳聾하고 喉痺 咽乾하고 눈에 紅한 腫이라. 귀뒤의 肘頭疼은 아울러 汗出하고 脊間痛과 心後痛이 서로 따름이라. 肩背風이 생겨 膊肘

膀胱主腎之客

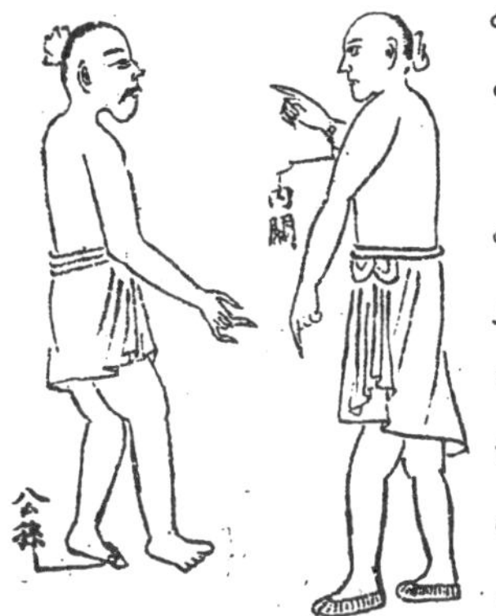

로 連하고, 大便堅閉와 遺癃이라. 앞의 病을 다스림에는 어느 穴이 좋을고, 陽池와 內關에 法理가 같음이라. (三焦가 主이니 包絡은 客이라)

手小陽 三焦經의 原을 刺함이 可하며 原은 陽池穴이니 三焦脉이 過하는 바가 原이 되고 手表에서 팔위로 橫斷하는 곳의 陷中이라.

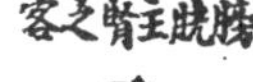

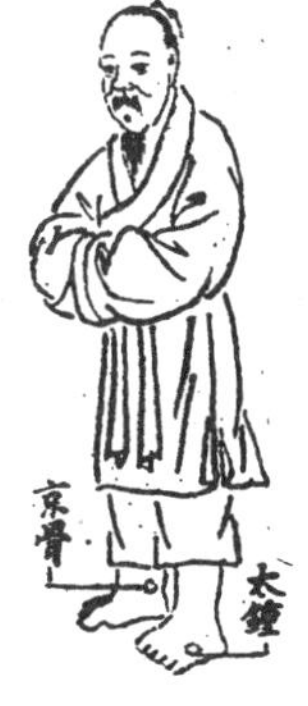

다시 手厥陰 心包經絡을 刺하니라. 絡은 內關穴이니 掌에서 二寸을 去한 양쪽 筋사이라 따로 小陽에 走하니라.

包絡의 病은 손이 急하게 떨고 팔뚝이 痛하여 피고 굽히지 못하는 것 같음이라. 가슴과 옆구리가 가득하고 옆구리에는 넓적한 腫이오, 心中이 淡淡하여 얼굴빛이 붉음이라. 目黃하고 웃음을 즐겨 그치지 않음이오, 心煩 心痛은 掌熱이 極함이라. 達通한 좋은 醫者에 상세히 推하니 大陵 外關이 病을 삭혀 풀도다. (包絡은 主이고 三焦는 客이라.)

手小陰 心包經의 原에 刺함이 可하며 原은 大陵穴이니 包絡脉이 過하는 바가 原이 됨이니 掌後의 橫紋속이라. 다시 手小陽 三焦經의 絡을 刺하니라. (絡은 外關穴이니 腕二寸을 去하니 따로 厥陰에 走히니다.)

包絡主三焦客

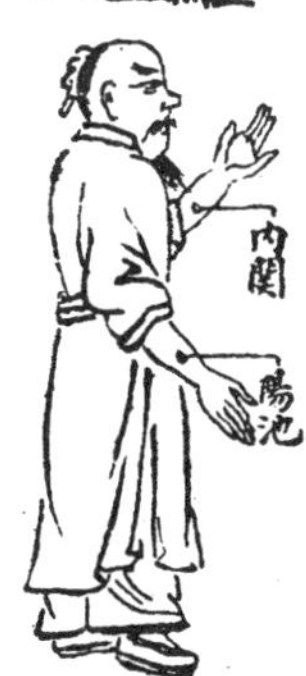

氣가 적고 血이 많은 肝의 經이니 丈夫는 潰散하니 腰痛이 苦生이라. 婦人은 배가 팽팽하니 小腹이 痛함이오 심하면 목구멍이 마르고 얼굴이 脫塵이라. 病이 생기는 바인 것은 가슴이 가득하여 吐함이오, 腹中의 설사는 멈춤이 없느니라. 癃閉遺尿에 疝瘕痛은 大光 二穴이 바로 安寧이라. 潰散은 虛憊이라. (肝이 主이고 腎이 客이라.)

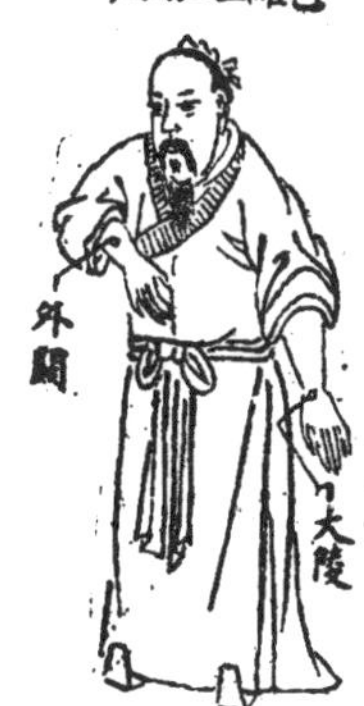

胆經의 穴은 무슨 病에 主이오. 胸脇肋疼으로 발을 들지 못함이라. 얼굴과 몸이 光澤하지 못하며 頭目痛하고 缺盆腋腫으로 땀이 빗물 같으니라. 頸項의 혹이 여물기가 쇠같음이오, 瘧이 생기니 寒熱이 骨髓에 連함이라. 以上의 병을 다스리려면 모름지기 丘墟와 蠡溝를 取하라.

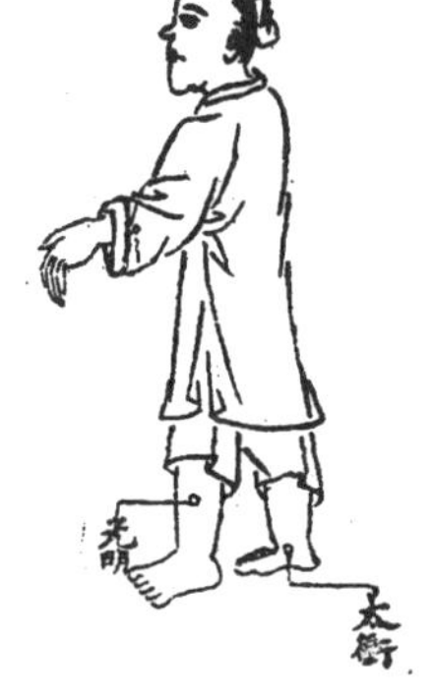

足少陽 胆經의 原을 刺함이 좋으며(原은 丘墟穴이니 胆脉이 過하는 바가 原이 되니 발 밖앝 복사뼈 밑 陷中을 따라 臨泣 三寸을 去하니라.) 다시 足厥陰 肝經의 絡에 刺하니라.(絡은 蠡溝穴이니 內踝에서 五寸을 去하니 따로 少陽에 走하니라.) (胆이 主이고 肝은 客이다.)

客肝主膽 靈龜取法飛騰鍼圖　　　徐氏

丘墟
蠡溝

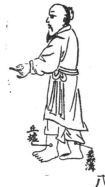

九 宮 圖

戴九하니 履一이오 左三하니 右七이라.
二四는 爲肩이니 八六은 爲足이라.
五十이 居中하니 寄於坤局이라.

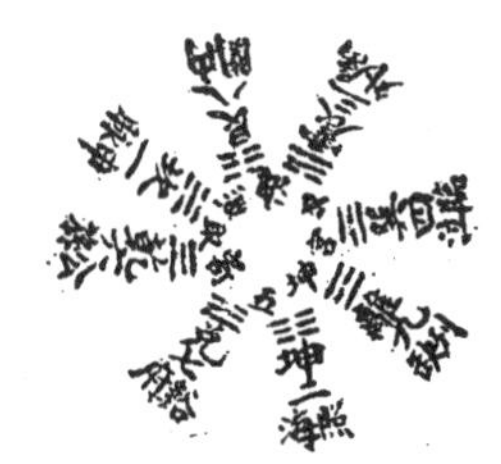

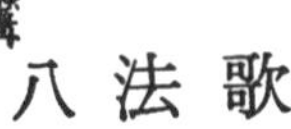

八 法 歌

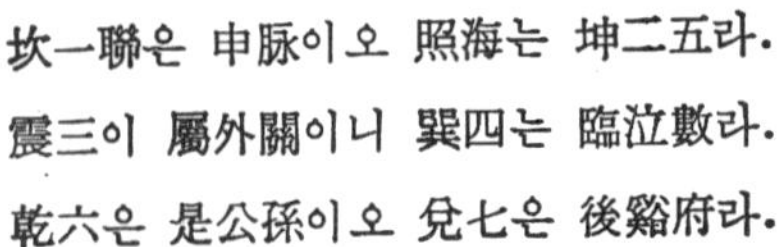

坎一聯은 申脉이오 照海는 坤二五라.
震三이 屬外關이니 巽四는 臨泣數라.
乾六은 是公孫이오 兌七은 後谿府라.

艮八이 繫內關이니 離九가 列缺主니라.

靈樞飛騰圖를 더듬으니 두가지 있어서 사람에게 꼭 맞는 것이니 이제 그 効驗한 것을 취하여 記錄할 뿐이로다.

〔補註〕 徐氏는 明나라 徐鳳이니 鍼灸大全을 지은 것이 있어서 지금 世上에 이를 行하고 있다.

八法交會八脈

○公孫二穴은 父 衝脉을 ○內關二穴은 母 陰維脉을	通하여 心 胃 胸에 合한다.
○後谿二穴은 夫 督脉을 ○申脉二穴은 妻 陽蹻脉을	通하여 目內眥 목덜미, 목, 귀, 어깨, 小腸, 膀胱에 合한다.
○臨泣二穴은 男 帶脉을 ○外關二穴은 女 陽維脉을	通하여 目銳眥, 귀뒤, 볼, 목, 어깨에 合한다.
○列缺二穴은 主 任脉을 ○照海二穴은 客 陰蹻脉을	通하여 肺를 이어 咽喉胸膈에 合한다.

八法交會歌

內關과 서로 應함은 이것이 公孫이오, 外關과 臨泣은 모두 같음이라.
列缺은 經과 사괴어 照海에 通하고, 後谿와 申脉은 또한 相從이라.

八脉交會八穴歌

公孫은 衝脉이니 胃心胸이오, 內關은 陰維脉밑이 모두 같음이라. 臨泣은 胆經이니 帶脉에 連하고, 陽維脉은 目銳하니 外關을 맞나니라. 後谿는 督脉이니 內眥頸이오, 申脉은 陽蹻絡과 또한 通함이라. 列缺은 任脉인 肺系로

行함이오, 陰蹻脉의 照海는 膈喉嚨이라.

八脉配八卦歌

乾은 公孫에 屬하고 艮은 內關이오, 巽은 臨泣이니 震은 자리를 外關으로 돌림이라. 離가 列缺에 있으니 坤은 照海이며 後谿는 兌와 坎이 申脉에 聯합이라. 補瀉는 浮沉과 迷順을 나눔이오, 隨時로 呼吸함은 어려움이 아니니라. 神仙이 傳하는 神鍼의 秘訣이 萬病을 잡는것 같으니 便安함을 이루니라.

八穴配合歌

公孫은 偏歷과 함께 內關과 合하고, 列缺은 能消照海痾라. 臨泣과 外關은 主客으로 區分하고, 後谿와 申脉은 正相和라. 左鍼 右病은 高下를 알아서 經을 넓게 按摩하여 通하라. 補瀉는 逆順을 區分하니 五門八法은 이것이 참된 근본이라.

刺法啓玄歌

八法과 神鍼은 妙함이오, 飛騰法은 가장 神奇니라. 砭鍼이 內外로 行함에 水火는 中에 붙어 推하라. 上下로 經과 交하여 走하면 빨으기가 손을 몰아 應하는것 같으니 往來는 進退에 의하고 迎隨를 좇아 補瀉하라. 배의 舵를 미는 것 같음이 쓰고 應하기를 弩의 機를 發하는것 같음이라. 氣聚時間散이오 몸의 疼은 指下로 옮김이라. 이 모든 玄妙스러운 秘訣을 얻어 헤아리니 少人이 알리라.

八法五虎建元日時歌

甲己日은 丙寅에 起하고, 乙庚日은 戊寅에 行함이라. 丙辛日에는 庚寅에 처음 起함이 便하고, 丁壬에는 壬寅이 또한 順尋이라. 戊癸에는 甲寅이 定時를 기다리니 五門을 得合함으로 이것이 原因이라.

八法逐日干支歌

甲己辰戌丑未는 十이오 乙庚申酉는 九를 期하며 丁壬寅卯는 八을 이루는 數이오, 戊癸巳午는 七이 서로 마땅하며 丙辛亥子 또한 七數이니 日支干을 쫓으니 바로 알 수 있으리라.

八法臨時干支歌

甲己子午는 九를 씀이 마땅하고, 乙 庚 丑 未는 八을 疑心하지 않으니라. 丙辛寅申은 七를 짓는 數이오, 丁壬卯酉는 六의 차례임을 앎이라. 戊癸辰戌은 각각 五가 있음이오, 巳亥는 단지 四가 加하여 모두 함께 함이라. 陽日에는 九를 除하고, 陰日에는 六을 除하여 零은 미치지 않으니 餘穴은 아래로 미루니라.

그 방법이 甲 丙 戊 庚 壬같은 것은 陽日이 되고, 乙 丁 己 辛 癸는 陰日이 되니 日, 時의 干支로서 算을 무슨數와 합계하여 陽日은 九數로 除하고 陰日은 六數로 除하니 陽日에 혹 一九 二九 三九 四九가 많거나, 陰日에 혹 二六 三六 四六 五六이 많거든 나머지 약간을 같은 짝을 卦數로 하여 日時의 무슨 卦로 곧 무슨 穴이 열림을 알 것이다.

가령 甲子日의 戊辰時 같으면 日위의 甲이 얻은 十數와 子가 얻은 七數와 時위의 戊가 얻은 五數와 辰이 얻은 五로 모두 二十七數를 이루니 이에 이것은 陽日이라. 九로서 除하니 二九一十八이면 나머지는 九數가 있으니 合離하는 卦이라 즉 列缺穴이 열린다.

가령 乙丑日에 壬午時같으면 日위의 乙로 九가 되게하고 丑으로 十이 되게하고, 時위의 壬으로 六이 되게하고 午로 九가 되게하여 모두 三十四數를 이루어 이에 이것은 陰日이다. 六으로서 除하니 五六三十數하면 四가 남으니 合巽은 四이라 즉 臨泣穴이 열리는 것이니 다른 것도 이와같이 한다.

推定六十甲子日時穴開例

日↓	開穴→ 時↘	寅	卯	辰	巳	午	未	申	酉
甲	子	丙 臨海	丁 照海	戊 列缺	己 外關	庚 後關	辛 照海	壬 外關	癸 申豚
乙	丑	戊 申豚	己 臨泣	庚 照海	辛 公孫	壬 臨泣	癸 照海	甲 照海	乙 外關
丙	寅	庚 外關	辛 申豚	壬 內關	癸 公孫	甲 公孫	乙 臨泣	丙 照海	丁 列缺
丁	卯	壬 照海	癸 外關	甲 公孫	乙 臨泣	丙 照海	丁 公孫	戊 臨泣	己 申豚
戊	辰	甲 公孫	乙 臨泣	丙 照海	丁 列缺	戊 臨泣	己 後谿	庚 照海	辛 外關
己	巳	丙 申豚	丁 照海	戊 外關	己 公孫	庚 臨泣	辛 照海	壬 公孫	癸 臨泣
庚	午	戊 申豚	己 臨泣	庚 照海	辛 列缺	壬 臨泣	癸 照海	甲 照海	乙 外關
辛	未	庚 照海	辛 公孫	壬 臨泣	癸 照海	甲 照海	乙 外關	丙 申豚	丁 照海
壬	申	壬 外關	癸 申豚	甲 臨泣	乙 照海	丙 公孫	丁 臨泣	戊 照海	己 照海
癸	酉	甲 照海	乙 公孫	丙 臨泣	丁 照海	戊 公孫	己 外關	庚 申豚	辛 照海
甲	戌	丙 後谿	丁 照海	戊 外關	己 公孫	庚 申脈	辛 內關	壬 公孫	癸 臨泣
乙	亥	戊 臨泣	己 申豚	庚 照海	辛 外關	壬 申豚	癸 照海	甲 照海	乙 公孫
丙	子	庚 照海	辛 列缺	壬 後谿	癸 照海	甲 照海	乙 外關	丙 申豚	丁 內關
丁	丑	壬 申豚	癸 照海	甲 照海	乙 公孫	丙 臨泣	丁 照海	戊 公孫	癸 外關
戊	寅	甲 臨泣	乙 照海	丙 列缺	丁 後谿	戊 照海	己 照海	庚 外關	辛 申豚
己	卯	寅 照海	卯 公孫	辰 臨泣	巳 申豚	午 照海	未 外關	申 申脈	酉 照海
庚	辰	戊 臨泣	己 後谿	庚 照海	辛 外關	壬 後谿	癸 照海	甲 內關	乙 公孫
辛	巳	庚 照海	辛 外關	壬 申豚	癸 照海	甲 照海	乙 公孫	丙 照海	丁 照海
壬	午	壬 申豚	癸 內關	甲 照海	乙 列缺	丙 臨泣	丁 照海	戊 列缺	己 外關
癸	未	甲 外關	乙 申豚	丙 照海	丁 外關	戊 申豚	己 臨泣	庚 照海	辛 公孫
甲	申	丙 公孫	丁 臨泣	戊 照海	己 照海	庚 列缺	辛 後谿	壬 照海	癸 外關
乙	酉	戊 公孫	己 外關	庚 申豚	辛 照海	壬 外關	癸 申脈	甲 臨泣	乙 照海
丙	戌	庚 照海	辛 外關	壬 申豚	癸 後谿	甲 內關	乙 公孫	丙 臨泣	丁 照海
丁	亥	壬 臨泣	癸 照海	甲 照海	乙 外關	丙 申豚	丁 照海	戊 外關	己 公孫
戊	子	甲 外關	乙 申豚	丙 內關	丁 公孫	戊 申豚	己 臨泣	庚 照海	辛 列缺
己	丑	丙 臨泣	丁 照海	戊 公孫	己 外關	庚 臨泣	辛 照海	壬 外關	癸 申豚

庚	寅	戊	照海己	照海庚	外關甲	申豚乙	照海丙	外關丁	公孫戊	臨泣
辛	卯	庚	公孫辛	臨泣壬	照海癸	公孫庚	外關甲	申豚乙	照海丙	外關
壬	辰	壬	臨泣癸	照海甲	照海乙	外關丙	後谿丁	照海戊	申豚己	公孫
癸	巳	甲	公孫乙	臨泣酉	照海丁	公孫戊	臨泣乙	申豚庚	照海辛	外關
甲	午	丙	臨泣丁	照海戊	列缺己	外關庚	照海辛	臨泣壬	外關癸	申豚
乙	未	戊	申脉己	臨泣庚	照海辛	公孫壬	臨泣癸	照海甲	照海乙	外關
丙	申	庚	臨泣辛	照海壬	列缺癸	後谿甲	後谿乙	照海丙	外關丁	申豚
丁	酉	壬	公孫癸	臨泣甲	申脉乙	照海丙	外關丁	申豚戊	照海己	照海
戊	戌	甲	公孫乙	臨泣丙	照海丁	列缺戊	臨泣己	後谿庚	照海辛	外關
己	亥	丙	申豚丁	照海戊	外關己	公孫庚	臨泣辛	照海壬	公孫癸	臨泣
庚	子	戊	申豚己	臨泣庚	照海辛	列缺壬	臨泣癸	照海甲	照海乙	外關
辛	丑	庚	照海辛	公孫壬	臨泣癸	照海甲	照海乙	外關丙	申豚丁	照海
壬	寅	壬	照海癸	列缺甲	外關乙	申脉丙	照海丁	外關戊	申豚巳	臨泣
癸	卯	甲	申豚乙	照海丙	外關丁	申脉戊	照海己	照海庚	公孫辛	臨泣
甲	辰	丙	後谿丁	照海戊	外關己	公孫庚	申豚辛	內關辛	公孫癸	臨泣
乙	巳	戊	臨泣己	申脉庚	照海辛	外關壬	申豚癸	照海甲	照海乙	公孫
丙	午	庚	照海辛	列缺壬	後谿癸	照海甲	照海乙	外關丙	申豚丁	內關
丁	未	壬	申豚癸	照海甲	照海乙	公孫丙	臨泣丁	照海戊	公孫己	外關
戊	申	甲	照海乙	外關丙	申豚丁	內關戊	外關己	公孫庚	臨泣辛	照海
己	酉	丙	外關丁	申豚戊	照海己	照海庚	公孫辛	臨泣辛	照海癸	公孫
庚	戌	戊	臨泣己	後谿庚	照海辛	外關壬	後谿癸	照海甲	申豚乙	公孫
辛	亥	庚	照海辛	外關壬	申豚癸	照海甲	照海乙	公孫丙	臨泣丁	照海
壬	子	壬	申豚癸	內關甲	照海乙	列缺丙	臨泣丁	照海戊	列缺己	外關
癸	丑	甲	外關乙	申豚丙	照海丁	列缺戊	申豚己	臨泣庚	照海辛	公孫
甲	寅	丙	照海丁	外關戊	申豚己	臨泣庚	內關辛	公孫壬	臨泣癸	照海
乙	卯	戊	照海己	照海庚	公孫辛	臨泣壬	照海癸	公孫甲	外關乙	申豚
丙	辰	庚	照海辛	外關壬	申脉甲	內關乙	內關丙	公孫丁	臨泣戊	照海
丁	巳	壬	臨泣癸	照海甲	照海乙	外關丙	申豚丁	照海戊	外關己	公孫
戊	午	甲	外關乙	申豚丙	內關丁	公孫戊	申豚己	臨泣庚	照海辛	列缺
己	未	丙	臨泣丁	照海戊	公孫己	外關庚	後谿辛	照海壬	外關癸	申脉
庚	申	戊	外關己	公孫庚	臨泣辛	照海壬	公孫癸	臨泣甲	後谿乙	照海
辛	酉	庚	申豚辛	照海壬	外關癸	申豚甲	臨脈乙	照海丙	公孫丁	臨泣
壬	戌	壬	臨泣癸	照海甲	照海乙	外關丙	後谿丁	照海戊	外關己	公孫
癸	亥	甲	公孫乙	臨泣丙	照海丁	公孫戊	臨泣己	申豚庚	照海辛	外關

上例는 이에 먼저 六十甲子 逐日 逐時 某穴이 開하는 바를 推定하여 편리하게 鍼을 이용함이니 모두 갑작스럽게 때를 당하더라도 어긋남이 없이 便用케 하기 爲함이니라.

衝 脈

考 穴

公孫二穴은 脾經이니 足大指안쪽 本節뒤로 一寸인 곳의 陷한 속이다. 발을 들고 양쪽발바닥을 맞대어서 취하니 鍼은 一寸이고, 心腹의 五臟病을 主로하고 內關과 함께 主와 客이 서로 應한다.

衝脈圖

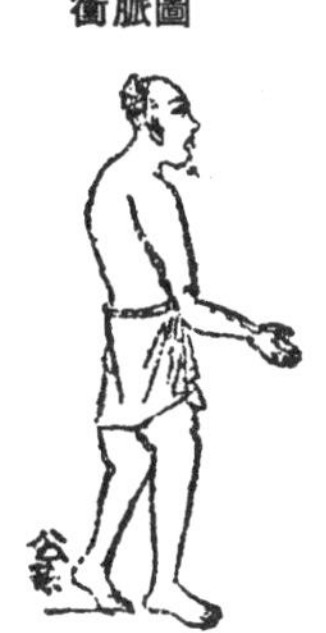

治 病

〔西江月〕 九種心疼은 涎悶이오 結胸과 翻胃는 멈추기 어려움이라. 酒食이 쌓여서 胃腸은 울고, 水食하면 氣가 빨라 膈病이라 臍痛 腹痛 脇脹과 腸風 瘧疾 心疼이라. 胎衣가 不下하여 血이 마음을 어지럽힘과 설사는 公孫이 바로 應한다.

모든 後症을 다스림은 반드시 먼저 公孫은 主로하여 취하고 다음 應하는 각穴을 取한다. (徐氏)

九種心疼은 모든 冷氣는 大陵, 中脘, 隱白, 別列, 痰膈涎悶으로 가슴속에 숨은 痛은 勞宮, 膻中, 間便

氣膈五噎로 음식을 못하는데는 膈中, 三里, 太白

臍腹脹滿로 음식을 소화하지 못한데는 天樞, 水分, 內庭

脇肋下痛으로 起止하기 어려움은 支溝, 章門, 陽陵泉

泄瀉不止로 속이 급하고 뒤가 무거움은 下脘, 天樞, 照海

胸中刺痛으로 마음이 隱隱하여 즐겁지 않은데는 內關, 大陵

兩脇脹滿으로 氣를 攻하는데는 絕骨, 章門, 陽陵泉

中滿不快로 翻胃하여 음식을 吐하는데는 中脘, 太白, 中魁

胃脘停痰으로 淸水를 口吐하는데는 巨闕, 中脘, 厲兌

胃脘停食 찌르는듯한 痛이 그치지 않은데는 膻中, 中魁, 豐隆

嘔吐痰涎으로 眩暈가 그치지 않은데는 中脘, 三里, 解谿

〔心瘧〕 心內의 怔忡은 神門, 心兪, 百勞

〔脾瘧〕 怕寒한 腹痛은 商丘, 脾兪, 三里

〔肝瘧〕 氣色이 푸르고 惡寒으로 發熱하는데는 中封, 肝兪, 絕骨

〔肺瘧〕 心寒하여 놀래는데는 列缺, 肺兪, 合谷

〔腎瘧〕 酒熱로 허리와 脊椎가 强하게 痛하는데는 大鍾, 腎兪, 申脉

〔瘧疾〕 大熱이 물러나지 않은데는 間使, 百勞, 絕骨, 먼저 춥고 뒤에 熱하는데는 後谿, 曲池, 勞宮, 먼저 熱하고 뒤에 寒하는데는 曲池, 百勞, 絕骨, 心胸疼痛에는 內關, 上脘, 大陵, 頭痛으로 어지럽고 吐疾이 그치지 않는데는 合谷, 中脘, 列缺이고 骨節疼에는 魄戶, 百勞, 然谷이며 口渴이 그치지 않는데는 關衝, 人中, 間使

〔胃瘧〕 굶주리기를 좋아하여 음식을 먹지 않는데는 厲兌, 胃兪, 大都

〔胆瘧〕 惡寒과 잠을 이루지 못하는데는 臨泣, 胆兪

〔黃疸〕 온몸의 피부, 얼굴, 눈, 小便등이 모두 누린데는 脾兪, 隱白, 百勞, 至陽, 三里, 腕骨

〔穀疸〕 음식을 먹으면 心眩하고 心中怫鬱하며 온몸이 누린데는 胃兪, 內庭, 至陽, 三里, 腕骨, 陰谷

〔酒疸〕 身目의 빛이 누리고 心中痛과 얼굴에 붉은 斑點이 생기며 小便이 붉고 누린데는 胆兪, 至陽, 委中, 腕骨

〔女癆疸〕 身目이 모두 누리고 發熱惡寒하고 小便이 不利한데는 關元, 腎兪, 至陽, 然谷

楊氏治症

月經이 고르지 못한데는 氣海, 天樞, 三陰交

胸中滿痛은 列缺, 太陵, 湧泉

痰熱結胸은 曲池, 風車, 外關, 陽陵泉, 三陰交, 手三里

咽喉가 막힌데는 小商, 風池, 照海, 頰車

陰維脈

考　穴

內關二穴은 心包經이니 掌에서 二寸을 去한 兩筋사이를 주먹을 쥐니 取하고, 鍼은 一寸二分이며 心 胆 脾 胃의 병을 主로하고 空孫二穴과 함께 主客이 되어 서로 應한다.

治　病

〔西江月〕 中滿한 心胸은 痞脹이오 腸鳴으로 泄瀉하니 脫肛이라. 膈의 難下는 술로 傷함이오, 塊가 쌓여 굳으니 横脇을 부딪침이라. 婦女는 脇痛과 心疼을 하고 結胸으로 속이 급하니 감당하기 어려움이라. 傷寒이 풀리지 않음은 結胸膛과 瘧疾은 內關이 獨當이라.

後症을 다스리는데 반드시 먼저 內關을 主로하여 취하고 다음 應하는 각 穴을 取한다. (徐氏)

陰維脈

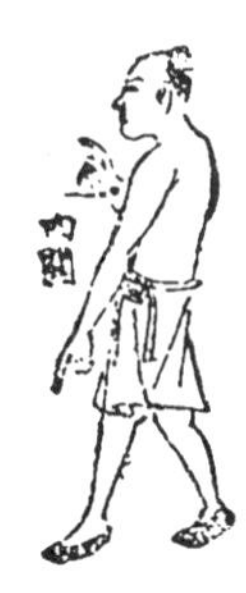

中滿不快로 胃脘傷寒은 中脘, 大陵, 三里, 膻中

中焦痞滿으로 양쪽 옆구리가 찌를뜻 痛한데는 支溝, 章門, 膻中

脾胃虛冷으로 구토가 그치지 않는데는 內庭, 中脘, 氣海, 公孫

脾胃의 氣虛로 心腹이 脹滿할때는 太白, 三里, 氣海, 水分

脇肋下疼으로 心脘을 찌를듯 痛한데는 氣海, 行間, 陽陵泉

痞塊不散으로 心中이 번번히 痛한데는 大陵, 中脘, 三陰交

食癥不散으로 사람이 점점 야위는데는 脾兪, 公孫

食積血瘕로 배속의 隱痛은 胃兪, 行間, 氣海

五積氣塊로 血積하고 血癖한데는 膈兪, 肝兪, 大敦, 照海

臟腑가 虛冷하여 兩脇(께드랑밑에서 肋骨이 다하는 곳까지)의 疼痛은 支溝, 通里, 章門, 陽陵泉

風壅氣滯로 心腹이 찌를듯 痛한데는 風門 膻中 勞宮 三里

大腸이 虛冷하여 빠진 肛門을 걷우니 못하는데는 百合 命門 長强 承山

大便艱難이 힘을 써서 肛門이 빠진데는 照 百會 支溝

臟毒腫痛으로 便血이 그치지 않는데는 承山 肝兪 膈兪 長强

五種痔疾로 攻痛이 그치지 않은데는 合陽 長强 承山

五癎等症으로 口中吐沫은 後谿 神門 心兪 鬼眼

心性呆痴로 親疎함을 모르는데는 少衝 心兪 中脘 十宣

健忘하기 쉬워서 言語가 不記한데는 心兪 通里 少衝

心氣가 虛損하여 혹은 노래하고 혹은 웃는데는 道 心兪 通里

心中驚悸로 言語가 錯亂하는데는 少海 小府 心兪 後谿

心中이 虛惕하여 神思가 不安한데는 乳根 通里 胆兪 心兪

心驚中風으로 人事가 不省한데는 中衝 百會 大敦

心臟諸虛로 怔忡驚悸에는 陰郄 心兪 通里

心虛胆寒으로 四肢가 떨리는데는 胆兪, 通里, 臨泣

督 脉

督脉圖

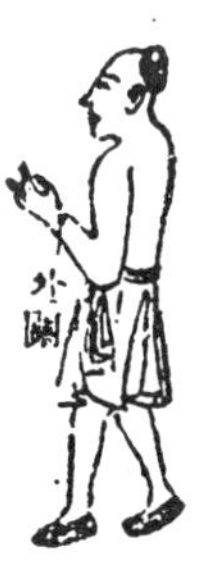

考 穴

後谿二穴은 少陽經이니 小指의 本節뒤 바깥쪽 骨縫中이니 주먹을 緊하게 쥐고 볼록한 위를 취하니 鍼은 一分이고 主로 머리 얼굴 목에 病을 하고 申脉과 함께 主와 客이 되어 應한다.

治 病

〔西江月〕 手足이 뒤틀려 떨리고 中風에 말못하는

癲癇이라. 頭痛 眼腫은 눈물이 줄줄 흘으고 다리, 무릎, 등, 허리가 모두 痛이라. 목덜미가 굳굳함은 傷寒이 풀리지 않고 齒牙와 頰腫은 목구멍이 痛하고 手麻 足麻의 破傷牽과 盜汗은 後谿에 先砭이라.

모든 後症을 다스림에는 먼저 後谿을 爲主로 取하니라. (徐氏)

手足攣急으로 굴신하기 어려운데는 三里, 曲池, 行間, 陽陵泉

手足이 모두 떨리어 걷지도 못하고 물건을 쥐지도 못하는데는 陽谿, 谷池, 腕骨, 太衝, 絕骨, 公孫, 陽陵泉

頸項强痛으로 목을 돌려보지 못하는데는 承漿, 風池, 風府

양쪽 볼의 紅腫은 大迎, 頰車, 合谷

〔咽喉閉寒〕 水粒이 내리지 않는데는 天突, 商陽, 照海, 十宜

〔雙蛾風〕 喉閉不通은 小商, 金津, 玉液, 十宜

〔單蛾風〕 목구멍의 腫痛은 關衝, 天突, 合谷

〔偏正頭風〕 兩額의 角痛은 列缺, 合谷

〔太陽紫脉頭〕 臨泣, 絲竹空

〔兩肩角痛不已〕 攢竹, 陽白, 印堂, 合谷, 頭維

〔頭目昏沉〕 太陽痛은 合谷

〔太陽紫脉〕 頭維

〔頭項拘急〕 引肩背痛은 承漿, 百會, 肩井, 中渚

〔醉頭風〕 구토가 그치지 않고 사람소리를 듣기 싫어하는데는 湧泉, 列缺, 百勞, 合谷

〔眼赤腫〕 衝風으로 눈물이 그치지 않은데는 攢竹, 合谷, 小骨空, 臨泣

〔破傷風〕 다른 일로 인한 搐發과 渾人發熱은 顚强은 大敦, 合谷, 行間, 十宣, 太陽紫(鋒鍼으로 出血을 시킨다)

楊氏治症

欬嗽寒痰은 列缺, 湧泉, 申脉, 肺俞, 天突, 絲竹空

頭目眩暈은 風池, 命門, 合谷

頭項强硬은 承漿, 風府, 風池, 合谷

牙齒疼痛은 列缺, 人中, 頰車, 呂佃(太谿), 太淵, 合谷
귀로 소리를 듣지 못하는데는 聽會, 商陽, 少衝, 中衝
破傷風症(몸의 破傷한 곳에 風邪가 侵入)은 合谷, 承漿, 入邪, 後谿, 外關, 四關

陽蹻脈

考 穴

申脈二穴은 膀胱經이니 발 바깥 복사뼈 밑 陷한 속의 赤白한 肉의 짬이니 바르게 서서 取하며 鍼은 一寸이고 四肢風邪와 癰毒病을 主로 하고 後谿와 함께 主와 客이 되어 서로 應한다.

陽蹻脈

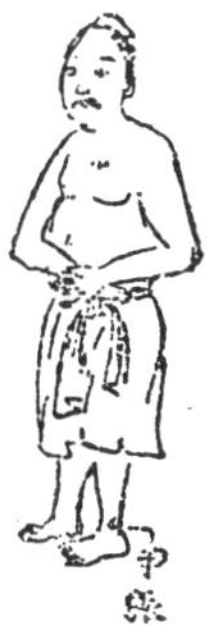

治 病

〔西江月〕 腰背의 屈强과 腿腫이오 惡風으로 自汗하니 頭痛이라. 雷頭 赤目痛은 眉稜이오 手足의 痲攣은 臂冷이라. 吹乳는 耳聾 鼻衄이오 癎癲은 肢節이 煩惜이라. 온몸의 腫滿이 汗頭淋은 申脈에 먼저 鍼하면 應함이 있으리라.

모든 後症을 다스리는데는 반드시 申脈을 爲主로 취하고 다음 應하는 各穴을 取한다. (徐氏)

腰背가 굳어 펴서 쳐다보지 못하는데는 腰兪, 膏肓, 委中(紫脈에 刺하여 出血한다)

肢節이 煩痛하고 牽引하는 腰背痛에는 肩髃, 曲池, 崑崙, 陽陵泉

中風으로 人事 不省에는 百會, 大敦, 印堂, 合谷

中風으로 말 못하는데는 少商, 前頂, 人中, 膻中, 合谷, 瘂門

中風으로 半身이 癱瘓에는 手三里, 腕骨, 合谷, 絶骨, 行間, 風市, 三陵泉

中風偏祜하여 無時로 痛하는데는 絶骨, 太淵, 曲池, 肩髃, 三里, 崑崙

中風으로 四肢가 痲痺하고 不仁한데는 肘髎, 上廉, 魚際, 風市, 膝關, 三陰交

中風으로 手足에 搔痒하여 손으로 물건을 잡지 못한데는 臑會, 腕骨, 合谷, 行間, 風市, 陽陵泉

中風으로 口眼喎斜에는 人中, 合谷, 大淵, 十宣, 童子髎, 頰車(이穴에 一分을 鍼이나 피부를 沿하여 밑을 向해 透하여 左喎는 右를 瀉하고 右喎는 左를 瀉하되 灸는 二七壯)

中風으로 角弓反張 眼目이 어두운데는 百會, 百勞, 合曲, 曲池, 行間, 十宣, 陽陵泉

中風으로 口噤不開와 말을 잘못한데는 地倉(鍼透가 마땅), 頰車, 人中, 合谷

腰脊項背疼痛에는 腎俞, 人中, 肩井, 委中

腰痛이 이러나 그치기가 어려운데는 然谷, 膏盲, 委中, 腎俞

足背에 毒이 생긴것을 發背라 하니 內庭, 俠谿, 行間, 委中

手背에 毒이 생긴 것을 附筋發背라 하니 腋門, 中渚, 合谷, 外關

手臂背에 毒이 생긴것을 附骨疽이라 하니 天府, 曲池, 委中

楊氏治症

背胛生癰에는 委中, 俠谿, 十宣, 曲池, 液門, 內關, 外關

遍體의 疼痛에는 太淵, 三里, 曲池

鬢髭發毒에는 太陽, 申脉, 太谿, 合谷, 外關

項腦攻瘡에는 百勞, 合谷, 申脉, 强間, 委中

頭痛難低에는 申脉, 金門, 承漿

頸項을 돌리기 어려운데는 後谿, 合谷, 承漿

帶 脉

考 穴

臨泣二穴은 胆經이니 定小指 次指外側의 本節中의 筋骨의 縫內를 去한 一寸이니 이곳에 五分을 鍼하고 放水가 피부를 따라 지나가는 一寸이니 四肢病을 主로 다스리고 外關과 함께 主와 客이 되어 서로 應한다.

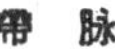

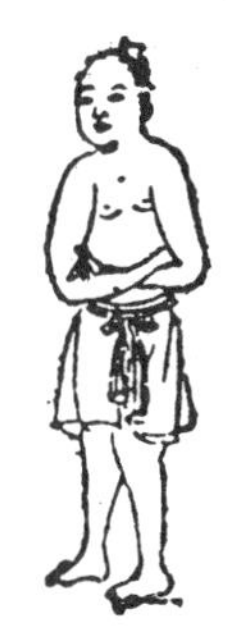

〔西江月〕 手足을 中風으로 들지 못하고 痛痲發熱은 拘攣이라 頭風痛으로 腫은 顋項에 連하고 眼腫의 赤疼은 頭旋이라. 齒痛 耳聾 咽腫이오 浮風 瘙癢은 筋牽이라. 腿痛에 脇脹과 肋肢偏은 臨泣에 鍼할 때 효험이 있으리라.

모든 後症을 다스리는데는 반드시 먼저 臨泣을 爲主로 取하고 다음 應하는 各穴을 取한다. (徐氏)

足跗腫痛이 오래 삭지 않는데는 行間 申脉

手足痲痺로 痒痛을 모르는데는 太衝 曲池 大陵 合谷 三里 中渚

兩足䠶掉로 발거름을 옮기지 못한데는 太衝 崑崙 陽陵泉

兩手䠶掉로 손으로 물건을 쥐어잡지 못한데는 腕骨 合谷 曲澤 中渚

手指拘攣으로 펴고 오무리는데 疼痛을 느끼는데는(手十指의 節을 握拳한 指尖에 小麥大의 炷를 五壯 灸한다) 尺澤 陽谿 中渚 六虎

足指拘攣으로 筋이 緊하여 열지 못하는데는(足十指의 節을 握拳한 指尖에 麥大의 炷를 五壯 灸한다), 丘墟 公孫 陽陵泉

足底發熱은 溼熱이라고도 하니, 湧泉 京骨 合谷

足外踝紅腫은 穿踝風이라고도 하니, 崑崙 丘墟 照海

足跗發熱로 발가락 마디가 痛한데는, 衝陽 俠谿 足十宣

兩手發熱로 五指의 疼痛에는, 陽池 液門 合谷

兩膝의 紅腫 疼痛을 鶴膝風이라 하니, 膝關 行間 風市 陽陵泉

手腕起骨痛을 遶踝風이라고도 하니, 太淵 腕骨 大陸

腰胯疼痛을 寒瘤라 하니, 五樞 委中 三陰交

臂膊痛이 어깨와 등으로 連하는데는, 肩井 曲池 中渚

腿胯의 疼痛을 退叉風이라 하니, 環跳 委中 陽陵泉

白虎歷節風 疼痛에는, 肩井 三里 曲池 委中 合曲 行間 天應(痛處에 强하게 鍼으로 出血시킨다)

走注風遊走로 四肢의 疼痛에는, 天應 曲池 三里 委中

浮風瘙痒에는, 百會 百勞 命門 太陽紫脉 風市 絕骨 水分 氣海 血海 委中 曲池

頭項에 紅腫으로 强痛한데는, 承漿 風池 肩井 風府

腎虛腰痛으로 움직이기가 어려운데는, 腎俞 脊中 委中

閃挫腰痛으로 이러나고 앉기가 어려운데는, 脊中 腰俞 腎俞 委中

諸虛百損으로 四肢가 힘이 없는데는, 百勞 心俞 三里 關元 膏肓

脇下肝積으로 氣塊의 刺痛하는데는, 章門 支溝 中脘 大陵 陽陵泉

楊氏治症

手足拘攣에는, 中渚 尺澤 絕骨 八邪 陽谿 陽陵泉

四肢走注에는, 三里 委中 命門 天應 曲池

膝脛이 痠痛하는데는, 行間 絕骨 太衝 膝根 三里 陽陵泉

腿寒痺痛에는, 肩井 曲池 外關 三里

百節痠痛에는, 魂門 絕骨 命門 外關

陽 維 脉

考　穴

外關二穴은 三焦經이며 손등에서 腕을 去한 二寸이니 骨縫兩筋의 陷한 속이다. 손을 엎어서 취하고 一寸二分을 鍼하며 經絡의 風寒과 피부病을 主治하고 臨泣과 함께 主와 客이 되어 서로 應한다.

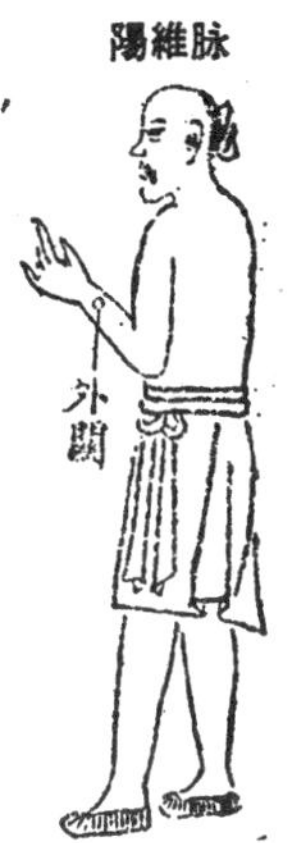

治　病

〔西江月〕 肢節의 腫痛은 무릎이 참고 四肢를 不收함은 頭風이라. 背胯의 안팎의 骨筋을 攻함이오 頭項과 眉稜이 모두 痛이라. 手足의 熱麻는 盜汗이오 破傷跟腫은 睛紅이라 傷寒에 自汗으로 겉을 烘烘함은 外關을 獨會함이 爲重이라.

모든 後症을 다스림에는 반드시 먼저 外關을 爲主로 취하고 다음 應하는 各穴을 취한다. (徐氏)

臂膊의 紅腫으로 肢節이 疼痛한데는, 肘髎 肩髃 腕骨

足內踝의 紅腫을 遶踝風이라 하니 太谿 丘墟 臨泣 崑崙

手指의 節痛으로 펴고 굽히지 못한데는, 陽谷 五虎 腕骨 合谷

足指의 節痛으로 걷지 못한데는, 內庭 太衝 崑崙

五臟의 結熱로 吐血이 끄치지 않는데는, 五臟의 兪穴을 취하여 血會를 아울러 다스림이니 心兪 肺兪 脾兪 肝兪 腎兪 膈兪

六腑의 結熱로 血이 망영스럽게 行하기를 그치지 않은데는, 六腑의 兪穴을 취하여 血會를 아울러 다스림이니 胆兪 胃兪 小腸兪 大腸兪 膀胱兪 三焦兪 膈兪

鼻衄이 끄지지 않음은 血이 妄行함이니, 小澤 心兪 膈兪 湧泉

吐血昏暈로 人事不省에는 肝兪 膈兪 通里 大敦

氣逆으로 虛損하여 吐血이 끄치지 않는데는 膏肓 膈兪 丹田 肝兪

吐血과 衄血이 陽이 陰에 乘하여 血과 熱이 妄行하는데는, 中衝 肝兪 膈兪 三里 三陰交

寒한 血을 또한 吐하고 陰이 陽에 乘함을 心肺의 二經에 嘔血이니, 少商 心兪 神門 肺兪 膈兪 三陰交

舌强으로 말하기가 어렵고 白胎가 생긴데는, 關衝 中衝 承漿 聚泉

重舌로 腫脹하여 熱이 심하여 말하기 어려운데는 十宣 海泉 金津 玉液

口內의 生瘡을 枯曺風이라 하니, 兌端 支溝 承漿 十宣

舌吐 不收를 陽强이라 하니, 湧泉 兌端 小衝 神門

舌縮하여 말하기 어려운데는, 承漿 小商 關衝

項에 瘰癧이 생겨 頸에 核이 이러남을 蟠蛇癧이라 하니, 天井 風池 肘尖 缺盆 十宣

瘰癧이 가슴앞으로 생겨서 腋下로 連한 것을 瓜藤癧이라 하니, 肩井 膻中 大陵 支溝 陽陵泉

左耳에 根腫의 核을 惠袋癧이라 하니, 翳風 後谿 肘尖

右耳에 根腫의 核을 蜂窩癧이라 하니, 翳風 頰車 後谿 合谷

耳根의 紅腫痛은, 合谷 翳風 頰車

頸項의 紅腫이 삭지 않는데는 風府 肩井 承漿

翳膜이 생겨 눈을 뜨기 어려운데는, 晴明 合谷 肝俞 魚尾

風沿爛眼으로 바람을 맞은 찬 눈물이 나는데는, 攢竹 絲竹 二開 小骨空

目風腫痛으로 肉이 상하여 睛을 당기는데는, 和髎 晴明 攢竹 肝俞 委中 合谷 肘尖 照海 列缺 十宣

牙齒와 兩頷의 腫痛은, 人中 合谷 呂細

上片牙痛과 牙關을 열지 못한데는, 太淵 頰車 合谷 呂細

下片牙痛으로 頰項의 紅腫痛은, 陽谿 承漿 頰車 太谿

耳聾으로 痞氣가 疼痛한데는, 聽會 腎俞 三里 翳風

耳內의 鳴 또는 痒 또는 痛하는데는, 客主人 合谷 聽全

〔雷頭風暈〕 嘔吐와 痰涎은 百會 中脘 太淵 風門

〔腎虛頭痛〕 머리가 무거워 들지 못한데는 腎俞 百會 太谿 列缺

〔痰厥頭厥〕 頭目이 昏沉한데는 大敦 肝俞 百會

頭項의 痛을 正頭風이라고 하니 上星 百會 腦空 湧泉 合谷

目의 사나운 赤腫疼에는 攢竹 合谷 迎香

楊氏治症

中風拘攣은 中綽 陽池 曲池 八邪

任 脈

考 穴

列缺의 二穴은 肺經이니 팔목 안쪽 一寸五分에 손을 交叉하여 鹽指가 다하는 곳의 骨間이 이것이다. 鍼은 八分이오 心腹胸脇肋의 五臟病을 主治하고 照海와 함께 主와 客이 되어 서로 應한다.

任 脈

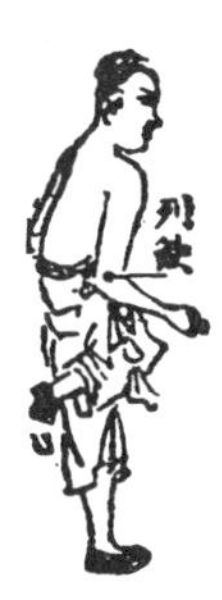

〔西江月〕 痔瘧에 便腫泄痢오 唾紅溺血에 欬痰이라. 牙疼은 喉腫하고 小便이 어려워 心胸腹痛으로 목구멍이 막힘이라. 產後에 強하게 發하면 말을 못하고 腰痛과 血疾로 臍가 寒하니라. 死胎가 不下하니 膈中의 寒은 列缺에 鍼刺하면 乳癰이 多散이라. 모든 後症을 다스림에는 먼저 列缺을 爲主로 취하고 다음 應하는 各穴을 취한다. (徐氏)

鼻流涕臭를 鼻淵이라고 하니, 曲差 上星 百會 風門 迎香

鼻에 瘜肉이 생겨 닫혀서 通하지 않은데는 印堂 迎香 上星 風門

傷風으로 面赤하여 熱하고 頭痛한데는, 通里 曲池 絕骨 合谷

傷風으로 寒을 느껴 기침이 심한데는, 膻中 風門 合谷 風府

傷風으로 四肢에 煩熱하고 頭痛에는, 經渠 曲池 合谷 委中

腹中腸痛으로 下利가 끄치지 않은데는, 內庭 天樞 三陰交

赤白痢疾로 배속이 冷痛한데는, 水道 氣海 外陵 天樞 三陰交 三里

兩乳의 紅腫痛은 少澤 大陵 膻中

乳癰腫痛로 어린이가 젖을 吹하는데는, 膻中 少澤 大敦

腹中寒痛으로 泄瀉가 끝이지 않은데는 天樞 中脘 關元 三陰交

婦血赤痛으로 敗血이 끝이지 않은데는, 肝俞 腎俞 膈俞 三陰交

欬嗽寒痰으로 胸膈이 막혀 痛한데는, 肺俞 膻中 三里

久嗽가 낫지 않아 欬唾과 血痰은, 風門 太淵 膻中

哮喘으로 氣를 促하여 痰氣가 壅盛한데는, 豐隆 俞府 膻中 三里

吼喘으로 胸膈이 急痛한데는 天突 彧中 肺俞 三里

吼喘으로 氣가 가득차서 肺가 벌어져 눕지를 못하는데는, 俞府 風門 太淵 中府 三里 膻中

鼻塞으로 향내를 맡지 못하는데는, 迎香 上星 風門

鼻流淸涕로 腠理가 不密한데는, 神庭 肺俞 大淵 三里

婦人의 血瀝으로 젖이 나오지 않는데는 小澤 太陵 膻中 關衝

乳頭에 瘡이 생긴데는, 大陵 內關 膻中 三里

胸中의 塞痛에는 太陵 內關 膻中 三里

〔五癭等症〕 목에 癭(혹)은 五種의 症이 있으니 一은 石癭이며 돌과 같이 硬하고, 二는 氣癭이니 綿과 같이 軟하고, 三은 血癭이니 赤脉이 실같이 가늘고, 四는 筋癭이니 이에 骨이 없고, 五는 肉癭이니 袋와 같은 모양이라, 이에 이것이 五癭의 形이니라. 扶突 天突 天窻 缺盆 俞府 膺俞(喉上) 膻中 合谷 十宣(出血)

口內의 生瘡으로 穢가 臭하여 가까이 가지를 못하는데는, 十宣 人中 金津 玉液 承漿 合谷

三焦의 極熱로 舌上에 瘡이 생긴데는, 關衝 外關 人中 迎香 金津 玉液 地倉

口氣가 사람을 衝激하여 냄새가 흉하여 가까히 하지 못하는데는, 小衝 通里 人中 十宣 金津 玉液

冒暑大熱로 霍亂과 吐瀉에는, 委中 百勞 中脘 曲池 十宣 三里 合谷

中暑로 自熱하여 小便이 不利할데는, 陰谷 百勞 中脘 委中 氣海 陰陵泉

〔小兒急驚風〕 手足이 搐搦한데는, 印堂 百會 人中 中衝 大敦 大谿 合谷

〔小兒慢痺風〕 目直視, 手足搐, 口吐沫은 大敦 脾俞 百會 上星 人中

〔消瀉等症〕 三消는 그 症이 같이 않으니 消脾, 消中, 消腎이라. 素問에는 胃府가 虛하면 먹어도 飢饉을 충당하지 못하고, 腎臟이 渴이면 百杯의 물을 마셔도 渴症을 免치 못하고, 또 房勞에는 뜻을 두지 않는다 하니 이것으로 三消가 되니라. 이에 土가 燥하니 承渴하여 能히 剋化하지 못하므로 이런 病이 생기니 人中 公孫 脾俞 中脘 關衝 照海(마셔도 渴症이 끄치지 않음을 다스림) 太谿(房勞에 뜻이 없음을 다스림) 三里(먹어도 飢饉함을 다스림)

〔黑痧〕 腹疼, 頭疼, 發熱惡寒, 腰背强痛, 잠을 이루지 못하는데는, 百勞 天府 委中 十宣

〔黑白痧〕 頭疼發汗, 口渴, 大腸泄瀉, 惡寒, 四肢厥冷 등으로 잠을 이루지 못함을 絞腸痧라고도 하니 或은 腸의 우는소리가 배에까지 應함이라 委中 膻中 百會 丹田 大敦 竅陰 十宣

(補註) 痧는 外에서 鬱이 發하는 것이 있기에 內鬱과 區別하는 것입니라)

楊氏治症

血迷血暈는 人中

胸膈痞結은 湧泉 少商 膻中 內關

臍腹疼痛은 膻中 大敦 中府 少澤 太淵 三陰交

心中이 煩悶한데는 陰陵泉 內關

耳內에 매미소리가 나는데는 小衝 聽會 中衝 商陽

鼻에 濁한 콧물이 흐르는데는 上星 內關 列缺 曲池 合谷

傷寒으로 發熱한데는 曲差 內關 列缺 經渠 合谷

陰蹻脉

考　穴

照穴二穴은 腎經이니 발 안쪽 복사뼈 밑의 陷中이며 사람으로 하여금 편안히 앉혀서 양쪽 발바닥을 서로 合하여 취하니 鍼은 一寸二分이고 臟腑의 病을 主로 다스리고 列缺과 함께 主와 客이 되어 서로 應한다.

陰蹻脉

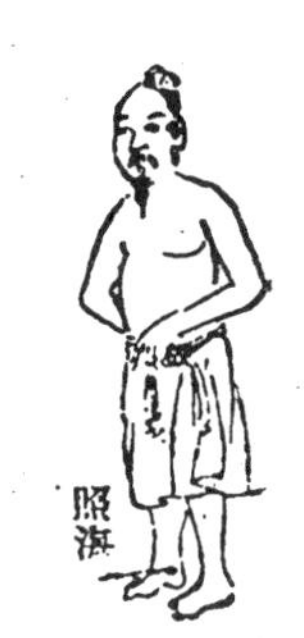

治　病

〔西江月〕 喉塞하여 小便이 淋澁하고 膀胱氣痛은 腸鳴이라. 食黃酒積은 腹臍幷이오 嘔瀉로 翻胃는 便緊이라. 難產으로 昏迷함은 塊가 積함이오 腸風의 下血은 항상 번니로움이라. 膈中의 快한 氣에 氣核侵은 照海에 功이 있음을 반드시 判定하리라.

모든 後症을 다스림에는 반드시 먼저 照海를 爲主로 取하고 다음 應하는 各穴을 취하니라. (徐氏)

小便淋澁으로 通하지 않는데는, 陰陵泉 三陰交 關衝 合谷

小腹이 冷痛하여 小便이 빈번한데는, 氣衝 關元 腎經 三陰交

〔膀胱七疝, 奔脉〕 等症은 大敦 蘭門 丹田 三陰交 湧泉 章門 大陵

〔偏墜水腎〕 腫의 크기가 升같음은 大敦 曲泉 然谷 三陰交 歸來 蘭門 膀胱俞 腎俞(橫紋에 七壯을 灸함이 可하다)

〔亂紋疝氣〕 衝心痛이 發할 때는, 帶脉 湧泉 太谿 大敦

小便에 淋血이 끄치지 않아 陰氣가 痛하는데는, 陰谷 湧泉 三陰交

〔遺精白濁〕 小便이 빈번한데는, 關元 白環俞 太谿 三陰交

〔夜夢鬼交〕 遺精을 禁치 못한데는, 中極 膏肓 心俞 然谷 腎俞

〔婦人難產〕 母心을 掬하는 子가 下하지 않아 胎衣를 벗지 못하는데는,

巨闕 合谷 三陰交 至陰(灸効)

女人의 大便이 通하지 않은데는, 申脈 陰陵泉 三陰交 太谿

〔婦人産後〕 臍腹의 痛과 惡露가 끄치지 않는데는 水分 關元 膏肓 三陰交

〔婦人脾氣〕 血蠱 水蠱 氣蠱 石蠱은 膻中 水分(水를 다스림) 關元 氣海 三里 行間(治血) 公孫(治氣) 內庭(治石) 支溝 三陰交

〔女人血分單腹氣喘〕 下脘 膻中 氣海 三里 行間

〔女人血氣勞捲〕 五心煩熱 肢體皆痛과 頭目昏沉한데는 腎兪 百會 膏肓 曲池 合谷 絕骨

老人이 虛損하여 手足의 轉筋으로 擧動을 하지 못하는데는, 承山 陽陵泉 臨泣 太衝 尺澤 合谷

〔霍亂吐瀉〕 手足이 轉筋한데는, 京骨 三里 承山 曲池 腕骨 尺澤 陽陵泉

〔寒溢脚氣〕 發熱하여 大痛한데는 太衝 委中 三陰交

〔腎虛脚氣〕 紅腫으로 大熱이 不退한데는, 氣衝 太谿 公孫 三陰交 血海 委中

〔乾脚氣〕 膝頭와 內踝 또는 五指의 疼痛에는 膝關 崑崙 絕骨 委中 陽陵泉 三陰交

〔渾身脹滿〕 浮腫에 물이 생기는데는 氣海 三里 曲池 合谷 內庭 行間 三陰交

〔單腹蠱脹〕 氣喘으로 숨을 못쉬는데는 膻中 氣海 水分 三里 行間 三陰交

〔心腹脹大如盆〕 中脘 膻中 水分 三陰交

〔四肢面目浮腫〕 大熱이 물러가지 않은데는 人中 合谷 三里 臨泣 曲池 三陰交

〔婦人虛損形瘦〕 赤白帶下는 百勞 腎兪 關元 三陰交

〔女人子宮久冷〕 受胎를 하지 못하는데는 中極 三陰交 子宮

〔女人經水正行〕 頭暈과 小腹痛에는 三陰交 內庭 合谷

〔室女月水不調〕 臍腹疼痛에는 三陰交 關元

〔婦人難産〕 合谷 三陰交 獨陰

楊氏治症

氣血兩蠱는 行間 關元 水分 公孫 氣海 臨泣
〔五心煩熱〕 內關 湧泉 十宣 大陵 合谷 四花
〔氣攻胸痛〕 通里 大陵
〔心內怔忡〕 心俞 內關 神門
〔咽喉閉塞〕 少商 風池 照海
〔虛陽自脫〕 心俞 然谷 腎俞 中極 三陰交

上 八法은 먼저 主症의 穴을 刺하고 病의 左右上下의 所在에 따라서 모든 應하는 穴을 취하여 循捫과 導引을 거듭하여 按法으로 袪除하드라도 病이 아직도 고치지 않거던 반드시 合穴을 求하여 순조롭게 停鍼으로 氣를 기다림을 要하여 上下로 하여금 서로 接하여 快然하게 고통스러움이 없는 뒤에 出鍼하고 혹은 艾灸를 이용함도 또한 좋으니 臨時로 機變할 수도 있으니 전적으로 鍼에만 拘碍하지 말 것이다.

八法手訣歌

봄과 여름에는 먼저 깊으게 하며 뒤에는 얕게 하고, 가을과 겨울에는 먼저 얄게하고 뒤에 깊으게 하니라. 곳을 따라 按하니 呼吸이 가벼움이오 迎而吸之하여 內關을 찾음이라. 虛를 補하고 實을 瀉함은 公孫이 이것이니 列缺 다음은 마땅히 照海深이라. 臨泣과 外關은 上下가 相和롭고 申脈 後谿에는 金鍼을 利用함이라. 先深後淺에 陰數로 行하니 前三 後二는 이것은 陰을 물리침이오 先淺 後深은 陽數의 法이니 前二 後三은 陽數의 定함이라. 臨泣과 公孫은 腸中의 病이오 脊頭腰背는 申脈攻이라. 照海에는 咽喉와 아울러 小腹이오, 內關으로 行하는 곳은 心疼을 다스림이라. 後谿의 前上은 外肩背오 列缺鍼時에 脈氣通이라. 急按하고 慢提하니 陰氣가 昇하고 急提하고 慢按하니 陽氣가 내림이라. 取陽 取陰은 모두 六數이니 達人이 刺하는 곳엔 神奇로운 功이 있으리라.

鍼灸大成 五卷 끝

臟腑正面圖

關門은 大腸과 小臟의 二腸이 만나는 곳이며 泌는 따로 膀胱中에 滲入하니 이에 溺가 되니라.

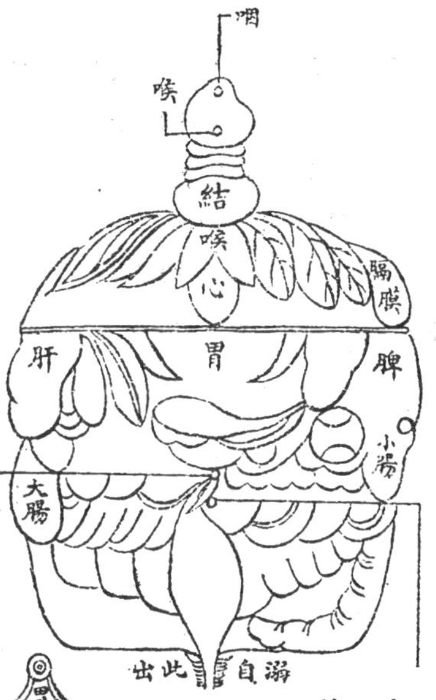

溺自此出

臟腑背面圖

肛腸又名廣腸即肛門也一名魄門大便出處

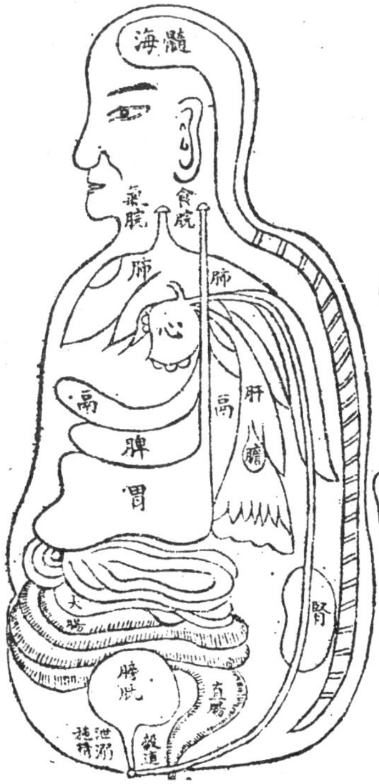

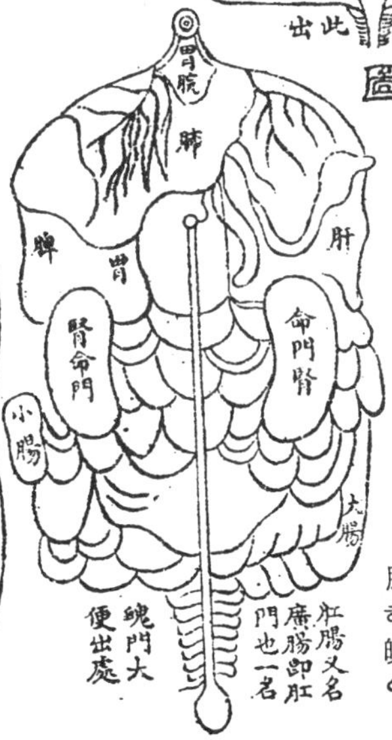

肛腸은 廣腸이라고도 하니 即肛門이라 또한 魄門이라고 하며 大便이 나가는 곳이라.

臟腑總解

〔五臟〕 臟이란 藏이니 心藏은 神, 肺藏은 魄, 肝藏은 魂, 脾藏은 意와 智, 腎藏은 精과 志이므로 五臟이라 한다.

〔六腑〕 腑란 것은 府이니 胆 胃 大腸 三焦 膀胱은 四臟의 濁한 氣를 取하여 傳化한 이름이 府이니 그러므로 六腑라 한다.

五臟은 精을 감추고 瀉하지 않으므로 가득차서 實하지 아니하고, 六腑는 瀉를 나르다 藏하지 못하므로 實해도 가득차지 않는 것이니 水穀이 입에 들면 胃는 實하고 腸은 虛하며 飮食이 下하면 腸이 實하니 胃는 虛하다. 그러므로 實은 滿하지 않는다.

〔肺〕는 무게가 三斤三兩이니 兩六葉 뿐이고, 四垂를 덮은것 같다. 脊의 第三椎에 붙어있고 속에 二十四孔의 行列하고 있어서 모든 臟으로 퍼져 濁한 氣를 맑게하고 五臟을 華蓋한다고 한다.

〔心〕은 무게가 十二兩이니 孔은 七이고 毛는 三이며 形은 피지 않는 연꽃 같으니 肺의 밑鬲의 의에 있어서 脊의 第五椎에 붙어있다.

〔心包絡〕은 心下의 橫膜위의 竪膜밑이니 橫膜과 함께 서로 붙었으니 속이 脂漫한 것은 心이고 밖에 가는 筋膜에 신같은 것이 있어서 心肺로 서로 連한 것은 包絡이다.

〔三焦〕라는 것은 水穀의 道路이오, 氣의 처음과 끝이 되는 곳이다. 上焦는 心下의 胃上에 있어서 그것을 다스리는 膻中에 있으니 양 젖사이의 陷中에 해당하는 것이고, 中焦는 胃의 中脘에 있어서 배꼽위 四寸에 해당하니 그를 다스림은 臍旁에 있고, 下焦는 膀胱위의 짬에 해당하니 그 다스림은 배꼽밑 一寸에 있다.

〔肝〕은 무게가 二斤四兩이고 왼쪽은 三葉이고 바른쪽은 四葉이니 그를 다스림은 왼쪽에 있으며 그 臟이 左右 옆구리 바른편 腎앞에 있어서 胃와 아울러 脊第九椎에 붙었다.

胆은 肝의 短葉間에 있으니 무게가 三兩三銖이고 精汁 三合을 包한다.

〔膈膜〕은 앞은 鳩尾와 가지런하고 뒤는 十一椎와 가지런하니 둘레의 脊에 붙어서 濁氣가 막아서 心肺로 上熏하지 못하게 한다.

〔脾〕는 무게가 二斤三兩이오 廣은 三寸 이리는 五寸이니 太倉을 막아서 脊의 十二椎에 붙었다.

〔胃〕는 무게가 二斤一兩이고 크기가 一尺五寸 지름은 五寸이니 얽어 꾸불어진 것을 피면 기리가 二尺六寸이다.

〔小腸〕은 무게가 二斤十四兩 기리는 三丈二尺이고 左로 감아접기를 十六曲이나 되니 小腸의 上口는 직 胃의 下口와 배꼽위 二寸에 있고 배밑 一寸에 水分穴이면 小腸의 下口가 되니 여기에서 泌의 清濁을 區別하여 水液은 膀胱에 들어가고 찌꺼기는 大腸으로 들어 간다.

〔大腸〕은 무게가 二斤十二兩이고 기리는 三丈一尺, 넓이는 四寸이다. 右로 돌려 十六曲을 쌓아 배꼽의 中心에 해당하니 大腸의 上口는 직 小腸의 下口이다.

〔腎〕은 二枚가 있고 무게는 一斤一兩이니 모양이 石卵같고 色은 黃紫하며 胃밑의 兩旁에 該當하며 脊膂에 들어가 脊의 十四椎에 붙으니 앞은 배꼽과 平平한 것 같다.

〔膀胱〕은 무게가 九兩二銖, 넓이는 九寸이고, 腎밑의 大腸의 앞쪽에 있으니 膀胱의 위짝은 즉 小腸의 下口이다. 水液이 여거로 滲入한다.

〔膂骨〕은 二十一節이고 穴을 취하는 방법은 平하게 한 肩으로서 大椎가 되니 즉 百勞穴이다.

臟腑十二經穴起止歌

手太陰 肺經은 小商과 中府에서 이러나고, 大腸經은 商陽과 迎香이 二이라. 定胃의 頭維 厲兌가 三이오, 脾部는 隱白과 大包가 四라 手心은 極泉에 小衝來오, 小腸의 少澤에 聽宮去라. 膀胱은 清明한 至陰間이오, 腎經의 湧泉은 俞府의 자리라. 心包絡은 天池中衝隨오, 三焦의 關衝은 耳門에 이어짐이라. 胆家의 童子髎가 竅陰이오, 厥肝은 大敦 期門至라. 十二經穴의 始終歌

를 學者는 肺腑를 노래 지은 것이니 銘念하여라.

肺 臟 解

內經에 말하기를 「肺라는 것은 서로 傳하는 官이니 節候에 따라 다스림이라」 하고 肺란 氣의 本이고 魄의 곳이니 그 華는 毛에 있고 그 充은 피부에 있으며 陽中의 太陰이 되어서 가을에 氣가 通한다 하고, 西方의 白色이 肺로 通하여 들어와 鼻에 竅를 열고 肺에 精을 가둔다. 그러므로 病이 어깨에 있으며 그 맛은 辛하고, 그 類는 金이고, 그 畜은 馬이고, 그 穀은 稱이고, 그는 四時에 應하여서는 위의 太白星이 되니 이것으로 病이 皮毛에 있음을 알며, 그 音은 商이고, 그 數는 九이고, 그 냄새는 누린내며, 그 液은 눈물이라 하고, 西方에는 燥함이 생기니 燥는 金을 낳고, 金은 辛을 낳고, 辛은 肺를 낳으며, 肺는 皮毛를 낳고, 皮毛는 腎을 낳고, 肺는 코를 主로하며 그는 하늘은 燥함이 있고 땅에는 金됨이 있고, 몸에는 皮毛가 됨이 있으며 臟에는 肺가 됨이 있고, 소리에는 울음이 있으며, 기침으로 變動하는 것도 있으며 뜻은 근심이 되는 것도 있으니 근심이 肺를 傷하고 즐거움이 근심을 이기며 熱이 皮毛를 傷하고, 寒이 熱을 이기며, 辛이 皮毛를 傷하고, 苦가 辛을 이긴다고 하였다.

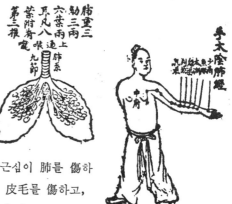

肺臟圖

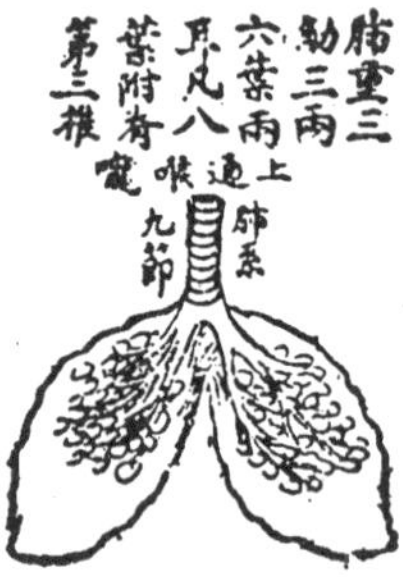

手太陰肺經

手太陰肺經穴歌

醫學入門

手太陰肺의 十一穴은 中府 雲門 天府訣이오, 俠白 尺澤 孔最存이니 列缺

經渠 太淵涉며, 魚際 小商은 如韭葉이라.(左右로 二十二穴)

이 手太陰肺經은 中府에서 일어나서 少商에 이르러 끄치니 少商 魚際 太淵 經渠 尺澤은 더부러 井榮俞經合을 取한다. 脉이 中焦에서 일어나서 밑으로 大腸에 絡하고 胃口를 돌아서 위로 膈은 肺에 屬하고 肺系를 따라 옆의 겨드랑 밑으로 出하여 臑內로 行해 小陰인 心主의 앞을 돌아 肘中으로 下하여 臂內의 上骨下廉을 돌아서 寸口인 魚際로 入하여 魚際를 돌아 大指의 끝을 出하고 그 支脉은 팔목뒤의 列缺穴을 따라 바로 次指內廉에 出하여 그 끝을 나오는 手陽明과 交한다. 氣는 많으나 血은 적고 寅時에 이것이 注하니 辛金의 臟이다. 脉은 右寸에 있다. 實하면 脉實이니 熱이 上하니 氣粗함과 겸하여 鼻壅은 반드시 辛冷을 瀉할 게이고 虛하면 脉虛하니 少氣에 息이 不足하여 低微한 것은 모름지기 酸熱로 補한다. 橘甘한 痰氣를 내루는 神方이오 薑陳은 嗽의 氣를 去하는 聖藥이다. 七情 鬱結이 喘으로 因한데는 沉香, 烏藥, 蔘梹이오. 胸痞의 喘急으로 痛을 걷움은 半夏, 苽蔞, 桔梗이다. 鼻塞이 通하지 않은데는 丸荆穗, 證茄, 薄荷오. 鼻淵이 끄치지 못한대는 龍惱末, 蒼, 芷, 辛夷라. 百花는 紅痰을 물리쳐 버리고 二母는 熱嗽를 偏除라 黃蓮과 赤伏, 阿膠는 心大를 놀리며 肺臟을 맑게하고, 訶子 杏仁 通草는 久嗽를 利롭게 하니 목에서 소리가 나온다. 疼痛의 流注가 痰飮으로 因하는데는 辛夏를 朴硝에 倍하고 癮疹痒痛이 風熱로 된데는 苦蔘을 皂夾에 조금하고 咽喉에 熱壅은 鷄蘇 荆芥 防風에 蔘牛 甘草와 哮嗽齁齁는 兎苓蟬蛻杏除尖에 砒霜을 少入하고 酒疸을 삭히는데는 輕粉 硫黃이고, 鼻痔를 去함에는 白礬甘遂라. 白砒霜은 性情이 實로 重하나 豆鼓가 들면 呴喘을 偏治하고, 百草霜은 氣味는 비록 가벼우나 海鹽에 和하면 도리어 舌腫을 삭히니라. 甜한 葶藶은 肺癰을 잘 다스리고 苦한 熊胆은 腸痔에 塞塗니라. 瓊玉膏는 嗽를 다스려 元氣를 調하고 流金丹은 痰을 맑게하고 火를 내루니라. 人蔘은 大劑가 아니면 不補니 적으면 凝滯하고 크면 流通하며, 黃芩은 枯薄이 아니면 不瀉니 가늘면 腸을 凉하고 枯하면 淸金이라. 升麻와 白莊는 東垣이 會云報使오, 葱白과 麻黃은 仲景이 항상 經을 끝이 사용함이라. 紫苑五味는 능히 歛하게 補함이오 桑白과 防風은 實開通이라. 寒熱과 溫凉은 名方을 골루어 판단하고, 輕하고 重하고 緩하며 急한 것은 指下로 상세히 밝혀라. 다시 一字의 秘訣을 參考하면 價値가 千金보다도 무거움이오 具中의 취지를 會得하면 草木總皆空이라.

〔導引本經〕 肺는 五臟의 華蓋라 하니 聲音이 따라 나오는 곳이오 피부가 힘을 입어 潤澤한 것이어늘 사람은 오직 七情으로 內傷하고 六淫으로 外感하여 呼吸이 不定하게 出入일세. 肺金이 이로서 맑지 않으니라. 그러나 金이 맑으려면 반드시 먼저 숨을 고루는 것이니 息을 조절하면 患는 생기지 아니하고 心火가 自靜하여 一者는 下着하여 安心하고, 二者는 中體를 寬하고, 三者는 想氣가 毛孔에 치우쳐 出入하여 支障없이 通用이러니 그 心은 詳細하여 숨으로 하여금 微微하게 하니 이것이야말로 옳은 息이 되니라.

대개 息은 心을 따라 일어나 心은 고요하게 숨을 조절하니 息息歸根이 金丹의 母니라. 心印經에는「回風混合이면 百日通靈이다」하고 內經에는「秋三月은 이것을 平하게 쓰이니 天의 氣가 急하고, 地의 氣가 밝음이라. 밤잠을 일찍 깨어 일어나서 닭과 함께 모두 興하여 志로 하여금 安寧하게 하여 秋形은 緩이라」하니 神氣를 收斂하여 秋氣로 하여금 平하게 하고 그 志가 밖에는 없어서 肺氣로 하여금 淸하게 하라. 거슬리면 肺를 傷하니라 만약에 瓜果를 먹은 것이 過하거던 微利하게 一行하고 조용히 二日을 休息하여 薤白粥에 羊腎을 加하여 空心에 補하고 羊腎이 없을 것 같으면 돼지의 腰로서 代하면 補劑를 복용함에 이기니라. 가을은 발은 溫하게 머리는 冷하게함이 마땅하니 그 때가 淸肅한 氣는 몸과 함께 收斂함이오 夏至以來로 陰氣가 점점 旺하니 袵席을 엷게하여 壽基를 북돋우게 하라. 그것이 혹은 여름에 暑에 傷함이면 가을에 이르러 痎瘧을 發하게 하니라. 陽이 上하고 陰이 下하면 交爭하여 熱함이니 寒과 熱이 서로 다툼이 모두 肺에 病을 언음이니라. 두 少陽脉이 微弦할 것 같으면 즉 이것은 여름에 生冷을 먹어서 滯가 쌓여 가운데 머물다가 가을에 이르러 痢疾로 變하게 됨이오. 足陽明太陰이 濡가 微弦하고 緊할것 같으면 이는 時에 反하는 脉이니 病은 危急하여 두려움이라. 그러나 가을은 毫毛같은 것이 마땅하니 治法은 뒤와 앞에 祥明하니라. 素問에는 가을에 溼에 傷하면 겨울에 欬嗽가 생김인나 하고, 純陽歸空秘法

에는「坐臥면 항상 噤口가 行住하고 呼吸調息에는 音聲을 一定하게 하라 甘津과 玉液을 빈번히 삼킴이 肺를 潤하게 아니함이 없어서 邪火로 하여금 내리고 肺金을 맑게 한다」고 하였다.

考正穴法

〔中府〕 雲門밑으로 一寸六分이니 乳上의 三肋間에 脉의 움직임이 손에 應하는 陷中이라 去中을 行함이 各六寸이니 肺의 募이고 手足太陰의 二脉을 만난다. 三分을 鍼하며 五呼를 머물고 灸는 五壯이다 腹脹, 四肢의 腫, 食不下, 喘氣胸滿, 肩背痛, 嘔啘欬逆 上氣, 肺系急, 肺寒熱, 胸悚悚, 胆熱, 嘔逆, 欬唾濁涕, 風汗出, 皮痛面腫, 少氣不得臥, 傷寒胸中熱, 飛尸遁疰, 癭瘤을 主治한다.

〔雲門〕 巨骨밑 氣戶傍에서 二寸인 陷中이니 動脉이 손에 應하여 팔뚝을 들어 취하고 胸中行을 去함이 各六寸이다. 素問의 註에는 七分을 鍼한다 하고, 銅人에는 鍼은 三分 灸는 五壯이라고 하였다. 傷寒으로 四肢에 熱이 끄치지 않은 것과 欬逆으로 喘하여 숨을 쉬지 못함과 胸脇短氣, 氣上衝心, 胸中煩, 滿脇徹背痛, 喉痺, 肩痛, 臂不擧, 癭氣를 主治한다.

〔天府〕 腋下로 三寸이고 肘腕위로 五寸인 動脉中이니 鼻尖에 먹을 찍어 팔을 들어 닿는 곳이 이 穴이라. 禁灸穴이니 鍼은 四分을 하고 七呼를 머물으니 暴痺, 口鼻, 衄血, 中風邪, 目眩遠視䀮䀮, 泣出喜忘, 飛尸惡疰, 鬼語喘息, 寒熱瘧, 癭氣를 主治한다.

〔夾白〕 天府밑 肘를 去한 五寸의 動脉中이니 鍼은 三分 灸는 五壯이며 心痛, 短氣, 乾嘔逆, 煩滿을 主로 다스린다.

〔尺澤〕 肘中의 約紋위 動脉이니 肘를 굽혀 横紋의 筋骨이 陷한 속이라. 手太陰肺脉이 들어왔어 合水가 되는 곳이다. 肺가 實하여 瀉함에는 三分를 鍼하여 三呼를 머물고 灸는 五壯이다. 肩臂痛, 汗出, 中風小便數, 善嚏悲哭, 寒熱風痺, 臑肘攣, 手臂不擧, 咽痺, 上氣, 嘔吐口乾, 欬嗽, 唾濁, 痎瘧, 四肢腹腫, 心疼臂寒, 短氣, 肺膨脹, 心煩悶, 少氣, 勞熱喘滿, 腰脊强

痛, 小兒慢驚風을 主로 다스린다.

〔孔最〕 팔목에서 위로 七寸을 去한 곳을 取하니 灸는 五壯 鍼은 三分이며 熱痛汗不出, 欬逆, 肘臂의 厥痛으로 屈伸하기 어렵고 손을 못들며 손가락으로 물건을 잡지 못하고, 吐血, 失音, 咽腫, 頭痛등을 主로 다스린다.

〔列缺〕 手太陰絡이 따로 陽明에 走하여 腕側上을 一寸半을 去한 곳이니 兩손으로서 交叉하여 食指가 다하는 곳의 兩筋骨의 罅中이니 鍼은 二分을 하며 五呼를 머물고, 瀉에는 五吸이며 灸는 七壯이니 偏風, 口面喎斜, 手腕無力, 半身不收, 掌不熱, 口噤不開, 寒熱瘧, 嘔沫欬嗽, 善笑, 縱脣口, 健忘, 溺血精出, 陰莖痛, 小便熱, 癎驚妄見, 面目四肢의 癰腫, 肩痺, 胸背寒慄, 少氣不足, 尸厥, 寒熱, 兩手而瞀則胸背執 汗出 四肢暴腫하고, 虛하면 등과 가슴에 寒慄하고 少氣하여 息이 不足한데 主治한다. 素問에는 實이면 손의 掌熱이 날카로우니 瀉하고 虛이면 하품을 한즉 大小便이 자즈니 補하라」고 하였다. 바로 行하는 것을 經을 말하는 것이고 旁出하는 것을 絡을 말함이니 手太陰의 支는 팔목 뒤를 따라 바로 次指의 內廉을 나와서 그 끝을 나오는 것이 列缺이다. 太陰이 되어 따로 陽明의 絡을 走하는 길이니 사람이 혹시 寸關尺 三部에 脉이 있는 것이 보이지 아니하고 列缺에서 陽谿까지 脉이 보이는 것을 俗으로 反關脉이라 말하니 이것 經脉이 虛하고 絡脉이 滿한 것이다. 千金翼에는 陽脉이 거슬리면 도리어 寸口의 크기가 三倍라 하니 哀惜하게 叔和도 오히려 미치지 못하였거늘 하물며 高陽이 이룰수 있으리.

〔經渠〕 寸口는 動脉의 陷中이니 肺脉이 있는 곳은 經이 된다. 金鍼 二分을 鍼入하여 三呼를 머물고 灸하면 밝은 精神을 傷한다. 瘧寒熱, 胸背均急, 胸滿膨, 喉痺, 掌中熱, 欬逆上氣, 傷寒으로 된 熱病으로 땀을 내지 못하고, 暴痺喘促, 心痛咆吐를 主로 다스린다.

〔太淵〕(一名은 大泉) 手의 掌後에 橫紋頭의 動脉中이니 肺脉이 注하는 곳이다. 俞土가 되니 肺가 虛하면 補한다. 難經에는 「脉會太淵이라」하고, 疏에는 「脉病은 이것을 다스린다」하니 平旦 寅時에 氣血이 이것에 처음으로 따르므로 寸口라는 것은 脉이 많이 모이는 곳이고 手太陰은 動脉이니라. 灸

는 三壯이고 鍼은 二分에 三呼을 머물며 胸痺, 逆氣善噦嘔, 食水欬嗽, 煩悶不得眠, 肺脹膨, 臂內廉痛, 目生白翳, 眼痛赤, 乍寒乍熱, 缺盆中引痛, 掌中熱, 數欠, 肩背痛, 寒喘不得息, 噫氣上逆心痛, 脉濇, 欬血, 嘔血, 振寒, 咽乾, 狂言口䘏, 溺色變, 卒遺失無度를 主로 다스린다.

〔**魚際**〕 手의 本節뒤의 안쪽 白肉짬의 陷中이니 또는 散脉한 속이라고도 하며 肺脉이 溜하는 곳이므로 滎火가 되니 鍼은 二分하여 二呼를 머물고 禁灸이다. 酒病, 惡風寒, 虛熱, 舌上黃, 身熱頭痛, 欬嗽噦, 傷寒汗不出, 痺走胸背痛不得息, 目眩心煩, 少氣, 腹痛, 不下息, 肘攣肢滿, 喉中乾燥, 寒慄鼓頷, 欬引尻痛, 溺出, 嘔血, 心痺, 悲恐, 乳癰을 主로 다스리니 東垣은「胃氣가 下溜하여 五臟의 氣가 허트러짐이 모두 肺에 있는 것은 手太陰의 魚際와 小陰俞를 取하라」고 하였다.

〔**少商**〕 大指의 안쪽 爪甲角을 韭葉같이 去한 곳이니 肺脉의 出하는 바가 井木이 된다. 三陵鍼으로 刺함이 마땅하니 조금 出血하여 모든 臟熱을 모아 泄하니 灸는 마땅하지 않다. 頷腫喉閉, 煩心善噦, 心下滿, 汗出而寒, 欬逆, 痎瘧振寒, 腹滿唾沫, 脣乾引飲, 喉中鳴, 食不下膨脹, 手攣, 指痛掌熱, 寒慄鼓頷, 小兒乳蛾를 主로 다스린다. ○唐나라 刺史에 成君綽이 갑자기 턱에 腫의 크기가 升같아서 목구멍속이 막혀서 물과 곡식알을 三日이나 내리지 못하더니 甄權이 三陵鍼으로 刺하여서 조금 出血하였더니 바로 나마지더니

手陽明大腸經

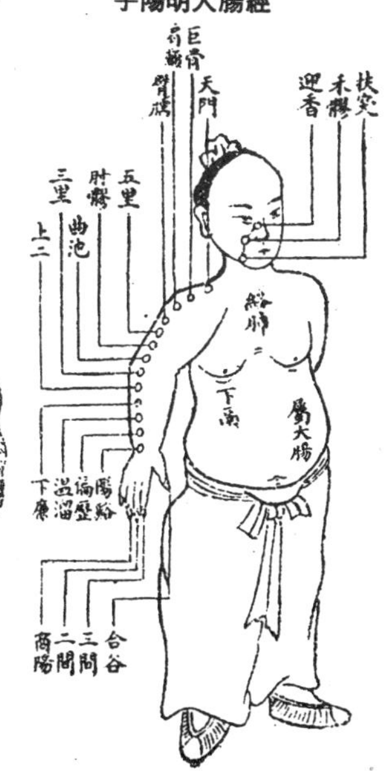

大腸腑圖

大腸의 무게는 二觔十二兩이며 길이는 三丈一尺이고 廣은 四寸, 直經은 一寸이라 臍에 當하여 右로 돌아 十六曲을 겹쳐 쌓으니 곡식 一斗와 물 七升半을 간운다.

大腸의 上口는 직 小腸의 下口이다.

大腸밑은 直腸에 接하고 直腸밑은 肛門이 되니 穀道이다.

大腸下接直腸 直腸下爲肛門 穀道也

臟熱을 瀉하였다. 素門의 註에는 一呼를 머문다 하고 明堂에는 灸三壯이라 하고 甲乙經에는 一壯을 灸한다 하였다.

大臟腑解

內經에 말하기를 「大腸이라는 것은 傳道하는 官이니 變化하여 나온다 하고, 또 大腸을 白腸이라고도 한다」 하였다.

手陽明大腸經穴歌

手陽明穴은 商陽에서 이러나서 二間 三間 合谷에 藏하니 陽谿 偏歷은 溫溜長이라. 下廉 上廉 手三里 曲池 肘髎가 五里近이니 臂臑 肩髃는 巨骨에 當하니다. 天鼎 扶突은 禾髎에 接이니 鼻旁五分號迎香이라. (左右四十穴)

이 一經은 商陽에서 이러나 迎香에 끝나니 商陽 二間 三間 合谷 陽谿 曲池와 더부러 井滎兪原經合을 取하니 그 脈이 大指 次指의 끝에서 이러나서 指의 上廉을 돌아 合谷의 兩骨사이로 나와 위로 兩筋의 속으로 들어가고 臂의 上廉을 돌아 肘의 外廉에 入하여 위로 臑外前廉을 돌아서 어깨에 上하여 髃骨의 前廉에 나와서 위의 柱骨의 會에 出하여 上下의 缺盆에 入하며 肺에 絡하며 밑의 膈은 大腸에 屬하고 그 支는 缺盆을 따라 頸으로 上하며 顱를 뚫어서 下齒의 縫中에 入하고 곁의 입으로 돌아 나와서 人中에서 左는 右, 右는 左와 交하여 鼻孔곁을 上하여 禾髎를 거처 迎香에 終하여 足陽明에 交한다. 이 經은 氣血이 모두 많고 卯時에 氣血이 이것에 注하며 手太陰을 받아 交하니 庚金의 腑이고 脉은 右寸이 詳細하다. 實이면 脉도 實이니 熱로 傷하여 腸이 가득차서 通하지 않는 것은 辛溫하게 瀉함이 좋으며, 虛이면 脉도 虛하니 傷寒으로 腸鳳泄痛은 반드시 酸凉하게 補한다. 黃連을 따라 酒毒을 풀고 厚朴을 炒하니 붉은 便을 그치며 腸風은 川烏 荆芥가 妙하고 臟毒에는 卷栢과 黃芪가 신기하다. 痢中에 六神丸을 調하면 잘 調하여지고 帶下에 百中散은 可히 끄치며 끄쳐지니 腸을 潤하여 막힌 것을 通하게 하는데는 麻仁丸이 과연 신효함이 있으니 滯를 行하게 하고 굳은 것을 밀어내는 데는 六磨湯이 어찌 신기스러운 功이 없을까. 痔瘡熱痛은 惱麝를 갈아서 蝸牛에 넣으나 胆은 어름에 갈아 井水로 붙여라. 痢疾腹痛의 薑茶煎은 出坡仙을 다스리고 梅蜜飮은 方書의 父에 오르니라. 腸內에 癰이 생긴데는 返魂湯을 적당하게 加減하고 十宜散을 알맞게 增減하라. 일찍 들기에 돌을 먹고 물을 마시드라도 可히 腸은 饌을 충분하게 지음이오, 소나무를 餌로하고 柏을 먹드라도 또한 맑게 이루는 腑의 方이라 이것으로 飢한 者를 다스림에는 珍貴로운 떡에 있음이 아니니 腸을 調한다는 것은 번거롭게 무슨 다를 術일까 잘 窮理하여 陰陽의 속에 鍼하면 스스로 특수한 효험을 걷우리라

考正穴法

〔**商陽**〕(一名 絕陽) 손의 大指와 次指의 안쪽 瓜甲角을 韭葉같이 去한 곳이며 手陽明 大腸脉이 나오는 곳이 井金이 되니 銅人에는「灸三壯 鍼은 一分하고 一呼를 머무른다」하였다. 胸中氣滿, 喘欬支腫, 熱病汗不出, 耳鳴聾, 寒熱痎瘧, 口乾頤頷腫, 齒痛, 惡寒, 肩背急相引, 缺盆中痛, 目青盲을 主로 다스리니 灸는 三壯이나 左는 右를 取하고 右는 左를 취하면 밥 지을 시간에 낫는다.

〔**二間**〕(一名 間谷) 食指의 本節안쪽 陷中이니 手陽明 大腸脉의 溜하는바가 滎水가 되니 大腸이 實이면 瀉해야 하니 銅人에「鍼은 三分을 하여 六呼를 머물고 灸는 三壯이라」하였다. 喉痺. 頷腫, 肩背痛振寒, 鼻鼽, 衄血, 多驚, 齒痛, 目黃口乾, 口喎, 急食不通, 傷寒水結등을 主로 다스린다.

〔**三間**〕(一名 小谷) 食指의 本節後 안쪽 陷中이니 手陽明 大腸脉이 注하는바가 兪木이 되니 銅人에 鍼은 三分을 하여 三呼를 留하고 灸는 三壯이라 한다. 喉痺, 咽中始梗, 下齒齲痛, 嗜臥, 胸腹滿, 腸鳴洞泄, 寒熱瘧, 脣焦口乾, 氣喘, 目眥急頸, 吐舌戾頸, 喜驚多唾, 急食不通, 傷寒氣熱, 身寒, 結水를 主로 다스린다. 東垣은「氣가 臂에 있으면 먼저 血을 去하고 뒤에 脉을 取하여 手陽明의 滎兪인 二間과 三間을 깊으게 취한다」고 하였다.

〔合谷〕(一名 虎口) 손의 大指와 次指의 岐骨사이의 陷中이니 手陽明 大腸脉이 過하는 곳이 原이 되니 虛實에 모두 뽑으며 銅人에 鍼은 三分에 六呼를 머물고 灸는 三壯이라 한다. 傷寒大渴, 脈浮在表, 發熱惡寒, 頭痛脊强, 無汗寒熱瘧, 鼻衄不止, 熱病汗不出, 目視不明, 生白翳, 頭痛, 下齒齲, 耳聾, 喉痺, 面腫, 脣吻不收, 瘖不能言, 口噤不開, 偏風風疹痂疥, 偏正頭痛, 腰脊內引痛, 小兒單乳蛾를 主로 다스린다. 按하기를 合谷은 婦人姙娠에 瀉함에 좋고, 補하여서 안되며 補하면 落胎하니 상세한 것은 足太陰脾經의 三陰交를 보아라.

〔陽谿〕(一名 中魁) 腕中 윗쪽 兩筋間의 陷中이니 手陽明 大腸脉의 行하는 바이며 經火가 됨이라. 銅人에는 鍼은 三分에 七呼를 머물고 灸는 三壯이다. 狂犬喜笑, 見鬼, 熱病煩心, 目風赤爛有翳, 厥逆頭痛, 胸滿不得息, 寒熱瘧疾, 寒嗽嘔沫, 喉痺, 耳鳴耳聾, 驚掣, 肘臂不擧, 痂疥를 主로 다스린다

〔偏歷〕 腕中뒤 三寸이니 手陽明絡脉이 따로 大陰에 走함이라. 銅人에는 鍼은 三分에 七呼를 머물고 明下에는 灸는 五壯이라 한다. 肩膊肘腕痠痛, 瞇目睆睆, 齒痛, 鼻衄, 寒熱瘧, 癲疾多言, 咽喉乾, 喉痺, 耳鳴, 風汗不出, 利小便을 主로 다스린다. 實하면 齲와 聾이니 瀉하게 하고, 虛하면 齒寒, 痺鬲이니 補하게 해야한다.

〔溫溜〕(一名 逆注 또는 池頭) 腕後大士는 五寸이고 小士는 六寸이니 明堂에는 腕後五寸과 六寸間에 있다하고, 銅人에는 鍼은 三分 灸는 三壯이라 하니 腸鳴腹痛, 傷寒, 噦逆, 噫, 鬲中氣閉, 寒熱頭痛, 喜笑, 狂言見鬼, 吐涎沫, 風逆, 四肢腫, 吐舌, 口舌痛, 喉痺를 主로 다스린다.

〔下廉〕 補骨밑 上廉을 去한 一寸인 補肋속을 밖앝과 區分한 곳이니 銅人에는 斜鍼을 五分하고 五呼를 머물며 灸는 三壯이라 한다. 主로 飱泄, 勞瘵, 小腸滿, 小便黃, 便血, 狂言, 偏風, 熱風, 冷痺不遂, 風溼痺, 小腸氣不足, 面無顔色, 痃癖, 腹痛이 칼로 찌른듯하여 痛을 참기 어려운데, 腹脇痛滿, 狂走, 俠臍痛, 食不化, 喘息不能行, 脣乾涎出, 乳癰을 다스린다.

〔上廉〕 三里밑 一寸이니 그 나누어짐이 홀로 陽明의 모임밖을 抵하니 銅人에는 斜鍼을 五分에 五呼를 머물고 灸는 五壯이라 하였다. 小便難赤黃,

腸鳴胸痛, 偏風, 半身不遂, 骨髓冷, 手足不仁, 喘息, 大腸氣, 腦風頭痛을 主로 다스린다.

〔三里〕(一名은 手三里) 曲池밑 二寸을 눌러 肉이 뾰족이 이러나는 그 肉의 끝이니 銅人에는 灸는 三壯이고 鍼은 二分이라 하였다. 霍亂, 遺失, 失音氣齒痛, 頰頷腫, 瘰癧, 手臂不仁, 肘攣不伸, 中風口僻, 手足不隨를 主로 다스린다.

〔曲池〕 肘바깥 補骨을 굽혀 肘의 橫紋頭의 陷中이니 손아귀로서 가슴을 取하고, 手陽明 大腸脉이 入하는 곳이니 合土가 되며 素問의 註에는「鍼은 五分에 七呼를 머물고」銅人에는 七分을 鍼하여 氣를 얻거던 먼저 瀉하고 뒤에 補하며 灸는 三壯이라 하고 明堂에는 하루에 灸를 七壯에서 二百壯까지 하고 十餘日에 멈추어 다시 灸를 二百壯하여 끄친다 하였다. 繞踝風, 手臂紅腫, 肘中痛, 偏風半身不遂, 惡風邪氣, 泣出喜忘, 風癮癧, 喉痺不能言, 胸中煩滿, 臂膊疼痛, 筋緩捉物不得, 挽弓不開, 屈伸難, 風痺, 肘細無力, 傷寒餘熱不盡, 皮膚乾躁, 瘛瘲, 癲疾, 擧體疼癢如蟲嚙, 皮脫作瘡, 皮膚痂疥, 婦人經脉不通을 主로 다스린다.

〔肘髎〕 大骨의 外廉陷中이니 銅人에 灸는 三壯이고 鍼은 三分이라 하였다. 風勞, 嗜臥, 肘節風痺, 臂痛不擧, 屈伸攣急, 麻木不仁을 主로 다스린다

〔五里〕 肘上으로 向해 三寸을 行하여 大脉中央속이니 銅人엔 灸는 十壯이라 하고 素問에는 鍼은 크게 禁한다 하였다. 風勞, 驚恐吐血, 欬嗽, 肘臂痛, 嗜臥, 四肢不得動, 心下脹滿, 上氣, 身黃, 時有微熱, 瘰癧, 目視䀮䀮痎瘧을 主로 다스린다.

〔臂臑〕 肘上七寸인 䐃肉의 끝이니 肩髃밑 一寸인 兩筋과 兩骨의 罅陷한 속이다. 臂을 들어 취하니 手陽明絡이 手足太陽 陽維의 모이는 곳이다. 銅人에는 灸는 三壯이고 鍼은 三壯이라 하고 明堂에는 灸는 마땅하나 鍼은 마땅하지 않으니 하루에 灸를 八壯에서 二百壯까지이고 만약에 鍼이면 三五分을 넘으면 안된다고 하였다. 寒熱, 臂痛不得擧, 瘰癧, 頸項拘急을 主治한다.

〔肩髃〕(一名은 中肩) 肩端 兩骨의 陷中을 擧臂하여 取하면 빈곳이 있으니 手陽明 陽蹻의 모임이다. 銅人이 灸는 七壯에서 二七壯까지 하여 정도에

따라서 差를 두고 만약에 偏風에 灸는 七七壯을 灸하나 많이 灸함은 마땅하지 않다하니 손과 팔이 가는데는 두려우나 만약에 風病으로 筋骨에 힘이 없어 오래동안 낫지 않는데는 灸가 細한것을 두려워할 필요가 없고 刺하면 바로 어깨와 팔의 熱氣를 泄한다. 明堂에는 鍼八分에 三呼를 머물으며 瀉하는데는 五呼이다. 灸가 미치지 않은데는 鍼을 하니 손을 平하게 그 穴을 取하여 七壯에서 二七壯까지 더한다 하고 素問의 註에는 針은 一寸이고 灸는 五壯이나 또 鍼六分에 六呼를 머문다 한다. 中風, 手足不隨, 偏風, 風痪, 風痿, 風病, 半身不遂, 熱風, 肩中熱, 頭不可面顧, 有臂痛, 臂無力, 手不能回, 風熱癮疹, 顏色枯焦, 勞氣泄精, 傷寒熱不已, 四肢熱, 諸癭氣를 主로 다스린다. 唐나라 魯州땅의 刺吏 庫狄嶔이 風痺로 활을 당기지 못하거늘 甄權이 肩髃에 鍼하니 鍼이 나아간즉 바로 쏘게 되었다고 하였다.

〔**巨骨**〕 어깨끝의 볼록한데서 上行하는 兩骨의 陷中에 位置함이니 手陽明陽蹻의 모임이다. 銅人에는 灸는 五壯 鍼은 一寸半이다 하고, 明堂에는 灸三壯에서 七壯까지라 하고, 素問의 註에는 鍼은 禁하고 있으니 鍼이면 밥지을때 쯤까지 倒懸하였다가 이에 氣를 얻으면 下鍼하되 四分을 鍼하고 瀉하게 하나 補하지는 아니할 것이며 鍼出에 비로소 바로 눕게 된다하고, 明堂에는 三壯을 灸한다 하였다. 驚癎, 破心吐血, 臂膊痛, 胸中有瘀血, 肩臂不得屈伸을 主로 다스린다.

〔**天鼎**〕 목의 缺盆위이니 바로 扶突 뒤 一寸이다. 素問의 註에는 四分을 鍼한다 하고, 銅人에는 灸는 三壯 鍼은 三分이라 하고, 明堂에는 七壯을 灸한다 하였다. 暴瘖, 氣哽, 喉痺, 嗌腫不得息, 飮食不下, 喉中鳴을 主로 다스린다.

〔**扶突**〕(一名은 水穴) 氣舍위 一寸五分이며 목있는데 該當하니 曲頰밑 一寸이고 人迎뒤 一寸五分이니 쳐다보며 취한다. 銅人에는 灸는 三壯이며 鍼은 三分이라 하고, 素問의 註에는 四分을 鍼한다 하였다. 欬嗽多唾, 上氣引喘息, 喉中如水雞聲, 暴瘖, 氣哽을 主로 다스린다.

〔**禾髎**〕(一名은 長頻) 鼻孔밑 水溝旁의 곁에서 五分이니 手陽明의 脉氣가 發하는 곳이라. 銅人에는 鍼은 三分이며 禁灸라 하니라 尸厥과 口不可開,

鼻瘡息肉, 코가 막혀 香내를 맡지 못하는데 衄衂不止衄 主治한다.

〔迎香〕 禾髎위로 一寸이고 코밑 孔旁에서 五分이니 手足陽明의 모임이다. 三分을 鍼하고 三呼를 머물며 灸는 禁하니, 코가 막혀 香내를 맡지 못하고, 偏風 口喎, 얼굴이 가려워 浮腫이 바람에 잎이 떨어져 蟲行하는 것 같은 모양과 脣腫痛, 喘息不利, 鼻喎多涕, 衄衂, 骨瘡, 鼻有息肉을 主로 다스린다.

胃 腑 解

內經에 말하기를 「胃라는 것은 倉廩의 官이니 五味가 나옴이라」 하고 또 「胃는 黃腸이 된다」고 하였다.

五味가 입에 들어갔어 胃가 걷우어서 五臟의 氣를 養하게 하니 胃는 水穀의 海이고 六腑의 原이니 이것으로 五臟六腑의 氣味는 모두 胃에서 나오는 것이다.

胃腑圖

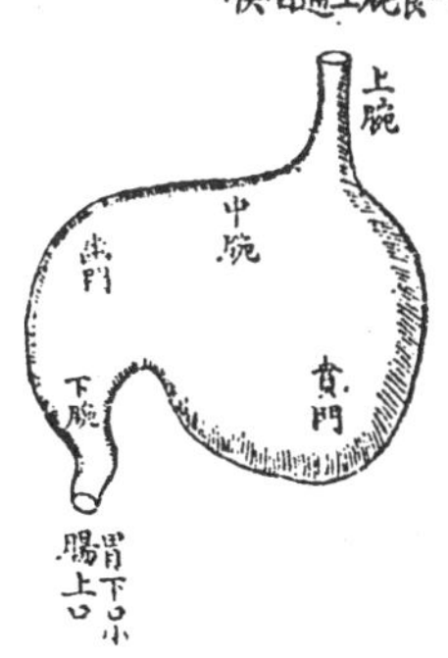

胃의 무게는 三觔十四兩이며 길이는 감아 굽혀 편것이 二尺六寸이고 크기는 一尺五寸, 直經은 五寸, 곡식을 二斗 물은 一斗五升을 담는다.

足陽明胃經

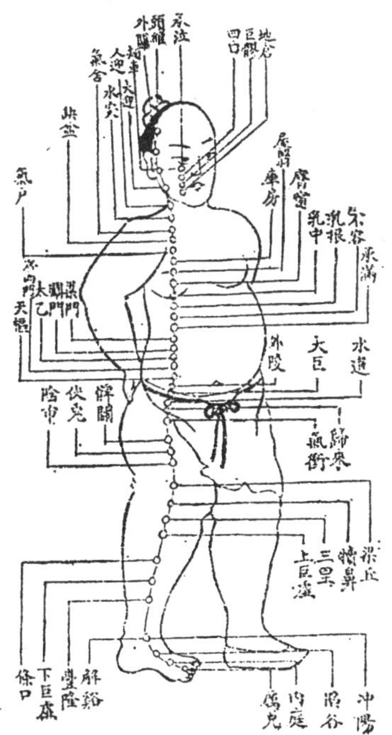

足陽明胃經穴歌

四十五穴 足陽明은 頭維 下關에 頰車가 멈춤이라. 承泣 四白 巨髎經은 地倉 大迎이 人迎을 對하고, 水突과 氣舍는 缺盆에 連하니라. 氣戶의 庫房에 屋翳屯하고, 膺窓 乳中은 乳根에 뻗으니라. 不容 承滿은 梁門에 일어나고, 關門 太乙은 滑肉門이라. 天樞와 外陵은 大巨에 있고, 水道가 歸來하니 氣衝이 다음이라. 髀關에 伏兎가 陰市로 달리고, 梁丘 犢鼻는 足三里니 上巨虛는 條口位를 連함이라. 下巨虛는 豐隆에 跳上하고, 解谿 衝陽은 陷谷中이니 內庭에 厲兌가 經穴을 끝임이라. (左右九十穴)

이 足陽明 胃經은 頭維에서 이러나서 厲兌에 끝이니 厲兌, 內庭, 陷谷, 衝陽, 解糟, 三里는 함께 井滎俞原經合을 取하다 脉은 頞中旁에 交하는 코에서 일어나서 太陽脉에 絡하고 밑의 코밖을 돌아서 위로 齒中에 들어가고 곁의 입을 돌아 나와서 脣下를 돌아나와 承漿에 交하고 頤後의 下廉을 돌아서 大迎으로 나와 頰車의 위인 귀앞을 돌아 客主人을 지나서 髮際를 돌아 額顱에 닿고 그 支가 갈라지는 것은 大迎앞을 따라서 人迎에 下하여 喉嚨을 돌아 缺盆에 들어가서 밑의 膈이 胃에 屬하여 脾에 絡하고 그것이 바로 가는 것은 缺盆을 從하여 乳內廉에 下하여 배꼽곁인 氣衝中으로 들어가고 그의 脉塞은 胃下口에서 이러나 배속을 돌아서 밑의 氣衝에 닿아 合하고, 밑으로 髀關에 다달아 伏兎에 下하여 膝臏속에 들어가서 밑의 肵外廉을 돌아 발등으로 내려 中指바깥 사이로 들어가고, 그 支脉은 무릎밑 三寸밑에서 갈라져서 中指 밖앝 사이로 들어가고, 그 支脉은 발등위에서 갈라져 大指사이로 들어가서 그 끝으로 나와 太陰에 交한다. 血과 氣가 모두 많고 巳時에 氣血이 이것에 注하며 戊土의 腑이고, 脉은 바른쪽 關部이니 胃氣가 平調하면 五臟이 편안하다. 實하면 脉도 實하니 입술이 마르고 겨드랑밑의 腫痛에는 마땅히 胃土를 瀉하고, 虛하면 脉는 虛하니 腸鳴하고 面目이 虛浮한데는 藥으로 따뜻하게 補한다. 實熱을 경험하면 반드시 입속이 壅乾하니 瀉黃散이 효력을 얻고, 虛寒할 것을 살피면 모름지기 骨節이 모두 痛하니 人蔘散

이 가장 신기스럽다. 橘皮竹茹湯은 熱渴이 번번히 嘔噦함을 다스리고, 烏藥沉香散은 寒痛이 날로 밀치는 것을 다스린다. 人蔘은 翻胃를 다스리기에 좋고 丘蔻은 冷한 積氣를 삭힌다. 粥과 藥이 멈추지 않을 때는 藿葉 人蔘 橘皮를 쓰며 心脾가 刺痛하는 砂仁 香附 烏沉이라. 胃冷으로 痰이 생기는데는 半夏薑煎에 生附子이고 中寒으로 물이 멈추는데는 麯丸 蒼朮와 오래된 陳皮라. 芫花는 癥癖을 삭히니 丸과 硃砂를 같이 쓰고, 黃芪는 消渴을 다스리니 甘草를 함께 煎하라. 硫汞이 砂子를 맺으면 吐逆이 바로 낫고, 蔘茱煎에 棗薑을 사용하면 酸咽에 좋으며, 霍亂 轉筋 肢逆冷은 木瓜에 鹽炒한 吳茱萸이고, 食癥, 酒癖 脇胸疼은 蓬朮芫稜을 같이 醋煮하라. 胃虛欬逆은 人蔘 甘草倍陳皮하고, 胃實痰喘은 藿葉 丁皮 增半夏하라. 補虛降火에는 竹茹 甘草 橘紅皮에 혹은 枳朮을 加하고 扶弱 驅寒은 橘皮 良薑 丁半夏에 蔘草薑苓이라. 上部에 脈이 있음을 抑聞하고, 下部에 脈없는 것은 食寒이 된 것이니 鹽湯으로 探吐하니 寬舒오. 아마도 혹은 三部가 모두 急하고 人迎이 帶數한 것은 內壅이라 號하니 靈丸을 服用하면 便을 利롭게 瀉하니라. 脾經을 고루고 胃를 돕는 藥은 가장 어려우니 熱하면 肌肉이 消耗하게 된다. 모름지기 用中和飮子하고 加減하는 방법을 變通함이 쉽지 않으니 寒이면 飮食에 減이라 要컨데 仁義丹頭를 배푸니라. 心이 있지 않을것 같으면 먹어도 그 맛을 알지 못하니 바른 마음은 劑의 구실을 하고 입이 謹分하지를 못하면 마셔도 그 마디에 맞히지 않으니 鍼口는 良方이라. 모름지기 病後에 服藥할 줄을 아는 것이 病前과 같이 어느누구가 自防할 것인가.

考正穴法

〔**頭維**〕 額角에서 髮際에 들어 本神旁에서 一寸半이고 神庭旁에서 四寸五分이니 足陽明 少陽脈의 모임이라. 銅人에는 三分을 鍼한다 하고, 素問의 註에는 鍼은 五分이나 灸는 禁한다 하였다. 頭痛如破, 目痛如脫, 目瞤目風淚出, 偏風, 視物不明을 主로 다스린다.

〔**下關**〕 客主人밑 귀앞의 動脈하는 下廉이니 입을 合하면 空이 있고 입을

열면 닫기니 옆으로 누워 입을 닫고 취하니 足陽明 少陽의 모임이다. 素問의 註에는 三分에 鍼하고 七呼를 머물며 灸는 三壯이라 하고, 銅人에는 四分을 鍼하여 氣를 얻으면 바로 瀉하고 禁灸라 하였다. 귀에 진물이 나오는 데와 偏風 口目喎, 牙車脫臼을 主로 다스리고, 牙齦腫處에는 입을 벌려서 三陵鍼으로 膿血을 빼어내고 鹽湯을 많이 먹음으면 즉 風이 두렵지 않다.

〔頰車〕(一名은 机關 또는 曲泉) 귀밑 八分인 曲頰端 앞의 陷中이니 옆으로 누워 입을 벌리면 빈곳이 있으니 이곳을 취한다. 銅人에는 鍼은 四分이니 氣을 얻은즉 瀉하고, 灸는 하루에 七壯에서 七七壯까지 하나 炷를 보리낟 크기같이 하고, 明堂에는 三壯을 灸한다 하고, 素問의 註에는 三分을 鍼한다고 하였다. 中風으로 입을 열지 못한데와, 口噤不語, 失音, 牙車疼痛, 頷頰腫, 牙不可嚼物, 頸强으로 도리켜 보지 못하는데와 口眼喎斜를 主로 다스리니라.

〔承泣〕 눈밑 七分이니 바로 瞳子의 陷中이다. 足陽明 陽蹻脉과 任脉의 모입니다. 銅人에는 灸는 三壯이나 禁鍼이니 鍼하면 사람으로 하여금 자연히 까마귀色이 된다하고, 明堂에는 四分半을 鍼하고 灸는 마땅치 않으니 灸한 뒤에는 사람으로 하여금 눈밑이 주먹 같다고 하고, 肉이 날로 더하여 복숭아 같다하여 三十日에 닿이면 물건을 바로 보지 못한다고 하고, 資生에는 鍼과 灸을 해서는 안된다고 하였다. ○ 東垣은「魏나라 邦彦夫人의 目翳가 綠色이 밑으로 從하여 위로 侵하는 것은 자연히 陽明에서 온다」고 하였다. ○ 눈에 차운 눈물이 나오고, 瞳子痒, 遠視䀮䀮, 昏夜無見, 目瞤動과 項口相引, 口眼喎斜, 口不能言, 面葉葉牽動, 眼赤痛, 耳鳴, 耳聾을 主로 다스린다. (瞤의 音은 純)

〔四白〕 눈밑 一寸인 곳이라 바로 눈동자이니 病人으로 하여금 바르게 보게 하여 취한다. 素問의 註에는 四分을 鍼한다 하고, 甲乙經과 銅人에는 鍼은 三分이고 灸는 七壯이니 무릇 鍼을 隨當하게 써야 바야흐로 下鍼하기가 좋고, 크게 깊게 刺하면 사람의 눈이 까마귀 색이라고 하였다. 頭痛目眩, 目赤, 痛僻, 不明, 目痒, 目膚翳, 口眼喎斜不能등을 主로 다스린다.

〔巨髎〕 코의 孔旁곁에서 八分이니 바로 瞳子의 平한 水溝인 곳이다. 手

足陽明 陽蹻脉의 모임이라. 銅人에는 三分을 鍼하여 氣를 얻는즉 瀉하고, 灸는 七壯이라 하고, 明堂에는 七七壯을 灸한다고 하였다. 瘛瘲, 脣頰痛, 口喎僻, 目障無見, 靑盲無見, 遠視䀮䀮, 淫膚白膜, 翳覆瞳子, 面風, 鼻䪼腫, 癰痛, 招搖視胆, 脚氣膝腫을 主로 다스리니라. (瘛의 音은 記고 䪼의 音은 拙)

〔地倉〕 俠口吻旁에서 四寸이니 外知近下에 조금 움직이는 脉이 있다. 手足陽明 陽蹻脉의 모임이니 銅人에는 鍼은 三分이라 하고, 明堂에는 三分을 鍼하고 五呼를 머물게 하여 氣를 얻은즉 瀉하고 또 灸는 二七壯이 좋으나 重한 것은 七七壯이니 炷는 粗釵한 股脚크기로 하니 艾炷가 클 같으면 口轉喎가 되며 도리어 承漿에 七七壯을 灸하면 바로 낫는다 하였다. 偏風口喎, 目不得閉, 脚腫, 失音不語, 飮水不收, 水漿漏落, 眼瞤動不正, 瞳子痒, 遠視䀮䀮, 昏夜無見을 主로 다스린다. 病이 左에 있으면 右를 다스리고 病이 右에 있으면 左를 다스리니 번번히 鍼과 灸를 하여도 무방하니 風氣가 다하도록 취하고 口眼喎斜인 것은 발라지는 程度로 한다.

〔大迎〕 曲頷앞 一寸二分이니 骨이 陷한속에 脉이 움직이는 곳이다. 素問의 註에는 三分을 鍼하고 七呼를 머무르고 灸는 三壯이라 한다. 風痙, 口噤不開, 唇吻瞤動, 頰腫, 牙疼, 寒熱, 頸痛, 瘰癧, 口喎, 齒齲痛, 數欠氣, 惡寒, 舌强不能言, 風壅, 面浮腫, 目痛으로 눈을 감지 못함을 主로 다스린다.

〔人迎〕(一名은 五會) 頸에 크게 脉이 움직임이 손에 應하니 結喉兩旁곁에서 一寸五分이라. 쳐다 보고 취하며 五臟의 氣를 기다리니 足陽明 小陽의 모임이 된다. 滑氏가 말하기를 옛날에는 목덜미곁의 兩旁으로 人迎의 氣口가 된다더니 晋나라 王叔和에 이르러서 바로 左右手의 寸口로서 人迎의 氣口가 된다고 하였다. 銅人에는 鍼은 禁한다 하고, 明堂에는 鍼은 四分이라 하고, 素問의 註에는 지나치게 깊이 刺하면 殺人이라고 하였다. 吐逆霍亂, 胸中滿, 喘呼不得息, 咽喉癰腫, 瘰癧을 主로 다스린다.

〔水突〕(一名은 水門) 목덜미의 大筋 앞이니 바로 人迎밑 氣舍의 위이다. 銅人에는 鍼은 三分이고 灸는 三壯이라 하였다. 欬逆上氣, 咽喉癰腫, 呼吸

短氣，喘息不得臥를 主로 다스린다.

〔氣舍〕 바로 人迎밑 天突곁의 陷中이니 銅人에는 灸는 三壯이고 鍼은 三分이라 하였다. 欬逆上氣로 목이 굳굳하여 도리켜 보지 못하는데와, 喉痺, 哽噎, 咽腫不消, 癭瘤등을 主로 다스린다.

〔缺盆〕(一名은 天蓋) 어깨밑 橫骨의 陷中이니 銅人에는 灸三壯이며 鍼은 三分이라 하고 素問의 註에는 三分을 鍼하고 七呼를 머물고 깊이 刺함은 좋지 않으니 깊으면 사람으로 하여금 息을 거슬린다고 하고, 素問에는 穴中의 內陷한데 刺하여 氣가 泄하면 사람으로 하여금 喘欬라 하였다. 息奔, 缺盆中腫，外潰，胸中熱滿，傷寒胸熱를 主로 다스린다.

〔氣戶〕 巨骨밑 兪府의 兩旁에서 各二寸인 陷中이나 中行을 去함은 各四寸이니 누워서 취한다. 銅人에는 鍼은 三分이고 灸는 五壯이라 하였다. 欬逆上氣，胸背痛，欬不得息，不知味，胸脇支滿 喘急을 主로 다스린다.

〔庫房〕 氣戶밑 一寸六分인 陷中이니 中行을 去함이 각 四寸이다. 銅人에는 灸는 五壯이고 鍼은 三分이라 하였다. 胸脇滿，欬逆上氣，呼吸不得息，唾膿血濁沫을 主로 다스린다.

〔屋翳〕 庫房밑 一寸六分인 陷中이고 中을 去한 四寸이니 누워서 取한다. 素問의 註에는 鍼은 四分이라 하고, 銅人에는 灸는 五壯이고 鍼은 三分이라 하였다. 唾血多濁沫，痰飮身體腫，皮膚가 痛하여 옷을 가까히 하지 못하는 것과 淫濼，瘛瘲不仁을 主로 다스린다.

〔膺窓〕 屋翳밑 一寸六分의 陷中이니 中을 去한 右四寸이다. 銅人에는 鍼은 四分이고 灸는 五壯이라 하였다. 胸滿短氣，脣腫，腸鳴注泄，乳癰，寒熱로 잠을 이루지 못하는것등을 主로 다스린다.

〔乳中〕 乳中이 바로 이것이다. 銅人에는 三分을 微刺하고 灸는 禁하니 灸하면 蝕瘡이 생겨서 瘡中에 膿血과 淸汁이 있으면 다스리기에 좋고, 瘡中에 息肉이 있어서 蝕瘡같은 것은 死한다 하고, 素問에는「乳上에 刺하여 乳房의 속이면 腫根은 蝕이 된다」하고, 丹溪는「乳房은 陽明胃의 經이고 乳頭는 厥陰 肝의 所屬이니 乳子를 母가 調養할줄을 몰라서 忿怒로 거슬리고, 鬱悶이 끊은바이며 厚味가 釀한 것으로 厥陰에 血이 가지 못하게 이르러서

竅를 通하지 못하여 汁이 나오지 못하면 陽明의 血이 끓어올라서 熱이 심하니 化膿하고 또한 젖먹는 아이가 膈에 滯한 痰이 있어서 口氣가 焮熱하여 젖을 물고 자면 熱氣가 吹하는 바로 마침내는 結核이 생긴다 하니 처음 이러났을 때에 모름지기 아픔을 참고 조금 軟함을 찾아서 通하는 汁을 핥으면 자연히 삭아지기 쉬우나 이것을 하지 않아 다스리지 못하면 반드시 癰癤이 되니 만약에 艾火를 양쪽에 三壯을 加하면 그 효력은 더욱 빠르나 粗工이 鍼刀를 함부로 쓰면 갑짜기 拙病을 이르킴이요 만약에 남편과 함께 舅姑를 가지지 못하여 근심과 노여움과 울화와 고민을 하여 脾氣가 消化를 害치고 肝氣가 옆으로 거슬리면 마침내 結核이 棊子같이 되어서 아프지도 않고 가렵지도 않다가 十數年뒤에 瘡陷이 되어 이름를 乳岩이라 한다. 瘡의 모양이 嵌같이 凹한 岩石과 비슷하니 다스리지 못할 것이며 만약에 死生의 짬이면 病根에 消息하여 마음으로 하여금 편안이 맑은 정신을 가다듬은 뒤에 醫者가 모두 다스리니 可히 安心할수 있는 理致가 있다.

〔**乳根**〕 孔中밑 一寸六分의 陷中이고 中을 去한 각 四寸이니 쳐다보고 취하니 銅人에는 灸五壯이며 鍼은 三分이라 하고, 素問의 註에는 鍼은 四分이며 灸는 三壯이라 하였다. 胸下滿悶, 胸病, 膈氣不下食, 噎病, 臂痛腫, 乳痛, 乳癰, 欬逆, 霍亂轉筋, 四厥을 主로 다스린다.

〔**不容**〕 幽門旁에서 相去한 一寸五分이고, 中行을 去한 각 三寸이니 銅人에는 灸는 五壯이라 하고, 明堂에는 五分을 鍼하고 三壯을 灸한다 하며, 素問의 註에는 八分을 鍼한다 하였다. 腹滿痃癖, 吐血, 肩脇痛, 口乾心痛, 胸背相引痛, 喘欬, 不嗜食, 腹虛鳴, 嘔吐, 痰癖, 疝瘕를 主로 다스린다.

〔**承滿**〕 不容밑 一寸이고 中行을 去한 三寸이니 銅人에는 鍼은 三分이며 灸는 五壯이라 하고, 明堂에는 三壯을 灸한다 하였다. 腸鳴腹脹, 上氣喘逆, 食飮不下, 肩息, 唾血을 主로 다스린다.

〔**梁門**〕 承滿밑 一寸이고 中行을 去한 各三寸이니 銅人에는 鍼은 三分이고 灸는 五壯이라 하였다. 脇下積氣, 食飮不思, 大腸滑泄, 完穀不化를 主로 다스린다.

〔**關門**〕 梁門밑 一寸이고 中行을 去한 各三寸이니 銅人에는 鍼은 八分이

고 灸는 五壯이라 하였다. 善滿積氣, 腸鳴辛痛 泄利, 不欲食, 腹中氣走, 俠臍急痛, 身腫, 痎瘧, 振寒遺尿을 主로 다스린다.

〔太乙〕 關門밑 一寸이고 中行을 去한 三寸이니 銅人에는 灸는 五壯이며 鍼은 八分이라 하였다. 癲疾狂走, 嘔逆, 吐舌, 舌强을 主로 다스린다.

〔天樞〕(一名 長谿 또는 穀門) 肓俞를 去한 一寸이고 臍中 兩旁밑에서 각 二寸陷中이니 이것이 大腸의 募이다. 銅人에는 灸는 百壯이며 鍼은 五分에 十呼를 머문다 하고, 千金에는 魂魄의 집이니 鍼을 해서는 안된다 하고, 素問의 註에는 五分을 鍼하고 一呼를 머문다 하였다. 奔豚, 泄瀉, 脹疝, 赤白痢, 水利不止, 食不下, 水腫脹腹, 腸鳴, 上氣衝滿, 不能久立, 久積冷氣, 繞臍切痛, 時上衝心, 煩滿, 嘔吐, 冬月感寒泄利, 瘧寒熱, 狂言, 傷寒, 飮水過多, 腹脹氣喘, 女子癥瘕, 血結成塊, 漏下赤白, 月事不順을 主로 다스린다.

〔滑肉門〕 太乙밑 一寸이고 中行을 去한 三寸이니 銅人에는 灸는 五壯이며 鍼은 八分이라 하였다. 癲疾狂走, 心煩吐舌을 主로 다스린다.

〔外綾〕 天樞밑 一寸이고 中行을 去한 各二寸이니 銅人에는 灸는 五壯이고 鍼은 三分이라 하였다. 腹痛, 心下如懸, 下引臍通을 主로 다스린다.

〔大巨〕 外綾밑 一寸이고 中行을 去한 各二寸이니 銅人에는 鍼과 灸가 각 五分五壯이라 하고, 素問의 註에는 鍼은 八分이라 하였다. 小腹腰滿, 煩渴, 小便難, 㿗疝齊偏枯, 四肢不收, 驚悸不眠을 主로 다스린다.

〔水道〕 大巨밑 三寸이고 中行을 去한 各二寸이니 銅人에는 灸는 五壯이며 鍼은 三分이라 하고, 素問의 註에는 鍼은 二分半이라 하였다. 腰背强急, 膀胱有寒, 三焦結熱, 婦人小腹脹水, 痛引陰中, 胞中瘕, 子門塞, 大小便不通을 主로 다스린다.

〔歸來〕 水道밑 二寸이고 中行을 去한 各二寸이니 銅人에는 灸는 五壯이며 鍼은 五分이라 하고, 素問의 註에는 八分을 鍼한다 하였다. 小腹奔豚, 卵上入豚, 引莖中痛, 七疝, 婦人, 血臟積冷을 主로 다스린다.

〔氣衝〕(一名은 氣街) 歸來밑 一寸이고 中行을 去한 각 三寸이니 豚의 움직임이 손에 應하기가 완연한 곳이니 衝豚이 이러한 곳이다. 銅人에는 七壯을 灸하나 심지를 보리낟알 크기로 하며 灸는 禁한다 하고 素問에는 中豚을

刺하여 血이 나오지 않으면 鼠僕한 腫이 된다 하고, 明堂에는 三分을 鍼하고 七呼를 머물러서 氣가 이르면 바로 瀉하고 灸는 三壯이라 하였다. 배가 가득하여 바로 눕지를 못하고, 㿉疝, 大腸中熱, 身熱腹痛, 大氣石水, 陰痿, 莖痛, 兩丸騫痛, 小腹奔豚, 腹有逆氣上攻, 心腰脹滿, 上搶心痛不得息, 腰痛不得俛仰, 淫傷濼寒, 胃中熱, 婦人無子, 小腸痛, 月水不利, 姙娠子上衝心産難, 胞衣不出을 主로 다스린다. 東垣은 「脾胃가 虛弱하고 溼을 느껴 痿가 되어서 땀이 크게 쏟아 음식을 妨害하면 三里, 氣衝에 三陵鍼으로 出血한다」고 하고 또 「많은 吐血을 하여 낫지 않는데는 三陵鍼으로서 氣衝에 出氣시키면 곧 낫는다」고 하였다.

〔髀關〕 伏兎뒤 紋이 交하는 곳이니 銅人에는 鍼은 七分를 하고 灸는 三壯이라 하였다. 腰痛, 足麻木, 膝寒不仁, 痿痺, 股內筋絡急不屈伸, 小腹引喉痛을 主로 다스린다.

〔伏兎〕 무릎위로 六寸인 肉이 이러난 곳이니 꿇어 앉아서 취한다. 左右각 三指로서 눌리면 肉이 이러나는 것이 있어서 토끼의 모양 같음이니 이로 因하여 이같은 이름이다. 이 일은 알기 곤란함에 癰疽가 死할 地境을 區分하여 定함이 九가 있음에 伏兎가 첫째에 있다하고 劉宗厚가 말하기를 「脉絡의 모이는 곳이라」 하였다. 膝冷不得溫, 風勞, 痺逆, 狂邪, 手攣縮身, 癮疹, 腹脹, 小氣頭重, 脚氣, 婦人八部諸疾을 主로 다스린다. 銅人에는 鍼은 五分이나 灸는 禁한다 하였다.

〔陰市〕(一名은 陰鼎) 무릎위로 三寸이고 伏兎밑의 陷中이니 拜하여 取한다. 銅人에는 三分를 鍼하나 灸는 禁한다 하였다. 脚腰如冷水, 膝寒, 痿痺不仁, 不屈伸, 卒寒疝, 力痿小氣, 小腹痛, 脹滿, 脚氣, 脚밑과 伏兎위의 寒을 主로 다스린다.

〔梁丘〕 무릎위에서 二寸인 양쪽 筋사이이니 銅人에는 灸는 三壯이며 鍼은 三分이라 하고, 明堂에는 五分을 鍼한다 하였다. 膝腰脚痛, 冷痺不仁, 跪難屈伸, 足寒, 大驚, 乳腫痛을 主로 다스린다.

〔犢鼻〕 膝臏밑이고 胻骨위이며 大筋이 풀리는 곁의 陷中이니 모양이 소의 코같으므로 이름한 것이다. 素註에는 鍼은 六分이라 하고, 銅人에는 鍼

은 三分이며 灸는 三壯이라 하며 素問에는 犢鼻에 刺하여 液이 나오면 跛가 된다고 하였다. 膝中痛不仁을 主로 다스리고 꿇어앉아 이러나기가 어려우니 脚氣와 膝髕이 腫이 潰한 것은 다스리지 못하나 潰하지 않는 것은 다스릴 수 있으니 만약에 犢鼻가 굳어 여물면 한부로 攻하지 말고 먼저 洗熨하여 조금 刺하면 낫는다.

〔三里〕 무릎밑 三寸이고 胻骨의 外廉이며 大筋속이 완연한 곳이며 兩筋이 속으로 나누어지는 사이니 발을 들어 取한다. 극히 무겁게 눌리면 발등위의 動脉이 끄치니 足陽明 胃脉이 入하는 곳이니 合土가 된다. 素問의 註에는 一寸을 鍼하며 灸는 三壯이라 하고, 銅人에는 灸는 三壯이며 鍼은 五分이라 하고, 明堂에는 八分을 鍼하고 十呼를 머물으나 瀉에는 七呼들 머물고, 하루에 七壯을 灸하되 百壯으로 끄친다 하고, 千金方에는 五百壯을 灸하고 또한 조금는 一二百壯이라 하였다. 胃中寒, 心腹脹滿, 腸鳴, 臟氣虛憊, 眞氣不足, 腹痛, 食不下, 大便不通, 心悶不已, 卒心痛, 腹有逆氣上攻, 腰痛으로 처다 보지를 못하고, 小腸氣, 水氣, 蠱毒, 鬼擊, 痃癖, 四肢滿, 膝胻痠痛, 目不明, 產婦血暈를 主로 다스리니 秦나라 承祖가 云하기를 「모든 病은 모두 다스림이라」 하고, 華陀는 「五勞羸瘠, 七傷虛乏, 胸中瘀血, 乳癰을 主로 다스린다」고 하고, 千金翼에는 「腹中寒, 腸滿, 腸中雷鳴, 氣가 上衝하여 가슴이 막혀 사람이 서지를 못하는것, 腹滿, 胸腹中瘀血, 小腸脹, 皮腫, 陰氣不足, 小腹堅, 傷寒頭不已, 熱病汗不出, 喜嘔口苦, 壯熱, 身反折, 口噤鼓頷, 腫痛으로 도리켜 보지 못하는것, 口僻, 乳腫, 喉痺不能言, 胃氣不足, 久泄利, 食不化, 脇下支滿, 不能久立, 膝痿寒, 消穀苦飢, 腹熱身煩, 狂言, 乳癰, 喜噫, 惡聞食臭, 狂歌妄笑, 恐怒大罵, 霍亂, 遺尿, 失氣, 陽厥惡寒, 頭眩, 小便不利, 喜噦, 脚氣를 主로 다스린다」고 하며 外臺秘要에는 「나이가 三十이 넘는 사람은 三里에 灸들 하지 않을것 같으면 사람으로 하여금 氣가 目을 衝하여 오른다」고 하고 東垣은 「飮食에 節度들 잃고 또 勞役形質로 陰火가 坤土의 속에 乘하여 穀氣가 榮氣淸氣와 胃氣에 다달아 元氣로 올라가지 못하여 六腑의 陽氣에 滋養하면 이것은 五陽의 氣가 먼저 밖에서 끊어지니 밖이란 天이니 下流하여 坤土인 陰火의 속을 들어가

면 모두 喜怒悲憂恐의 五賊이 傷하게 된 까닭이라 뒤에 胃氣가 行하지 못하고 勞役과 음식을 節制하지 않음이 계속하면 元氣는 이에 傷하니 마땅히 三里穴中에 밀어 올려야 元氣가 뻗는다」고 하고, 또 「氣가 腸胃에 있는 것은 足太陰 陽明을 취하고 내리지 않는 것은 三里를 취하라」하고, 또 「霍亂에 氣가 거슬린 것은 三里를 취하여 氣를 이에 내려 이에 그치고 내리지 않으면 다시 다스려라」고 하고, 또 胃脘이 心에 닿으니 痛하여 위의 양쪽 옆구리로 갈라지고 膈이 막혀 通하지 않아서 음식이 내리지 않는 것은 三里를 취하여 補하라」고 하고 또 「六淫의 客邪와 上熱하고 下寒하는 것과 筋骨과 血脉의 病을 錯誤로 胃의 合(三里穴)을 취하면 크게 위태롭다」고 하고, 또 사람이 나이가 적고 氣가 弱함이 있어서 三里와 氣海에 항상 灸하여 차차로 五七十壯으로 줄리니 老年에 이르러서 熱厥로 頭痛하여 비록 大寒이라도 더욱 風寒을 좋아하고 痛이 낫드라도 煖한 곳이 惡하여 烟火가 미치니 모두 灸가 過함이라」고 하였다.

〔**上廉**〕(一名은 上巨虛) 三里밑 三寸이고 兩筋骨의 罅中이니 발을 들어 취한다. 銅人에는 鍼은 三分이며 灸는 三壯이라 하고 甄權은 나이를 따라 壯한다 하고, 明堂에는 八分을 鍼하며 氣를 얻으면 바로 瀉하고 하루에 七壯이라 하였다. 臟氣不足, 偏風, 脚氣, 腰腿手足不仁, 脚脛痠痛屈伸難, 不久立, 風水膝腫骨髓冷痠, 大腸冷, 食不化, 飱泄, 勞瘵, 夾臍腹兩脇痛, 腸中切痛雷鳴, 氣上衝胸, 喘息不能行, 傷寒胃中熱을 主로 다스리니 東垣은 「脾胃가 虛弱하여 淫痿汗泄하여 음식을 방해함은 三里, 氣衝을 出血시켜 낫지 않거던 上廉에 出血하라」고 하였다.

〔**條口**〕 下廉위 一寸이니 발을 들어 취한다. 銅人에는 五分을 鍼한다 하고, 明堂에는 鍼은 八分이고 灸는 三壯이라 하였다. 足痲木, 風氣, 足下熱로 오래 서서 있지 못하는데와 足寒, 膝痛脛寒, 淫痺, 脚痛胻腫, 轉筋足緩不收를 主로 다스린다.

〔**下廉**〕(一名은 下巨虛) 上廉밑 三寸이고 兩筋骨의 罅中이니 땅에 걸터앉아 발을 들어 취한다. 銅人에는 八分을 鍼하며 灸는 三壯이라 하고, 素問의 註에는 三分을 鍼한다 하고, 明堂에는 六分을 鍼하여 氣를 얻으면 곧 瀉한

다 하고, 甲乙에는 하루에 七壯을 灸한다 하였다. 小腸氣不足, 面無眼色, 偏風, 眼痿, 足不履地, 熱風, 冷痺不逆, 風痙痺, 喉痺, 脚氣不足沉重, 脣乾, 涎出을 느끼지 못해 땀을 내지 못하고, 毛髮이 빠지며 음식으로 胃가 傷하여 中熱하는데와, 음식을 좋아하지 않으며, 膿血을 쏟고 胸腸小腹을 끌어 당기는 痛, 耳前熱등을 主로 다스린다. 만약에 추위가 심하거나 어깨위에만 熱이 심한것과 小指와 次指사이의 熱痛, 暴驚狂, 女子乳癰, 足跗不收, 跟痛도 다스린다.

〔豐隆〕 바깥 복사뼈위의 八寸이고 종아리 밑의 外廉陷中이니 足陽明絡이 갈리어 太陰에 走한다. 銅人에는 鍼은 三分이며 灸는 三壯이라 하고, 明堂에는 七壯을 灸한다 하였다. 厥逆, 大小便難, 怠惰, 다리와 무릎이 쓰려 펴고 굽히기 어려움과 가슴을 찌를듯한 痛, 배를 칼로 끊은듯한 痛, 風痰頭痛, 風痛이 거슬려 四肢가 腫한데와, 발이 푸르고 몸은 寒痙한것, 喉痺로 말못하는데, 높은데 올라 노래 부르는것 見鬼면 好笑하는 등을 主로 다스린다. 氣가 거슬리면 喉痺는 갑짜기 귀가 멀어지고, 實이면 癲狂이니 瀉하게 하고, 虛이면 발을 걷우지 못하여 종아리가 마르니 補하게 한다.

〔解谿〕 衝陽의 뒤 一寸五分이고 腕上의 陷中이며 발의 大指와 小指의 바로 위쪽인 발등 위에 陷한곳이 완연히 나타난 곳이니 足陽明 胃脉의 行하는 곳이 經火가 된다. 胃가 虛이면 補하니라. 銅人에는 灸는 三壯이고 鍼은 五分이라 하였다. 風으로 얼굴에 浮腫이 생긴 것과 얼굴 빛이 검은데, 厥氣上衝, 腹脹하여 大便이 下重, 瘛驚, 膝股胻腫, 轉筋, 目眩頭痛, 癲疾, 煩心悲泣, 霍亂, 頭風面赤, 目赤, 眉攢疼등을 主로 다스린다.

〔衝陽〕 발등위 五寸이고, 陷谷을 去한 二寸인 骨間의 動脉이니 足陽明 胃脉의 過하는 곳이니 原이 됨이라 胃의 虛實을 모두 뽑는다. 素問의 註에는 三分을 鍼하고 十呼를 머문다 하고, 素問에는 발등 윗쪽 動脉에 刺하여 피가 나와서 그치지 않으면 死라하고, 銅人에는 鍼은 五分이고 灸는 三壯이라 하였다. 偏風口眼喎, 跗腫, 齒齲, 發寒熱, 腹堅大, 不嗜食, 傷寒으로 추위에 떨고, 久하여 높은데서 노래하고, 옷을 벗고 달리며, 발이 緩하여 딛지를 못하는데로 主로 다스린다.

〔**陷谷**〕 足大指와 次指의 外間인 本節 뒤의 陷中이며 內庭을 去한 二寸이니 足陽明 胃經의 注하는 곳이 兪木이 됨이라. 銅人에는 鍼은 三分이라 하고, 素問의 註에는 五分을 鍼하고 七呼를 머물며 灸는 三壯이라 하였다. 얼굴과 눈의 浮腫, 水病, 善噫, 腸鳴, 腹病, 熱病無度, 汗不出, 振寒瘧疾을 主로 다스리니 東垣은「氣가 발에 있으면 取하니 먼저 血脉뒤를 去하여 깊으게 足陽明의 滎兪인 內庭과 陷谷을 取한다 하였다.

〔**內庭**〕 足大指와 次指의 外間인 陷中이니 足陽明 胃經의 溜하는 곳이 滎水가 됨이라 銅人에는 灸는 三壯이고 鍼은 三分을 하고 十呼를 머문다 하였다. 四肢厥逆, 腹脹滿, 數欠, 惡聞人聲, 振寒, 咽中引痛, 口喎, 上齒齲, 瘧不嗜食, 腦皮膚痛, 鼻衄不止, 傷寒手足逆冷, 汗不出, 赤白痢를 主로 다스린다.

〔**厲兌**〕 足大指와 次指의 끝이니 瓜甲角을 韭葉과 같이 去한 곳이다. 足陽明 胃脉의 나오는 곳이 井金이 됨이니 胃가 實하니 瀉한다. 銅人에는 鍼一分이고 灸는 一壯이라 하였다. 尸厥, 口噤으로 氣가 끊긴 모양이 中惡같은데와 心腹脹滿, 水腫, 熱病汗不出, 寒瘧不嗜食, 面腫, 胻寒, 喉痺, 上齒齲, 惡寒, 鼻不利, 多驚, 好臥, 癲狂, 黃疸, 鼽衄, 口喎脣裂, 頸腫, 膝臏腫痛, 胻外廉과 足跗上이 모두 痛한데와 消食喜飢, 溺黃을 主로 다스린다.

脾 臟 解

內經에는「脾는 諫議하는 官이니 두루 두루 智慧가 나옴이라」하고 脾라는 것은 倉庫의 本이고 榮이 있음이니 그 華는 脣에 四白이 있고 그 充은 飢하는데 있으며 至陰의 종류라 土氣로 通하니 四旁으로 물을 대어 孤臟한다. 脾는 四肢를 主하며 胃에 津液을 行하여 中央의 脾에 入通하여 口를 開竅하고 脾에 藏精함으로 病이 舌本에 있고 그 맛은 甘이고, 그 종류는 土이며 그 畜은 소이고 그 穀은 稷이며 그 應은 언제든지이며 위로 별(星)을 鎭壓함이니 이것으로 病이 肉에 있음을 알며 그 音은 宮이고, 그 數는 五이고, 그 臭는 香이며 그 液은 涎이라 하고, 中央에 濕이 생기니 濕은 土를 낳고, 土는 甘을 낳고, 甘은 脾를 낳고, 脾는 肉을 낳고, 肉은 肺를 낳고, 肺는 口를 主하고, 그것은 하늘이 있기에 濕이 되는 것이고 땅이 있기에 土가 됨이고, 몸이 있기에 肉이 됨이고, 臟이 있기에 脾가 됨이오. 소리가 있기에 노래가 됨이고, 變動이 있기에 재채기가 됨이고, 뜻이 있기에 생각하게 되니 생각은 脾를 傷하고, 노여움은 생각을 이기며, 濕은 肉을 傷하고, 風은 濕을 이기며, 甘은 肉을 傷하고 酸은 甘을 이긴다」고 하였다.

脾臟圖

脾의 무게는 二觔 二兩이며 扁廣은 三寸이고, 長은 五寸이다. 膏半觔이 헐어져 있다.

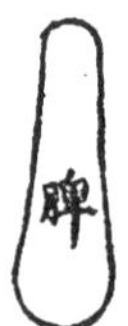

足太陰脾經

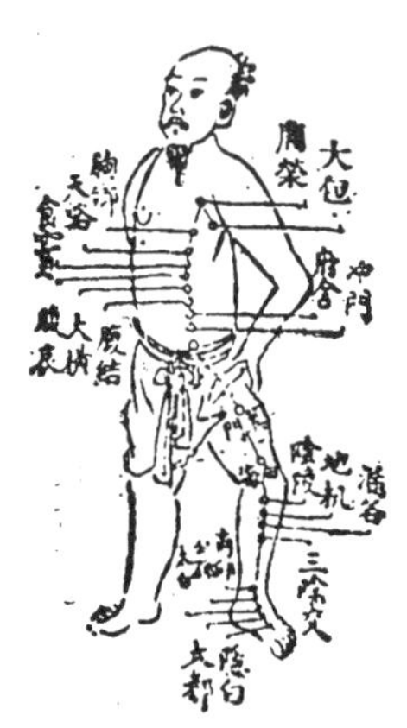

足太陰脾經穴歌

二十一穴脾中州, 隱白在足大指頭, 大都太白公孫盛, 商丘三陰交可求, 漏谷地機陰陵穴, 血海箕門衝門開, 府舍腹結大横排, 腹哀食竇連天谿, 胸鄕周榮大包隨(左右四十二穴)

이 一經은 隱白에서 이러나 大包에서 끝나니 隱白 大都 太白 商丘 陰陵泉은 井滎俞經合과 함께 한다. 脉은 大指끝에서 이러나서 指안쪽 白肉짬을 돌아서 骨뒤를 過竅하여 안 복사뼈의 前廉을 上하여 장딴지속을 上하여 胻骨뒤로 돌아서 厥陰앞을 나오고 위로 膝股속의 前廉을 돌아 배로 들어갔어 脾

게 屬하여 胃上의 膈과 絡하여 咽결의 舌本과 連하여 舌下에서 헐어지고 그 支가 갈라지는 것은 다시 胃를 따라 따로 膈에 올라 心中으로 注한다. 血은 적으나 氣는 많고 巳時에 氣血이 이것에 注하니 巳土는 臟이고 脉은 右關에 있다. 實하면 음식을 소화하고 肌膚는 매끄랍고 빛나며 虛하면 몸이 파리하여 四肢를 들지 못한다. 凸한 배꼽과 浮한 팔다리는 살기가 어려웁고 입이 푸르고 잇몸이 검은 것은 죽기 쉬움이라 病을 버리고 편안히 삶은 마땅히 調攝하는 理致이니 뜻에 만족하고 음식을 조심하고 입맛이 짧은 것을 버려 음식과 勞倦의 災禍로 因하거던 溫이 많고 辛이 적은 藥으로 修養하며 음식은 寒과 熱에 傷한 것을 살피고, 湯藥은 補瀉를 兼하여 갖추이라. 氣는 寒熱溫凉을 구별하여 그것을 알맞게 사용하고, 맛은 甘은 補하고 苦는 瀉함을 분별하여 마땅히 똑똑하게 익혀서 行해야만 할 것이다. 白朮같은 것은 脾를 튼튼히 하고 음식을 삭히나 반드시 枳實은 껍질이 푸른 것이라야 하고 人蔘은 土를 緩하게 하고 氣를 和하게 하나 모름지기 半夏와 橘는 紅한 것이 마땅하니라. 柴胡는 不足한 熱을 除去하나 돕는데 甘草 升麻를 쓰고, 黃芪는 汗에 火가 있는 것을 제저하니 芍藥과 川弓으로 도와라. 氣가 虛하여 嘔吐하는데는 人蔘과 茱萸이고, 脾寒吐에는 丁香과 半夏이다. 泄瀉로 手足이 冷하여 渴하지 않는데는 附子와 乾薑이고, 霍亂과 吐瀉를 兼한데는 약이 아닌 故椒菉豆과 脾冷으로 음식을 소화하지 못하여 胃를 편하게 하는데는 砂蔻을 加함이 마땅하고, 胃가 寒하여 음식을 소화하지 못하거든 本方에 다시 蔘苓을 넣어라. 香附는 微寒하니 縮砂하여 음식을 삭하고 氣를 和하며 다시 安胎에도 妙하니라. 沉香은 小溫하니 藿香과 함께 土를 도와 中을 조절하고 水腫을 삭히는데 神奇하니라. 破血과 消癥에는 三陵蓬朮이고, 瘀血을 제거하고 疼을 삭힘에는 蒲黃五靈이라. 茴香은 瘧亂과 轉筋을 다스림은 木瓜와 烏藥이 함께 求함이오. 中焦의 氣滯는 枳殼 生薑이 서로 도우니라. 心腹疼痛은 延胡索하여 胡椒을 넣고, 胸滿欬逆에는 良薑을 香附와 同炒하라. 瀉肚實脹에는 大黃 滑石朴 牽牛 木香 茯苓이오 瀉腹虛脹에는 蔘苓朴朮橘辰砂麴蘖附子라. 大低로 物에 滯해서 氣가 傷함에는 補益해야 消導를 行하니 橘皮枳朮丸을 加減을 隨宜하고 食多胃壅은 推陳을 幷貴乎和中이니 巴豆의 備急丸이

蕩滌에 何傷인고 四君子는 平善하여 사람과 곳을 함께 함에 人道로 하여금 德進하니 功名이 輕하여 홀연히 그도 모르고 聖賢의 域에 들어감이오. 二陳湯은 純利하여 消痰을 잘하니라. 脾胃로 하여금 튼튼하여 속은 그를 깨닫지 못하게 이르르니 仁壽의 鄕으로 나아감이라. 또 東垣의 억지 물음은 生民이 일찍 죽음을 불쌍히 여겨 모든 병을 다스림에 반드시 먼저 脾胃를 扶植하니 정성스러히 妙한 秘典을 刊行하지 못함이오. 王安道는 前賢의 發明을 아직 發見하지 못하여 內傷의 不足한 속을 판단함이 有餘하니 實로 傳해온 秘旨를 얻음이라 萬物이 土에 따라 돌아 나옴이니 腎을 補함이 또한 脾를 補함만 같지 못하니라.

〔導引本經〕 脾는 五臟中에 있어서 四時內로 왕성하니 五味가 간히어 滋養을 오래하고 五神이 이로 因하여 길을 잃고 헤매며 四肢와 百骸가 이것에 힘입어 運動하니 사람이 만약에 음식을 節制하지 못하고 勞倦이 심하게 過하면 脾氣는 傷處를 입으니 脾胃가 한번 傷하면 음식이 不化하여 입은 맛을 모르고 四肢가 困倦하며 心腹은 痞滿하여 吐泄하여 腸을 빨래하게 됨이다. 이것은 內經의 모든 책을 봄에 대개 조각 조각으로 나누어 상세히 실었으니 연구하면 알 것이라. 그러나 飢하지 아니하고 强食을 하면 脾는 過勞하고, 渴하지 않는데 强食하면 胃는 벌려지고 음식이 過하여 배가 부르면 氣脈이 通하지 아니하여 心臟이 막혀 닫히고, 음식이 만약 적으면 몸은 파리하고 心懸하여 意志 굳지를 못하고, 음식이 濁하고 거칠으면 마음은 昏迷하여 앉아 있어도 不安하고 음식이 마땅하지 않는 것이면 크게 네가지를 違反하여 宿疾이 움직이니 모두 衛生에 어긋나는 道이라. 要旨를 들어 말을 한다면 食은 반듯이 때에 맞게 하고, 飮은 반드시 節度있게 하며 배가 부르지도 않고 고프지도 않음이 이것이라. 사람의 음식을 이와같이 하면 脾胃의 淸純을 생각하지 않음이라. 이에 五臟六腑가 또한 調和하니라. 대개 사람의 음식이 입에 들면 胃脘으로 말미아마 胃中으로 드러갔어 그 濕味는 五臟에 滲入하고 그 質은 小腸에 들어갔어 이에 消化하여 小腸의 下口에 닿아서 비로소 淸濁을 區分하여 濁한 것은 찌꺼기가 되어 大腸에 들어가고 淸한 것은 津液이 되어서 膀胱으로 들어가니 이는 津液의 府이고, 膀胱에 이르러서 또 淸

濁을 區分하여 濁한 것은 濁中에 들어가고, 淸한 것은 胆으로 들어가고, 胆은 끌어서 脾에 들어갔어 五臟으로 헐어져서 涎이 되고 唾이 되며 涕가 되고 涙가 되고 汗이 되며, 그 濕味는 五臟에 滲入하여 이는 五汗을 이루어서 함께 脾로 돌아가니 脾가 和하여야 이에 血로 化하며 다시 臟腑로 돌아가니라. 經에는 말하기를 「脾土가 旺盛하면 능히 萬物을 낳고 衰弱하면 百病이 생긴다」고 하니라. 옛날에 東坡는 脾土를 調節하여 음식이 一爵一肉에 넘지 않았으니 음식을 請할때면 미리 이것을 알리니 첫째로 편안한 分은 福을 기룸이오, 둘째로 胃가 넓음은 氣를 기룸이오. 셋째로 浪費를 줄림은 財貨를 기룸이며, 衛生을 좋아하는 것은 속을 기루고, 衛生을 싫어하는 者는 밖을 기룸이라. 속을 기루는 것은 臟腑가 安恬하고 血脉은 調順하며, 밖을 養하는 것은 滋味가 極히 아름다워서 오래도록 음식을 즐긴다 하니 비록 肌體는 살이 찌나 酷烈한 氣가 臟腑를 蝕할 것이니라.

考正穴法

〔**隱白**〕 足大指끝 안쪽이고 爪甲角을 韮葉같이 去한 곳이니 脾脉의 나오는 곳이 井木이 된다. 素問의 註에는 一分을 鍼하여 三呼를 머물고, 銅人에는 鍼은 三分이고 灸는 三壯이라 하였다. 腹脹, 喘滿不得胸中熱, 暴泄, 衄血, 尸厥不識人, 足寒不能溫, 婦人月事過時不止, 小兒客忤, 慢驚風을 主로 다스린다.

〔**大都**〕 足大指의 本節뒤 안쪽 陷中이고, 骨의 縱으로 赤白한 肉의 쨤이니 脾脉이 溜하는 곳이 滎火가 된다. 銅人에는 三分을 鍼하고 三壯을 灸한다 하였다. 熱病, 汗不出, 不得臥, 身重骨疼, 傷寒手足厥冷, 腹滿, 善嘔, 煩熱悶亂, 吐逆目眩, 腰痛不可俛仰, 繞踝風, 胃心痛, 腹脹胸滿, 心蚘痛, 小兒客忤등을 主로 다스린다.

〔**太白**〕 足大指의 안쪽 복사뼈 앞의 核骨밑 陷中이니 脾脉의 注하는 곳이 俞土가 된다. 銅人에는 鍼으 三分 灸는 三壯이라 하였다. 身熱煩滿, 腹脹食不化, 嘔吐, 泄瀉, 膿血, 腰痛, 大便難, 氣逆, 霍亂, 腹中切痛, 腸鳴, 膝股

胻痠, 轉筋身重骨痛, 胃心痛, 腹脹胸滿, 心痛脉緩등을 主로 다스린다.

〔公孫〕 足大指의 本節뒤 一寸이고, 안복사뼈 앞이니 足太陰의 絡脉이 이것에 말미아마 따로 陽明胃經에 走하는 것이다. 銅人에는 鍼은 四分이고 灸는 三壯이라 하였다. 寒瘧, 不嗜食, 癇氣, 好太息, 寒熱, 汗出, 喜嘔, 嘔已乃衰, 頭面腫起, 煩心狂言, 多飮을 主로 다스리며 胆이 虛하여 厥氣가 위로 거슬리면 霍亂이고 實하면 腸中은 끓는듯이 痛하니 瀉하게 하고 虛이면 鼓脹이니 補하게 하니라.

〔商丘〕 足內踝의 뼈밑 조금앞의 陷中이니 앞에 中封이 있고 뒤에 照海가 있으며 그 穴 가운데 있다. 脾脉이 行하는 곳이 經金이 되니 脾가 實하거던 瀉하라. 銅人에는 鍼은 三分하고 灸는 三壯이라 하였다. 腹脹, 腸中鳴不便, 脾虛不樂, 身寒, 善太息, 心悲, 骨痺, 氣逆, 痔疾, 骨疽蝕, 魘夢, 癇瘛, 寒熱, 好嘔, 陰股內痛, 氣壅, 狐疝走上下, 引小腹痛不可俛仰, 脾積, 痞氣, 黃疸, 舌本强痛, 腹脹, 寒瘧, 溏瘕, 泄水, 面黃, 善思善味, 食不消, 體重節痛, 怠惰嗜臥, 婦人絕子, 小兒慢風을 主로 다스린다.

〔三陰交〕 안 복사뼈에서 위로 三寸이고 骨밑 陷中이니 足太陰呵 小陰, 厥陰의 모이는 곳이다. 銅人에는 鍼은 三分이고 灸는 三壯이라 하였다. 脾胃虛弱, 心腹脹滿, 不思飮食, 脾痛身重, 四肢不擧, 腹脹腸鳴, 溏泄, 食不化, 痃癖, 腹寒, 膝內廉痛, 小腹不利, 陰莖痛, 足痿不能行, 疝氣, 小便遺, 胆虛, 食後吐水, 夢遺失精, 霍亂, 手足厥冷, 呵欠, 頰車蹉開, 張口不合, 男子陰莖痛, 元臟發動, 臍下痛不可忍, 小兒客忤, 婦人臨經行房羸瘦, 癥瘕, 漏血不止, 月水不止, 姙娠胎動, 橫生, 產後惡露不行, 去血過多, 血崩, 暈不省人事를 主로 다스린다. 經脉이 막혀 通하지 않은것 같으면 瀉하여 바로 通하게 하고, 經脉이 虛耗하여 行하지 않은 것은 補하여 經脉이 더욱 盛하면 通한다. 宋나라 太子가 秘苑에 나갔다가 姙婦를 만나 말하기를 「女兒이니라」고 하기에 徐文伯은 「一男一女라」고 하니 太子는 性急히 보려고 하기에 文伯이 三陰交에 瀉하고 合谷에 補하니 胎가 鍼에 應하여 下하니 果然 文伯의 診察과 같았다. 마침내 三陰交와 合谷은 後世에 姙婦는 禁鍼이 되었으나 그러나 文伯이 三陰交에 瀉하고 合谷에 補하여 墮胎하니 지금은 三陰交

만 補해서는 안된다 하고, 合谷을 瀉하여도 胎는 安全할까. 대개 三陰交는 腎肝脾三脈이 모이는 곳이라 陰血이 主이니 補가 마땅하고 瀉는 不當하며, 合谷은 大腸의 原이 되고 大腸은 肺의 腑가 된다하니 氣가 主이라 補가 마땅하거늘 文伯이 三陰交에 瀉하고 合谷을 補하니 合谷을 補함은 血은 衰하고 氣는 旺함이오 요지음은 三陰交에는 補하고 合谷을 瀉함은 이것이 血은 旺하고 氣는 衰하니 그러므로 劉元賓이 또한 말하기를 血이 衰하고 氣가 旺盛하면 姙娠이 없음이 확신하고 血이 旺하고 氣가 衰하면 몸에 應함이 있다고 하였다.

〔**漏谷**〕(一名은 太陰絡) 안복사뼈에서 위쪽으로 六寸이고 종아리뼈밑 陷中이니 銅人에는 鍼은 三分이나 灸는 禁한다고 하였다. 腸鳴强欠, 心悲逆氣, 腹脹滿急, 痃癖, 冷氣, 食飮不爲肌膚, 膝痺足不能行을 主로 다스린다.

〔**地機**〕(一名은 脾舍) 무릎밑 五寸 무릎 안쪽 輔骨밑 陷中이니 발을 뻗혀 취한다. 足太陰의 틈을 갈라져서 위로 一寸을 走하며 空이 있는 곳이니 銅人에는 三壯을 灸하고 鍼은 三分이라 하였다. 腰痛不可俛仰, 溏泄, 腹脹, 水脹腹堅, 不嗜食, 小便不利, 精不足, 女子癥瘕를 主로 다스린다.

〔**陰陵泉**〕 무릎밑 안쪽 輔骨밑 陷中이니 무릎 橫紋頭밑에 있어서 陽陵泉과 함께 서로 對하여 一寸이 약간 높으니 足太陰脾脉이 들어오는 곳이 合水가 된다. 銅人에는 鍼은 五分이라 하였다. 腹中寒, 不嗜食, 脇下滿, 水脹滿堅, 喘逆不得臥, 腰痛不得俛仰, 霍亂, 疝瘕, 遺精, 尿失禁不自知, 小便不利, 氣淋, 寒熱不節, 陰痛, 胸中熱, 暴泄, 飧泄을 主로 다스린다.

〔**血海**〕 膝臏위의 內廉인 白肉쪽의 二寸半이니 銅人에는 五分을 鍼하고 三壯을 灸한다 하였다. 氣逆腹脹, 女子漏下惡血, 月事不調를 主로 다스리니 東垣은 「女子漏下惡血, 月事不調, 暴崩不止, 水漿物이 많이 내리는것등은 모두 飮食不節인 까닭이고 혹은 過度하게 勞力하여서 된 몸이라 하며 或은 본디 氣가 不足한 때문이니 太陰脾經은 七壯을 灸한다」하였다.

〔**箕門**〕 魚腹위의 筋間넘어니 陰股속 動脉이 손에 應하고 또는 股上의 筋間이라 하며 銅人에는 三壯을 灸한다 하였다. 淋, 小便不通, 遺溺, 鼠僕腫痛을 主로 다스린다.

〔衝門〕(一名은 上慈宮) 府舍밑 一寸 橫骨의 양쪽 끝의 動脉속이니 腹中을 行함이 各四寸이라. 腹寒氣滿, 腹中積聚疼, 癃淫濼, 陰疝, 婦人難乳, 姙娠子上衝心不得息을 主로 다스린다.

〔府舍〕 腹結밑 二寸이라 腹中行을 去함이 各四寸이니 足大陰 厥陰, 陰維의 모이는 곳이라 三脉이 上下로 入腹하여 脾肝에 絡하며 心肺에 結하고, 脇을 따라 위로 어깨에 닿으니 이것은 太陰의 틈에서 三陰 陽明이 갈라짐이다. 銅人에는 五壯을 灸하고 七分을 鍼한다 하였다. 疝瘕, 痺中急疼, 循脇上下搶心, 腹滿, 積聚, 厥氣, 霍亂을 主로 다스린다.

〔腹結〕(一名을 腸窟) 大橫밑 一寸四分이니 腹中行을 去함이 各四寸半이라. 銅人에는 七分을 鍼하고 五壯을 灸한다 하였다. 大風逆氣, 多寒善悲, 四肢不可擧動, 多汗洞痢를 다스린다.

〔大橫〕 腹哀밑 三寸五分이다. 腹中行을 去함이 각 四寸半이니 太陰과 陰維의 모임이다. 銅人에는 七分을 鍼하고 五壯을 灸한다 하였다. 大風, 逆氣多寒, 善悲, 四肢不可擧動, 多汗洞痢를 主로 다스린다.

〔複哀〕 日月밑 一寸五分이고 腹中行을 去함이 各六寸이니 쳐다 보면서 取한다. 銅人에는 四分을 취하고 五壯을 灸한다 하였다. 胸中滿痛, 賁膺, 欬逆上氣, 喉中作聲, 婦人亂腫, 瘄瘻을 主로 다스린다.

〔胸鄕〕 周榮밑 一寸六分이고 胸中行을 去함이 각 六寸이니 쳐다보면서 取한다. 銅人에는 四分을 鍼하고, 五壯을 灸한다 하였다. 胸脇支滿, 引胸背痛不得臥, 轉側難을 主로 다스린다.

〔周榮〕 中府밑 一寸六分이고 胸中行을 去함이 各六寸이니 쳐다보게하여 取한다. 銅人에는 四分을 鍼한다 하였다. 胸脇滿不得俛仰, 食不下, 喜飮, 欬唾穢膿, 欬逆, 多淫을 主로 다스린다.

〔大包〕 淵液밑 三寸이고 胸脇을 布한 中이며 九肋間이니 脾의 大絡으로 陰陽諸絡을 總統하며 脾로 말미아마 五臟에 물을 대어준다. 銅人에는 三分을 鍼하고 三壯을 灸한다 하였다. 胸脇中痛, 喘氣을 主로 다스리니 實이면 몸의 痛이 다한것이니 마땅히 瀉하고 虛이면 百節이 縱으로 다함이니 마땅히 補한다.

心臟解

內經에 말하기를 「心이란 것은 君主의 官이니 정신이 分明히 나온다」고 하고, 心은 生의 根本이오 정신의 變이니 그 華는 얼굴에 있고 그 充은 血脈에 있으며 陽中의 太陽이 되어 여름에 通한다 하고, 南方의 빨강색이 心에 入通하여 舌을 開竅하고, 心에 藏精하므로 病이 五臟에 있고 그 味는 쓰고, 그 종류는 火이고, 그 畜은 羊이고, 그 穀은 黍이며 그것이 四時에 應할 때는 上의 熒惑星이 된다. 이것으로서 病이 脈에 있음을 알고, 그 音은 徵이고, 그 數는 七이고, 그 臭는 焦이며 그 液은 汗이라 하고, 南方은 熱이 생기니 熱은 火를 낳고, 火는 苦를 낳고, 苦는 心을 낳으며, 心은 血을 낳고, 血은 脾를 낳고, 心은 苦가 主이며, 그것은 하늘에 있는 熱이 되고, 땅에 있는 火가 되고, 몸에 있는 脈이 되며 臟에 있는 心이 되고 소리에 있는 웃음이 되고, 變動이 있어 근심이 되고, 뜻이 있어 즐거움이 되니 즐거움은 心을 傷하고, 두려움은 즐거움을 이기며 熱은 氣를 傷하고, 寒은 熱을 이기며 苦는 氣를 傷하고, 鹹은 苦를 이긴다 하였다.

心臟圖

心臟의 모양은 피지 않은 蓮꽃 같으니 무게는 十二兩이고 속에는 七孔 三毛가 있어 精汁三合을 담고 脊의 五椎에 붙어 있다.

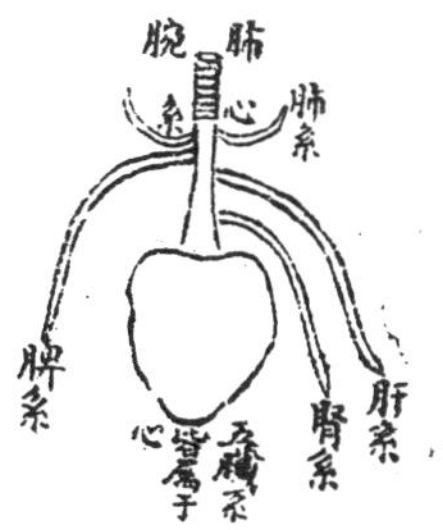

手小陰心經

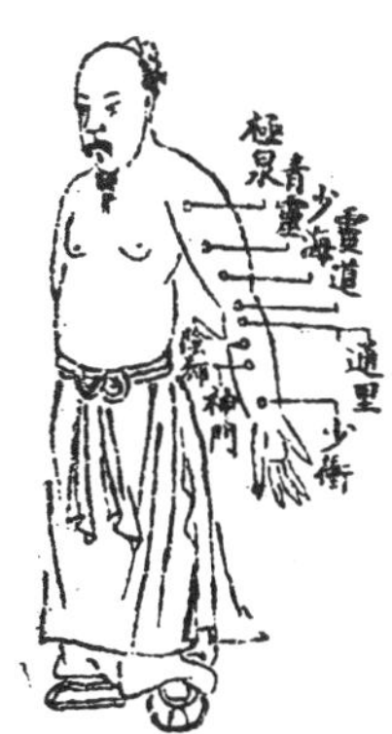

手少陰心經穴歌

九穴午時手少陰，極泉清靈少海深，靈道通里陰郄邃，神門少府少衝尋(左右十八穴)

이 一經은 極泉에서 이러나서 少衝에서 끝이니 少衝，少府，神門，靈道，少海에 끝이니 井滎兪經合이 함께한다.

脉은 心中에서 시작하여 心系에 屬하여 膈에 下하며 小腸에 絡하여 나오고 그 支인것은 心系로 따라서 咽喉곁으로 上하여 눈과 繫하고，그 곧은것은 다시 心系를 따라서 도리어 肺로 올라 겨드랑 밑으로 나왔어 밑의 臂內後廉을 돌아서 太陰心主의 뒤를 行하고，肘內廉에 下하여 臂內後廉을 돌아서 掌後의 銳骨의 끝으로 다달아서 掌의 內廉에 들어 小指속을 돌아서 그 끝을 나온다.

氣는 많으나 血이 적고，午時에 氣血이 이것에 注하니 丁火의 臟이고，脉이 右寸에 있다. 實하면 熱하고，虛하면 寒하고，靜하면 安하고，動하면 躁하다. 虛寒한 것은 놀램이 많아 겁내고 두려우며，健忘하고，恍惚하고，便이 맑으면 자연히 좋으니 반드시 濡 細 遲 虛를 診察하고，實熱인 것은 癲狂，譫語，腮赤，舌乾이다. 二腑가 溢黃하며 脉은 모름지기 數 洪 沉 實이라. 心이 盛하면 熱은 標에 보이고，心이 虛하면 熱은 속에 건우니 虛이면 그 母를 補하고，實이면 그 子를 瀉한다. 虛實을 기왕에 알았으면 補瀉를 함이 마땅하니 맛이 달면 瀉하고，鹹하며 補하고，氣熱은 補하고 冷은 瀉한다.

心에 陽氣가 不足이면 桂心代赭紫石英이니 모름지기 蔘附로 補하고，火가 떨어저 有餘면 竹葉大黃山梔子니 瀉에는 芩連을 사용하라. 心이 涼한 데는 硃砂이고 心이 壯한 것은 琥珀이라. 舌 길이가 寸이 넘음은 冰片을 硏하여 붙이니 即收하고，血衂가 새암 같음은 槐花를 뿌리면 바로 그치니 妙하니라. 瘡을 除去함에는 琥珀膏의 犀角과 함께 辰砂이고，定志에는 寧神丸이 硃砂와 함께 連草라. 蔓芥子는 모든 經血을 涼하고，草連翹는 六經의 火를

瀉하니라. 驚悸로 不安함은 龍腦沙蔘小草이고, 健忘하여 기억을 잃음은 반드시 伏神遠志當歸라. 多唾는 盧와 같이 苦茶를 마시고, 不眠은 雷公의 酸棗를 복용하라. 涼血에는 生地黃으로 陰을 補하고 津液을 行케하고 湯을 멈춤에는 天花粉이라. 文蛤末을 口瘡에 붙이니 낫음이오. 鐵銹粉을 십으니 舌腫이 삭음이라. 中風으로 말못하는데는 竹瀝을 태워 涼하니 더욱 좋고, 熱이 느껴 말이 많음은 硃砂를 뿌려 주저앉게 하니 또 좋으니라. 胸間의 痞痛은 枳實, 苽蔞가 열리게 하고, 心內의 懊憹은 梔子 豆豉가 다스리니라. 熱心痛熱은 菖蒲 川練을 사용하나 梔子가 더욱 妙하고, 冷心痛은 木香 肉桂이나 玄胡도 妙하니라. 心이 놀래서 盜汗하는데는 辰砂와 함께 大黃을 날림이고, 鼻衄流血은 黃芩을 煮하고 芍藥을 炒하라. 驚寒은 珍珠가 홀로 妙하고, 癲狂은 鐵粉을 加함이라. 安鎭靈台는 琥珀丹砂가 和玉層이고, 開淸神府는 伏神, 遠志와 共菖蒲라. 크도다 離여 應物이 자취가 없으니 하물며 眞血이 있으리. 眞鉛을 求하여 實하게 補하니, 心靈에 이르도다. 지조가 있어 重要하니 혹시 元氣에 損함이 있거던 좋은 水銀을 求하여 塡完하라. 藥의 사용은 굳게 傳하는 말이 좋으나 上達은 반드시 心悟로 말미암이로다.

〔**導引本經**〕 무릇 心은 一身의 主宰이고, 生死의 길머리라. 이러므로 心이 生이면 여러가지가 生하려 하니 정신에는 氣가 들지 아니하고, 心이 靜하면 여러가지가 고요하려 하니 神氣가 서로 안아 쌓은 것이다. 內經에 말하기를 「여름철에는 사람 몸의 陽氣는 밖으로 발산하고, 陰은 속에 잠복하고 있으니 이것은 정신을 빼앗는 때라 疏通하기를 싫어하니 精氣를 泄함이라 하고 夏三月은 이것은 무성하게 됨이라 天地의 氣가 交하고 萬物은 華實하니 일찍자고 일찍 이러나서 낫을 싫어하지 않고 뜻으로 하여금 성냄을 없게하여 英華로 하여금 빼어나게 이루니 이것은 여름의 氣가 應함이고 오래 滋養하는 길이라 거슬리면 心을 傷하여 가을에 痎瘧이 된다하니 그러므로 사람이 항상 조용하게 燕居하여 息氣로 心을 調하고 冷을 경계하고 熱을 食하며 항상 양쪽 눈에 垂簾을 要하여 도리어 빛을 속에 빛추어서 心을 내려 丹田에 火하여 神氣로 하여금 서로 껴안으니 그러므로 太玄養初에 말하기를 淵에 藏心하여 아름다운 靈根을 厥이면 정신은 不外이오 心을 이끝른 일 갈

으면 火는 속에 動한다 하니 心火는 여름에 바르게 旺하여 脉本은 洪大하니 緩할 같으면 이것은 傷暑이다. 밤에 小飡을 음식하고 잠자면서 부채질을 하지 말라 風邪가 쉽게 들어오니라. 옛날에 酈子元이 心에 疾이 있더니 혹은 말하기를 僧이 符와 藥은 쓰지 아니하고 心의 病을 잘 다스린다 하여 子元이 그 僧을 꾸짖기를 그대의 恙은 煩惱에서 이러났으니 煩惱는 忘想에서 생겼음이라. 무릇 妄想으로 오는 것은 세가지가 있나니 혹은 數十年前의 榮辱과 恩仇와 슬픔과 기쁨과 이별과 만남과 간혹 閑情등을 追憶함이니 이런 것은 지나간 일의 忘想이고, 혹은 일이 눈앞에 다달라서 順調롭게 應하거늘 도리어 처음과 끝이 두려워서 세차례를 하고 네차례를 다시하여 더욱 미라부터 不快하니 이런 것은 現在의 妄想이고, 또 後日의 富貴를 期하기를 希望하여 모두 소원과 같으며 혹은 바라던 功名을 이루어서 늙어서 歸田을 告하며, 혹은 子孫의 登康을 期하기 위하여 계속해서 書香을 주지 아니함과 모든 것이 뜻대로 이루어진다는 것은 어려운 일이니 이런 것은 未來의 妄想이라. 세가지 妄想이 갑짜기 그러하게 생기고 갑짜기 그런 것이 滅함을 禪家에서 말하기를 心의 깨달음이 「幻心」이고 能히 그 妄想을 비추어 보아 念頭를 斬斷함을 禪家에서 말하기를 「覺心」이니 이러므로 말하기를 「病하지 않은 생각이 이러나고 오직 病은 늦게 깨달음이라 이 心이 만약에 같이 太虛면 煩惱는 어느곳에 편안이 발을 디디리오」고 하고, 또 「그대의 恙이 또한 水火의 不交에서 根原이 되니 무릇 사랑에 빠져 다스리기를 容納하여 이에 酒色을 거칠게 함은 禪家에서 말하기를 『外感의 欲』이라 하고 깊은밤 벼개위에 治客한 생각을 얻어서 혹은 새벽에 애매한 變을 이룸을 禪家에서 말하기를 『內生의 欲』이라 두가지 欲이 얽혀 묻혀 붙으면 원래의 精이 消耗한다. 만약에 잘 멀어지면 腎水는 자연히 滋生하고 上에서 心에 잘 交하니라. 思索이 文字같이 되어서 그것이 寢食을 잊어버림을 禪家에서는 『理障』이라 하고, 經綸을 職業하여 수고로움을 돌보지 않음을 禪家에서는 『事障』이라 하니 두가지가 비록 사람이 하려고 하지는 않으니 또한 性靈은 損이라. 만약에 잘 보내면 火는 上炎에 닿지 못하여 밑의 腎에 잘 交한다. 그러므로 티끝을 서로 인연하지 않으면 뿌리는 짝이 없는바이고 도로 흘러서 완전한 一

이면 六은 不行에 쓰임이니라.」또「苦海는 無邊이나 이 기슴을 도리켜 생각함이니라.」子元이 그와 같이 말하여 이에 홀로 一室에 處하여 一萬가지 인연을 허공에 씻어 버리고 月餘를 고요히 앉았더니 心病은 잃은것 같다고 하였니라.」

考正穴法

〔極泉〕 臂속 겨드랑밑 筋間의 動脉이 가슴에 들어가는 곳이니 銅人에는 三分을 鍼하고 七壯을 灸한다 하였다. 臂肘厥寒, 四肢不收, 心痛, 乾嘔, 煩渴, 目黃, 脇滿痛, 悲愁不樂을 主로 다스린다.

〔靑靈〕 肘上三寸이니 肘를 펴고 臂을 들어 취한다. 銅人에는 七壯을 灸한다 하고, 明堂에는 三壯을 灸한다 하였다. 目黃, 頭痛振寒, 脇痛, 肩臂不擧, 不能帶衣를 主로 다스린다.

〔少海〕(一名은 曲節) 肘內廉의 마디 뒤의 大骨바깥의 팔굽치 끝을 去한 五分이라 팔굽치를 굽혀 머리로 向해 취하니 手小陰 心脉의 入하는 곳이니 合水가 된다. 銅人에는 三分을 鍼하고 三壯을 灸한다 하고, 甄權은 灸는 좋지 않고 鍼은 五分이라 하며 甲乙에는 二分을 鍼하고 三呼를 머물며 瀉는 五吸이나 灸는 좋지 않다 하고, 素問의 註에는 灸는 五壯이라 하고, 資生에는 數說이 같지 않으니 要하건데 크게 急하지 않으면 灸하지 않는다고 하였다. 寒熱, 齒齲痛, 目眩, 發狂, 嘔吐涎沫, 項不得回顧, 肘攣, 腋脇下痛, 四肢不得擧, 齒寒, 腦風頭痛, 氣逆噫噦, 瘰癧, 心疼, 手顫, 健忘을 主로 다스린다

〔靈道〕 掌後一寸五分이니 手少陰心脉의 行하는 바가 經金이 된다. 銅人에는 三分을 鍼하고 三壯을 灸한다 하였다. 心痛, 乾嘔, 悲恐, 相引瘈瘲, 肘攣, 暴瘖不能言을 主로 다스린다.

〔通里〕 掌後一寸陷中이니 手小陰心脉의 絡이 갈라져 太陽小腸經에 走함이라 銅人에는 三分을 鍼하고 三壯을 灸한다 하고, 明堂에는 七壯을 灸한다 하였다. 目眩, 頭痛, 熱病, 先不樂數日, 懊憹數欠, 頻呻悲, 面熱無汗, 頭風, 暴瘖不言, 目痛心悸, 肘臂臑痛, 苦嘔, 喉痺, 少氣遺溺, 婦人經血過多,

崩中을 主로 다스린다. 實이면 支滿膈腫하니 瀉하고 虛이면 말을 못하니 補하게 한다.

〔陰郄〕 掌後脉中에서 팔목을 去한 五分이니 銅人에는 鍼은 三分이고 灸는 七壯이라 하였다. 鼻衄, 吐血, 酒淅畏寒, 厥逆氣驚心痛, 霍亂, 胸中滿이니라.

〔神門〕(一名은 銳中 또는 中都) 掌後銳骨끝 陷中이니 手小陰心脉의 注하는 바가 兪土가 되니 心이 實하니 瀉한다. 銅人에는 鍼은 三分을 하고 七呼를 머물며 灸는 七壯이라 하였다. 瘧, 心煩甚欲得冷飮, 惡寒則欲處溫中, 咽乾不嗜食, 心痛, 數噫, 恐悸, 少氣不足, 手臂寒, 面赤, 喜笑, 掌中熱而啘, 目黃, 脇痛, 喘逆, 身熱, 狂悲狂笑, 嘔血吐血, 振寒, 上氣, 遺溺, 失音, 心性癡呆, 健忘, 心積伏梁, 大小人五癎을 主로 다스린다. 東垣은 「胃氣가 밑에 溜하여 五臟의 氣가 모두 헐으러지면 그것은 病된 것이 서로 나와 보이니 氣가 心에 있는 것은 手小陰의 兪인 神門에 취하고 固精을 導氣하여 다시 그것을 本位로 하고 靈樞經에는 少陰에는 兪가 없으니 心은 病하지 않으니 其外이고, 經의 病은 臟의 病이 아니므로 홀로 掌後銳骨의 끝의 經을 취한다 하니 心이란 五臟六腑의 大主이고 精神의 舍하는 바이라 그 臟은 堅固하여 邪가 잘 담기지 않으며 邪가 담기면 몸은 죽음으로 여러 邪가 모두 心의 包絡에 있으니 包絡이란 것은 心主의 脉이니라.

〔少府〕 手小指의 本節뒤 骨縫陷中의 바로 勞宮이니 手小陰 心脉의 溜하는 바가 滎火가 되니 銅人에는 二分을 鍼하고 七壯을 灸한다 하고, 明堂에는 三壯을 灸한다 하였다. 煩滿, 小氣, 悲恐畏人, 掌中熱, 臂痠, 肘腋攣急, 胸中痛, 手卷不伸, 痞瘧久不愈, 振寒, 陰挺出, 陰癢, 陰痛, 遺尿, 偏墜, 小便不利, 太息등을 主로 다스린다.

〔小衝〕(一名은 經始) 手小指 안쪽 爪甲角을 去함이 韮葉같은 곳이니 手小陰 心脉의 出하는 바가 井水가 된다. 心虛면 補한다. 銅人에는 一分을 鍼하고 三壯을 灸한다 하고, 明堂에는 一壯을 灸한다 하였다. 熱病, 煩滿上氣, 嗌乾渴, 目黃, 臑臂內後廉痛, 胸心痛, 痰氣, 悲驚, 寒熱, 肘痛不伸을 主로 다스린다.

張潔古가 陰臊臭를 다스리기 앞서서 肝을 行間에 瀉하고 이 穴은 뒤에 하니 그것은 標를 다스린다.

小腸腑解

內經에 말하기를「小腸이란 것은 消化한 물건이 나오는 곳이라」하고 또「小腸은 赤腸이 된다」고 하였다.

胃의 下口는 小腸의 上口이다. 배꼽위 二寸에 있으니 水穀이 이것에 나누어지게 되고 大腸의 上口는 小腸의 下口이니 이것에 닿으면 泌는 淸과 濁을 구별하여 水液은 膀胱에 滲入하고 찌꺼기는 大腸에 들어간다.

小腸腑圖

小腸의 무게는 二觔十四兩이며 길이는 三丈二尺이고 幅은 二寸半 直徑은 八分이며 左로 접어 쌓은 것이 十六曲을 감으니 穀은 三斗四升 물은 六升三合을 담는다.

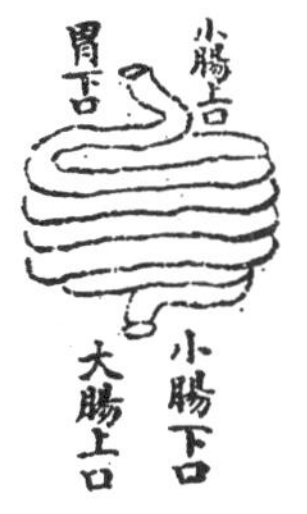

手太陽小腸經

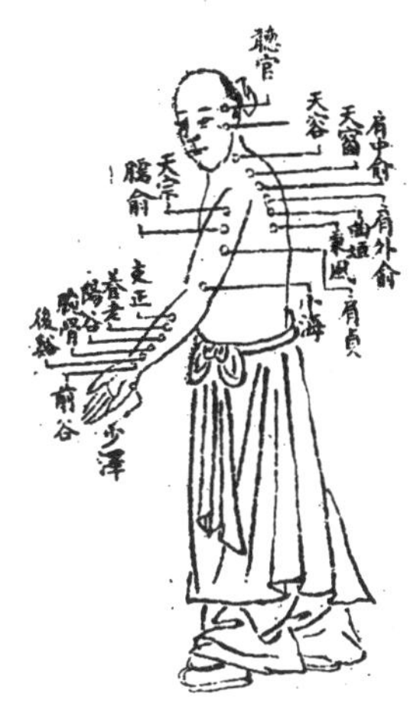

手太陽小腸經穴歌

手太陽穴一十九，小澤前谷後谷藪，腕骨陽谷養老繩，支正小海外補肘，肩貞臑俞接天宗，髎外秉風曲垣首，肩外俞連肩中俞，天窓乃與天容偶，銳骨之端上顴髎，聽宮耳前珠上走(左右三十八穴)

이 一經은 少澤에서 起하여 聽宮에 끝나니 少澤, 前谷, 後谿, 腕骨, 陽谷, 少海와 함께 井滎兪原經合을 함께한다. 脉은 小指 끝에서 시작하여 손바깥을 돌아 팔로 올라 踝中으로 나와서 바로 위의 臂骨下廉을 돌고 肘속兩筋의 사이로 나와서 위로 臑外後廉을 돌아 肩解로 나오고 肩胛을 얽어 어깨위로 交하여 缺盆에 들어갔어 心에 絡하고 咽을 돌아 膈에 下하여 胃에 다달아 小腸에 屬하고 그 支인 것은 缺盆을 따라 頸을 뚫어 頰로 上하여 目銳眥에 닿아서 도리어 귀속으로 들어가고, 그 支가 갈라지는 것은 따로 頰를 돌아 䪼를 上하여 코에 다달아서 目內의 眥에 닿는다. 血은 많고 氣는 적으니 未時에 氣血이 여기에 注하니 丙火의 腑이며 脉은 左寸이 상세하다. 이 經에 病이 되며는 面白, 耳前熱, 苦寒, 肩臂廉內外가 腫痛하여 沉診은 心이 됨이니 實이면 脉이 實하여 煩滿하면 입과 혀바닥에 瘡이 생기고, 浮取이다. 虛면 脉이 虛하여 懊憹하니 잇몸이 푸르고 밑은 희다. 턱의 腫은 턱을 돌리지를 못하나 火를 降하여 痰을 맑게 하고 허리가 뿌러지는듯하여 動履하기가 어렵거든 濕을 滲하여 熱을 利하며 아마도 小便이 數頻하거던 烏藥 益智丸에 酒煮한 山藥을 사용하고 만약에 精氣가 여물지 않거던 白伏猪苓丸으로 津液을 蠟化하라. 小腸 疝氣는 茴香薑에 青鹽을 浸入하고 腎宮의 精冷은 川練을 炒成하니 加木破라. 滑石은 寒하니 능히 諸淋을 다스리고 沉香은 溫하니 능히 諸氣를 行하니라. 尿血에는 蕢椞根을 椞根하고, 血淋에는 煎車前子藥이라. 清泉을 旋汲하여 飲髮灰하고 薄荷를 煎할 때에 琥珀을 調함이라. 小腸에 熱이 들어 赤帶가 된데는 茴香苦練當歸오, 邪가 大腑로 들아와 膏淋으로 變함은 滑石金砂甘草라. 嘗考하니 牡蠣石斛補오 續隨해서 金砂로 瀉하라. 巴戟烏藥茴香은 溫이오, 黃芩은 草花粉이 冷으로 通함이라. 羌活 藁本은 上으로 引하고 黃柏과 二苓은 下로 行하니 자세히 本草의 要旨를 읽어서 大略 치료의 순서를 되게 하고 毋執已見하니 妙한 言傳이 있느니라.

考正穴法

〔**少澤**〕(一名은 小吉) 手小指의 바깥쪽이니 爪甲角밑을 去한 一分 陷中이라 手太陽 小腸脉의 나오는 바가 井金이 되니 素問의 註에는 三壯을 灸한다 하고, 銅人에는 灸는 一壯이고 鍼은 一分을 하고 二呼를 머문다 하였다. 瘧寒熱, 汗不出, 喉痺舌强, 口乾心煩, 臂痛, 瘈瘲, 欬嗽, 口中涎唾, 頸項急不得回顧, 目生膚翳覆瞳子, 頭痛을 主로 다스린다.

〔**前谷**〕 手小指 바깥쪽 本節앞 陷中이니 手太陽 小腸脉이 溜하는 바가 滎水가 되니 銅人에는 一分을 鍼하고 三呼를 머물며 灸는 一壯이라 하고 明堂에는 灸한다 하였다. 熱病汗不出, 痎瘧, 癲疾, 耳鳴, 頸項腫, 喉痺, 頰腫引耳後, 鼻塞不利, 欬嗽吐衄, 臂痛不得擧, 婦人產無乳를 主로 다스린다.

〔**後谿**〕 手小指의 바깥쪽 本節뒤의 陷中이라 주먹을 잡고 取하니 手太陽 小腸脉의 注하는 바가 兪水가 되니 小腸이 虛면 補하니 銅人에는 一分을 鍼하고 二呼를 머물며 灸는 一壯이라 하였다. 瘧寒熱, 目赤生翳鼻衄, 耳聾, 胸滿, 頭項强不得回顧, 癲疾, 臂肘攣急, 痂疥를 主로 다스린다.

〔**腕骨**〕 손 바깥쪽 팔목앞의 起骨밑 陷中이다. 手太陽 小腸脉의 過하는 바가 原이 되니 小腸虛實에 모두 쓰인다. 銅人에는 二分을 鍼하고 三呼를 머물며 灸는 三壯이라 하였다. 熱病汗不出, 脇下痛不得息, 頸頷腫, 寒熱, 耳鳴, 目冷淚, 生翳, 狂惕偏枯, 肘不得屈伸, 痎瘧, 頭痛, 煩悶, 驚風, 瘈瘲, 五指掣, 頭痛을 主로 다스린다.

〔**陽谷**〕 손 바깥쪽 腕前 銳骨밑 陷中이니 手太陽 小腸脉의 行하는 바가 經火가 되니 素註에는 灸는 三壯이고 鍼은 二分을 하고 三呼를 머물며 甲乙에는 二呼를 머문다 하였다.

癲疾狂走, 熱病汗不出, 脇痛頸頷腫, 寒熱, 耳聾耳鳴, 齒齲痛, 臂外側痛不擧, 吐舌戾頸, 妄言左右顧, 目眩, 小兒瘛瘲, 舌强不嗍乳를 主로 다스린다.

〔**養老**〕 손의 복사뼈앞 위이니 腕骨뒤 一寸 陷中이며 手太陽의 틈이라 하고 銅人에는 三分을 鍼하고 三壯을 灸한다 하였다. 肩臂의 痠痛과 肩欲折,

臂如拔, 手不能上下, 目親不能을 主로 다스린다.

〔**支正**〕 腕後五寸이니 手太陽絡脈이 갈라져 小陰에 走한다. 銅人에는 鍼은 三分이고 灸는 三壯이라 하고, 明堂에는 五壯을 灸한다 하였다. 風虛驚恐悲愁, 癲狂, 五勞, 回肢虛弱, 臂肘攣難屈伸, 手不振, 十指盡痛, 熱病, 先腰頸痠, 喜渴, 强項, 疣目을 主로 다스린다. 實이면 마디가 馳하며 肘를 못쓰니 瀉하고 虛면 疣이 생겨 손까락이 적은것 같아 痂疥니 補하게 한다.

〔**小海**〕 바깥 팔굽치의 大骨바깥 肘端을 去한 五分陷中이니 손을 굽혀 頭를 向해 취하고 手太陽 小腸脈이 入하는 바가 合土가 되니 小腸이 實이면 瀉한다. 素問의 註에는 二分을 鍼하고 七呼를 머물고 三壯을 灸한다 하였다. 頸頷肩臑肘臂外後廉痛, 寒熱, 齒齦痛, 風眩, 頸項痛, 瘍腫振寒, 肘腋腫痛, 小腹痛, 癎發羊鳴, 戾頸, 瘛瘲, 狂走, 頷腫不可回顧, 肩似拔臑似折, 耳聾, 目黃頰腫을 主로 다스린다.

〔**肩貞**〕 曲胛밑 兩骨의 解間 肩髃後陷中이니 銅人에는 五分을 鍼한다하고 素問의 註에는 鍼은 八分 灸는 三壯이라 하였다. 傷寒寒熱, 耳鳴耳聾, 缺盆肩中熱痛, 風痺, 手足痲木不握을 主로 다스린다.

〔**臑俞**〕 肩髎곁(手陽明穴) 大骨뒤 胛밑의 上廉陷中이니 팔뚝을 들어 取하고 手太陽과 陽維와 陽蹻三脈이 모이니 銅人에는 八分을 鍼하고 三壯을 灸한다 하였다. 臂痠無力, 肩痛引痺, 寒熱, 肩腫胑痛을 主로 다스린다.

〔**天宗**〕 秉風뒤의 大骨밑 陷中이니 銅人에는 三壯을 灸하며 五分을 鍼하고 六呼를 머문다 하였다. 肩臂痠疼, 肘外後廉痛, 頰頷腫을 主로 다스린다.

〔**秉風**〕 天髎바깥 어깨위이고 小髃뒤이니 팔뚝을 들면 空이 있는 곳이다. 手太陽陽明, 手足小陽 四脈의 모임이니 銅人에는 鍼五分이며 灸는 五分이라 하니 肩痛不能擧를 다스린다.

〔**曲垣**〕 어깨 가운데 胛이 曲한 陷中이라 눌리면 손에 痛이 應함이니 銅人에는 三壯을 灸하고 五分을 鍼한다 하고, 明堂에는 九分을 鍼한다 하였다. 肩痺熱痛, 氣가 肩胛을 注하여 痛悶이 拘急함을 主로 다스린다.

〔**肩外俞**〕 肩胛上廉이고 脊을 去한 三寸陷中이니 銅人에는 六分을 鍼하고 灸는 三壯이라 하고 明堂에는 一分을 灸한다 하였다. 肩胛痛, 痺寒이 돌아

肘에 닿음을 主로 다스린다.

〔肩中兪〕 肩胛內廉이고 脊을 去한 陷中이니 素問의 註에는 鍼은 六分 灸는 三壯이라 하고, 銅人에는 三分을 鍼하고 七呼를 머물며 十壯을 灸한다 하였다. 欬嗽, 上氣, 唾血, 寒熱, 目視不明을 主로 다스린다.

〔天窓〕(一名은 窓籠) 頸의 大筋間前이니 曲頰밑 扶突뒤 動脈이 손에 應하는 陷中이라 銅人에는 鍼은 三分 灸는 三壯이라 하고, 素問의 註에는 六分을 鍼한다 하였다. 痔瘻, 頸痛, 어깨의 痛이 목을 당겨 도리켜 보지 못하는데와 耳聾, 頰腫, 喉中痛, 暴瘖不能言, 齒噤中風을 主로 다스린다.

〔天容〕 귀밑 曲頰뒤이라 一寸을 鍼하고 三壯을 灸하니 喉痺, 寒熱, 咽中如梗, 瘿頸項癰不可回顧, 不能言, 胸痛, 胸滿不得息, 嘔逆吐沫, 齒噤, 耳聾 耳鳴을 主로 다스린다.

〔顴髎〕 面頄骨의 下廉骨끝 陷中이니 手小陽과 太陽의 모이는 곳이다. 素問의 註에는 三分을 鍼한다 하고 銅人에는 二分을 鍼한다 하였다. 口渴, 面赤, 目黃, 眼瞤動不止, 䪼腫, 齒痛을 主로 다스린다.

〔聽宮〕(一名은 多所聞) 귀속에 珠子의 크기가 빨간 팥과 같으니 手足少陽 手太陽三脉의 모임이라. 銅人에는 三分을 鍼하고 三壯을 灸한다 하고, 明堂에는 一分을 鍼한다 하고, 甲乙에는 三分을 鍼한다 하였다. 失音, 癲疾, 心痛滿, 聤耳, 耳聾이 물건을 막힌것처럼 들리는 것이 없는 것을 主로 다스린다.

膀胱腑解

內經에 말하기를 「膀胱이라는 것은 州都의 官이니 津液을 간움이라. 氣가 化하면 능히 나온다 하고 또 膀胱은 黑腸이라고도 한다.

여러가지 書에 膀胱을 論함이 한가지가 아니여서 上口는 있고 下口는 없다 하고, 上下에 모두 口가 있다고 말하는 것도 있으며 혹은 말하기를 小竅가 있어 泄을 注한다 하니 모두 틀린다. 오직 밑에 竅가 있어서 溺을 出하고 위로는 모두 泌가 갈라지므로 말미아마 膀胱으로 滲入하니 그곳으로 들어가고 나오는 것은 氣로 말미아마 배푸는 것이다. 上에 있는 氣가 배풀지 않으면 大腸이 往入하여 泄하게 되고 下에 있는 氣가 배풀지 않으면 澮溢은 急히 벌려져서 나오지 못하니 淋이 되는 것이다.

膀胱腑圖

膀胱의 무게는 九兩二銖며 縱廣은 九寸이고 溺를 九升九合을 담으며 廣은 二寸半이다.

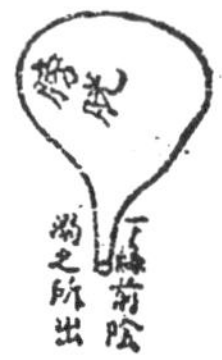

膀胱은 下口는 있어도 上口는 없으며 위로는 小腸에 系하여 津溺를 小腸으로 말미아마 下焦로 滲入한다.

經膀胱陽太足

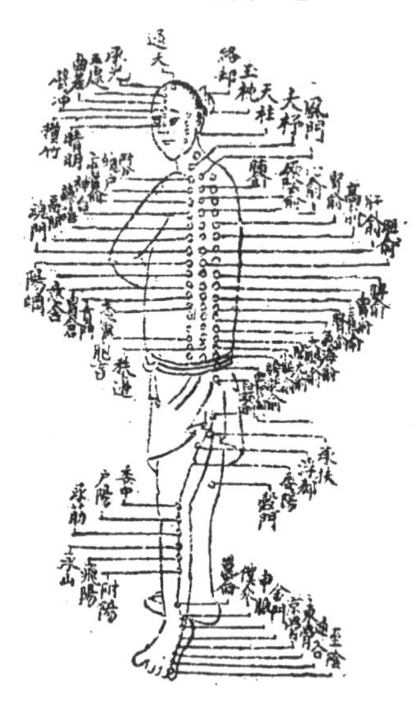

足太陽膀胱經穴歌

足太陽經六十七，睛明目內紅肉藏，攢竹眉衝與曲差，五處上寸半承光，通天絡却玉枕昂，天柱後際大筋外，大杼背部第二行，風門肺俞厥陰四，心俞督俞膈俞强，肝胆脾胃俱挨次，三焦腎氣海大腸，關元小腸到膀胱，中膂白環仔細量，自從大杼至白環，各各節外寸半長，上髎次髎中復下，一空二空腰髁當，會陽陰尾骨外取，附分俠脊第三行，魄戶膏肓與神堂，譩譆膈關魂門九，陽綱意舍乃胃倉，肓門志室胞肓續，二十椎下秩邊場，承扶臀橫紋中央，殷門浮郄到委陽，委中合陽承筋是，承山飛陽踝附陽，崑崙僕參連申脉，金門京骨束骨忙，通谷陰至小指旁(一百三十四穴)

이 一經은 睛明에서 시작하여서 至陰에서 끝나니 至陰, 通谷, 束骨, 京骨, 崑崙, 委中과 井滎兪原經合을 함께한다. 脉은 目內眥에서 이러나서 上額이 巓上에서 交하고, 그 支인 것은 巓을 따라서 耳上角에 닿아 그것이 바로 곧게 行하는 것은 巓을 따라서 絡腦에 들어가고 따로 下項으로 還出하여 肩膊속을 돌아 脊결의 腰中에 다달아서 膂로 入循하여 腎에 絡하는 것은 膀胱에 屬하고, 그 支가 갈라지는 것은 腰中을 따라 臀을 下貫하여 膕속으로 들어가고 그 支가 갈라지는 것은 膊內左右를 따라서 따로 胛을 뚫어 下하고 脊결의 髀樞를 內過하여 髀바깥 後廉을 돌아서 밑의 膕中에 合하고 腨內를 下貫하여 外踝의 뒤를 나와서 京骨을 돌아 小指 바깥쪽 끝에 이른다. 血과 氣가 많고 申時에 氣血이 이것에 注하니 壬水의 腑이고 脉이 左寸에 있다. 이 膀胱이 實하면 脉도 實하니 病은 胞로 옮겨 小便을 하지 못하고 苦煩이 가득하여 俛仰하기 어려웁거던 熱冷한 藥을 써서 竅를 利롭게 通하나 石膏 梔子蜜을 같이 煎함이오, 虛면 脉도 虛이니 腸痛이 腰를 당겨 屈伸하기 어렵고 脚筋이 緊急하여 耳重聽이거던 磁石 五味 黃芪로 補하라 苓朮石英杜冲을 配合이라. 大腑가 熱蒸하니 腸內의 澁은 木通 生地 黃芩이오, 小便不利로 莖中의 疼은 葶藶 茯苓이 通草이라. 腎이 斗같이 큰것은 青皮荔核 小茴香이오 胞가 굴러 막힌듯 함은 葵子 滑石 寒水石이라. 冷熱은 熨함이 可하나 利便은 어려움이오, 屈伸導는 능히 腰痛을 和하니라. 風熱로 囊腫이 相乘하는데는 三白을 服用하면 바로 消散하고, 蟲蟻가 陽將에 吹着함에는 蟬脫을 붙이니 即散이라. 羌活 藁本은 上으로 行하고, 法製한 黃栢은 밑으로 走함이니. 橘核 益智仁으로 補하고, 모름지기 滑石 車前子는 瀉함이니. 茴香 烏藥을 加하니 능히 溫하고, 黃栢 生地를 덧붙이니 清涼하게 되니라.

考正穴法

〔**睛明**〕(一名 淚孔) 目內의 **眥**이니 **明堂**에 云하기를 속眥頭밖 一寸이 완연한 속이다. 手足太陽 足陽明 陰蹻 陽蹻등 五脉이 모이는 곳이니 一分을

鍼하고 三呼를 머물며 雀目인 것은 될수 있는대로 鍼을 오래 머무른 뒤에 出鍼은 빨리하고, 灸는 禁한다 하였다. 目遠視不明, 惡風淚出, 憎寒, 頭痛目眩, 內眥赤通, 䀮䀮無見, 眥癢活膚白翳大眥攀睛, 雀目, 瞳子生障, 小兒疳眼, 大人氣眼冷淚를 主로 다스린다.

東垣이 按하여 말하기를 「太陽 陽明을 刺하여 出血이면 눈이 나앗어 밝게 된다하니 此經은 血이 많고 氣가 적음으로 目翳와 赤痛이 內眥로 從하여 이러난 것은 睛明과 攢竹에 刺하여 마땅히 太陽熱을 泄함이다 그러나 睛明은 一分半을 刺하고 攢竹은 一分에서 三分까지 하여 淺深을 알맞게 함이 마땅하다 요지음 醫家가 攢竹을 刺함에 臥鍼이 바로 睛明에 다달라서 補하지도 못하며 瀉하지도 못하고 또 鍼을 오래 머무르니 古人의 뜻이 아니라」 하였다.

〔**攢竹**〕(一名은 始光 또는 員柱 또는 光明) 兩眉頭의 陷中이니 素問의 註에는 二分을 鍼하고 六呼를 머물며 灸는 三壯이라 하였다. 또 銅人에는 禁灸라 하고 鍼은 一分을 하고 三呼를 머무르나 瀉에는 三吸하고 천천히 出鍼이니 가는 三陵鍼으로서 刺하여 마땅히 熱氣를 泄하여 세번을 刺하면 눈이 크게 밝아진다고 하였다. 明堂에는 마땅히 가는 三陵鍼으로 三分을 鍼하여 出血하고 灸는 一壯이라 하였다. 目䀮䀮視物不明, 淚出, 目眩, 瞳子癢, 眼中赤痛과 瞼瞤動, 不得臥, 頰痛, 面痛, 尸厥癲邪, 神狂鬼魅, 風眩, 嚔등을 主로 다스린다.

〔**臂衝**〕 바로 眉頭위의 神庭과 曲差의 사이며 三分을 鍼하며 灸는 禁하고 있으니 五癎 頭痛 鼻塞을 主로 다스린다.

〔**曲差**〕 神庭旁에서 一寸五分인 髮際로 들어가는 곳이니 銅人에는 二分을 鍼하고 灸는 三壯이라 하였다. 目不明, 鼽衄鼻塞, 鼻瘡, 心煩, 汗不出, 頭頂痛, 頂腫, 身體煩熱을 主로 다스린다.

〔**五處**〕 上星旁의 곁 一寸五分이니 銅人에는 三分을 鍼하고 七呼를 머물며 灸는 三壯이라 하고 明堂에는 五壯을 灸한다 하였다. 脊强反折, 瘈瘲癲疾, 頭風熱, 目眩, 目不明, 目上戴不視人등을 主로 다스린다.

〔**承光**〕 五處뒤 一寸五分이니 銅人에는 三分을 鍼하고 禁灸라 하였다. 風眩頭痛, 嘔吐, 心煩, 鼻塞不聞香臭, 口喎, 鼻多淸涕, 目生白翳등을 主로 다

스린다.

〔**通天**〕 承光뒤 一寸五分이니, 鍼人에는 三分을 鍼하고 七呼를 머물며 灸는 三壯이라 하였다. 頸項轉側難, 癭氣, 鼻衄, 鼻瘡, 鼻窒, 鼻多淸涕, 頭旋, 尸厥, 口喎, 喘息, 頭重暫起僵仆, 癭瘤등을 主로 다스린다.

〔**絡印**〕(一名은 强陽 또는 腦蓋) 通天뒤 一寸五分이니 素問의 註에는 三分을 刺하고 七呼를 머물며 灸는 三壯이라 하였다. 銅人에는 三壯을 灸하며 主로 頭旋, 耳鳴, 狂走, 瘈瘲, 恍惚不樂, 腹脹, 靑盲, 內障目無所見을 다스린다.

〔**玉枕**〕 絡印뒤 一寸五分이고 腦戶旁곁 一寸三分이니 起肉한 枕骨로 上하여 髮際로 들어 二寸이니 銅人에는 三壯을 灸하고 鍼은 三分이나 三呼를 머문다 하였다. 目痛如脫, 不能遠親, 內連系急, 頭風痛不可忍, 鼻窒不聞을 主로 다스린다.

〔**天柱**〕 목덜미 뒤 髮際곁의 大筋外廉의 陷中이니 銅人에는 五分을 鍼하여 氣를 얻으면 바로 瀉한다 하고, 明堂에 二分을 鍼하고 三分을 머물으나 瀉에는 五呼를 머물고 灸는 鍼에 미치지 아니함이나 하루에 灸는 七壯에서 百壯이라 하고, 本經에는 三壯을 灸한다 하고, 素問의 註에는 二分을 鍼하고 六呼를 머문다고 하였다. 足不任身體, 肩背痛欲折, 目瞑親頭旋, 腦痛, 頭風, 鼻不知香臭, 腦重如脫, 項如拔, 項强不可回顧를 主로 다스린다.

〔**大杼**〕 목덜미 뒤 第一椎下의 兩旁이 脊을 一寸五分 相去한 陷中이니 바로 앉아서 取하고, 腎脉이 갈라져 絡하며 手足少陽과 太陽의 모임이다. 進經에는 「骨은 大杼에 맞난다」 하고, 疏에는 「骨病은 이것에 다스린다」 하고, 袁氏는 「어깨가 무거운 것을 잘 짊어지는 것은 大杼가 骨會하기 때문이다」고 하였다. 銅人에는 五分을 鍼하고 七壯을 灸한다 하고, 明堂에는 禁灸라 하고, 下經素註에는 三分을 鍼하고 七呼를 머물며 七壯을 灸한다 하고, 資生에는 크게 急하지 않으면 灸하지 않은다고 하였다. 膝痛不可屈伸, 傷寒汗不出, 腰脊痛, 胸中鬱鬱, 熱甚不已, 頭風振寒, 項强不可俛仰, 痎瘧, 頭旋勞氣欬嗽, 身熱, 目眩, 腹痛, 僵仆, 不能久立, 煩滿, 裏急神不安, 筋攣, 癲疾, 身踡急大를 主로 다스린다. 東垣이 말하기를 「五臟의 氣가 혈으러질

은 頭에 있으면 天柱와 大杼를 取하나 補瀉는 하지 아니하고 導氣할 뿐이라」 하였다.

〔**風門**〕(一名은 熱府) 二椎밑의 兩旁으로 脊을 相去한 一寸五分이니 바로 앉아서 취한다. 銅人에는 五分을 鍼한다 하고, 素問의 註에는 三分을 鍼하고 七呼를 머문다 하고, 明堂에는 五壯을 灸한다 하니 만약에 번번히 刺하여 모든 陽의 熱氣를 泄하면 등에는 永永 癰疽가 이러나지 않는다 하였다. 發背癰疽, 身熱上氣, 喘氣欬逆, 胸背痛, 風勞, 嘔吐, 多嚔, 鼻鼽出清涕, 傷寒, 頭項强, 目瞑胸中熱, 臥不安을 主로 다스린다.

〔**肺兪**〕 第三椎밑 脊을 相去한 각 一寸五分이니 千金方에는 乳를 對하여 줄을 당기는 程度라 하고, 甄權은 搭手로서 左는 右를 취하고 右는 左를 취하니 마땅히 中指末이 이것이라 바로 앉아 취한다 하고, 甲乙에는 三分을 鍼하고 七呼를 머물러서 氣를 얻으면 바로 瀉한다 하고, 甄權은 灸는 百壯이라 하며, 明堂에는 三壯을 灸한다 하고, 素問에는 肺속을 刺하면 三日에 死한다 하니 그 움직임이 欬가 된다 하였다. 癭氣, 黃疸, 勞瘵, 口舌乾, 勞熱, 上氣, 腰脊强痛, 寒熱, 喘滿, 虛煩, 傳尸, 骨蒸, 肺痿欬嗽, 肉痛皮癢, 嘔吐, 支滿不嗜食, 狂走欲自殺, 背僂, 胸滿短氣, 瞀悶, 汗出, 百毒病, 食後吐水, 小兒龜背를 主로 다스린다. 仲景이 말하기를 「太陽과 少陽이 아울러 病하니 頭項强痛과 혹은 目眩하여 때로는 結胸같고 心下가 痞硬한 것은 太陽의 肺兪와 肝兪에 刺함이 마땅하다 하였다.

〔**厥陰兪**〕(一名은 厥兪) 四椎밑 兩旁으로 脊을 相去한 각 一寸五分이니, 바로 앉아서 취한다. 銅人에는 三分을 鍼하고 七壯을 灸한다 하였다. 欬逆, 牙痛, 心痛, 胸滿嘔吐, 留結煩悶을 主로 다스린다. 혹은 말하기를 「臟腑에는 모두 兪와 背가 있거늘 心包絡만이 兪가 없음은 무슨 까닭이오.」 답하기를 「厥陰兪가 바로 心包絡兪이라」고 하였다.

〔**心兪**〕 五椎밑 兩旁으로 脊을 相去한 一寸五分이니 바로 앉아 취한다. 銅人에 鍼三分이고 七呼를 머문다 하고 氣를 얻으면 바로 瀉하고, 灸는 좋지 않다 하였으며 明堂에는 三壯을 灸한다 하고, 資生에는「心臟속을 刺하면 一日에 死한다 하니 그 움직임은 噫이 되니 어찌 함부로 鍼하리오」고 하고

千金에는 中風으로 心이 急할 때는 心俞에 百壯을 灸함이니 그 緩急에 알맞추어 灸함이 좋다 하였다. 偏風半身不收, 心氣亂恍惚, 心中風, 偃臥不得傾側, 汗出, 脣赤, 狂走, 發癎, 語悲泣, 心胸悶亂, 欬吐血, 黃疸, 鼻衄, 目瞤, 目昏嘔吐不食, 健忘, 小兒의 心氣不足으로 여러해동안 말 못하는것등을 主로 다스린다.

〔督俞〕 六椎밑 兩旁으로 脊를 相去한 각 一寸五分이니, 바로 앉아 취하고, 三壯을 灸하니 寒熱, 心痛, 腹痛, 雷鳴, 氣逆을 主로 다스린다.

〔鬲俞〕 七椎밑 兩旁으로 脊을 相去한 一寸五分이니 바로 앉아 취한다. 難經에는 鬲俞는 血會라 하고, 疏에는 血病은 이것에 다스린다 하니 대개 上하면 心俞라 心은 血를 낳고 下이면 肝俞라 肝은 血을 간움으로 鬲俞는 血會가 된다 하고 또 足太陽은 血이 많으니 血은 이에 水의 象이다. 銅人에는 三分을 鍼하고 七呼를 머물며 灸은 三壯이라 하고 素問에는 鬲속을 刺하면 中을 모두 傷한다 하여 그 病이 낫기 어려워 不過一年에 죽는다 하였다. 心痛, 周痺, 吐食翻胃, 骨蒸, 四肢怠惰, 嗜臥, 痃癖, 欬逆, 嘔吐, 鬲胃, 寒痰, 食飮不下, 熱病汗不出, 身重常溫, 不能食, 食則心痛, 身痛, 腫脹, 脇腹滿, 自汗, 盜汗을 主로 다스린다.

〔肝俞〕 九椎밑 兩旁에서 脊을 相去한 一寸五分이니 바로 앉아 취한다. 經에는 「봄에 東風傷이면 病은 肝에 있다」고 하였다. 銅人에는 三分을 鍼하고 六呼를 머물며 三壯을 灸한다 하고, 明堂에는 七壯을 灸한다 하고, 素問에는 肝속을 刺하면 五日만에 죽으니 그 움직임은 缺한다 하였다. 多怒, 黃疸, 鼻痰, 熱病後目暗淚出, 目眩, 氣短, 欬血, 目上視, 欬逆, 口乾寒疝筋, 寒熱, 脛筋急相引, 轉筋入腹將死를 主로 다스린다. 千金方에는 기침이 兩脇을 당겨 急痛한데와, 不得息, 轉側難撅, 肋밑과 脊이 서로 당겨서 反折한데와, 目戴上, 目眩循眉頭, 驚狂, 鼻衄, 起則目䀮䀮, 生白翳, 欬引胸中痛, 寒疝小腹痛, 唾血, 短氣, 熱病이 나은 뒤 五辛을 먹어 目暗한데와, 肝中風으로 걸터 앉아 머리를 낮추지 못한데, 積聚, 痞痛을 主로 다스린다 하였다.

〔胆俞〕 十椎밑 兩旁에서 脊을 去한 一寸五分이니 바로 앉아 취한다. 銅

人에는 五分을 鍼하고 七呼를 머물며 三壯을 灸한다 하고, 明堂에는 三分을 鍼한다 하고, 下經에는 五壯을 灸한다 하고, 素問에는 胆속을 刺하면 一日半에 죽으니 그 움직임이 嘔가 된다 하였다. 頭痛, 振寒汗不出, 腋下腫脹, 口苦舌乾, 咽痛, 乾嘔吐, 骨蒸勞熱, 食不下, 目黃을 主로 다스린다.

資生經의 所載를 按컨데, 崔知涕의 四花穴을 取하니 위의 二穴은 이것이 鬲俞이고, 밑의 二穴은 胆俞라 四穴이 血이 主이므로 이것을 취하여서 勞瘵을 다스리나 後世에 四花로 잘못 빗나게 취하였으니 잘못이다.

〔脾俞〕 十一椎밑 兩旁으로 脊을 相去한 一寸五分이니 바로 앉아 취한다. 銅人에는 三分을 鍼하고 七呼를 머물며 三壯을 灸한다 하고, 明堂에는 五壯을 灸한다 하고, 素問에는 脾속을 刺하면 十日에 죽으니 그 움직임이 呑이 된다고 하였다. 腹脹, 引胸背痛, 多食身瘦, 痃癖積聚, 脇下滿, 泄痢, 痰瘧, 寒熱水腫, 氣脹引脊痛 等을 다스린다.

〔胃俞〕 十二椎下의 兩旁으로 脊을 相去한 一寸五分이니 바로 앉아서 취한다. 銅人에는 三分을 鍼하고 七呼를 머물며 灸는 나이를 따라 壯한다 하고, 明堂에는 三壯을 灸한다 하고, 下經에는 三壯을 灸한다 하였다. 霍亂, 胃寒, 腹脹而鳴, 飜胃嘔吐, 不嗜食, 多食羸瘦, 目不明, 腹痛, 胸脇支滿, 脊痛, 筋攣, 小兒羸瘦, 不生肌膚를 主로 다스리니 東垣이 말하기를 속이 濕한 것은 胃俞에 다스림이 있다 하였다.

〔三焦俞〕 十三椎의 兩旁으로 脊을 相去한 각 一寸五分이니 바로 앉아서 取한다. 銅人에는 三分을 鍼하고 七呼를 머물며 三壯을 灸한다 하고, 明堂에는 三分을 鍼하고 五壯을 灸한다 하였다. 臟腑積聚, 脹滿, 羸瘦不能飮食, 傷寒頭痛, 飮食吐逆, 肩背急, 腰脊强不得俛仰, 水穀不化, 泄注下利, 腹脹腸鳴, 目眩, 頭痛을 主로 다스리니라.

〔腎俞〕 十四椎밑에 兩旁으로 脊을 相去한 一寸五分이라 앞의 배꼽과 平하니 바로 앉아서 取한다. 銅人에는 三分을 鍼하고 七呼를 머물며 灸는 나이로서 壯한다 하고, 明堂에는 三壯을 灸한다 하고, 素問에는 腎속을 刺하며 六日에 죽으니 그 움직임이 嚔이 된다 하였다. 虛勞羸瘦, 耳聾, 腎虛, 水臟久冷, 心腹䐜滿, 脹急, 兩脇滿引, 小腹急痛, 脹熱, 小便淋, 目親䀮䀮,

少氣, 溺血小便濁, 出精, 夢泄, 腎中風, 踞坐而腰痛, 消渴, 五勞七傷, 虛憊, 脚膝拘急, 腰寒如冰, 頭重, 身熱振慄, 食多하나 羸瘦하고 面黑, 腸鳴, 膝中四肢淫濼, 洞泄, 食不化, 身腫如水, 女人積冷氣成勞, 乘經交接羸瘦, 寒熱往來를 主로 다스린다.

〔**氣海兪**〕 十五椎밑 兩旁에서 脊을 相去한 一寸五分이니 腰痛, 痔漏를 主로 다스린다. 三分을 鍼하고 五壯을 灸한다.

〔**大腸兪**〕 十六椎밑 兩旁에서 背을 相去한 一寸五分이니 엎드려서 取한다. 脊强不得俛仰, 腰痛, 腹中氣脹, 繞臍切痛, 多食身瘦, 腸鳴, 大小便不利, 洞泄, 食不化, 小腹絞痛을 다스리니 東垣이 말하기를, 「속이 燥하면 大腸兪에 다스림이 있다」고 하였다.

〔**關元兪**〕 十七椎下의 兩旁에서 脊을 相去한 각 一寸五分이니 엎드려서 취한다. 風勞, 腰痛, 泄痢, 虛脹, 小便難, 婦人瘕聚諸疾을 主로 다스린다.

〔**小腸兪**〕 十八椎밑 兩旁에서 脊을 相去한 각 一寸五分이니 엎드려서 取한다. 銅人에는 鍼은 三分을 하고 六分을 머물며 灸는 三壯이라 하였다. 三焦膀胱津液小, 大小腸寒熱, 小便赤不利, 淋瀝遺溺, 小腹脹滿疞痛, 泄利膿血五色, 赤痢下重, 腫痛, 脚痛, 五痔, 頭痛虛乏, 消渴, 口乾不可忍, 婦人帶下를 主로 다스린다.

〔**膀胱兪**〕 十九椎밑의 兩旁에서 脊을 相去한 一寸五分이니 엎드려서 取한다. 鍼人에는 三分을 鍼하고 六分을 머물며 灸는 三壯이라 하고, 明堂에는 七壯을 灸한다 하였다. 風勞, 脊急强, 小便赤黃, 遺溺, 陰生瘡, 少氣, 脛寒拘急, 不得屈伸, 腹滿, 大便難, 泄痢腹痛, 脚膝無力, 女子瘕聚를 主로 다스린다.

〔**白環兪**〕 二十椎밑 兩旁에서 脊을 相去한 각 一寸五分이니 엎드려 取한다. 一云에는 땅에 엎드려 몸 끝을 이끌고 양손을 서로 무겁게 額을 交하고 縱息에 皮膚가 모두 緩하여 이에 그 穴을 取한다 하였다. 素問의 註에는 五分을 鍼하여 氣를 얻으면 먼저 瀉하고, 瀉가 끝나면 많이 補한다. 灸는 마땅하지 않다 하고, 明堂에는 三壯을 灸한다 하였다. 手足不仁, 腰脊痛, 疝痛, 大小便不利, 腰髖痛, 脚膝不遂, 濕瘧, 腰脊冷痛, 不得久臥, 勞損虛風,

腰背不便, 筋攣臂縮, 虛熱閉塞을 主로 다스린다.

〔**上髎**〕 第一空의 腰髁밑 一寸인 脊곁의 陷中이니 足太陽 小陽絡이다. 銅人에는 三分을 鍼하고 七壯을 灸하다 하였다. 大小便不利, 嘔逆, 膝冷痛, 鼻衂, 寒熱瘧이니 冷挺出, 婦人白瀝絕嗣를 主로 다스리며 大理 趙卿이 偏風을 患하여 꿇어 앉아 이러나지를 못하더니 甄權이 上髎, 環跳, 陽陵泉, 巨虛, 下廉에 鍼하여 꿇어앉았다가 이러나니 八髎는 통털어 腰痛을 다스린다.

〔**次髎**〕 第二空의 脊곁의 陷中이니 銅人에 三分을 鍼하고 七壯을 灸한다 하였다. 小便赤痢, 腰疹下得轉搖, 急引陰器痛不可忍, 腰已不至足不仁, 背腠寒, 小便赤, 心下堅脹, 疝氣下墜, 足淸氣痛, 腸鳴注, 瀉偏風, 婦人赤白帶下를 主로 다스린다.

〔**中髎**〕 第三空의 脊곁의 陷中이니 足厥 小陽이 絡하여 모이는 곳이다. 銅人에 二分을 鍼하고 十呼를 머물고 三壯을 灸한다 하였다. 大小便 不利, 腹脹不利, 五勞七傷, 六極, 大便難, 小便淋瀝, 飱泄, 婦人絕子, 帶下, 月事不調를 主로 다스린다.

〔**下髎**〕 第四空이 脊곁의 陷中이니 銅人에는 二分을 鍼하고 十呼를 머물며 三壯을 灸한다 하였다. 大小便不利, 腸鳴注瀉, 寒濕, 內傷大便下血, 腰不得轉痛引卵, 女子不瘖汁不禁, 中痛, 引小腹急痛을 主로 다스린다.

〔**會陽**〕(一名은 利機) 陰尾의 尻骨兩旁이니 銅人에는 八分을 鍼하고 五壯을 灸한다 하였다. 腹寒, 熱氣, 冷氣泄瀉, 腸澼, 下血, 陽氣虛乏, 陰汗濕, 久痔를 主로 다스린다.

〔**附分**〕 二椎밑 項內廉에 붙어 兩旁에서 脊을 相去한 각 三寸이니 바로 앉아 취한다. 手足太陽의 모이는 곳이니 銅人에는 三分을 鍼한다 하고, 素問의 註에는 八分을 鍼하고 五壯을 灸한다 하였다. 肘不仁, 肩背拘急, 風冷客於腠理, 頸痛不得回顧를 主로 다스린다.

〔**魄戶**〕 바로 附分밑의 三椎밑이니 兩旁에서 脊을 相去한 三寸이니 바로 앉아 취한다. 銅人에는 五分을 鍼하여 氣를 얻으면 바로 瀉하고 또 오래 鍼을 머물음이 좋으며 灸는 하루에 七壯에서 百壯까지라 하고, 素問의 註에는 五壯을 灸한다 하였다. 背膊痛, 虛勞, 肺痿, 三尺走疰, 項强急不得回顧, 喘

息欬逆, 嘔吐煩滿을 主로 다스린다.

〔膏肓兪〕 四椎밑 一分이고 五椎위로 二分이며 兩旁으로 脊을 相去한 각 三寸인 四肋三間이니 바로 앉아 脊에 취하드라도 양손을 펴서 팔뚝을 무릎에 붙여서 끝을 곧게 하고 手大指와 膝頭를 모두어서 肘母에 물건을 떠받혀 搖動하여 취하니 銅人에는 百壯을 灸하여 五百壯까지 많으며 礱礱함을 느낌이 물이 흘러가는 모양과 비슷하고 또한 마땅히 下함이 있드라도 만약에 停痰은 없고 宿飮이면 下함이 없으니 病人이 이미 바로 앉기가 어렵거던 마땅히 옆으로 눕히고 팔뚝을 위로 당겨 穴을 취하여 灸하고, 또 臍下의 灸에는 氣海, 丹田, 關元, 中極 四穴中에 一穴을 취하고, 또 足三里에 灸하여 火氣를 끌어서 實을 下하면 다스리지 못하는 바가 없으니 羸瘦虛損, 傳尸骨蒸, 夢中失精, 下氣欬逆, 發狂, 健忘痰病을 主로 다스린다 하였다. 左傳 成公十年에 晋侯가 疾病하여 秦나라에서 醫를 求하는데 秦나라 醫인 緩으로 하여금(緩은 秦醫名) 定하였더니 아직 다다르지 않았는데 公이 꿈을 꾸었더니 疾은 두가지가 堅하였으니 子가 말하기를 「그대는 良醫라 나의 傷이 두려우니 어찌 다라나리오」 하고, 그 一으 「居盲之上膏之下이니 나와 같음에는 어떻게 하리오」고 하였더니 醫가 이르러 말하기를 「疾은 될수 없으니 居盲之上膏之下이니 攻하지 못하고 達하기가 미치지 못하며 藥도 이르지 못하니 될수 없다」고 하였더니 公이 말하기를 「과연 良醫라」 하고 厚하게 禮하여 돌려 보냈다 하였다. 孫思邈이 말하기를 「特別한 사람이 졸열하여 이 穴을 얻지 못하여 病이 무거워 고치기 어렵다. 만약에 便利하게 잘 心方을 사용하여 灸를 灸하여 얻으면 疾은 낫지 않은 것이 없다」고 하였다.

이 二穴을 더듬음은 세상에서는 모두 죽음에서 일어나 回生하는 妙한 穴이라 하고 더구나 病의 얕고 깊음이 있는 것을 알지 못하면 醫者는 難易함이 있도다. 얕은 것은 鍼灸로 완전하게 保障할수 있으나 깊은 것은 또한 힘으로는 쉽게 되지 않으니 扁鵲이 말하기를 「病에는 다스리지 못함이 六이 있다」고 하고, 經에는 「脈의 色이 고르지 못하면 鍼은 하지 말 것이니 肓은 鬲이오 心下의 膏가 된다」고 하였고, 또 「凝는 脂가 되고 釋는 膏가 된다」고 하고 또 「膏는 心을 連하는 脂膏라」고 하니 사람의 나이가 二旬뒤에라야 바야흐로 이 二穴에 灸함이 可하고 仍해서 三里 등穴을 灸하여 火氣를 끌어 下行시킨다. 固는 그 本이니 만약에 幼하여 未出인데 灸하면 火氣가 盛함을 겁내어서 上焦에 熱을 짓는다. 醫家가 老少를 분별하지 않음을 자주 보고 또 더러는 三里에 鍼하지 않고 瀉하여 虛火에 다달아서 上炎하니 이것은 經의 말을 받지 않고 함부로 作하는 것이라 어찌 그 병을 나을 수 있도록 할것인가. 患者가 이것에 灸함에 鍼은 반드시 三里 혹은 氣海에 하고 다시 마음을 맑게 가져 慾心을 버리고 前後의 각 經을 두루 閱覽하여 調攝이면 무슨 患이든지 빨리 낫지 않으리오.

〔**神堂**〕 四椎밑에서 兩旁으로 脊을 相去한 三寸 陷中이니 바로 앉아 취한다. 銅人에는 三分을 鍼하여 灸는 五壯이라 하고 明堂에는 三壯을 灸한다 하고, 素問의 註에는 鍼은 五分이라 하였다. 腰背脊이 强急하여 쳐다보지를 못한데와 寒熱이 심하고, 胸滿, 氣逆上攻, 時噎을 主로 다스린다.

〔**譩譆**〕 肩膊內廉곁 六椎밑에서 兩旁으로 脊을 相去한 각 三寸이니 바로 앉아 취한다. 손으로 무겁게 눌리면 病이 譩譆譩譆라고 말하여 손에 應하니 素問의 註에는 七分을 鍼한다 하고 銅人에는 六分을 鍼하고 三呼를 머물며 瀉는 五吸이며 灸는 二七壯에서 百壯까지라 하고, 明堂에는 五壯을 灸한다 하였다. 大風汗不出, 勞損不得臥, 溫瘧, 寒瘧, 背洞, 氣滿腹脹, 氣眩, 胸中痛, 引腰背腋拘脇痛, 目眩, 目痛, 鼻衄, 喘逆, 臂膊內廉痛, 不得俛仰, 小兒食時頭痛, 五心熱을 主로 다스린다.

〔**鬲關**〕 七椎밑에서 兩旁으로 脊을 相去한 三寸陷中이니 바로 앉아 어깨를 펴서 취한다. 銅人에는 五分을 鍼하고 三壯을 灸한다 하였다. 背痛, 惡寒, 脊强俛仰難, 食飮不下, 嘔噦多唾延, 胸中噎悶, 大便不節, 小便黃을 主로 다스린다.

〔**魂門**〕 九椎밑에서 兩旁으로 脊을 相去한 三寸陷中이니 바로 앉아서 取한다. 尸厥走疰, 胸背連心痛, 食飮不下, 腹中雷鳴, 大便不節, 小便赤黃을 主로 다스린다.

〔**陽綱**〕 十椎밑 兩旁에서 脊을 相去한 각 四寸이니 바로 앉아서 어깨를 펴서 취한다. 銅人에는 鍼은 五分이고 灸는 三壯이라 하고, 下經에는 灸는

七壯이라 하였다. 腸鳴腹痛, 飮食不下, 小便赤澁, 腹脹身熱, 大便不節, 泄痢赤黃, 不嗜食, 怠惰를 主로 다스린다.

〔意舍〕 十一椎밑에 兩旁으로 脊을 相去한 각 三寸이니 바로 앉아 取한다. 銅人에는 五分을 鍼하고 五十壯에서 百壯까지라 하고, 明堂에는 灸는 五十壯이라 하고, 下經에는 灸는 七壯이라 하고, 素問의 註에는 灸는 二壯이라 하고, 甲乙에는 灸는 三壯이며 鍼은 五分이라 하였다. 腹滿虛脹, 大便滑泄, 小便赤黃, 背痛惡風寒, 食慾不下, 嘔吐, 消渴, 身熱目黃을 主로 다스린다.

〔胃倉〕 十二椎밑 兩旁에서 脊을 相去한 三寸이니 바로 앉아 취한다. 銅人에는 鍼은 五分이며 灸는 五十壯이라 하고, 甲乙에는 三壯을 灸한다 하였다. 腹滿虛脹, 水腫, 食飮不下, 惡寒, 背脊痛, 不得俛仰을 主로 다스린다.

〔肓門〕 十三椎밑 兩旁에서 脊을 相去한 三寸陷中이니 바로 앉아 취한다. 心下痛, 大便堅, 婦人乳疾등을 主로 다스린다.

〔志室〕 十四椎밑에서 兩旁으로 脊을 相去한 三寸陷中이니 바로 앉아 취한다. 銅人에는 鍼은 九分 灸는 三壯이라 하고 明堂에는 灸는 七壯이라 하였다. 陰腫, 陰痛, 背痛, 腰脊强直, 不得俛仰, 飮食不消, 腹强直, 夢遺失精, 淋瀝吐逆, 兩脇急痛, 霍亂을 主로 다스린다.

〔胞肓〕 十九椎밑 兩旁에서 脊을 相去한 三寸陷中이니 엎드려서 취한다. 銅人에는 鍼은 五分이며 灸는 五七壯이라 하고, 明堂에는 灸는 三七壯이라 하며, 甲乙에는 灸는 三壯이라 하였다. 腰脊急痛, 食不消, 腹堅急腸鳴, 淋瀝, 不得大小便, 癃閉下腫을 主로 다스린다.

〔秩邊〕 二十椎의 밑 兩旁이 脊을 相去한 각 三寸陷中이니 엎드려서 취한다. 銅人에는 鍼은 五分이라 하고, 明堂에는 灸는 三壯이며 鍼은 三分이라 하였다. 五痔發腫, 小便赤, 腰痛을 主로 다스린다.

〔承扶〕(一名은 郄 또는 陰關 또는 皮部) 尻臀밑이며 陰股의 윗쪽 紋中이니 또 尻臀밑 陷紋中이라고 한다. 銅人에는 鍼分은 七分이며 灸는 三壯이라 하였다. 腰脊相引如解, 久痔, 尻臀腫, 大便難, 陰胞有寒, 小便不利등을 主로 다스린다.

〔殷門〕 浮郄밑 三寸이니 銅人에는 鍼은 七分이라 하였다. 腰脊不可俛仰擧重, 惡血泄注, 外股腫을 主로 다스린다.

〔浮郄〕 委陽에서 一寸이니 무릎을 펴서 얻는다. 銅人에는 鍼은 五分이며 脈는 三壯이라 하였다. 霍亂轉筋, 小腸熱, 大腸絡, 脛外筋急髀樞不仁, 小便熱, 大便堅을 主로 다스린다.

〔委陽〕 承扶밑 六寸이니 穴에 足太陽의 앞 小陽의 뒤에 있다. 膕中外廉筋間에서 나왔어 三焦밑의 兪를 도우니 足太陽의 別絡이다. 素問의 註에는 鍼은 七分이며 五呼를 머문다. 灸는 三壯이라 하였다. 腋下腫痛, 胸滿膨膨, 筋急神熱, 飛尸遁疰, 痿厥不仁小便淋瀝을 主로 다스린다.

〔委中〕(一名 曲郄) 膕中央의 約紋에 動脈이 있는 陷中이니 사람으로 하여금 똑 바로 땅에 엎드려 취한다. 足太陽 膀胱脈이 들어오는 곳이니 合土가 된다. 素問의 註에는 鍼은 五分을 하고 七呼를 머문다 하고, 銅人에는 八分을 鍼하고 三呼를 머물며 瀉에는 七吸이라 하였다. 甲乙에는 五分을 鍼하며 禁灸라 하였다. 素問에는 委中의 大脈에 刺하면 사람은 자빠져 脫色하다 하였다. 膝痛及拇指, 腰俠脊沉沉然, 遺溺, 腰重不能擧, 小腹緊滿을 主로 다스리며 體風痺와 髀樞痛에는 出血함이 좋으니 痼疹은 모두 낫으며 傷寒四肢熱과 熱病으로 땀을 내지 못하는데는 그 經의 血을 取하면 잘 낫는다. 委中이란 것은 血郄이니 大風으로 髮眉가 빠지는데는 刺하여 出血시킨다.

〔合陽〕 約紋밑 三寸이니 銅人에는 鍼은 六分 灸는 五壯이라 하였다. 腰脊强引痛, 陰股熱, 胻痠腫步履難, 寒仙, 陰偏痛, 女子崩中帶下를 主로 다스린다.

〔承筋〕(一名은 腨腸 또는 直腸) 腨腸의 中央 陷中이니 脛뒤를 따라 脚跟위쪽 七寸이다. 銅人에는 三壯을 灸하고 禁鍼이라 하였다. 腰背拘急, 大便秘, 腋腫, 痔瘡, 脛痺不仁, 腨痠, 脚急, 跟痛, 腰痛, 鼻鼽衄, 霍亂轉筋을 主로 다스린다.

〔承山〕(一名은 魚腹 또는 肉柱 또는 腸山) 銳腨腸밑 分肉間이라 하고, 鍼經에는 云하기를 取穴에 兩手를 써서 壁上을 눌러 높이 밀고 兩足指를 離地하고 足大指를 뾰족하고 빳빳하게 들어서 足銳을 上看한 腨腸밑의 分肉사

이라 하였다. 銅人에는 五壯을 灸하고 鍼은 七分이라고 하였다. 明堂에는 八分을 鍼하여 氣를 얻으니 바로 瀉하고 出鍼을 빨리 하나 灸는 鍼에 미치지 못하니 六七壯으로 끄친다 하고, 下經에는 灸는 五壯이라 하였다. 大便不通, 轉筋, 痔腫, 戰慄不能立, 脚氣, 膝腫, 脛痠, 脚跟痛, 筋急痛, 霍亂, 急食不通, 傷寒水結을 主로 다스린다.

〔飛揚〕(一名은 厥陽) 外踝骨 위쪽으로 七寸이니 足太陽絡脉이 갈라져 小陰으로 走한다. 銅人에는 三分을 鍼하고 三壯을 灸하다 하였다. 痔腫痛, 體重起坐不能, 步履不收, 脚腨의 痠腫으로 오래 서 있지도 못하고, 오래 앉아 있지도 못하는데와 足指를 屈伸못하고, 目眩痛, 歷節風, 逆氣, 癲疾, 寒瘧을 主로 다스린다. 實이면 鼽窒로 頭背痛이니 瀉하고 虛이면 鼽衄이니 補한다.

〔附陽〕 外踝上三寸이니 太陽앞 少陽뒤의 筋骨사이의 陽蹻脉의 틈이라. 銅人에는 五分을 鍼하고 七呼를 머물며 灸는 三壯이고 素問의 註에는 六分을 鍼하고 七呼를 머물며 三壯을 灸한다 하고, 明堂에는 五壯을 灸한다 하였다. 霍亂轉筋, 腰痛不能久立, 髀樞股胻痛, 痿厥, 風痺不仁, 頭重, 頔痛, 時有寒熱, 四肢不擧를 主로 다스린다.

〔崑崙〕 足外踝뒤 五分인 跟骨위쪽 陷中이니 細脉이 손에 應하여 動하니 足太陽膀胱脉의 行하는 바가 經火가 되니 素問의 註에는 五分을 鍼하고 十呼를 머문다 하고, 銅人에는 鍼은 三分이고 灸는 三壯이니 妊婦에 刺하면 落胎한다 하였다. 腰尻脚氣, 足腨腫不得履地, 鼻衄, 膕如結, 踝如裂, 頭痛肩背拘急, 欬喘滿, 腰脊內引痛, 傴僂, 陰腫痛, 目眩痛如脫, 瘧外汗, 心痛與背相接, 婦人孕難, 胞衣不出, 小兒發癎, 瘈瘲을 主로 다스린다.

〔僕參〕(一名은 安邪) 足跟骨밑 陷中이니 발을 拱하여 取하며 陽蹻의 本이니 銅人에는 三分을 鍼하고 七壯을 灸한다 하고, 明堂에는 灸는 三壯이라 하였다. 足痿, 步履不收, 足跟痛, 不得履地, 霍亂轉筋, 吐逆, 尸厥, 癲癎, 狂言見鬼, 脚氣膝腫을 主로 다스린다.

〔申脉〕(即陽蹻) 外踝밑 五分陷中이니 爪甲을 客한 白肉짬의 앞뒤에 筋이 있고 위에는 踝骨이 있으며 밑에는 軟膏가 있고 그 穴이 속에 있어서 陽蹻

脉이 生하는 바이니 銅人에는 三分을 鍼하고 七呼를 머물며 灸는 三壯이라 하였다. 風眩, 腰脚痛, 胻痠不能久立, 勞極冷氣, 逆氣, 腰髖冷痺, 脚膝屈伸難, 婦人血氣痛을 主로 다스리니 潔古가 말하기를 「癎病이 낮에 發하는 것은 陽蹻에 灸한다」고 하였다.

〔金門〕(一名은 梁關) 外踝밑 조금뒤이라 丘墟의 뒤이고 申脉앞이니 足太陽의 틈이라 陽維의 別屬이니 銅人에는 鍼은 一分이고 灸는 三壯이라 하였다. 霍亂轉筋, 尸厥, 癲狂, 暴仙, 膝胻痠, 身戰不能久立, 小兒張口搖頭, 身反折을 主로 다스리니 炷를 밀낟알 크기로 한다.

〔京骨〕 발 바깥쪽 큰뼈밑의 白肉의 짬인 陷中이니 눌려서 얻는 것이며 小指本節의 뒤 큰 뼈가 이름이 京骨이니 그 穴이 뼈밑에 있어 足太陽脉이 過하는 곳이 原이 되니 膀胱虛實에 모두 適穴이다. 銅人에는 三分을 鍼하고, 七呼를 머물며 灸는 七壯이라 하고, 明堂에는 五壯이라 하고, 素問의 註에는 三壯이라 하였다. 頭痛如破, 腰痛不可屈伸, 身後側痛, 目內眥赤爛白翳, 俠內眥反白, 目眩, 發瘧, 寒熱喜驚, 不飮食, 筋攣, 足胻髀樞痛, 頸項强, 腰背不可俛仰, 傴僂, 鼻衄不止, 心痛, 目眩을 主로 다스린다.

〔束骨〕 足少指의 바깥쪽 本節뒤의 白肉의 짬인 陷中이라 足太陽脉의 注하는 바가 俞木이 되니 膀胱이 實이면 이곳을 瀉하다. 銅人에는 三分을 鍼하고 三呼를 머물며 灸는 三壯이라 하였다. 腰脊痛如折, 髀不可曲, 膕如結, 腨如裂, 耳聾, 惡風寒, 頭顖項痛, 目眩, 身熱, 目黃淚出, 肌肉動, 項强不可回顧, 目內眥赤爛, 腸澼, 泄, 痔, 瘧, 癲狂, 發背癰疽, 背生疔瘡등을 主로 다스린다.

〔通谷〕 足少指의 바깥쪽 本節앞 陷中이니 足太陽脉의 溜하는 바가 滎水가 된다. 銅人에는 二分을 鍼하고 三呼를 머물며 灸는 三壯이라 하였다. 頭重, 目眩, 善驚, 引鼽衄, 項痛, 目䀮䀮, 留飮胸滿食下化, 失尿를 主로 다스리니 東垣이 말하기를 「胃氣가 밑에 溜하여 五臟의 氣가 흐트러짐이 머리에 있으면 天柱, 大杼를 취하고, 下足이면 通谷과 束骨을 깊이 취한다」고 하였다.

〔至陰〕 足少指의 바깥쪽 爪甲角을 韮葉이 去한 곳이니 足太陽脉이 出하

는 바가 井金이 되며 膀胱이 虛면 이곳을 취하여 補한다. 銅人에는 二分을 鍼하고 灸는 三壯이라 하고, 素問의 註에는 一分을 鍼하고 五呼을 머문다 하였다. 目生翳, 鼻塞, 頭重, 風寒從足小指起, 脈痺上下帶胸脇, 痛無常處, 轉筋, 寒瘧汗不出, 煩心, 足下熱, 小便不利, 失精, 目痛, 大背痛을 主로 다스리니 根結篇에 云하기를 太陽이 至陰에 根하여 命門에 結하니 命門이란 것은 目이라 하였다.

腎臟解

內經에는 「腎이란 것은 强을 作하는 官이니 교묘한 재주가 나오는 곳이다」 하고 腎이란 것은 蟄封을 감추는 本이고 精한 곳이라 그 華는 머리털에 있고 그 充은 骨에 있으니 陰中의 小陰이 되어서 氣가 겨울에 通한다 하고 北方의 黑色이 腎에 通하여 귀를 開竅하고 精을 腎에 가둠으로 病이 谿에 있다. 그 맛은 醎하고, 그 類는 水이고, 그 畜은 彘이며 그 穀은 豆이고, 그것이 四時에 應할 때에는 辰星이 됨이니 이것으로 病이 骨에 있음을 알고 그 音은 羽이며 그 數는 六이고 그 臭는 腐이며 그 液은 唾라 하고, 北方은

腎臟圖

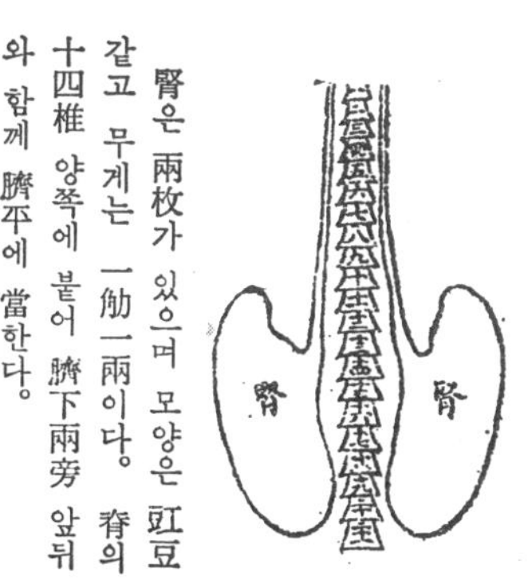

腎은 兩枚가 있으며 모양은 豇豆 갈고 무게는 一觔一兩이다。 脊의 十四椎 양쪽에 붙어 臍下兩旁 앞뒤와 함께 臍平에 當한다。

足少陰腎經

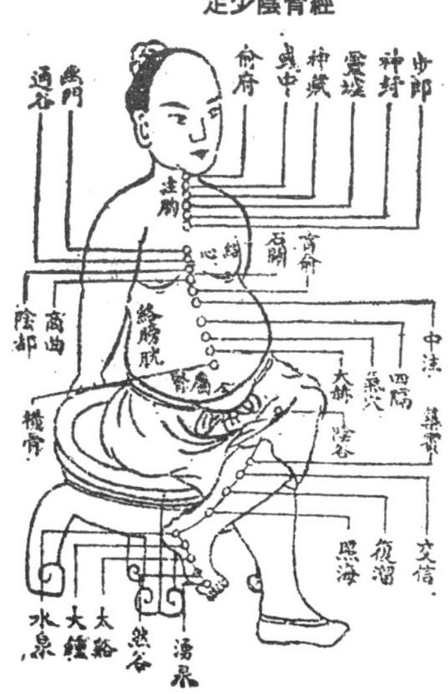

寒이 생기니 寒은 水를 낳고, 水는 鹹을 낳고, 鹹은 腎을 낳으며, 腎을 骨髓를 낳고, 骨髓는 肝을 낳고 腎은 귀가 主라 하고, 그것은 하늘이 있어 寒이 됨이오, 땅이 있어 물이 됨이며, 몸이 있어 骨이 됨이고, 臟이 있어 腎이 됨이고, 소리가 있어 呻이 됨이고, 變動이 있어 慄이 됨이고, 뜻이 있어 두려움이 됨이니, 두려움은 腎을 傷하고, 생각은 두려움을 이기며, 寒은 血을 傷하고, 燥는 寒을 이기며, 鹹은 血을 傷하고, 甘은 鹹을 이긴다 하였다

足少陰腎經穴歌

足少陰穴二十七, 湧泉然谷大谿溢, 大鍾水泉通照海, 復溜交信築賓實, 陰谷膝內附骨後, 已上從足走至膝, 橫骨大赫聯氣穴, 四滿中注肓俞臍, 商曲實關陰都密, 通谷幽門寸半關, 折量腹上分十一, 步廊神封陰靈墟, 神藏或中俞府畢(左右五十四穴)

이 一經은 湧泉에서 일어나서 俞府에서 끝나니 湧泉, 然谷, 大谿, 復溜, 陰谷과 井滎俞經合을 함께 하니라. 脉은 小指밑에서 일어나서 비스듬히 足心으로 달려 그 骨밑으로 나와서 內踝의 뒤를 돌아 갈라져 跟中으로 들어가고 장딴지 속을 올라 오금 內廉으로 나왔어 股內後廉을 上하여 脊을 뚫어 腎에 屬하여 膀胱에 絡하고, 그것이 바로 行하는 것은 腎을 따라 肝膈을 위로 뚫어 肺中으로 들어왔어 喉嚨을 돌아 舌本에 俠하고 그 支者는 肺를 따라 나왔어 心을 絡하여 胸中을 注함이니다. 氣는 많으며 血을 적고, 酉時에 氣血이 이것에 注하니 癸水의 臟이고, 脉은 左尺에 있음이니라. 一臟에 形은 二이니 左의 이름은 腎이니 男子의 精을 가두고, 右의 이름은 命門이니 女子의 胞를 繫하니 元氣의 근원이며 精神의 집이니라. 病을 받음은 膀胱에서 同歸하고 診候는 水火 양쪽을 구분하니 實이면 脉도 實이니 小腹이 脹滿하고 腰背가 急强하며 便이 누리고 혀가 燥한 것은 瀉腎湯이 널리 이용되고 虛이면 脉도 虛이니 氣가 寒하여 陽이 위축하고 말소리가 混濁하며 脛弱하여 脉代한 것은 菟蓰散을 尋討해서 加합이 마땅하니라. 腎氣가 不和하여 腰脇痛에는 散의 號가 異香이오, 陽經에 鬱이 滯하여 背肩疼에는 湯名은 通氣

라. 腰痛에는 八角茴香散이오, 精泄에는 韮子末이 一升이라. 氣滯에는 腰間의 順氣가 堪當하고, 血凝臂痛에는 經을 펌이 可이다. 五味는 心腎을 잘 交하나 모름지기 伏神, 遠志, 川歸, 山藥, 蓯蓉 枸杞오, 龍骨은 精神을 安養하니 益智 茴香 故級 鹿茸 牛膝 黃芪라. 地黃은 腎을 補하고 陰을 益하나 當歸를 加하면 따라서 補하고 附子는 寒을 몰아내고 濕을 제거하나 人蔘을 倍하면 陽을 壯하게 함이라. 龍骨은 骨이 虛한 痠痛을 다스리고 猪腎은 弱한 腎과 기우러진 腰를 도우니라. 大抵로 鹹은 腎에 잘 走하니 秋石을 配合함이 분명하고 寒는 敗命을 잘 하니 春茗을 묵은 것과 새것의 구별을 要함이라. 淡을 滲하고 水를 瀉하는 劑를 마땅히 삼가하고 燒煉의 火를 돕는 劑를 飡하지 마라. 東垣은 肉桂 獨活은 使를 報한다고 높혀 말하고, 錢氏는 地黃 枸杞를 獨用하는 것을 引經하니라. 抑하여 또 竹破 소리를 들으니 竹과 將次 胞를 補하고, 닭이 알이 되어 돌아옴을 누가 알야. 人人에는 본래 長生하는 藥이 있으나 이것에 迷惑한 무리들이 와서 헐림이라 甘露가 내릴 때에 天地가 合하니 黃芽가 나는 곳에 坎離가 交함이라. 우물속 개구리가 龍窟이 없다고 應하여 말함이니 籬鷃는 凰巢가 있음을 알아 丹熟하여 자연히 金이 집에 가득함이니 모름지기 무슨 草學燒芊을 찾으리오.

〔導引本經〕 사람은 天地의 氣를 받아서 살고 있으니 大極의 精이 붙어 살고 있는 것이라 이것은 固함이 있는 것과 充寒한 것과의 양쪽사이의 것이지만 사람은 오직 志로서 情을 꾀이고 萬物을 이끌어 생각하여 天의 眞氣도 한정이 있으므로서 無窮한 逸慾이 縲縱하여 날로 消耗함이 심하여 속에 主가 없으면 邪의 무리가 乘하여 百病을 지으니 이것은 洞穴의 四門을 열어 도적을 용답하여 얼마나 敗에 이르지 않으랴 그러나 옛부터 聖人이 많은 생각을 이끌음은 어찌 그 渾蒙한 沕穆이 하늘에서 얻은 것이 독특하게 厚하고 누워자빠져 噓吸함이 사람에께 이로울 다른 기술이 있으랴. 또한 志寧으로서 한 길로 神爽은 瀉하지 못하여 나로 하여금 굳은 眞氣가 있음으로 항상 一身의 主가 되는 榮衛에 週流하여 邪가 들어옴이 없느니라. 風寒暑濕을 입음은 堅固한 城의 바깥 도적을 비유함이니 비록 발뒤굽치가 거듭 엿보이기에 이르나 그 틈을 무엇이 얻으니 방자하기가 사나웁도다. 분명 醫는 方을 따

라 症을 판단하고 脉을 눌려 藥을 배풀어서 빨리 功을 거둠이니 堅固한 바가 廢하지 않으나 그러나 도적이 닿으면 막는데는 그 도적을 살필것 같으면 可히 막으며 병이 이르러 다스리는데는 病이 없음을 살피니 可히 다스리며 그것이 金石의 餌를 求해도 患는 항상 그것이 不足한데는 내몸의 精을 寶같이 살피니 항상 자연히 有餘리오. 그러므로 黃帝와 岐伯사이의 問答에「百體가 命令을 服從함은 오직 太和롭게 보호하니 天君이 泰平하여야 얻는다」하니 이것이 뜻의 대개이다. 先賢이 云하기를 天地의 大寶는 珠玉이오, 사람몸의 大寶는 精神이라고 하고 內經은 말하기를 「男女는 사람의 大慾이 남는것이나 정성으로 慾을 능히 抑制함을 다스리고, 義로서 情을 부리면 비록 美色이 앞에 있드라도 悅目하여 뜻이 화창하기가 不過할 뿐이니 어찌 可히 情을 제멋데로 行하여 精을 喪함이리오 所謂 기름이 다 닳으니 燈불이 꺼져버리고 사람이 亡하여 다함과 같으며 기름을 덧붙여도 등불은 壯大 사람을 補하니 强하여진다 하고 또 多月은 天地가 血氣를 간음이라 陽이 엎드러 속에 있어서 心膈에 熱이 많으니 發汗을 切忌함은 陽氣가 洩하여 이것은 閉藏을 말힘이라 인덕땅에 물이 어는데는 어지러움이 없으니 陽하고 일찍자고 일찍 일어나서 반드시 日光을 맞으며 志로 하여금 엎드려 숨은것 같아서 私意가 있는것 같고 이미 얻음이 있는것 같으며 寒을 去하고 溫을 就하여 피부에 泄하지 말아야 氣로 하여금 빨리 빼앗는다. 이것은 冷氣가 應함이고 養藏하는 길이라 거슬리면 腎이 傷하여 봄에 痿厥이 되니 사람은 마땅히 堅固한 本에 服從하여 더욱 陽氣를 마지하드라도 煖함이 지나침은 좋지 않으니 눈을 傷하기에 이르고 또한 大醉로 胃寒은 옳지 않고 冷한것 같이 寒이 傷하면 봄에는 반드시 病이 溫하므로 月에 閉關하니 寒熱로 하여금 알맞게 함이 옳으니라. 일찌기 듣자 하니 湛然한 정성이 精玄을 지키면 象은 忘言을 얻으나며 길을 분간하여 봄이라 好杷牝門하니 믿을수 있는 다스림을 도리켜 보아서 子前 午後를 神占에 이용한다하니 이러면 元精으로써 交感한 情을 煉하여 三物이 混合하여 道와 함께 眞이 合하므로 자연히 元精이 여물어 交感한 精이 漏하지 않으니 衛生하는 방법은 먼저 이것 뿐이라 前賢은 所謂 精은 온전하게 慾을 생각하지 않고, 氣는 온전하게 음식 생각을 하지 않는다 하니 이로서 말을 끝이로다.

考正穴法

〔湧泉〕(一名은 地衝) 足心의 陷中이니 발을 굽혀 발가락을 걷우어서 무릎을 꿇어서 白肉쨤을 取하니 足小陰 腎脉의 出하는 바가 井木이 되니 實이면 瀉하며 銅人에는 五分을 鍼하여 出血을 없게하며 三壯을 灸한다 하고, 明堂에는 灸는 鍼은 미치지 않는다 하고 素問의 註에는 三分을 鍼하고 三呼를 머문다 하였다. 尸厥, 面黑如炭色, 欬吐有血, 渴而喘, 坐欲起하니 눈이 䀮䀮하여 보이는 것이 없는데와, 잘 겁내어 사람을 막 잡을것 같은데와, 舌乾咽腫, 上氣嗌乾, 煩心心痛, 黃疸, 腸澼, 股內後廉痛, 痿厥嗜臥, 善悲欠, 小腹急痛, 泄而下重, 足脛寒而逆, 腰痛, 大便難, 心中結熱, 風疹, 風癎, 心病, 飢不嗜食, 欬嗽身熱, 咽閉舌急, 失音, 卒心痛, 喉痺, 胸脇滿悶, 頸痛, 目眩, 五指端盡痛, 足不踐地, 足下熱, 男子如蠱, 女子如娠, 婦人無子, 轉胞不得尿를 主로 다스린다. 千金翼에는 善喘, 脊脇相引, 忽忽喜忘, 陰痺腹脹, 腰痛不欲食, 陽逆, 足下冷至膝, 咽中痛으로 음식을 걷우지 못하는데와, 瘖不能言, 小便不利, 小腹痛, 風入腸中, 癲病後臍痛, 鼻衄不止, 五疝, 熱病先腰痠, 喜渴數引飮, 身項痛하여 寒하고 쓰리는데, 足熱, 不欲言, 頭痛, 癲癲한 少氣, 寒厥, 霍亂轉筋, 腎積賁豚을 主로 다스린다. 漢濟北王의 阿母가 熱厥로 病患하여 足熱이어늘 足心을 刺하여 곧 나았다고 하였다.

〔然谷〕(一名은 龍淵) 足內踝의 앞 大骨이 이러난 밑의 陷中이라. 一云에는 內踝앞의 一寸밑에 있어서 足太陰의 곁으로 갈라짐이라 하니 足少陰 腎脉의 溜하는 곳이 滎火가 된다. 銅人에는 灸는 三壯이라 하고 鍼은 三分을 하고 五呼을 머물으니 見血은 마땅하지 않으며 사람이 飢하여 먹으려 한다. 발밑의 絡속의 脉을 펴서 刺하여 血이 나오지 않으면 腫이 된다 하였다. 咽內腫, 不能內唾, 때로 침을 뱉지 못하는데, 心이 무섭고 두렵기가 사람을 막 잡으려는것 같은데 涎出喘呼少氣, 足의 跗腫으로 땅을 딛지 못하는데, 寒疝, 小腹脹, 上搶胸脇, 欬唾血, 喉痺, 淋瀝, 白濁, 胻痠不能久立, 足一寒

一熱，舌縱煩滿，消渴，自汗，盜汗出，痿厥，洞泄，心痛如錐刺，墜墮로 惡血이 腹中에 머문데，男子精泄，婦人無子，陰挺出，月事不順，陰癢，初生小兒의 臍風，口噤을 主로 다스린다.

〔大谿〕(一名은 呂細) 內踝뒤 五分인 跟骨의 위쪽 動脉陷中이라. 男子와 婦人의 病에 이 脉이 있으면 살고 없으면 죽으니 足少陰腎脉의 注하는 바가 兪土가 되니 素問의 註에는 三分을 鍼하고 七呼를 머물며 灸는 三壯이라 하였다. 久瘧欬逆，心痛如錐痛，心脉沉，手足寒至節，喘息한 것은 죽고，嘔吐痰實，口中如膠，善噫의 寒疝，熱病汗不出，默默嗜臥，溺黃，消癉，大便難，咽腫，唾血，痃癖，寒熱欬嗽，不嗜食，腹脇痛，瘦瘠，傷寒手足厥冷을 主로 다스린다. 東垣은 「痿가 된것은 濕熱을 導하고 胃氣를 끌어 陽道로 出行하여 濕土로 하여금 腎을 剋하지 않으니 그 穴은 太谿에 있다 하고，流注賦에 云하기를 齒牙痛을 감당하여 다스린다 하였다.

〔太鍾〕 足跟뒤 발뒤굽치 속의 大骨위의 兩筋사이이니 足少陰絡이 갈라져서 太陽에 走하니 銅人에는 二分을 鍼하고 七呼를 머물고 灸二 三壯이라 하였다. 素問에는 三呼를 머문다 하며 嘔吐，胸脹喘息，腹滿便難，腰脊痛，少氣，淋瀝，洒淅，腹脊强，嗜臥，口中熱多，寒하여 閉戶하려는데 少氣不足，舌乾목구멍이 막혀 음식이 내리지 않는데，善驚不樂，喉不鳴，欬唾氣逆煩悶을 主로 다스린다. 實하면 閉癃이니 瀉하고 虛하면 腰痛이니 補한다.

〔水泉〕 太谿밑 一寸인 안복사뼈밑 小陰곁이니 銅人에는 五壯을 灸하고 四分을 鍼한다 하였다. 눈이 아름하여 먼곳을 보지 못하는데，女子月事不來，月事가 오면 心下에 悶痛이 많은데，陰挺出，小便淋瀝，腹中痛을 主로 다스린다.

〔昭海〕 발 속복사뼈 밑 四分이니 앞뒤에 筋이 있고 밑에 軟骨이 있으며 위에는 踝骨이 있으니 그 속에 穴이 있고 陰蹻脉이 생기는 곳이다. 素問의 註에는 四分을 鍼하고 六呼를 머물며 三壯을 灸한다 하고，銅人에는 鍼은 三分，灸는 七壯이라 하고，明堂에는 三壯을 灸한다 하였다. 咽乾心悲不樂，四肢懈惰久瘧，卒疝，嘔吐嗜臥，大風으로 痛한데를 알지 못하는데，별이 눈에 보이는 같은데，小腹痛，婦女經逆，四肢淫濼，陰暴하여 跳起 혹은 癢，

漉淸汁, 小腹偏痛, 淋, 陰挺出, 月水不調를 다스린다. 潔舌에는 밤에 癎病이 發하는데는 陰蹻 照海穴에 灸한다 하였다.

〔**復溜**〕(一名은 昌陽 또는 伏伯) 발 안복사뼈 위쪽으로 二寸 筋骨있는 곳의 陷中이니 앞의 骨결이 復溜이고, 뒤의 骨결이 交信이니 一穴이 한가닥 筋에 막혀 있다. 足少陰 腎脉의 行하는 바가 經金이 되니 腎虛이면 補한다. 素問의 註에는 三分을 鍼하고 七呼를 머물며 灸는 五壯이라 하고, 明堂에는 七壯을 灸한다 하였다. 腸澼, 腰脊의 引痛으로 俛仰하지 못하는데와 앉았다가 이러나지를 못하는데, 눈이 침침한데, 善怒多言, 舌乾胃熱, 蟲動涎出, 足痿不收履, 胻寒不自由, 腹中雷鳴, 腹脹如皷, 四肢腫, 五種水病은 靑赤黃白黑이니 靑은 井을 취하고, 赤은 滎을 取하고, 黃은 兪를 취하고, 白은 經을 취하고, 黑은 合을 취하고, 血痔, 泄後腫, 五淋으로 血淋小便이 散火하는것 같아서 骨寒熱, 盜汗, 汗注不止, 齒齲, 脈微細不見, 혹은 때로 無脈한데를 主로 다스린다.

〔**交信**〕 足內踝骨에서 위쪽으로 二寸이니 小陰앞 太陰뒤 廉의 筋骨사이라 陰蹻脈의 결이니 銅人에는 四分을 鍼하고 十呼를 머물며 灸는 三壯이라고 하고, 素問의 註에는 五呼를 머문다 하였다. 氣淋, 㿉疝陰急, 陰汗, 瀉痢赤白, 氣熱癃, 股樞의 內痛으로 大小便이 어려운데와 淋으로 女子의 漏血이 不止하여 陰이 涎出하여 月水가 오지 않고 小腹이 偏痛하며 四肢淫濼하여 盜汗이 나는데 主로 다스린다.

〔**築賓**〕 안복사뼈위 腨分中이니 陰維의 결이다. 素問의 註에는 鍼는 三分이고 灸는 五壯이라 하였다. 癲疝, 小兒胎疝痛으로 젖을 먹지 않아 癲疾하며 妄言怒罵으로 狂하기 쉬우며 吐舌하고 涎沫을 吐하는데 主로 다스린다.

〔**陰谷**〕 무릎속 補骨뒤의 大筋밑이고 小筋위쪽이니 눌리면 손에 應하며 무릎을 굽혀 이에 얻으니 足少陰腎脉의 入하는 바가 合水가 된다. 銅人에는 四分을 鍼하고 七呼를 머물며 三壯을 灸한다 하였다. 膝痛이 송곳으로 찌른듯하여 屈伸을 못한데와, 舌縱涎下, 煩逆, 溺難, 小便急引陰痛, 陰痿, 股內廉痛, 婦人漏下不止, 腹脹滿不得息, 小便이 黃하여 男子는 蠱같고 女子는

娠갈은데를 主로 다스린다.

〔**橫骨**〕 大赫下 一寸인 陰上의 橫骨中이니 中央으로 腹中行을 去함이 各 一寸이니 足少陰 衝脈의 모임이다. 銅人에는 灸는 三壯이나 鍼은 禁한다 하였다. 五淋小便不通, 陰器下縱引痛, 小腹滿, 目赤痛이 속의 眥에서 始作한데, 五臟虛竭, 失精을 主로 다스린다. (肓兪에서 橫骨까지의 六穴을 銅人에는 腹中行을 去함이 各 一寸五分이니 參考로 記한다)

〔**大赫**〕(一名은 陰維 또는 陰關) 氣穴밑 一寸이니 腹中을 去하여 行함이 各一寸이라 足陰衝脈의 모임이니 銅人에는 灸는 五壯이며 鍼은 三分이라 하고, 素問의 註에는 一寸을 鍼하고 三壯을 灸한다 하였다. 虛勞失精, 男子陰器가 結縮하며 莖中이 痛한데와, 目赤痛이 眥에서 시작한데, 婦人赤帶등을 主로 다스린다.

〔**氣穴**〕(一名은 胞門 또는 子戶) 四滿밑 一寸이니 腹中을 去하여 行함이 각 一寸이라 足少衝脈의 모임이니 銅人에는 灸는 五壯이며 鍼은 三分이라 하고, 素問의 註에는 鍼은 一寸이고 灸는 五壯이라 하였다. 黃豚氣가 上下로 당겨 腰脊이 痛한데, 泄利不止, 目赤痛이 眥에서 시작하는데 婦人月事不調를 主로 다스린다.

〔**四滿**〕(一名은 髓府) 中注밑 一寸이고 腹中을 去함이 각 一寸이라. 足小脈의 모임이니 銅人에는 三分을 鍼하고 灸는 三壯이라 하였다. 積聚疝瘕, 腸澼, 大腸有水, 臍下切痛, 振寒, 目內의 眥赤痛, 婦人月水不調, 惡血疒痛, 賁豚上下, 無子등을 主로 다스린다.

〔**中注**〕 肓兪밑 一寸이고 腹中行을 去함이 一寸이라 足小陰衝脈의 모임이니 銅人에는 一寸을 鍼하고 五壯을 灸한다 하였다. 小腹에 熱이 있어 大便이 굳어 不利한데, 泄氣, 上下를 잡아 당기는 腰脊痛, 目內眥赤痛, 女子月事不調를 主로 다스린다.

〔**肓兪**〕 商曲밑 一寸이고 腹中을 去하여 行함이 각 一寸이라 足少陰衝脈의 모임이니 銅人에는 鍼은 一寸이고 灸는 五壯이라 하였다. 腹切痛, 寒疝, 大便燥, 腹脹滿, 心下有寒, 目赤痛이 內眥를 따르는것등을 主로 다스린다.

諸家는 疝을 按하기를 모두 腎을 主함으로 足少陰經의 郄穴을 灸하여 疝

을 兼하여 다스리나 丹溪는 「疝은 본래 肝經이오 腎과는 끊어져 相干이 없다하니 正으로서 千古에 어긋남이 없다」 하였다.

〔**商曲**〕 石關밑 一寸이고 腹中을 去하여 行함이 一寸五分이다. 足少陰 衝脉의 모임이니 銅人에는 鍼은 一寸이고 灸는 五壯이라 하였다. 腹痛, 腹中에 積聚로 때때로 切痛하는데와 腸中痛, 不嗜食, 目赤痛이 眥에서 始作한데 등을 主로 다스린다. 幽門에서 商曲까지를 銅人에는 腹中을 去하여 行함이 五分이라 하고 素註에는 一寸이라 하였다.

〔**石關**〕 陰都밑 一寸이고 腹中을 去하여 行함이 각 一寸五分이라. 足少陰 衝脉의 모임이니 銅人에는 鍼은 一寸이고 灸는 三壯이니 噦噫嘔逆, 腹痛, 氣淋, 小便黃, 大便不痛, 心下堅滿, 脊强不利, 多唾, 目赤痛이 內眥에 시작하는것, 婦人無子, 臟有惡血, 血이 上衝하여 견디기 어려운 腹痛등을 主로 다스린다.

〔**陰都**〕(一名은 食宮) 通谷밑 一寸이고 腹中을 去하여 行함이 각 一寸五分이라 足少陰 衝脉의 모임이니 銅人에는 鍼은 三分이고 灸는 三壯이라 하였다. 身寒熱瘧病, 心下煩滿, 逆氣, 腸鳴肺脹, 氣搶脇下熱痛, 目赤痛이 內眥에 시작하는 것등을 主로 다스린다.

〔**通谷**〕 幽門밑 一寸이니 腹中을 去하여 行함이 各一寸五分이라 足少陰衝脉의 모임이니 銅人에는 鍼은 五分이고 灸는 五壯이라 하고, 明堂에는 三壯을 灸한다 하였다. 口喎欠失, 食慾善嘔, 暴瘖不能言, 絡積留飮, 痃癖, 胸滿食不化, 心恍惚, 喜嘔, 目赤痛이 內眥에 시작하는 것을 主로 다스린다.

〔**幽門**〕 巨厥곁에서 兩旁으로 各一寸五分인 陷中이니 足少陰衝脉의 모임이라 銅人에는 鍼은 五分이고 灸는 五壯이라 하였다. 小腹脹滿, 嘔吐涎沫, 喜唾, 心下煩悶, 胸中引不嗜食, 裏急, 數欬, 健忘, 泄利膿血, 目赤痛이 內眥에 시작하는데 女子心痛, 逆氣, 善吐, 食不下를 主로 다스린다.

〔**步廊**〕 神封밑 一寸六分陷中이고 胸中을 去하여 行함이 각二寸이니 쳐다보며 取하니 素問의 註에는 鍼은 四分이라 하고, 銅人에는 鍼은 三分이고 灸는 五壯이라 하였다. 胸脇支滿, 痛引胸, 鼻塞不通, 呼吸少氣, 欬逆, 嘔吐不嗜食, 喘息으로 필둑을 들지 못한것 등을 主로 다스린다.

〔神封〕 靈墟밑 一寸六分 陷中이고 胸中을 去하여 行함이 각 二寸이니 쳐다보고 취한다. 素問의 註에는 鍼은 四分이라 하고 銅人에는 鍼은 三分이고 灸는 五壯이라 하였다. 胸滿하여 숨을 잘 쉬지 못한데와 欬逆, 乳癰, 嘔吐, 惡寒, 不嗜食을 主로 다스린다.

〔靈墟〕 神藏밑 一寸六分 陷中이고 胸中을 去하여 行함이 각 二寸이니 쳐다보고 取하니 素問의 註에는 鍼은 四分이라 하고, 銅人에는 鍼은 三分이고 灸는 五壯이라 하였다. 胸脇支滿으로 가슴을 당겨 痛하니 숨을 쉬지 못하여 欬逆으로 嘔吐하고 不嗜食함을 主로 다스린다.

〔神藏〕 彧中밑 一寸六分 陷中이고 胸中을 去하여 行함이 각 二寸이니 쳐다보고 취한다. 銅人에는 灸는 五壯이고 鍼은 三分이라고 하며, 素問의 註에는 鍼은 四分이라 하였다. 嘔吐 欬逆으로 음식을 먹지 못하는데 胸滿으로 음식을 즐기지 않는데 主로 다스린다.

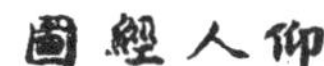

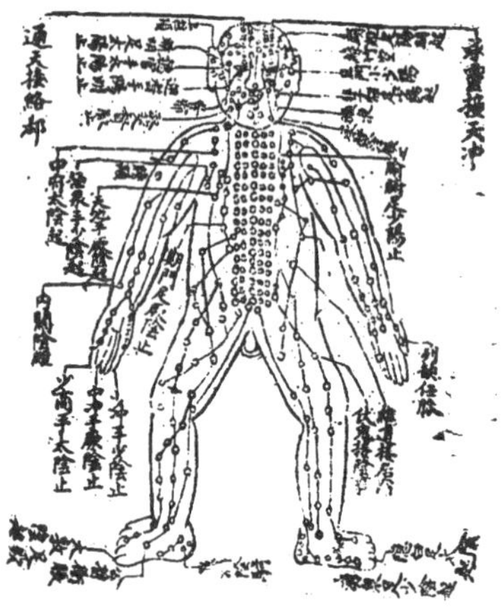

伏人經圖

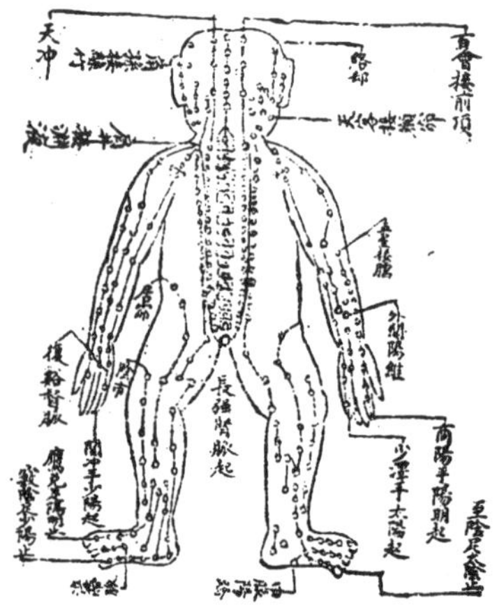

〔彧心〕 兪府밑 一寸六分이고 胸中을 去하여 行함이 각 二寸이니 쳐다보고 취한다. 銅人에는 鍼은 四分이며 灸는 五壯이라 하고 明堂에는 三壯을 灸한다 하였다. 欬逆, 喘食不能食, 胸脇支滿, 涎出多唾를 主로 다스린다.

〔兪府〕 氣舍밑 璇璣에서 各二寸 陷中이고 쳐다보고 취하니 素註에는 鍼은 四分이며 灸는 三壯이라 하고, 銅人에는 鍼은 三分이며 灸는 五壯이라 하였다. 欬逆上氣, 嘔吐, 喘嗽, 腹脹不不食飮, 胸中痛등을 主로 다스린다. 오래된 喘에는 七壯을 灸하면 効力이 있다.

鍼灸大成 六卷 終

新訂 鍼灸大成(七卷)

心包絡解

滑氏가 말하기를 「手厥陰은 主로 心이라」고 하고 또 心包絡은 무엇이오 「君火는 이름이고 相火는 자리이니 手厥陰이 君火를 대신하여 일을 行한다」고 말하므로 「手厥陰은 主가 心이고 經에 말로는 心包絡이니 一經에 二名이며 相火는 實하다」고 하였다.

心包絡臓圖

心包絡은 즉 膻中이니 心臟脉에서 갈라져 모든 尺中으로 나누어 心에 主로 應한다. 相火라고 함은 잘못이니 內經을 考照하라.

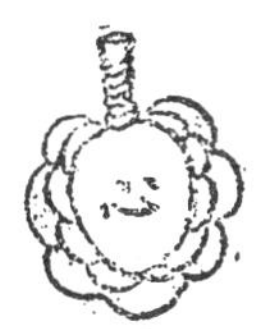

心包絡圖

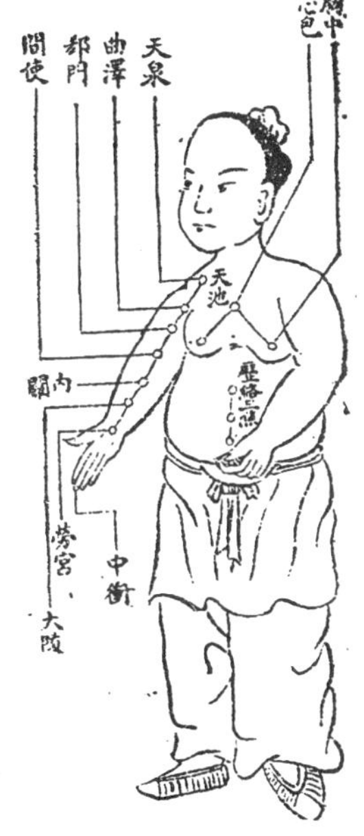

手厥陰心包絡經穴歌

九穴心包手厥陰, 天池天泉曲澤深, 郄門間使內關對, 大陵勞宮中衝侵(左右十八穴)

이 一經은 天池에서 이러나서 中衝에서 끝나니 中衝, 勞宮, 太陰, 間使,

曲澤과 井滎俞經合을 함께 한다. 脉은 胸中에서 시작하여 나왔어 心包에 屬하고 鬲歷을 下하여 三焦에 絡하고 그 支者는 가슴을 돌아 옆구리로 나왔어 겨드랑으로 三寸 下하여 위의 겨드랑에 다달으고 밑의 臑內를 돌아 太陰과 小陰의 사이로 行하여 팔굽치로 들어갔어 팔둑으로 下하여 兩筋의 사이로 行하여 掌中에 들어갔어 中指를 돌아 그 끝을 나오고 그 支가 갈라진 것은 掌中을 따라 小指와 次指를 돌아 그 끝을 나온다. 血多하며 氣少하고 戍時에 氣血이 이것에 注하며 足少陰을 받아 交하여 그것과 系하고 三焦로 系하여 連屬함으로 相火의 臟이라고 가리키나 實은 心속의 膜이고 이것은 정말로 몸을 安全하게 하여 목숨을 유지하도록 하니 더욱 자세하게 살피고 그 眞을 맞나 그 調劑를 할 것이다. 一方으로만 잡지 말고 그에 鍼灸를 함에 반드시 그 道를 좇아라 삼가하여 通達한 것이 정신에 얼마나 보태리.

考正穴法

〔**天地**〕(一名은 天會) 겨드랑에서 밑으로 三寸이고 젖밑 一寸이니 옆구리에 붙어 겨드랑이와 肋間이고 手足厥陰少陽의 모입이라 銅人에는 灸는 三壯 鍼은 二分이라 하고 甲乙에는 鍼은 七分이라 하였다. 胸中有聲, 胸膈煩滿, 熱病汗不出頭, 四肢不擧, 腋下腫, 上氣, 寒熱痎瘧, 臂痛, 눈이 침침하여 밝지 못한것 등을 主로 다스린다.

〔**天泉**〕(一名은 天濕) 曲腋밑 二寸이니 팔둑을 들어 取한다. 銅人에는 鍼은 六分을 하고 灸는 三壯이라 하였다. 눈이 침침하여 밝지 못한데와, 惡風寒, 心病, 胸脇支滿, 欬逆, 膺背胛사이와 팔둑 內廉痛을 主로 다스린다.

〔**曲澤**〕 팔굽치 內廉陷中이니 大筋안쪽 橫紋中의 動脉이 이것이고 心包絡脉의 入하는 바가 合水가 되니 銅人에는 灸는 三壯이고 鍼은 三分을 하고 七呼를 머문다 하였다. 心痛, 善驚, 身熱, 煩渴口乾, 逆氣嘔涎血, 心下澹澹, 身熱風疹, 臂肘手腕이 갑짝이 흔들리어 땀이 머리를 적시는데와 傷寒厥氣 嘔吐를 主로 다스린다.

〔**郄門**〕 손바닥 뒤로 팔목을 去한 五寸이니 手厥陰心包絡의 脉틈이라. 銅

人에 鍼은 三分이고 灸는 五壯이라 하였다. 嘔血, 衄血, 心痛, 嘔噦, 驚恐畏人, 神氣不足을 主로 다스린다.

〔間使〕 손바닥뒤로 三寸인 兩筋間의 陷中이니 心包絡脉의 行하는 바가 經舍이 되니 素註에는 鍼은 六分이면 七呼를 머문다 하고, 銅人에는 三分을 鍼하면 灸는 五壯이라 하고, 明堂에는 七壯을 灸한다 하고, 甲乙에는 三壯을 灸한다 하였다. 傷寒結胸, 心懸如飢卒狂, 胸中澹澹, 惡風寒, 嘔沫, 怵惕, 寒中少氣, 掌中熱, 腋腫, 肘攣, 卒心痛, 多驚, 中風氣塞, 涎上昏危, 瘖不得語, 咽中如梗, 鬼邪, 霍亂乾嘔, 婦人月水不調, 血絡成塊, 小兒客忤를 主로 다스린다.

〔內關〕 손바닥 뒤로 腕을 去한 二寸의 兩筋사이이니 外關과 함께 서로 다다르고 主로 手太陰 心經의 絡이 갈라져 少陽에 走하니 銅人에는 鍼은 五分이고 灸는 三壯이라 하였다. 手中風熱, 失志, 心痛, 目赤, 支滿, 肘攣을 主로 다스린다. 實이면 心이 暴動하니 瀉하고, 虛이면 頭强하니 補한다.

〔大陵〕 손바닥 뒤의 骨밑의 陷中이니 手厥陰 心包絡脉의 注하는 바가 되니 兪土가 된다. 心包絡이 實이면 瀉하니 銅人에는 鍼은 五分이라 하고, 素註에는 鍼은 六分을 하고 七呼를 머물며 灸는 三壯이라 하였다. 熱病汗不出, 手心熱, 肘臂攣痛, 腋腫, 煩心, 心懸若飢, 心痛, 掌熱, 喜悲泣驚恐, 目赤目黃, 小便如血, 嘔啘無度, 狂言不樂, 喉痺, 口乾身熱, 頭痛短氣, 胸脇痛, 瘑瘡疥癬을 主로 다스린다.

〔勞宮〕(一名 五里 또는 掌中) 손바닥 한가운데의 動脉이니 銅人에는 無名指를 굽혀 취하고, 滑氏는 지금 살펴본다면 中指를 굽히고 無名指와의 兩者사이를 취함이 옳다 하였다. 心包絡脉의 溜하는 고이 滎火가 되니 素問의 註에는 三分을 鍼하여 六呼를 머문다 하고, 銅人에는 灸는 三壯이라 하고, 明堂에는 二分을 鍼하여 氣를 얻으면 바로 瀉하나 다만 鍼은 한번으로 過하니 두번이면 사람으로 하여금 虛하다. 灸는 禁하니 灸하면 사람으로 하여금 息과 肉이 날마다 더하여진다 하였다. 中風, 善怒, 喜笑不休, 手痺, 熱病으로 數日동안이나 汗不出, 怵惕, 脇痛으로 옆으로 도리키지 못하는데, 大小便血, 衄血不止, 氣逆嘔噦, 煩渴, 食飮不下, 口中腥臭, 口瘡, 胸脇支滿, 黃

疸, 目黃, 小兒齦爛을 主로 다스린다.

〔中衝〕 手中指의 끝의 爪甲角을 韮葉같이 去한 陷中이니 心包絡脈의 出하는 곳이 井水가 된다. 銅人에는 鍼은 一分을 하고 三呼를 머물고, 明堂에는 灸는 一壯이라 하였다. 熱病으로 煩悶하여 汗不出한데, 掌中熱, 몸이 불같이 熱하는데, 心痛煩滿, 舌强등을 主로 다스린다.

三焦腑解

內經에 말하기를 「三焦란 것은 決瀆의 宮이니 물이 나오는 길이라」 하고 또 「上焦는 안개와 같고, 中焦는 거품과 같고, 下焦는 개천과 같으니 사람의 마음이 적적함에 빠져서 생각 하려함이 이러나지 않으면 精氣가 三焦에 헐어져 있어서 百脉이 영화롭다가 그 想念이 한번 이러나서 하고자함이 불선듯하여 三焦에 모여 비추면 精氣가 넘쳐 흘러서 命門으로 함께 輸瀉하여 버리므로 이 腑의 이름을 三焦라 한다」고 하였다.

手少陽三焦經穴歌

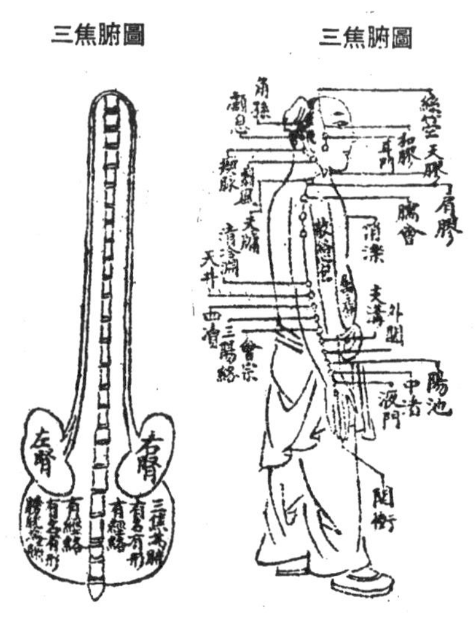

三焦腑圖　三焦腑圖

二十三穴手少陽, 關衝液門中渚旁, 陽池外關支溝正, 會宗三陽西瀆長, 天井淸冷淵消濼, 臑會肩髎天髎堂, 天突翳風瘈脉靑, 顱息角孫絲竹張, 禾髎耳門聽有常 (左右四十六穴)

이 一經은 關衝에서 이러나서 耳門에서 끝나니 關衝, 液門, 中渚, 陽池, 支滿, 天井과 井滎兪原經合을 함께 取하니라. 脉은 手小指와 次指의 끝에서 이러나서 上의 次指사이로 나왔어 손과 팔 겉을 돌고 팔뚝 바깥 兩骨사이로 나와서 위로 팔굽치를 뚫고 臑外를 돌아서 어깨로 올라가서 足少陽의 穴로 交出하여 缺盆으로 들어가서 膻中에서 交하여 心包에서 絡이 헐어져 膈으로 下하여 두루 三焦에 屬하고, 그 支者는 膻中을 따라 위로 缺盆에 나와서 목덜미 곁인 귀뒤로 올라가서 바로 耳上角으로 上出하여 굽혀서 頰로 내려 콧마루에 닿고 그 支者는'귀뒤를 따라 귀속으로 들어가서 目銳眥에 닿는다. 氣는 많고 血은 작으며 亥時에 氣血이 이것에 注하며 手厥陰을 받아 交하니 中淸의 府이라 陰陽을 引導하고 막혀서 닫긴 것을 開通하니 藥을 쓰며 動似盤珠하고 毋使刻舟求劒하라 前篇에 著述한 것에 힘입어서 同志들의 再辨을 期待하는 바이다.

考正穴法

〔**關衝**〕 手小指와 次指의 바깥쪽 爪甲角을 韭葉같은 곳이니 手少陽 三焦脈의 出하는 곳이 井金이 된다. 銅人에는 鍼은 一分을 하고 三呼를 머물며 灸는 一壯이라 하고, 素問의 註에는 灸는 三壯이라 하였다. 喉痺, 脾閉, 舌捲口乾, 頭痛, 霍亂, 胸中氣噎, 不嗜食, 臂肘痛不可擧, 目生翳膜, 視物不明을 主로 다스린다.

〔**液門**〕 小指와 次指의 岐骨 사이이니 주먹을 쥐고 취한다. 手少陽三焦脈의 溜하는 곳이 滎水가 되니 素問의 註와 銅人에는 鍼은 二分을 하고 二呼를 머물며 灸는 三壯이라 하였다. 驚悸, 妄言, 咽外腫, 寒厥, 手臂痛, 痎瘧寒熱, 目赤澁, 頭痛, 暴得耳聾, 齒齦痛을 主로 다스린다.

〔**中渚**〕 手의 小指와 次指의 本節뒤 陷中이니 手小陽 三焦脈의 注하는 곳이 兪水가 된다. 三焦가 虛면 補하는데는 素註엔 鍼은 二分을 하고 三呼를 머문다 하고, 銅人에는 鍼은 三分이고 灸는 三壯이라 하고, 明堂에는 二壯을 灸한다 하였다. 熱病不汗出, 目眩, 頭痛, 耳聾, 目生翳膜, 久瘧, 咽腫, 肘臂痛, 손가락을 굽혀 펴지 못하는것 등을 主로 다스린다.

〔**陽池**〕(一名은 別陽) 手表腕의 윗쪽 陷中이니 指本節을 따라서 바로 밑

의 腕의 中心에 닿음이니 手少陽 三焦脉의 過하는 곳이 原이 됨이라 三焦의 虛實에 모두 뽑으니 素問의 註에는 鍼은 二分을 하고 三呼를 머물며 灸는 三壯이라 하고, 銅人에는 灸를 禁한다 하고, 指微賦에는 「透한 鍼이 大陵穴에 다달으나 손을 흔들어서는 안되니 鍼이 굽어 傷할까 두렵다」고 하였다. 主로 消渴, 口乾煩悶, 寒熱瘧, 혹은 손과 팔이 折傷하여 물건을 잡지 못한데, 肩臂痛등을 다스린다.

〔**外關**〕 팔목뒤 二寸인 兩骨間이니 內關과 서로 맞선다. 手少陽絡이 갈라져 主로 手心에 走하니 銅人에는 鍼을 三分을 하여 七呼를 머물며 灸는 三壯이라 하고, 明堂에는 灸는 三壯이라 하였다. 耳聾으로 잘 들리지 않는데 五指가 盡痛하여 물건을 잡지 못한데를 主로 다스리니 實이면 肘攣이니 瀉하고 虛이면 견우지 못하니 補하고 또 手臂을 屈伸하지 못한데를 다스린다.

〔**支溝**〕(一名은 飛虎) 팔목 뒤 臂外 三寸인 兩骨間의 陷中이니 手少陽脉의 行하는 곳이 經火이라 銅人에는 鍼은 二分이고 灸는 二七壯이라 하고, 明堂에는 灸는 五壯이라 하고, 素問의 註에는 鍼은 三分을 하고 七呼를 머물며 灸는 三壯이라 하였다. 熱病汗不出, 肩臂痠重, 脇腋痛, 四肢不擧, 霍亂嘔吐, 口噤不開, 暴瘖不能言, 心悶不已, 卒心痛, 鬼擊, 傷寒絡胸, 瘑瘡, 疥癬, 婦人姙娠不通, 產後血暈로 不省人事를 主로 다스린다.

〔**會宗**〕 팔목에서 뒤로 三寸이고 空中에서 一寸이니 銅人에는 灸는 七壯이라 하고 明堂에는 五壯을 灸하나 鍼은 禁한다 하였다. 五癇, 肌膚痛, 耳聾을 主로 다스린다.

〔**三陽絡**〕(一名은 門通) 팔둑위의 脉과 大交하고 支溝에서 위로 一寸이니 銅人에는 灸는 七壯이라 하고, 明堂에는 灸는 五壯이며 鍼은 禁한다 하였다. 主로 暴瘖瘂, 耳聾, 嗜臥, 四肢를 움직이려 하지 않은데를 다스린다.

〔**四瀆**〕 팔굼치 앞 五寸에 있으며 外廉陷中이니 銅人에는 灸는 三壯이고 鍼은 六分을 하고 七呼를 머문다 하였다. 主로 暴氣耳聾, 下齒痛을 다스린다.

〔**天井**〕 팔둑 바깥 大骨뒤의 肘上 一寸 兩筋위이고 또 骨罅中이니 팔굽치를 굽혀 가슴에 손아귀를 맞추어 취한다. 甄權이 云하기를 「팔굽치를 굽힌

뒤로 一寸이니 또 膝頭를 손으로 눌려 취한다」 하고 手少陽 三焦脉이 入하는 곳이 合土가 되며 三焦가 實이면 瀉하니 素問의 註에는 鍼을 一分을 하고 七呼를 머물며, 銅人에는 灸는 三壯이라 하고, 明堂에는 灸는 五壯이고 鍼은 三分이라 하였다. 主로 心胸痛, 欬嗽上氣, 短氣로 말 못하는데 唾膿으로 음식을 좋아하지 않는데, 寒熱不得臥, 驚悸, 瘈瘲, 癲疾, 五癎, 風痺耳聾, 嗌腫, 喉痺, 汗出, 目銳眥痛, 頰腫痛, 耳後臑臂痛, 嗜臥, 撲傷腰髖疼, 振寒, 頸項痛, 大風으로 痛한 곳을 모른데 悲想不樂, 脚氣上攻을 다스린다.

〔清冷淵〕 팔굽치에서 위로 三寸이니 팔굽치는 피고 팔둑을 들어서 취하니 銅人에는 鍼은 二分은 하고 灸는 三壯이니 主로 肩痺痛, 臂臑를 들지 못하는데 帶衣를 못하는 것등을 다스린다.

〔消濼〕 어깨 밑 팔둑 바깥사이의 겨드랑에서 비스듬히 팔굽치로 나누어지는 밑이니 銅人에는 鍼은 一分이며 灸는 三壯이라 하고 明堂에는 鍼은 六分이라 하고, 素問의 註에는 鍼은 五分이라 하였다. 風痺, 頸項强急, 腫痛, 頭痛, 癲疾을 다스린다.

〔臑會〕(一名은 臑交) 어깨 前廉에서 肩頭를 去한 三寸이니 手少陽 陽維의 모임이라 素註에는 鍼은 五分이며 灸는 五壯이라 하고 銅人에는 七分을 鍼하여 十呼를 머물어 氣를 얻은즉 瀉하고 灸는 七壯이라 하였다. 主로 팔둑이 痛痠하여 힘이 없어 들지 못하는데와 寒熱하여 肩腫이 胛中을 당겨 痛하는데와 項癭, 氣瘤등을 다스린다.

〔肩髎〕 어깨 끝 臑上의 陷中이니 비스듬히 팔둑을 들어 취한다. 銅人에는 七分를 鍼하고 灸는 三壯이며 明堂에는 灸는 五壯이라 하였다. 主로 臂痛과 어깨가 무거워 들지 못하는데 다스린다.

〔天髎〕 어깨 缺盆中의 上毖骨의 쨤인 陷한 가운데이니 모름지기 缺盆이 陷한 곳의 위에 肉上이 이러나 빈 곳이 있으니 이곳이 穴이다. 手足少陽 陽維의 모임이니 銅人에는 八分을 鍼하고 三壯을 灸한다 하니 마땅히 欬盆이 陷한 위가 突起한 肉上을 鍼하고 만약에 陷한 곳을 잘못 鍼하면 사람의 五臟의 氣를 傷하여 卒死케 한다. 主로 胸中煩悶으로 肩臂痠疼과 欬盆中痛으로 汗이 나오지 않는데와 胸中이 煩滿하여 목과 목덜미가 强急하여 寒熱하

는데를 다스린다.

〔天牖〕 목大筋바깥 缺盆위, 天容뒤, 天柱앞 完骨밑의 髮際위이니 銅人에는 鍼은 一寸을 하여 七呼를 머물으나 補는 마땅하지 않으며 灸함도 마땅하지 않으니 만약에 灸하면 사람으로 하여금 面腫으로 눈이 붙는다. 먼저 譩譆를 取하고 뒤에 天池와 天容을 취하면 직시에 差가 있고 만약에 譩譆에 鍼하지 않으면 직 치료하기 어렵다 하고, 明堂에는 五分을 鍼하여 氣를 얻으면 瀉하니 瀉를 다하면 다시 三呼를 머물고 三吸을 瀉하나 補는 마땅하지 않다 하고, 素註와 下經에는 灸는 三壯이라 하고, 資生에는 灸는 一壯에서 三壯이 마땅하다 하였다. 主로 聾氣가 暴하여 눈이 어둡고 귀가 들리지 않으며, 夜夢顚倒하여 面이 靑黃하여 얼굴에 色이 없으며 頭風, 面腫으로 목덜미가 强하여 도리키지 못하는데와 目中痛을 主로 다스린다.

〔翳風〕 귀뒤의 날카로운 角의 陷中이니 눌리면 귀속이 당겨 痛한다. 鍼經에는「먼저 銅錢二十文으로서 患人으로 하여금 물게 하고 穴中을 尋取한다」하였다. 手足少陽의 모임이니 素問의 註에는 鍼은 三分이라 하고, 銅人에는 鍼은 七分이고 灸는 七壯이라 하였으며 明堂에는 灸는 三壯이라 하니 鍼灸에 모두 사람에게 銅錢을 물게하여 입은 벌리니 主로 耳鳴, 耳聾, 口眼喎斜, 脫頷頰腫, 口噤不開로 말을 못하여 口吃하며 牙車急, 小兒喜欠을 다스린다.

〔瘈脉〕(一名은 資脉) 耳本後의 雞足같은 靑絡脉이니 銅人에는 刺하여 出血을 조금 하고 出血을 많이 하면 좋지 못하다. 鍼은 一分이고 灸는 三壯이라 하였다. 主로 頭風耳鳴, 小兒驚癎, 瘈瘲, 嘔吐, 泄利無時, 驚恐, 눈곱질이 끼어 目睛이 밝지 못한 것을 다스린다.

〔顱息〕 귀後間의 靑絡脉中이니 銅人에는 灸는 七壯이나 鍼은 禁한다 하고 明堂에는 灸는 三壯이고 鍼은 一分을 하여 出血을 많이 얻지 못하니 殺人을 한다 하였다. 主로 耳鳴痛, 喘息, 小兒嘔吐涎沫, 瘈瘲, 發癎으로 胸脇을 相引하여 身熱하고, 頭痛으로 잠을 이루지 못하고 耳腫으로 膿汁이 나는 것을 다스린다.

〔角孫〕 耳廓의 中間이니 입을 벌리면 有空이라 手太陽 手足少陽의 모임

이니 銅人에는 灸는 三壯이라 하고, 明堂에는 鍼은 八分이라 하였다. 눈에 瞖膚가 생긴데, 잇몸과 입술이 强한데, 齒牙가 음식물을 심지 못한데, 齲齒, 頭項强등을 다스린다.

〔絲竹空〕(一名은 目髎) 눈섭위의 陷中이니 手足少陽脉에 氣가 發하는 곳이라 素問의 註에는 鍼은 三分을 하고 六呼를 머물며, 銅人에는 不幸하게도 灸하면 사람으로 하여금 눈이 盲으로 小及하니 三分을 鍼하고 三呼를 머물며 補함이 마땅하다 하였다. 主로 目眩頭痛과 目赤으로 눈에 보이는 것이 침침하여 밝지 못한데와 惡風寒, 風癎, 눈의 속눈섭이 넘어졌는데, 發狂하여 거품을 토하는데 無時로 發하는 偏正頭痛을 다스린다.

〔和髎〕 귀앞의 銳髮밑에 動하는 脉속에 穴이 있으니 手足少陽, 手太陰三脉의 모임이라 銅人에는 鍼은 七分이며 灸는 三壯이라 하였다. 主로 頭重痛으로 牙車引急하고 頸頷腫하며 귀속이 지껄이는 소리가 나는데와, 面風寒으로 코를 따라 위로 腫癰痛하는데, 招搖視瞻, 瘈瘲, 口僻을 다스린다.

〔耳門〕 귀앞의 肉이 이러난 곳의 耳欸에 該當한 곳의 陷中이니 銅人에는 鍼은 三分이고 三呼를 머물며 灸는 三壯이라 하고, 下經에는「禁灸이니 마땅한 病에는 灸하는 것이라도 三壯을 넘어서는 안된다」고 하였다. 主로 귀에 매미소리가 나는데와 귀에 진물이 나왔어 瘡이 생겨 소리가 들리지 않는 것과 齒齲로 잇몸과 입술이 强한 것을 다스린다.

膽腑解

內經에 말하기를「胆이라는 것은 中正의 官이니 決斷이 나오는 것이라」하고「대개 十一臟이 모두 胆에서 決斷된 것을 取한다」고 하고「胆은 青腸이 된다」고도 하며 또「胆은 清淨의 府가 된다」고 하였다.

모든 腑가 모두 穢濁을 任하나 胆만은 傳하는 길이 없으므로 말하기를「清淨이니 虛하면 目昏하고 만약에 吐하여 胆이 넘어져 傷하면 보이는 물건이 꺼꾸로 보인다」하였다.

胆腑圖

胆은 肝의 短葉 사이에 있으며 무게는 三兩 三銖이며 精汁三合을 간운다. 모양이 瓶과 같다.

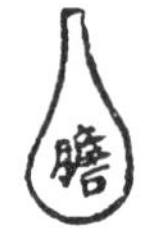

足少陽胆經穴歌

小陽足經瞳子髎，四十四穴行迢迢，聽會上關頷厭集，懸顱懸厘曲鬢翹，率谷天衝浮白次，竅陰完骨本神邀，陽白臨泣目窓闢，正營承靈腦空搖，風池肩井淵液部，輒筋日月京門標，帶脉五樞維道續，居髎環跳風市招，中瀆陽關陽陵穴，陽交外丘光明消，陽補懸鍾丘墟外，足臨泣地五俠谿，第四指端竅陰畢(左右八十八穴)

足少陽胆經

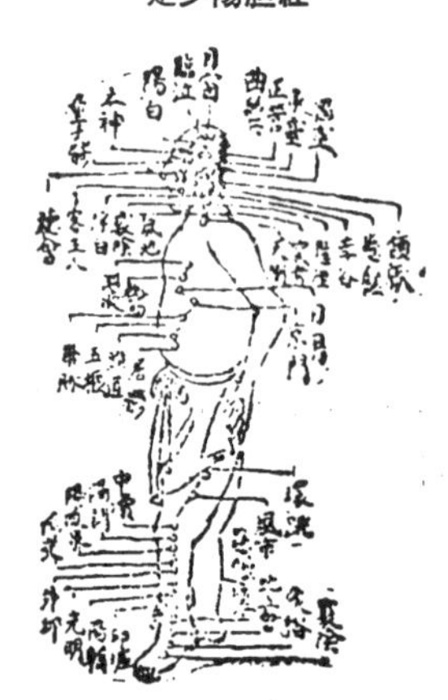

이 一經은 瞳子髎에서 이러나서 竅陰에서 끝나니 竅陰，俠谿，臨泣，丘墟，陽補，陽陵泉과 井滎俞原經合을 함께 한다. 脉은 目銳眥에서 이러나서 위로 귀뒤의 角下에 다달아 목을 돌아서 手少陽의 앞에 行하고，어깨위에 이르러 도리어 手少陽의 뒤로 交出하여 缺盆으로 들어가고 그것이 곧은 것은 귀뒤를 따라 귀속으로 들어가서 귀앞으로 走하여 目銳眥뒤에 이르고 그의 支인 것은 目銳眥밑의 大迎에서 갈라져서 手少陽과 合하고，콧마루 밑에 닿아 頰車를 加하여 목과 缺盆에 合하여 下하고，胸中을 下하여 膻을 뚫어 脾에 絡하여 胆에 屬하고 옆구리 속을 돌아 氣衝을 나와서 毛際에서 얽히어 髀厭中으로 橫入하고，髀陽을 돌아 下하여 膝外廉을 나와서 補骨앞을 下外하여 바로 밑의 絕骨끝에 다달으고 外踝앞을 下出하여 발등위를 돌아서 小指와 次指의 사이로 들어가고，그 支인 것은 발등위에서 갈라져 大指로 들어가서 岐骨속을 돌아 그 끝을 나오고 돌아서 爪甲으로 貫入하여 三毛로 나온다.

氣는 많으며 血은 적고 子時에 氣血이 이것에 注하니 甲木의 腑이고 關脉

이 있어 이것을 살피니라. 胆病이면 입이 苦하여 눈살을 찌푸리고 묵은 汁을 吐하고 큰숨을 잘 쉬고 두렵기가 사람을 捕하는 것 같으니라. 實하면 豚實하여 정신을 지키지 못하니 半夏湯으로 瀉함이 가장 좋고, 虛하면 豚이 虛하여 煩擾하여 不眠하니 湯胆湯으로 補함이 도리어 좋으니라. 火가 아래로 내리지 않으니 心胆이 뛰는데는 茯神沉香密和丸을 入蔘湯에 送入하고 中風癲狂心恐悸는 鉛汞硃乳가 함께 結成한 것을 井華水로 呑下하라. 咽痛膈壅은 硝蠶黛勃蒲腦子에 麝香을 加하여 功을 건우고, 胆虛하여 자면서 놀랜데는 蔘柏枸枳熱地를 술에 타서 쓰니 有力이라. 淸熱實咽에는 薄荷縮砂芎片腦오, 心이 놀래고 胆이 겁난데는 人蔘酸棗乳辰砂라. 놀래어 정신이 혼란한데는 學士들의 좋은 方을 기억하고, 風引으로 癎病이 생긴데는 眞人이 秘藏한 藥으로 修養하라. 胆이 虛寒하여 不眠한데는 酸한 棗를 炒하여 竹葉을 調煎하고, 胆이 實하여 熱하여 잠이 많은데는 生棗仁末을 薑茶에 和하라. 補에는 薏苡와 炒한 棗仁을 씀이오, 瀉에는 모름지기 靑連柴前胡라. 溫이면 薑이며 여름에는 橘紅이오, 凉에는 竹茹 甘菊을 加함이라. 柴胡 川芎은 報使上行하니 不悖하고 靑皮車前은 經을 끌어 下走하니 無疑라. 生熟하는 藥이 있으니 그대의 豚을 눌러 필요한 것을 取함이오, 劑에는 마땅함이 많고 적으니 마땅히 症에 따름이 權衡이라. 혹은 厥疾이 未瘳한데는 鍼灸로 도우니 收功이라.

考正穴法

〔瞳子髎〕(一名은 太陽 또는 前關) 눈 밖의 眥를 去한 五分이니 手太陽手足少陰, 三豚의 모임이라. 素問의 註에는 灸는 三壯이고 鍼은 三分이라 하였다. 主로 目痒翳膜白, 靑盲無見, 遠視, 赤痛으로 눈물이 많이 나는데, 눈곱지가 낀데, 內眥痒, 頭痛, 喉閉를 다스린다.

〔聽會〕 귀 조금앞의 陷中의 上關밑으로 一寸인 豚의 움직임이 완연한 속이니 입을 벌려 취한다. 銅人에는 三分을 鍼하고 三呼를 머물며 氣를 얻으니 바로 瀉하고 補하지는 않는다. 하루에 灸는 五壯에서 三七壯까지하여 十

日뒤에 前과 같은 數로 灸하고, 明堂에는 鍼은 三分이고 灸는 三壯이라 하였다. 主로 耳鳴耳聾, 牙車臼脫 서로 三寸이 떨어진데, 牙車가 急하여 음식물을 십지 못하는데, 齒痛, 惡痛, 狂走, 瘈瘲, 恍惚不樂, 中風口喎斜, 手足不隨를 다스린다.

〔**客主人**〕(一名은 上關) 귀앞 骨上이어 입을 벌리면 空이 있는 곳이다. 입을 벌려서 취하니 手足少陽 陽明의 모임이니 銅人에는 灸는 七壯이나 鍼은 禁한다 하고, 明堂에는 一分을 鍼하여 氣를 얻는 직시에 瀉한다. 하루에 灸는 七壯에서 二百壯까지라 하고, 下紅에는 灸는 十壯이라 하고, 素註에는 三分을 鍼하고 七呼를 머물며 灸는 三壯이라 하고, 素問에는 깊이 刺함을 禁하니 깊으면 交脉이 破하여 속이 漏하여 耳聾하고, 하품을 하고 싶더라도 하지 못한다 하였다. 主로 脣吻强上, 口眼偏邪, 靑盲, 惡風熱, 牙齒齲, 口噤, 嚼物, 鳴痛, 瘈瘲, 沫出, 寒熱, 痙引骨痛을 다스린다.

〔**顴厭**〕 曲周밑 귀밑뼈의 上廉이니 手足少陽 陽明의 모임이라. 銅人에는 灸는 三壯이고 鍼은 七分을 하고 七呼를 머무르니 깊으게 刺하면 耳聾이 된다 하였다. 主로 偏頭痛, 頭風, 目眩, 驚癎, 手捲手腕痛, 耳鳴, 目無見, 目外眥急, 딸국질, 頭痛, 歷節風, 汗出등을 다스린다.

〔**懸釐**〕 曲周밑 귀밑뼈 中廉이니 手足少陽 陽明의 모임이다. 銅人에는 鍼은 三分을 하고 三呼를 머물며 灸는 三壯이라 하고, 明堂에는 二分을 鍼한다 하고, 素註에는 鍼은 七分을 하고 七呼를 머물으니 깊이 刺하면 귀에 들리는 것이 없다 하였다. 主로, 頭痛, 牙齒痛, 面膚赤腫, 熱病으로 煩滿하여 汗出하지 못하는데, 偏頭痛으로 눈밖을 당기니 眥赤病한데, 콧물이 끄치지 않아서 눈이 어둡게 된것등을 다스린다.

〔**懸釐**〕 曲周위 귀밑뼈 下廉이니 手足少陽, 陽明의 會과 銅人에는 鍼은 三分이며 灸는 三壯이라 하고, 素註에는 三分을 鍼하여 七呼를 머문다 하였다. 主로 面皮赤腫, 偏頭痛, 煩心不欲食, 中焦客熱, 熱病汗不出, 目銳眥赤痛을 다스린다.

〔**曲鬢**〕(一名은 曲髮) 귀위의 髮際에 구석이 曲하 陷中이며 鼓頷有空이니 足少陽과 太陽의 모임이라 銅人에는 鍼은 三分이며 灸는 七壯이라 하고, 明

堂에는 灸는 三壯이라 하였다. 主로 頷頸腫이 牙車를 끌어당기니 열지 못하여 急痛한데 口噤, 頸項强急, 腦의 兩角痛이 癲風이 되어 눈찌긋이 된 것등을 主로 다스린다.

〔率谷〕 귀윗쪽 髮際로 入하여 寸半인 陷中이 완연한 곳이니 嚼하여 취하고 足少陽과 足太陽의 모임이라 銅人에는 鍼은 三分을 하고 灸는 三壯이라 하였다. 主로 痰氣角痛, 腦兩角强痛, 頭重, 醉後頭風, 皮膚腫, 胃寒, 飮食煩滿, 嘔吐不止를 다스린다.

〔天衝〕 귀뒤의 髮際에서 二寸이며 귀위는 앞과 같이 三分이니 足少陽과 足太陽이 모이는 곳이라 하고, 素註에는 鍼은 三分이며 灸는 三壯이라 하였다. 主로 癲疾, 風痙, 牙齦腫, 善驚恐, 頭痛을 다스린다.

〔浮白〕 귀 뒤에서 髮際로 들어가는 一寸이니 足少陽과 足太陽의 모임이니 銅人에는 灸는 七壯이고 鍼은 三分이면 明堂에는 灸는 三壯이라 하였다. 主로 足不能行, 耳聾耳鳴, 齒痛, 胸滿不得息, 胸痛, 頭項癭, 癰腫, 不能言, 肩臂不擧, 發寒熱, 喉痺, 欬逆痰沫등을 主로 다스린다.

〔竅陰〕(一名은 枕骨) 完骨위이고 枕骨밑이니 흔들어 움직이면 空이 있다 足太陽과 手足少陽의 모임이니 銅人에는 鍼은 三分이고 灸는 七壯이라 하였으며, 甲乙에는 鍼은 四分이며 灸는 五壯이라 하고, 素註에는 鍼은 三分이며 灸는 三壯이라 하였다. 主로 四肢轉筋, 目痛, 頭項頷痛으로 귀를 당겨 고통스러운데 耳鳴으로 소리를 못듣는데, 舌本出血, 骨勞癰疽發厲, 手足煩熱汗不出, 舌强脇痛, 欬逆, 喉痺, 口中惡苦등을 다스린다.

〔完骨〕 귀뒤로 들어가는 髮際에서 四分이니 足少陽과 太陽의 모임이라 銅人에는 鍼은 三分이고 灸는 七壯이라 하고, 素註에는 七呼를 머물며 灸는 三壯이라 하고, 明堂에는 鍼은 二分이나 灸는 나이에 따라 壯한다 하였다. 主로 足痿로 발로 딛지 못한데, 牙車急頰腫, 頭面腫, 頸項痛, 頭風, 耳後痛, 煩心, 小便赤黃, 喉痺, 齒齲, 口眼喎斜, 癲疾을 다스린다.

〔本神〕 曲差旁 一寸五分이니 바로 귀위의 髮際로 入하는 四分이니 足少陽과 陽維의 모임이라. 銅人에는 鍼은 三分이고 灸는 七壯이라 하였다. 主로 驚癎, 吐沫涎, 頷項强急痛, 가슴을 相引하니 옆으로 돌리지 못한데, 癲

疾, 偏風을 다스린다.

〔陽白〕 눈섭 위에서 一寸이니 바로 瞳子이다. 手足陽明과 小陽과 陽維등 五脉의 모임이라 素註에는 鍼은 三分이라 하고, 銅人에는 鍼은 二分이며 灸는 三壯이라 하였다. 主로 瞳子癢痛, 目上視, 遠視, 昏夜無見, 目痛, 肩膜寒慄로 옷을 많이 입어도 덥지 않는것등을 다스린다.

〔臨泣〕 눈위에서 髮際로 直入하는 五分 陷中이니 患人으로 하여금 正睛에 穴을 取하니 足少陽과 太陽과 陽維의 모임이라 銅人에는 鍼은 三分이고 七呼를 머문다 하였다. 主로 目眩, 눈의 白翳가 생긴데 目淚, 枕骨合顱痛, 惡寒鼻塞, 驚癇反視, 大風, 目外眥痛, 갑짜기 中風으로 사람을 알아보지 못하는 것등을 다스린다.

〔目窓〕 臨泣에서 뒤로 寸半이니 足少陽과 陽維의 모임이라. 銅人에는 鍼은 三分이고 灸는 五壯이니 三번 刺하면 사람의 눈이 大明한다 하였다. 主로 目赤痛 갑짜기 머리가 빙돌며 어지러웠어 먼곳이 잘 보이지 않는데, 頭面浮腫, 頭痛, 寒熱汗不出로 惡汗하는 것等을 다스린다.

〔正營〕 目窓에서 뒤로 半寸이니 足少陽과 陽維의 모임이니 銅人에는 鍼은 三分이고 灸는 七壯이라 하였다. 主로 目眩, 頭項偏痛, 牙齒痛, 脣吻急强, 齒齲痛등 主로 다스린다.

〔承靈〕 正營에서 뒤로 一寸五分이니 足少陽과 陽維의 모임이라 主로 惱風, 頭痛, 惡風寒, 鼻衄, 鼻室, 喘息不利를 主로 다스리니 灸는 三壯이나 鍼은 禁한다.

〔腦室〕 承靈에서 뒤로 一寸五分인 玉枕곁의 骨밑의 陷中이니 足少陽과 陽維의 모임이라 素問의 註에는 鍼은 四分이라 하고 銅人에는 五分을 鍼하며 氣를 얻은 즉시에 瀉하고 灸는 三壯이라 하였다. 主로 勞疾羸痩, 體熱, 頸項이 굳굳하여 도리켜 보지 못하는데, 심한 頭痛으로 견디기 어려운데, 目瞑, 心悸가 發하여 바로 顚風이 되어 齒을 끌어당겨 눈찌걱이 된데와 鼻痛을 다스린다.

魏나라 武帝가 頭風으로 患하여 發하는 즉시로 心亂하여 눈이 어지럽더니 華陀가 腦室에 鍼하여 立愈하였다.

〔**風池**〕 귀뒤의 귀밑뼈의 뒤인 腦空밑의 髮際의 陷中이니 눌리면 귀속에서 끌어 당기는듯한 곳이니 手足少陽과 陽維의 모임이라. 素問의 註에는 鍼은 三分이라 하고, 明堂에는 鍼은 三分이리라 하였다. 銅人에는 七分을 鍼하여 七呼를 머무르며 灸는 七壯이라 하고, 甲乙에는 鍼은 一寸二分이니 大風으로 患한 것은 先補後瀉하고, 조금 患한 것은 經에 따라 취하니 五呼를 머물며 瀉에는 七吸을 하고, 灸는 鍼에 미치지 못하니 하루에 七壯에서 百壯까지라 하였다. 主로 洒淅寒熱, 傷寒溫病汗不出, 目眩, 고통스러운 偏頭痛, 痎瘧, 頸項痛이 뽑는것 같아 도리키지 못하는데, 目淚出, 缺氣多, 鼻鼽衄, 目內眥赤痛, 氣發耳塞, 目不明, 腰背俱痛, 腰傴僂가 목을 끌어당기니 筋에 힘이 없어 거우지 못하는데, 大風, 中風氣塞, 涎上不語, 昏危癭氣등을 다스린다.

〔**肩井**〕(一名은 膊井) 어깨위의 陷中이고 缺盆위의 大骨앞에서 一寸半이니 三指로서 눌려서 中指가 當하는 밑의 陷中이니 手足少陽과 陽明과 陽維의 모임이니 五臟에 連入한다. 鍼은 五分이고 灸는 五壯을 하고, 先補하고 後瀉이니 主로 中風, 氣塞涎上不語, 氣逆, 婦人難產(墮胎後에 手足이 厥逆한데는 肩井에 鍼하면 잘 낫는다) 頭項痛, 五勞七傷, 臂痛으로 두손을 머리로 올리지 못하는 것등을 다스린다. 만약에 鍼이 깊어서 민망스럽게 넘어지면 急히 足三里에 補한다.

〔**淵液**〕(一名 泉液) 겨드랑에서 밑으로 三寸이 완연한 속이니 팔둑을 들어 취한다. 銅人에는 禁灸라 하고, 明堂에는 鍼은 三分이라 하였다. 主로 寒熱, 馬刀瘡, 胸滿無力, 臂不擧를 다스리니 灸는 마땅하지 않으니 灸하면 腫蝕이 생기며 馬瘍속이 潰한 것은 死하고 寒熱한 것은 살수 있다.

〔**輒筋**〕(一名은 胆募 또는 神光) 겨드랑밑 三寸에서 다시 앞으로 一寸 三脇의 끝 옆에 바로 蔽骨旁에서 七寸五分이니 양쪽 젖이 平直하고 옆으로 누워 발을 굽혀 올려서 취하니 胆의 募이니 足太陽과 小陽의 모임입이라. 銅人에는 灸는 三壯이며 鍼은 六分이라 하고, 素註에는 鍼은 七分이라 하였다. 主로 胸中이 暴滿하여 잠을 이루지 못하는데와 太息善悲, 小腹熱欲走, 多唾, 言語不正, 四肢不收, 嘔吐宿汁, 呑酸을 다스린다.

〔日月〕 期門에서 밑으로 五分이니 足太陰과 小陽과 陽維의 모임이니 鍼은 七分이고 灸는 五壯이며 主로 슬퍼하기를 좋아하여 한숨을 쉬고, 小腹熱欲走, 多唾, 言語不正, 四肢不收를 다스린다.

〔京門〕(一名은 氣俞 또는 氣府) 監骨밑 腰中의 季脇本 곁의 脊이니 腎의 募이니 銅人에는 灸는 三壯이고 鍼은 三分을 하여 七呼를 머문다 하였다. 主로 腸鳴, 小腹痛, 肩脊寒痙, 肩胛內廉痛, 腰痛으로 오래 서서 쳐다보지 못하는데, 寒熱腹脹으로 등을 끌어당겨 숨을 쉬지 못하는데, 水道가 不利하여 溺黃, 小腹急痛, 腸鳴洞泄, 髀樞引痛등을 다스린다.

〔帶脉〕 季脇밑에서 一寸八分인 陷中이고 배꼽위 二分에서 兩旁으로 各七分半이니 足小陽과 帶脉의 모임이다. 銅人에는 鍼은 六分이고 灸는 五壯이라 하고, 明堂에는 灸는 七壯이라 하였다. 主로 腰腹이 縱으로 溶溶하기가 囊水의 모양 같은데, 婦人小腹痛, 裏急後重, 瘈瘲, 月事不調, 赤白帶下등을 다스린다.

〔五樞〕 帶脉에서 밑으로 三寸이고 水道旁에서 五寸五分이니 足少陽과 帶脉의 모임이라 銅人에는 鍼은 一分이며 灸는 五壯이라 하고, 明堂에는 三壯이라 하였다. 主로 痃癖, 大腸, 膀胱, 男子寒疝, 陰卵이 上入한 小腹痛, 婦人赤白帶下로 裏急하데 瘈瘲등을 다스린다.

〔維道〕 章門에서 밑으로 五寸三分이니 足少陽과 帶脉의 모임이니 銅人에는 鍼은 八分을 하고 六呼를 머물며 灸는 三壯이라 하였다. 主로 嘔逆不止, 水腫, 三焦不調, 不嗜食등을 다스린다.

〔居髎〕 章門에서 밑으로 八寸三分이니 監骨위의 陷中이니 素註에는 章門밑 四寸二分이라 하고 少陽과 陽蹻의 모임이다. 銅人에는 鍼은 八分을 하고 六呼를 머물며 灸는 三壯이라 하였다. 腰引小腹痛, 肩引, 胸臂攣急, 손과 팔을 들어 어깨에 닿지 못하는 것등을 다스린다.

〔環跳〕 髀樞中이니 옆으로 누워서 下足은 펴고 上足은 굽혀 右手로서 穴을 잡으며 左로 흔들어 움직여서 취하니 足少陽과 太陽의 모임이라. 銅人에는 灸는 五十壯이라 하고 素註에는 鍼은 一寸을 하여 二呼를 머물며 灸는 三壯이라 하고, 指微에는 「이미 刺하여 흔들지 않음은 鍼을 겁내기 때문이

다」하였다. 主로 冷風, 濕痛不仁 온몸의 風疹으로 半身不遂, 腰胯痛으로 무릎이 절리어 옆으로 돌리지도 못하고 굴신도 못하는데를 다스린다. 仁壽宮이 脚氣偏風을 患하더니 甄權이 勅書를 받들어 環跳와 陽陵泉과 陽輔와 巨虛와 下廉에 鍼하니 능히 起行했다고 하였다. 環跳穴의 痛은 骨疽가 생길가 두렵다.

〔風市〕 무릎위 外廉의 兩筋속이니 손으로 다리에 붙여서 中指가 다하는 곳이 이것이라 鍼은 五分이고 灸는 五壯이니 中風, 腿膝無力, 脚氣, 全身의 搔痒, 痲痺, 厲風症등을 다스린다.

〔中瀆〕 髀바깥에서 무릎위로 五寸인 分肉間의 陷中이니 足少陽絡이 갈라져 二陰에 走하니 銅人에는 灸는 五壯이고 鍼은 二分을 하여 七呼를 머문다 하였다. 主로 寒氣가 分肉間에 客하여 上下로 攻痛하여 筋痺가 不仁한 것을 다스린다.

〔陽關〕(一名은 陽陵) 陽陵泉위 三寸이고 犢鼻바깥 陷中이니 銅人에는 鍼은 五壯이나 灸는 禁한다 하였다. 主로 風痺不仁, 무릎히 痛하여 굴신하지 못하는 것을 다스린다.

〔陽陵泉〕 무릎에서 밑으로 一寸이니 종아리 外廉의 陷中이다 걸터 앉아서 취한다. 足少陽脉이 入하는 바가 合土가 되니 難經에는「筋은 陽陵泉에 모인다」하고, 疏에는「筋病은 이것에 다스린다」고 하였다. 銅人에는 鍼은 六分하고 十呼를 머물러 氣를 얻으면 직시 瀉하며 또 오래 침을 머무는 것이 마땅하고 하루에 灸는 七壯에서 七七壯이라 하고, 素註에는 灸는 三壯이라 하고, 明堂에는 灸는 一壯이라 하였다. 主로 무릎을 펴서 굽히지 못하는데, 髀樞膝, 冷痺, 脚氣, 膝股內外廉不仁, 偏風半身不遂, 脚冷無血色, 嗌中介然, 頭面腫, 足筋攣을 다스린다.

〔陽交〕(一名은 別陽 또는 足窌) 足바깥 복사뼈에서 위쪽으로 七寸이니 비스듬히 三陽에 屬하며 分肉하는 사이이고 陽維의 틈이다. 銅人에는 鍼은 六分을 하고 七呼를 머물며 灸는 三壯이라 하였다. 主로 胸滿腫, 膝痛, 足不收, 寒厥, 驚狂, 喉痺面腫, 寒痺, 膝胻不收등을 다스린다.

〔外丘〕 外踝에서 위로 七寸이니 少陽이 생기는 곳이라 銅人에는 鍼은 三

分이며 灸는 三壯이라 하였다. 胸脹滿, 痺痛痿痺, 頸項痛, 惡風寒, 미친개에게 물려 傷毒이 나오지 않아 寒熱이 發하는데, (빨리 三姓인 세사람에 물린곳과 足少陽絡에 灸함이 좋다) 癲疾, 小兒龜胸을 다스린다.

〔光明〕 外踝에서 위로 五寸이니 足少陽絡이 갈라져 厥陰에 走함이라 銅人에는 鍼은 六分을 하고 七呼를 머물며 灸는 五壯이라 하고, 明堂에는 灸는 七壯이라 하였다. 主로 淫㑊, 脛痠과 胻疼으로 오래 서있지 못하는데, 熱病으로 땀이 나지 않은데, 卒狂은 陽輔에 치료하는 방법과 같고, 虛하면 痿躄하여 앉았다가 이러나지 못하니 補하고, 實이면 발과 종아리의 熱로 膝痛, 身體不仁, 善嚙頰이니 瀉한다.

〔陽輔〕(一名은 分肉) 足外踝에서 위로 四寸인 輔骨앞과 絕骨끝에서 三分이고 丘墟를 去한 七寸이니 足少陽脉의 行하는 곳이 經火가 되니 胆이 實이면 瀉한다. 銅人에는 灸는 三壯이고 鍼은 五分을 하고 七呼를 머문다 하였다. 主로 허리에 땀이 질펀하기가 물속에 앉은것 같은데, 膝下浮腫, 筋攣, 百節痠疼, 諸節盡痛으로 痛이 항상 一定하지 않는데 腋下腫痿, 喉痺, 馬力挾癭, 膝胻痠, 風痺不仁, 厥逆, 口苦太息, 心脇痛, 面塵, 頭角頷痛, 目銳眥痛, 缺盆中腫痛, 汗出振寒瘧, 胸中脇肋, 髀膝밖에서 絕骨外踝앞까지 痛하는데 善潔面青등을 다스린다.

〔懸鍾〕(一名 絕骨) 발 바깥 복사뼈에서 위로 三寸이니 脈이 움직이는 속을 찾으면 뼈가 뾰족하게 날카로운 것이 이것이고 足三陽의 大絡이라 눌리면 陽明絡이 끊기니 이것에 취한다. 難經에 말하기를 「隨會는 絕骨이라」고 하고, 疏에는 「隨病은 이곳을 다스리라」고 하며 袁氏는 「발이 튼튼하여 거름을 잘 걷는데는 隨會로서 絕骨이라」고 하였다. 銅人에는 鍼은 六分을 하고 七呼를 머물며 灸는 五壯이라 하고, 指微에는 鍼은 二寸쯤 비스듬히 넣고 灸는 七壯 혹은 五壯이라 하였다. 主로 心腹脹滿, 胃中熱, 不嗜食脚氣, 胻痠痛, 筋骨攣痛으로 발을 거두지 못하는데, 逆氣, 虛勞寒損, 憂恚心中欬痛, 泄注, 喉痺, 頸項强, 腸痔, 瘀血, 陰急, 鼻衄, 腦疽, 大小便澁, 鼻中乾, 煩滿, 狂易, 中風, 手足不隨등을 다스린다.

〔丘墟〕 발 바깥 복사뼈밑을 從하는 앞에 陷한 속의 骨縫中이니 臨泣을

去한 三寸이며 또 俠谿穴中을 量上하여 바깥 복사뼈옆 五寸이라 足少陽脈의 過하는 곳이 原이니 胆의 虛實에 모두 鍼한다. 銅人에는 灸는 三壯이라 하고, 素註에는 鍼은 五分이고 七呼를 머문다 하였다. 主로 胸脇이 滿痛하여 숨을 쉬지 못하는데, 久瘧振寒, 腋下腫, 痿厥로 일어서지 못하는데, 髀樞中痛, 눈에 翳膜이 생긴데, 腿胻痠, 轉筋, 卒疝, 小腹堅, 寒熱, 頸腫, 腰胯痛 등을 다스린다.

〔**臨泣**〕 足의 小指와 次指의 本節뒤 陷中이니 俠谿을 去한 一寸五分이고 足少陽脈의 注하는 곳이 兪木이라 甲乙에는 二分을 鍼하고 五呼를 머물며 灸는 三壯이라 하였다. 主로 胸中滿, 缺盆中과 겨드랑밑의 馬刀瘡瘻, 善嚙頰, 天牖中腫, 淫濼, 胻痠, 目眩, 枕骨合顱痛, 振寒, 心痛, 周痺, 厥逆, 氣喘不能行, 痎瘧日發, 婦人月事不利, 季脇支滿, 乳癰을 다스린다.

〔**地五會**〕 足의 小指와 次指의 本節뒤 陷中이니 俠谿을 去한 一寸이라. 銅人에는 鍼은 一分이나 灸는 禁한다 하였다. 主로 腋痛, 唾血로 內損한데 足外無膏澤, 乳癰등을 다스린다.

〔**俠谿**〕 발의 小指와 次指와의 岐骨間의 本節앞 陷中이니 足少陽脈의 溜하는 곳이 滎水이라 胆이 實이면 瀉하니 素註에는 鍼은 三分을 하고 三呼를 머무르며 灸는 三壯이라 하였다. 主로 胸脇支滿, 寒熱과 傷寒과 熱病으로 땀을 내지 못하는데, 目外眥赤, 目眩, 頰頷腫, 耳聾, 胸中痛으로 옆으로 돌리지 못하는데 痛無常處등을 다스린다.

〔**竅陰**〕 발의 小指와 次指의 바깥쪽의 爪甲角을 韮葉같이 去한 곳이니 足少陽脈의 出하는 바가 井金이 되니 素註에는 鍼은 一分을 하고 一呼를 머문다 하고, 甲乙에는 三呼를 머물며 灸는 三壯이라 하였다. 主로 脇痛, 欬逆으로 숨을 못쉬는데, 手足이 煩熱하여 땀을 못내는데, 轉筋, 癰疽, 頭痛, 心煩, 喉痺, 舌强口乾, 팔굽치를 들지 못하는데, 卒聾, 魘夢, 目痛, 小眥痛을 다스린다.

肝臟解(卷九)

內經에 말하기를 「肝은 將軍의 官이니 謀慮가 나온다」 하고 肝은 罷極의 本이라 魂이 있는 것이니 그 華는 爪에 있고, 그 充은 筋에 있으니 血氣가 생겨서 陽中의 小陽이 되어서 봄에 氣가 通한다 하고 東方의 靑色이 肺에 入通하여 눈을 開竅하고 肝에 精을 가둠으로 놀래서 病이 發하며 그 맛은 酸이고, 그 종류는 草木이고 그 畜은 닭이고, 그 곡식은 보리이며 그것이 四時에 應해서는 歲星이 되어 上하니 이것으로 病이 筋에 있음을 알고, 그 音은 角이고, 그 數는 八이며, 그 臭는 臊이고, 그 腋은 눈물이라 하고, 東方은 風이 생기니 風은 木을 낳고, 木은 酸을 낳으며, 酸은 肝을 낳고, 肝은 筋을 낳으며, 筋은 心을 낳고, 肝은 目이 主라 하고, 그는 하늘에 있어서는 玄이 되고, 사람에 있어서는 道가 되며, 땅에 있어서는 化가 되니 化는 五味를 낳고, 道는 지혜를 낳으며 정신이 生한다 하고, 하늘에 있어서는 바람이 되고, 땅에 있어서는 木이 되며, 몸에 있어서는 筋이 되고, 臟에 있어서는 肝이 되며 色에 있어서는 푸르게 되고 소리가 있어 부르게 되고 變動함이 있어 손으로 잡게 되고, 뜻이 있어 怒하게 되니 怒는 肝을 傷하고, 슬픔은 怒를 이기며, 風은 筋이 있고, 化가 되어 땅이 있으니 化는 五味를 낳고, 道는 지혜를 낳으며, 정신이 生한다 하고 바람이 되어 하늘이 있고, 나무가 되어 땅이 있고, 筋이 되어 몸이 있으며, 肝이 되어 臟이 있어. 傷하고, 燥는 風을 이기며 酸은 筋을 傷하고, 辛은 酸을 이긴다 하였다.

足厥陰肝經

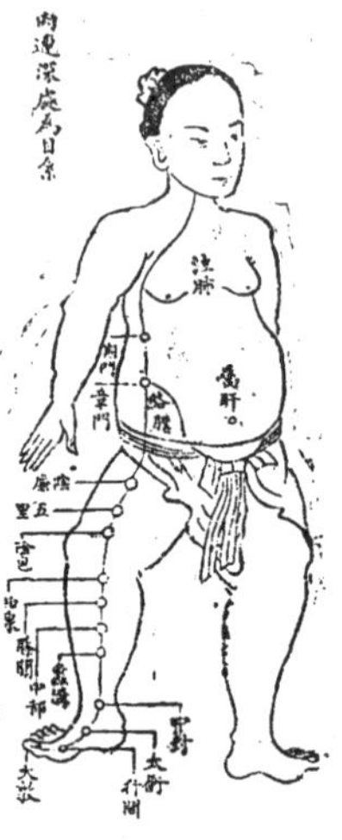

〔按〕 肝은 干이니 그 性이 잘 움직여 他臟이 犯하는 것을 방패하니 그 性質이 사람 몸속의 泌를 나누는 大腺이다.

足厥陰肝經穴歌

一十三穴足厥陰, 大敦行間大衝後, 中封蠡溝中都近, 膝關曲泉陰包臨, 五里陰廉羊矢穴, 章門常對期門深(二十六穴)

이 二經은 大敦에서 일어나 期門에서 끝나니 大敦, 行間, 太衝, 中封, 曲泉과 井滎兪經合을 함께한다. 脉은 足大指의 毛가 모이는 짬에서 일어나서 위로 발등 上廉을 돌아서 안쪽 복사뼈에서 一寸을 지나 복사뼈에서 八寸을 上하여 太陰뒤로 交出하여 오금 內廉으로 上하여 股內의 陰中을 돌아 陰器를 돌고, 小腹에 다달아서 胃곁의 肝에 屬하여 胆에 絡하고, 膈을 上貫하여 脇肋으로 퍼져 喉嚨뒤를 돌아서 頏顙으로 上入하여 目系와 連하고 이마로 上出하여 督脉과 巓에서 만나고 그 곧은 것은 目系을 따라 俠裏를 下하여 잇몸속을 돌고 그 支는 다시 肝을 따라서 따로 膈위를 뚫어 肺로 注한다. 多血少氣하고 丑時에 氣血이 이것에 注하니 乙木의 臟이고 脉은 在關이 있다. 이것은 肝이 實하면 脉도 實하니 양쪽 옆구리가 痛하니 目眥의 腫疼이고, 虛하면 脉도 虛하니 七葉이 엷어 昏淚가 솟으니 心火를 바탕으로 肝虛를 補하고, 陽光을 눌러 木實을 瀉하므로 辛한 맛은 補하며 酸한 맛은 瀉하고, 凉한 氣는 瀉하며 溫은 補하니 薑橘細辛이 補하는데 마땅하고, 芎芍大黃은 瀉하는데 좋으니라. 目勝離婁는 神麴이 君이며 磁石이 佐이고, 눈어두운 장님을 손으로 뜨게 하는데는 羊肝을 찧어 連末로 丸이라. 兩脇의 氣疼은 枳實芍藥蔘芎을 君으로 하고, 內臂에 痰攻은 朮草橘半附苓을 베풀어라. 右脇의 脹痛은 桂心枳殼草薑黃이고, 左脇의 刺痛에는 粉草川芎을 和枳實이라. 悲怒가 肝을 傷하여 双脇이 痛한데는 芎辛枳梗防風乾草薑을 煎하고, 風寒에 撼木하여 囊莖痛은 茴香烏藥靑橘良薑을 調酒飮하라. 疝은 본시 肝經이니 무슨 藥으로 다스림이 좋으리오. 附子 山梔의 힘이 최고라 하고, 全蝎玄胡의 功도 적지 않도다. 上은 躁하고 下가 寒한데는 梅膏의 搗丸이 歸庇하고, 頭痛氣厥은 烏藥末에 細한 川芎이라. 寒濕한 脚痺에는 椒囊를 밟고 風熱한 膝痛에는 枸朮을 煎하라. 欲上行引經에는 柴胡 川芎이오, 下行에는 모름지기

麴靑皮를 去함이다. 溫이면 木香, 肉桂고 凉이면 菊花車前이라. 補에는 阿膠, 酸棗仁을 쓰고 瀉에는 柴, 前, 犀牛角을 이용하나 膠桂와 鼓瑟는 쓰지 말고, 該當한 것을 加減할 따름이다.

〔導引本經〕 肝은 눈으로서 爲穴하니 사람이 잠을 자면 血은 肝으로 몰아오고 눈으로 받는 것이 능히 보이니 무릇 잠은 이에 無名한 感復의 火이라 함부로 잠을 자는 것은 좋지 않고 또한 잠을 자지 않은 것도 좋지 않으니 만약에 胆이 虛寒하여 잠을 자지 못하면 정신이 困捲하여 생각하는 뜻이 不安하며 肝이 實하여 熱로 잠을 많이 자면 慧鏡에 티끌이 생겨 根本이 埋滅되기 쉬우니 모두 肝胆을 調하지 않으니 睡魔가 길에 잠복함이라 그 要旨를 들어 말한다면 성을 내지말며 낮잠을 자지말며 그 모양은 잠을 자나 그 神은 잠자지 않은 것이다. 대개 잠자는 精은 이에 몸의 靈이니 사람이 잠을 조금 자면 主翁은 惺惺하여 智識은 밝고 깨끗할 것이니 맑은 神氣는 피하지 못할 것이라 꿈도 또한 편안하리니 만약에 貪眠하면 心中은 血潮하고 元來의 神이 집을 떠났어 性天이 구름에 가리어 피하지 못할 것이니 神 또한 거울을 따라 昏迷하여 지리라. 三丰이 云하기를 꿈가운데 꿈을 취하여 捕促하고 玄上의 玄을 찾아 求하라 스스로 娘子를 얻어 生面을 알므로 蓬萊가 바로 눈앞에서 笑損이라 하니 이것을 말함이니라. 內經에 말하기를 「春三月은 묵은 것이 發하는 天地가 모두 살아서 萬物이 繁榮함이라 밤잠을 일찍 일어나서 뜰에서 廣步하고 머리털을 빗질하여 모양을 가다듬어야 뜻으로 하여금 생기니 이것은 봄의 氣가 應하는 것이고 養生하는 길이라 거슬리면 肝을 傷한다 하니 이것 또한 알지 못하면 안되니라.

考正穴法

〔大敦〕 발 大指끝의 爪甲角을 韮葉같이 去한 곳과 三毛의 中이니 足厥陰肝脉이 出하는 곳이 井木이 된다. 銅人에는 鍼은 三分을 하고 十呼를 머물며 灸는 三壯이라 하였다. 主로 五淋, 卒疝, 七疝, 小便數道不禁, 陰頭中痛, 汗出, 陰이 小腹으로 上入하여 陰莖이 偏大하고 腹臍中이 痛하여 답답

하여 근심스러운데(病이 左이면 右를 취하고 病이 右이면 左를 취한다) 腹脹, 腫滿, 小腹痛, 中熱, 喜寐, 尸厥의 모양이 죽은 사람 같은것, 婦人血崩不止, 陰挺出, 陰中痛등을 다스린다.

〔行間〕 足大指의 縫間이며 脉이 움직임이 손에 應하는 陷中이니 足厥陰肝脈의 溜하는 곳이 滎火가 된다. 肝이 實하면 瀉해야 하니 素註에는 鍼은 三分이라 하고, 銅人에는 灸는 三壯이고 鍼은 六分을 하고 十呼를 머문다 하였다. 主로 嘔逆, 洞泄, 遺溺, 癃閉, 消渴, 嗜飮, 喜怒, 四肢滿, 轉筋, 胸脇痛, 小腹腫, 欬逆, 嘔血, 莖中痛, 腰痛, 腹中脹, 小腸氣, 肝心痛, 얼굴色이 푸루무리하여 죽은 모양같은데, 口喎, 癲疾, 短氣, 四肢逆冷, 嗌乾, 煩渴, 瞑不欲視, 目中淚出, 太息, 便溺難, 七疝, 寒疝, 中風, 肝積肥氣發, 痎瘧, 婦人小腹腫, 面塵脫色, 經血過多不止, 崩中漏下, 小兒急驚風을 다스린다.

〔太衝〕 足大指의 本節에서 뒤로 二寸이니(一寸半이라고도 한다) 內間에 動하는 脉이 손에 應하는 陷中이라 足厥陰 肝脉이 注하는 곳이 兪土가 되니 素問에는 女子가 二七이 되면 太衝에 脉이 盛하고 月事가 下할때이므로 有子할수 있다 하고 또 病人을 診脉하여 太衝脉이 有無면 死生을 決定할수 있다 하였다. 銅人에는 鍼은 三分을 하고 十呼를 머물며 灸는 三壯이라 하였다. 主로 心痛, 脉眩, 瘟疫, 肩腫, 吻傷, 虛勞浮腫, 腰引小腹痛, 兩丸騫縮, 溏泄, 遺溺, 陰痛, 邑目蒼色, 胸脇支滿, 母寒, 肝心痛, 푸릇푸릇하여 죽은 모양 같은데, 大便難, 便血, 小便淋, 小腸疝氣痛, 㿗疝, 小便不利, 嘔血, 嘔逆發寒, 嗌乾善渴, 肘腫, 內踝前痛, 淫濼, 胻痠, 腋下馬刀瘍瘻, 脣腫, 女子漏下不正, 小兒卒疝을 다스린다.

〔中封〕(一名은 懸泉) 足內踝骨에서 앞으로 一寸인 筋속이 완연한 곳이니 (素註에는 一寸半이니 발을 치켜들어 陷中을 取하여 발을 뻗혀 취한다 하였다) 足厥陰 肝脉의 行하는 곳이 經金이 되니 銅人에는 鍼은 四分을 하고 七呼를 머물며 灸는 三壯이라 하였다. 主로 瘖瘧, 얼굴 빛이 푸릇푸릇하며 추워 떠는데, 小腹腫痛, 먹은 것이 마음에 차지 않아 배꼽이 얽히어 痛한데, 五淋으로 小便을 하지 못한데, 足厥冷, 몸이 누르무리하고 微熱이 있는데,

不嗜食, 身體不仁, 寒疝腰中痛, 痿厥, 失精; 筋陰이 오물어 배에 들어 서로 引痛하는 것등을 다스린다.

〔蠡溝〕(一名은 交儀) 안복사뼈위 五寸이니 足厥陰이 갈라져 小陽에 走하니 銅人에는 鍼은 二分을 하고 三呼를 머물며 灸는 三壯이라 하고 下經에는 七壯을 灸한다 하였다. 主로 疝痛, 小腹脹滿, 暴痛如癃閉, 數噫, 恐悸, 小氣不足, 咽中이 悶하여 息肉이 있는것 같은데, 등이 拘急하여 쳐다 보지를 못하는데, 小便不利, 배꼽 밑에 氣가 쌓여 돌 같은데, 足脛이 寒痠하여 굴신을 못하는데, 女子赤白帶下, 月水不調, 氣가 거슬리면 睾丸이 卒痛하는데 등을 다스리고 實이면 睾丸이 길에 빠지니 瀉하고 虛이면 暴癢이니 補한다.

〔中都〕(一名은 中郄) 속 복사뼈에서 위로 七寸인 胻骨中이니 小陰과 相直이라 銅人에는 鍼은 三分이고 灸는 五壯이라 하였다. 主로 腸澼, 㿉疝, 小腹痛, 脛寒, 婦人崩中, 產後惡露가 그치지 않은것등을 다스린다.

〔膝關〕 犢鼻밑에서 二寸旁陷中이니 銅人에는 鍼은 四分이고 灸는 五壯이라 하였다. 主로 風痺, 膝內廉痛, 종지뼈를 끌어 당겨 굴신을 못하는데와 목구멍속이 痛한 것을 主로 다스린다.

〔曲泉〕 膝股의 안쪽 輔骨밑의 大筋위쪽이고 小筋밑의 陷中이니 무릎을 굽혀서된 橫紋頭를 취한다. 足厥陰 肝脈의 入하는 곳이 合水이니 肝이 虛이면 補한다. 銅人에는 鍼은 六分을 하고 十呼를 머물며 灸는 三壯이라 하였다. 主로 㿉疝陰股痛, 小便難, 腹脇肢滿, 癃閉, 小氣泄利, 四肢不擧, 實이면 몸과 눈이 眩痛하여 肝이 不出하고 눈이 침침한데, 膝關痛과 筋攣으로 굴신을 못하는데, 發狂, 衄血, 下血, 喘呼, 小腹痛으로 咽喉를 끌어 당기는데, 房勞로 精力을 잃어 몸이 極痛한데, 泄水, 下痢膿血, 陰腫, 陰莖痛, 胻腫, 膝脛冷疼, 女子血瘕, 눌리니 股內가 湯에 浸한것 같은데, 小腹腫, 陰挺出, 陰癢등을 다스린다.

〔陰包〕 무릎에서 위로 四寸인 股內廉의 양쪽 筋間이니 蹯足하여 취하고 무릎 안쪽을 보면 반드시 槽中이 있다. 銅人에는 鍼은 六分을 하며 灸는 三壯이라 하고, 下經에는 鍼은 七分이라 하였다. 主로 腰尻가 小腹을 끌어당겨 痛하니 小便이 어렵고 遺尿, 婦人月水不調등을 다스린다.

〔五里〕 氣衝에서 밑으로 三寸이니 陰股中에 動하는 脉이 손에 應하니 銅人에는 鍼은 六分이고 灸는 五壯이라 하였다. 主로 腸中滿, 熱로 小便이 닫힌데 風勞로 누워만 있기를 좋아하는 것등을 다스린다.

〔陰廉〕 羊矢밑 氣衝을 去한 二寸의 動脉中이니 銅人에는 鍼은 八分을 하고 七呼를 머물며 灸는 三壯이라 하였다. 主로 婦人絕產이니 만약에 生產을 경험하지 않은 者는 三壯을 灸하면 곧 姙娠한다.

〔章門〕(一名은 長平 또는 脇髎) 大橫바깥 바로 季脇肋끝의 腨臍에서 위로 二寸에서 兩旁으로 각 六寸이니 옆으로 누워서 上足은 굽히며 下足은 펴서 팔뚝을 들어 취하고 또는 팔굽치가 뾰족한 끝이 이 穴이라 하였다. 脾의 募이고 足少陽과 厥陰의 모임이니 難經에는 「章門은 臟이 모이는 곳이라」하고 疏에는 「臟病은 이것에 다스린다」고 하였다. 銅人에는 鍼은 六分이며 灸는 百壯이라 하고, 明堂에는 하루에 七壯에서 五百壯까지라 하고, 素註에는 鍼은 八分을 하고 六呼를 머물며 灸는 三壯이라 하였다. 主로 腸鳴으로 음식 소화되지 않은데, 脇痛으로 자리에 눕지 못하는데, 煩熱, 口乾, 下嗜食, 胸脇痛으로 支滿喘息한데, 心痛으로 嘔吐가 거슬리어 飮食한 것이 도리어 나오는데, 腰痛으로 옆으로 몸을 돌리지 못하는데 腰脊冷疼, 尿多白濁, 飮食으로 몸이 傷한데, 賁豚, 積聚, 腹腫이 북과 같이 벌어진데, 脊强, 四肢가 노곤한데, 善恐, 少氣, 厥逆, 어깨와 팔을 펴지 못하는 것등을 다스린다. 東垣이 말하기를 「氣가 腸胃에 있는 것은 太陰陽明을 取하고, 不下이면 三里, 障門, 中脘을 取한다」고 하였다. 魏나라의 선비인 珪의 妻인 徐氏가 疝病을 하여 배꼽 밑으로부터 心위에 까지가 모두 脹滿하여 嘔吐와 煩悶을 하고 음식을 잘 못먹더니 滑伯仁이 말하기를 「이것은 寒이 不焦에 있다 하고, 障門과 氣海에 灸한다」고 하였다.

〔期門〕 바로 二肋끝의 旁을 不容에서 一寸五分이니, (또는 乳旁에서 바로 밑의 一寸半이다) 肝의 募이고 足厥陰과 太陰과 陰維의 모임이니 銅人에는 鍼은 四分이고 灸는 五壯이라 하였다. 主로 胸中煩熱, 賁豚上下, 目青而嘔, 霍亂, 泄利, 腹堅硬大, 喘不得安臥, 脇下의 積氣, 傷寒으로 心이 끊어질듯 痛하여 酸을 잘 嘔土하고, 음식이 不下하여 음식뒤에 물을 吐하는데

胸脇痛支滿, 男子와 婦人의 血結로 가슴이 가득하며 赤面하고 火燥口乾하며 消渴하며 胸中痛으로 참기 어려운데, 傷寒으로 月經이 不解하여 過하니 熱이 血室로 들어간데와 男子이면 陽明이 傷한 것으로 말미아마서 下血譫語와 婦人月水適來와 虛를 乘하여 邪가 들어온데와, 産後의 餘疾등을 다스린다. 一婦人이 熱이 血室에 들어와 患하더니 許學士가 云하기를 「小柴胡는 이미 늦었으니 마땅히 期門을 刺한다 하고 鍼을 말한 것과 같이 患이 나왔다」고 하였다. 太陽과 小陽이 함께 病하여 頭項이 强痛하여 혹은 어지러워 結胸한 것 같이 心下가 痞硬한 것은 마땅히 大椎의 第二行의 肺俞와 肝俞를 刺하고 發汗해서는 안되니 삼가하고 發汗이면 譫語를 다시 五六동안이나 譫語가 그치 않으면 마땅히 期門을 刺한다.

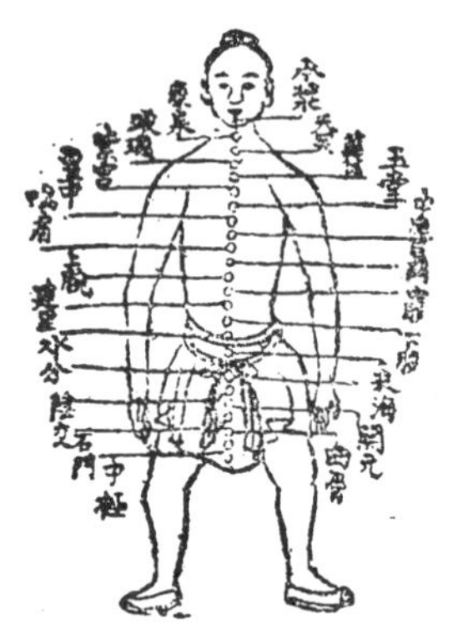

任脉經血歌

任脉三八起陰會, 曲骨中極關元銳, 石門氣海陰交仍, 神關水分下脘配, 建里中上脘相連, 巨闕鳩尾蔽骨下, 中庭膻中慕玉堂, 紫宮華盖璇璣夜, 天突經喉是廉泉, 脣下宛宛承漿舍(二十八穴)

이 經은 井滎俞合은 취하지 않으니 脉은 中樞밑에서 이러나서 毛際로 올라가서 배속으로 돌아 關元으로 올라가서 喉嚨에 이르러 陰脉의 海에 屬하니 사람의 脉絡이 두루 모든 陰의 分으로 흘러 더욱 물을 비유하니 任脉이 總會가 됨으로 이름을 「陰脉은 海이라」고 하여 藥을 쓰는데는 男女를 마땅히 區分하며 月事는 衝任이 主로 많고 이 任을 말하는 것은 妊이니 이는 婦人이 生養하는 바탕이고 調攝하는 根源이라 督이면 陰이 會함으로 말미아마 背로 行하고, 任이면 陰이 會함으로 말미아마 腹으로 行하니 사람의 몸에 任督이 있음이 더욱 天地에는 子午가 있음이라 사람몸의 任督은 배와 등을 말함이고, 天地의 子午는 南北을 말함이니 구분함도 좋고 合한것도 좋으니 나누면 陰陽이 복잡하지 않음을 보고, 合하면 渾淪이 無間함이 보인다. 一이 二이고, 二가 一이지만 다만 僧道에 있어서는 이 脉은 분명하게 밝히지 않고 각각 崇尙한 것을 잡아서 禁食, 禁足, 禁悟, 斷臂, 燃指, 燒身하며 앉아서 말라 죽으니 자못 지아비가 슬퍼하도다. 간혹 속에 黃一事가 남아 凝滯한 神氣를 기다리는 것이 있고 氣의 精을 運하는 것이 있으면 털을 치고 骨을 씻는 것이 있고, 하늘을 돌면서 搬運하여 火를 살피는 것이 있고, 낮에는 臍로 運하고 밤에는 泥丸을 運하여 몸을 煉하는 것이 있고 九靈에 詔하여 三精을 注하니 府가 靈으로 돌아 가는 것이 있고, 寸柄이 넘어지니 化機를 連하는 것이 있고, 朝會에 묵묵히 黃帝께 上하는 것이 있고, 氣를 服하여 霞를 삼키는 것이 있고, 閉息을 하였으나 神은 남은 것이 있고, 採煉하니 日精 月華한 것이 있고, 吐하고 納하니 導引하는 것이 있고, 단지 運氣만 火를 살피어 行하는 것이 있고, 胎는 버리고 집을 빼앗는 것이 있고 旁門九品이 차차로 세가지 방법으로 棄하는 것이 있었어 여러가지가 모두 같지 않으니 어찌 任과 督이 멀어지리오, 대개로 任督을 분명히 하여 그 몸은 또한 明君이 더욱 백성을 사랑하여 保護하니 그 나라가 편안하고 백성이 죽으면 나라도 亡하고 任이 쇠약하면 몸도 쇠퇴하니 이것으로 上人인 哲士는 먼저 前에 註한 것에 依하여 各經을 導引하여 순전히 調養하는 법을 익히니 곧 仙家가 기초를 잘 築造함이 이것이라. 그런 뒤에 妄念을 씻어버려서 고요히 그 本을 定하여 收視返聽하고 光明을 묵묵히 合하며 綿綿히 息을 調하여 속을 직혀 굳게잡고 玄關을 주의하면 잠시동안에 물속에 火가 發하고 눈속에 꽃이 피어서 양쪽 腎은 湯을 다리는것 같고 膀胱은 火가 熱하는것 같으며 任督은 더욱 車를 굴리고 四肢는 山石과 같아서 한끼의 밥을 짓는 사이에 天氣는 自動한다. 이리하여 가볍게 運行하고 묵묵하게 擧行하여 조금 뜻이 安定되면 金과 水가 자연히 混融하고, 水와 火가 자연히 오르내려서 두레박으로 물을 푸는것 같으며 벼꽃에 이슬이 맺히어 갑짜기 한낟알의 크기가 黍米같아서 黃庭에 떨어질 것이니 이것은 鉛을 採하고 水銀을 던지는 神秘스러움이라 나는 더럽고 추함을 헤아리지 아니하고 曲經하는 오솔길을 쓸어 버려서 한카닥 큰 길을 손가락으로 내어서 사람사람으로 하여금 行하기가 좋으니 때에 다달아서 뜻이 흩어짐은 옳지 않으니 뜻이 흩어지면 마음 먹은 일은 일우지 못하니라.

紫陽의 眞人이 말하기를 「옳은 水銀은 高厭에서 생기나 그 쓰입은 도리어 坎에 있음이라 姹女가 南門을 지나서 손에 玉橄欖을 갖었다 하니 이것은 바른 말이라 日月이 行하여 間斷이 없는 것이 머리털 만한 差도 없어서 이 같이 一刻를 煉하면 周天도 一刻이고 一時를 煉하면 周天도 一時이고 一日을 煉하면 周天도 一日이고 百日의 煉하면 周天도 百日이니 立基한다는 말이다. 十月을 煉하면 「胎仙은 功夫라」고 하니 이것에 이르면 身心이 混純하고 虛空하여 몸이 내가 하는 것을 알지 못하여 내가 몸을 爲하는 것이고, 또한 정신이 氣를 爲할줄을 모르니 氣가 정신을 爲하고 法解에 맞지 않아도 스스로 法規에 맞추고 胎가 숨쉬지 못하여도 자연히 胎가 숨을 쉬며 물을 求하지 못하여도 自生하고, 火를 求하지도 못해 自出하여 虛한 방에 生白하고 黑地에 引鍼하여 그러하고 그러한 것을 알지 못하여도 또한 任이 督이 됨을 알지 못하여도 督이 任이 되는 것이다. 六害가 이르러도 除去하지 못하고 十少가 不存하며 五要가 不調하여서는 비록 小節은 떳떳하나 마침내는 大道와 얽히게 되니 六害의 이름은 무엇인가. 一은 名利는 薄하고, 二는 聲色은 禁하고, 三은 貨財는 廉價이고, 四는 滋味가 損하고, 五는 虛妄을 屛함이고, 六은 嫉妬를 除함이니 六者中에 一이 있으면 衛生하는 길이 멀어 有得한 것이 보이지 않으니 비록 心은 妙理를 희망하고 입으로 眞經을 念하며 英華를 咀嚼하고 呼吸하는 象이 보이드라도 그가 잃은 것은 補充하지 못하니라. 十少의 이름은 무엇이고, 一은 少思이고, 二는 少念이고, 三은 少笑이고, 四는 少言이고, 五는 小飮이며, 六은 少怒이며, 七은 少樂이고, 八은 小愁이며, 九는 少好이고, 十은 少機이니, 대개 생각이 많으면 정신이 헐어지고, 念이 많으면 心勞하고, 웃음이 많으면 肺腑가 上翻하고, 말이 많으면 氣血이 虛耗하고, 飮이 많으면 정신을 傷하고 壽가 損하고, 怒가 많으면 腠理가 奔浮하고, 즐거움이 많으면 心身에 邪가 放蕩하고, 愁心이 많으면 頭細이 焦枯하고, 좋은 것이 많으면 志氣가 潰散하고 機가 많으면 志慮가 沉迷하니 이에 살아있는 사람이 도끼와 대패에 甚하게 치이게 된 것이고 성품이 늑대가 사납게 사람을 좀먹는 것이다. 衛生하는 者는 警戒할지로다.

考正穴法

〔**會陰**〕(一名은 屛翳) 兩陰間이 任督衝의 三脉이 起하는 곳이니 督은 會陰으로 말미아마 背로 行하고, 任은 會陰으로 말미아마 腹으로 行하고, 衝은 會陰으로 말미아마 足少陰으로 行하니 銅人에는 灸는 三壯이라 하고, 指微에는 鍼은 禁한다 하였다. 主로 陰汗, 陰頭疼, 陰中諸病, 前後가 서로 痛이 끌어당겨 大小便을 하지 못하여 男子의 陰端이 寒衝하여 心竅中熱, 皮疼病, 穀道搔癢, 痔가 오래되어 서로 通하는데, 女子經水가 不通한데, 陰門腫病을 主로 다스리나 갑자기 죽은 者는 一寸을 鍼하여 補하고, 尿가 나오면 活할 것이나 餘는 鍼하여서는 안된다.

〔**曲骨**〕 横骨위 中極밑의 毛際陷中이니 動하는 脉이 손에 應하고 足厥陰과 任脉의 모임이라 銅人에는 灸는 七壯에서 七七壯까지이며 鍼은 二寸이라 하고, 素註에는 鍼은 六分을 하고 七呼를 머무르니 또 云하기를 鍼은 一寸이라 하였다. 主로 失精하여 五臟이 虛弱하고 虛乏하고, 冷極하며 小腹이 脹滿하여 小便이 淋澁하여 不通한데와 㿉疝, 小腹痛, 婦人赤白帶下를 다스린다.

〔**中極**〕(一名은 玉泉 또는 氣原) 關元밑 一寸이고 배꼽에서 밑으로 四寸이니 膀胱의 募이오 足三陰과 任脉의 모임이라 銅人에는 鍼은 八分을 하고 十呼를 머물며 氣를 얻으면 바로 瀉하고 灸는 百壯에서 二百壯까지라 하고, 明堂에는 灸는 鍼에 미치지 못하나 하루에 三七壯이라 하고, 下經에는 灸는 五壯이라 하였다. 主로 다스리기를 冷氣가 積聚하여 心으로 上衝할 때, 腹中熱, 臍下結塊, 賁豚搶心, 陰汗, 水腫, 陽氣虛憊, 少便頻數, 失精絕子, 痛瘕, 婦人產後惡露不行, 胎衣不下, 月事不調, 血結成塊, 子門腫痛不端, 小腹苦寒, 陰癢而熱, 陰痛, 恍惚, 尸厥, 飢不能食, 經이 臨迫한데를 主治하며 行房하여 羸瘦하여 脬가 되어 尿를 하지 못하고 婦人斷緖에 四度를 鍼하니 곧 姙娠할 수 있으리라.

〔關元〕 무릎에서 밑으로 三寸이니 小腸의 募이고 三陰과 任脈의 모임이다. 下紀라는 것은 關元이니 素註에는 鍼은 一寸二分을 하고 七呼를 머물며 灸은 七壯이라 하고, 또 鍼는 二寸이라고도 하며, 銅人에는 鍼은 八分을 하고 三呼를 머무르나 瀉에는 五吸이고 灸는 百壯에서 三百壯까지라 하고, 明堂에는 姙婦는 禁鍼이니 만약에 鍼하여 落胎를 하면 胎는 많이 나오지 않으니 鍼은 崑崙밖에 하면 곧 나온다 하였다. 主로 積冷, 虛乏, 臍下絞痛, 流入陰中發作發時, 冷氣結塊痛, 寒氣入腹痛, 失精, 白濁, 溺血, 七疝, 風眩頭痛, 脬가 옮겨져 閉塞되어 小便이 通하지 않는데, 黃赤勞熱, 石淋, 五淋, 泄利, 賁豚搶心, 臍下結하여 모양이 杯가 덮인 같은데, 婦下帶下, 月經不通, 絶嗣不生, 胞門閉塞, 脈漏, 下血, 産後惡露가 그치지 않는것 등을 다스린다.

〔石門〕(一名은 利機 또는 精露 또는 丹田 또는 命門) 배꼽에서 밑으로 二寸이니 三焦의 募이다. 銅人으로 灸는 二七壯에서 百壯까지라 하고, 甲乙에는 鍼은 八分을 하고 三呼를 머물러서 氣를 얻으면 바로 瀉라 하고, 千金에는 鍼은 五分이라 하고, 下經에는 灸는 七壯이라 하고, 素註에는 鍼은 六分을 하고, 七呼를 머무르며 婦人은 鍼과 灸를 禁하니 만약에 이곳을 犯하면 絶子라 하였다. 主로 傷寒으로 小便不利, 泄利不禁, 小腹絞痛, 陰囊이 小腹으로 들어온데, 賁豚搶心, 腹痛堅硬, 卒疝으로 臍가 얽힌데, 氣淋, 血淋, 小便黃, 嘔吐血, 음식을 못하며 음식을 消化하지 못하는데, 水腫, 皮膚와 小腸으로 火氣가 行하는데, 氣가 가득하여 피부가 敦敦한데, 産後惡露가 그치지 않는데와 結이 塊가 된다, 崩中漏下등을 다스린다.

〔氣海〕(一名은 脖胦 또는 下肓) 배꼽에서 밑으로 一寸半이 완연한 속이니 男子의 氣가 生하는 海이다. 銅人에는 八分을 鍼하여 氣를 얻으며 瀉니 瀉한 뒤에는 補함이 마땅하며 灸는 百壯이라 하고, 明堂에는 灸는 七壯이라 하였다. 主로 傷寒에 飮水가 過多한데, 腹脹腫氣喘, 心下痛, 冷病, 面赤, 臟虛氣憊, 眞氣不足, 一切의 氣疾이 오래 낫지 않는데, 肌體羸瘦, 四肢力弱, 賁豚, 七疝, 小腸膀胱腎에 癥瘕結塊가 覆仵한것 같은데 배가 暴脹하여 눌려도 不下하고, 臍下冷氣痛, 中惡, 脫陽欲死, 陰症卵縮, 四肢厥冷, 大便

不通, 小便赤, 卒心痛, 婦人의 臨經時에 行房하여 羸瘦한데와 崩中, 赤白帶下, 月事不調, 產後惡露不止, 배꼽이 얽히어 疛痛하고 腰痛은 小兒의 遺尿이니 浦江의 鄭義宗이 患이 滯한 밑에 昏仆하여 目上視, 溲注, 汗泄하여 脉大하니 이것은 陰虛하여 陽이 暴絕한 것이라 病한 뒤에 酒色으로 얻은 것이니 丹溪가 氣海에 灸하여 점점 다시 살아나게 하고 人蔘膏를 數斤 복용하여 나왔다고 하였다.

〔**陰交**〕(一名은 橫戶) 배꼽에서 밑으로 一寸이니 膀胱의 윗쪽이다 三焦의 募이고, 任脉과 小陰과 衝脉의 모임이니 銅人에는 鍼은 八分을 하고 氣를 얻으니 바로 瀉하여 瀉한 뒤에는 補함이 마땅하고 灸는 百壯이라 하며, 明堂에는 灸는 鍼이 미치지 못하니 하루에 三七壯에서 百壯까지라 하였다. 主로 氣痛이 칼로 배를 휘젓는것 같이 痛하여 陰中으로 끌어내루어 小便을 보지 못하여 兩丸이 이즈려져 疝痛하고 陰汗濕癢, 膝腰拘攣, 膝下熱, 鬼擊鼻出血, 婦人血崩, 月事不絕, 帶下, 產後惡露不止, 배꼽이 얽히어 冷痛하여 絕子한데, 陰痒賁豚上腹, 小兒陷顋를 다스린다.

〔**神闕**〕(一名 氣舍) 臍中이라 素註에는 鍼은 禁한다 하였으니 鍼을 하여 사람으로 하여금 臍中이 惡化하여 瘍潰하여 屎가 나는것은 죽으며, 灸는 三壯이라 하고, 銅人에는 灸는 百壯까지라 하였다. 主로 中風으로 人事不省한데, 腹中虛冷, 臟腑泄利不止, 水腫이 鼓脹하여 腸鳴하는 모양이 물흐르는 소리같은데, 腹痛繞臍, 小兒奶利不絕, 脫肛, 風癇으로 角弓反張한것등을 다스린다. 徐平中이 中風으로 다시 살아나지 못하더니 桃源簿가 臍中에 百壯을 灸하여 비로서 다시 살아났다 하고 이러나지 못하거든 다시 百壯을 灸한다 하였다.

〔**水分**〕(一名은 分水) 下脘에서 밑으로 一寸이고 배꼽위로 一寸이니 穴은 小腸下口에 있다. 여기에 닿으면 泌를 淸濁으로 구별하여 水液은 膀胱에 들어가고 찌꺼기는 大腸으로 들어감으로 「水分」이라고 하니 素註에는 鍼은 一寸이라 하고, 銅人에는 八分을 鍼하여 三呼를 머물며 瀉에는 五吸이니 水病에는 灸가 매우 좋다 하고 또 鍼은 禁하고 있으니 만약에 鍼을 하면 물이 다 없어져 即死한다 하고, 明堂에는 水病에 灸는 七七壯에서 四百壯까지이

고, 鍼은 五分을 하고 三呼를 머물며, 資生에는 云하기를 鍼하지 않은 까닭은 이 때문이라 하였다. 主로 水病으로 배가 탱탱하기가 북갈은데, 轉筋不嗜食하여 腸胃가 虛脹하고 배꼽을 얽어매는 痛이 心을 衝하는데, 腰脊急强, 腸鳴하는 모양이 雷聲같은데, 心을 上衝하는데, 鬼擊鼻出血, 少兒陷顋등을 다스린다.

〔下脘〕 建里밑 一寸이고 배꼽위 二寸이니 穴은 胃下口이고 小腸上口이라 水穀이 이것으로 들어오는 것이고 足太陰 陰脉의 모임이니 銅人에는 鍼은 八分을 하고 三呼를 머물며 瀉에는 五吸을 하고 灸는 二七壯에서 二百壯까지라 하였다. 主로 臍下厥氣가 動하여 배가 단단하여 胃가 脹하여 羸瘦하고 腹痛하는데와, 六腑의 氣가 寒하여 음식이 소화가 되지않아 口味를 잃고 大小便이 赤한데, 痞塊가 臍上으로 連하여 厥氣가 動하여 점점 몸이 파리하여 脉厥이 動하고, 飜胃하는 것을 다스린다.

〔下脘〕 中脘밑 一寸이고 배꼽위 三寸이니 銅人에는 鍼은 五分이고 十呼를 머물며 灸는 五壯이라 하고 明堂에는 鍼은 一寸二分이라 하였다. 腹脹身腫, 心痛上氣, 腸中疼, 嘔逆으로 口味를 잃은것등을 主로 다스린다.

〔中脘〕(一名은 太倉) 上脘에서 밑으로 一寸이고 배꼽위로 四寸이니 心蔽骨과 臍中에 있어서 手太陽과 少陽과 足陽明과 任脉의 모임이고 上紀는 中脘이니 胃의 募이다. 難經에는 中脘은 腑會라 하고, 疏에는 腑病은 이것을 다스린다 하였다. 銅人에는 鍼은 八分을 하고 七呼를 머물며 瀉에는 五吸을 하여 出鍼을 빨리 하고 灸는 二七壯에서 二百壯까지라 하고, 明堂에는 灸를 二七壯에서 四百壯까지라 하고, 素註에는 鍼은 一寸二分이며 灸는 七壯이라 하였다. 主로 五膈으로 喘息不止, 腹暴脹, 中惡, 脾痛으로 음식 不進, 飜胃, 赤白痢등과 癖氣가 寒하여 心疼하고, 伏梁하여 心下가 怀를 덮는것 같아서 心이 膨脹하여 面色이 痿黃한데와, 天行 傷寒으로 熱이 그치지 않은 溫瘧과 먼저 腹痛한 뒤에 霍亂하여 瀉出을 모르며 食飮이 소화되지 않는데와, 心痛身寒으로 俛仰하지 못하는데와 氣가 發하여 목이 막힌것등을 다스린다. 東垣이 말하기를 「氣가 腸胃에 있는 것은 足太陰 陽明을 취하여 下하지 않으면 三里, 章門, 中脘을 取한다」 하고 또 「胃가 虛하여 太陰이 禀할

이 없는 것은 足陽明募穴中에 引導한다」 하였다.

〔上脘〕(一名은 胃脘) 巨闕에서 밑으로 一寸이오 배꼽위 五寸이니 上脘中脘이 胃에 屬하여 脾에 絡하고 足陽明과 手太陽과 任脉의 모임이라 素註와 銅人에는 鍼은 八分을 하드라도 먼저 補한 뒤에 瀉하고 風癎으로 熱病한데는 먼저 瀉한 뒤에 補하면 立愈하고 하루에 灸는 二七壯에서 百壯까지 하여 낫지 않거던 倍한다 하고, 明堂에는 灸는 三壯이라 하였다. 主로 腹中의 雷鳴이 相逐하여 음식을 소화하지 못하여 腹疞刺痛, 霍亂, 吐利腹痛, 身熱汗不出하는데와, 翻胃嘔吐로 음식을 下하지 못하여 腹脹하고 氣滿하여 마음이 들뜨고 驚悸하며 때로 血痰을 嘔하고, 涎을 많이 吐하고, 賁豚, 伏梁, 三蟲, 卒心痛, 風癎, 熱病, 馬黃, 黃疸, 積聚한 것이 堅大하기가 盤같은데, 虛勞吐血, 五毒痓로 음식을 못하는것등을 다스린다.

〔巨闕〕 鳩尾에서 밑으로 一寸이니 心의 募이라 銅人에는 鍼은 六分을 하고 七呼를 머물러서 氣를 얻어 바로 瀉하고 灸는 七壯에서 七七壯까지라 하였다. 主로 上氣欬逆, 胸滿短氣, 背痛, 胸痛痞塞, 여러가지 心痛, 冷痛, 蛔蟲痛, 蟲毒, 猫鬼, 胸中痰飮으로 먼저 心痛하고 먼저 吐霍亂으로 사람을 분간 못하는데, 驚悸, 腹脹暴痛, 恍惚下止, 吐逆不食, 傷寒煩心으로 喜嘔, 發狂, 少氣, 腹痛, 黃疸, 急疸, 急疫, 欬嗽, 狐疝, 小腹脹, 煩熱로 鬲中不利로 五臟의 氣가 相干하여 卒心痛으로 尸厥을 다스린다. 姙娠子가 心을 上衝하여 昏悶한데 巨闕을 刺하면 下鍼에 사람으로 하여금 不悶하여 다시 살아나니 다음 合谷을 補하고 三陰交에 瀉하면 胎는 鍼에 應하여 떨어지고 子가 손으로 心을 움켜쥐는것 같으면 아기가 生下할 때 손에 鍼자국이 있으며 母心의 頂이 앞을 向했으면 人中에 鍼자국이 있고 뒤로 向했으면 枕骨에 鍼자국이 있으니 이것을 試驗하여 다스린다.

按컨데 十四經을 發揮함에 모든 사람의 心下에 膈膜이 있어서 앞은 鳩尾와 간즈리하고 뒤는 十一椎와 간즈리하여 心肺로 上熏시키지 못하니 이는 心이 膈上에 있기 때문이다. 難產하는 婦人이 만약에 아기가 上을 衝하여 膈에 닿으면 하물며 아기는 腹中에 또 胞衣속에 있으니 어찌 능히 膈을 破하여 心을 움켜쥘 것이랴. 心은 一身의 主가 되고 分明한 정신이 나오는 것이니 조금도 犯하는 것을 容納하지 않으니 어찌 衝이 움켜쥐이게 되었으니 죽지 않으랴. 대개 上衝하는 그것은 心에 가까우므로 云하는 것이니 胃脘이 痛하는것 같음을 말하기로 이것은 心痛의 種數이니 學者는 뜻을 해치는 말을 해서는 아니된다.

〔鳩尾〕(一名은 尾翳 또는 髑骬) 兩쪽 岐骨에서 밑으로 一寸이니 鳩尾라는 것은 그 骨이 밑으로 다루어짐이 비둘기 꼬리 모양 같음을 말함이니 갈라진 脉이다. 銅人에는 灸는 禁하니 灸하면 사람으로 하여금 心力이 적으니 妙手가 커야 바야흐로 鍼을 하고 그렇지 않으면 鍼은 氣를 많이 취하여 사람으로 하여금 夭絕하니 鍼은 三分을 하고 三呼를 머물며 瀉에는 五吸이고 肥大한 사람에게는 倍를 한다 하고 明堂에는 三壯을 灸한다 하고, 素註에는 刺와 灸는 하여서는 안된다 하였다. 主로 臭賁, 熱病, 偏頭病이 目外眥를 끌어당겨 숨이 차서 헐떡거려 胸滿欬嘔, 喉痺咽腫, 水漿不下, 癲癇狂走하여 할말을 골르지 못하고, 心中의 氣가 煩悶하여 다른 사람의 말을 듣기 싫어하고, 欬唾血, 心驚悸, 精神耗散, 少年房勞, 短氣少氣등을 다스린다. 또 靈樞經에는 膏의 原이 鳩尾에서 나온다 하였다.

〔中庭〕 膻中에서 밑으로 一寸六分의 陷中이니 銅人에는 灸는 五壯이며 鍼은 三分이라 하고, 明堂에는 灸는 三壯이라 하였다. 主로 胸脇支滿, 噎塞, 食飮不下, 嘔吐食出, 小兪吐奶을 다스린다.

〔膻中〕(一名은 元見) 玉堂에서 밑으로 一寸六分인 兩乳間을 橫量한 陷中이니 仰해서 取하고 足太陰과 小陽과 任脉의 모임이니 難經에는「氣는 膻中에 모인다」하고, 疏에는「氣病은 여기에 다스리니 灸는 五壯이다」하고 明堂에는 灸는 七壯에서 二七壯을 하고 鍼은 禁한다 하였다. 主로 氣上短氣, 欬逆, 噎氣, 鬲氣, 喉鳴喘嗽, 不下食胸中如塞, 心胸痛, 風痛, 欬嗽, 肺癰唾膿, 嘔吐涎沫, 婦人乳汁少를 다스린다.

〔玉堂〕(一名 玉英) 紫宮밑 一寸六分의 陷中이니 銅人에는 灸는 五壯이고 鍼은 三分이라 하였다. 主로 胸膺疼痛, 心煩, 欲逆上氣하고 胸滿하여 舌을 쉬지 못하여 급히 헐떡거리며 嘔吐하는 것등을 다스린다.

〔紫宮〕 華蓋에서 밑으로 一寸六分인 陷中이니 仰하여 取하니 銅人에는

灸는 五壯이고 鍼는 三分이라 하고 明下에는 灸는 七壯이라 하였다. 主로 胸脇이 支滿하며 胸膺骨이 痛하여 飮食을 下하지 못하여 嘔하니 上氣를 거슬려 煩心하고, 欬逆吐血하고 침이 白膠같은것등을 다스린다.

〔華蓋〕 璇璣에서 밑으로 一寸六分陷中에서 仰하여 취하니 銅人에는 鍼은 三分이며 灸는 五壯이라 하고, 明堂에는 灸는 三壯이라 하였다. 主로 喘急上氣, 哮嗽가 거슬리려고 하는데, 喉痺咽腫, 水漿不下, 胸脇支滿痛을 다스린다.

〔璇璣〕 天突에서 밑으로 一寸六分인 陷中이니 仰頭하여 취하니 銅人에는 灸는 五壯이고 鍼은 三分이라 하였다. 主로 胸脇支滿痛, 欬逆上氣, 喉鳴, 숨이 急하여 말을 못하는데와 喉痺咽癰, 水漿不下, 胃中有積등을 다스린다.

〔天突〕(一名은 天瞿) 목에 結喉가 있는 밑의 一寸이 완연한 中에서 陰維와 任脉의 모임이라 銅人에는 鍼 五分을 하고 三呼를 머물어 氣를 얻으면 瀉한 것이고 灸도 또한 얻는 것이나 鍼에는 미치지 못하니 만약에 鍼을 下하면 마땅히 바르게 下하고 손을 낮추지 못하니 즉 五臟의 氣가 사람의 氣를 傷하게 하여 壽命을 짧게한다 하고, 明堂에는 灸는 五壯이며 鍼은 一分이라 하고, 素註에는 鍼은 一寸을 하여 七呼를 머물며 灸는 三壯이라 하였다. 主로 面皮熱, 上氣欬逆, 氣暴喘, 咽腫, 咽冷, 聲破, 喉中에 瘡이 생겨 膿血을 吐하는데, 말 벙어어리, 身寒熱, 頸腫, 哮喘, 喉中에서 골골하는 소리를 내는데 胸中의 氣가 굳은데, 舌결의 靑脉을 縫한데, 舌下急, 心과 등이 서로 당겨서 痛한데, 五噎, 黃疸, 醋心, 多唾嘔吐, 癭瘤등을 다스리니 許氏는 「이 穴은 한번 鍼으로 네가지의 効가 있으니 무릇 下鍼한 뒤에 오래되면 먼저 脾가 음식을 磨하여 鍼에 깨달아 動함이 一効가 되고, 다음 鍼이 病根을 破하면 腹中에 소리를 지우니 二効가 되고, 다음 膀胱에 流入함을 깨달으니 三効가 되고, 그런뒤에 氣가 깨달아 流行하여 腰後의 腎堂間에 들어가니 四効가 된다 하였다.

〔廉泉〕(一名은 舌本) 목 밑의 結喉위 가운데이니 仰하여 취하고 陰維와 任脉의 모임이니 素註에는 鍼을 낮추어 取하여 鍼은 一寸을 하여 七呼를 머물고, 銅人에는 灸는 二壯이고 鍼은 三分을 하여 氣를 얻으면 바로 瀉한 것

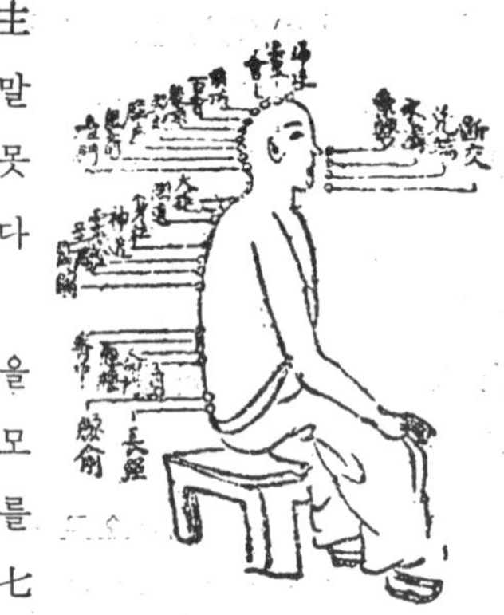

이라 하고, 明堂에는 鍼은 二分이라 하였다. 主로 欬嗽, 上氣, 喘息, 嘔沫, 舌下에 腫으로 말하기 어려운데, 舌根이 오물어들어서 음식을 못먹는데 舌을 따라 침이 흐르는데, 口瘡등을 다스린다.

〔水溝〕(一名은 鬗漿) 脣陵밑 陷中이니 입을 벌려 취하고 大腸脈과 胃脈과 督脈과 任脈의 모임이니 素問의 註에는 鍼은 二分을 하여 五呼를 머물며 灸는 三壯이라 하고, 銅人에는 灸는 七壯에서 七七壯까지라 하고, 明堂에는 鍼을 三分하여 氣를 얻으면 瀉한 것이고 三呼를 머물러 천천히 氣를 끌어나오고, 하루에 灸는 七壯이나 七七로 過하여 四五日後에는 灸는 七七壯이니 만약에 灸에 一向하지 않으면 足陽明脈이 끊어질가 두려워서 그 病은 낫지 않고 쉬어서 다시 灸하면 血脈이 通하여 그 病이 立愈라 하였다. 主로, 偏風, 半身不遂, 口眼喎斜, 面腫, 消渴, 口齒疳蝕, 生瘡, 暴瘖으로 말못하는 것등을 다스린다.

督脈經穴歌

督脈中行二十七, 長强腰俞陽關密, 命門懸樞接脊中, 筋縮至陽靈臺逸, 神道身柱陶道長, 大椎平肩二十一, 啞門風府腦戶深, 强間後頂百會率, 前頂顖上星圓, 神庭素髎火溝窟, 兌端開口脣中央, 斷交脣內任督畢(二十六穴)

이 經은 井滎俞合은 취하지 않으니 脉은 下極의 腧에서 이러나서 脊속으로 나라니 風府에 上至하여 腦에 들어 巓에 오르고, 이마리 돌아 鼻柱에 닿아서 陽脈의 海에 屬하니 脉絡이 사람의 諸陽으로 周流하여 나누어짐이 물로 더욱 비유하니 督脈이면 都綱하므로 이름을 「海」이라 한다. 藥은 定法에 拘碍하기 어렵고 鍼灸는 病源을 진찰하기에 貴重하다.

要컨데 任督 二脈이 一功이라 먼저 四門을 外閉하고 兩目으로 內觀하여 黍米의 난알을 默想하여 黃庭의 權作을 主하고 이에 도리어 천천히 一口에

嚥氣하여 緩緩히 丹田에 納人하여 衝은 命門에서 일어나 督脈을 끌어당겨 尾閭를 지나 泥丸에 上昇하고 性元을 追動하여 任脈을 끌어당겨 重樓를 降하여 氣海로 下返하라. 二脈이 上下를 圜같이 旋轉하고 前降하며 後升하여 絡繹이 끊이지 않으면 心은 물이 그치는것 같고 몸은 빈병과 비슷하니 즉 장차 穀道를 가볍고 밀고 鼻息이 점점 닫히지만 혹시 氣가 急하거던 천천히 삼키고 만약에 정신이 昏하거던 動加注想하고 意倦放參하라. 오래 行하면, 關竅가 自開하여 脈絡이 流通하여 百가지 病을 진지 못하게 하니 廣成子가 말하기를 「丹籠이 고달파서 河車에 쉰다」라고 한 것은 이것을 말함이라. 督任은 원래 眞路를 通하니 丹溪는 經을 設作한데는 말이 許多함이라. 予는 이제 손가락에서 나오는 玄機한 이치는 단지 人人의 壽가 萬年이기를 願하도다.

考正穴法

〔長强〕(一名은 氣陰 또는 厥骨) 脊骶骨끝에서 三分이니 엎드려서 취한다. 足少陰과 少陽의 모임이고 督脈의 絡이 갈라져 任脈에 注하니 銅人에는 鍼은 三分을 하고 轉鍼하여 大痛을 程度로 하고 灸는 鍼에 미치지 못하니 하루에 灸를 三十壯에서 二百壯까지이니 이것은 痔의 根本을 다스린다 하고 甲乙에는 鍼은 二分을 하고 七呼를 머문다 하였으며 明堂에는 氣는 五壯이라 하였다. 主로 腸風下血, 久痔瘻, 脊痛, 狂病, 大小便難, 頭重洞泄, 五淋, 疳蝕下部, 小兒顖陷하면 驚癎, 瘛瘲, 嘔血하고 驚恐失精하면 瞻視不正이니 冷食을 삼가하고 房勞등을 다스린다.

〔腰兪〕(一名은 背解 또는 髓孔 또는 腰柱 또는 腰戶) 二十一椎밑이 완연한 속이니 몸을 곧게 엎드려서 양손을 서로 포개어 이마를 받혀서 四體를 縱한 뒤에 그穴을 取하니 銅人에는 鍼은 八分을 하고 三呼를 머물며 瀉하는데는 五吸을 하고 灸는 七壯에서 七七壯까지이니 房勞와 힘들어 무거운 것을 드는 것을 삼가라 하고, 明堂에는 三壯을 灸한다 하였다. 主로 腰髖腰脊痛, 俛仰하지 하못는 것 溫瘧汗不出, 足痺不仁, 傷寒四肢熱이 그치지 않는

데, 婦人月水가 閉하여 尿赤하는것등을 다스린다.

〔陽關〕 十六椎밑이니 앉아서 취한다. 銅人에는 鍼은 五分이고 灸는 三壯이라 하였다. 主로 무릎을 굽혀 펴지 못하는데 風痺不仁, 筋攣하여 걷지 못하는 것을 다스린다.

〔命門〕(一名은 屬累) 十四椎밑이니 엎드려서 취한다. 銅人에는 鍼은 五分이고 灸는 三壯이라 하였다. 主로 頭痛이 깨어지는듯 하고 身熱 불같이도 땀이 나지 않은데와 寒熱痎瘧으로 腰腹을 서로 당겨 骨蒸한 五臟이 熱하는데와, 小兒發癎으로 입을 벌리고 머리를 흔들며 몸은 角弓처럼 反折하는것등을 다스린다.

〔懸樞〕 十三椎밑에서 엎드려서 취한다. 銅人에는 鍼은 三分이고 灸는 三壯이라 하였다. 腰脊强으로 굴신을 못하는데 積氣가 上下로 行하는데, 水穀을 소화하지 못하여 腹中에 留疾이 된것등을 다스린다.

〔脊中〕(一名은 神宗 또는 脊俞) 十一椎밑에 있으니 俛하여 取한다. 銅人에는 鍼五分을 하여 氣를 얻거던 바로 瀉하고 灸는 禁하니 灸하면 傴僂가 된다고 하였다. 主로 風癎, 癲邪, 黃疸, 腹滿不嗜食, 五痔, 便血, 溫病, 積聚, 下利, 小兒脫肛을 다스린다.

〔筋縮〕 九椎밑이니 俛仰하여 取한다. 銅人에는 鍼은 五分을 灸는 三壯이라 하고, 明堂에는 灸는 七壯이라 하였다. 主로 癲疾, 狂走, 脊急强, 目轉으로 反戴上視, 目瞪, 癎病으로 多言하고 心痛하는 것을 다스린다.

〔至陽〕 七椎밑이니 仰하여 취한다. 銅人에는 鍼은 五分을 하고 灸는 三壯이라고 하며, 明堂에는 灸는 七壯이라 하였다. 主로 胃中의 寒氣로 腰脊痛으로 음식을 못하는데, 胸脇支滿, 身羸瘦, 背中氣上下行, 腹中鳴, 寒熱解㑊, 淫濼, 脛痠, 四肢重痛, 小氣難言, 卒疰忤攻心胸등을 다스린다.

〔靈台〕 六椎밑이니 俛하여 취한다. 銅人에는 治病이 빠졌으니 素問을 찾아 보아라 今俗에 灸하여 누워 잠을 이루지 못하는 氣喘을 다스린다 하니 火到하여 편안이 낫으며 鍼은 禁한다.

〔神道〕 五椎밑에서 俛하여 취한다. 銅人에 灸는 七七壯에서 百壯까지이며 禁鍼이라 하고, 明堂에는 灸는 三壯이며 鍼은 五分이라 하고, 千金에는

灸는 五壯이라 하였다. 主로 傷寒發熱로 頭痛이 往來하는데와 痎瘧으로 恍惚悲愁, 健忘, 驚悸, 牙車로 때를 놓쳐 벌려진 입이 合쳐지지 않은것 등을 主로 다스린다.

〔身柱〕 三椎밑이니 俛하여 취한다. 銅人에는 鍼은 五分이며 灸는 七七壯에서 百壯까지라 하고, 明堂에는 灸는 五壯이라 하고, 下經에는 三壯을 灸한다 하였다. 主로 腰脊痛, 癲病, 狂走, 瘈瘲, 狂欲殺人, 身熱, 妄言見鬼, 小兒驚癎이니 難經에 云하기를 三脈이 洪長하게 엎드려 있는 것을 다스리고 風癎, 發狂하여 惡人과 함께 사귀는 것에는 三椎와 九椎에 灸한다 하였다.

〔胸道〕 一椎밑이니 俛하여 取한다. 足太陽 督脈의 모임이니 銅人에는 鍼은 五分이고 灸는 五壯이라 하였다. 主로 痎瘧으로 寒熱이 심하며 脊이 强하여 煩滿하여 땀을 내지 못하고 頭重하여 目瞑하는데와 瘛瘲, 恍惚不樂등을 다스린다.

〔大椎〕 一椎밑의 陷한 것이 완연한 곳이니 手足, 三陽, 督脈등의 모임이니 銅人에는 鍼은 五分이며 三呼를 머물며 瀉에는 五吸을 하고 灸는 나이로서 壯한다 하였다. 主로 肺脹, 脇滿, 嘔吐上氣, 五勞七傷, 乏力溫瘧, 痎瘧, 氣가 背膊을 注하여 拘急한데, 頸項이 强하여 도리켜 보지 못하는데 風勞, 食氣, 骨熱, 前板齒燥등을 다스리니 仲景이 말하기를 太陽이 小陽과 함께 病하여 頸項이 强痛하고 혹은 眩冒하며 때로는 結胸한 것 같고 心下가 痞硬한 것은 마땅히 大椎第一間에 刺한다 하였다.

〔瘂門〕(一名은 舍壓 또는 舌構 또는 瘖) 뒷목에서 髮際로 五分을 들어가서 목中央이 완연한 속이니 머리를 仰하여 취하니 督脈과 陽維의 모임이니 舌本을 繫하여 들어 간다. 素註에는 鍼은 四分이라 하고, 銅人에는 鍼은 二分이며 繞鍼은 八分에 三呼를 머무는 것이 옳으며 瀉에는 五吸을 하고, 모두 瀉하였으면 다시 留鍼하나 禁灸이니 灸하면 사람은 벙어리가 된다 하였다. 主로 舌이 急하여 말을 못하여 重舌, 諸陽熱氣盛, 衂血不止, 寒熱風瘂, 脊强反折, 瘛瘲, 癲疾, 頭重風으로 땀을 내지 못하는것 등을 다스린다.

〔風府〕(一名은 舌本) 목뒤에서 髮際로 一寸을 들어가서 大筋속이 완연한 곳이니 빨리 말을 하면 그 肉이 立起하고 말을 그치면 立下하니 足太陽과

督脉과 陽維의 모임이니 銅人에는 鍼은 三分이오 禁灸이니 灸하면 사람으로 하여금 귀가 막힌다 하고, 明堂에는 鍼은 四分을 하고 二呼를 머무르며 素註에는 鍼은 四分이라 하였다. 主로 中風으로 舌이 緩하여 말을 못하고 振寒하면서 汗出하고, 身重하며, 惡寒頭痛하며 項急으로 도리켜 보지 못하는데와 偏風으로 半身不遂한데, 鼻衄, 咽喉腫痛, 傷寒, 狂走하면서 自殺하려는데, 目妄視, 頭中百病, 馬黃黃疸을 主로 다스리니 瘧論에는 「邪가 風府에 客하여 膂로 돌아 下하고 氣를 衝한데는 하루밤 사이에 風府에서 大會를 한다 하니 明日에 하루에 한마디가 下함으로 그 지음이 늦으니 매 風府에 닿으면 腠理가 열리여 腠理가 열리면 邪氣가 入하고 邪가 들면 病이 되니 이것으로서 日作이 더욱 늦어 그것이 風府에서 나왔어 하루 一節이 下하여 二十五日이면 骶骨까지 下하고 十六日이면 脊속에 들어감으로 日作이 더욱 늦어진다. 옛날에 魏나라 武帝가 風傷으로 病하여 項이 急하더니 華陀가 이穴을 다스려서 効力을 얻었다 하였다.

〔**腦戶**〕(一名은 合顱) 枕骨위이고 强間에서 뒤로 一寸半이니 足太陽과 督脉의 모임이다. 銅人에는 禁灸라 하고 灸하면 사람으로 하여금 벙어리가 된다 하고, 明堂에는 鍼은 四分이라 하고, 素註에는 鍼은 四分이라 하며 素問에는 腦戶에 刺하여 腦에 들어가면 바로 죽는다 하였다. 主로 面赤, 目黃痛, 頭重, 腫痛, 癭瘤을 다스리니 이것에 灸는 鍼灸가 모두 마땅하지 않은다 하였다.

〔**强間**〕(一名 大羽) 後頂에서 뒤로 一寸半이니 銅人에는 鍼은 二分이고 灸는 七壯이라 하며 明堂에는 灸는 五壯이라 하였다. 主로 頭痛, 目眩, 腦旋, 煩心, 嘔吐涎沫, 項强하여 左右로 도리켜 보지 못하는데와 狂走不止등을 다스린다.

〔**後頂**〕(一名은 交衝) 百會에서 뒤로 一寸半이니 椎骨위이니 銅人에는 五壯을 灸하고 二分을 鍼한다 하고, 明堂에는 鍼은 四分이라 하고, 素註에는 鍼은 三分이라 하였다. 主로 頭項强急, 惡風寒, 風眩, 目䀮䀮, 額顱上痛, 歷節汗出, 狂走, 癲疾, 不臥, 癎發, 瘈瘲, 頭偏痛을 다스린다.

〔**百會**〕(一名은 三陽, 또는 五會, 또는 嶺上, 또는 天滿) 前頂에서 뒤로

一寸五分이니 이마의 한가울데의 旋毛속에 콩을 담을수 있으니 바로 兩耳尖이라 性理에 北溪陳氏가 말하기를「些子가 약간 물러 서면 하늘의 極星이 더욱 北에 있다」하니 手足三陽과 督脉의 모임이라 素註에는 鍼은 三分이라 하고, 銅人에는 灸는 七壯에서 七七壯이니 무릇 頭頂에 灸가 七壯을 넘지 않음은 頭頂의 皮가 열기 때문이니 灸는 많이 하는 것은 옳지 않고 鍼을 二分하여 氣를 얻으면 瀉한다 하고, 또 素問에는 鍼은 四分이라 하였다. 主로 頭風, 中風으로 言語가 蹇澁한데, 口噤不用, 偏風半身不遂, 心煩悶, 驚悸, 健忘으로 앞의 일을 잘 잊어버린데, 心神恍惚, 無心力, 痎瘧, 脫肛, 風癎, 靑風, 心風, 角弓反張, 羊鳴, 多哭, 言語不擇, 發時即死, 吐沫, 汗出而嘔, 飮酒面赤, 腦重鼻塞, 頭疼, 目眩, 음식의 맛이 없는데 등을 다스리니 百病을 모두 다스린다. 虢太子가 尸厥이기에 扁鵲이 三陽의 五會를 취하여 얼마 동안을 지난 뒤에 太子가 다시 살아나고, 唐나라 高宗이 頭痛하더니 秦鳴鶴이「마땅히 百會에 刺하여 出血한다」고 하고는 武后「어찌 至尊이 있는 頭上을 出血하여 다스리리오」고 하더니 이미 刺하여 조금 出血하여 立愈하였다.

〔前項〕 顋會에서 뒤로 一寸半인 骨間의 陷中이니 銅人에는 鍼은 一分이며 灸는 三壯에서 七七壯까지라 하고, 素註에는 鍼은 四分이라 하였다. 主로 頭風目眩, 面赤腫, 水腫, 小兒癎, 瘛瘲이 때도 없이 發하는데, 맑은 콧물 많이 흐르는데, 頂腫痛을 다스린다.

〔顋會〕 上星에서 뒤로 一寸인 陷中이니 銅人에는 灸는 二七壯에서 七七壯까지이니 처음 灸하면 痛하지 않다가 病이 去하면 痛하니 痛하거던 灸는 그치고, 만약에 이것이 鼻塞이면 灸를 四日동안 하여야 점점 退하고, 七日이면 病 나음이 頓하며 鍼은 二分을 하고 三呼를 하여 氣를 얻으니 바로 瀉하고 八歲以下는 鍼은 좋지 않으니 顋門이 合하지 않는 까닭이라 刺하면 그 骨이 傷할가 두려워서 사람으로 하여금 夭라하고 素註에는 鍼은 四分이라 하였다. 主로 腦虛冷, 飮酒過多, 腦疼이 깨어지는것 같은데, 衄血, 面赤暴腫, 頭皮腫, 生白屑風, 頭眩, 顔靑, 目眩, 鼻塞으로 香臭를 맞지 못하는데, 驚悸, 目戴上으로 사람을 알아보지 못하는 것등을 다스린다.

〔上星〕(一名은 神堂) 神庭뒤에서 髮際로 들어가는 一寸 陷中에 콩을 담을수 있는 곳이니 素註에는 鍼을 三分하여 六呼를 머물고 灸는 五壯이라 하였고, 銅人에는 灸는 七壯이니 가느다란 三陵鍼으로 마땅히 모든 陽熱을 瀉하니 頭目으로 하여금 上衝함이 없다 하였다. 主로 面赤腫, 頭風, 頭皮腫, 面虛, 鼻中息肉, 鼻塞, 頭痛, 痎瘧振寒, 熱病으로 땀을 내지 못하는데, 目眩, 目睛痛으로 먼 곳이 보이지 않은데, 입과 코로 出血이 그치지 않는것 등을 다스린다. 灸를 많이 하는 것은 좋지 않으니 上하는 氣가 빠져서 사람의 눈을 보지 못하게 할가 두려워서이다.

〔神庭〕 바로 코위에서 髮際로 上하는 五分이니 足太陽과 督脉의 모임이니 素註에는 三壯을 灸한다 하고 銅人에는 灸는 二七壯에서 七七壯까지라 하고 鍼은 禁한다 하니 鍼하면 發狂하고 失明한다 하였다. 主로 높은데 올라 노래하고 옷을 벗고 달리는 狂症과 角弓反張, 吐舌, 癲疾, 風癎, 目上視하여 사람을 보지 못하는데, 頭風, 目眩, 맑은 콧물이 그치지 않고 흐르는데, 눈물이 나는데, 驚悸로 편안이 잠을 이루지 못하는데, 嘔吐, 煩滿, 寒熱, 頭痛喘渴등을 다스린다. 岐伯이 말하기를 「모든 風을 치료하려는데는 灸로 하여금 많이 하지 않으니 風性은 輕한 까닭이며 많이 灸하면 傷하니 오직 灸는 七壯에서 三七壯이 마땅하다」고 하고 張子和는 「目腫目翳는 神庭, 上星, 顖會, 前項에 鍼하면 翳한 것은 물러서게 하고 腫한 것은 곧 消去한다」고 하였다.

〔素髎〕(一名은 面正) 鼻柱위의 끝머리이니 이 穴은 모든 方에는 다스리는 방법이 빠졌으나 外台에는 灸는 마땅하지 않고 鍼은 一分이라 하고 素註에는 鍼은 三分이라 하였다. 主로 鼻中에 息肉이 삭지 않은데, 눈물이 많이 흐르는데, 코에 瘡이 생긴데, 喘急不利, 鼻喎僻, 衄衊등을 다스린다.

〔水溝〕(一名은 人中) 鼻柱밑의 溝 한가운데 즉 鼻孔에 가까운 陷中이니 督脉手足陽明의 모임이라 素註에는 鍼은 三分을 하고 六呼를 머물며 灸는 三壯이라 하고, 銅人에는 鍼은 四分을 하고 五呼를 머물어 氣를 얻으면 바로 瀉이고 灸는 鍼에 미치지 못하니 하루에 三壯을 灸한다 하고, 明堂에는 하루에 三壯에서 二百壯까지 灸한다 하고, 下經에는 五壯을 灸한다 하였다.

主로 消渴로 飮水가 한정이 없는데, 온 몸에 水氣로 腫한데, 함부로 웃어데는데, 癲癎, 尊卑의 구별없이 말하는데, 잠간 울다가 또 잠간 웃는데 中風口噤, 牙關不開, 面腫, 입술이 움직이는 모양이 蟲行하는것 같은데, 卒中惡, 鬼擊, 喘渴, 目不可視, 黃疸, 馬黃, 瘟疫, 通身黃, 口喎등을 다스린다. 灸는 鍼에 미치지 못하니 艾炷는 참새똥 크기로 하고 水面腫에는 이 一穴에 鍼하여 물이 모두 나오면 即愈한다.

〔兌端〕 脣上끝이니 銅人에는 鍼은 二分이고 灸는 三壯이라 하였다. 主로 癲疾, 吐沫, 小便黃, 舌乾, 消渴, 衄血不止, 脣吻强, 齒齦痛, 鼻塞, 痰涎, 口噤, 鼓頷등을 다스리니 炷의 크기는 보리알 만큼이다.

〔齗交〕 脣內齒위의 齦縫中이니 任督과 足陽明의 모임이니 銅人에는 鍼은 三分이고 灸는 三壯이라 하였다. 主로 鼻中息肉, 蝕瘡, 鼻塞不利, 額頞中痛, 頸項强, 目淚眵汗, 牙疳腫痛, 內眥赤痒痛, 生白翳, 面赤, 心煩, 馬黃, 黃疸, 寒暑瘟疫, 小兒面瘡을 다스리니 癬의 자국이 오래도록 除去되지 않은 것은 烙이 또한 좋다.

督任要穴　　楊氏

脊膂强痛, 癲癎, 背心熱, 狂走, 鬼邪, 目痛, 大椎骨痠痛은 이에 督脈이 下極에서 이러나서 脊위로 나라니 風府로 行하여 尾閭에서 이러나면 이런 病이 생기므로 督脈의 人中穴에 刺하는 것이 좋으니 鼻柱밑에 孔의 가까운 陷中이라 鍼은 四分을 하고 灸도 역시 좋으나 鍼에는 미치지 못하고, 癲狂으로 昏暈한 것도 좋은 効力을 낸다.

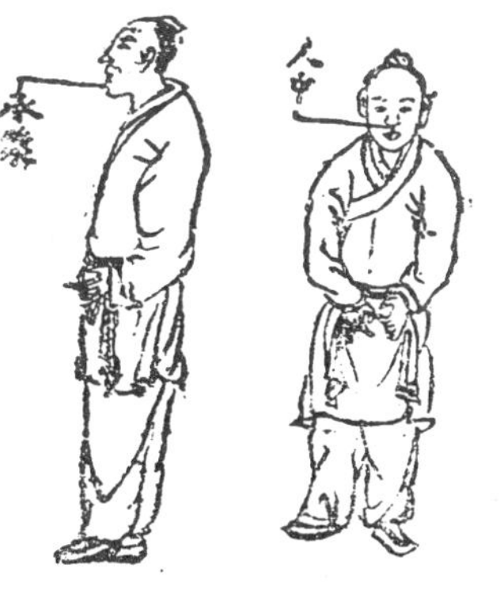

七疝, 八瘕, 寒溫不調, 口舌生瘡, 頭項强痛은 任脈이 中極밑에서 起하여 毛로 上하여 腹을 돌아 關元에 다달으고 바로 咽喉인 天突에 닿아서 承漿을 지나면 이런 病이 생긴다. 任脈인 承漿穴을 刺하면 좋

으니 髭間에 있는 陷中이다. 사람의 몸의 寸에 맞게 三分을 刺하며 灸는 七壯에서 七七壯까지이다.

奇經八脉歌 醫經小學

督脉은 下極腧에서 일어나서 脊속에서 나란히 風府로 上하고 腦額鼻를 지나 齗交로 들어가서 陽脉의 海都가 되니 綱要라.

任脉은 中極底에서 일어나 腹을 上하여 的인 承漿속을 돈니 陰脉의 海姙이라고 말함이라.

衝脉을 腕를 出하여 脊中을 돌아서 腹을 從하여 咽에 모여 口脣에 絡이라 女人이 成經이면 產室이 되니 脉은 小陰의 腎經과 나란히 行함이라. 任督과 더불어 陰會의 本이라 三脉이 나란히 일어나도 異行이라.

陽蹻는 足踏속에서 일어나 外踝上을 돌아 風池에 入이라. 陰蹻는 內踝循喉嗌하니 本足陰陽脉의 別支라.

諸陰은 陰維脉에서 交起하니 足少陰의 築賓결에서 發함이라.

帶脉은 季脇間을 周廻하여 維道足少陽에서 모임이라 所謂 奇經八脉은 維繫하니 諸經은 이에 順常이라.

奇經八脉 節 要

〔督脉〕 少腹밑의 骨 한가운데서 일어나서 女子는 廷孔에 入繋하니 그 孔은 溺孔의 끝이고, 그 絡은 陰器를 돌아 纂間에 合하여 纂後에서 얽히고 따로 臀에 얽혀 少陰에 닿고 巨陽과 더불어 中絡한 것으로 小陽에 合하고 股內後廉을 上하여 脊을 뚫어 腎에 屬하고, 太陽으로 더불어 目內眥에서 일어나 上額交巓하여 위로 腦에 入絡하고 돌아나와 따로 목덜미로 下하여 肩膊內를 돌아서 脊결의 腰中에 다달아 膂로 入循하여 腎에 絡하고, 그것이 男子는 莖밑을 돌아 纂에 이르러 女子들과 더불으니 그것이 少腹으로 바로 上하는 것은 배꼽 가운데를 뚫어서 위로 心을 뚫어 喉로 들어가고 頤을 上하

여 脣을 돌아서 양쪽 눈을 上繫하여 中央으로 下한다.

督脉은 下極의 腧에서 일어나서 脊속으로 나란히하여 위로 風府에 닿아서 腦로 들어가 巓에 올라서 이마를 돌아 鼻柱에 이르러서 陽脉의 海에 屬하니 그가 病이 되는 것은 脊이 强하니 厥이오 무릇 二十七穴이니라. (穴은 前條를 보라)

〔**任脉**〕 任은 衝脉과 더불어 모두 胞中에서 일어나서 脊속을 돌아 經絡의 海가 되고 그것이 밖으로 浮한 것은 腹을 돌아 上行하여 咽喉로 모이고 갈라져 脣口에 絡하니 血氣가 盛하면 肌肉이 熱하고, 血만이 盛하면 皮膚로 滲灌하여 毫毛가 生하고 婦人이 氣에 남는 것이 있고, 血에 不足은 그것이 月事가 數下하여 任衝이 함께 傷하는 까닭이고 任과 衝의 交脉이 脣口에 榮하지 않으니 그러므로 髭鬚가 나지 않는다.

任脉은 中極의 밑에서 일어나 毛際로 上하여 腹속을 돌아서 關元에 上하여 咽喉에 닿아서 陰脉의 海에 屬하니 그것이 病이 되는 것은 內結로 苦痛하며 男子는 七疝이 되고, 女子는 瘕가 모이게 되니 모두 二十四穴이다. (穴은 前條를 보라)

〔**衝脉**〕은 任脉과 더불어 모두 胞中에서 일어나서 위로 脊속을 돌아 經絡의 海가 되고 그것이 밖에 浮한 것은 腹을 돌아 上行하여 咽喉에서 會하고 脣口에 絡하여 갈라지므로 衝脉이라는 것은 氣衝에서 일어나 足少陽經과 나란히 하고 배꼽곁을 上行하여 胸中에 이르러 흩어지니 그것이 病이 되는 것은 사람으로 하여금 氣가 거슬려 裏急이라 難經에는 말하기를 足陽明經과 並한다 하니 穴을 생각한다면 足陽明은 배꼽곁에서 左右로 각각 二寸을 上行하고, 足少陰은 배꼽 곁에서 左右로 각각 一寸을 上行한다. 鍼經에 실린 것에는 「衝任이 督脉과 더불어 會陰에서 同起하여 그것이 腹에 있음에 幽門, 通谷, 陰都, 石關, 商曲, 肓俞, 中柱, 四滿, 氣穴, 大赫, 橫骨로 行한다」 하였다. 二十二穴이 모두 足少陰의 分이라 그러한 즉 아울러 衝脉이 足少陰의 經이 분명하도다.

幽門(巨闕旁) 通谷(上脘旁) 陰都(通谷밑) 石關(陰都밑) 商曲(石關밑) 肓俞(商曲밑) 中注(胃腧밑) 四滿(中注밑) 氣穴(四滿밑) 大赫(氣穴밑) 橫骨(大

赫밑)

〔帶脉〕은 季脇에서 일어나서 몸의 둘레를 한바퀴 도니 그것이 病이 되는 것은 腹滿하여 허리가 질펀한 물속에 앉은것 같으니 그 脉은 氣가 發하는 것이라 帶脉의 바른 이름은 몸을 한바퀴 두루 도는 것이 帶같음이고 또 足少陽으로 더불어 帶脉, 五樞, 維道에서 會하니 여기는 帶脉이 發하는 곳이다 모두 六穴이다.

帶脉(季脇밑 一寸八分) 五樞(帶脉밑 三寸) 維道(章門밑 五寸三分)

〔陽蹻脉〕跟中에서 일어나 外踝를 돌아 上行하여 風池에 入하니 그것이 病이 되는 것은 사람으로 하여금 陰이 緩하면 陽이 急하다. 兩足의 蹻脉은 본래 갈라진 太陽이 太陽에서 合하여 그 氣가 上으로 行하니 氣와 아울러 서로 돌면 濡하게 되고 目氣가 不營이면 눈은 合하지 못한다. 男子는 그것이 陽의 數이고, 女子는 그것이 陰의 數이다. 數가 마땅한 것은 經이 되고 數가 不當한 것은 絡이 된다. 蹻脉은 길이가 八尺이니 發하는 穴은 申脉에서 生하여 僕參에서 本하고 跗陽에서 郄하여 足少陽으로 더불어 居髎에서 會하고 또 手陽明으로 더불어 肩髃과 巨骨에서 會하고 또 手太陽 陽維로 더불어 臑俞에서 會하고, 또 手足陽明으로 더불어 地倉과 巨髎에서 會하고, 또 任脉 足陽明으로 더불어 承泣에 會하니 모두 二十七穴이다.

申脉(外踝밑) 僕參(跟骨밑) 居髎(章門밑) 肩髃(어깨끝) 巨骨(어깨끝) 臑俞(肩髃뒤 甲骨上廉) 地倉(口吻旁) 巨髎(鼻兩旁) 承泣(目下七分)

〔陰蹻脉〕은 또한 跟中에서 이러나 內踝를 돌아서 咽喉로 上行하여 衝脉을 交貫하니 그것이 病이 되는 것은 사람으로 하여금 陽이 緩하면 陰이 急하므로 蹻脉은 小陰과는 別이니 然谷 뒤에서 일어나 內踝위로 上하여 바로 上陰하여 陰股를 돌아 入陰하여 위로 가슴속을 돌아 缺盆에 入하고 上하여 人迎앞을 나왔어 코로 들어갔어 目內眥에 屬하야 太陽에 合한다. 女子는 이것으로서 經이 되고, 男子는 이것으로 絡이 된다. 兩足蹻脉은 길이가 八尺이니 陰蹻의 郄에는 交信이 있기 때문이다. 陰蹻에 病인 것은 이것을 取하니 모두 四穴이다.

照海(足內踝밑) 交信(內踝위)

〔**陽維脉**〕은 陽에 維하니 그 脉이 모든 陽에 會에서 일어나 陰維와 더불어 維는 모두 몸에 絡한다. 만약에 陽이 陽에 維하지 못하면 질펀하여 스스로 거두어 가지지를 못하니 그것이 脉에 氣가 發하는 것이다. 金門에서 갈라지고 陽交에서 郄하여 手太陽과 陽蹻脉으로 더불어 臑兪에 모이고, 또 手足少陽과 더불어 天髎에 모이고, 또 手足少陽 足陽明과 더불어 肩井에 모이고, 그것이 頭에 있는 것은 足小陽과 더불어 陽白에 모이고, 本神과 臨泣, 目窓으로 上하여 위로 正營, 承靈에 이르러 腦室을 돌고 밑으로 風池와 日月에 이르러서 그것이 督脉과 더불어 모이면 風府와 啞門이 있으니 그것이 病이 되는 것은 苦痛스러운 寒熱이니 穴은 모두 三十二穴이다.

金門(足外踝밑) 陽交(外踝위) 臑兪(肩後甲上) 臑會(肩前廉) 天髎(缺盆위) 肩井(肩頭上) 陽白(肩上) 本神(曲差旁) 臨泣(눈위) 目窓(臨泣뒤) 正營(目窓뒤) 承靈(正營뒤) 腦室(承靈뒤) 風池(腦室밑) 日月(期門밑) 風府, 啞門

〔**陰維脉**〕은 陰에서 維하니 그 脉이 모든 陰에서 일어나 交하고 만약에 陰이 陰에서 維하지 못하면 뜻을 잃어 섭섭할 것이다. 그래서 脉에 氣가 發하는 바이다. 陰維의 郄은 이름이 築賓이니 足太陽과 더불어 腹哀, 大橫에서 會하고, 또 足太陰厥陰으로 더불어 府舍와 期門에서 會하고, 任脉으로 더불어 天突과 廉泉에서 會한다. 그것이 病이 되는 것은 苦心痛이고 穴은 모두 二十二穴이다.

築賓(內踝위) 腹哀(日月下) 大橫(腹哀밑) 府舍(腹結밑) 期門(젖밑) 天突(結喉밑) 廉泉(結喉위)

十五結脉歌　　醫經小學

人身의 絡脉은 十五가 있으니 나는 이제 逐一從頭擧라. 手厥絡이 內關이 되고 手太陰絡은 列缺이 되고 手小陰絡을 곧 通里라. 手厥陰絡은 內關이 되고 手太陽絡은 支正이 있을 것이다. 手陽明絡은 偏歷當이오 手少陽絡은 外關이 됨이라. 足太陽絡의 號는 飛揚이고 足陽明絡은 豐陰記라 足少陽絡名은 光明이고 足太陰絡은 公孫寄이라. 忠少陰絡의 이름은 大鍾이고 足厥陰絡은

蠡溝가 짝이라 陰督絡의 號는 長强이오 陰任絡은 屛翳가 됨이라. 脾의 大絡을 大包라 하니 十五絡의 이름을 그대는 모름지기 暗記하라.

十五絡脈穴辨　　醫　統

十五絡脉은 十二經에서 갈라진 絡이니 서로 通하는 것이고 그 나머지 三絡은 任督二脉의 絡과 脾의 大絡이다. 陰陽의 모든 絡을 總統하여 臟腑에 灌漑하는 것이라 難經에 三絡을 말함은 陽蹻陰蹻二絡이라 하니 常考하건데 穴은 없다고 가리키고 또 二蹻는 또한 十四經이 아님이 바르다. 鍼灸節要에는 任絡을 屛翳라 하고, 督絡을 長强이라 하니 十四經을 誠得하여 正理를 發揮하고 脾의 大絡을 加하여 大包라 하니 이것을 合하니 十五絡이니라.

十五絡脈　　節　要

〔手太陰의 別絡〕은 이름이 列缺이니 팔목 위를 나누는 사이에서 일어나서 大陰經과 나란히 하고 바로 掌中으로 들어왔어 魚際로 散入한다. 그 病은 實하면 手銳掌에 熱하니 瀉하고, 虛하면 하품하여 小便이 遺數하니 補하니라 팔목에서 寸半을 去한 곳을 따라 陽明으로 走한다.

〔手小陰의 別絡〕은 이름이 通里이고 팔목을 去한 一寸이니 따로 大陽으로 走하여 經을 돌아 心속에 들어갔어 舌本에 얽혀 目系에 屬하니 實이면 膈을 떠받치니 瀉하고 虛이면 말을 못하니 補하니라.

〔手厥陰의 別絡〕은 이름이 內關이고 손바닥에서 二寸을 去한 兩筋間이니 따로 少陽에 走하여 經上을 돌아 心包絡心系에 얽히니 實이면 心痛이니 瀉하고 虛이면 頭强이니 補하니라.

〔手太陽의 別絡〕은 이름이 支正이고 팔목에서 五寸 윗쪽이니 따로 少陰에 走하고 갈라진 것은 팔굽치로 上走하여 肩髃에 絡하니 實이면 마다가 늦추어져서 팔굽치를 못쓰게 되니 瀉하고 虛이면 生疣하여 작은 것은 손가락같이 痂疥이니 補하니라.

〔**手陽明의 別絡**〕은 이름을 偏歷이고 팔목을 去한 三寸이니 따로 大陰에 走하고 그 갈라진 것은 위로 팔뚝을 돌아 肩髃를 타서 曲頰로 上하여 齒를 徧하고 그것이 갈라진 것은 귀로 들어가서 宗脈에 合하니 實이면 齲聾이니 瀉하고, 虛이면 齒寒痺痛이니 補하니라.

〔**手少陽의 別絡**〕은 이름이 外關이고 팔목에서 二寸을 去한 곳이니 밖으로 팔뚝을 얽으며 胸中을 注하고 따로 手厥陰에 走함이라 實이며 팔굽치가 떨리니 瀉하고 虛이면 不收이니 補하니라.

〔**足太陽의 別絡**〕은 이름은 飛揚이고 踝에서 七寸을 去한 곳에서 따로 少陰에 走하니 實하면 鼽窒로 頭背痛이니 瀉하고, 虛하면 鼽衄이니 補하니라.

〔**足少陽의 別絡**〕은 이름은 光明이고 踝에서 五寸을 去한 곳에서 따로 厥陰에 走하여 下하여 발등에 絡하니 實이면 厥이니 瀉하고 虛이면 痿躄로 앉았다가 일어나지 못하니 補하니라.

〔**足陽明의 別絡**〕은 이름은 豐隆이고 踝를 去한 八寸이니 따로 太陰에 走하고 그것이 갈라진 것은 脛骨外廉을 돌아서 위로 頭項에 絡하여 모든 經의 氣에 合하고, 밑으로 喉嗌에 絡하니 그 病은 氣가 거슬리면 喉痺로 갑짜기 귀가 막히고 實이면 狂癲이라 瀉하고 虛이면 종아리가 말라 발을 거두지 못하니 補하니라.

〔**足太陰의 別絡**〕은 이름은 公孫이고 本節뒤를 去한 一寸이니 따로 陽明에 走하고 그것이 갈라진 것은 腸胃로 入絡이니 厥氣가 上으로 거슬리면 霍亂이고 實이면 腸中이 切痛이니 瀉하며 虛이며 鼓脹이니 補하니라.

〔**足少陰의 別絡**〕은 이름은 大鍾이니 복사뼈 뒤에서 발뒤꿈치를 얽어서 따로 太陽에 走하고, 그것이 갈라진 것은 經上을 並하여 心包에 走하여 下하고 腰脊을 外貫하니 그 病은 氣를 거슬리니 煩悶이고 實이면 閉癃이니 瀉하고 虛이면 腰痛이니 補하니라.

〔**足厥陰의 別絡**〕은 이름은 蠡溝이고 內踝를 去한 五寸이니 따로 少陽으로 走하고 그것이 갈라진 것은 脛上의 睾을 돌아 莖에 맺음이라 그 病은 氣가 거슬리면 睾腫은 갑짜기 疝이 되고 實이면 길게 빠지니 瀉하고 虛이면 癢을 發하니 補하니라.

〔**任脉의 別絡**〕은 이름은 屛翳이고 鳩尾로 上하여 腹에서 흩어지니 實이면 腹皮가 痛하니 瀉하고 虛이면 癢搔이니 補하니라.

〔**督脉의 別絡**〕은 이름은 長强이니 膂 곁에서 이마로 上하여 頭上으로 헐어지고 肩胛左右로 下하여 따로 任脉에 走하여 膂에 入貫하니 實이면 脊이 强하니 瀉하고, 虛이면 머리가 무거워서 높이 흔드니 補하니라.

〔**脾의 大絡**〕은 이름은 大包이니 淵液밑 三寸을 出하여 胸脇으로 퍼치며 實이면 몸이 盡痛하니 瀉하고 虛이면 百節이 모두 어지러워이니 補하니라.

무릇 이 十五絡은 實이면 반드시 보이고 虛이면 반드시 下하니 보아서 보이지 않거던 上下에서 求하라. 人經이 같지 않으니 絡脉이 갈라지는 곳이 다르니라.

十二筋經　　　　節　要

〔**足太陽의 筋**〕은 足小指에서 일어나 上하여 踝에서 結하여 비스듬히 上하여 무릎에서 結하고 그 밑은 발 바깥쪽을 돌아서 踵上에서 結하여 跟을 돌아 오금에 結하고 거기서 갈라지는 것은 腨外에서 結하여 오금 속의 內廉으로 上하여 오금 속으로 더부러 並上하여 臀上에서 結하여 脊곁에서 목으로 上하고, 그 支者는 따로 舌本으로 入結하고, 그 直者는 枕骨上頭에서 結하여 턱으로 下하여 코에서 結하고 거기서 갈라지는 것은 目上網하여 鳩尾에서 上結하고 거기서 갈라지는 것은 겨드랑이 뒤의 外廉을 從하여 肩髃에서 結하고 거기서 갈리는 것은 겨드랑밑으로 들어가서 위로 缺盆에 나와서 위의 完骨에서 結하고 거기서 갈라진 것은 缺盆으로 出하여 비스듬히 위로 鳩尾로 나온다. 그 病은 小指支, 跗踵痛, 膕攣, 脊反折, 項筋急, 肩不擧, 腋支, 缺盆中紐痛하여 左右로 흔들지 못하니 다스리기를 燔鍼으로 刼刺하여 知爲數以痛然輸이니 이름을 仲春痺라 한다.

〔**足少陽의 筋**〕은 小指와 次指에서 이러나서 위로 外踝에 結하고, 上하여 脛外廉을 돌아서 膝外廉에서 結하고 거기서 갈라지는 것은 따로 바깥 補骨로 走하여 上의 髀로 走하여 앞의 것은 伏兎의 위에서 結하고, 뒤의 것은

尻에서 結하고, 그 곧은 것은 眇季脇으로 上乘하여 겨드랑 前廉으로 上走하여 膺乳에서 얽히여 缺盆에서 結하고, 直한 것은 겨드랑으로 上出하여 缺盆을 뚫어서 太陽앞을 나오고, 귀뒤를 돌아서 額角에 上하여 巓上에서 交하고 頷上으로 下走하여 鳩尾에서 結하고, 갈라지는 것은 目眥에서 結하여 外維가된다. 그 病은 小指와 次指에서 갈라져서 轉筋함이 무릎 밖을 끌어당겨 轉筋하여 무릎을 굴신 못하며 膕筋이 급하여 앞으로는 髀를 끌어당기며 뒤로는 尻를 끌어당기고 즉 上乘眇季痛하며 위로 缺盆을 끌어당겨 膺乳頸의 維筋이 急하니 左는 右로 從하며 右目은 관계치 않고 위로 右角을 지나서 蹻脉과 함께 나란히 行하여 左는 右에서 絡하므로 左角이 傷하면 右足을 쓰지 못하니 維筋이 相交한다. 다스리기를 燔鍼으로 劫刺하여 知로서 數가 되고 痛으로 輸가 되니 이름을 「孟春痺」라 한다.

〔足陽明의 筋〕은 中三指에서 走하여 발등위에서 結하고 斜外上加于補骨上하여 무릎 外廉에서 結하고 바로 위의 髀樞에서 結하고 上하여 옆구리를 돌아 脊에 屬하고 그 直한 것은 위로 骭을 돌아 膝에서 結하고 그 갈라진 것은 바깥 輔骨에서 結하여 少陽과 合하고 그 直한 것은 위로 伏兎를 돌아서 위로 髀에서 結하고 陰器에 모여서 위로 배에 퍼져서 缺盆에 닿아 結하고 頸으로 上하여 입곁으로 上하고 목덜미 밑에서 合하고 코에서 結하며 위로 太陽에서 合하니 太陽은 눈위를 網羅하게 되고 陽明은 눈 밑을 網羅하게 되며 거기에서 갈라지는 것은 頰를 따라 귀 앞에서 結한다. 그 病은 足中指에서 갈라져 脛轉筋, 脚跳堅, 伏兎轉筋이오, 髀前腫, 㿉疝, 腹筋急, 缺盆과 頰를 끌어당기고, 갑짜기 口僻하고 急한 것은 눈을 감지 못하니 熱하면 筋縱하여 눈을 뜨지 못하고 頰筋에 寒이 있으면 急히 頰에서 입을 끌어당기고 熱이 있으면 筋이 늦추어져서 縱緩하여 勝收하지 못하므로 僻이니 馬가 膏膏하여 그것이 急한 것을 다스리고, 和桂로서 白酒를 하여 그 緩한 것에 칠하고, 桑으로서 鉤鉤之하여, 바로 生桑灰로서 坎中에 두었다가 앉아서 高下를 고루고루 膏熨急頰한다. 또 美酒를 마시며 좋은 炙肉을 씹고 술을 먹지 못하는 者는 자연히 强할 것이다. 燔鍼으로 다스림이 있으니 劫刺하여 知爲數以痛爲輸이니 이름을 季春痺라 한다.

〔**足太陰의 筋**〕은 大指의 끝 안쪽에서 이러나서 위로 內踝에서 結하고, 그 것이 直한 것은 무릎속의 輔骨에서 結하고, 위로 陰股를 돌아서 髀에서 結하고, 陰器에서 모여 腹으로 上하여 배꼽에서 結하고, 배속을 돌아서 肋에서 結하여, 胸中에서 헐어지고, 그 속에 것은 脊에 붙는다. 그 病은 足大指에서 갈라져 內踝痛, 轉筋痛, 무릎속의 輔骨痛, 陰股가 髀를 끓어당기는 痛 陰器가 맺히는 痛이 위로 배꼽을 끌어 당겨 양쪽 옆구리가 痛하고, 배꼽속을 끌어 당겨 脊內가 痛하는 것등이니 燔鍼으로 다스림이 있어 知無數以痛爲輸이니 이름을 孟秋痺라 한다.

〔**足少陰의 筋**〕은 小指밑에서 結하여 足太陰의 筋과 나라히 하고 비스듬히 內踝밑을 走하여 踵에서 結하여 太陽의 筋으로 더부러 합하여 위로 內輔밑에서 結하여 太陰의 筋과 나란히 하여 위로 陰股를 돌아서 陰器에서 結하고 脊속을 돌아서 膂를 俠하여 위로 목덜미에 닿아서 枕骨에서 結하여 足太陽의 筋으로 더부러 合하니 그 病은 발밑의 轉筋과 結한것이 過하는 곳이 모두 痛하나 轉筋이다. 病이 이것에 있는 것은 主로 癇瘛와 痓이니 밖에 있는 것은 俛하지 못하고, 속에 있는 것은 仰하지 못함으로 陽病인 것은 허리가 反折하여 俛하지 못하고, 陰病인 것은 仰하지 못하니 燔鍼으로 劫刺하여 다스리니 知爲數以痛爲輸이니 속에 있는 것은 熨하여 飮藥을 끌어당기니 이것은 뿌러진 筋을 맺음이라 紐發의 數가 심한 것은 다스리지 못하여 죽으나 이름을 仲秋痺라 한다.

〔**足厥陰의 筋**〕은 大指의 위에서 이러나서 위로 內踝에서 結하고 上하여 脛을 돌아서 上하여 內輔의 밑을 結하고, 上하여 陰股를 돌아서 陰器에서 結하고, 모든 筋에 絡하니 그 病은 足大指에서 갈라져 內踝앞이 痛하고, 內輔痛, 陰股痛, 轉筋, 陰器를 쓰지 못하니 속에서 傷이면 이러나지 못하고, 寒에서 傷이면 陰에 오물이 들고 熱에서 傷이면 縱挺을 걷우지 못하니 다스리기에는 물을 行하여 陰氣를 맑게 하고 그 病이 轉筋인 것을 다스림에는 燔鍼을 劫刺하여 知爲數以痛爲輸이니 이름을 季秋痺라 한다.

〔**手太陽의 筋**〕은 小指의 위에서 이러나서 팔목에서 結하고, 上하여 팔뚝 內廉을 돌아서 팔굽치속의 銳骨의 뒤에서 結하여 탱기면 小指의 위에 應하

며 入하여 겨드랑 밑에서 結하고 그것이 갈라진 것은 뒤로 옆구리 後廉에 走하여 위로 肩胛과 얽히고 頸을 돌아 太陽의 앞을 出走하여 귀뒤의 完骨에서 結하고 거기서 갈라진 것은 귀속으로 들어가고, 바로 가는 것은 귀 위로 나와서 밑의 턱에서 結하고, 上하여 目外眥에 屬하니 그 病은 小指에서 갈리어 肘속의 銳骨 後廉이 痛하며 臂陰을 돌아 겨드랑 밑으로 들어가니 腋下痛, 腋後廉痛, 肩胛을 얽어 頸을 끌어 당겨서 痛하며, 耳鳴, 痛引頷, 目瞑으로 오래동안 눈으로 보지 못하고 頸筋이 急이면 筋瘻가 되어, 頸腫이니 寒熱이 목에 있는 것은 다스리기를 燔鍼으로 劫刺하여 知로서 數하고, 痛으로 輸하니 그것이 腫이 된것은 다시 날카로워지고 본래 갈라진 것은 牙를 上曲하여 귀앞을 돌아서 目外眥에 屬하고 턱으로 上하여 角에서 結하니 그 病은 당연히 過하는 바인 것이 支轉筋이라 다스리기에는 燔鍼으로 劫刺하여 知爲數以痛爲輸이니 이름을 仲夏痺라 한다.

〔手小陽의 筋〕은 小指와 次指의 끝에서 이러나 팔목속에서 結하여 팔뚝을 돌아 팔굽치에서 結하고, 上하여 臑外廉에서 結하여 어깨로 上하여 목으로 走하여 手太陰에 合하고, 거기서 갈라진 것은 마땅히 頰을 굽어 돌아 舌本으로 入繫하고 거기서 갈라진 것은 上하여 牙를 굽어 귀앞을 돌아 目外眥에 屬하고, 頷에 上乘하여 角에서 結하니 그 病은 당연히 過하는 바인 것이니 그 病은 바로 支痛과 轉筋, 舌捲이다. 다스림에는 燔鍼으로 劫刺하여 知爲數以痛爲輸이니 이름을 季夏痺라 하였다.

〔手陽明의 筋〕은 大指와 次指의 끝에서 이러나서 팔모위에서 結하고 팔뚝을 돌아 上하여 肘外에서 結하여 臑로 上하여 髃에서 結하고, 거기서 갈라진 것은 肩胛을 얽어 俠脊하고, 直하는 것은 肩髃를 從하여 목으로 上하고 거기서 갈라진 것은 頰으로 上하여 項에서 結하고 直하는 것은 上하여 手太陽 앞을 나와서 左角에 上하여 머리 밑의 右頷을 絡하니 그 病은 마땅히 過하는 곳의 것이 支痛과 轉筋, 肩不擧, 목을 돌리지 못하니 다스림에는 燔鍼으로 劫刺하여 燔知爲數以痛爲輸이니 이름을 孟夏痺라 한다.

〔手太陰의 筋〕은 大指의 위에서 이러나서 손가락을 돌아 上行하여 魚後에서 結하고 寸口의 外側으로 行하여 上하여 팔뚝을 돌아 肘中에서 結하고 臑

內廉으로 上하여 겨드랑 밑으로 들어가서 缺盆으로 나와 어깨앞의 髃와 結하고, 上하여 缺盆과 結하며 下하여 가슴속에서 結하여 헐어져 賁을 뚫고 뚫어서 合하여 下하여 季脇에 다달으니 그 病은 마땅히 過하는 곳의 支痛과 轉筋病이 심하여 息賁이 되어 脇急하고 吐血이다. 다스림에는 燔鍼으로 刦刺하여 知爲數以痛爲輸이니 이름을 仲冬痺라 한다.

〔手厥陰의 筋〕은 中指에서 이러나서 太陽筋으로 더부러 並行하여 肘內廉에서 結하고 臂陰으로 上하여 겨드랑 밑에 結하고, 下하여 前後로 헐어져 俠脇하고, 거기서 갈라지는 것은 겨드랑으로 들어가 胸中으로 헐어져 臂에서 結하니 그 病은 마땅히 過하는 곳을 갈리지는 것이 轉筋, 胸痛, 息賁이라 다스림에는 燔鍼으로 刦刺하여 知爲數以痛爲輸이니 이름을 孟冬痺라 한다.

〔手小陰의 筋〕은 小指의 안쪽에서 일어나서 銳骨에서 結하며 上하여 肘內廉에서 結하고, 上하여 겨드랑으로 들어가서 大陰과 交하고 乳囊을 俠하여 가슴속에서 結하고, 臂을 돌아 下하여 臍에서 얽히니 그 病은 內急, 心承伏梁하고 下爲肘網하여 마땅히 過하는 바가 갈라져 轉筋과 筋痛이다. 다스림에는 燔鍼으로 刦刺하여 知로서 數하고 痛으로서 輸하니 그 承伏梁하여 唾血이 膿한 것은 다스리지 못하니 죽는다. 經筋의 病은 寒이면 筋急하여 反折하고, 熱이면 筋이 弛縱하여 걷우지 못하고 陰痿는 쓰지 못하며, 陽이 急하면 反折하고, 陰이 急하면 俛하여 펴지 못하니 焠刺라는 것은 寒急에 刺하고, 熱이면 筋縱하여 걷으지 못하므로 燔鍼은 소용이 없으니 이름을 季冬痺라 한다. 足의 陽明과 手의 太陽은 筋이 急하면 입과 눈은 僻이 되고 眥가 急하여 卒視가 不能하니 다스리기를 모두 上方과 같이 하라.

五臟募穴 聚 英

中府(肺募) 巨闕(心募) 期門(脾募) 章門(肝募) 京門(腎募)

難經을 더듬으니 陽病은 陰에 行하므로 募는 陰에 있다. (腹은 陰募이니 모두 腹에 있다) 東垣은 「무릇 腹의 募를 다스리는데는 모두 原來에 氣가 不

足하여 陰을 從하여 陽을 끌어 당기니 잘못 그르치지 말라」하고, 또「六淫에 邪가 客하여 上은 熱하고 下는 寒하는것과 筋骨皮肉血脉등의 病을 잘못하여 胃의 合과 腹의 모든 募를 取하는 것은 반드시 위태롭다」하였다.

五臟兪穴

肺兪(三焦밑 각 寸半을 開한다) 心兪(五椎밑 각 寸半을 開한다) 脾兪(九椎밑 각 寸半을 開한다) 腎兪(十三椎밑 각 寸半을 開한다) 肝兪(十四椎밑 寸半을 開한다)

難經을 더듬으니 陰病은 陽으로 行함으로 兪는 陽에 있다 하고 東垣은「天外의 風寒의 邪가 속을 乗하여 들어옴은 사람의 背上과 腑兪와 臟兪에 있으니 이것은 사람이 天外의 風邪를 받았으며 또한 二說이 있어서 陽으로 中하면 經으로 流한다」하니 이것은 病이 外寒에서 시작하여 外熱로 終歸하니 風寒의 邪를 걷우어 다스리는데는 각 臟의 그 兪를 다스린다.

八　會

腑會中脘 臟會章門 筋會陽陵泉 髓會絶骨 血會膈腧 骨會大杼 脉會太淵 氣會膻中 難經에 云하기를 熱病이 속에 있는 것은 會의 氣穴을 取한다 하였다

看部取穴

靈樞의 雜症論에는 사람몸의 上部의 病은 手陽明經을 취하고, 中部의 病은 足陽經을 취하고, 下部의 病은 足厥陰經을 취하고, 前膺의 病은 足陽明經을 취하고, 後背의 病은 足太陽經을 취한다 하니 經을 취하는 것은 經中의 穴을 취하니 一病에 一二穴을 사용해도 좋다 하였다.

治病要穴

醫學入門

鍼灸의 穴을 다스리는데 같지 않으니 다만 頭面은 모든 陽의 會이고, 胸膈은 二火의 地이니 많이 灸함은 마땅하지 않고 등과 배도 陰虛로 火가 있는 것은 또한 灸하지 않는 것이 옳고, 오직 四肢의 穴이 가장 妙하다. 윗몸과 骨이 있는 곳은 鍼은 얕게 넣으며 灸는 적게함이 옳고 모든 下體와 肉이 두터운 곳은 鍼은 깊게 넣는것이 옳고 灸는 많이 하여도 害는 없으니 前의 經絡의 註와 素問에 鍼灸의 分寸이 실리지 않은 것은 이로써 推測된다.

頭　部

〔百會〕 主로 諸中風等과 頭風, 癲狂, 鼻病, 脫肛久病, 太陽氣泄, 小兒急慢驚風, 癎症, 夜啼등 百病을 다스린다.

〔上里〕 主로 鼻淵, 鼻塞, 息肉 또는 頭風, 目疾을 다스린다.

〔神庭〕 主로 風癎, 牛癲을 다스린다.

〔通天〕 主로 鼻痔로 왼편 코는 右를 灸하고 右鼻는 左를 灸하며 痔가 左右면 左右 모두 灸하여 코속의 一塊가 去하여 骨이 석는것 같으면 鼻氣는 스스로 낫는다.

〔腦空〕 主로 頭風 目眩을 다스린다.

〔翳風〕 主로 耳聾과 瘰癧을 다스린다.

〔率谷〕 主로 술로 傷하여 嘔吐하고 痰眩한데 다스린다.

〔風池〕 主로 肺中風, 偏正頭痛을 다스린다.

〔頰車〕 主로 落架風을 다스린다.

腹　部

〔膻中〕 主로 喉喘, 肺癰, 欬嗽, 癭氣를 다스린다.

〔巨闕〕 主로 九種心痛, 痰飮吐水, 腹痛, 息賁을 다스린다.

〔上脘〕 主로 心痛, 伏梁, 奔豚을 다스린다.

〔中脘〕 主로 傷暑와 內傷한 脾胃, 心膈痛, 瘧疾, 痰暈, 痞滿, 飜胃, 胃中의 生氣를 끌어당겨 上行하는 것등을 다스린다.

〔水分〕 主로 鼓脹, 배꼽을 얽어 堅滿하여 먹지 못하는데, 分利水道 止泄등을 다스린다.

〔神闕〕 主로 百病과 老人 또는 虛弱한 사람의 泄瀉에는 神같은 効가 있고, 또 水腫, 鼓脹, 腸鳴, 卒死, 產後腹脹, 小便不通, 小兒脫肛등을 다스린다.

〔氣海〕 많이 灸하면 사람으로 하여금 生子하게 하며 主로 一切의 氣疾, 陰虛痼冷, 風寒暑濕水腫, 心腹鼓脹, 脇痛, 諸虛, 癥瘕, 小兒顖不合등을 다스리니 「丹溪는 痢, 昏仆上視, 溲注汗泄, 脉大, 酒色으로 얻은 病등을 다스림에 灸한 뒤에는 人蔘膏를 복용하니 나았다」고 하였다.

〔關元〕 主로 모든 虛積과 虛人과 老人의 泄瀉, 遺精白濁, 生子하는 것을 다스린다.

〔中極〕 主로 婦人下元冷虛損, 月事不調赤白帶下를 다스리니 三遍을 灸하면 生子한다.

〔天樞〕 主로 內傷脾胃, 赤白痢疾, 脾泄과 臍腹鼓脹, 癥瘕등을 다스린다.

〔章門〕 主로 痞塊(많이 灸하는데는 左邊, 腎積에는 兩邊을 灸한다)

〔乳根〕 主로 膺腫, 乳癰, 小兒龜胸을 다스린다.

〔日月〕 主로 嘔宿汁, 呑酸을 다스린다.

〔大赫〕 主로 遺精을 다스린다.

〔帶脉〕 主로 疝氣偏墜, 水腎, 婦人帶下를 다스린다.

背 部

〔大杼〕 主로 遍身發熱, 胆瘧, 欬嗽를 다스린다.

〔神道〕 主로 背上에 氣가 欿乏한 것을 다스린다.

〔至陽〕 主로 五疸, 痞滿을 다스린다.

〔命門〕 主로 老人腎虛腰疼과 諸痔, 脫肛등을 다스린다.

〔風門〕 主로 易盛風寒, 欬嗽痰血, 鼻衄, 一切의 鼻病을 다스린다.

〔肺俞〕 主로 內傷外感, 欬嗽吐血, 肺癰肺痿, 小兒龜背등을 다스린다.

〔膈俞〕 胸脇心痛, 痰瘧痃癖을 主로 다스린다.

〔肝俞〕 主로 吐血目暗, 寒疝을 다스린다.

〔長强〕 主로 痔漏를 다스린다.

〔胆俞〕 脇滿乾嘔, 驚怕으로 누워 잠을 자도 不安한것 등을 다스린다.

〔脾俞〕 主로 內傷脾胃, 吐泄, 瘧痢, 喘急, 黃疸, 食癥, 吐血, 小兒慢脾風을 다스린다.

〔三焦俞〕 主로 脹滿積塊, 痢疾을 다스린다.

〔胃俞〕 主로 黃疸, 食畢頭眩, 瘧疾, 善飢不能食

〔腎俞〕 主로 諸虛, 生子, 耳聾, 吐血, 腹痛, 女勞疸, 婦人赤白帶下를 다스린다.

〔小腸俞〕 主로 便血, 下痢, 便黃赤을 다스린다.

〔大腸俞〕 主로 腰脊痛, 大小便難, 虛泄痢를 다스린다.

〔膀胱俞〕 主로 腰脊强, 便難腹痛(모든 五臟의 瘧은 五臟의 俞에 灸한다)을 다스린다.

〔譩譆〕 主로 諸瘧, 久瘧으로 눈이 어두운 것을 다스린다.

〔意舍〕 主로 脇滿嘔吐를 다스린다.

手　部

〔曲池〕 主로 中風으로 손이 멀리고 筋急한 것, 痺風, 瘧疾, 先寒後熱 등을 다스린다.

〔肩井〕 肘臂를 들지 못하는 것, 僕傷을 다스린다.

〔肩髃〕 主로 癱瘓, 肩腫手攣등을 다스린다.

〔三里〕 主로 偏腫, 不牙疼을 다스린다.

〔合谷〕 主로 中風, 破傷風, 痺風, 筋急疼痛, 諸頭病, 水腫, 難產, 小兒急驚風을 다스린다.

〔二間〕 主로 牙疾, 眼疾을 다스린다.

〔三間〕 主로 不牙疼을 다스린다.

〔支正〕 七精氣鬱, 肘臂十指가 모두 떨리고 消渴을 다스린다.

〔陽谷〕 主로 頭面과 手膊의 諸疾과 痔痛, 陰痿등을 다스린다.

〔腕骨〕 主로 頭面臂腕과 五指의 모든 疾을 다스린다.

〔後谿〕 主로 瘧疾癲癇을 다스린다.

〔少澤〕 主로 鼻衄不止, 婦人乳腫을 다스린다.

〔間使〕 主 脾寒症, 九種心痛, 脾疼, 瘧疾口渴(瘰癧같은 것ㄴ. 오래 낫지 않은 것은 患이 左이면 灸는 右에 하고 患이 右쪽이면 灸는 左쪽에 한다.)

〔大陵〕 主로 嘔血, 瘧을 다스린다.

〔內關〕 主로 氣塊와 脇痛, 勞熱瘧疾, 心胸痛을 다스린다.

〔勞宮〕 主로 痰火胸痛, 小兒口瘡과 鵝掌風을 다스린다.

〔中渚〕 主로 手足痲木, 踡攣, 肩背連臂疼, 手背의 癰毒을 다스린다.

〔神門〕 主로 驚悸怔忡, 呆痴, 卒中鬼邪, 小兒驚癇은 다스린다.

〔少衝〕 主로 心虛胆寒, 怔忡, 癲狂을 다스린다.

〔少南〕 主로 雙鵝風, 喉痺를 다스린다.

〔列缺〕 主로 欬嗽風疾, 偏正頭風, 單鵝風, 下牙疼을 다스린다.

足 部

〔環跳〕 主로 中風濕, 股膝攣痛, 腰痛을 다스린다.

〔風市〕 中風, 腿膝無力, 脚氣, 渾身搔痒, 痲痺등을 다스린다.

〔陽陵泉〕 主로 冷痺, 偏風, 霍亂轉筋을 다스린다.

〔懸鍾〕 主로 胃熱腹脹, 脇痛, 脚氣, 脚氣痺, 渾身搔痒, 趾疼을 다스린다.

〔足三里〕 主로 中風, 中濕, 諸虛耳聾, 上牙疼, 痺風水腫, 心腹脹, 噎膈哮喘, 寒濕脚氣, 上中下部의 모든 疼을 다스린다.

〔豐隆〕 主로 痰暈, 嘔吐, 哮喘을 다스린다.

〔內庭〕 主로 痞滿(患이 右이면 灸는 左邊에 하고, 患이 左이면 灸는 右邊에 하여 腹에 진동을 느끼면 이것이 效한 것이다.) 婦人食蠱, 行經頭暈, 小腹痛을 다스린다.

〔委中〕 環跳의 症을 다스림과 같다.

〔承山〕 主로 痔漏, 轉筋을 다스린다.

〔飛揚〕 主로 行步를 나는것 같이 하는데 다스린다.

〔金門〕 主로 癲癇을 다스린다.

〔崑崙〕 主로 足腿紅腫, 齒痛을 다스린다.

〔申脉〕 主로 낮에 發하는 痓, 足腫, 牙疼을 다스린다.

〔血空〕 主로 一切의 血疾과 諸瘡을 다스린다.

〔陰陵泉〕 主로 脇腹脹滿, 中下部의 疾을 모두 다스린다.

〔三陰交〕 主로 肥滿痼冷, 疝氣, 脚氣, 遺精, 婦人月水不調, 오래도록 姙娠하지 못하는것, 難產, 赤白帶下, 淋瀉을 다스린다.

〔公孫〕 主로 痰壅으로 胸膈腸風下血, 積塊婦人氣蠱을 다스린다.

〔太衝〕 主로 腫滿으로 行步하기 어려운데, 霍亂으로 手足轉筋을 다스린다.

〔行間〕 主로 渾身蠱脹, 單腹蠱脹, 婦人血蠱등을 다스린다.

〔大敦〕 主로 諸疝, 陰囊腫, 腦衄, 破傷風, 小兒急慢驚風등 症을 다스린다.

〔隱白〕 主로 心脾痛을 다스린다.

〔築賓〕 主로 氣疝을 다스린다.

〔照海〕 主로 밤에 發하는 痓, 大便閉, 消渴등을 다스린다.

〔太谿〕 主로 消渴, 房勞不稱心意, 婦人水蠱

〔然谷〕 主로 喉痺, 唾血, 遺精, 溫瘧, 疝氣, 足心熱하는 小兒臍風을 다스린다.

〔湧泉〕 主로 足心筋, 疝氣, 奔豚, 血淋, 氣痛을 다스린다.

經外奇穴

揚繼洲著

〔內迎香〕 二穴 코구멍 속에 있으니 目熱이 暴痛한 것을 다스린다. 蘆管子를 당겨 出血이면 가장 효력이 있다.

〔鼻準〕 二穴은 鼻柱의 뾰족한 위이니 코위에 酒醉風이 생긴 것을 다스리

니 三陵鍼을 이용하여 出血시킨다.

〔耳尖〕 二穴은 귀의 뾰족한 위이니 귀를 거두는 뾰족한 위를 취하니 여기가 穴이다. 눈에 翳膜이 생긴 것을 다스리니 뾰족한 艾炷로 五壯을 灸한다.

〔聚泉〕 一穴은 舌上에 있어서 舌中에 該當하니 舌中을 吐出하면 바로 縫이 있는 陷中이 이 穴이다. 哮喘, 欬嗽및 오래된 欽嗽가 낫지 않은 것을 다스리니 만약에 灸하면 七壯을 넘어서는 안되며 灸法은 生薑을 이용하여 두터운 鍼같이 하여 혓바닥 위의 穴中에 얹고 그런데에 灸하니 嗽하는것 같거든 雄黃末 조금을 써서 艾炷속에 和하여 灸하고, 嗽가 冷한것 같거던 疑多花를 作末하여 艾炷속에 和하여 灸하니 灸를 마치거던 맑은 茶로서 연달아 生薑을 잘게 십어서 목으로 삼킨다. 또 舌胎를 다스리고 舌强도 또한 잘 다스리니 小鍼으로 出血시킨다.

〔左金津, 右玉液〕 二穴은 혀바닥 밑의 양旁에 紫脉이 있는 위가 이 穴이니 혀를 감아 거두어 취하고, 重舌腫痛으로 喉가 닫히니 白湯에 三陵鍼을 煮하여 出血시킨다.

〔海泉〕 一穴은 혓바닥 밑의 가운데 脉上이 이 穴이니 消渴을 다스리니 三陵鍼으로 出血시킨다.

〔魚腰〕 二穴은 눈섭 中間이니 눈에 垂簾翳膜이 생긴 것을 다스린다. 鍼은 一分을 넣어서 피부를 따라 向한 兩旁이 이 穴이다.

〔太陽〕 二穴은 눈섭뒤의 陷中에 있으니 太陽紫脉上이 이 穴이다. 눈과 머리의 紅腫을 다스리니 三陵鍼으로 出血하고 出血시키는 方法은 帛一條를 이용하여 그 목과 목덜미를 緊하게 잡아 매면 紫脉이 바로 보이니 刺하여 出血이면 立愈이고, 또 방법은 손으로 턱을 緊組하여 紫脉으로 하여금 보이니 도리어 紫脉上에 刺하여 出血이면 極히 효력이 있다.

〔大骨空〕 二穴은 엄지 손가락 중간 마디위이니 손가락을 굽혀 骨이 튀어난 陷中이니 눈이 오래 痛하고 翳膜內障이 생긴 것을 다스리니 七壯을 灸함이 좋다.

〔中魁〕 二穴은 中指의 둘째마디의 骨이 튀어난 곳이니 굽혀서 취하고,

五噎과 反胃吐食을 다스린다. 灸는 七壯이 옳으며 瀉하는데 마땅하고 또 陽谿二穴도 똑같이 이름을 中魁라 한다.

〔八邪〕 八穴은 왼손의 五指의 岐骨間에 있고 左右손에 각각 四穴씩이니 그 一의 大都二穴은 손의 大指와 次指의 虎口가 되는 赤白한 肉의 짬이니 주먹을 쥐고 취한다. 灸는 七壯이고 鍼은 一分이니 頭風과 牙痛을 다스리고 그 二의 上都二穴은 손의 食指와 中指의 本節岐骨間이니 주먹을 쥐고 취한다. 손과 팔뚝의 紅腫을 다스리니 鍼은 一分이고 灸는 五壯이고, 그 三의 中都二穴은 손의 中指와 無名指의 本節岐骨間이니 또 이름을 液門이라고도 한다. 손과 팔의 紅腫을 다스리니 鍼은 一分이고 灸는 五壯이다. 그 四의 下都二穴은 손의 無名指와 小指의 本節뒤의 岐骨間이니 다른 이름으로 中渚라고도 한다. 中渚穴은 液門밑 五分에 있으니 손과 팔의 紅腫을 다스린다. 鍼은 一分이고 灸는 五壯이니 양쪽 손에 모두 八穴임으로 이름을 八邪라 한다.

〔八風〕 八穴은 발의 五指岐骨間이니 兩쪽 발에 모두 八穴임으로 이름을 八風이라 한다. 다리와 등의 紅腫을 다스리니 鍼은 一分이고 灸는 五壯이다.

〔十宣〕 十穴은 손의 十指頭上의 爪甲을 去한 一分이니 손가락 하나에 一穴이니 모두 十穴임으로 이름을 十宣이니 乳蛾를 다스림에 三陵鍼으로 出血시키면 크게 효력이 있고, 혹은 연한 실로 本節앞에서 次節뒤로 안쪽 中間을 묶어 눈 모양같이 하고 一火을 灸하듯이 하여 兩邊에 모두 艾를 붙여 五壯을 灸하고 鍼은 더욱 妙하다.

〔五虎〕 四穴은 손의 食指와 無名指의 第二節에 뼈가 튀어난 곳이니 주먹을 잡고 취하니 五指의 拘攣을 다스린다. 灸는 五壯이고 양손에 모두 四穴이다.

〔肘尖〕 二穴은 팔굽치에 뼈가 튀어난 위이니 팔굽치를 굽혀서 취한다. 瘰癧을 다스리고 灸는 七七壯이 좋다.

〔肩柱骨〕 二穴은 어깨 끝에 뼈가 튀어난 곳의 위가 이 穴이니 瘰癧을 다스리고 또한 손을 들지 못하는 것을 다스리니 灸는 七壯이다.

〔二白〕 四穴은 즉 郄門이니 손바닥 뒤의 橫紋中으로 바로 四寸 윗쪽이라

一手에 二穴이 있어서 一穴은 筋만의 兩筋間에 있으니 즉 間使뒤 一寸이고 一穴은 筋밖에 있으니 筋속의 穴로 더불어 서로 나란히 하니 痔, 脫肚을 다스린다.

〔獨陰〕 二穴은 발의 第二指밑에 橫紋에 있으니 小腸疝氣를 다스리고 또 死胎, 胎衣不下를 다스리니 灸는 五壯이고 또 女人乾噦, 嘔吐, 經血不調를 다스린다.

〔內踝尖〕 二穴은 발의 안쪽 복사뼈가 튀어난 곳이 이 穴이니 灸는 七壯이고, 下皮牙疼과 다리의 內廉轉筋을 다스린다.

〔外踝尖〕 二穴은 발의 바깥쪽 복사뼈가 튀어난 곳이 이 穴이라 灸는 七壯이고 다리의 外廉轉筋과 寒熱脚氣를 다스리니 三陵鍼으로 出血함이 마땅하다.

〔囊底〕 一穴은 陰囊의 十五紋中이니 腎臟의 風瘡과 小腸疝氣를 다스리고 腎의 一切症候를 모조리 다스리니 灸는 七壯이고 艾炷는 쥐똥같이 한다.

〔鬼眼〕 四穴은 손의 大拇指에 있으니 爪甲角을 去한 韮葉같음이라. 양손가락에 並起하고 帛으로 묶어서 兩손가락의 岐縫中인 여기가 穴이고 또 二穴은 발의 大指에 있으니 取穴은 또한 손에 있는 것과 같고, 五癎等症을 다스리니 바로 痔가 發할 때에 灸하면 효력이 심히 있다.

〔髖骨〕 四穴은 梁丘의 兩旁에 있으니 각각 一寸五分을 벌리니 兩足에 모두 四穴이라 腿痛을 다스리고 灸는 七壯이다.

〔池泉〕 二穴은 손등 팔목에 있으니 陽谿과 陽池의 中間 陷中이 이 穴이라 灸는 二七壯이오 心痛과 腹中의 모든 氣疼을 다스린다.

〔四關〕 四穴은 즉 양쪽 合谷과 양쪽 太衝穴이 이것이다.

〔小骨空〕 二穴은 손의 小拇指의 第二節이 튀어난 곳이 이 穴이니 灸는 七壯이고 手節疼과 目痛을 다스린다.

〔印堂〕 一穴은 양쪽 눈섭속의 陷中이니 鍼은 一分이고 灸는 五壯이니 小兒驚風을 다스린다.

〔子宮〕 二穴은 中極兩旁에서 각각 三寸을 벌리니 鍼은 二寸이고 灸는 二七壯이면 婦人이 오래도록 無子함을 다스려 後孫을 잇게한다.

〔**龍去**〕 二穴은 양손의 팔목쪽이며 또 紫脉의 위이니 灸는 七壯을 하고 鍼은 禁하니 手疼을 다스린다.

〔**四縫**〕 四穴은 손의 四指內 中節이 이 穴이니 三陵鍼으로 出血하면 小兒의 猢猻勞等症을 다스린다.

〔**高骨**〕 二穴은 손바닥뒤의 寸部앞에서 五分인 곳이니 鍼은 一寸半이고 灸는 七壯이니 手病을 다스린다.

〔**蘭門**〕 二穴은 曲泉에서 兩旁으로 각 三寸인 脉中에 있으니 膀胱, 七疝 奔豚을 다스린다.

〔**百蟲窠**〕 二穴은 즉 血海이니 무릎 內廉위로 三寸이니 灸는 二七壯이고 鍼은 五分이니 下部의 生瘡을 다스린다.

〔**睛中**〕 二穴은 눈의 검은 珠속이니 取穴하는 방법은 먼저 布를 써서 눈밖에 걸치고 冷水로 淋一角하고 바야흐로 三陵鍼으로 눈밖으로 黑珠에서 一分쯤 떨어진 角에 半分을 刺한 조금 뒤에 金鍼을 넣고 약 數分 깊이로 旁入하드라도 눈 上層으로 瞳子를 向해 轉撥하여 가볍게 밑으로 入하여 비스듬히 꽂아 目角이 바르면 즉 물건을 볼수 있으니 밥을 지을 시간쯤 지난뒤에 出鍼하고 가볍게 잡고 눕혀서 青皮로 눈밖을 걸치고 다시 冷水로 三日을 淋하면 그친다. 처음 鍼할 때에 무릎을 바르게하여 앉고 筋을 한번 잡아서 양손을 가슴앞을 쥐고 마음을 편안하게 하여 바로 보면 그 穴을 쉽게 얻는다. 一切의 內障으로 오래도록 물건을 보지 못하던 것이 잠시사이에 밝은 빛을 보게 될 것이니 神秘스러운 穴이다.

무릇 鍼을 눈에 넣는 것을 배우는 데는 먼저 羊의 눈에 鍼을 試驗하여 羊眼에 鍼한 것이 더욱 밝아야 바야흐로 사람의 눈에 鍼할 것이니 함부로 鍼하는 것은 삼가야 한다.

穴同名異類　　　　聚英

一穴二名

後頂	交衝	強間	大羽	曲鬢	曲鬢	顱顖	顱息
竅陰	枕骨	腦戶	合顱	腦室	顖顱	聽宮	多所聞

瘈脈	資脈	素髎	面正	水溝	人中	承漿	懸漿
廉泉	舌本	風府		上星	神堂	睛明	淚孔
絲竹空	冒髎	巨髎	巨窌	肩井	膊井	淵液	泉液
臑會	臑髎	大椎	百勞	命門	屬累	風門	熱府
巨闕	必募	期門	肝募	腎俞	高盖	中膂	脊內俞
天窓	窓籠	天鼎	天頂	天突	天瞿	扶突	水穴
天池	天會	人迎	五會	缺盆	天蓋	臉府	輸府
玉堂	玉英	神闕	氣舍	四滿	髓府	腹結	腸窟
衝門	上茲宮	氣衝	氣街	橫骨	曲骨端	輒筋	神光
陽輔	分肉	陰都	身宮	水突	水門	水分	分水
會陰	屛翳	會陽	刮機	太淵	太泉	商陽	純陽
二間	間谷	三間	小谷	合谷	虎口	陽谿	中鬼
三里	手三里	小衝	經始	少海	曲節	小澤	小吉
天泉	天濕	陽池	別陽	支溝	飛虎	蠡溝	交饑
中封	懸泉	中都	中郄	三陽絡	通門	陰包	陰胞
陰交	橫戶	委中	血郄	懸鍾	絕骨	漏谷	太陰絡
地機	脾舍	血海	百蟲窟	上廉	下巨虛	下廉	下巨虛
陰市	陰鼎	伏鬼	外勾	太谿	呂細	照海	陰蹻
金門	梁關	崑崙	下崑崙	飛揚	厥陽	附陽	付陽
僕參	安邪	環跳	服骨	申脈	陽蹻	湧泉	地衝

一穴三名

絡却	强陽，腦盖	禾髎	長頻，禾窌	客主人	上關，客主
童子髎	前關，太陽	頰車	機關，曲牙	聽會	聽河，後關
肩髃	中肩井，偏肩	脊中	神宗，脊俞	膻中	亶中，元見
鳩尾	尾翳，髑骬	上脘	上管，胃脘	中脘	太倉，胃募
氣海	脖胦，下音	氣穴	胞門，子戶	中府	中府俞，肺募
勞宮	五里，掌中	大赫	陰維，陰關	長强	氣郄，撅骨
日月	神光，胆募	承筋	腨腸，直腸	溫溜	池頭，逆注
復溜	昌陽，伏白	陽關	陽陵，關陵	陽交	月陽，足窌
神門	銳中，中都	然谷	然骨，龍淵		

一穴四名

瘂門	瘖門，舌橫，舌厭	關元	丹田，大中極，小腸募
攢竹	始光，光明，員柱	中極	玉泉，氣原，膀胱募
天樞	長谿，穀門，大腸募	京門	氣俞，氣府，腎募
承山	魚腹，內柱，腸山	承扶	內郄，陰關，皮部

一穴五名

百會 | 三陽, 五會, 巓上, 天满
章門 | 長平, 季脇, 脇髎, 脾募

一穴六名

腰俞 | 背解, 腰戶, 髓孔, 腰柱, 髓府
石門 | 利機, 丹田, 精露, 命門, 三焦募

同名穴異類(穴이름은 같으나 종류가 다른것)

頭臨泣과 足臨泣　　頭竅陰과 足竅陰

腹通谷과 足通谷　　背陽關과 足陽關

手三里와 足三里　　手五里와 足五里

鍼灸大成 七劵 終

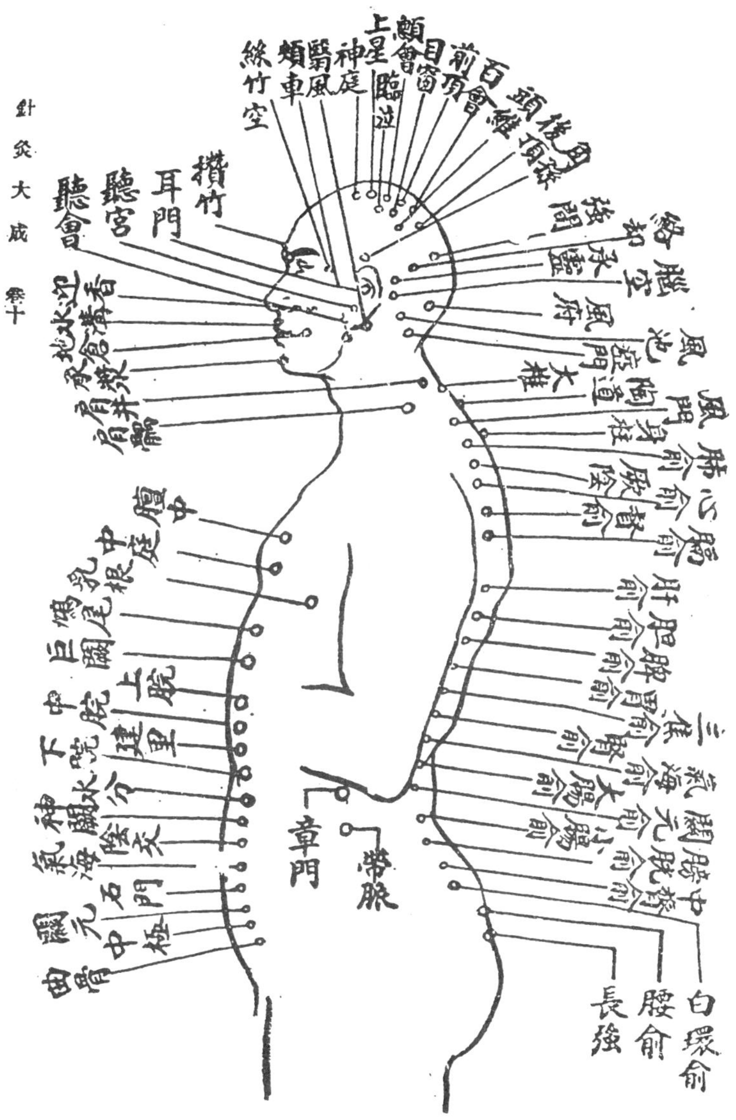
絲竹空
頰車
翳風
神庭
上星
顖會
臨泣
目窗
前頂
百會
後頂
攢竹
耳門
聽宮
聽會
迎香
水溝
地倉
承漿
肩井
絡却
承靈
腦空
風府
風池
瘂門
大椎
陶道
身柱
風門
肺俞
心俞
膈俞
厥陰俞
督俞
肝俞
膽俞
脾俞
胃俞
三焦俞
腎俞
氣海俞
大腸俞
關元俞
小腸俞
膀胱俞
中膂俞
白環俞
腰俞
長強
中庭
乳根
鳩尾
巨闕
上脘
中脘
建里
下脘
水分
神闕
陰交
氣海
石門
關元
中極
曲骨
章門
帶脈

鍼灸大成(八卷)

穴 法 神應經

頭面部

〔神庭〕 바로 코 위에서 髮際로 入하는 五分이니 灸는 七壯에서 七七壯까지이고 鍼은 禁한다.

〔上星〕 바로 코위에서 髮際로 入하는 一寸이니 鍼은 三分이나 가는 三陵鍼으로서 모든 陽이 熱氣를 泄하며 灸는 三壯이나 많이 灸함은 옳지 않으니 많으면 氣가 上하는 것을 뽑기 때문에 눈이 어둡다.

〔顖會〕 上星뒤로 一寸인 陷이 있는 속이니 灸는 二七壯이다.

〔前頂〕 顖會뒤로 一寸五分인 骨사이의 陷中이라 鍼은 一分이고 灸는 三壯이다.

〔百會〕 頂中에 콩을 담을만큼, 陷한 속이니 앞髮際로 五分을 去하고 뒷髮際를 七寸을 去한 곳이니 鍼은 二分이고 灸는 七壯에서 七七壯까지이다.

〔後頂〕 百會뒤로 一寸五分에 있으니 枕骨 윗쪽이다. 鍼은 二分이고 灸는 五壯이다.

〔風府〕 모여서 뒷髮際로 올라가는 一寸인 곳이니 大筋속이 완연하니 간단히 말하면 그곳에 肉이 이러나 있다. 鍼은 四分이나 灸는 禁한다. 灸하면 사람으로 하여금 소리를 듣지 못한다.

〔瘂門〕 목 뒤에서 髮際로 들어가는 五分이니 머리를 쳐다보고 취한다. 鍼은 三分이고 灸는 禁하니 灸하면 벙어리가 된다.

〔睛明〕 눈속의 眥頭에서 一分쯤 밖에 있으니 鍼은 一分半이나 雀目인 것은 鍼을 오래 머물었다가 빨리 뽑으며 灸는 禁한다.

〔攢竹〕 양쪽 눈섭머리에 조금 陷한 속이니 鍼은 三分이나 세번 刺하면

눈이 크게 밝아지니 鋒鍼으로 出血시키며 灸는 禁한다.

〔絲竹空〕 눈섭뒤의 陷中이니 鍼은 三分이 옳고 瀉하는데는 마땅하나 補하는 좋지 못하고 灸는 禁하니 灸하면 눈으로 조금도 보이는 것이 없다.

〔角孫〕 耳廓의 중간에 있으며 입을 벌리면 空이 생기는 곳이니 鍼은 八分이며 灸는 三壯이다.

〔絡却〕 腦後이고 髮際 위쪽에 있으니 兩旁에 肉이 이러난 위로 각 一寸三分이고 腦後의 枕骨이 腦戶를 俠하고 있으니 髮際에서 위로 四寸半이다. 鍼은 三分이고 灸는 三壯이다.

〔翳風〕 귀뒤에 角이 튀어난 陷中이니 눌리면 귀속이 痛하는 곳이다. 鍼은 三分이고 灸는 七壯이다.

〔臨泣〕 눈위에서 바로 髮際로 들어가는 五分인 陷中이니 鍼은 三分이나 灸는 마땅하지 않다.

〔目窓〕 臨泣에서 뒤로 一寸半에 있으니 灸는 五壯이고 鍼은 三分이며 세번 刺하면 눈이 크게 밝아진다.

〔頭維〕 이마에서 髮際로 들어가니 本神旁에서 一寸五分인 곳에 있으니 鍼은 三分이나 灸는 禁한다.

〔聽會〕 귀앞에 조금 陷한 속에 있으니 上關밑으로 一寸인 動脉이 완연한 속에 있으니 입을 벌려서 취한다. 鍼은 三分이나 補하지는 않는다. 하루에 灸는 五壯에서 七七壯을 灸한다.

〔聽宮〕 귀속에 珠子크기가 팥 같은 곳이니 鍼은 三分이며 灸는 三壯이다.

〔腦空〕 承靈뒤로 一寸五分인 곳에 있으니 玉枕결의 骨밑의 陷中이다. 鍼은 五分이고 灸는 三壯이다.

〔風池〕 腦空밑의 髮際에 陷中에 있으니 鍼은 一寸二分이고 灸는 鍼에 미치지 못하나 하루에 七壯에서 百壯까지이며 炷는 크게 해서는 않된다.

〔耳門〕 귀앞에 肉이 이러난 곳이니 마땅히 귀의 缺陷속이다. 鍼은 三分이고 灸는 禁하며 病으로 灸하는 것에는 三壯에 不過하다.

〔頰車〕 귀밑 八分 曲頰끝의 위쪽 陷中이니 옆으로 누워서 입을 벌리면 空이 생기는 곳이다. 鍼은 四分이고 灸는 하루에 七壯에서 七七壯까지며 炷

는 보리낟 같이 한다.

〔迎香〕 콧구멍 旁에서 五分인 곳에 있으니 鍼은 三分이고 禁灸이다.

〔地倉〕 口吻旁곁에서 四分이니 外近下에 脉이 조금 움직임이 있는 이곳이다. 鍼은 三分半이고, 灸는 하루에 七壯에서 二七壯까지이나 重한 것은 七七壯이다.

〔水溝〕 鼻柱밑의 溝의 한가운데 있으니 鍼은 四分이고 灸는 鍼에 미칠지 못하며 水腫은 오직 鍼을 이 穴에 한다. 灸는 하루에 三壯에서 二百壯까지이다.

〔承漿〕 턱앞의 脣陵밑이 완연한 속에 있으니 입을 벌려서 취한다. 鍼은 三分이고 灸는 하루에 七壯에서 七七壯까지이며 炷는 작은 筋頭크기로 한다.

肩背部

〔肩髃〕 어깨끝의 양쪽 骨사이에 있으니 陷이 완연한 속이다. 팔을 들어서 취하며 鍼은 八分이고 灸는 五壯이나 하루에 七壯에서 二七壯까지이다.

〔肩井〕 缺盆위 大骨앞에서 寸半인 곳에 있으니 三指로서 눌리니 中指밑의 陷中이 이곳이다. 鍼은 五分이나 만약에 깊으면 사람으로 하여금 悶倒하니 빨리 足三里에 補한다.

〔大椎〕 脊骨第一椎위에 陷한 것이 완연한 속에 있으니 鍼은 五分이고 灸는 나이에 따라 壯數가 다르다.

〔陶道〕 一椎밑에 있으니 俛하여 취하니 鍼은 五分이며 灸는 五壯이다.

〔身柱〕 三椎밑에 있으니 俛하여 취하고 灸는 二七壯이다.

〔風門〕 二椎밑에서 各兩旁으로 二寸인 곳에 있으니 鍼은 五分이며 灸는 五壯이다.

〔肺俞〕 三椎밑에서 兩旁으로 각각 二寸인 곳에 있으니 灸는 百壯이다.

〔膏肓〕 四椎밑에서 一分이고 五椎위로 二分인 곳에 있으니 兩旁으로는 각각 三寸半이니 灸는 百壯에서 千壯까지이다.

〔心俞〕 五椎밑에서 兩旁으로 각각 二寸半이니 灸는 七壯이다.

〔膈俞〕 七椎밑에서 兩旁으로 각각 二寸이니 灸는 三壯에서 百壯까지다.

〔肝兪〕 九椎밑에서 兩旁으로 각 二寸인 곳이니 灸는 七壯이다.

〔胆兪〕 十椎밑에서 兩旁으로 각각 二寸인 곳에서 灸는 二十七壯이다.

〔脾兪〕 十一椎밑에서 兩旁으로 각각 二寸인 곳이니 灸는 三壯이고 鍼은 三分이다.

〔胃兪〕 十一椎밑에서 兩旁으로 각각 二寸인 곳이니 鍼은 二分이고 灸는 나이로서 壯한다.

〔三焦兪〕 十三椎밑에서 兩旁으로 각각 二寸이니 鍼은 五分이면 灸는 五壯이다.

〔腎兪〕 十四椎밑에서 兩旁으로 각각 二寸이니 앞이 배꼽과 平平한 곳에 있으니 灸는 나이에 따라 壯한다.

〔大腸兪〕 十六椎밑에서 兩旁으로 각 二寸이니 鍼은 三分이며 灸는 三壯이다.

〔小腸兪〕 十八椎밑에서 兩旁으로 각 二寸이니 鍼은 三分 灸는 二壯이다.

〔膀胱兪〕 十九椎밑에서 兩旁으로 각 二寸인 곳에 있으니 鍼은 三分이고 灸는 七壯이다.

〔白環兪〕 二十一椎밑에서 兩旁으로 各二寸인 곳이니 鍼은 五分이고 灸는 三壯이다.

〔腰兪〕 二十一椎밑이니 大椎에서 이곳까지 三尺을 꺾어 몸을 펴서 배를 땅에 곧게하여 양손을 서로 포게어 이마를 받히고 四體를 縱으로 한 뒤에 취하니 鍼은 八分이고 灸는 七壯에서 二十一壯까지이다.

〔長强〕 骶骨끝에서 밑으로 二分인 곳에 있으니 鍼은 三分이고 灸는 三十壯이다.

臍腹部

〔乳根〕 젖에서 밑으로 一寸六分인 陷中에 있으니 仰하여 취하니 鍼은 三分이며 灸는 三壯이다.

〔期門〕 乳旁에서 一寸半이고 바로 밑으로 또 一寸半인 第二肋의 끝의 縫中이니 그 寸은 가슴 앞에서 寸을 量하여 꺾는다. 鍼은 四分이고 灸는 五壯

이다.

〔章門〕 배꼽에서 二寸을 上하여 兩旁으로 각 六寸이니 그 寸은 가슴 앞의 양쪽 젖사이를 옆으로 八寸을 꺾은 속의 六寸이니 옆으로 누워 上足은 굽히고 下足은 펴서 脉이 움직이는 여기를 취하니 灸는 하루에 七壯에 二十七壯까지이다.

〔帶脉〕 季肋에서 밑으로 一寸八分인 陷中이고 배꼽에서 二分을 上하여 兩旁으로 각 七寸半인 곳이니 鍼은 六分이고 灸는 七壯이다.

〔膻中〕 양쪽 젖사이에 있으니 가운데를 꺾어서 취하며 陷이 있는 여기가 穴이고 仰하여 취하니 鍼은 禁하고 灸는 七壯에서 七七壯까지이다.

〔中庭〕 膻中에서 밑으로 一寸六分인 陷中이니 鍼三分이고 灸는 三壯이다.

〔鳩尾〕 양쪽 岐骨 밑으로 一寸六分이니 鍼은 三分이고 灸는 禁한다.

〔巨闕〕 鳩尾밑으로 一寸이니 鍼은 六分이고 灸는 七壯에서 七七까지이다.

〔上脘〕 巨闕에서 밑으로 一寸이고 배꼽에서 위로 五寸이니 鍼은 八分이고 灸는 二十七壯이다.

〔中脘〕 蔽骨尖을 去한 四寸을 下하고 배꼽까지는 四寸이니 鍼은 八分이고 灸는 二七壯에서 百壯까지이다.

〔下脘〕 中脘에서 밑으로 二寸이고, 배꼽에서 위로 二寸이니 鍼은 八分이고 灸는 二七壯이다.

〔水分〕 배꼽에서 위로 一寸인 곳이니 水病에는 灸가 매우 좋으나 鍼은 禁한다. 鍼하면 물이 말라 딴 病이 생겨 即死하며 灸는 七壯에서 四百壯까지이다.

〔神闕〕 배꼽속이니 鍼은 禁한다. 鍼을 하면 사람으로 하여금 배꼽속에 瘍積가 생겨 屎가 나오는 것은 죽는다. 灸는 百壯이다.

〔氣海〕 배꼽 밑으로 一寸半이 완연한 속이니 鍼은 八分이고 灸는 七壯에서 百壯까지이다.

〔關元〕 배꼽밑으로 三寸인 곳에 있으니 鍼은 八分이고 灸는 百壯에서 三百壯까지이나 灸는 鍼에는 미치지 못하며 孕婦는 禁鍼이다.

〔中極〕 關元밑으로 一寸이고 배꼽에서는 밑으니 四寸인 곳에 있으니 鍼

은 八分이고 氣를 얻으면 바로 瀉한다. 灸는 百壯까지이나 혹은 하루에 三七壯이다.

〔會陰〕 양陰사이에 있으니 灸는 三壯이다.

頭 面 背 腹의 모든 穴은 속의 任督

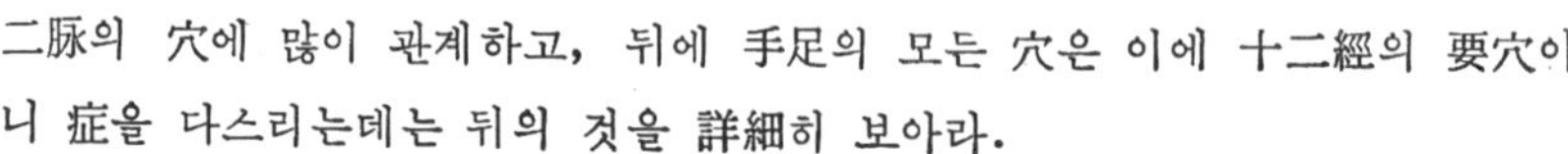

二脈의 穴에 많이 관계하고, 뒤에 手足의 모든 穴은 이에 十二經의 要穴이니 症을 다스리는데는 뒤의 것을 詳細히 보아라.

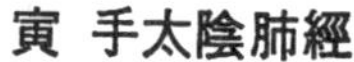

寅 手太陰肺經

〔尺澤〕 팔굽치의 約紋위쪽 양筋사이에 動脈에 있으니 鍼은 三分이니 깊게刺함은 옳지 않으며 灸는 五壯이다.

〔列缺〕 손옆에서 팔목위로 半寸이니 양손을 서로 交叉하여 食指가 다하는 곳의 兩筋骨의 罅中이니 鍼은 二分이고 灸는 七壯에서 七七까지이다.

〔經渠〕 寸口의 陷中에 있으니 動脈이 손에 應하는 곳이다. 鍼은 二分이나 灸는 禁한다.

〔太淵〕 손바닥 뒤 안쪽의 橫紋頭에 動脈이 있는 곳이니 鍼은 二分이고 灸는 三壯이다.

〔魚際〕 大指의 本節뒤에 흰肉짝에 있으니 鍼은 二分이고 灸는 禁한다.

〔小商〕 大指의 안쪽 爪角甲을 去함이 韮葉같이 한 곳이니 鍼은 一分이나 鋒鍼으로 出血함이 마땅하고 灸는 禁한다.

卯 手陽明 大腸經

〔商陽〕 食指안쪽에 爪甲角을 韮葉같이 去한 곳이니 鍼은 一分이고 灸는 三壯이다.

〔二間〕 食指의 本節앞에 안쪽에 있는 陷中이니 鍼은 三分이고 灸는 三壯이다.

〔合谷〕 大指와 次指의 骨이 갈라지는 사이의 陷中에 있으니 鍼은 三分이

고 灸는 三壯이나 姙婦에는 鍼은 좋지 아니하다.

〔陽谿〕 팔목 윗쪽의 양筋 사이에 陷한 곳에 있으니 鍼은 三分이고 灸는 三壯이다.

〔三里〕 曲池밑으로 二寸에 있으니 눌리니 肉이 이러나 튀어난 곳의 끝에 있으니 鍼은 三分이고 灸는 三壯이다.

〔曲池〕 팔굽치 바깥 補骨에 있으니 팔굽치를 굽혀 橫紋頭의 陷中이다. 손아귀로서 가슴에 대고 취하니 鍼은 七分이고 灸는 七壯이나 하루에 七壯에서 二百까지도 좋다.

辰 足陽明胃經

〔伏兎〕 陰市에서 위로 三寸인 肉이 이러난 위에 있으니 바르게 꿇어앉아 취한다. 鍼은 五分이나 灸는 禁한다.

〔陰市〕 膝蓋위에서 三寸인 곳에 있으니 拜하여 취한다. 鍼은 三分이나 灸는 禁한다.

〔三里〕 膝蓋밑으로 三寸인 胻骨의 大筋속에 있으니 앉아서 취하고 鍼은 八分이고 灸는 百壯까지이다.

〔上廉〕 三里밑 三寸에 있으니 양筋骨의 罅中에 있으니 결타 앉아 취한다.

〔下廉〕 上廉에서 밑으로 三寸에 있으니 穴을 취하는 방법은 上廉과 같다. 鍼은 각각 三分이며 灸는 七壯이다.

〔解谿〕 衝陽뒤로 寸半에 있으니 발목 위에 가죽신을 매는 곳을 취하니 鍼은 五分이고 灸는 三壯이다.

〔衝陽〕 발등위에 있으니 陷谷을 三寸 去한 骨間에 動脈이 있는 곳이다. 鍼은 五分이고 灸는 三壯이다.

〔陷谷〕 足大指와 次指의 바깥으로 사이에 本節의 陷한 속에 있으니 內庭을 去한 二寸이다. 鍼은 五分이며 灸는 三壯이다.

〔內庭〕 足大指와 次指의 바깥 사이에 있는 陷中이니 鍼은 三分이며 灸는 三壯이다.

〔厲兌〕 足大指와 次指끝에 爪甲을 韮葉같이 去한 곳에 있으니 鍼은 一分

이고 灸는 一壯이다.

巳 足太陰脾經

〔隱白〕 足大指의 안쪽 爪甲을 韮葉같이 去한 곳이니 月事가 그치지 않은데 刺하면 곧 나으니 鍼은 二分이고 灸는 三壯이다.

〔大都〕 足大指의 안쪽에 陷이 있는 肉쨤에 있으니 鍼은 三分이고 灸는 三壯이다.

〔太白〕 足大指의 안쪽이고 內踝앞의 核骨밑의 陷中에 있으니 鍼은 三分이고 灸는 三壯이다.

〔公孫〕 足大指의 本節뒤로 一寸이니 內踝앞에 있다. 鍼은 四分이고 灸는 三壯이다.

〔商丘〕 內踝밑의 陷中에서 조금 앞이니 앞에 中封이 있고 뒤에는 照海가 있으니 穴은 그 中間에 있다. 鍼은 三分이고 灸는 三壯이다.

〔三陰交〕 內踝윗쪽에 있으니 踝를 버린 三寸인 곳의 骨밑 陷中이다. 鍼은 三分이고 灸는 三壯이다.

〔陰陵泉〕 무릎 안쪽 補骨밑의 陷中에 있으니 무릎을 굽혀 취하니 무릎의 横紋頭밑이 穴이며 陽陵泉과 맞서서 一寸이 약간 높다. 鍼은 五分이고 灸는 七壯이다.

午 手少陰心經

〔少海〕 팔굽치 內廉의 節後이고 大骨밖으로 팔굽치 끝을 去한 五分에 있으니 팔굽치를 굽혀서 머리로 向하게 하여 취하니 鍼은 三分이고 灸는 三壯이다.

〔靈道〕 손바닥에서 寸半뒤에 있으니 鍼은 三分이고 灸는 三壯이다.

〔通里〕 손바닥에서 뒤로 一寸半인 陷中에 있으니 鍼은 三分이고 灸는 七壯이다.

〔神門〕 손바닥 뒤의 銳骨끝 陷中에 있으니 鍼은 三分이며 灸는 七壯이니 炷는 少麥크기로 한다.

〔少府〕 小指의 本節 後骨의 縫한 陷中이니 바로 勞宮이다. 鍼은 二分이

고 灸는 七壯이다.

〔少衝〕 小指 안쪽에 있으니 爪甲을 韮葉같이 去한 곳이니 鍼은 一分이고 灸은 一壯이다.

未 手太陽小腸經

〔少澤〕 小指 바깥쪽에 있으며 爪甲을 韮葉같이 鍼한 陷中이니 灸은 一分이며 灸는 一壯이다.

〔前谷〕 小指의 바깥쪽에 本節앞의 陷中에 있으니 鍼은 一分이고 灸는 三壯이다.

〔後谿〕 小指의 바깥쪽 本節뒤의 陷中에 있으니 鍼은 一分이고 灸는 一壯이다.

〔腕骨〕 손바깥쪽 팔목 앞에 骨이 이러난 밑의 陷中에 岐骨이 있는 罅縫이니 鍼는 二分이고 灸는 三壯이다.

〔陽谷〕 손 바깥쪽의 팔목에 銳骨밑의 陷中이니 鍼은 二分이고 灸는 三壯이다.

〔少海〕 팔굽치의 大骨밖에 있으니 팔굽치 밖을 去한 五分陷中이니 팔굽을 굽혀 머리로 向해 취한다. 鍼은 一分이고 灸는 二壯이다.

申 足太陽膀胱經

〔委中〕 오금 한가운데의 양쪽 筋사이의 約紋속에 있으니 動脉이 손에 應하는 곳이다. 鍼은 八分이나 灸는 禁한다.

〔承山〕 腿肚가 튀어난 밑의 分肉間의 陷中에 있으니 鍼은 八分이고 灸는 七七壯까지이다.

〔崑崙〕 발 바깥 복사뼈뒤로 五分인 곳에 있으니 跟骨위의 陷中이다. 鍼은 三分이고 灸는 三壯이다.

〔申脉〕 外踝밑으로 五分인 陷中이니 爪甲에 白肉을 담은 짬이니 앞뒤에 筋이 있고 위에는 踝가 있으며 밑에는 軟骨이 있으니 그 가운데 穴이 있다. 鍼은 三分이다.

〔金門〕 外踝밑에서 조금 뒷쪽이니 丘墟뒤이고 申脈앞이다. 鍼은 一分이고 灸는 三壯이다.

〔京骨〕 발 바깥쪽 大骨밑의 赤白肉쨤의 陷中이니 鍼은 三分이고 灸는 七壯이다.

〔束骨〕 足小指의 바깥쪽 本節뒤 肉際의 陷中이니 鍼은 三分이고 灸는 三壯이다.

〔通谷〕 足少指의 바깥쪽 本節뒤의 陷中이니 鍼은 二分이고 灸는 三壯이다.

〔至陰〕 足少指의 바깥쪽 爪角을 韮葉같이 去한 곳이니 鍼은 二分이고 灸는 三壯이다.

酉 足少陰腎經

〔湧泉〕 足心에 있으니 발은 굽히고 발가락은 하여 취하니 白肉쨤이다. 鍼은 五分이나 出血해서는 안된다.

〔然谷〕 內踝앞의 大骨밑 陷中에 있으니 鍼은 三分이니 出血은 좋지 못하며 灸는 三壯이다.

〔太谿〕 內踝뒤로 五分인 곳에 있으니 跟骨위에 있는 動脈이다. 鍼은 三分이며 灸는 三壯이다.

〔照海〕 內踝에서 밑으로 四分에 있으니 앞뒤에 筋이 있으며 위에는 踝骨이 있고 밑에는 軟骨이 있으니 그 가운데 이 穴이 있다. 鍼은 三分이고 灸는 七壯이다.

〔復溜〕 內踝위에 있으니 踝를 除한 一寸이고 踝뒤로 五分이니 太谿과는 相直하고 있다. 鍼은 三分이며 灸는 五壯이다.

〔陰谷〕 무릎속의 輔骨뒤에 있으니 大筋밑이고 小筋 윗쪽이며 눌리면 손에 應하니 무릎을 굽혀서 취한다. 鍼은 四分이고 灸는 三壯이다.

戌 手厥陰心包絡經

〔曲澤〕 팔굽치의 內廉에 있으니 大筋안의 橫紋 가운데 動脈이다. 鍼은

三分고 灸는 三壯이다.

〔間使〕 손바닥뒤의 横紋위로 三寸인 곳이니 양筋사이의 陷中이다. 鍼은 三分이고 灸는 五壯이다.

〔內關〕 손바닥뒤의 横紋위로 三寸인 곳이니 양쪽 筋사이다. 鍼은 五分이고 灸는 三壯이다.

〔大陵〕 손바닥뒤의 横紋가운데 양쪽 筋사이의 陷中이다. 鍼는 五分이며 灸는 三壯이다.

〔勞宮〕 掌心에 있으니 無名指를 굽히니 불로 튀어난 곳이다. 鍼은 三分이고 灸는 三壯이다.

〔中衝〕 中指끝쪽에 있으니 爪甲을 韮葉같이 去한 곳이다. 鍼은 一分이며 灸는 一壯이다.

亥 手少陽三焦經

〔關衝〕 無名指 바깥쪽에 있으니 爪角을 韮葉같이 去한 곳이다. 鍼은 一分이고 灸는 一壯이다.

〔液門〕 小指와 次指의 岐骨사이에 있으니 주먹을 쥐고 취한다. 鍼은 三分이고 灸는 三壯이다.

〔中渚〕 無名指의 本節뒤의 陷中에 있으니 液門에서 밑으로 一寸인 곳이다. 鍼은 三分이고 灸는 三壯이다.

〔陽池〕 손겉의 팔목위의 陷中에 있으니 鍼은 二分이나 灸는 禁한다.

〔外關〕 팔목뒤로 二寸인 곳에 있으니 兩骨사이의 陷中이다. 鍼은 三分이고 灸는 三壯이다.

〔支溝〕 팔목뒤로 三寸인 곳이니 양쪽 骨사이의 陷中에 있다. 鍼은 二分이고 灸는 二七壯이다.

〔天井〕 팔굽치 뒤의 大骨뒤에 있으니 팔굽치위로 一寸인 곳이니 양筋사이의 陷中에 있다. 또 손으로 膝頭를 눌려 취하며 팔굽치를 굽혀 손안귀를 가슴에 대어 취하니 鍼은 一分이고 灸는 三壯이다.

子 足少陽胆經

〔環跳〕 髀樞中에 있으니 즉 硯子骨밑이 완연한 속이다 옆으로 누워 下足은 뻗히고 上足은 굽혀서 취한다. 鍼은 二寸이고 灸는 五壯에서 五十壯까지이다.

〔風市〕 무릎위 바깥쪽의 양쪽 筋사이에 있으니 손을 펴서 다리에 붙여 中指가 다하는곳의 陷中이다. 鍼은 五分이며 灸는 五壯이다.

〔陽陵泉〕 무릎밑으로 一寸인 곳이니 外廉의 陷中바깥 骨이 튀어난 곳의 앞이다. 鍼은 六分이고 灸는 七壯이다.

〔陽輔〕 外踝 윗쪽이니 踝를 除한 四寸이고 輔骨앞 絕骨끝에서 三分인 곳이니 丘墟를 去한 七寸이며 鍼은 五分이고 灸는 三壯이다.

〔懸鍾〕(一名은 絕骨) 바깥 복사뼈 위쪽으로 三寸인 곳에 있으니 脉이 끊어진 곳이다. 鍼은 六分이고 灸는 五壯이다.

〔丘墟〕 外踝밑에 앞에와 같은 陷中이니 臨泣를 지난 三寸이며 鍼은 五分이고 灸는 三壯이다.

〔臨泣〕 小指와 次指의 本節뒤의 陷中이니 俠谿을 지난 寸半인 곳에 있으며 鍼은 二分이고 灸는 三壯이다.

〔俠谿〕 小指와 次指의 岐骨사이에 있는 本節앞의 陷中이니 鍼은 二分이고 灸는 三壯이다.

〔竅陰〕 小指와 次指의 바깥쪽에 있으니 爪角을 韮葉같이 去한 곳이니 鍼은 一分이고 灸는 三壯이다.

丑 足厥陰肝經

〔大敦〕 大指끝의 爪甲을 韮葉같이 去한 곳이니 鍼은 二分이고 灸는 三壯이다.

〔行間〕 大指의 本節앞이니 아래위로 筋이 있으며 앞뒤로는 小骨이 튀어났으니 그 穴은 바로 陷中에 있고 動하는 脉이 손에 應한다. 鍼은 六分이고 灸는 三壯이다.

〔太衝〕 大指의 本節에서 뒤로 二寸인 곳이니 옆으로 連結된 絡이 있으며 地五會까지는 二寸이고 움직이는 맥이 손에 응하는 陷中이니 鍼은 三分이고 灸는 三壯이다.

〔中封〕 內踝앞에서 一寸이고 大筋이 貼한 뒤이니 鍼은 四分이고 灸는 三壯이다.

〔曲泉〕 무릎안쪽의 輔骨밑이니 大筋위쪽이고 小筋밑이니 무릎을 굽혀서 취하며 무릎오금의 橫紋頭 안팎에 兩筋이 완연한 속이니 鍼은 六分이고 灸는 三壯이다.

神應經用鍼呪

天靈節榮，願保長生，大玄之一，守其眞形，五臟神君，各保安寧，神鍼一下，萬毒潛形，急急如律，令攝

무릇 鍼을 하메 呪를 一遍 默念하여 吹氣가 鍼위에 있고 鍼을 생각하기를 불같은 龍이 病人의 心腹속을 따라 나오면 그 병이 빨리 낫는다.

治　法

諸風門

〔左癱右瘓〕 曲池，陽谿，合谷，中渚，三里，陽輔，崑崙

〔팔굽치를 펴지 못하는데〕 腕骨

〔足無膏澤〕 上廉

〔偏腫〕 列缺，衝陽

〔身體反折〕 肝俞

〔中風肘攣〕 內關

〔目戴上〕 絲竹空

〔吐涎〕 絲竹空，百會

〔不識人〕 水溝，臨泣，合谷

〔脊反折〕 瘂門 風府

〔風痺〕 天井 尺澤 小海 委中 陽輔

〔驚癎〕 尺澤(一壯) 少衝 前頂 束骨

〔風癎〕 神庭 百會 前頂 湧泉 絲竹空 神闕(一壯) 鳩尾(三壯)

〔風勞〕 曲泉 膀胱俞(七壯)

〔風疰〕 百會(三壯) 肝俞(三壯)

〔風眩〕 臨泣 陽谷 腕骨 申脉

〔中風〕 臨泣 百會 肩井 肩髃 曲池 天井 間使 內關 合谷 風市 三里 解谿 崑崙 照海

〔痦瘂〕 支溝 復溜 間使 合谷 魚際 靈道 陰谷 然谷 通谷

〔口噤不開〕 頰車 承漿 合谷

〔風患癎疾〕 發作하면 자빠뜨려 진다. 灸風池 百會

〔黃帝灸法〕 中風으로 눈이 위로 실린 것과 말을 못하는 것을 다스린다. 灸는 三椎위에 각각 七壯씩을 함께 灸하는 炷는 대추 반만큼의 크기로 한다.

傷寒門

〔身熱頭痛〕 攢竹 大陵 神門 合谷 魚際 中渚 液門 小澤 委中 太白

〔惡寒으로 떨며 寒慄鼓頷〕 魚際

〔身熱〕 陷谷 吕細(足寒은 廉에 닿거던 出鍼한다) 三里 復溜 俠谿 公孫 太白 委中 湧泉

〔寒熱〕 風池 少海 魚際 小衝 合谷 復溜 臨泣 太白

〔傷寒으로 땀이 나지 않은데〕 風池 魚際 經渠(각각 瀉한다) 二間

〔過經不解〕 期門

〔餘熱不盡〕 曲池 三里 合谷

〔腹脹〕 三里 內庭

〔陰症復寒〕 神闕에 二三百壯을 灸한다.

〔大熱〕 曲池 三里 復溜

〔嘔噦〕 百會 曲澤 間使 勞宮 商丘

〔腹寒熱氣〕 少衝 陰陵泉 商丘 大衝 行間 三陰交 隱白
〔發狂〕 百勞 間使 合谷 復溜(具灸)
〔不省人事〕 中渚 三里 大敦
〔秘塞〕 照海 章門
〔小便下通〕 陰谷 陰陵泉

痰喘咳嗽門

〔欬嗽〕 列缺 經渠 尺澤 魚際 小澤 前合 三里 解谿 崑崙(百壯) 亶中(七壯)
〔欬嗽飮水〕 太淵
〔引兩脇痛〕 肝兪
〔引尻痛〕 魚際
〔欬血〕 列缺 三里 肺兪 百勞 乳根 風門 肝兪
〔唾血內損〕 魚際(瀉) 尺澤(補) 間使 神門 太淵 勞宮 曲泉 太谿 然谷 太衝 肺兪(百壯) 肝兪(三壯) 脾兪(三壯)
〔唾血振寒〕 太谿 三里 列缺 太淵
〔嘔血〕 曲澤 神門 魚際
〔嘔膿〕 亶中
〔唾濁〕 尺澤 間使 列缺 少商
〔嘔食不化〕 太白
〔嘔吐〕 曲澤 通里 勞宮 陽陵 太谿 照海 太衝 大都 隱白 通谷 胃兪 肝兪
〔嘔逆〕 太陵
〔嘔噦〕 太淵
〔喘嘔欠伸〕 經渠
〔上喘〕 曲澤 大陵 神門 魚際 三間 商陽 解谿 崑崙 亶中 肺兪
〔數欠而喘〕 太淵
〔欬喘隔食〕 隔兪
〔喘滿〕 三間 商陽
〔肺가 팽팽하게 벌어지고, 氣가 옆구리 밑에 모여 熱이 가득히 차서 痛한

데〕陰都에 灸, 大淵 肺俞

〔숨이 차서 걷지를 못하는데〕 中脘 期門 上廉

〔諸虛百損〕 五勞七傷

〔失精勞證〕 肩井 大椎 膏肓 譩俞 下脘 三里

〔傳尸骨蒸肺痿〕 膏肓 肺俞 四花穴

〔乾嘔〕 間使(三十壯) 胆俞 通谷 隱白 灸는 젖밑으로 一寸半인 곳

〔噫氣〕 神門 太淵 少商 勞宮 太谿 陰谷 太白 大敦

〔痰涎〕 陰谷 然谷 復溜

〔結積留飮〕 膈俞(五壯) 通谷(灸)

諸般積聚門

〔氣塊冷氣一切氣疾〕 氣海

〔心氣痛連脇〕 百會 上脘 支溝 大陵 三里

〔結氣上喘과 伏梁氣〕 中脘

〔心下가 술잔같은데〕 中脘 百合

〔脇下의 積氣〕 期門

〔賁豚氣〕 章門 期門 中脘 巨闕 氣海(百壯)

〔氣逆〕 尺澤 商丘 太白 三陰交

〔喘欬〕 神門 陰陵泉 崑崙 臨泣

〔噫氣上逆〕 太淵 神門

〔欬逆〕 支溝 前谷 大陵 曲泉 三里 陷谷 然谷 行間 臨泣 肺俞

〔欬逆이 나오는 것이 없는데〕 먼저 三里를 취하고 뒤에 太白 肝俞 太淵 魚際 太谿 竅陰을 취한다.

〔欬逆振寒〕 少商 天突(灸三壯)

〔久病欬〕 少商 天突(灸三壯)

〔厥氣衝腹〕 解谿 天突

〔短氣〕 大陵 尺澤

〔少氣〕 間使 神門 大陵 小衝 三里 下廉 行間 然谷 至陰 肝俞 氣海

〔欠氣〕 通里 內庭

〔諸積〕 三里 陰谷 解谿 通谷 上脘 肺俞 膈俞 脾俞 三焦俞

〔腹中氣塊〕 塊頭가 있는 위의 一穴에 二寸半을 鍼하고 灸는 二七壯이고 塊中에는 一穴에 鍼은 三寸이고 灸는 三七壯이며 鬼尾에는 一穴에 鍼은 三寸半이고 灸는 七壯이다.

〔胸腹이 벌려져 氣가 막힌데〕 合谷 三里 期門 乳根

〔灸哮法〕 天突 尾窮에 骨이 뾰족한데 또 등위에 一穴이니 그 방법은 綿一條를 가지고 목위를 奪하여 밑으로 다루어 鳩尾까지 위를 뾰족하게 截斷하고 뒤로 끄러당겨 脊骨로 올라 갔어 綿頭가 다하는 곳이 이 穴이니 七壯을 灸하면 그 効가 말할 수 없다.

腹痛脹滿門

〔腹痛〕 內關 三里 陰谷 陰陵 復溜 太谿 崑崙 陷谷 行間 太白 中脘 氣海 膈俞 脾俞 腎俞

〔食不下〕 內關 魚際 三里

〔小腹이 갑짜기 痛하여 참기 어려운데와 小腸氣, 外腎吊, 疝氣, 모든 氣痛 心痛등〕 足大指와 次指밑의 中節의 橫紋에 五壯을 灸하고 남자는 左 여자는 右를 취하니 極히 妙하고 두 발을 모두 灸함도 또한 좋다.

〔小腹脹痛〕 氣海

〔繞臍痛〕 水分 神闕 氣海

〔小腹痛〕 陰市 承山 下廉 腹溜 中封 大敦 小海 關元 腎俞(나이에 따라 壯한다)

〔俠臍痛〕 上廉

〔臍痛〕 曲泉 中封 水分

〔引腰痛〕 太衝 太白

〔腹滿〕 小商 陰市 三里 曲泉 崑崙 商丘 通谷 太白 大都 隱白 陷谷 行間

〔腹滿〕 少商 陰市 三里 曲泉 崑崙 商丘 通谷 太白 隱白 陷谷 行間

〔腹脇滿〕 陽陵泉 三里 上廉

〔心腹脹滿〕 絕骨 內庭

〔小腹脹滿痛〕 中封 然谷 內庭 大敦

〔腹脹〕 尺澤 陰市 三里 曲泉 陰谷 陰陵泉 商丘 公孫 內庭 太谿 太白 厲兌 隱白 膈俞 腎俞 中脘 大腸俞

〔벌러진 胃痛〕 膈俞

〔腹堅大〕 三里 陰陵泉 丘墟 解谿 衝陽 期門 水分 神闕 膀胱俞

〔寒熱堅大〕 衝陽

〔鼓脹〕 腹溜 中封 公孫 太白 水分 三陰交

〔腹寒不食〕 陰陵泉(灸)

〔痰癖腹寒〕 三陰交

〔腹鳴寒熱〕 腹溜

〔胸腹이 괭괭하여 氣鳴〕 合谷 三里 期門

心脾胃門

〔心痛〕 曲澤 間使 內關 大陵 神門 太淵 太谿 通谷 心俞(百壯) 巨闕(七壯)

〔心痛食不下〕 中脘

〔胃脘痛〕 太淵 魚際 三里 兩乳下(各一寸刺, 各三十壯灸) 膈俞 胃俞 腎俞(灸는 나이에 따라 壯한다)

〔心煩〕 神門 陽谿 魚際 腕骨 小商 解谿 公孫 太白 至陰

〔煩渴心熱〕 曲澤

〔心煩怔忡〕 魚際

〔卒心疼不可忍〕 冷한 酸水를 吐하는 데는 足大指와 次指속의 紋中에 각각 一壯씩 灸하며 炷는 보리낟 크기로 한다.

〔思慮過多〕 心力이 없어 앞의 일을 잊고 뒷일을 잃은데는 百會에 灸한다.

〔心風〕 心俞(灸) 中脘

〔煩悶〕 腕骨

〔虛煩口乾〕 肺俞

〔煩悶으로 잠을 이루지 못하는데〕 大淵 公孫 隱白 肺俞 陰陵泉 三陰交

〔煩心喜噫〕 小商 太谿 陷谷

〔心痺悲恐〕 神門 大陵 魚際

〔懈惰〕 照海

〔心驚恐〕 曲澤 天井 靈道 神門 太陵 魚際 三間 液門 少衝 百會 厲兌 通谷 巨闕 章門

〔嗜臥〕 百會 天井 三間 二間 太谿 照海 厲兌 肝俞

〔嗜臥下言〕 膈俞

〔不得臥〕 太淵 公孫 隱白 肺俞 陰陵泉 三陰交

〔支滿不食〕 肺俞

〔振寒不食〕 衝陽

〔胃熱不食〕 下廉

〔胃脹不食〕 水分

〔心恍惚〕 天井

〔心喜笑〕 陽谿 陽谷 神門 大陵 列缺 魚際 勞宮 復溜 肺俞

〔胃痛〕 太淵 魚際 三里 腎俞 肺俞 胃俞 兩乳下(鍼은 각一寸, 灸는 各二十壯)

〔飜胃〕 먼저 下脘을 취하고 뒤에 三里(瀉)를 取한다. 胃俞 膈俞(百壯) 中脘 脾俞

〔噎食不下〕 勞宮 少商 太白 公孫 三里 中魁(中指의 둘째마디가 튀어난 곳에 있다) 膈俞 心俞 胃俞 三焦俞 中脘 大腸俞

〔不能食〕 小商 三里 然谷 膈俞 胃俞 大腸俞

〔不嗜食〕 中封 然谷 內庭 厲兌 隱白 陰陵泉 肺俞 脾俞 胃俞 小腸俞

〔食氣飮食聞食臭〕 百會 少商 三里 膻中에는 灸

〔食多身瘦〕 脾俞 胃俞

〔脾寒〕 三間 中渚 液門 合谷 商丘 三陰交 中封 照海 陷谷 太谿 至陰 腰俞

〔胃熱〕 懸鍾

〔胃寒有痰〕 膈俞

〔脾虛로 腹脹하여 곡식을 소화하지 못하는데〕 三里

〔脾病溏泄〕 三陰交

〔脾虛不便〕 商丘 三陰交

〔胆虛로 嘔逆하여 氣가 上하여 熱하는데〕 氣海

心邪癲狂門

〔心邪癲狂〕 攢竹 尺澤 間使 陽谿

〔癲狂〕 曲池 少海 間使 陽谿 大陵 合谷 魚際 神門 腕骨 液門 衝陽 行間 京骨 肺俞(百壯)

〔癲癎〕 攢竹 天井 小海 神門 金門 商丘 行間 通谷 心俞(百壯) 後谿 鬼眼四穴(手大指와 足大指의 안쪽 爪甲角에 있으니 그 艾의 半은 爪上에 炷를 하고 半은 肉위에 하여 三壯을 灸하며 효력이 극히 묘하다)

〔鬼擊〕 間使 支溝

〔癲疾〕 上星 百會 風池 曲池 尺澤陽谿 腕骨 解谿 後谿 申脉 崑崙 商丘 然谷 通谷 承山(鍼은 三分을 하고 빨리 빼며 灸는 百壯이다)

〔狂言〕 太谿 陽谿 不廉 崑崙

〔狂言不樂〕 大陵

〔多言〕 百會

〔癲狂으로 말의 尊卑를 가리지 못하는데〕 脣속의 穴의 肉이 弦한 위에 灸를 一壯하드라도 炷를 小麥크기로 하고 또 鋼刀로 쪼개어 끊기면 더욱 좋다)

〔狂으로 말을 여러번 되풀이 하는데〕 陽谷 液門

〔喜笑〕 水溝 列缺 陽谿 大陵

〔喜哭〕 百會 水溝

〔目妄視〕 風府

〔鬼邪〕 間使 十三穴에 鍼(穴은 九卷에 詳見하라)

〔見鬼〕 陽谿

〔魘夢〕 商丘

〔中惡不省〕 水溝 中脘 氣海

〔不省人事〕 三里 大敦

〔發狂〕 少海 間使 神門 合谷 後谿 復溜 絲竹空

〔狂走〕 風府 陽谷

〔狐魅, 神邪迷附 癲狂〕 兩손과 양쪽 발의 大拇指를 끈으로 묶어메고 艾炷를 네곳에 붙여 灸가 다하도록 하고 한곳이라도 灸가 다달으지 않으면 그 疾이 반드시 낫지 않으니 灸는 三壯(즉 鬼 穴)이고 小兒胎癎, 奶癎, 驚癎도 또한 이와 같은 방법으로 一壯을 灸하니 炷는 小麥크기로 한다.

〔卒狂〕 間使 後谿 合谷

〔瘈瘲指掣〕 勞宮 瘂門 陽谷 腕骨 帶脉

〔呆痴〕 神門 少商 湧泉 心湧

〔오래도록 狂하여 높은 곳에 올라 노래하려하고 옷을 벗고 다라나려 하는데〕 神門 後谿 經陽

〔瘈驚〕 百會 解谿

〔暴驚〕 下廉

〔癲疾〕 前谷 後谿 水溝 解谿 金門 申脉

霍 亂 門

〔霍亂〕 陰陵 承山 解谿 太白

〔霍亂吐瀉〕 關衝 支溝 尺澤 三里 太白, 먼저 太谿을 취하고 뒤에 太倉을 취한다.

〔霍亂嘔吐輸筋〕 支溝 關衝 陰陵泉 承山 陽輔 太白 大都 中封 解谿 丘墟 公孤

瘧 疾 門

〔瘧疾〕 百會 經渠 前谷

〔溫瘧〕 中脘 大椎

〔痎瘧〕 腰俞

〔瘧疾發寒熱〕 合谷 液門 商陽

〔痎瘧寒熱〕 合谷 後谿

〔瘧疾振寒〕 上星 丘墟 陷谷

〔頭痛〕 腕骨

〔寒瘧〕 三間

〔心煩〕 神門

〔久瘧不食〕 公孫 內庭 厲兌

〔久瘧〕 中渚 商陽 丘墟

〔熱多寒少〕 間使 三里

〔脾寒發瘧〔 大椎 間使 乳根 腫脹門 附紅癉 黃疸

〔渾身浮腫〕 曲池 合谷 三里 內庭 行間 三陰交

〔水腫〕 列缺 腕骨 合谷 間使 陽陵 陰谷 三里 曲泉 解谿 陷谷 復溜 公孫 厲兌 衝陽 陰陵 胃俞 水分 神闕

〔四肢浮腫〕 曲池 合谷 通里 中渚 液門 三里 三陰交

〔風浮身腫〕 解谿

〔腫水氣脹滿〕 復溜 神闕

〔復脹脇滿〕 陰陵泉

〔偏身腫滿食不化〕 腎俞(百壯)

〔鼓脹〕 復溜 公孫 中封 太白 水分

〔消痺〕 太谿

〔傷飽身黃〕 章門

〔紅癉〕 百會 曲池 合谷 三里

〔黃疸〕 百勞 腕骨 三里 湧泉 中腕 膏肓 大陵 勞宮 太谿 中封 然谷 太衝 復溜 脾俞

汗　　門

〔多汗〕 먼저 合谷에 瀉하고 다음 復溜를 補한다.

〔少汗〕 먼저 合谷에 補하고 다음 復溜에 瀉한다.

〔自汗〕 曲池 列缺 少商 崑崙 衝陽 然谷 大敦 湧泉

〔無汗〕 上星 瘂門 風府 風池 支溝 經渠 太陵 陽谷 腕骨 然谷 中渚 液門 魚際 合谷 中衝 少商 商陽 大都 委中 陷谷 厲兌 後谿

〔汗不出〕 曲澤 魚際 少澤 上星 曲泉 復溜 崑崙 俠谿 竅陰

痺 厥 門

〔風痺〕 尺澤 陽輔

〔癖積痰痺〕 膈兪

〔寒厥〕 太淵 液門

〔痿厥〕 丘墟

〔尸厥로 죽은것 같이 하는 일을 알지 못하는데〕 厲兌에 三壯을 灸한다.

〔身寒痺〕 曲池 列缺 環跳 風市 委中 商丘 中封 臨泣

〔厥逆〕 陽輔 臨泣 章門, 脈이 끊어진것 같은데는 間使에 灸하거나 復溜에 鍼한다.

〔尸厥〕 列缺 中衝 金門 大都 內庭 厲兌 隱白 大敦

〔四肢厥〕 尺澤 小海 支溝 前谷 三里 三陰交 曲泉 照海 太谿 內庭 行間 大都

腸痔大便門

〔腸鳴〕 三里 陷谷 公孫 太白 章門 三陰交 水分 神闕 胃兪 三焦兪

〔腸鳴而泄〕 神闕 水分 三間

〔食泄〕 上廉 下廉

〔暴泄〕 隱白

〔洞泄〕 腎兪

〔溏泄〕 太衝 神闕 三陰交

〔泄不止〕 神闕

〔出泄不覺〕 中脘

〔痢疾〕 曲泉 太谿 太衝 丹田 脾兪 小腸兪

〔便血〕 承上 復溜 太衝 太白

〔大便不禁〕 丹田 大腸兪

〔大便不通〕 承山 太谿 照海 太衝 小腸兪 太白 章門 膀胱兪

〔大便下長〕 承山 解谿 太白 帶脉

〔閉塞〕 照海 太白 章門

〔泄瀉〕 曲泉 陰陵泉 然谷 束骨 隱白 三焦兪 中脘 天樞 脾兪 腎兪 大腸兪

〔五痔〕 委中 承山 飛揚 陽輔 復溜 太衝 俠谿 氣海 會陰 長强

〔腰風〕 尾窮骨이 다하는 곳에 百壯을 灸하면 곧 낫는다.

〔大小便不通〕 胃脘(三百壯을 灸한다)

〔腸癰痛〕 太白 陷谷 大腸兪

〔脫肛〕 百會 尾窮(七壯) 臍中(壯數는 나이에 따라 灸한다)

〔血痔泄復腫〕 承山 復溜

〔痔疾骨疽蝕〕 承上 商丘

〔久痔〕 三百(掌後 四寸인 곳에 있다) 承山 長强

陰仙小便門

〔寒疝腹痛〕 陰市 太谿 肝兪

〔疝瘕〕 陰蹻(이 二穴은 발 바깥 복사뼈밑의 陷中에 있으니 主로 卒疝小腹痛을 다스리니 左는 右를 取하고 三壯을 灸하며 女人의 月水不調에는 右는 左를 取하여 灸한다.)

〔卒疝〕 丘墟 大敦 陰市 焦海

〔癩仙〕 曲泉 中封 太衝 商丘

〔痃癖小腹下痛〕 太谿 三里 陰陵 曲泉 脾兪 三陰交

〔疝瘕〕 陰陵 太谿 丘墟 照海

〔腸癖癀疝小腸痛〕 通谷(灸百壯) 束骨 大腸兪

〔偏墜木腎〕 歸來 大敦 三陰交

〔陰痛〕 太衝 大敦

〔痃癖膀胱小腸〕 燔鍼으로 五樞 氣海 三里 三陰交에 刺하고 氣門에는 百壯을 灸한다.

〔陰腎偏大하여 小便數하고 혹은 陰이 腹으로 들어간데〕 大敦

〔陰腫〕 曲泉 太谿 大敢 腎俞 三陰交

〔陰莖痛〕 陰陵 曲泉 行間 太衝 陰谷 三陰交 大敢 大谿 腎俞 中極

〔陰莖痛陰汗濕〕 太谿 魚際 中極 三陰交

〔轉胞不溺淋瀝〕 關元

〔腎臟虛冷한 것이 점점 파리하여져서 勞傷하고 陰疼 小氣 遺精〕 腎俞

〔遺精白濁〕 腎俞 關元 三陰交

〔夢遺失精〕 曲泉(灸百壯) 中封 太衝 至陰 膈俞 關元 三焦俞

〔寒熱氣淋〕 陰陵泉

〔淋癃〕 曲泉 然谷 陰陵泉 行間 大敢 少陽俞 湧泉 氣門(百壯)

〔小便黃赤〕 陰谿 太谿 腎俞 氣海 膀胱俞 關元

〔小便五色〕 委中 前谷

〔小便不禁〕 承漿 陰陵泉 委中 太衝 膀胱俞 大敢

〔小便이 피처럼 붉은데〕 大敢 關元(灸二七壯)

〔遺溺〕 神門 魚際 大敦 太衝 關元

〔陰痿丸蹇〕 陰谷 三陰交 然谷 中封 大衝

〔婦人胞轉으로 小便이 不利한데〕 關元에 二七壯을 灸한다.

〔陰挺出〕 太衝 小府 照海 曲泉

〔疝氣偏墜〕 작은 줄로 患人의 입의 양쪽角을 一分의 되게 재어서 세번을 접으면 三角모양이 되니 一角으로서 臍心을 安定하고 兩角은 배꼽밑에 있게 하여 兩旁이 다하는 곳이 이 穴이다. 患이 左이면 右를 灸하고 患이 右이면 左를 二七壯으로 灸하면 병이 낫으니 二穴을 모두 灸해도 좋다.

〔膀胱에 氣가 옆구리와 배꼽밑을 攻하여 陰腎이 入腹하는데〕 배꼽밑으로 六寸에서 兩旁으로 각각 一寸이니 炷는 밀낟알 크기로 하여 灸하나 左는 右를 右는 左를 取하여 灸한다.

頭面門

〔頭痛〕 百會 上星 風府 風池 攢竹 絲竹空 小海 陽谿 大陵 後谿 合谷 腕

骨 中衝 中渚 崑崙 陽陵泉

〔頭强痛〕 頰車 風池 肩井 小海 後谿 前谷

〔頭偏痛〕 頭維

〔腦瀉〕 顋會 通谷

〔頭風〕 上星 前項 百會 陽谷 合谷 關衝 崑崙 俠谿

〔腦痛〕 上星 風池 腦室 天柱 小海

〔頭風面目赤〕 通里 解谿

〔頭風牽引腦項痛〕 上星 百會 合谷

〔偏正頭風〕 百會 前頂 神庭 上星 絲竹空 風池 合谷 攢竹 頭維

〔醉後頭風〕 印堂 攢竹 三里

〔頭風眩暈〕 合谷 豐隆 解谿 風池, 손을 디루어 양 다리에 붙이고 양쪽 虎口속에 灸한다.

〔面腫〕 水溝 上星 攢竹 支溝 間使 中渚 液門 解谿 行間 厲兌 譩譆 天牖 風池

〔面痒腫〕 迎香 合谷

〔頭項俱痛〕 百會 後頂 合谷

〔頭風冷淚出〕 攢竹 合谷

〔頭痛項强으로 무거워서 들지를 못하고 脊이 反折하여 도리켜 보지를 못하는데〕 承漿(먼저 瀉하고 뒤에 補한다) 風府

〔腦昏目赤〕 攢竹

〔頭旋〕 目窓 百合 申脉 至陰 絡都

〔面腫으로 項强하여 코에 息肉이 생긴데〕 承漿(三分을 밀어 올리고 다시 내룬다)

〔頭腫〕 上星 前頂 大陵(出血) 公孫

〔頰腫〕 頰車

〔頭頷腫〕 陽谷 腕骨 前谷 商陽 丘墟 俠谿 手三里

〔風이 動하여 蟲行하는 것 같은데〕 迎谷香

〔頭項强急〕 風府

〔頭目浮腫〕 目窓 陷谷

〔眼瞼瞤動〕 頭維 攢竹

〔腦風面疼〕 少海

〔頭重身熱〕 腎兪

〔眉陵痛〕 肝兪

〔毛髮焦脫〕 下廉

〔面浮腫〕 厲兌

〔面腫〕 水分에 灸한다.

〔頭目眩疼과 피부에 白屑이 생긴데〕 顋會에 灸한다.

咽 喉 門

〔喉痺〕 頰車 合谷 小商 尺澤 經渠 陽谿 大陵 二間 前谷

〔鼓頷〕 少商

〔咽中이 고기뼈 같은데〕 間使 三間

〔咽腫〕 中渚 太谿

〔咽外腫〕 液門

〔咽痛〕 風府

〔嚥食不下〕 亶中에 灸한다.

〔咽中閉〕 曲池 合谷

〔咽中이 腫痛으로 막히어 물과 음식이 내려가지 않은데〕 合谷 少商에 鍼하고 兼하여 三陵鍼으로 手大指의 背頭마디위의 甲根밑을 刺하되 鍼을 세번 排刺한다.

〔双蛾〕 玉液 金津 少商

〔單蛾〕 少商 合谷 廉泉

〔咽喉의 腫이 심하여 막힌것〕 가는 三陵鍼으로 붓대롱 속에 넣고 웃으게 말로 沒藥을 腫痺인 곳에 바른다고 하고 이에 刺한다. 이렇게 하지 않으면 病人이 겁을 내어 病이 빨리 낫지 않는다.

耳 目 門

〔耳鳴〕 百會 聽宮 聽會 耳門 絡却 陽谿 陽谷 前谷 後谿 腕骨 中渚 液門 商陽 腎兪

〔脝에 瘡이 생겨 濃汁이 있는것〕 耳門 翳風 合谷

〔重聽으로 들리지 않은것〕 耳門 風池 俠谿 翳風 聽會 聽宮

〔目赤〕 目窓 大陵 合谷 液門 上星 攅竹 絲竹空

〔目風赤爛〕 陽谷

〔赤翳〕 攅竹 後谿 液門

〔目赤膚翳〕 太淵 俠谿 攅竹 風池

〔白翳膜〕 合谷 臨泣 角孫 液門 後谿 中渚 睛明

〔白翳〕 臨泣 肝兪

〔睛痛〕 內庭 上星

〔冷淚〕 睛明 臨泣 風池 腕骨

〔風을 맞아 눈물을 흘리는데〕 頭維 睛明 臨泣 風池

〔目淚出〕 臨泣 百會 液門 後谿 前谷 肝兪

〔風火로 갑짜기 翳膜이 생겨 양쪽 눈의 疼痛이 참기 어려운것〕 睛明에 鍼하고 手中指의 本節 사이에 튀어난 윗쪽에 三壯을 灸한다.

〔眼睫毛倒〕 絲竹空

〔青盲으로 보이지 않은것〕 肝兪 商陽(左는 右를 취하고 右는 左를 취한다.)

〔目皆急痛〕 三間

〔目昏〕 頭維 攅竹 睛明 目窓 百會 風府 風池 合谷 肝兪 腎兪 絲竹空

〔目眩〕 臨泣 風府 風池 陽谷 中渚 液門 魚際 絲竹空

〔目痛〕 陽谿 二間 大陵 三間 前谷 上星

〔風으로 目眶이 爛하여 눈물이 나는데〕 頭維 顴髎

〔眼痒眼疼〕 光明(瀉) 五會

〔目生翳〕 肝兪 命門 瞳子髎(外眥에서 五分인 곳에 있으니 눈에 氣를 得

으면 이에 瀉한다) 合谷 商陽

〔小兒雀目으로 밤눈이 어두운것〕 手大指의 甲後에서 一寸인 곳의 內廉横紋頭에 있는 白肉쨤에 각 一壯을 灸한다.

鼻 口 門

〔코에 瘜肉이 있는것〕 迎香

〔衄血〕 風府 曲池 合谷 三間 二間 後谿 前谷 委中 申脈 崑崙 厲兌 上星 隱白

〔衂血〕 風府 二間 迎香

〔鼻塞〕 上星 臨泣 百會 前谷 厲兌 合谷 迎香

〔鼻流淸涕〕 人中 上星 風府

〔腦瀉鼻中臭涕出〕 曲差 上星

〔鼻衄〕 上星(灸二七壯) 絕骨 顖會 또 한가지 방법은 목뒤의 髮際에 있는 양쪽 筋사이에 灸한다.

〔久病流涕不禁〕 百會에 灸한다.

〔口乳〕 尺澤 曲澤 大陵 二間 少商 商陽

〔咽乾〕 太淵 魚際

〔消渴〕 水溝 承漿 金津 玉液 曲池 勞宮 太衝 行間 商丘 然谷 隱白(百日以上이 된 것은 절대로 灸해서는 안된다)

〔脣乾有涎〕 下廉

〔舌乾涎出〕 復溜

〔脣乾飮不下〕 三間 小商

〔脣動如蟲行〕 水溝

〔脣腫〕 迎香

〔口喎眼喎〕 頰車 水溝 列缺 太淵 合谷 二間 地倉 絲竹空

〔口噤〕 頰車 支溝 外關 列缺 內庭 厲兌

〔失音不語〕 間使 支溝 靈道 魚際 合谷 陰谷 復溜 然谷

〔舌緩〕 太淵 合谷 衝陽 內庭 崑崙 三陰交 風府

〔舌强〕 瘂門 少商 魚際 二間 中衝 陰谷 然谷

〔舌黃〕 魚際

〔齒寒〕 少海

〔齒痛〕 商陽

〔齒齲惡風〕 合谷 厲兌

〔齒齲〕 少海 陽谷 合谷 液門 二間 內庭 厲兌

〔齦痛〕 角孫 少海

〔舌齒腐〕 承漿 勞宮(各一壯)

〔牙疼〕 曲池 少海 陽谷 陽谿 二間 液門 頰車 內庭 呂細(內踝骨의 튀어난 곳이 있는 위에 二七壯을 灸한다)

〔上牙疼〕 人中 太淵 呂細 팔뚝위에 肉이 이러난 위에 五壯을 灸한다.

〔下牙疼〕 龍玄(왼쪽 팔목이 交하고 또 脉이 있는데) 承漿 合谷 팔목위 五寸인 곳의 兩筋中間에 五壯을 灸한다.

〔不能嚼物〕 角孫

〔牙疳蝕爛生瘡〕 承漿(炷를 小筋頭 크기로 하고 七壯을 灸한다)

胸背脇門

〔胸滿〕 經渠 陽谿 後谿 三間 間使 陽陵泉 三里 曲泉 足臨泣

〔胸痺〕 太淵

〔胸膊悶〕 肩井

〔胸脇痛〕 天井 支溝 間使 大陵 三里 太白 丘墟 陽輔

〔胸中澹〕 間使

〔胸滿支腫〕 內關 膈俞

〔胸脇滿引腹〕 下廉 丘墟 俠谿 腎俞

〔胸煩〕 期門

〔胸中寒〕 亶中

〔肩背痠痛〕 風門 肩井 中渚 支溝 後谿 腕骨

〔心胸痛〕 曲澤 內關 大陵

〔胸滿하여 血이 膨하여 積塊가 있어 霍亂과 腸鳴하고 잘 놀래는데〕 三里 期門(밖을 向해 二寸에 刺하여 補하지도 瀉하지도 않는다)

〔脇滿〕 章門

〔脇痛〕 陽谷 腕骨 支溝 膈俞 申脉

〔缺盆腫〕 太淵 商陽 足臨泣

〔脇與脊引〕 肝俞

〔背膊項急〕 大椎

〔腰背가 强直하여 옆으로 돌리지 못하는데〕 腰俞 肺俞

〔腰脊痛楚〕 委中 復溜

〔腰背傴僂〕 風池 肝俞

〔腰背相引〕 二間 商陽 委中

〔背痛〕 經渠 丘虛 魚際 崑崙 京骨

〔偏脇背痛痺〕 魚際 委中

〔脊膂强痛〕 委中

〔腰背牽疼難轉〕 天膈 風池 合谷 崑崙

〔脊內를 牽疼하여 굴신을 못하는데〕 合谷 復溜 崑崙

〔脊이 굳굳하여 온몸이 痛하여 옆으로 돌리지 못하는데〕 瘂門

〔胸連脇痛〕 期門(먼저鍼) 章門 丘墟 行間 湧泉

〔肩痺痛〕 肩髃 天井 曲池 陽谷 關衝

手足腰腋門

〔手臂痛으로 들지 못하는데〕 曲池 尺澤 肩髃 三里 少海 太淵 陽池 陽谿 陽谿 前谷 合谷 液門 外關 腕骨

〔臂寒〕 尺澤 神門

〔臂內廉痛〕 太淵

〔臂腕側痛〕 陽谷

〔팔목을 쓰면 떨린데〕 曲澤

〔腋痛〕 少海 間使 少府 陽輔 丘墟 足臨泣 申脉

〔腕勞〕 天井 曲池 間使 陽谿 中渚 陽谷 太淵 腕骨 列缺 液門

〔扉腕無力〕 列缺

〔肘臂痛〕 肩髃 曲池 通里 手三里

〔肘攣〕 尺澤 肩髃 小海 間使 大陵 後谿 魚際

〔肩臂痠重〕 支溝

〔肘臂手指를 굽히지 못하는데〕 曲池 三里 外關 中渚

〔手臂가 갑짜기 痲木하여 不仁한데〕 天井 曲池 外關 經渠 支溝 陽谿 腕骨 上廉 合谷

〔手臂冷痛〕 肩井 曲池 下廉

〔手指拘攣筋緊〕 曲池 陽谷 合谷

〔手熱〕 勞宮 曲池 曲澤 內關 列缺 經渠 太淵 中衝 少衝

〔手臂紅腫〕 曲池 通里 中渚 合谷 手三里 液門

〔風痺로 팔굽치가 멀려 들지 못하는데〕 尺澤 曲池 合谷

〔兩手拘攣，偏風，癮疹，喉痺，胸脇塡滿，筋緩手臂無力，皮膚枯燥〕 曲池에(먼저 瀉하고 뒤에 補) 肩髃 手三里

〔肩膊煩疼〕 肩髃 肩井 曲池

〔五指皆疼〕 外關

〔手攣指疼〕 少商

〔掌中熱〕 列缺 經渠 太淵

〔腋肘腫〕 尺澤 少海 間使 大陵

〔腋下腫〕 陽輔 丘墟 足臨泣

〔腰痛〕 肩井 環跳 陰市 三里 委中 承山 陽輔 崑崙 腰俞 腎俞

〔兩腿가 어름같이 차운데〕 陰市

〔挫悶腰疼脇肋痛〕 尺澤 曲池 合谷 手三里 陰陵泉 三陰交 行間 足三里

〔腰疼難動〕 風市 委中 行間

〔腰脊强痛〕 腰俞 委中 湧泉 小腸俞 膀胱俞

〔腰脚痛寒〕 環跳 風市 陰市 委中 承山 崑崙 申脉

〔股膝內痛〕 委中 三里 三陰交

〔腿膝痠疼〕 環跳 陽陵泉 丘墟

〔脚膝痛〕 委中 三里 曲泉 陽陵泉 風市 崑崙 解谿

〔膝胻股腫〕 委中 三里 陽輔 解谿 承山

〔腰가 몹시 차운데〕 陽輔

〔陰痿不收〕 復溜

〔風痺로 脚胻痲木〕 環跳 風市

〔足痲痺〕 環跳 陰陵泉 陽陵泉 陽輔 太谿 至陰

〔脚氣〕 肩井 膝眼 風市 三里 承山 太衝 丘墟 行間

〔髀樞痛〕 環跳 陽陵泉 丘墟

〔足寒熱〕 三里 委中 陽陵泉 復溜 然谷 行間 中封 大都 隱白

〔脚腫〕 承山 崑崙 然谷 委中 下廉 髖骨 風市

〔足이 어름같이 차운데〕 腎俞

〔온몸이 떨리고 종아리가 쓰리는데〕 承山 金門

〔足胻寒〕 復溜 申脉 厲兌

〔足攣〕 腎俞 陽陵 陽輔 絕骨

〔諸節皆痛〕 陽輔

〔腨腫〕 承山 崑崙

〔足緩〕 陽陵泉 衝陽 太衝 丘墟

〔脚弱〕 委中 三里 承山

〔兩膝紅腫疼痛〕 膝關 委中 三里 陰市

〔穿跟草鞋風〕 崑崙 丘墟 商丘 照海

〔발로 行하지 못하는데〕 三里 曲泉 委中 陽輔 三陰交 復溜 衝陽 然谷 申脉 行間 脾俞

〔脚腕疼〕 委中 崑崙

〔足心疼〕 崑崙

〔脚筋短急, 足沉重, 鶴膝歷節風腫으로 惡風이 發하여 누워 이러나지 못하는데〕 風池

〔腰痛으로 오래 서있지 못하여 腿膝脛이 무겁게 쓰려 四肢를 움직이지 못

하는데〕 附陽

〔腰重痛으로 참이 어려운데와 옆으로 돌려 눕기가 不便한데, 冷痺 脚筋攣急으로 굴신하지 못하는데〕 양쪽 다리의 曲脉와 양쪽 紋頭등 네 곳에 각각 三壯씩을 같이 灸하되 두 사람이 양편에서 같이 吹하여 火滅에 이르르니 만약에 午時에 灸하여 저녁때까지 마쳐도 혹은 臟腑가 鳴하나 一二次 行하면 그 병이 立愈한다.

〔腰痛으로 들지 못하는데〕 僕參(二穴이 踝骨밑의 陷中에 있으니 발을 손아귀로 取하여 三壯을 灸한다)

〔膝以上病〕 環跳와 風市에 灸한다.

〔膝以下病〕 犢鼻 膝關 三里 陽陵泉에 灸한다.

〔足脛以上病〕 三陰交 絕骨 崑崙에 灸한다.

〔足脛以下病〕 照海 申脉

〔腿痛〕 髖骨

〔脚氣〕 一. 風市(百壯 혹은 百五十壯灸) 二. 伏兎(鍼三分이나 禁灸) 三. 犢鼻(五十壯) 四. 膝眼 五. 三里(百壯) 六. 上廉 七. 下廉(百壯) 八. 絕骨

〔脚의 轉筋이 發할 때에 참기 어려운것〕 脚踝上에 一壯을 灸하니 內筋이 急하거던 속에 灸하고 外筋이거던 急히 밖을 灸한다.

〔脚轉筋이 오래도록 낫지 않아 모든 藥을 써도 낫지 않아 효력이 없는데〕 承山에 二七壯을 灸한다.

婦人門

〔月事不調〕 氣海 中樞 帶脉(一壯) 腎俞 三陰交

〔月事不利〕 足臨泣 三陰交 中極

〔過時不止〕 隱白

〔經이 下함이 冷한것 같고 올때가 一定하지 않은것〕 關元

〔女人漏下不止〕 太衝 三陰交

〔血崩〕 氣海 大敦 陰谷 太衝 然谷 三陰交 中極

〔瘕聚〕 關元

〔赤白帶下〕 帶脉 關元 氣海 三陰交 白環兪 間使(三十壯)

〔小腹堅〕 帶脉

〔絕子〕 商丘 中極

〔產後惡露不止〕 氣海 關元

〔產後諸病〕 期門

〔乳癰〕 下廉 三里 俠谿 魚際 委中 足臨泣 少澤

〔乳腫痛〕 足臨泣

〔難產〕 合谷(補) 三陰交(瀉) 太衝

〔橫生死胎〕 太衝 合谷 三陰交

〔橫生手先出〕 右足의 小指가 볼록한데(灸三壯으로 解產하니 炷는 小麥크기같이 한다)

〔孕兒가 위로 心를 逼하니 氣悶하여 끊어지려는데〕 巨闕 合谷(補) 三陰交(瀉) 孕兒가 손으로 母心을 움킬 같으면 낳은 뒤에 男은 左 女는 右手心에 鍼자국이 있으니 확인하여 볼 것이고 그렇지 않으면 사람에 따라서는 腦後에 鍼자국이 있다.

〔生後血暈로 사람을 알아보지 못하는데〕 支溝 三里 三陰交

〔墮胎後 手足이 어름같이 厥逆한데〕 肩井(五分으로 悶亂함이 깨달을 것 같으면 急히 三里에 補한다)

〔胎衣不下〕 中極 肩井

〔陰挺出〕 曲泉 照海 大敦

〔無乳〕 亶中(灸) 少澤(補) 이 二穴은 神奇스러운 효력이 있다.

〔血塊〕 曲泉 復溜 三里 氣海 丹田 三陰交

〔婦人이 經事가 바로 行하는 中에 男子와 交하여 날로 점점 파리하여지고 寒熱이 왕래하며 精血이 서로 다투는데는〕 百勞 腎兪 風門 中極 氣海 三陰交, 만약에 前症으로 虛勞를 다스리는 것은 아니다.

〔女子月事不來, 面黃, 乾嘔, 姙娠不成〕 曲池 支溝 三里 三陰交

〔經脉過多〕 通里 行間 三陰交

〔斷產하려는데〕 右足의 안복사뼈 위쪽으로 一寸인 合谷

또 한가지 방법은 배꼽밑 二寸三分인 肩井에 三壯을 灸한다.

〔一切의 冷憊〕 灸關元

〔不時漏下〕 三陰交

〔月水가 不調하므로 結이 塊가 된때〕 間使에 鍼한다.

小 兒 門

〔大小五癎〕 水溝 百會 神門 金門 崑崙 巨闕

〔驚風〕 腕骨

〔瘈瘲五指掣〕 陽谷 腕骨 崑崙

〔搖頭張口反折〕 金門

〔風癎目戴上〕 百會 崑崙 絲竹空

〔脫肛〕 百會 長强

〔卒疝〕 太衝

〔角弓反張〕 百會

〔瀉痢〕 神闕

〔赤遊風〕 百會 委中

〔冷痢가 가을에 깊어지는데〕 배꼽밑으로 二寸 또는 三寸인 곳의 動脈中에 灸한다.

〔吐乳〕 中庭에 灸한다(亶中밑 六分에 있다)

〔卒癎 及 猪癎〕 巨闕(灸는 三壯)

〔입속에 瘡이 있어 齦을 蝕하여 臭한 穢氣가 사람을 衝하는데〕 勞宮二穴에 각각 一壯을 灸한다.

〔卒患腹痛, 肚皮靑黑〕 배꼽 四邊에서 각각 半寸인 곳에 三寸을 灸하고 鳩尾骨 밑에서 一寸인 곳에 三壯을 灸한다.

〔驚癎〕 이마위의 旋毛中에(灸二壯) 귀뒤의 靑絡(灸는 三壯炷를 小麥 크기같이 한다)

〔風癎으로 손가락으로 여러가지 물건을 잡을 듯이 굽히는 것 같은 모양〕 코위의 髮際(灸三壯)

〔二三歲兩目이 眥赤〕 大指와 次指의 사이에서 뒤로 一寸五分인 곳에 灸를 三壯한다.

〔顋門不合〕 배꼽위와 배꼽밑으로 각각 五分인 곳의 二穴(각 三壯을 灸하면 瘡이 未發이라도 顋門이 먼저 合한다)

〔夜啼〕 百會에 三壯을 灸한다.

〔腎脹偏墜〕 關元(灸三七壯) 大敦(七壯)

〔猪癎이 尸厥같이 吐沫하는데〕 巨闕(灸三壯)

〔食癎으로 먼저 떨리는 寒熱이 發하는데〕 鳩尾위로 五分인 곳에 三壯을 灸한다.

〔羊癎〕 九椎밑의 마디 사이에(灸三壯) 또 한가지 방법은 大椎위에(三壯)

〔牛〕 鳩尾(三壯) 또는 鳩尾와 大椎사이에 각각 三壯

〔馬癎〕 僕參(二穴에 각각 三壯) 또는 風府 臍中에(各三壯)

〔犬癎〕 兩手心 足太陽 肋戶에(각각 灸一壯)

〔鷄癎〕 足諸陽에(각각 三壯)

〔牙疳蝕爛〕 承漿(鍼과 灸가 모두 可하다)

瘡毒門

〔遍身生疥癩〕 曲池 合谷 三里 絶骨 膝眼(灸二七壯)

〔膝腫馬刀瘍〕 陽輔 太衝 足臨泣

〔熱風癮疹〕 肩髃 曲池 曲澤 環跳 合谷 湧泉

〔瘍腫振寒〕 少海

〔疥癬瘡〕 曲池 支溝 陽谿 陽谷 大陵 合谷 後谿 委中 三里 陽輔 崑崙 行間 三陰交 百蟲窠(즉 膝眼)

〔疔瘡이 面上과 口角에 생긴데〕 灸合谷

〔疔瘡이 손위에 생긴데〕 灸曲池 委中 臨泣 行間 通里 少海 太衝

〔瘰癧〕 少海에 먼저 皮上에 鍼하여 三十六息을 기다려서 속으로 推鍼하되 모름지기 淺深을 定하고 核의 大小를 쫓아 核을 내지 말고 三十三下에 出鍼한다. 天池 章門 臨泣 支溝 陽輔(灸百壯) 手三里 肩井(나이에 따라 壯

한다)

〔癰疽發背〕 肩井 委中 또 蒜片으로서 瘡上에 붙여 灸하여 疼하지 않은것 같거던 灸를 疼할 때까지 하고 疼하는것 같거던 灸는 疼하지 않을 때까지이나 잘 낫는다.

〔溺水死者〕는 밤을 지나면 可히 救하니 즉 죽은 사람의 衣帶를 풀고 臍中에 灸한다.

〔미친개에게 물린데〕 즉 灸는 물린 瘡上에 한다.

〔뱀에 물린데〕 傷한 곳에 三壯을 灸하되 마늘조각을 물린곳에 붙이고 마늘위에 灸한다.

〔脉이 微細하여 보이지 않고 혹은 있고 혹은 없는데〕 小陰經에서 마땅히 復溜穴上에 둥굴게 利鍼하여 鍼을 骨處까지 하여 차례로 鍼下를 刺하여 脉에 回陽하기를 기다려서 陽脉이 생길 때에 바야흐로 鍼을 뽑음이 可하다.

〔癰疽瘡毒〕 楊氏의 騎竹馬灸法과 같다.

續增治法

中 風 論

中風이란 것은 다스리지 못하는 것이 다섯가지가 있으니 입은 벌리고 눈은 감으며, 撒尿遺尿, 喉中雷鳴은 모두 나쁜 徵候이고 또 中風은 百病의 長이 되니 그것이 變化에 이르서는 각각 같지 않아서 혹은 臟으로 中하며 혹은 腑로 中하며 혹은 痰, 혹은 氣, 혹은 怒, 혹은 喜가 그의 틈을 쫓아서 害치게 되니 臟에서 中한 것이면 사람으로 하여금 不省人事, 痰涎壅, 喉中雷鳴, 四肢癱瘓, 疼痛으로 言語가 蹇澁하므로 다스리기 어렵고 腑에 中한 것이면 사람으로 하여금 半身不遂, 口眼喎斜이니 痒痛을 알고 말을 할수 있으며 形色은 변하지 않으므로 쉽게 낫을수 있으니 다스림에 먼저 그 症勢를 살핀 뒤에 刺한다. 그 中에는 五臟六腑에 形症이 각각 이름이 있으니 먼저 모름지기 그 根源을 살피어 그 症에 따라 이름을 붙이고 標本에 依하여 刺하면 効力이 크게 있다.

一. 肝中의 모양은 땀은 없으나 惡寒하고 그 色은 푸르니 이름은 怒中이다.

二. 心中의 모양은 땀이 많으며 놀래고 그 色은 붉으니 이름은 思慮中이다.

三. 脾中의 모양은 땀이 많으며 身熱하고 그 色은 누르며 이름은 喜中이다.

四. 肺中의 모양은 땀이 많으며 惡風하고 그 色은 白이니 이름은 氣中이다.

五. 腎中의 모양은 땀은 많으며 身冷하고 그 色은 검으니 이름은 氣勞中이다.

六. 胃中의 모양의 飮食이 不下하고 痰涎이 上壅하며 그 色은 淡黃이니 이름은 食後中이다.

七. 胆中의 모양은 口眼이 연하여 당기고 酣睡가 깨지 않으니 그 色은 綠이며 이름은 驚中이다.

初中寒急救鍼法

乾坤生意

무릇 처음 中風으로 跌倒하여 갑짜기 사납게 昏沉하여 人事가 不省하고 牙關이 緊閉하여 藥물이 下하지 않거던 急히 三稜鍼으로 열손가락의 十二井穴에 刺하여 마땅히 惡血을 제거하고 또 모든 暴死할 惡候와 不省人事 그리고 腸을 졸라매는듯한 霍亂을 다스리니 이에 죽음에서 이러나 다시 살게하는 妙한 秘訣이니라.

少商二穴, 商陽二穴, 中衝二穴, 關衝二穴, 少衝二穴, 小澤二穴

中風癱瘓鍼灸秘訣

〔中風口眼喎斜〕 聽會 頰車 地倉

무릇 喎斜가 左로 向한 것은 右를 灸함이 마땅하고, 右로 向한 것은 左를

灸함이 마땅하나 각각 喎한 陷中에 二七壯을 하며 艾炷는 보리알 갈이 크기로 하여 번번히 灸하여 風氣가 다할때까지 취하여 口眼이 바르게 되는 것을 限度로 한다.

또 한가지 방법은 五寸기리의 붓대롱으로 귀속에 꾲아넣고 밖에 밀가루로 四方을 막고 대롱 上頭에 二七壯을 艾灸하니 右喎는 左를 灸하고 左喎는 右를 灸한다.

〔中風風邪入腑〕로 손발이 不遂하거던 百會 귀앞髮際 肩髃 曲池 風市 足三里 絕骨

무릇 手足에 痲痺함을 느껴서 혹 疼痛이 오래가면 이것은 風邪가 腑로 들어간 徵候이니 마땅히 이 七穴에 灸하되 病이 左에 있거던 右에 灸하고 右에 있거던 左에 灸하고 風氣를 살펴 輕減한 程度로 한다.

〔中風風邪入臟〕 氣가 막혀 涎壅하여 말하지 못고 昏危하기에 이르렀거든 百會 大椎 風池 肩井 曲池 足三里 間使

무릇 心中이 憒亂하고 神思가 즐겁지 아니함을 느끼고 혹 手足이 頑痲면 이것은 風邪가 臟에 들어간 徵候이니 빨리 이 七穴에 각각 五七壯을 灸한다. 風勢가 조금 좋은것 같거던 무릇 春秋 두철에 만났으면 마땅히 이 七穴에 灸하여 風氣를 泄하게 하고 만약에 처음으로 風이 있는 사람이면 더욱 마땅히 留意하여야 한다.

〔中風鼻塞不聞〕 때로 맑은 눈물을 흘리며 偏正頭風과 白屑이 생기고 驚癎으로 위로 치켜보며 사람을 알아 보지 못하거든 顋會에 灸한다.

〔中風頭皮腫〕 目眩하며 寒熱로 虛振하고 目疼으로 먼곳을 보지 못하거던 上星에 鍼灸한다.

〔中風風癎瘈瘲等症〕 印堂에 鍼灸한다.

〔中風으로 頭項이 군군하여 도리켜보지 못하는데는〕 風府에 鍼한다.

〔中風으로 손을 들지 못하는데는〕 陽池에 鍼과 灸를 한다.

〔中風으로 가슴이 쓰려 굴신을 못하고 손가락이 疼하여 물건을 쥐지 못하는데〕 外關에 鍼灸

〔中風으로 손이 弱하여 不仁하고 拘攣으로 펴지 못하는데〕 手三里에 鍼灸

〔中風으로 痰欬하여 肘攣하고 寒熱驚癎〕 列缺에 鍼灸

〔中風으로 놀래고 겁내어 소리를 내지 못하고 肘胸이 痰痛한데〕 通里에 鍼灸

〔中風으로 腰膀가 疼痛하고 몸을 옆으로 들리지 못하며 腰脇이 서로 끌어 당기는데〕 環跳에 鍼灸

〔中風으로 轉筋이 拘急하여 걷기에 힘이 없고 疼痛한데〕 崑崙에 鍼灸

〔中風으로 발과 다리의 痲木으로 冷痺 冷痛한데〕 陽陵에 鍼灸

〔中風으로 腰背가 拘急한데〕 委中에 鍼

〔中風으로 脚膝이 痠痛하여 轉筋이 拘急한데〕 承山에 鍼灸

〔虛損으로 五勞七傷等症을 다스리는 緊要한 灸穴〕 陶道一穴에 二七壯으로 灸, 身柱 一穴에 二七壯으로 灸, 肺俞 二穴에 七七壯에서 百壯까지 灸, 膏肓 二穴에 三七壯에서 七七壯까지 灸한다.

傷　寒

〔發熱〕은 風寒이 皮膚에 客하여 陽氣 拂鬱한 所致이니 이것은 表熱이고, 陽氣가 下絡하여 陰分에 들어 蒸薰이면 이것은 裏熱이다.

〔汗不出, 甚한 惡寒〕 玉枕 大杼 肝俞 膈俞 陶道

〔身熱惡寒〕 後谿

〔身熱汗出, 足厥冷〕 大都

〔身熱頭痛, 食不下〕 三焦俞

〔汗不出〕 合谷 後谿 陽池 厲兌 解谿 風池

〔身熱而喘〕 三間

〔餘熱不盡〕 曲池

〔煩滿汗不出〕 風池 命門

〔寒出寒熱〕 五處 攢竹 上脘

〔煩心好嘔〕 巨闕 商丘

〔身熱頭痛汗不出〕 曲泉 神道 關元 懸顱(已上은 鍼經을 보라)

〔六脉이 沉細하고 一息을 二三至하는데〕 氣海(灸) 關元(灸)

〔少陽發熱〕 大谿(灸)

〔惡熱〕 熱이 있고 惡寒하는 것은 陰에서 發한다.

〔등에 惡寒하고 口中이 和한데〕 關元(灸)

〔惡風〕 汗이 있는 것은 中風으로 衛가 傷한 것이고, 땀이 없고 惡風하는 것은 寒으로 榮이 傷한 것이다. 먼저 風池와 風府에 刺하고 뒤에 桂枝葛根湯을 마신다.

〔胸脇이 가득하고 兼하여 譫言하는데〕는 邪氣가 겉에서 속을 傷하여 먼저 胸脇으로 그리고 다음에 心으로 들어간다.

〔結胸〕은 臟氣가 閉하여 흘러 퍼지지 않아 痛함을 눌리니 小結이 되고 눌리지 않고 자연히 痛한 것은 大結이 되니 期門에(鍼) 肺兪에(鍼) 한다.

〔婦人이 가슴에 血結로 因하여 熱이 血室로 들어간데〕 期門을 鍼하고 또 黃蓮과 巴豆를 각각 七粒으로 餠子를 만들어 배꼽에 놓고 火로서 灸하여 利로움을 얻는 것을 限度로 한다.

〔欬逆〕 胸中에 氣가 交하지 않으니 壯火가 相搏하여 소리가 있으니 期門에 灸한다.

〔小腹滿〕 上은 氣가 되고 下는 尿가 되니 出해야 할때에 나오지 않으면 쌓여서 가득하게 되는 것이라 혹은 腹中이 急痛이니 委中을 刺하고 혹은 奪命穴等의 곳이다.

〔煩躁〕 邪氣가 속에 있으면 煩하여 속이 不安하고, 躁하여 밖이 不安하니 傷寒으로 六七日만에 脉이 微하고 手足이 厥冷하여 煩躁하거던 厥陰兪에 灸한다.

〔蓄血〕 熱毒이 밑으로 흘려 瘀血이니 小陰症에 便에 膿血을 下利하고 陽明症에 下血하여 譫語하는데는 반드시 熱이 血室로 들어가므로 頭汗이 나니 期門을 刺한다.

〔嘔吐〕 겉의 邪가 속으로 傳하여 속의 氣가 위로 거슬리니 입속이 和하고 脉은 微澁弱하거던 厥陰에 灸한다.

〔戰慄〕 戰이란 것은 正氣가 이기는 것이고, 慄이란 것은 邪氣가 이기는 것이니 邪와 正이 함께 싸워써 心戰하니 外慄은 病을 解하려 함이며 邪氣가

內盛하고 正氣는 크게 虛하여 心慄이 鼓頷하여 몸이 싸우지 못하는 것은 이미 寒하여 마침내 거슬린 것이니 魚際에 灸한다.

〔四逆〕 四肢가 逆冷하고 冷은 쌓여 寒하게 되어서 六腑의 氣가 밖에서 끊어지니 足脛의 寒逆은 小陰이다. 몸이 寒한 것은 厥陰이니 氣海 腎兪, 肝兪에 灸한다.

〔厥〕 手足의 厥冷은 陽氣에 伏陷하며 熱한 氣가 엎드려 거슬려 手足이 冷한 것이니 刺하고 脉을 促하여 거슬린 것은 灸한다.

〔鬱冒〕 鬱은 氣를 펴지 못하고, 冒는 精神이 밝지 못하니 즉 昏迷하여, 極히 多虛하여 寒을 탄 所致이고, 혹은 吐하지 못하게 한것이 太陽小陽井에 刺하고 頭痛 혹은 冒悶으로 病하여 結胸한 것같은 모양이거던 大椎 肺兪 肝兪에 刺하고 땀은 조심않아도 상관 없다.

〔自利〕 下를 攻하기를 不經하고 자연히 溏泄하며 脉微濕하고 嘔吐하고 땀을 내어서 반드시 옷을 갈라 입으니 도리어 적은 것은 마땅히 上을 따뜻하게 하여 灸하니 消陰이오, 小便吐利하여 手中은 不冷하나 도리어 熱이 發하여 脉이 이르지 않거든 太谿, 小陰에 灸하고 便에 膿血을 下利하는데는 이곳에 刺한다.

〔霍亂〕 上으로는 吐하고 下로는 利하여 霍을 휘둘러 亂을 흠치니 邪가 中焦에 있으면 胃氣는 다스리지 못하고 陰陽이 乘隔하여 드디어 위로는 吐하며 밑으로는 泄하고 躁擾煩亂하며 혹은 腹中에 痛함이 물고 찌르는 것 같으니 委中에 鍼한다.

〔腹痛〕 實한 것이 있고 虛한 것이 있으니 寒熱한 燥屎는 積이 오래된 것이고 눌려도 痛하지 않은 것은 虛하여 된 것이며 痛한 것은 實하여 된 것이니 灸를 合한다. 灸하지 않으며 病人으로 하여금 冷이 結하여 오래도록 彌困하니 委中에 刺한다.

〔陰毒陰症〕 陰病이 感하면 微陽이 上을 삭히므로 沉하여 무거우니 四肢逆冷, 臍腹築痛, 厥逆으로 혹한 冷하여 六脉이 沉細하니 關元, 氣海에 灸한다.

〔太陽小陽併病〕 肺兪 肝兪에 刺하고 頭痛을 하는것 같거던 大椎에 刺

한다.

〔小便不利〕 邪가 속에 모여 津液을 行하지 못하게 하니 陰寒이 심하여 下가 막힌 것은 灸하고 陰症으로 小便이 不利하여 陰囊이 오골의 腹痛이 죽을듯 痛한 것은 石門에 灸한다.

〔不仁〕 寒한 痒痛이 柔和롭지 못한 것은 正氣에 邪氣가 閉伏하여 鬱이 헐어지지 않아 血氣가 虛少한 가닭이니 만약에 越人이 虢太子의 尸厥을 진찰하고 鬱冒不仁을 잘 다스린다 하여 刺하고 나은 것은 神醫의 진찰이라. 脉이 浮洪하여 기름같은 땀이 흘러 喘은 그치지 않고 몸이 不仁이면 越人이 어찌 잘 다스리겠는가.(已上은 劉氏의 傷寒治를 보라)

雜　病

〔風〕 主로 血虛하고 氣虛하며 火와 濕으로 多痰하다.

〔中風〕 神厥 風池 百會 曲池 翳風 風市 環跳 肩髃를 모두 灸는 踈風하기 좋고 鍼은 導氣를 잘한다.

〔寒〕 傷寒을 보아라.

〔陰寒과 陷下하여 脉이 끊어진것〕 마땅히 灸한다.

〔發熱〕 寒潮熱, 煩熱, 征來熱이 있으니

(熱病汗不出) 商陽 合谷 陽谷 俠谿 厲兌 勞宮 腕骨에 導氣한다.

(熱無 汗不出) 陷谷에 熱을 얕게 한다.

〔腹痛〕 虛實, 寒氣滯, 死血積熱, 風濕, 宿食, 瘡痧疝이 있으니

(實痛)은 太衝 太白 太淵 大陵 三陰交에 瀉함이 마땅하다.

(邪가 經絡에 客하여 藥이 미치지 못하는데) 氣海 關元 中脘에 灸함이 마땅하다.

〔頭痛〕 風熱, 痰濕寒, 眞頭痛이 있으니 손발이 푸르기기 마디에 이르는 것은 다스리지 못하고 죽는다.

〔灸踈散寒〕 脉이 浮이거던 腕骨 京骨에 刺하고, 脉이 길거던 合谷 衝陽에 刺하고, 脉이 弦이거던 陽池 風府 風池에 刺한다.

〔腰痛〕 氣虛 血虛 腎病 風濕 濕熱 瘀寒滯등이 있다.

(下에서 血滯한것) 委中에 刺하여 出血하고, 腎俞 崑崙에 灸하며, 또 附子 烏頭 南星 麝香 雄黃 樟腦 丁香을 써서 煉한 蜜丸을 薑汁에 和한 膏를 만들어 手內에 救하고 烘熱로 문지른다.

〔脇痛〕 肝火盛, 木氣實, 死血이 있어 瘀注하여 肝이 急하니 丘墟 中瀆에 鍼한다.

〔心痛〕 風寒, 氣血虛, 食積熱이 있으니 太谿 然谷 尺澤 行間 建里 大都 太白 中脘 神門 湧泉에 刺한다.

〔牙痛〕 主로 血熱, 胃口에 있는 熱, 風寒, 濕熱, 蟲蛀이니 合谷 內庭 浮白 陽白 三間에 鍼한다.

〔眼目〕 主로 肝氣實, 風熱, 痰熱, 血瘀熱, 血實氣壅이니 上星 百會 神庭 前頂 攢竹 絲竹空에 鍼하고, 痛한 것은 風池 合谷에 鍼한다.

〔大寒이 腦를 犯하여 目痛이 連及하고 혹은 風濕이 相搏하여 翳가 있는 데〕 二間 合谷을 灸한다.

〔小兒疳根〕 合谷二穴에 각각 一壯을 灸한다.

(瀉利) 氣虛에 寒熱을 兼한것, 食積, 風邪, 驚邪, 熱濕, 陽氣가 밑으로 陷하여 痰이 쌓인 것은 마땅히 나누어 다스려야 하나 痢가 重한 것은 가볍게 瀉한다.

〔陷下〕 脾俞 關元 腎俞 復溜 腹哀 長强 太谿 三里 氣舍 中脘 大腸俞에 灸한다.

〔白痢〕 大腸俞에 灸한다.

〔赤痢〕 小腸俞에 灸한다.

〔瘧〕 風暑, 山嵐, 瘴氣, 食老寒, 濕痺, 五臟瘧, 六腑瘧이 있으니 合谷 曲池 公孫에 鍼하니 먼저 鍼하고 뒤에 灸하니 大椎의 第一節에 三七壯을 灸한다.

〔欬嗽〕 風寒 火勞痰, 肺脹濕이 있으니 天突 肺俞 肩井 少商 然谷 肝俞 期門 行間 廉泉 扶突에 灸하고 曲澤에 鍼하여 出血하면 낫으며 前谷에도 鍼한다.

〔面赤熱欬〕 支溝에 鍼한다.

〔多唾〕 三里에 鍼한다.

〔吐衄血〕 身熱은 血이 虛한 것이니 血이 溫하고 身熱하는 것은 다스리지 못하니 죽는다. 隱白 脾俞 肝俞 上脘에 鍼한다.

〔下血〕 主로 腸風이니 胃와 大腸에 많이 있으니 隱白에 鍼하고 三里에 灸한다.

〔諸氣〕 怒하면 氣는 上하고, 놀래면 氣는 헐으러지고, 두려우면 氣는 下하고, 勞하면 氣는 헐어지고, 슬프면 氣는 삭고, 기쁘면 氣는 緩하고, 생각하면 氣는 結하니 鍼으로 導氣한다.

〔淋〕 熱, 熱結, 痰氣不利, 胞痺가 寒한것, 老人氣虛등에 屬하니 三陰交에 灸한다.

〔小水不禁〕 陽陵泉, 陰陵泉에 灸한다.

〔喉痺〕 合谷 湧泉 天突 豐隆에 鍼이니 初起에는 旁에 灸하여 밖으로 하여금 氣를 泄한다.

〔頭腫〕 曲池에 鍼한다.

諸　瘡

〔瘰癧〕 肩井 曲池 大迎에 灸한다.

〔緣脣瘡〕 脣에 刺하여 惡血을 除去한다.

〔疝〕 寒으로 因한것 氣로 因한것 濕熱로 因한것 痰積이 밑으로 下하는 것등이 있으니 太衝 大敦 絕骨에 鍼한다. 大敦 三陰交 小腹밑의 橫紋에 비스듬히 튀어난곳 등에 一壯을 灸한다.

〔脚氣〕 濕熱 食積流注 風濕 寒濕등으로 된것이 있으니 公孫 衝陽에 鍼하고 足三里에는 灸한다.

〔痿〕 濕熱이 있고 痰이 있으며 血이 없이 虛한 것이 있고, 氣가 弱한 것이 있고 瘀血이 있으니 中瀆 環跳(鍼을 멈추어 二時間쯤 氣를 기다린다) 三里 肺俞에 鍼한다.

〔喘〕 痰喘 氣虛 陰虛등이 있으니 中府 雲門 天府 華蓋 肺俞에 灸한다.

〔惡心〕 痰熱로 因한 虛이니 胃俞 幽門 商丘 中府 石門 鬲俞 陽關에 灸

한다.

〔膈噎〕 血虛 氣虛 熱痰火 血積 癖積등으로 因한 것이니 天突 石關 三里 胃俞 胃脘 鬲俞 水分 氣海 胃倉에 灸한다.

〔水腫〕 皮水 正水 石水 風水 氣濕으로 因한 食이니 胃倉 合谷 石門 水溝 復溜 曲泉 四滿에 鍼한다.

〔鼓脹〕 氣脹 寒脹 脾虛中滿이니 上脘 三里(寒脹 脾虛中滿) 脾俞 懸鍾에 鍼한다.

〔頭眩〕 痰挾氣虛 火動氣痰으로 因한 것이니 上里 風池 天柱에 鍼한다.

〔痛風〕 風熱 風濕 血虛로 痰이 있는것등으로 因하니 百會 環跳에 鍼한다.

〔肩臂痛〕 痰濕으로 된것이 主이니 肩髃 曲池에 灸한다.

〔夢遺〕 온전히 濕와 熱이 相交한 것이 主이니 中極 曲骨 膏肓 腎俞에 灸한다.

〔癎〕 모두 이것은 痰火이니 반드시 馬牛六畜을 區分하지 않으며 百會 鳩尾 上脘 神門 陽蹻(낮에 發할때) 陰蹻(밤에 發할때)에 灸한다.

〔癩〕 天地間에서 感하여 厲의 氣를 죽이니 말을 더듬는 것은 다스리기 어렵다. 委中에 鍼하여 二三合을 出血하고 黑紫한 흙덩이로 우뚝하게 쌓은 塔위에 또한 惡血을 제거한다. (已上은 劉氏의 雜病治를 보라)

瘡 瘍

河間이 말하기를 「瘡瘍은 모름지기 經絡의 部를 구부하여 血氣의 많고 적음과 俞穴의 멀고 가까움을 구분하여 등으로 從하여 나오는 것은 마땅히 太陽을 從하여 五穴을 골라 이용하니 至陰 通谷 束骨 崑崙 委中이며, 鬢을 從하여 나는 것은 마땅히 小陽을 從한 五穴을 골라 사용하니 竅陰 俠谿 臨泣 陽輔 陽陵이고, 髭로 從하여 다는 것은 마땅히 陽明을 從한 五穴을 골라 사용하니 厲兌 內庭 陷谷 衝陽 解谿이며 가슴을 從하여 나는 것은 絕骨이다.

〔腸癰纂要〕에 云하기를 千金灸法은 양쪽 팔꿈치를 굽히고 바로 팔꿈치 머리의 銳骨에 百壯을 灸하면 膿血이 下하여 편안하여진다」고 하고 按컨데 河

間은 瘡瘍에 論하여 그치기를 足三陽과 手足三陰三陽은 未備하니 學者가 마땅히 觸하는 종류를 끌어 편다. 또 醫學入門의 雜病歌를 調査하니 癰疽가 처음 이러남에 그 穴을 살펴서 다만 陽經을 刺하나 陰經에는 刺하지 않는다 하였기에 記錄을 덧붙였으니 通考하기 바란라.

鍼灸大成 八卷 終

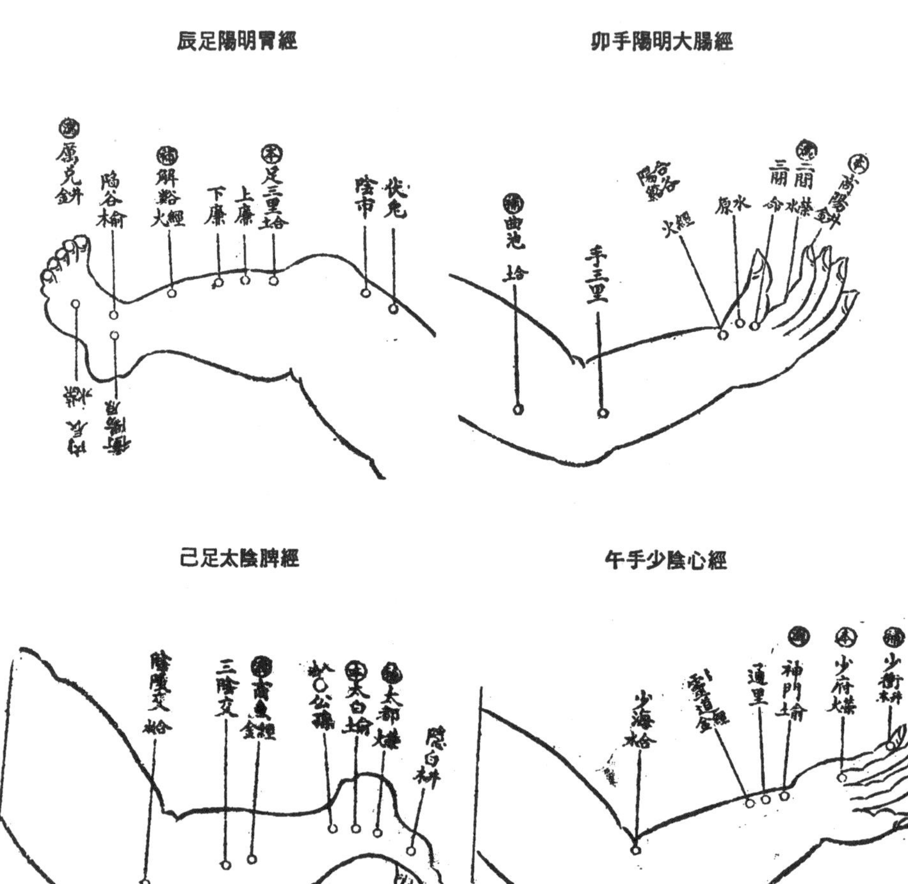

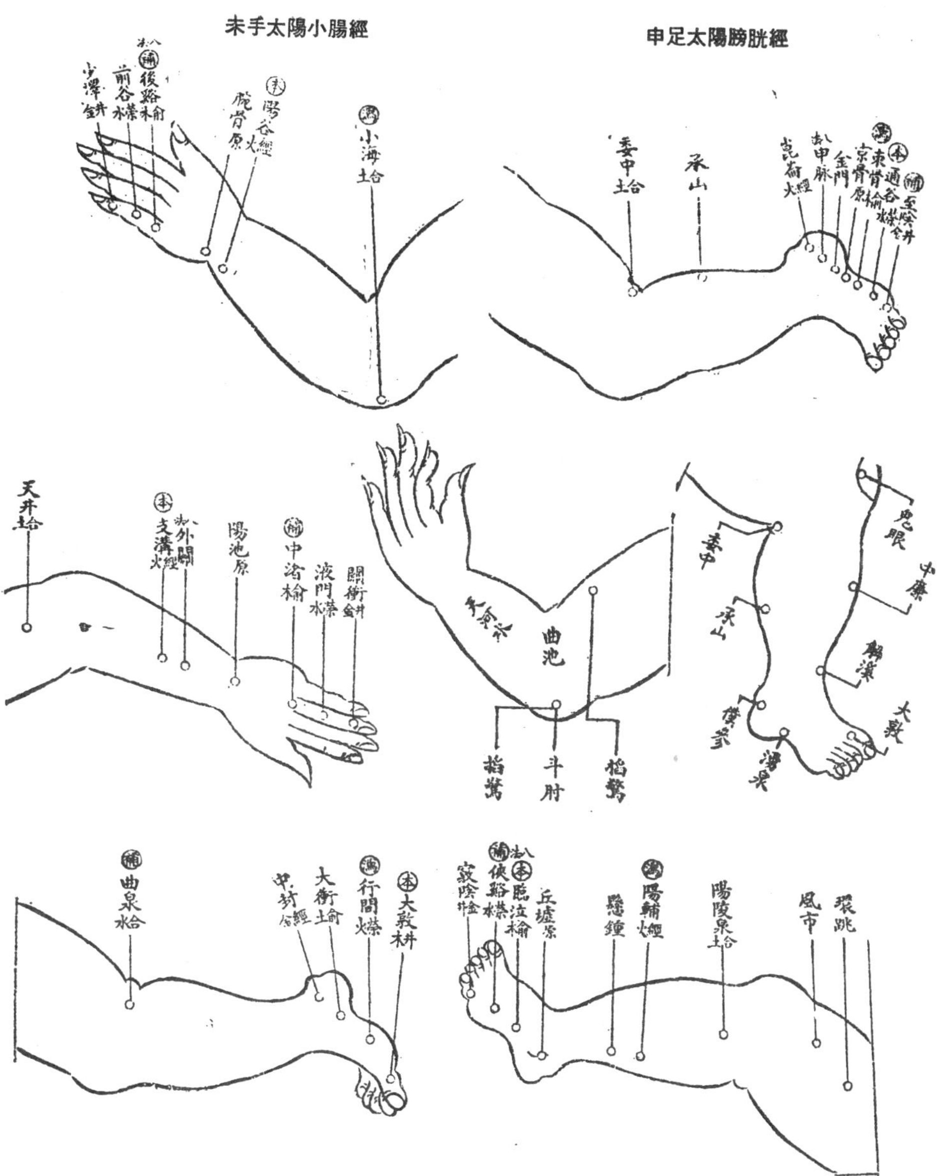
未手太陽小腸經
申足太陽膀胱經
少澤金井
前谷水滎
後谿木俞
腕骨原
陽谷火經
小海土合
委中土合
承山
崑崙火經
申脈
金門
京骨原
束骨木俞
通谷水滎
至陰金井
天井土合
支溝火經
外關
陽池原
中渚木俞
液門水滎
關衝金井
曲池
斗肘
委中
承山
鬼眼
中廉
解溪
大敦
曲泉水合
中封金經
大衝土俞
行間火滎
大敦木井
竅陰金井
俠谿水滎
臨泣木俞
丘墟原
懸鍾
陽輔火經
陽陵泉土合
風市
環跳

鍼灸大成〔九卷(구 11권)〕

治症總要

〔一論中風〕 다만 中風이 아닐때, 一二箇月前 혹은 三四箇月前에 不時에 足脛上에 쓰림이 나타나서 痲가 重하여 오랜 뒤에 바야흐로 풀리면 이것은 장차 中風의 徵候가 되니 편리하게 急히 三里 絕骨 네곳에 각각 三壯을 灸함이 마땅하고 뒤에 生葱 薄荷 桃柳葉의 四味를 써서 煎湯을 하여 淋을 씻고 瘡에 灸하여 드디어 風氣를 물리치면 자연히 瘡口가 나오고, 봄이 여름과 交할 때와 여름이 가을과 交할때 같거던 모두 灸하여 항상 두 발로 하여금 瘡에 灸하니 妙하게 됨이 있다. 다만 이 방법을 믿지를 말고 음식이 不節하거나 酒色이 過度하여 갑짜기 中風이거던 다음 七處에 一齊히 모두 각각 三壯을 灸하되 左偏이면 右를 灸하고, 右偏이면 左를 灸하니 百會 귀앞의 髮際 肩井 風市 三里 絕骨 曲池 등이다.

〔第一〕 陽症으로 中風不語와 手足이 癱瘓한 것에는 合谷 肩髃 手三里 百會 肩井 風市 環跳 足三里 委中 陽陵泉(手足에 無病하면 먼저 鍼하고 手足에 病이 있으면 뒤에 鍼한다.)

〔第二〕 陰症인 中風으로 半身이 不遂하여 拘急하고 手足이 拘攣하는 이런 것이 陰症이니 또한 같은 방법으로 다스리나 단지 먼저 補하고 뒤에 瀉한다.

〔第三〕 中暑로 不省人事한데는 人中 合谷 內庭 百會 中極 氣海이다.

묻기를 「中暑는 六月과 七月사이에 이런 症이 있으나 혹 八九十月에도 또한 이런 症이 있음은 무엇을 從하여 얻은 것인가」고 하니 대답하기를 「이런 症이 한가지가 아니니 醫者가 반성하지 않고 六, 七月에 있는 것이 어떻게 八, 九, 十月에도 또한 있는가」고 한다. 모두 먼저 暑氣를 느꼈으므로 因하여 脾胃의 속에 流入하여 經絡으로 串入하여 서로가 함께 灌溉하며 혹은 努

氣로 因하여 觸動하며 혹은 過飮과 욕심을 함부로 行함으로 因하여 몸이 傷하며 혹은 밖에서 風을 感하니 八, 九月에 이르러 바야흐로 發하는 것은 다스리기 어려우나 六, 七月의 것은 病을 얕게 받아서 風疾이 盛하지 아니하고 氣血이 竭하지 아니하며 體氣가 衰하지 않아 이런 것은 쉽게 다스릴 수 있으니 다시 中衝 行間 曲池 少澤등에 刺한다.

〔第四〕 中風으로 不省人事한데는 人中 中衝 合谷등을 刺한다.

묻기를 「이 病은 어떻게 오는 것이며 已上의 穴法으로 鍼하여도 효력이 없는 것은 무엇때문인가」고 하니 대답하기를 「鍼의 힘이 닿지 않고 補瀉가 分明하지 않아 氣血이 錯亂하고 혹은 鍼을 빨리 뽑으므로 효력이 없으니 앞에 記述한 穴에 효력이 없거던 다시 啞門 大敦을 刺하라.」

〔第五〕 中風으로 口噤不開한데는 頰車 人中 百會 承漿 合谷에 모두 瀉함이 마땅하다.

묻기를 「이 症이 前記한 穴에 효력이 없음은 무슨 까닭이오」고 하니 답하기를 「이것은 오두 風痰이 灌注하여 氣와 血이 錯亂하고 陰陽이 昇降하지 못하여 이런 病에 이르게 되니 다시 廉泉 人中穴에 刺한다.」

〔第六〕 中風으로 半身不髓인데는 絕骨 崑崙 合谷 肩髃 曲池 手三里 足三里에 刺한다.

묻기를 「이 症에 鍼을 놓은 뒤에 다시 發하는 것은 무엇때문인가」고 하니 대답하기를 「鍼의 分寸을 알지 못하고 補瀉가 分明하지 않아서 虛實을 區分하지 못하면 그 症이 再發하니 다시 鍼을 前記한 穴에 하고 다시 肩井 上廉 委中에 刺한다.」

〔第七〕 中風으로 口眼이 喎斜한데는 地倉 頰車 人中 合谷을 刺한다.

묻기를 「이 症이 前記한 穴에 鍼하여 효력이 있다가 一箇月 또는 半月뒤에 다시 發하는 것은 무엇 때문이오」고 하니 대답하기를 이것은 반드시 房勞를 禁하지 않고 음식을 節度있게 하지 않았으니 다시 聽會 承漿 翳風에 刺하면 좋은 효력을 거둔다.

〔第八〕 中風으로 左는 癱하고 右는 瘓하는데는 三里 陽谿 合谷 中渚 陽輔 崑崙 行間을 刺한다.

묻기를 「數穴을 鍼해도 효력이 없는 것은 무엇 때문이오」고 하니 대답하기를 「風痰이 經絡에 灌注하여 血과 氣가 相搏하고 風寒을 받아 氣가 濕하여 凝가 속으로 들어와 滯한 것이 흩어지지 않으므로 刺해도 효력이 없으니 다시 風市 丘墟 陽陵泉을 刺한다. (먼저 病이 없는 手足에 鍼하고 뒤에 병이 있는 手足에 鍼한다)

〔第九〕 正頭大痛과 腦頂痛에는 百會 合谷 上星에 刺한다.

묻기를 「이 症이 鍼한 一二日 뒤에 再當하면 먼저 보다도 甚한 것은 무엇 때문이오」고 하니 대답하기를 「모든 陽이 頭上에 모이니 먼저 補하고 뒤에 瀉하되 마땅히 補는 많이 하고 瀉는 적게하니 그 病이 再發하여 더욱 重하거던 前에 방법과 같이 瀉하면 효력이 크게 있으니 다시 神庭 衝陽에 鍼한다. 정말 頭痛은 아침에 發하여 저녁에 죽고, 저녁에 發하여 아침에 죽으니 醫者는 마땅히 用心으로 다스리면 救하고 그렇지 않으면 다스리기 어렵다.

〔第十〕 偏正頭痛은 風池 合谷 絲竹空에 鍼한다.

묻기를 「已上의 穴法으로 刺하여 効하지 않을것 같으면 어떻게 하오」고 하니 대답하기를 「또한 痰飮이 胸膈에 머물러 滯한 것이 있고 賊風이 腦戶에 串入하여 偏正頭風이 發하여 連다라 팔뚝속에 痛이 오고 혹은 手足이 沉冷하니 오래도록 다스리지 않으면 變하여 癱瘓이니 또한 陰陽을 구분하여 鍼을 하되 혹은 鍼力이 닿지 않으면 효력이 없으니 中脘을 刺하여 그것을 疎通하여 빨리 下하고 다음 三里에 鍼하여 그 風을 瀉하여 버리고 다시 中脘 三里 解谿에 刺한다.

〔第十一〕 頭風目眩은 解谿 豐隆을 刺한다.

묻기를 「이 症이 刺하여 効한 뒤에 다시 發하는 것은 무엇 때문이오」고 하니 대답하기를 이것은 房事를 過多하였거나 醉飽로 風寒을 避하지 못하여 누운 것이니 賊風이 經絡에 串入하여 冷症이 再發이니 다시 風池 上星에 刺한다.

〔第十二 〔頭風頂痛에는 百合 後頂 合谷에 刺한다.

묻기를 「頭頂痛에 鍼을 하여도 효력이 없는 것은 다시 무슨 穴에 다스릴 수 있는가」고 하니 대답하기를 頭頂痛을 이에 陰陽을 나누지 못함이니 風邪

가 腦戶에 串入하여 刺하여도 不効한 까닭이니 中脘 三里 風池 合谷穴을 刺하여 먼저 그 痰을 취하고 다음 그 風을 취하면 자연히 효력이 있다.

〔第十三〕 醉頭風에는 攢竹 印堂 三里에 刺한다.

묻기를 「이 症을 前記한 穴을 刺하여도 効가 없는 것은 무엇 때문이오」고 하니 대답하기를 「이 症은 痰飮이 胃脘에 머물러 있으면 입에서 맑은 침을 吐하고 어지러워서 혹 三日이나 五日 後에는 人事不省하고 음식을 먹지 못하니 이름을 醉頭風이라고 한다. 먼저 그 氣를 제거하고 痰을 化하여 胃를 調節하여 음식을 먹게한 뒤에 그 風痛을 제거하니 中脘 亶中 三里 風門을 刺한다.」

〔第十四〕 눈에 翳膜이 생긴데는 睛明 合谷 四白에 刺한다.

묻기를 「前記한 穴法으로 刺하여 効하지 않은 것은 무엇 때문이오」고 하니 대답하기를 「이 症은 이미 病을 깊게 받아서 一時도 便케 낫지 않음이니 이것은 모름지기 二三次 鍼을 하여야 바야흐로 효력이 있으니 다시 太陽 光明 大骨空 小骨空을 刺한다.」

〔第十五〕 迎風冷淚

묻기를 「이 症은 무슨 緣故로 얻게 되는고」고 하니 대답하기를 「술에 취하여 바람을 맞아서 혹은 暴赤하고 暴痛하는데도 房事를 조심하지 않고 함부로 뜻에 맞는 음식을 먹어서 먹은 음식물이 몸속에서 燒煎하며 婦人은 產後에 이것을 廻避할 줄을 모르고 坐臥하여 바람을 맞아서 賊風이 눈속으로 串入하기거나 혹은 月經中에 交感하여 穢氣가 頭目위로 衝하면 또한 이런 症이 되니 다시 다음 穴에 刺한다.」

小骨空(남자와 女子의 醉後에 맞은 風을 다스린다) 三陰交(婦人의 交感症을 다스린다) 淚孔下에(쌀난 크기의 艾灸를 七壯한다) 中指半指尖에(쌀난 크기의 艾灸를 三壯)

〔第十六〕 目生內障에는 瞳子髎 合谷 臨泣 睛明을 刺한다.

묻기를 「이 經은 무엇을 從하여 얻는 것이며 前記한 數穴을 鍼해도 효력이 없음을 무엇 때문이오」고 하니 대답하기를 「怒氣가 肝을 傷하여 血이 就舍하지 못하고 腎에 물이 말라버려서 氣血이! 耗散하고 患을 臨할 때에 節約

하지 못하고 함부로 房事를 行하며 心을 지나치게 씀으로 이 症을 얻게 되는 것이라 또한 다스리기 어려우니 다시 光明 天府 風池를 刺한다.」

〔第十七〕 目患外瘴에는 小骨空 太陽 睛明 合谷을 刺한다.

묻기를 「이 症은 무슨 緣故로 얻는고」고 하니 대답하기를 「頭風이 눈 瞳子에 灌注하여 血氣를 끓어 넘치게 하여 위는 盛하고 아래는 虛함으로 이런 병이 생기는 것이니 前記한 穴에 刺하여 효력이 없을것 같으면 다시 下記한 穴에 二三次 刺하면 바야흐로 낫는다.

臨泣 攢竹 三里 內眥尖(眼頭의 튀어난 곳에 五壯을 灸한다)

〔第十八〕 風沿眼經瀊爛을 다스리는데는 睛明 四百 合谷 臨泣 二間을 刺한다.

묻기를 「鍼하여도 효력이 없는 것은 무엇 때문이오」고 하니 대답하기를 술에 취하고 飽食한 뒤에 房事를 行하여 血氣가 凝滯하여 痒이 不散하거던 손으로 揩模하여 賊風이 乘할 때 串入함으로 이 症을 얻는 것이니 前記한 穴을 刺하여도 효력이 없거던 다시 三里 光明穴을 刺한다.」

〔第十九〕 眼赤暴痛하는데는 合谷 三里 太陽 睛明에 刺한다.

묻기를 「이 症은 무엇을 從하여 얻는 것인가」고 하니 대답하기를 「때로는 氣가 作하는 것임으로 血과 氣가 壅滯하며 잠을 자는 동안에 風을맞고 굶주려 過勞함으로 이런 症을 얻는 것이니 다시 太陽 攢竹 絲竹空穴을 刺한다.」

〔第二十〕 眼紅腫痛하는데는 睛明 合谷 四白 臨泣에 刺한다.

묻기를 「이 症은 무엇을 從하여 얻는 것인가」고 하니 대답하기를 「모두 腎이 물을 이즈러진 것을 받음으로 因하여 心에 火가 上炎하여 肝이 制하지 못하여 心肝의 二血이 能히 歸元하지 못하고 血氣가 上壅하여 눈 瞳子로 灌注하여 赤脈이 睛을 뚫음으로 흩어지지 않으니 다시 太谿 腎俞 行間 勞宮에 刺한다.

〔第二十一〕 努肉이 睛을 侵한데는 風池 睛明 合谷 太陽을 刺한다.

묻기를 「이 症은 무엇을 從하여 얻은 것인가」고 하니 대답하기를 「혹은 傷寒이 풀리지 않은데도 불구하고 도리어 房室을 한 사실이 있으면 위는 盛하나 밑은 虛하여 氣血이 위로만 壅하고 혹은 頭風을 빨리 다스리지 않아

血이 눈동자를 뚫어 혹은 暴下하여 赤痛하고 혹은 氣가 肝을 傷케 함으로 因하여 心에 火가 위로 炎함으로 흩어지지 않고 또 婦人은 產後에 氣가 怒한 것이거나 產後가 滿하지 않은데도 房事로 心과 肝의 두 經을 觸動하였거나 飮食을 不節하여 굶주리거나 飽醉하거나 또는 過勞하면 모두 이런 症이니 一時에 편리하게 다스리는 것이 아니고 차차로 지나면 효력이 나타는 것이니 다시 風池 期門 行間 太陽에 刺한다.

〔第二十二〕 太陽을 보기를 겁내고 밝은 곳에 있기를 부끄러워하는데는 小骨空 合谷 攢竹 二間을 刺한다.

묻기를 「이 症은 무슨 까닭으로 얻는가」고 하니 대답하기를 「暴痛이 낫지 않음에 길에서 風을 맞아 眼中에 串入이면 血이 제집에 就하지 못하고 肝이 血을 가누지 못하여 風毒이 뚫고 들어왔어 등불을 보면 찬 눈물이 자연히 나오고 햇볕아래서도 그늘에서 봄에 濕氣가 말라 疼痛하는 것이니 다시 睛明 行間 光明을 刺한다.」

〔第二十三〕 鼻窒로 냄세를 맡지 못하는데는 迎香 上星 五處 禾髎에 刺하다.

묻기를 「이 症은 무슨 緣故로 얻는 것이며 여러 穴을 鍼해도 모두 효력이 없는 것은 무엇 때문이오」고 하니 대답하기를 「모두 傷寒이 풀리지 않으므로 因하여 毒氣가 腦을 衝하여 혹 鼻痔가 생기며 腦속이 大熱함으로 이런 症을 얻는 것이니 다시 水溝 風府 百勞 太淵에 刺한다.」

〔第二十四〕 맑은 콧물을 흘리는데는 上星 人中 風府에 刺한다.

묻기를 「이 症은 무슨 緣故로 얻은 것인가」고 하니 대답하기를 「모두 傷風이 풀리지 않음에 肉을 먹고 술을 마셨기에 太盛하여 속과 겉이 풀리지 않아 기침으로 痰涎과 腦가 寒한 疼痛임으로 이런 症을 얻을 것이니 다시 百會 風池 風門 百勞에 刺한다.」

〔第二十五〕 腦寒臭瀉하는데는 上星 曲差 合谷에 刺한다.

묻기를 「이 症은 까닭으로 얻는가」고 하니 대답하기를 「모두 鼻衄이 그치지를 않아 藥을 腦戶에 吹入하여 毒氣가 위로 腦頂을 攻함으로 코로 臭한것이 흘으는 것이니 다시 水溝 迎香을 刺한다.

〔第二十六〕 鼻淵鼻痔에는 上星 風府를 刺한다.

묻기를 「이 穴에 鍼하여 효력이 없으면 다시 무슨 穴을 刺하는가」고 하니 禾髎 風池 人中 百會 百勞 風勞 風門을 刺한다」고 하였다.

〔第二十七〕 鼻衄이 그치지 않는데는 合谷 上星 百勞 風府에 刺한다.

묻기를 「이 症은 무슨 까닭으로 얻기에 出血이 그치지 않는고」고 하니 대답하기를 「血氣가 上壅하면 陰陽은 昇降하지 못하여 血이 肝에 不宿하니 肝은 血을 臟하기를 主하는데 血에 熱이 함부로 行함으로 血氣가 順하지 못한 것이니 前記한 穴에 鍼한 것이 효력이 없거던 다시 迎香 人中 印堂 京骨에 刺한다」고 하였다.

〔第二十八〕 입속에 瘡이 생긴 것에는 海泉 人中 承漿 合谷에 刺한다.

묻기를 「이 症은 무슨 까닭으로 얻는가」고 하니 대답하기를 「위쪽은 盛하나 밑은 虛하고 心에 火가 上炎하여 脾와 胃가 모두 敗하므로 이러한 症이 된 것이니 다시 金津 玉液 長强에 刺한다.

〔第二十九〕 口眼喎斜에는 頰車 合谷 地倉 人中에 刺한다.

묻기를 이 症은 무엇을 從하여 얻는 것인가」고 하니 「술에 취한 뒤에 잠을 자다가 風을 맞아 賊風이 經絡에 串入하여 痰飮이 流注하였거나 혹은 怒한 氣가 肝을 傷하여 房事가 不節함으로 이런 症을 얻는 것이니 다시 承漿 百合 地倉 瞳子髎에 刺한다.」

〔第三十〕 양쪽 볼에 紅腫의 瘡이 생긴데는 合谷 列缺 地倉 頰車에 刺한다.

묻기를 「이 症은 무엇을 從하여 얻는가」고 하니 「熱한 氣가 上을 막아서 三焦에 痰이 滯하고 腫을 헐지지 못하면 양쪽 볼 紅腫의 瘡이 생기니 이름을 枯書風이라고 하니 다시 承漿 二里 金津 玉液에 刺한다.」

〔第三十一〕 혀에 腫이 생겨 말하기 어려운데는 廉泉 金津 玉液에 刺한다.

묻기를 「이 症은 무엇을 從하여 얻는가」고 하니 「모두 술로 因하여 舌根에 痰이 滯하여 宿熱이 相搏하여 말을 하지 못함으로 혀로 하여금 腫하여 말하기가 어려우니 다시 天突 小商에 刺한다.」

〔第三十二〕 牙齒가 腫痛한데는 呂細 頰車 龍去 合谷에 刺한다.

〔第三十三〕 上皮의 牙痛에는 呂細 太淵 人中에 刺한다.

〔第三十四〕 下皮의 牙痛에는 合谷 龍玄 承漿 頰車에 刺한다.

묻기를 「牙疼의 症은 무슨 까닭으로 얻는가」고 하니 「모두 腎經의 虛敗로 因하여 上은 盛하고 밑이 虛하여 陰陽이 昇降하지 못함으로 이 症은 얻은 것이니 다시 腎兪 三間 二間에 刺한다.」

〔第三十五〕 耳內가 虛鳴한데는 腎兪 三里 合谷에 刺한다.

묻기를 「이 症은 무엇을 從하여 얻는가」고 하니 「모두 房事를 조절하지 못하여 腎經이 虛敗하고 氣血이 삭아 없어짐으로 이 症을 얻은 것이니 다시 太谿 聽會 三里에 刺한다.」

〔第三十六〕 耳紅腫痛에는 聽會 合谷 頰車에 刺한다.

묻기를 「이 症의 腫痛은 무엇인가」고 하니 대답하기를 「모두 熱한 氣가 上을 막거나 혹은 귀를 읽어 觸傷하여 熱氣를 흩히지 못하고 傷寒이 풀리지 않음으로 이런 症이 있으니 一列의 鍼灸만으로는 안되니 모름지기 極端的으로 辨問하여 鍼하면 효력이 있을 것이니 다시 三里 合谷 翳風에 刺한다.」

〔第三十七〕 脖耳에 瘡이 생겨 濃水가 나는데는 翳風 合谷 耳門을 刺한다.

묻기를 「脖耳에 瘡이 생겨 고름이 나는 것은 일찌기 어린이들에게 이런 病이 있다고 들었노라」 답하기를 「목욕을 하다가 물이 귀속에 들어옴으로 생기고 大人은 혹 剔耳로 因하여 耳黃을 觸動하거나 또는 잘못하여 귀속에 물이 들어옴으로 이와 같은 것이 있으니 다시 聽會 三里를 刺한다.」

〔第三十八〕 耳聾氣閉한데는 聽會 翳風 聽宮에 刺한다.

묻기를 「이 症은 무엇을 從하여 얻는가」고 하니 대답하기를 「傷寒으로 大熱하여 氣가 낟히어 汗하여 펴지 못함으로 이런 症이 생기니 前記한 穴에 효력이 없거던 다시 三里 合谷을 刺한다.

〔第三十九〕 손과 팔뚝의 痲木不仁한 데는 肩髃 曲池 合谷에 刺한다.

묻기를 「이 症은 무엇을 從하여 얻는가」고 하니 「모두 寒濕이 相搏하여 氣血이 凝滯함으로 痲木不仁이니 다시 肩井 列缺을 刺한다.

〔第四十〕 手癖冷風痰痛한데는 肩井 曲池 手三里 下廉에 刺한다.

묻기를 「이 症은 무엇을 從하여 얻는고」고 하니 「寒邪의 氣가 經絡으로 흘러 들어 온 것이니 밤으로 凉한 竹簟, 漆凳으로 벼개하여 冷한 곳에 잠들어서 모르는 사이에 風濕이 經絡으로 흘러 들어옴으로 이 症을 얻은 것이니 다시 手六里 經渠 上廉에 刺한다.

〔第四十一〕 手臂에 紅腫으로 疼痛한데는 五里 曲池 通里 中渚에 刺한다.

묻기를 「이 症은 무슨 까닭으로 얻는가」고 하니 「氣가 寒하여 壅滯하니 흘러도 發散하지 못하여 닫히고 막혀서 通하지 않으므로 이런 症을 얻는 것이니 다시 合谷 尺澤에 刺한다.」

〔第四十二〕 手臂의 紅腫과 疽인데는 中渚 液門 曲池 合谷을 刺한다.

묻기를 「이 經은 무엇을 從하여 얻은 것인가」고 하니 「血氣가 壅滯하여 皮膚가 瘙痒하여 熱湯의 거품에 몸을 씻어서 紅腫함으로 이런 症을 얻으니 오래도록 다스리지 않으면 손등에 疽가 생기니 다시 上都 陽池에 刺한다.」

〔第四十三〕 手臂가 拘攣하고 兩손의 筋이 緊하여 펴지 못하는데는 陽池 合谷 尺澤 曲池 中渚에 刺한다.

묻기를 「이 症은 무엇을 從하여 얻는가」고 하니 「모두 누웠던 곳의 濕氣로 因하고 더운 여름철 밤에 길을 行하여 風濕이 相搏하였거나 혹은 술에 취하여 房事를 行한 뒤에 露天에 잠을 잠으로 이런 症을 얻었으니 다시 肩髃 中渚 少商 手三里에 刺한다.

〔第四十四〕 肩背에 紅腫으로 疼痛하는데는 肩髃 風門 中渚 大杼에 刺한다.

묻기를 「이 症은 무엇을 從하여 얻은 것인가」고 하니 腠理가 周密하지 못하여 風邪가 피부에 串入하여 寒邪가 相搏하여 血氣가 凝滯하니 다시 膏肓 肺俞 肩髃에 鍼한다.」

〔第四十五〕 心胸에 疼痛하는데는 大陵 內關 曲澤에 刺한다.

묻기를 「心胸痛은 무엇을 從하여 얻는가」고 하니 「모두 積이 머물었거나 혹은 冷한 것을 먹음으로 因하여 胃脘에 冷이 積하여 만들어진 것이니 心痛이 九種이 있으니 蟲食痛이란 것이 있으며 心痺로 冷痛한 것이 있으며 陰陽이 昇降하지 못하는 것이 있으며 怒氣가 心을 衝한 것이 있으니 이 症은 한가지가 아니라 詳細한 것은 그 症을 推測해서 다스리니 該穴은 中脘 上脘

三里穴이다.」

〔第四十六〕 脇肋疼痛에는 支溝 章門 外關에 刺한다.

묻기를 「이 症은 무엇을 從하여 얻은 것인가」고 하니 「怒氣가 肝을 傷하여 血이 元자리로 돌아오지 못하여 肝經을 觸動한 것이니 肝은 血을 가두는 곳이라 怒氣가 심하면 肝에 血이 제자리로 돌아오지 못함으로 이런 症을 얻을 것이고, 또는 傷寒後에 脇痛한 것이 있으며 挫閃하여 痛한 것이 있으니 한가지 例를 따라서는 다스리지 못함으로 마땅히 詳細히 미루어서 다스려야 하니 다시 다음 行間(肝經을 瀉하여 怒氣를 다스린다) 中封 期門(傷寒을 다스린 뒤에 脇痛을 다스린다) 陽陵泉(挫閃을 다스린다) 穴을 刺한다.

〔第四十七〕 腹內疼痛에는 內關 三里 中脘을 다스린다.

묻기를 「腹內疼痛은 어떻게 다스리오」고 하니 「굶주리지 않고 飽食으로 傷하여 血氣가 서로 다투어서 榮衛를 調節하지 못하고 五臟이 편안하지 않아서 寒濕中에 이것을 얻은 것이나 혹은 風을 무릅쓰고 비를 맞으며 醉飽한 끝에 房事를 行하여 음식을 消化하지 못하면 또 이런 症이 있으니 반드시 빨리 다스리고 腎이 虛敗하여 毒氣가 臍腹으로 돌아갔어 衝함으로 이런 症을 얻은 것이니 낫지 않을것 같으면 다시 關元 水分 天樞(寒濕 飢飽를 다스린다) 穴을 刺한다.

〔第四十八穴〕 小腹脹滿한데는 內庭 三里 三陰交에 刺한다.

묻기를 「이 症은 穴法대로 鍼入하드라도 不効한 것은 무엇 때문인가」고 하니 「모두 음식이 머물므로 因하여 소화를 하지 못하여 배가 불러 벌어진 것이나 이 症은 한가지가 아니라 膀胱에 疝氣가 있어 冷이 쌓여 疼痛하며, 小便이 不利하여 脹滿疼痛하며, 大便이 虛結하여 脹滿疼痛등이니 자세히 미루어 다스려야 하니 다시 照海 大敦 中脘(先補後瀉) 氣海(온전히 婦人의 血塊가 怒築 疼痛하여 小便이 不利한데와 婦人의 諸般氣痛을 다스린다)에 刺한다.」

〔第四十九〕 兩足이 麻木인데는 陽輔 陽交 絕骨 行間을 刺한다.

묻기를 「이 症은 무엇으로 因하여 얻었는가」고 하니 「모두 濕氣가 相搏하여 經絡으로 흘러 들어왔어 發散하지 못하거나 혹은 술을 마신뒤에 房事를 지나치게 많이 하였으며 寒暑로 失蓋하여 이런 症으로 이른 것이 있으니 다시 崑崙 絶骨 丘墟에 鍼한다.

〔第五十〕 兩膝에 紅腫으로 疼痛한데는 膝關 委中에 刺한다.

묻기를「이 症은 무엇을 從하여 온 것인가」고 하니 「모두 脾泉에 濕氣를 받음으로 因하여 痰飮이 流注한 것이나 이 疾은 한가지가 아니다 혹은 痢後에 寒邪가 經絡으로 들어왔어 드디어 이런 症이 된 것이고 혹은 傷寒流注에 또한 이런 症이 있으니 다시 陽陵泉 中脘 豐陵에 刺한다.」

〔第五十一〕 발로 걷지 못하는데는 丘墟 行間 崑崙 太衝에 刺한다.

묻기를「이 症은 무엇을 얻은 것이가」고 하니 대답하기를 「술에 醉한 뒤에 房事를 行하여 腎經이 이즈러져 발이 弱하기에 이르러 힘이 없어져서 드디어 行步를 하지 못하게 된 것이니 먼저 다스린 것이 効가 없거던 다시 三里 陽輔 三陰交 復溜에 刺한다.」

〔第五十二〕 脚弱無力한데는 公孫 三里 絶骨 申脉에 刺한다.

묻기를「이 症은 무엇을 從하여 얻은 것인가」고 하니 대답하기를 「모두 濕氣가 經絡에 흘러서 血과 氣가 相搏하였거나 혹은 行房으로 因하여 精力을 지나치게 損하였거나 혹은 行路로 因하여 筋骨에 損함이 있어서 이런 疾이 되었으니 다시 崑崙 陽輔에 刺한다.」

〔第五十三〕 脚氣에 紅腫의 瘡이 생긴데는 照海 崑崙 京骨 委中에 刺한다.

묻기를「이 症이 前記의 穴에 刺하여 낫지 않은 것은 무엇 때문이오」고 하니 대답하기를「氣血이 凝하여 발산하지 못하고 오래된 寒熱을 다스리지 않아서 그런 疾로 變하게 되었으니 다시 三里 三陰交를 刺한다.」

〔第五十四〕 脚背에 紅腫이 생긴 것은 太衝 臨泣 行間 內庭에 刺한다.

묻기를「이 症은 무엇을 從하여 얻은 것인가」고 하니 답하기를「모두 勞役을 지나치게 많이 하고 熱湯의 거품에 몸을 씻어 血氣가 발산하지 못하여 紅腫을 하여 疼痛을 한 것이니 마땅히 다시 丘墟 崑崙에 鍼하나 灸는 마땅하지 아니하다.」

〔第五十五〕 穿跟에 草鞋風을 하는데는 照海 丘墟 商丘 崑崙에 刺한다.

묻기를「이 症은 무슨 緣故로 얻은 것인가」고 하니 대답하기를「모두 勞

役을 過度히 하고 濕氣가 冷하여 流滯하였거나 혹은 몹씨 드거운 熱을 받으면서 길을 걸었어 冷水에 몸을 담구어 씻었어 이런 症이 되었으니 다시 太衝 解谿에 刺한다.」

〔第五十六〕 風痛으로 몸을 옆으로 돌리지 못하고 걷기가 어려운데는 環跳 風市 崑崙 居髎 三里 陽陵泉에 刺한다.

묻기를 「이 症은 무슨 緣故로 얻은 것인가」고 하니 대답하기를 「모두 房事를 지나치게 많이 하였음으로 因하고 寒濕한 땅위에 잠을 자서 經絡으로 流注하였거나 挫閃한 뒤 허리가 疼痛하여 위로 들기가 어려우니 前記한 穴이 効가 없거던 다시 五樞 陽輔 支溝에 刺한다.」

〔第五十七〕 腰脚이 疼痛한데는 委中 人中을 刺한다.

〔第五十八〕 腎虛하고 腰痛하는데는 腎兪 委中 太谿 白環兪에 刺한다.

〔第五十九〕 腰背가 强痛한데는 人中 委中에 刺한다.

〔第六十〕 挫閃하여 腰脇이 痛한데는 尺澤 委中 人中에 刺한다.

묻기를 「이 症을 從하여 얻은 것인가」고 하니 대답하기를 「모두 房事를 지나치게 많이 行하여 腎經이 勞損하면 精血은 말라 붙어서 腎이 虛하여 腰痛을 하는 것이나 무거운 짐을 질머지고 먼길을 行하여 血氣가 錯亂하였거나 熱이 冒하여 血이 원래의 자리에 돌아오지 못하면 腰痛하고 혹은 다른 일로 所關하여 氣가 양쪽 옆구리를 攻하여 疼痛함으로 이런 症이 생기는 것이니 다시 崑崙 束骨 支溝 陽陵泉에 刺한다.」

〔第六十一〕 온몸에 瘡이 생겨 浮腫한데는 曲池 合谷 三里 三陰交 行間 內庭에 刺한다.

묻기를 「이 症은 무엇을 從하여 얻은 것인가」고 하니 대답하기를 「배불러 먹지 못하여 굶주려 傷하고 房事를 지나치게 많이 行하며 혹은 冷한 것을 먹은 때문이다.」

〔第六十二〕 四肢이 浮腫한데는 中都 合谷 曲池 中渚 液門에 刺한다.

묻기를 「이 症은 무엇을 從하여 얻은 것인가」고 하니 대답하기를 「모두 飢寒으로 因하여 邪가 經絡에 들어오고 물을 지나치게 많이 마셔서 四肢로 흘러 들었거나 혹은 술을 過多하게 마시고 風寒을 避하지 못하여 이런 症이 생긴 것이니 다시 行間 內庭 三陰交 陰陵泉에 刺한다.」

〔第六十三〕 單蟲脹인데는 氣海 行間 三里 內庭 水分 食關에 刺한다.」

〔第六十四〕 双蟲脹인데는 支溝 合谷 曲池 水分을 刺한다.

묻기를 「이 症은 무엇을 從한 것인가」고 하니 답하기를 「모두 酒色을 지나치게 많이 함으로 因하여 臟腑의 속을 傷하게 하여 血氣가 돌지 못하여서 드디어 蟲脹이 된 것이니 음식을 소화하지 못하고 痰이 쌓여 停滯하면 온몸에 물이 생긴 浮腫이고 小便이 不利하고 血氣가 行하지 못하면 四肢에 腫이 생기고, 胃氣가 不足하고 酒氣가 不節이면 單蟲脹이고 腎에 물이 모두 敗하면 水火가 서로 돕지 못함으로 雙蟲이니 이런 症은 본래 다스리기 어려우니 醫者가 마땅히 상세하게 推하여야 한다.」 後刺는 三里 三陰交 行間 內庭穴 등이다.

〔第六十五〕 小便이 不通한데는 陰陵泉 氣海 三陰交에 刺한다.

「이 症은 무슨 까닭으로 얻은 것인가」고 하니 대답하기를 모두 膀胱에 邪氣가 熱蘊을 발산하지 못한 것이나 혹은 勞役이 過度하며 怒氣가 胞를 傷하면 닫힌 氣는 竅中으로 들어오고 혹은 婦人은 胞가 굴러서 이런 症이 생기니 다시 陰谷 大陵에 刺한다.

〔第六十六〕 小便이 滑하고 環인데는 中核 腎俞 陰陵泉에 刺한다.

묻기를 「이 症은 어떠한 것이오」고 하니 답하기를 「이것은 膀胱이 寒을 받아 腎經이 滑環하여 小便을 볼때에 冷痛하고 번번히 淋瀝이니 다시 三陰交 氣海에 刺한다.」

〔第六十七〕 大便이 秘結하여 通하지 않은데는 章門 太白 照海에 刺한다.

묻기를 「이 症은 무엇을 從하여 얻은 것이오」고 하니 「이 症은 한가지가 아니라 熱이 結한 것이 있으며 冷이 結한 것이 있으니 마땅히 먼저 補하고 뒤에 瀉한다.」

〔第六十八〕 大便泄瀉가 그치지 않은데는 中脘 天樞 中核에 刺한다.

〔第六十九〕 赤白痢疾인데는

(赤痢) 內庭 天樞 隱白 氣海 熙海 內關

(白痢) 속이 急하고 뒤기 무거운데는 外關 中脘 隱白 天樞 申脉

〔第七十〕 臟毒下血하는데는 承山 脾俞 精宮 長强에 刺한다.

〔第七十一〕 脫肛久痔인데는 二白 百會 精宮 長强에 刺한다.

〔第七十二〕 脾寒發瘧인데는 後谿 間使 大椎 身柱 三里 絕骨 合谷 膏肓에 刺한다.

〔第七十三〕 瘧으로 먼저 寒하고 뒤에 熱하는데는 絕骨 百會 膏肓 合谷에 刺한다.

〔第七十四〕 瘧으로 먼저 熱하고 뒤에 寒하는데는 曲池(먼전 補하고 뒤에 瀉한다) 絕骨(먼저 瀉하고 뒤에 補한다) 膏肓 百勞에 刺한다.

〔第七十五〕 熱은 많으나 寒이 적은데는 後谿 間使 百勞 曲池에 刺한다.

〔第七十六〕 寒은 많고 熱이 적은데는 後谿 百勞 曲池에 刺한다.

묻기를 「이 症은 무엇을 從하여 왔어 感하는가」고 하니 답하기를 「모두 脾胃의 虛弱으로 因하여 여름에 더위에 傷하면 가을에 반드시 瘧이 되니 많이 熱하고 적게 寒하며 단지 熱만 하는것과 단지 寒만 하는것도 있으니 氣가 盛하면 熱이 많고 痰이 盛하면 寒이 많으나 이것은 痰飮한 것이 停滯하고 氣血이 消耗하여 헐어지며 脾胃가 痰하여 敗하고 房事를 지나치게 한 所致라 하루에 一發하는 것도 있고, 하루씩 사이를 두고 發하는 것도 있고, 혹은 三日에 一發하는 것도 있으니 오래도록 다스리지 못하면 大患으로 變하게 된다. 瘧後에는 浮腫하는 것이 있으며, 虛勞한 것이 있으며, 大便利가 있으며, 腹腫에 蠱脹한 것이 있으며, 혹은 물을 많이 마시는 것이 있으며, 배속에 瘧母가 있는 것이 있으니 모름지기 脾를 조절하여 음식을 잘 먹게 하고 痰飮을 化할 것이며 穴法은 前記한 것과 같이 다스린다.

〔第七十七〕 飜胃吐食에는 中脘 脾俞 中魁 三里에 刺한다.

〔第七十八〕 음식 잘 먹지 못하여 五噎이 된데는 勞宮 中魁 中脘 三里 大陵 支溝 上脘에 刺한다.

묻기를 「飜胃의 症은 무엇을 從하여 얻으며 鍼으로써 능히 다스릴 수 있는가」고 하니 대답하기를 「이 症은 可히 다스릴수 있으며 다스리지 못하는 것도 있으니 病이 처음 올 때에는 모두 酒色이 지나쳐서 房事가 不節하고 胃宗에 寒을 받아 酸水를 吐하기도 하나 혹은 음식물을 바로 吐하며 혹은 음식한 하루 뒤에 바야흐로 吐하는 것도 있으며 二三日뒤에 吐하는 것도 있으니 때에 따라 吐하는 것은 다스릴수 있으나 二三日만에 吐하는 것은 이에 胃가 마르고 脾가 끊어져서 음식물을 소화하지 못하므로 五噎이란 것이 있으니 氣噎 水噎 食噎 勞噎 思噎이라 다스리는데 상세히 推함이 마땅하니 다시 脾兪 胃兪(以上은 補는 많이 瀉는 적게 한다) 太白 下脘 食關에 刺한다.」

〔第七十九〕 哮吼嗽喘하는데는 腧府 天突 膻中 肺兪 三里 中脘에 刺한다.

묻기를 이 症은 무엇을 從하여 얻는 것인가」고 하니 대답하기를 「熱하고 酸한 날고기를 잘 먹고 또 痰飮한 것들의 風邪가 肺中에 꽂혀 들며 怒氣가 肝을 傷하면 이것에 怒氣가 乘하여 음식물 소화되지 아니하고 술에 취한체 房事를 行하여 精力을 절약하지 못한 것이나 이것 또한 한가지가 아니며 水哮가 있으니 물을 마시면 發하고, 氣哮가 있으니 怒氣로 病에 걸리므로 寒邪가 相搏하여 痰飮이 가득하여 막으면 發하고 혹은 炙煿한 물건을 먹으면 發하니 醫者는 마땅히 주의하여 상세히 推하여야 한다. 어린이에 이런 症이 더욱 많으니 다시 膏肓 氣海 關元 乳根에 刺한다.

〔第八十〕 咳嗽欬로 紅痰한데는 百勞 肺兪 中脘 三里에 刺한다.

묻기를 「이 症은 무슨 까닭으로 얻는가」고 하니 답하기를 「모두 色慾이 지나쳐서 脾와 腎이 모두 敗하고, 怒氣가 肝을 傷하여 血이 제자리로 돌아가지 못하여 痰飮이 肺經으로 串入한 것이니 오래도록 다스리지 못하면 癆瘵로 變하게 되니 다시 膏肓 腎兪 肺兪 乳根에 刺한다.

〔第八十一〕 吐血等症에는 膻中 中脘 氣海 三里 乳根 支溝에 刺한다.

묻기를 「이 症은 무슨 까닭으로 얻으며 무슨 방법으로 다스리오」고 하니 대답하기를 「모두 근심과 수심과 思慮등 七情의 所感이니 속의 心에서 動이면 즉 神이 傷하고, 밖의 모양이 勞이면 즉 精이 傷한 것이라 古人의 말에 心은 血을 生하고 肝은 血을 納한다 하니 心肝의 二經이 剋함을 받으면 心火가 上炎하여 氣穴이 上壅하고 腎水가 枯渴하여 交濟하지 못함으로 이런 症이 있으니 모름지기 虛實을 나눔이오 대개는 다스리지 못하나 다시 肺兪 腎兪 肝兪 心兪 膏肓 關元에 刺한다.」

〔第八十二〕 肺瘫欬嗽에는 肺俞 亶中 支溝 大陵에 刺한다.

묻기를 「이 症은 무엇을 從하여 얻은 것인가」고 하니 대답하기를 傷風으로 因하여 겉과 속이 풀리지 아니하면 欬嗽가 그치지 아니하고 膿血을 吐하니 이것은 肺癰이라 다시 風門 三里 支溝에 刺한다.

〔第八十三〕 오래된 欬嗽가 낫지 않은데는 肺俞 三里 亶中 乳根 風門 缺盆에 刺한다.

묻기를 「이 症은 무엇을 從하여 얻은 것인가」고 하니 대답하기를 「모두 鹹物을 먹어서 肺가 傷하고 酒色을 不節하였거나 혹은 傷風이 풀리지 않아서 痰이 經絡으로 흘으면 欬嗽가 그치지 않으니 前記한 穴에 刺함이 可하다.

〔第八十四〕 傳尸痨瘵인데는 鳩尾 肺俞 中極 四花(先灸)에 刺한다.

묻기를 「이 經은 무엇을 從하여 온 것인가」고 하니 대답하기를 「모두 飽食한 뒤에 房事를 行하여 氣血이 消耗하여 없어진 것이니 痨瘵傳尸로 一門中이 滅하여 집이 끊어진 것이 있으니 다시 亶中 湧泉 百會 膏肓 三里 中脘에 鍼한다.

〔第八十五〕 消渴인데는 金津 玉液 承漿에 刺하니

묻기를 「이 症은 무엇을 從하여 얻은 것이가」고 하니 대답하기를 「모두 腎水가 말라 붙어서 水火가 돕지 못하고 脾胃가 모두 敗한 것이라 오래도록 다스리지 못하면 背에 疽가 變成하면 다스리기 어려우니 다시 海泉 人中 廉泉 氣海 腎俞에 刺한다.

〔第八十六〕 遺精白濁에는 心俞 腎俞 關元 三陰交에 刺하니

묻기를 「이 症은 무엇을 從하여 얻은 것인가」고 하니 답하기를 「房事로 因하여 마땅히 잃어서 心이 驚動하여 속에 精을 걷우지 못하고 腎에 外傷하며 憂愁思慮등 七情에 感한 것임으로 心과 腎을 돕지 못하여 사람이 점점 야위여지고 血氣가 消耗하여 헐어짐으로 이런 症을 얻는 것이니 다시 命門 白環俞에 刺한다.

〔第八十七〕 婦人赤白帶下에는 氣海 中極 白環俞 腎俞에 刺하니

묻기를 「이 症은 무엇을 從하여 얻은 것인가」고 하니 대답하기를 「모두 몸을 아끼지 아니하고 함부로 房事를 하여 精血을 損傷하며 혹은 月經할 때

에 男子와 함께 交感이면 속에 精을 걷우지 못하고 白水를 遺下하여 赤白帶下로 變하니 다시 氣海 三陰交 陽交(많이 補하고 조금 瀉한다)

〔第八十八〕 婦人이 孕胎를 못하는데는 子宮 中極에 刺한다.

〔第八十九〕 婦人이 多子한데는 石門 三陰交에 刺한다.

〔第九十〕 經事가 不調한데는 中極 腎俞 氣海 三陰交에 刺한다.

〔第九十一〕 婦人이 難產하는데는 獨陰 合谷 三陰交에 刺한다.

〔第九十二〕 血崩漏下에는 中極 子宮에 刺한다.

〔第九十三〕 產後에 血塊로 痛하는데는 氣海 三陰交에 刺한다.

〔第九十四〕 陰莖이 虛하여 痛하는데는 中極 太谿 復溜 三陰交에 刺한다.

묻기를 「이 症은 무엇으로 因하여 얻은 것인가」고 하니 답하기를 「모두 젊을때에 金石他藥을 함부로 사용하여 莖孔을 傷함이 있어서 陰陽으로 하여금 交感할 때에 發泄하지 못함으로 이런 症이 생긴 것이니 다시 血郄 中極 海底 內關 陰陵泉에 刺한다.」

〔第九十五〕 陰汗偏墜인데는 蘭門 三陰交에 刺한다.

〔第九十六〕 木腎이 痛하지 않고 腫이 昇한은데는 歸來 大敢 三陰交에 刺한다.

〔第九十七〕 豚乳弦賁인데는 蘭門 關元 水道 三陰交에 刺하니

묻기를 「이 세가지 症은 무엇으로 因하여 얻은 것인가」고 하니 답하기를 「모두 酒色이 지나쳐서 腎水가 마르고 房事를 節度있게 하지않아 精氣가 힘이 없고 이러나지 않은 陽事를 無利하게 하여 精氣를 밖으로 쏟지 못하고 胞中으로 流入시키니 이 症은 한가지가 아니라 혹은 腫이 升같으며 혹은 偏墜痛이 달걀모양 같아서 腹中위를 눌리면 소리가 나니 이것은 乳弦이 疝氣가 되니 鍼을 마땅히 海底 歸來 關元 三陰交에 한다.」

〔第九十八〕 胎衣不下인데는 中極 三陰交에 刺한다.

〔第九十九〕 五心이 煩熱하여 頭目이 昏沉한데는 合谷 百勞 中泉 心俞 勞宮 湧泉에 刺한다.

묻기를 「이 症은 무엇으로 因하여 얻은 것인가」고 하니 대답하기를 「모두 產後에 勞役을 하여 邪風이 經絡에 串入하였거나 혹은 辛動太過로 因하여

얻은 것이다」고 하였다. 「또한 室女가 이같은 症을 얻는 것은 무엇 때문인가」고 하니 답하기를 「혹 陰陽이 不和하여 氣血이 壅滿하여 얻은 것이며 혹은 근심과 思慮로 얻은 것이니 다시 少商 曲池 肩井 心俞에 刺한다」고 하였다.

〔第一百〕 陰門이 갑짜기 紅腫疼한데는 會陰 中極 腎俞 子宮을 刺하니

묻기를 「이 症은 무엇으로 因하여 얻은 것인가」고 하니 대답하기를 「月經을 할때에 男子와의 交感으로 얻어서 사람이 점점 야위여지고 寒邪를 外感하며 精에 內傷하여 寒熱이 往來하고 精血이 相搏하며 속에 精을 걷우지 못하고, 밖에 血을 받지 못하여 毒氣가 子宮을 衝動하고, 風邪가 肺中에 串入하여 欬嗽痰涎임으로 이 症을 얻으니 脉의 虛實이 分明하지 않은것 같아서 虛勞로 다스리면 아니되고 혹 兩情을 交感한 일이 있어서 모든 脉이 錯亂하고 血이 제자리를 돌이가지 못하여 이같이 된것이니 다시 百勞 風池 膏肓 曲池 絕骨 三陰交에 刺한다.」

〔第一百二〕 婦人이 젖이 없는데는 小澤 合谷 亶中에 刺한다.

〔第一百三〕 乳癰에는 亶中 大陵 委中 少濁 俞府에 刺한다.

〔第一百四〕 月水가 斷絕된데는 中極 腎俞 合谷 三陰交에 刺한다.

묻기를 「婦人의 症은 어떻게 後穴은 갖추지 않는가」고 하니 대답하기를 「婦人의 症은 다시 갖추기가 어려우니 이 穴法으로서 그치드라도 효력이 충분하니 다시 脉의 虛實을 분별하여 조절함이 옳으니라.」

〔第一百五〕 渾身에 瘡이 생긴데는 曲池 合谷 三里 行間에 刺한다.

〔第一百六〕 등에 癰疽가 發한데는 肩井 委中 天應 騎竹馬에 刺하니

묻기를 「陰症으로 疽가 등에는 가득하고 머리에는 없는 것은 무슨 방법으로 다스리는가」고 하니 대답하기를 「濕한 진흙을 발라서 먼저 마른 곳을 蒜錢을 붙이고 法에 따라 灸하며 五香連翹散 몇첩을 服用하면 피어나온다.」

〔第一百七〕 腎臟風瘡인데는 血郄 三陰交에 刺한다.

〔第一百八〕 瘡은(피가 있는 것은 뽑아내는 것을 다스릴 수 있으나 血이 없는 것은 다스리지 못한다) 合谷 曲池 三里 委中에 刺한다.

〔第一百九〕 巭黎(肠腿毒이다)에는 支溝 委中 肩井 陽陵泉에 刺한다.

〔第一百十〕 傷寒頭痛에는 合谷 攢竹 太陽(어깨뒤에 紫脉위)에 刺한다.

〔第一百十一〕 傷寒脇痛에는 支溝 章門 陽陵泉 委中(出血)에 刺한다.

〔第一百十二〕 傷寒胸脇痛에는 大陵 期門 亶中 勞宮에 刺한다.

〔第一百十三〕 傷寒으로 大熱이 물러가지 않은데는 曲池 絶骨 三里 大椎 湧泉 合谷(모두 瀉함이 마땅하다)

〔第一百十四〕 傷寒으로 退熱한 뒤에 남은 熱이 있는데는 風門 合谷 行間 絶骨에 刺한다.

〔第一百十五〕 發狂하여 尊卑를 모르는데는 曲池 絶骨 百勞 湧泉에 刺한다.

〔第一百十六〕 傷寒으로 痓가 發하여 人事不省인데는 曲池 合谷 人中 復溜에 刺한다.

〔第一百十七〕 傷汗으로 寒이 없는데는 內庭(瀉) 合谷(補) 復溜(瀉) 百勞

〔第一百十八〕 傷寒汗多한데는 內庭 合谷(瀉) 復溜(補) 百勞

〔第一百十九〕 大便이 通하지 않은데는 章門 照海 支溝 太白에 刺한다.

〔第一百二十〕 小便이 不通인데는 陰谷 陽陵泉에 刺한다.

〔第一百二十一〕 六脉이 모두 없는데는 合谷 復溜 中極(陰症은 이것에 많이 있다)

〔第一百二十二〕 傷寒으로 發狂한데는 期門 氣海 曲池에 刺한다.

〔第一百二十三〕 傷寒으로 發黃한데는 腕骨 中脉 外關 湧泉에 刺한다.

〔第一百二十四〕 咽喉腫痛에 少商 天突 合谷에 刺한다.

〔第一百二十五〕 雙乳에 蛾症인데는 小商 合谷 海泉에 刺한다.

〔第一百二十六〕 單乳에 蛾症인데는 小商 金津 玉液에 刺한다.

〔第一百二十七〕 小兒 赤遊風인데는 百會 委中에 刺한다.

〔第一百二十八〕 온 몸이 紅丹이 發한데는 百會 曲池 三里 委中에 刺한다.

〔第一百二十九〕 黃疸에 虛浮가 發한데는 腕骨 百勞 三里 湧泉(온몸의 黃을 다스린다) 中脘 膏肓 丹田(色黃을 다스린다) 陰陵泉(酒黃을 다스린다)에 刺한다.

〔第一百三十〕 肚中에 氣塊 痞塊 積塊인데는 三里 塊尾 塊中을 다스린다.

〔第一百三十一〕 五癎等症에는 上星 鬼祿 鳩尾 湧泉 心俞 百會에 刺한다.

〔第一百三十二〕 馬癎인데는 照海 鳩尾 心俞에 刺한다.

〔第一百三十三〕 風癎에는 神庭 素髎 湧泉을 刺한다.

〔第一百三十四〕 食癎에는 鳩尾 中脘 小商에 刺한다.

〔第一百三十五〕 猪癎에는 湧泉 心俞 三里 鳩尾 中脘 小商 巨闕에 刺하니

묻기를「이 症은 무엇을 從하여 오는 것인가」고 하니 대답하기를「모두 寒痰이 胃中에 結하여 天志가 不定이면 드디어 여러가지 症이 되어 醫者가 상세히 推하여 다스리면 不効한 것이 없다고」하였다.

〔第一百三十六〕 失志하여 痴呆하는데는 神門 鬼眼 百會 鳩尾에 刺한다.

〔第一百三十七〕 口臭로 가까히 하기가 어려운데는 斷交 承漿로 刺하니

묻기를「이 症은 무엇을 從하여 얻은 것인가」고 하니 대답하기를 心臟을 지나치게 많이 쓰고 勞役이 不足하였거나 혹은 齒牙를 닦지 않아서 오래도록 입속에 묻은 것들이 穢臭가 되니 다시 金津 玉液에 刺한다.」

〔第一百三十八〕 小兒脫肛에는 百會 長强 大腸俞에 刺한다.

〔第一百三十九〕 霍亂轉筋에는 承山 中封에 刺한다.

〔第一百四十〕 霍亂吐瀉에는 中脘 天樞에 刺한다.

〔第一百四十一〕 欬逆으로 噫가 發하는데는 亶中 中脘 大陵에 刺하니

묻기를「이 症은 무엇을 從하여 얻게 되는가」고 하니 대답하기를「모두 怒氣가 肝을 傷하고 胃氣가 不足한 것이나 또한 胃가 風邪를 받아서 痰飮이 停滯하여 얻은 것이며 또하 氣가 順하지 않은 것이 거슬림이 있었어 한가지가 아니니 前記穴에 刺하여 효력이 없거던 다시 三里 肺俞 行間(怒한 氣는 肝經에 瀉한다)

〔第一百四十二〕 健忘하여 記憶力을 잃은데는 列缺 心俞 神門 少海에 刺하니

묻기를「이 症은 무슨 까닭으로 얻는가」고 하니 답하기를「思慮를 憂愁하여 안으로 心을 動하고 밖으로 情을 感하나 혹은 痰涎이 心竅를 灌함이 있고 七情을 感한 바임으므로 이런 症이 있으니 다시 中脘 三里에 刺한다.」

〔第一百四十三〕 小便淋瀝인데는 陰谷 關元 氣海 三陰交 陰陵泉에 刺하니

묻기를 「이 症은 무슨 까닭으로 얻는 것인가」고 하니 대답하기를 「모두 酒色을 욕심내어 즐기기를 不節하여 부질없이 强行하는 것은 少年의 지나침이고 혹 金石熱劑를 쓰며 혹은 小便이 急한데 行房하며 혹은 交感하는 짬에 사람의 被襲으로 衝破하여 完全하게 일을 달성하지 못하여 精液을 泄하지 못하여 陰陽을 펴지 못하니 통털어 이 症의 까닭이 한가지가 아니라 砂淋, 熱淋, 冷淋, 氣淋등이 있으니 請컨데 상세히 살펴서 다스려라」고 하였다.

〔第一百四十四〕 重舌腰痛인데는 合谷 承漿 金津 玉液 海泉 人中에 刺한다.

〔第一百四十五〕 便毒으로 癰疽인데는 崑崙 承漿 三陰交에 刺한다.

〔第一百四十六〕 瘰癧結核인데는 肩井 曲池 天井 三陽絡에 刺한다.

〔第一百四十七〕 發痧等症에는 水分 百勞 大陵 委中에 刺한다.

〔第一百四十八〕 牙關脫臼인데는 頰車 百會 承漿 合谷에 刺한다.

〔第一百四十九〕 舌强으로 말하기 어려운데는 金津 玉液 廉泉 風府에 刺한다.

〔第一百五十〕 입으로 淸涎을 吐하는데는 大陵 膻中 中脘 勞宮에 刺한다.

〔第一百五十一〕 四肢麻木에는 肩髃 曲池 合谷 腕骨 風市 崑崙 行間 三里 絶骨 委中 通里 陽陵泉(이 症은 많이 補하고 적게 瀉함이 마땅하며 手足에 紅腫한 것 같은데는 많이 瀉하고 적게 補하는 것이 마땅하다)

東垣鍼法 聚 英

東垣이 말하기를 「黃帝鍼經에 胃病이라는 것은 胃脘의 中心이 痛한 것이니 위로 양쪽 옆구리를 떠받혀서 膈과 咽을 通하지 못하고 음식이 下하지 않은 것은 三里를 取하여 補한다」 하였다.

脾胃가 虛弱하여 濕을 感해 痿가 되어 많은 땀을 흘리며 음식을 방해하는 데는 三里와 氣衝를 三陵鍼으로 出血하고 만약에 땀이 滅하지 않아 그치지 않은 것은 三里穴 밑으로 三寸인 上廉에 出血하고 飮酒를 禁하고 濕麪을 忌한다.

東垣이 말하기를 「黃帝鍼經에는 下를 從하여 上하는 것은 끌어당겨 제거하고 上에 氣가 모자라면 밀어서 올리라」 하니 대개 氣가 上하는 것은 心肺上焦의 氣라 陽病이 陰에 있으면 陰을 從하여 陽을 끌어서 그것으로 腠理皮膚에 邪氣를 버리고 또 云하기를 痛한 것을 눈으로 직접 보아서 마땅히 먼저 취하라 하니 이것은 먼저 繆刺로서 그 經絡에 壅한 것을 瀉하니 血이 凝하여 흐르지 않으므로 먼저 제거하고 다를 病을 다스린다.

東垣이 말하기를 「胃氣가 밑에 머물면 氣는 五臟을 모두 어지러워지니 病이 된 것이 서로 나와 보이니 『黃帝가 말하기를 五亂을 刺하는 方途가 있는가』고 하니 岐伯이 말하기를 『來하게 하는 길도 있고 去하게 하는 길도 있으니 그 길을 審知하여야 이것을 身寶라 한다』고 하였다. 黃帝가 그 道를 듣기를 願하니 岐伯이 대답하기를 「氣가 心에 있는 것은 手小陰 心을 主하는 兪인 神門 大陵을 취하여 同精導氣하여 그 本位로 돌아오고

氣가 肝에 있는 것은 手太陰의 滎兪인 魚際 太淵을 取하여 痿가 된 것은 濕熱을 이끌어서 胃熱을 당겨 陽道로 出하여 濕土로 하여금 腎을 剋하게 하지 않으니 그 穴은 太谿이며

氣가 腸胃에 있는 것은 足太陰 陽明을 취하고 下하지 않은 것은 三里 章門 中脘을 취하고 足太陰으로 因해 虛한 것은 募穴中에 導引한다. 穴中에 一說이 있으니 腑의 病을 제거하는 것이라. 胃가 虛하여 太陰에 이르러 稟하는 바가 없는 것은 足陽明의 募穴속에 引導하고, 氣가 거슬려 霍亂이 될 것 같은 것은 三里를 취하여 氣가 下하니 이에 그치게 하고 下하지 않으면 다시 다스리고

氣가 頭에 있으면 天柱 大杼를 取하고 不足이거던 足太陽의 滎兪인 通谷 束骨을 취하드라도 먼저 天柱와 大杼를 취하여 補瀉는 하지 않고 導氣만 할 뿐이고, 足太陰膀胱經中을 취하여 補瀉는 하지 않고 通谷 束骨 丁心火 己脾土穴을 깊이 취하여 引導로서 제거하고,

氣가 臂足에 있으면 取하는데는 먼저 血脉을 취하고 뒤에 手足陽明의 滎兪인 二間, 三間을 취하여 깊게 취하고 內庭 陷谷도 깊게 取하니 그 足臂의 血絡을 보아서 모두 취하고 뒤에 그 痿厥을 다스리드라도 모두 補瀉는 하지

아니하고 陰을 從하여 깊이 취하여 끌어서 上하니 上한 것은 나오며 去함이라. 모두 陰火가 有餘하고 陽氣는 不足하여 地中에 伏匿하는 것이니라. 榮은 血이니 마땅히 陰을 從하여 陽을 끌어당김이라 地中에 먼저 陽氣를 升擧하고 다음 陰火를 瀉하니 이것이 導氣同精의 法이라」고 하였다.

黃帝가 말하기를 「補瀉는 어떻게 하오」고 하니 「徐入하여 徐出함을 導氣라 하고 補瀉에 無形을 同精이라 하니 이것은 有餘하고 不足한 것이 아니오 허트러진 氣가 서로 거슬린 것이니다」고 하니 黃帝가 말하기를 「道가 옳도다 問에 對答도 분명하도다. 請컨데 玉과 같은 알찬 책을 지으려 하노라」고 하고 命令하기를 「허트러진 氣를 다스리라」 하였다.

東垣이 말하기를 陰病에는 陽을 다스리고 陽病에 陰을 다스리니 陰陽應衆論에 云하기를 그 陰陽을 살펴서 柔하고 剛함을 區別하여 陰病에는 陽을 다스리고 陽病에는 陰을 다스리드라도 그 血氣를 判定하여 각각 그 본래의 卿을 지켜서 血이 實하면 결음이 마땅하고 氣가 虛하면 掣引함이 마땅하다」 하였다. 무릇 陰病이 陽에 있는 것은 天外의 風寒의 邪가 밖에서 들어와 속으로 乘하여 사람의 背上의 腑俞과 臟俞에 있으니 이것은 사람이 天外의 寒邪를 받드라도 또한 二說이 있어서 陽에 맞치면 經으로 흘은다 하니 이 病은 外寒으로 시작하여 끝내에는 外熱로 돌아간다. 그러므로 風寒의 邪임을 알 것이니 그것은 各臟의 俞를 다스리고 風寒은 그치지 아니할 뿐이라 六淫濕暑燥火는 모두 五臟이 받는 바이니 이에 筋骨과 血脈에 邪를 받으면 각각 背上에 五臟俞가 있어서 除去하게 한다. 傷寒一說은 仲景를 從하고, 八風에 맞치는 것은 風論에 있고, 暑에 맞치는 것은 背上에 있는 小腸俞를 다스리고, 濕에 맞친 것은 胃俞를 다스리고 燥에 맞친 것은 大腸俞를 다스리니 이것은 모두 六淫에 邪가 客하여 有餘한 病이니 모두 背의 腑俞를 瀉한다. 만약에 病이 오래되어 傳變하여 虛가 있고 實이 있거던 각각 病의 傳變에 따라 補瀉는 一定하지 않고 단지 背에 있는 腑俞를 다스린다. 닥리 上은 熱하고 下는 寒하는 것이 있으니 經에 말하기를 陰病이 陽에 있는 것은 마땅히 陽을 從하여 陰을 끌어당겨 반드시 먼저 絡脈經隧의 血를 제거함이고 만약에 陰中이 火旺하여 위로 天에 올라서 六陽이 도리어 衰하지 않고 上充하기에 다달은 것은 먼저 五臟의 血絡을 去하여 끌어 밑으로 行하게 하여 天氣가 降下하면 밑이 寒한 病이 자연히 제거되니 獨히 그 六陽를 瀉하지 말것을 삼가야만 할 것이다. 이 病이 陽亢한 것은 이에 陰火의 邪가 더한 것이니 단지 陰火를 제거하고, 단지 經隧의 邪가 脉絡을 損하니 그르치지 말 것이고, 陽病이 陰에 있는 것은 마땅히 陰을 從하여 陽을 끌어 당기는 것이니 이것은 水穀이 寒熱을 느끼면 사람의 六腑를 害치고 또 음식을 失節하고 또 勞役形質이면 陰火가 坤土의 中에 乘하여 穀氣 榮氣 淸氣 胃氣에 다달아 元氣가 上昇하지 못하여 六腑에 陽氣를 더하니 이것은 五陽의 氣가 먼저 밖에서 끊어진 것이다.

밖이란 것은 天이니 밑으로 흘러 坤土에 伏하여 陰火에 맞치는 것은 모두 먼저 喜怒悲憂恐에 말미아므니 五賊이 傷하게 한 뒤에 胃氣는 行하지 아니하고 勞役과 음식의 不節이 계속하면 이에 天氣가 傷한 것은 당연히 胃를 從하니 三里穴中을 合하여 推而揚之하여 天氣를 펼친다. 그러므로 陰을 從하여 陽을 끌어당김이고 만약에 元氣가 더욱 不足하면 腹上의 諸腑의 募穴을 다스리고 만약에 五臟에 傳함이 있어 九竅가 通하지 않으면 各竅의 病을 따라서 各臟의 募穴인 腹에 다스린다. 五臟이 편안하지 않음은 六腑의 元氣가 閉塞하여 생긴 것이라 하고, 또 五臟이 和하지 못하고 九竅가 通하지 않은 것은 모두 陽氣가 不足하고 陰氣는 남음이 있읍니다. 그러므로 陽은 그 陰을 이기지 못한 것이다. 대개 腹의 募穴을 다스림은 모두 元氣가 不足하여 陰을 從하여 陽을 끌어당기는 것이니 그릇치지 말라. 만약에 잘못하여 四末의 兪를 補하고 잘못하여 四末의 滎을 瀉하면 잘못 瀉한 것은 더욱 差가 심하다 하니 岐伯이 說明한 것을 按하건데 다시 天上에 穴을 取하는 것이니 天上이란 것은 사람의 背上의 五臟 六腑의 兪이니 어찌 生한 것이 있으랴 이것과 함께 言及함에 寒心切骨이로다. 만약에 六淫에 邪가 客하고 上은 熱하고 下는 寒하는 것과 筋骨과 皮由과 血脉의 病을 胃의 合과 腹의 모든 募에 잘못 取穴한 것은 반드시 危胎하니 또한 岐伯의 말도 下工이라 어찌 삼가하지 않으랴.

東垣이 말하기를 「三焦에 元氣가 衰한 王은 黃帝鍼經에 云하기를 上에 氣

가 不足하면 腦가 滿하지 않고 귀가 苦痛스럽게 鳴하며 머리가 기울게 되고 눈이 瞑하게 되며, 中에 氣가 不足하면 便을 泄하여 變하게 되고 腸이 苦結하게 되며, 下에 氣가 不足이면 즉 痞厥로 心悶하게 되니 발의 바깥 복사뼈에 補하여 머물러라」고 하였다.

東垣이 말하기를 「한 富者가 前에 陰臊가 臭하고 또 매일 飮酒로 因하여 腹中이 和롭지 못하더니 먼저 스승을 求하여 다스리려고 하는데 말하기를 前陰은 足厥陰의 絡脈이 陰器를 돌아서 그것을 뽑아낼 것이다. 무릇 臭한 것은 心이 主하는 바이라 五方으로 散入하면 五臭가 되어서 肝에 들어 누린내가 되니 이것이 그 첫째이고 肝經中을 맞아 行間을 瀉함은 이것이 그 本을 다스림이고 뒤에 心經中의 少衝을 다스림은 그 標를 다스림이다」고 하였다.

名醫治病 聚　英

瘡　毒

原病式에 말하기를 「무릇 사람이 등에 發함을 처음 느껴 背에 結하려다가 結하지 아니하면 赤熱腫痛이니 먼저 濕한 종이로 그 위를 덮고 서서 기다려서 그 종이가 먼저 마른 곳이 바로 이것이 癰이 結한 頭이니 大蒜을 끊은 조각을 취하여 銅錢 셋잎 뚜께 같이 하여 머리 위에 安定하고 艾柱로 크게 하여 三壯을 灸하고 곧 蒜皮을 한번 바꾸드라도 痛한 것은 痛하지 않을 때까지 灸하고, 痛하지 않은 것은 灸를 痛할 때까지하여 멈춘다. 가장 중요한 것은 빨리 느껴 빨리 灸할 것이니 만약에 一二日이면 十灸로 七活이고, 三四日이면 六七活이고, 五六日이면 三四活이고, 七日을 지나면 灸는 옳지 않다. 만약에 十環頭가 있어 한곳에 作하여 생긴 것은 즉 큰 蒜을 硏하여 成膏로 엷은 餠을 지어서 그 위에 깔고 蒜餠上에 모운 艾를 태우면 또한 능히 活하고, 만약에 背上에 처음 發하여 腫하지 아니하고 一皮 中間에 한조각 黃米頭子가 있거던 獨히 蒜의 양쪽 머리를 끊어버리고 中間의 半寸가량의 뚜께를 取하여 瘡上에 安定하고 艾로 十四壯을 灸하며 四十九壯까지도 많이

灸한다 하고 또 痛한 것을 痛하지 않을 때까지 灸하여 그치는 것은 먼저 그것이 未潰에 미침이라 痛하는 것이고, 다음 장차 潰하기에 미침이라 痛하지 않은 것이며, 痛하지 않음을 痛할 때까지 灸하여 그침은 먼저 그것이 潰에 미침이라 痛하지 않은 것이고 다음 良肉에 미침이라 痛하는 것이니 이는 癰疽가 처음 發하는 始初이다.

만약에 모든 瘡으로 오래동안 患하여 漏가 된것은 항상 膿水가 끊어지지 않으니 그 膿이 臭하지 않고 속에 死肉이 없으면 더욱 附子를 마땅히 侵透하여 大皮을 二三分 뚜께로 切作하여 瘡上에 艾를 붙여 灸하고 거듭 內托하는 藥을 服用고 二三日 각격으로 再灸하면 五七次를 아니하여 肌肉이 長滿하여 진다. 膿水가 惡物에 닿아서 점점 潰根이 깊은 것은 郭氏의 治法인 白麪 硫黃 大蒜 세가지를 이용하여 한 곳을 搗爛하여 瘡의 大小를 보아 餠子를 三分뚜께로 捻作하여 瘡上에 艾灸를 二十一壯하드라도 一灸에 餠子를 一易하고 四五日 뒤에 翠霞錠子와 信効錠子를 方用하여 서로 어그러지게 써서 瘡內에 維入하여 死肉을 모두 제거하고 좋은 肉이 長平하게 된뒤에 收歛하는 藥을 밖에 붙이고 病에 應하는 劑를 內服하여 調理하면 곧 낫는다.

喉　痺

原病式에 말하기를 「痺는 不仁이라 俗으로 作閉하니 閉는 壅이라 火가 主로 腫을 벌려지게 하므로 熱이 上焦에 客하면 咽喉에 腫이 脹한다」 하고, 張載仁이 말하기를 「手小陰과 手少陽 二脉이 喉에 나란히 하여 氣가 熱하면 속에는 腫脹이 結하니 痺가 通하지 않으면 죽는다. 後人이 여덟가지 이름을 强立하니 單乳蛾, 双乳蛾, 單閉喉, 雙閉喉, 子舌脹, 木舌脹, 纏喉風, 走馬喉閉 등이다. 熱한 氣가 上行하므로 喉의 兩旁에 傳하여 바깥 가까운 곳에 腫을 지어 그 모양이 비슷한 것을 乳라고 하니 蛾가 하나인 것은 單이 되고 蛾가 둘인 것은 双이 되며 그것이 乳蛾의 差가 적은 것을 「閉喉」라고 하고 熱이 혀 밑에 結하여 다시 적은 혀가 하나 생긴 것을 「子舌脹」이라 하고, 熱이 舌中에 結하여 腫이 된것을 「木舌脹」이라 하니 木이란 것은 强하여 柔和하지 못함이고, 熱이 咽喉에 結하여 腫이 밖에 얽히고 또는 痲 또는 가려우며 腫이 큰 것을 「纏喉風」이고, 暴하게 發하여 暴死하는 것을 「走馬喉閉」라 하니 여덟가지 이름이 비록 상세하나 모두 火로 歸함이라 微한 것은 鹹軟하고, 큰 것은 下散하니 走馬喉閉에 이르러서는 사람의 살고 죽음이 손바닥을 도리키는 사이에 있으니 砭刺하여 出血하면 病은 낫는다. 일찌기 한 婦人이 木舌脹을 하여 그 舌이 입에 가득하여 鈹鍼으로 하여금 銳하고 적은 것으로 五七번을 砭하여 三日에 바야흐로 平하게 다스리니 出血한 것을 合計하였더니 몇斗나 가득하였다.

喉痺는 吹藥을 急用하고, 少商, 合谷, 豐隆, 湧泉, 關衝을 刺함이 마땅하다.

淋 閉

原病式에 말하기를 「淋은 小便이 澁하여 痛한 것이니 熱이 膀胱에 客하여 鬱結하여 滲泄하지 못하는 까닭이라 하고 嚴氏가 말하기를 「氣淋이란 것은 小便이 깔깔하고 餘瀝이 있어 벌리지며, 石淋이란 것은 莖中이 痛하고 尿를 卒出하지 못하며, 膏淋이란 것은 尿가 膏와 비슷하게 나오고, 勞淋이란 것은 勞倦으로 發하고 痛이 氣를 끌어 衝하며, 血淋이란 것은 熱하여 發하고 심하면 溺血이니 以上의 五淋은 모두 鹽이 炒熱하여 病人의 배꼽속이 塡滿하니 물리치기에는 筋頭에 大艾를 사용하여 七壯을 灸하고 혹은 三陰交에 灸하면 곧 낫는다.

眼 目

東垣이 말하기를 「五臟이 위로 目에 注하여 精이 되게 하니 精의 窠가 眼이 되고, 骨의 精이 눈을 검게 하고, 血의 精이 絡하게 하고, 그 窠氣의 精이 눈을 희게하고 肌肉의 精이 묶이어서 속의 筋骨血氣의 精을 따서 脉으로 더부러 함께 系하니 目이란 것은 五臟六腑의 精이라 榮衛에 魂魄을 항상 짓는 것이고 神을 主하는 것이라」 하고 子和가 말하기를 「目의 五輪은 五臟六腑의 精華이고 宗脉이 모이는 곳이니 그 白은 肺金에 屬하고, 肉은 脾土에 屬하고, 赤은 心火에 屬하고, 黑水神光은 腎水에 屬하고 肝木에 兼하여

屬하니 目이 火로 因하지 않으면 病을 않는다. 白輪가 붉게 變하는 것은 火가 肺에 乘한 것이고, 內輪이 赤腫한 것은 火가 脾를 乘한 것이고, 黑水神光이 翳를 입은 것은 火가 肝과 腎을 乘한 것이고 赤脈이 눈을 뚫은 것은 火가 자연히 심한 것이다.

무릇 눈에 사나운 赤腫이 이러나고, 羞明하고 隱澁하며 눈물이 나서 暴寒을 감싸주지 못하여 눈이 䀮䀮한 것은 크게 熱하여 된 것이니 神庭, 上星, 顖會, 前頂, 百會에 鍼함이 마땅하니 翳인 것은 立退시킴이 可하고, 腫인 것은 立消함이 可하나 오직 小兒는 顖會에 刺하는 것은 옳지 않으니 肉이 얕고 엷어서 그 骨이 傷할까 두렵기 때문이고 눈의 內眥는 太陽인 膀胱이 過하는 바이니 血은 많으며 氣는 적고, 눈의 銳眥는 少陽인 胆經이니 血은 적고 氣가 많으며 눈의 上網은 太陽인 小腸經이니 또한 血은 많고 氣는 적으며, 눈의 下網은 陽明인 胃經이니 氣와 血이 모두 많다. 그러나 陽明經은 눈의 兩旁에서 起하여 頞中을 交하여 太陽과 더부러 小陽으로 交하여 눈에 모이드라도 오직 足厥陰肝經은 눈에 連하여 系할 뿐이다. 그러므로 血이 크게 過한 것은 太陽과 陽이 實함이고, 血이 不及한 것은 厥陰이 虛함이다. 그러므로 出血하는 것은 마땅히 太陽과 陽明이다. 대개 이 二經은 血이 많은 까닭이고, 小陽一經은 出血은 마땅하지 않으니 血이 적은 까닭이다. 太陽과 陽明을 刺하여 出血하면 눈은 더욱 밝아지고, 少陽을 刺하여 出血하면 눈은 더욱 어두우니 要컨데 太過와 不及의 無使함을 알아서 血로서 눈을 養할 뿐이고, 雀目은 밤에는 보이지 않으니 暴怒大憂로 因하여 된 것이라 모두 肝에 血이 적으니 出血을 禁하고 마땅히 肝을 補하고 胃을 養하기에 그친다.

劉氏가 말하기를 「內障은 痰熱, 氣鬱, 血熱, 陽陷, 陰脫한 것등의 원인으로 된것이니 여러가지 病의 원인을 옛사람이 모두 말하지 않음은 하물며 外障의 翳가 內眥 睛上 睛中에 이러남이 있으리오. 마땅히 그 翳色이 무슨 經을 從하여 온것임을 보니 東垣이 魏나라 邦彦夫人의 綠色인 目翳를 다스림에 下를 從하여 上한 것은 病이 자연히 陽明에서 온 것이고, 五色이 바른 것은 綠이 아니니 거의 肺와 腎이 合하여 病이 된 것이라 하고 이에 畫工家

에 就業하여 墨으로서 膩粉을 調하여 色을 合成하니 翳와 더부러 같은니 말과 같이 다스려 疾을 드디어 짓지 못하게 하였다.

눈 拳毛가 倒睫한 것은 두눈이 緊急하니 皮가 오물어들어서 된 것이다. 대개 內傷熱하여 陰氣가 밖으로 行하여 마땅히 內熱과 아울러 邪火를 제거하여 眼皮가 緩하면 毛는 나오고 翳膜이 또한 물러가니 手法을 이용하여 內瞼은 밖을 向해 攀出하고 빨리 三陵鍼으로 出血하고 왼손톱으로 그 鍼鋒을 맞이하면 立愈한다.

目眶이 오래된 赤爛을 俗稱으로 「赤瞎」이라 하니 마땅히 三陵鍼으로서 目眶을 刺하여 濕熱을 瀉하면 낫는다.

눈에 鍼刺하기가 구차하거던 그의 등위를 보면 가느다란한 紅點이 있으니 만약에 鍼으로 刺하여 破할것 같으면 即瘥하니 太陽의 鬱熱을 넓게 해석한 것이다.

損　傷

內經에 云하기를 惡血이 腹中에 머물어서 腹滿하여 앞뒤를 갸누지 못하면 먼저 利로운 藥을 마시고, 만약에 위로 厥陰의 脉이 傷하고 밑의 少陰의 絡이 傷하면 마땅히 발의 안 복사뼈밑의 然谷앞을 刺하여 出血하고, 足跗上의 動脉을 刺하여 낫지 않거던 三毛에 各一痏를 刺하여 피가 보이면 낫게되니 左는 右를 刺하고 右는 左를 刺한다. 그 脈이 堅强한 것은 살게 되고 小弱한 것은 죽게 된다.

鍼邪秘書

楊繼洲著

무릇 男子와 女子가 혹은 歌笑하며 혹은 哭하고 혹은 吟하며 혹은 말을 많이 하고 혹은 말하지 않으며 혹은 아침 저녁으로 嗔怒하며 혹은 밤낮으로 망녕된 行動을 하며 혹은 입과 눈이 모두 기우러지며 혹은 머리를 헤치고 跣足하며 혹은 발가벗은 몸을 들어내며 혹은 귀신을 보았다고 말을 하면 이와 같은 종류는 精靈에 蟲이 날르고 狂鬼의 妖孽이며, 百가지 邪가 侵害한

것이니 다스리려 할때는 먼저 要컨데,

〔愉悅〕 病家는 醫人을 공경하여 믿고, 醫는 誠心으로 治療하여 양쪽이 서로 기뻐하여야 邪鬼가 바야흐로 사라지니 만약에 主로 砭石을 싫어하면 不可하니 말로서 다스리고 醫者가 財貨를 탐내면 말한 德이 不足할 것이다.

〔書符〕 먼저 硃砂를 사용하여 太乙靈符 二道를 써서 一道는 불에 태워 病人에 酒調服시키고, 一道는 病人의 방안에 붙이니 符를 쓸 때에는 小天罡呪를 외운다.

太乙靈符

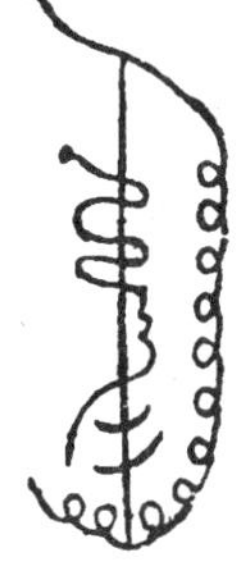

〔念呪〕 먼저 물을 한입 먹음고 다음 念한다.

『天罡大神, 日月常輪, 上朝金闕, 下覆崑崙, 貪狼巨門, 祿存文曲, 廉貞武曲, 破軍輔弼, 大周天界, 細入微塵, 玄黃正氣, 速赴我身, 所有凶身惡煞, 速赴我魁之下, 毋動毋作, 急急如律令』

〔定神〕 醫者와 病人이 함께 각각 自已의 精神을 바르게 할 것이니 精神이 바르지 않으면 刺하지 말고 精神이 이미 定하였거던 베푸는 것이 可하다.

〔正色〕 鍼을 가질 쯤에 눈에 邪가 보임이 없으며 마음은 다른 것을 생각함이 없고 손은 범을 잡는 것 같이 하며 힘은 龍을 사로잡는 것 같이 한다.

〔碧神〕 鍼을 臨할 때에 눈을 감고 생각에 잠기어 鍼法에 一會하여 마음을 神農 黃帝 孫韋眞人이 儼然히 앞에 있음을 생각하여 微密한 말로 나를 從하여야 鍼한 뒤에는 病을 다시 허락하지 아니한다고 말을 하고 이에 陷穴하면서 呪하기를, 『大哉乾元, 威統神天, 金鍼到處, 萬病如拈, 吾奉, 太上老君, 急急如律令』

〔呪鍼〕 이르기를 손을 밑으로 入鍼할 때에 呵氣를 穴上에 一口하여 默存心火가 燒過하여 힘을 써서 천천히 揷入하고 이에 呪하기를 『布氣玄眞, 萬病不侵, 經絡接續, 龍降虎升, 陽陰妙道, 揷入神鍼, 鍼天須要開, 鍼地定教裂, 鍼出須便崩, 鍼海還應竭, 鍼入疾即安, 鍼鬼悉馘滅, 吾奉, 太上

老君，急急如律令攝』

또 呪하기를

『手提金鞭倒騎牛，竭得黃河水倒流，一口吸盡川江水，運動人身血脈流，南斗六星，北斗七星，太上老君，急急如律令』

孫眞人鍼十三鬼歌

白邪顚狂所爲病，鍼有十三穴須認，風鍼之體生鬼宮，次鍼鬼信無不應，一一從頭逐一求，男從左起女從右，一鍼人中鬼宮停，左邊下鍼右出鍼，第二手大指甲下，名鬼信刺三分深，三鍼足大指甲下，名曰鬼壘入二分，四鍼掌上大陵穴，入鍼五分爲鬼心，五鍼申脈爲鬼跋，火鍼三分七鋥鋥，第六却尋大椎上，入髮一寸名鬼枕，七刺耳垂下八分，名曰鬼牀鍼要溫，八鍼承漿名鬼市，從左出右君須記，九鍼勞宮爲鬼窟，十鍼上星名鬼堂，十一陰乍縫三壯，女玉門頭爲鬼藏，十二曲池名鬼腿，火鍼仍要七鋥鋥，十三舌頭當舌中，此穴須名是鬼封，手足兩邊相對刺，若逢孤穴只單通，此是光師眞妙訣，狂猖惡鬼走無踪

一鍼인 鬼宮은 바로 人中이니 三分을 넣고，二鍼인 鬼信은 바로 少商이니 三分을 넣고，三鍼인 鬼壘은 바로 隱白이니 二分을 넣고，四鍼인 鬼心은 바로 大陵이니 五分을 넣고，五鍼인 鬼路은 바로 申脈이니 三分을 大鍼하고，六鍼인 鬼枕은 바로 風府이니 二分을 넣고 七鍼인 鬼牀은 바로 頰車이니 五分을 넣고，八鍼인 鬼市는 바로 承漿이니 三分을 넣고，九鍼인 鬼窟은 바로 勞宮이니 二分을 入하고，十鍼인 鬼堂은 바로 上星이니 二分을 入하고，十一鍼인 鬼藏은 男은 바로 會陰이고 女는 바로 玉門頭이니 三分을 넣고，十二鍼인 鬼腿는 바로 曲池이니 火鍼을 五分 넣고，十三鍼인 鬼封은 혀밑의 中縫에 있으니 刺하여 出血하고 橫安鍼一枚를 거듭하여 양쪽 입술을 就하여 혀로 하여금 움직이지 못함이니 이 방법은 효력이 좋으니 다시 間使，後谿二穴을 加하면 더욱 妙한다.

男子은 鍼을 먼저 左를 시작하고 女人은 鍼을 먼저 右에 시작하니 單日에는 陽이 되고 双日에는 陰이 되니 陽日陽時에는 鍼을 右로 돌리고，陰日 陰時에는 鍼을 左로 돌린다.

十三穴을 다 刺入하였을 때에 의사가 바로 입으로 病人에께 물어보드라도 「무슨 妖 무슨 鬼가 禍가 되는가」고 하면 자연히 까닭을 說明한 것이니 붓으로 하나 하나를 記錄하여 말이 끝나고 狂이 그쳐야만 바야흐로 退鍼이 마땅하다.

捷要灸法 醫學入門

鬼哭穴

鬼神에 魅하여 여우에 홀리어 恍惚하여 振噤하는 것은 患人의 兩손의 大指를 서로 나란히 묶고 兩甲角과 甲뒤의 肉등 네곳의 騎縫에 艾炷를 하여 불을 붙여 灸하면 患者가 내 스스로 가겠다고 告하니 効하게 된다.

灸卒死

모든 急魘가 暴絕하는 것은 兩大指안의 甲에 韭葉하나를 去하여 灸한다.

灸精宮

尊的으로 夢遺이니 十四椎밑에서 각각 三寸을 벌린 곳을 七壯을 灸하면 효력이 있다.

鬼眼穴

온전히 癆蟲을 물리침이니 病人으로 하여금 손을 위로 向해 들고 조금 돌린 뒤에 적으면 허리위에 兩쪽에 陷한 곳이 있음이 보이니 바로 腰眼이다. 墨으로 표를 찍고 六月 癸亥日의 밤 亥時에 灸하고 사람에게 알리지 말 것이니 四花, 膏肓, 肺俞도 또한 능히 蟲을 물리친다.

痞根穴

온전히 痞塊를 다스리니 十三椎 밑에서 각각 三寸半을 벌린 곳이라 左邊

을 많이 灸하나 左右에 모두 있는것 같거던 左右를 모두 灸한다.

〔또 一法〕은 稈心을 이용하여 患人의 足大指를 재어서 발뒤의 跟中까지 齊量하여 截斷하고 장차 이 稈이 尾骨尖을 從하여 稈이 다하는 곳까지 재어서 兩旁으로 각각 韮葉 하나씀 벌려 左에 있는 것은 右를 灸하고, 右에 있는 것은 左를 灸하니 三分을 鍼하고 七壯을 灸하면 神効하다.

〔또 一法〕은 足第二指의 岐叉하는 곳에 七壯을 灸하드라도 左患은 右를 灸하고, 右患은 左를 灸하니 灸하고 하루 밤을 지난 뒤에 배속에 響動하는 것을 느끼면 이것이 효험이다.

肘 尖 穴

瘰癧을 다스림이니 左患은 右를 灸하고 右患은 左를 灸한다. 처음 생길때 같거던 男은 左에 女는 右로 風池에 灸한다.

〔또 一法〕은 稈心을 이용하여 患人의 입의 兩쪽 角을 比較하여 재어서 兩段을 摺作하여 팔목 窩中에 上下左右를 재어서 盡頭하는 곳이 穴이 되니 灸하면 또한 効가 있다.

灸 痓 忤

口痓, 客忤, 中惡等症은 젖에서 三寸뒤를 男은 左에 女는 右에 灸하는 것이며 혹은 양쪽 大拇指의 머리이다.

灸 疝 痛

偏墜는 稈心 한까닥을 이용하여 患人의 입의 양쪽 角의 量을 재어서 三段으로 꺾어 사람의 집모양 같이 하여 一角으로서 배꼽 中心을 安定하고 兩角은 배꼽 밑의 兩角을 安定하여 뒤어난 곳의 끝이 이 穴이니 患이 左에 있으면 右를 灸하고 患右에 있으면 左를 灸하며 左右가 모두 患하면 左右 모두 灸하니 痓에는 艾을 좁쌀크기 같이 하여 四十壯을 灸하면 神効하다.

〔또 一法〕은 足大指와 次指밑의 中間마디 橫紋속을 取하여 男은 左에 女는 右에 灸하면 모든 氣心腹痛, 增腎吊腫, 小腹急痛을 겸하여 다스린다.

灸飜胃

양쪽 젖에서 一寸 밑 혹은 內踝밑 三指를 조금 기울려 앞을 向한 곳이다.

灸腸風諸痔

十四椎 밑을 각각 一寸을 벌려 二七壯을 灸함이니 오래되어 깊은 것이라도 가장 効가 있다.

灸腫滿

양쪽의 큰손가락의 縫 혹은 발의 二指에서 위로 一寸半인 곳이다.

灸癜風

左右手의 中指마디의 속이 완연한 곳이니 무릇 贅疣의 모든 痣를 灸하면 効하지 않는 것이 없다.

崔氏取四花穴法

男子와 女子의 五勞七傷, 氣虛血弱, 骨蒸潮熱, 欬嗽痰喘, 尩羸痼疾을 다스리니 蠟줄로 患人의 입의 길이를 재어서 사람이 비치는 종이를 네모로 끊어서 중간에 작은 구멍을 오려내고 따로 긴 蠟줄을 이용하여 大趾를 앞으로 똑같이 하여 발밑에 밟고 뒤에 오금 橫紋을 위로 끄꾸려서 截斷하여(婦人이 발을 묶어 比量하기가 不便할것 같으면 바른쪽 膊의 肩髃穴을 취하여 中指머리까지를 재어서 貼肉하여 截斷한다) 結喉밑에 있는 絡을 물리처셔 雙으로 背後를 向하여 다루어서 줄머리가 다하는 곳을 붓으로 點을 찍고 바로 앞에 만든 종이의 작은 구멍으로 點中을 四方으로 나누어서 安定시켜 종이의 角上에 灸하니 각각 七壯이다.

按컨데 四花穴은 옛사람이 두려워 點穴할줄을 모르므로 이 빠른 방법이 생겼으니 반드시 五臟兪에 合하여져 있다. 이제 이 點穴 방법에 의하면 果

然 足太陽과 膀胱經을 合하여 背에 行하는 二行의 膈俞 疸俞四穴이니 難經에 말하기를 「膈俞는 血會라」 하고 疏에 말하기를 「血病은 이곳을 다스린다고 하니 대개 骨蒸한 勞熱은 血虛하여 火가 旺하므로 이것을 취하여 補하니 胆이란 것은 胆의 腑이고 肝은 능히 血을 가둠으로 또한 이 俞를 취하니 崔氏가 말을 그치기를 四花는 膈俞와 胆俞四穴을 말하지 않은 것은 그의 粗함을 告하는 것이나 但 사람의 입이 크고 작고 濶狹하기가 같지 않은 것이 있으므로 四花를 比量하기가 또한 不準이니 만약에 단지 脊骨을 揩摸하지 말고 膈俞와 胆俞가 바로 됨이오 다시 膏肓을 二穴을 취하여 灸하니 應하지 않음이 없다.

〔膈兪〕는 七椎밑의 양旁이니 脊을 각각 一寸五分을 去한 곳이다.

〔胆兪〕는 十椎밑의 양旁이니 脊을 각각 一寸五分去한 곳에 있다.

〔膏肓兪〕는 四椎밑의 一分이고 五椎위로 二分이니 兩旁은 脊을 去한 각각 四寸인 四脇의 一間이다.

取膏肓穴法

膏肓, 膈兪, 胆兪圖

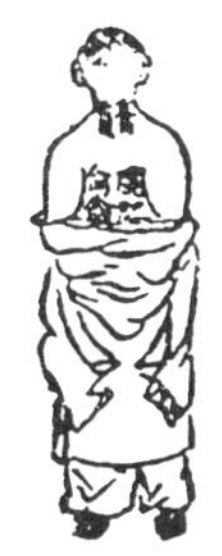

主로 陽氣虧弱, 諸風痼冷, 夢遺上氣, 吷逆膈噎, 狂盛妄誤 등 百症을 다스리니 取穴은 患人으로 하여금 床에 편안히 앉아서 무릎을 꼬부려 가슴과 간즈런히 하고 양손으로 그 足膝을 둘러싸니 髀骨로 하여금 開離하여 흔들지 말고 손가락으로 四椎 조금밑의 一分인 곳과 五椎 조금 위로 二分인 곳을 눌려서 點을 검게 표하고 바로 墨으로써 六寸쯤 相去함을 평평히 그려 四肋三間, 胛骨의 속, 肋間의 빈곳, 容則指許의 膂肉의 속을 문질러서 筋骨의 빈곳을 눌리면 患者가 胸肋中을 끌어 당겨서 手足이 痛함을 느끼니 바로 그 곳이 眞穴이다. 主로 百壯에서 千壯까지를 灸한다. 灸한 뒤에 氣가 壅盛함을 느끼거던 氣海와 足三里를 灸하여 實한 火를 밑으로 瀉하고, 灸한 뒤에 사람으로 하여금 陽이 盛하거던 자연히 保養인 消息이고 縱慾은 좋지 않다.

騎竹馬灸穴法

이 二穴은 온전히 癰疽, 惡瘡, 發背, 癤毒, 瘰癧, 諸瘋 一切의 病症을 다스리니 먼저 男子는 左, 女子는 右의 臂腕中의 橫紋이 이러난 곳을 從하여 엷은 대나무껍질 一條를 써서 中指의 肉이 간지런히 다하는 곳까지를 재어서 爪甲은 量하지 아니하여 끊고 다음 대나무 껍질을 이용하여 앞과 같이 몸의 寸을 一寸取하고 病人으로 하여금 의복을 벗어버리고 大杠一條에 跨定하고 兩人이 천천히 함께 들고 이러나서 발을 땅에서 三寸쯤 떨어지게 하여 兩旁을 두 사람이 扶定하고 前에 量한 대나무 껍질을 竹杠의 끝에 貼定하여 尾骶骨에서 從한 脊柱에 붙여서 대나무 껍질이 다하는 곳까지 量하여 붓으로서 點記한 뒤에 대나무 껍질로 身寸을 취하여 그곳에서 各開一寸이 이 穴이니 七壯을 灸한다. 이것은 楊氏의 灸法이니 按컨데 神應經에 두사람이 둘러메기가 거북하면 마땅히 두개의 나무걸상을 이용하여 竹杠의 頭를 막고 患人으로 하여금 발을 조금 點地하고 兩人을 이용하여 兩旁을 도우면 더욱 妙하다 하고, 또 按컨데 聚英에 各開一寸이라는 말도 하지만 一寸五分이라야 마땅히 膈俞와 肝俞의 맞는 穴道이다.

騎竹馬灸穴圖

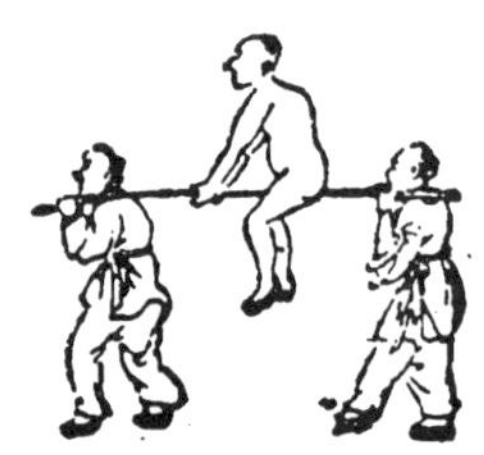

灸勞穴法

資生經에 云하기를 久勞는 그 모양이 手脚心熱, 盜汗, 精神困頓, 骨節疼痛, 初發欬嗽, 漸吐膿血, 飢瘦面黃, 減食少力이니 몸이 바르게 곧고 草를 이용하여 男은 左에 女는 右에 발의 中指尖으로부터 脚心밑을 지나 위로 向

해 오금을 꼬부려 大紋인 곳까지 量하여 끊고 장차 이 草를 물리쳐서 量하기를 鼻尖으로부터 頭의 正中을 從하여 머리털을 分開하고 脊까지 量하여 草가 다하는 곳을 먹으로 點記하고 따로 草一條를 써서 病人으로 하여금 자연히 입을 合하고 濶狹을 量한 것을 끊어서 장차 이 草를 물리쳐서 黑點위에 평평히 접어 兩頭가 다하는 곳이 이 穴이니 灸할 때에는 나이를 따라서 一壯을 더 많이 灸하니 三十歲같으면 三十一壯을 灸하는 것이니 効가 더욱 좋다.

按컨데 이 穴은 五椎에서 兩旁으로 각각 一寸五分이니 心兪穴이 맞다. 心은 血을 主하므로 灸하는 것이다.

取腎兪法

平平한 곳에 서서 지팡이로 배꼽까지를 대강 量하고 또 이 지팡이로 背脊骨위를 量하여 이것과 더불어 臍平한 곳임을 알 것이다. 그런 뒤에 平右로 각각 寸半이 그 穴을 취하는 것이니 미로 腎兪이다.

取灸心氣法

먼저 長草一條를 이용하여 比하기를 男은 左 女는 右의 손미닥안의 大拇指根에 있는 橫紋에서 量起하여 甲內까지로 止하여 먹으로서 點記하고 다음 鹽指 中指 四指 小指를 비교하여 五指를 모두 前의 방법과 같이 비교하고 다시 같은 身寸에 一寸을 加하여 點定하고, 따로 稈草一條를 이용하여 앞에 所量한 草로 般臍하고 다시 黑上에 一寸을 加하여 一磊를 其結하고 病人으로 하여금 옷을 벗고 바르게 앉아서 草를 分開하여서 頸上에 加하고 손가락으로 눌려 天突骨위에 첩첩히 하여 兩見을 背後로 垂向하여 兩條의 풀로 般臍를 取하여 脊中을 垂下하여 다하는 곳이 이 穴이니 七壯을 灸하면 크게 효력이 있다.

取灸痔漏法

痔疾이 깊으지 아니하면 長强한 止灸는 효력이 좋으나 오래묵어 깊은 것 같은 것은 槐枝와 馬藍草根 한줌을 煎湯하여 물 三碗을 취하여 一碗半이 되게 乘熱하여 입이 작은 병으로 熏洗하여 腫을 물러가게 하고 原來에 생긴 鼠妳根위에 灸한다.

尖頭에 灸하여 효력이 없거던 혹은 藥水로 盆洗하여 腫이 조금 물러간 뒤에 灸로 느낀 火氣의 一團이 腸으로 들어갔어 가슴까지 通하면 이에 効한 것이니 灸을 二十餘壯까지 하고 다시 毒物을 忌하면 영원히 낫는 것이니 따라서 竹皮으로 火氣를 보호하여 兩邊의 좋은 肉을 傷하게 하지 말라.

灸小腸疝穴法

만약에 小腸疝氣와 一切의 冷氣를 卒患하여 배꼽을 連하여 腹에 맺혀 痛하고 小便이 遺尿면 大敦二穴이니 足大指의 끝 爪甲을 非葉쯤 去한 三毛叢中이 이 穴이니 三壯을 灸한다.

만약에 小腸이 卒疝하여 臍腹이 疼痛하고 四肢를 들지 못하여 小便이 澁滯하고 重重하여 足痿하면 三陰交 二穴이니 발의 안 복사벼에서 위로 三寸이 이 穴이다. 마땅히 鍼은 三分이고 灸는 三壯이니 極히 妙하다.

灸腸風下血法

男은 左 女는 右手의 中指를 취하는 것을 표준으로 하여 尾閭骨의 튀어난 머리에 從中倒比하여 위로 腰脊骨의 一指가 다하는 곳까지면 이것이 第一穴이니 또 第二指로서 中穴에 中을 취하며 一字로 分開하고 指頭의 각 一穴에 七壯을 灸하니 己上을 壯數를 많이 加할수록 效力이 있고 患이 깊으면 次年

에 다시 灸하드라도 但 中指와 一指로서 표준으로 하여 鍼에 臨할 때는 다시 본보기를 요량하여라.

灸結胸傷寒法

黃連七分을 搗末하고 巴豆七箇는 껍질을 버리고 기름은 버리지 말고 한곳에 硏細하여 成膏를 하드라도 乾한것 같거던 兩點에 물을 떠겨 臍中에 納하고 艾灸를 사용하여 배속의 痛이 通快하기로 程度로 한다.

灸陰毒結胸

巴豆十粒을 硏爛하여 麪一鍼을 넣고 餠子를 찧어 만들어 臍中心에 實하게 바르고 위는 艾炷를 豆낱같이 하여 七壯을 灸하여 배속의 鳴吼을 느끼면 오래도록 자연히 通利하니 다음은 葱白한단을 사용하여 緊하게 뽑아 끊어서 餠餤을 만들어 熱로 灸하여 배꼽밑을 熨하고,

다시 熨斗에 灰火를 사용하여 그 餠餤을 지져 眞氣를 나게하여 점점 몸에 溫熱을 느끼거던 바로 五積散 二錢을 써서 附子末 一錢과 물 盞半과 薑棗을 넣고 소금 一捻을 加하여 七分까지 同煎하여 溫服하드라도 하루에 三兩을 服用하면 바로 자연히 땀이 行하여 平安하게 된다.

雷火鍼法

閃挫, 모든 骨間의 痛과 寒濕氣로 刺하기가 두려운 것을 다스리는데는 沉香 大香 乳香 茵蔯 羌活 乾薑 穿山甲 각각 三錢과 麝香조금 蘄艾二兩을 써서 綿紙 半尺으로 먼저 艾를 깔고 위에 茵蔯을 하고 다음 藥末을 하여 摻捲하기를 極히 緊하게 收用하고 痛穴을 눌려서 붓으로 표를 찍고 밖은 종이로 六七層 穴을 막아서 장차 艾藥을 거두니 雷火鍼이라고 부른다.

眞火인 太陽을 취하든라도 圓珠로 된 火鏡을 이용하여 모두 붉게 거슬리는 것이 좋으니 穴上을 눌려 오래도록 取起하여 灰를 剪去하고 다시 때우고 다시 눌려서 九次를 하면 바로 낫는다. 灸一火에 呪文 一遍을 念하니 먼저 燃火는 손에 있고,

念하는 呪는 『雷霆官將, 大德星君, 藥奏奇功, 方得三界, 六俯之神, 鍼藏烈焰, 煉成於仙都九轉之門, 蠲除痛患, 授蕩妖氣, 吾奉南斗六星, 太上老君, 急急律令』

呪를 마치거던 바로 雷火鍼으로 穴을 더듬어 灸한다. 이것은 孫眞人이 지은 것이라 只今도 또한 効驗으로 쓰이니 힘써 정성스럽게 공경함이 필요하고 어미인 婦女로 하여금 닭이나 개를 보는 것이니 이 方이 온전히 참으로 自秘가 많으나 사람의 인연이 不古하여 만약에 마음이 道와 맞지 않으면 쉽게 다스리지 못할 것이니 이러므로 表而出之라 한다.

蒸臍治病法

五靈脂(八錢生用) 斗子青鹽(五錢生用) 乳香(一錢) 天鼠糞(即 夜明沙一錢微炒) 地鼠糞(三錢微炒) 葱頭(말린것 二錢) 木通(三錢) 麝香(조금) 이것들을 細末하여 莜麪에 水和하여 圓圈하게 지어서 배꼽위에 놓고 앞의 藥末 二錢으로 臍內에 放하고 槐皮와 剪錢을 이용하여 藥위에 放하고 艾로 灸하니 나이마다 一壯씩 하드라도 藥과 더불어 錢을 不時로 더하여 바꾸고 뒤에 開하는 日時에 依하여 天地陰陽의 正氣를 취하여 五臟에 納入하면 모든 邪는 침입하지 못하고 百病이 들어오지 못하여 늙어도 몸을 가누기를 견디어 長生하고 脾胃가 强壯하게 된다.

立春에는 巳時, 春分에는 未時, 立夏에는 辰時, 夏至에는 酉時, 立秋에는 戌時, 秋分에는 午時, 立冬에는 亥時, 冬至에는 寅時이니 이것은 四時의 正氣에 맞고 온전히 天地의 造化이니 灸하여 不驗함이 없다.

相天時

千金에 云하기를 正午以後는 灸함이 可하다 하니 이르기를 陰氣가 닿지 아니하여 灸가 붙지 않은 것이 없고, 午前平旦에는 穀氣가 虛하여 사람으로 하여금 癲痃이라 鍼灸함은 옳지않다 하드라도 卒急한 것은 이 例를 쓰지 않는다. 下經에 云하기를 灸할 때에 만약에 陰霧, 大風雪, 猛雨, 炎暑, 雷電, 虹霓를 만나면 멈추어 晴明하기를 기다려 다시 灸하라 하나 어려움이 急한 것이 또한 이에 拘碍받지 않는다.

按컨데 날이 正午면 氣는 心經에 注하고 小腸經에는 注하지 아니하니 極泉 小海 靈道 通里 神門 少府 少衝 小澤 前谷 後谿 腕骨穴은 灸를 그치는 것의 옳으며 그 나머지 經絡은 각각 氣가 이르는 때가 있으므로 寶鑑에 云하기를 氣가 닿지 않으면 灸는 發하지 않는다 하니 千金이 云한 午後에 灸한다는 말은 孫眞人의 口訣을 두려움이 아니다.

千金灸法

千金方에 云하기를 吳나라와 蜀나라에 內職으로 다니면 윗몸을 항상 三兩處를 灸하여 모든 瘡으로 하여금 잠시 낫으면 瘴癘溫瘧毒이 사람에 붙지 않으므로 吳와 蜀이 灸法을 많이 行한다. 語에 云하기를 만약에 몸이 편안하면 三里가 항상 마르지 아니한다 하니 風이 있는 者는 더욱 留意함이 마땅하다.

寶鑑發灸法

寶鑑에 云하기를 氣가 닿지 않으며 効力이 없고 灸 또한 發하지 않으니 대개 十二經은 十二時에 應하니 그 氣가 각각 때를 따라 닿으므로 經絡에

經絡에 氣血의 多少를 알지 못하니 應할 때까지 기다려 灸하는 것이면 瘡은 發하지 않으니 世上에 醫者는 크게 알아 둘 일이다.

艾　　葉

本草에 云하기를 艾는 맛은 苦하고 氣는 조금 溫하니 陰中의 陽이고 毒이 없다. 主로 百病에 灸하니 三月 三日과 五月 五日에 뜯어 쬐는 볕에 말리고 오래 묵은것일 수록 좋으니 惡을 辟하여 鬼神을 죽인다 하고 또 艾를 採하는 방법은 五月 五日에 灼艾가 有効하니 製艾에 먼저 要는 같은 방법으로 하여 말리고 호박에 넣어 잘게 찧어서 체로 처서 티끌과 지꺼기는 버리고 언제나 돌호박에 넣어 찧어서 희고 깨끗한 것을 취함이 가장 좋은 것이고 모름지기 불에 말려 많이 말리면 灸하기에 힘이 있고 불이 쉽게 잘 탄다. 潤할것 같으면 효력이 없다 하였다.

證類本草에 云하기를 明州에서 產한다 하고 圖經에 云하기를 옛날에는 붙지 않은 것이 所出하고 但 田野에 난 것이나 지금은 있는 곳에 있드라도 오직 蘄州것이 잎이 두텁고 길이가 높으니 果然 氣味가 크니 쓰면 効가 매우 있다고 하였다.

孟子가 말하기를 七年의 病에 三年의 艾를 求하라 하고 丹溪는 艾의 性은 熱이 至極하여 火炎이 들어가면 위로 行하고 藥은 복용하면 밑으로 行한다 하였다.

艾灸補瀉

氣가 盛하면 瀉하고 虛하면 補한다. 鍼을 해서는 안되는데는 灸하는 것이 마땅하니 陰陽이 모두 虛하면 火가 자연 맞히고, 經이 陷下한 것은 火이면 맞히고 經絡이 堅緊한 것은 火를 다스리고, 陷下하면 灸하는 것이다. 絡이 가득하고 經이 虛하면 陰에는 灸하며 陽에는 刺하고, 經이 가득하고 絡이

虛하면 陰에는 刺하고 陽에는 灸하는 것이다. 火로서 補하는 것은 그 火에 毋吹하고, 모름지기 自滅하기를 기다려 바로 그 穴을 더듬는다. 火로서 瀉하는 것은 그 火를 速吹하여 그 穴을 연다.

艾炷大小

黃帝가 말하기를 「灸不三分은 이것은 徒冤이니 炷는 힘써 크게 하고 小弱은 小依이라」 하고 또 말하기를 「小兒의 七日 以上에서 돐이까지는 炷를 새똥같이 하라」고 하였다.

明堂의 下經에 云하기를 「무릇 灸는 炷밑의 넓이는 三分을 하려함이니 만약에 三分이 아니면 火氣가 達하지 않아 病은 덜 낫는다. 즉 이것은 灸하는 炷를 크게 하려는 것이고, 오직 頭와 더불어 四肢는 적게하려는 것이다」고 하고, 明堂의 下經에는 이에 대하여 말하기를 「艾炷는 小筋에 依하여 頭를 짓는 것이라」고 하니 그 病脉이 粗細하여 모양이 가는 線같으면 但 脉에 灸하는 것이니 새똥크기의 炷라도 충분히 病은 고칠 수 있다. 또한 방도가 있으니 腹脹, 疝瘕, 痃癖, 伏梁氣等 같은 것은 모름지기 艾炷를 크게 하므로 小品에 말하기를 「爛燒한 腹背와 四肢는 다만 風邪를 제거할 뿐이오 炷를 크게함은 마땅하지 않다」고 하니 巨闕, 鳩尾 같은데는 不過 四五壯만 灸한 것이고 炷는 竹筋의 머리크기같이 하여 다만 바르게 脉上에 灸하니 艾炷는 크게 하고 다시 많이 灸하면 그 사람이 영원히 心力이 없어지고, 頭上같은 데 많이 灸하면 사람으로 하여금 精神을 잃게하고, 背脚을 많이 灸하면 사람의 血脉이 枯渴하여 四肢가 弱하여 힘이 없어지니 이미 精神을 잃고 또 細節이 加하면 사람의 목숨은 짧아지니 王節齊가 云하기를 「面上은 炷를 적게하여 灸하고, 手足위로는 더욱 粗함이 좋다」고 하였다.

點艾火

明堂의 下經에 말하기를 「古來에 灸하는 病에는 松枸枳橘榆棗桑竹등 八木의 火는 忌하니 一切 避하는 것이 마땅하고 耀日에는 災珠가 있어 艾로서

承하여 火를 얻음이 제일 좋고, 다음 耀日에는 火鏡이 있어서 또한 艾로서 火를 끌어 얻으면 이 火는 모두 좋으며 모두 蕃部는 鑌鉞로 堦石에 擊하여 火를 얻어 艾로 붙이나 무릇 창졸에 갖추기가 어려우면 木에 火가 없지 않은것 같으니 맑은 麻油 등불위에 艾줄기를 붙혀 태워 灸하면 겸하여 滋潤하고 灸한 瘡이 낫게되어 疼하지 아니하며 蠟燭을 쓰면 다시 좋으니라

壯數多少

千金에 云하기를 「무릇 壯環를 말하는 것은 만약에 丁壯이 病根이 깊어 위독하면 方數에 倍를 하드라도 老少와 羸瘦에는 半을 줄리는 것이 좋다」고 하고, 扁鵲의 灸法은 三五百壯에서 千壯까지가 있으니 이것 또한 크게 지나친 것이고, 曹氏의 灸法에는 百壯이 있고 또 五十壯이 있으니 적은 病은 모든 方이 또한 그렇드라도 오직 明堂의 百經에 云하기를 「鍼은 六分을 入하고, 灸는 三壯이면 다시는 다스리기에 남는 것이 없다」고 하였다. 그러므로 後人이 準하지 아니하고 오직 病의 輕重에 損만 더하나 무릇 머리와 이마에 灸함은 七壯에 그리고 積하여 七七壯까지 하고 끄친다.

銅人이 風을 다스림에 上星, 前頂, 百會에 灸는 二百壯까지 하고, 배와 등은 五百壯을 灸하드라도 만약에 鳩尾, 巨闕은 또한 많이 灸하는 것은 좋지 않으니 많이 灸하면 四肢가 가늘어져 無力하게 된다하고, 千金方에는 足三里에 三百壯까지 많이 하고, 心俞는 灸는 禁하드라도 만약에 中風이면 急히 百壯까지 灸하라 하니 모두 그 病의 經重을 보아서 알맞게 灸하며 헛된 一說은 좋지 않으니 그 變은 通하지 않는다.

灸 法

千金方에 云하기를 「무릇 灸法은 앉아서 穴을 點하면 앉아서 灸하고, 누워서 穴을 點하면 누워서 灸하고, 서서 穴을 點하면 서서 灸한다. 모름지기 四體를 平安히 곧게하여 毋가 곁으로 기울리니 만약에 기울면 穴이 바르지 않아서 함부로 좋은 肉만 破할 뿐이라」고 하고,

明堂에 云하기를 「모름지기 몸을 平直하게 하고 毋가 捲縮하여 앉아서 點

함에 母는 俯仰하고 서서 點함에 母는 옆으로 기우린다」고 하였다.

資生에 云하기를 「무릇 灸는 먼저 陽에 하고 뒤에 陰에 한다」고 하니 머리에서부터 左로 向하여 점점 下하고 다음 머리에서부터 右를 向해 점점 下하여 먼저 위에 하고 밑은 뒤에 한다. 明堂에는 「먼저 위를 灸하고 밑은 뒤에 灸하며, 먼저는 적게 灸하고 뒤에는 많이 灸하니 모두 살핌이 마땅하다」고 하고 王節齊는 「灸火는 위에서부터 밑으로 하니 밑을 먼저 밑을 灸하고 뒤에 위를 灸하는 것은 옳지 않다」고 하였다.

灸寒熱

寒熱을 灸하는 방법은 먼저 大椎에 하여 나이로서 壯數로 하고 背俞에 陷한 것이 보이면 灸하고, 臂肩 위의 陷한 것을 灸하고, 兩쪽 季脇사이를 灸하고, 바깥 복사뼈 위의 絕骨의 끝을 灸하고, 발의 小指와 次指사이를 灸하고, 腨밑의 陷脉을 灸하고 바깥 복사뼈 뒤를 灸하고, 缺盆骨위를 끊어서 堅動하기가 筋같은 것은 灸하고, 膺中의 陷骨사이를 灸하고 배꼽밑의 關元三寸을 灸하고, 毛際의 動脉을 灸하고, 무릎밑 三寸分間을 灸하고, 足陽明인 발등위의 動脉을 灸하고 巓上의 一穴을 灸한다.

灸瘡要法

資生에는 艾를 붙여서 瘡이 發하게 되면 患하는 곳이 낫고, 만약에 不發이면 그 病은 낫지 않은다 하고, 甲乙經에는 瘡을 灸하여 發하지 않은 것은 헌 신바닥을 灸한 熱로 熨하면 三日만에 發한다 하였으니 今人이 赤皮葱 三五줄기를 靑은 버리고 溏灰中에 煨熱로 익혀 拍破하여 瘡위에 十餘번 熱熨하면 그 瘡이 드디어 三日이면 發하고, 또 生麻油에 담그면 發하고, 또 皂角을 煎湯하여 冷하기를 기다려 빈번히 찍어 바르고, 또 血氣가 衰弱하여 發하지 않는 것이 있어서 四物湯을 服하여 血氣를 滋養하니 한 概論은 옳지 않으며 다시 一二壯을 灸하니 드디어 發하는 것이 있고 음식물의 熱로 灸하는 것도 있으니 생선을 태우거나 豆腐나 羊肉의 종류같은 것은 發하니 사람의 뜻으로 물건을 취하는 것이 있으니 그것을 自然상태로 順하는 것은 좋지 않으니 끝에는 不發한다.

貼灸瘡

옛날 사람들이 瘡에 灸를 붙이는데는 膏藥은 쓰지 아니하고, 要는 膿을 많이 나오게 하면 疾은 제거되니 資生에 云하기를 봄에는 柳絮, 여름에는 竹膜, 가을에는 新綿을 쓰고 겨울에는 토끼 배밑의 흰 가는털이나 혹은 고양이의 배 털을 썼지마는 지금의 사람들은 많이 膏藥을 붙여 하루에 두세번 가라서 그것을 빨리 낫게 하려는 것이니 이것은 疾을 다스리는 본 뜻이 아니다. 다만 지금 세상에 膏藥을 부치는 것은 또한 그것이 편리함을 취한 것이나 易速하지는 않다. 만약에 膏藥이 不壞이면 오래오래 붙여 두어도 좋으나 만약에 速易하여 바로 빨리 낫으면 病根이 아직 다 제거하지 못하였으니 두렵다.

灸瘡膏法

白芷, 金星草, 淡竹葉, 芩, 連, 乳香, 當歸, 川芎, 薄荷, 葱白등을 써서 鉛粉, 香油에 炒하여 膏를 煎하여 붙이니 다를 膏藥을 써서 症에 맞지 않으면 아마도 瘡이 쉽게 건우게 되드라도 病氣는 나오지 못하고 딴 물건을 쓸 것 같으면 乾燥하여 疼을 짓고 또한 더욱 不便하다.

洗灸瘡

옛사람이 灸하는 艾炷가 크면 洗法을 잘 쓰니 그 法은 붉은 파 껍질과 薄荷로서 煎湯을 하여 瘡의 둘레를 約 一時間가량 오래 溫洗하여 風邪를 몰아 쫓아서 瘡口에 내어 보내고 다시 經脉으로 하여금 往來가 깔깔하지 않아야 자연히 疾이 낫으니 만약에 灸火로 헌디가 물러간 뒤거던 東南으로 뻗은 복숭아 나무가지의 푸른 嫩皮를 煎湯하여 따뜻하게 씻으면 능히 瘡中의 모든 風을 보호하고, 만약에 瘡이 黑爛하거던 胡荽를 加하며 煎洗하고, 만약에 疼이 견디기 어렵거던 黃連을 加한 煎이 神効하다.

灸後調攝法

灸한 뒤에 茶를 마시는 것은 좋지 못하니 火氣가 풀려 食에 미칠까 두려움이고 氣가 經에 滯할가 두려움이니 一二時間쯤 조금 멈추어서 바로 방으로 들어가 고요히 누워서 사람의 일을 멀리하며 色慾을 忌하고 氣를 安定하여 마음을 편안히 하고 모든 것을 모두 寬解하기를 要하며 더욱 大怒 大勞 大飢 大飽 受熱 冒寒등을 忌하고, 瓜果등 生冷한 것도 忌하는 것이 마땅하고 오직 胃를 養하는 淸淡한 물건을 먹어 氣血로 하여금 흘러 通하게 하고 드디어 艾火는 病氣로 나오니 만약에 지나치게 厚한 毒味에 醉하여 주정을 부리면 痰涎이 생기기에 이르러 病氣에 滯하여 阻害한다. 鮮魚나 雞羊은 비록 火을 發하나 灸를 시작한지 十數日內에 끄치는 것은 상관이 없으나 半月이 지난 뒤에도 더하는 것은 옳지 않은데도 지금 사람들은 많이 恬養할 줄을 모르니 비록 灸한들 무슨 도움이 있으리오. 그러므로 灸로 因하여 도리어 害가 되는 것이 이것이라 함부로 灸艾가 効하지 않다고 責하는 것은 온당하지 않다.

醫　案

楊繼洲著

乙卯年에 建寧에 닿으니 膝下인 柯山의 母가 患하기를 手臂을 들지 못하고 背에 惡寒하며 몸이 倦困하여 비록 몹씨 더운데도 명주 도포를 입기 좋아하니 모든 醫가 虛冷으로 다스렸지만 나는 그 脉을 診하였더니 沉滑하기에 이것은 痰이 經絡에 있는 것이니 나는 肺俞, 曲池, 三里穴에 鍼하였더니 이날에 바로 몸이 가벼움을 느껴 손을 들고 추위도 또한 두렵지 않아 명주 도포를 다시는 입지를 않았으며 뒤에 濕을 化하는 痰劑를 投하여 除去하였더니 지금까지도 건강하고 모든 疾이 생기지 않으니 만약에 虛寒이 지은 것이었다면 補하여 痰을 낫게하니 結도 또한 낫을 것이나 그렇다고 삼가하지 않아서는 아니된다.

戊午年의 봄에 鴻臚 呂小山이 患하기를 結核이 臂에 있어서 크기가 감 같고 核이 붉지도 痛하지도 않아 醫가 말하기를 「腫毒이라」고 하나 나는 「이것은 痰核이 皮속의 膜밖에 結하였으니 藥을 쓰지 않아도 낫게 할수 있다」고 하고 뒤에 手曲池에 鍼하여 六陰數로 行하고 다시 二七壯을 灸하여 그것이 氣가 經에 通하니 며칠도 되지 않은데 바로 平安하였다.」 만약에 腫毒을 지어서 託裏의 劑를 썻으면 脾를 傷하지 않고 맑은 純淬한 胃를 가졌겠는가

己巳年의 여름에 文選 李漸菴의 夫人이 患하기를 產後에 血厥하여 양쪽 발이 갑짜기 腫의 크기가 다리 같아서 그것이 危急하기에 徐何二公이 나를 불러 보이기에 그 脉을 診하니 芤이 歇止하는 것이다 이것은 반드시 產後에 惡露가 끄치지 않아서 얻은 것이고 겸하여 風邪가 乘하여 陰陽에 邪가 바르게 激搏하여 이것이 厥逆하여 사람의 일을 알지 못하고 下體에 腫痛하니 病勢가 비록 위태로우나 足三陰經에 鍼이면 염려할 것이 없을 것이다」고 하더니 果然 그 말과 같이 鍼을 한 뒤에 밥 지을 時間쯤 지난뒤에 다시 살아나고 腫痛이 싹아졌다.

癸酉年 가을에 大理 李義河가 患하기를 十餘가지나 실은 兩腿痛에 모든 藥이 아무련 効가 없기에 相公이 나에께 다스리기를 미루기에 그 脉을 診하니 滑하고 浮하니 「風濕이 筋肉에 들었는 것이니 어찌 藥의 힘으로 능히 나으리오 모름지기 鍼으로 낫게함이 옳다고」 하고 바로 風市, 陰市等의 穴을 취하여 鍼하였더니 벼슬이 工部尙書에 이르고 病은 다시 發하지 않았다.

甲戌年 여름에 員外 熊可山公이 患하기를 痢疾에 吐血을 겸하여 끄치지 않아 欬嗽로 身熱하며 한 塊가 배꼽을 얽혀 痛이 죽음에 이르고 脉氣는 그야말로 危絕하여 모든 醫가 呼하기를 다스리지 못한다 하였으나 工部正郞隗月潭公이 본래 착한 사람이라 나를 마지하여 그 脉을 보이기에 비록 危絕하나 가슴은 오히려 따뜻하고 배꼽속의 한뭉치의 塊가 높이 이러난 것이 크기가 주먹만큼이나 크니 이 날은 鍼을 刺하기에는 마땅하지 않으나 워낙 危急하기에 하는수 없이 急히 氣海에 鍼하고 다시 灸를 五十壯까지 하였더니 蘇生하여 그 塊는 바로 싹아지고 痛도 바로 그치더니 뒤에 痢疾을 다스려서 나앗고 嗽血을 다스려서 다음은 調理로서 완전히 낫아 다음 해에 陞職하였다. 바야흐로 公이 그 까닭을 묻기에 나는 病은 標本에 있다 하고 다스림은

緩急에 있다하니 만약에 忌한 날에 拘碍되어 氣海에 鍼하지 아니하였더라면 塊는 무슨 理由로 사라졌으리오. 塊가 이미 消散하면 氣가 疏通하게 되니 痛이 끄치고 脉이 다시 通하니 急하면 標本을 다스린다는 뜻이 바르게 한 말이다. 公의 몸은 비록 편안하나 음식을 한 뒤에 氣를 많이 怒하지 않게하여 和로서 그 本을 保護할 것이니 그렇지 않으면 正氣가 이그러져 肝氣가 盛하여 脾土가 受剋하게 되니 날이 쌓인 後日에 다시 病하리라.

辛未年의 여름에 刑部의 王念頤公이 患하기를 咽嗌에 痰을 하여 核같은 것이 있어 그 사이로 上下하니 이 痰은 肺膈에 있으므로 어찌 藥餌가 能하리오 東皐 徐公이 나에게 鍼하기를 미루기에 膻中, 氣海를 취하고 밑의 三里 二穴을 취하며 다시 環十壯을 灸하여 천천히 調理하여 나앗으니 東皐는 名醫이며 또 재주가 높으고 지식이 넓으니 잘 다스리지만 바로 東垣이 婦人의 傷寒을 다스림에 血室에 熱이 들어와서 鍼이 아니고는 낫게 하지 못하니 잘 刺하는 者인 지아비를 기다려 期門을 刺하여 나앗다 하니 東皐의 마음은 바로 東垣의 마음이니 그 德을 함께 칭찬함이 좋을 것이며 오늘날에 와서 어진者를 嫉하고 能한 者를 妬함을 보면 무엇을 爲하는것 같으리오. 그러나 妬匪는 바로 지금이라 옛날의 누구도 그러하였도다. 나는 磁州에 曾往하여 길을 지나다가 湯陰을 하더니 伏道라는 路旁에 先師인 扁鵲의 무덤이 있어 말에 내려 拜禮하고 그 까닭을 물으니 대답하기를 「鵲은 이에 河間人이라 鍼術이 天下에 擅이니 秦나라의 太醫를 맡은 李醯이 道路旁에서 刺死하였으므로 이름을 伏道라 하니 정말로 可歎이라 傳하여짐이 있기에 參考함이 可할 것이다.

戊辰年에 給事 楊後山公의 酒郞이 患疾하여 날마다 藥을 服用하나 사람은 날마다 瘦하기에 同科의 鄭湘溪公이 나를 맞아 다스리기를 願하기에 나는 「이 사람은 形이 야위었으니 비록 이것은 病症이나 배속에 塊가 쌓인 것이 있어 脾胃의 旁에 붙었으니 만약에 함부로 그 疳을 다스려 그 塊를 다스리지 못하면 이것은 그 本을 求하지 못하고 그 末을 헤아림이니 다스리게 하는 방법은 먼저 章門을 취해 灸鍼하여 積塊를 消散시킨 뒤에 다음 차례로 脾胃를 다스리니 이것은 小人은 이미 제거하였으나 君子는 天下에 그 道를 얻어 行한다」고 하였다. 과연 그 말과 같이 塊中에 鍼하고 章門에 灸하며 다시 蛆蜍의 丸藥으로 兼해 사용하여 몸의 모양이 점점 盛하고 疾은 모두 나앗다 한다.

壬申年에 四川 陳相公의 長孫이 胸前이 突起하니 이것은 異疾이기에 사람들이 모두 藥의 힘으로는 나을 수 없다고 말을 하니 錢誠翁이 나에게 다스리기를 미루기에 나는 이것은 痰이 脉에 結한 것을 疎散하지 못하여 오래되어 더욱 크니 반드시 일찌기 兪府 亶中에 鍼하고 뒤에 좋은 날을 골라 六陰의 數로 鍼하고 다시 五壯을 灸하여 膏藥을 붙이니 痰이 나와 平安하게 되었으니 이에 늙은 아버지 編修公이 심히 기뻐하였다.

辛未年에 武選王 會泉公의 亞夫人이 異疾로 患이 위태로워서 半月동안이나 음식을 못하고 눈을 감아 뜨지 못한지가 오래이라 六脉이 있는것 같기도 하고 없는것 같이도 하니 이 疾은 鍼이 아니고 다시 살리기는 어렵기에 공경하는 諸公이 함께 나에게 鍼하기를 미루기에 다만 사람이 鬼神을 忌하는 것이니 어떻게 하리오 만약에 좋은날 좋은 때를 얻으면 변변치 않은 鬼神은 미치지를 못하니 不得已 바로 內關 二穴에 鍼하니 눈이 뜨이고 능이 米飮을 먹게 되었으며 찬찬히 乳汁으로서 더욱 調理를 하여 낫게 되었기에 同飮한 諸君이 묻기를 「이것은 무슨 疾이오」고 하기에 「이것은 天地의 氣가 항상 같으면 편안하고 변하면 病을 하게되니 하물며 사람이 天地의 氣를 稟하여 五過가 밖에서 迭侵하고, 七情이 속에서 서로 싸움이라 이것으로서 聖人은 嗇氣를 가진것 같아 至寶이나 康人은 망녕스럽게 太和함을 傷하게 하니 이것은 軒岐가 論한 것으로 모든 痛이 모두 氣에서 生하고 百病이 모두 氣에서 생긴다 하여 마침내 九竅는 같지 않다는 論이 있고 또 子和가 또한 일찌기 상세히 論하였다. 그러나 氣의 本은 하나이지만 觸한 것으로 因하여 九이니 怒喜悲恐寒熱驚思勞이다. 대개 怒氣가 심히 거슬리면 嘔血과 飱泄이므로 氣가 위로 거슬리는 것이니 怒하면 陽氣가 上을 거슬리니 肝木이 脾를 타므로 嘔血과 飱泄이 甚하다. 喜하면 氣는 和하고 뜻이 達하여 榮衛가 和하게 通하므로 氣는 緩하다. 悲하면 心系가 急하고 肺의 葉이 일어나 펴져 上焦가 通하지 않아 榮衛가 不散하게 되니 熱氣가 속에 있으므로 氣가 삭는것이다.

恐하면 精神이 上하니 즉 上焦가 閉하게 되니 閉하면 氣가 거슬리고 거슬리면 下焦가 脹하므로 氣가 行하지 못한다. 寒하면 腠理가 閉하고 氣가 行하지 못하므로 氣가 敗하는 것이다. 熱하면 腠理가 열려 榮衛가 通하여 땀을 많이 쏟으므로 氣가 泄하고, 驚하면 心이 의지할 곳이 없고 神이 歸할 곳이 없으며 생각이 一定한 것이 없으므로 氣가 허틀어진다. 勞하면 숨이 헐떡이고 땀을 흘리며 안팎이 모두 넘치므로 氣는 消耗하다. 思하면 心에 남아있는 것이 있고 精神으로 돌아가는 것이 있어서 正氣가 흘러 行하지 못하므로 氣가 結하는 것이니 문득 그것이 病이 되는 것을 자세하게 생각하여 보니 變化하는 실마리가 많기도 하다. 怒氣에 이른것 같은것은 嘔血, 飱泄, 煎厥, 薄厥, 陽厥, 胸滿痛등이 發하여 먹으면 氣가 거슬려 不下하여 喘渴煩心, 肥氣, 目暴盲, 耳暴閉등이 되고 緩한 節은 밖에 發하면 癰疽가 된다. 喜氣에 이른 것은 끊임없이 웃으며, 毛髮焦, 肉病, 陽氣不收등을 하여 심하면 狂하게 된다. 悲氣에 이른 것은 陰縮, 筋攣, 肌痺, 脉痿, 男子는 數溺, 女子는 血崩, 酸鼻辛頤, 少氣는 不能息, 臂麻등을 한다. 恐氣에 다다른 것은 被細脫肉, 骨痠痿厥, 暴下清水, 面熱膚急, 陰痿, 懼面脫頤등을 한다. 驚氣에 이른 것을 潮涎, 目睘, 癡癎등을 하며 자빠져 不省人事하여 오래되면 痿痺가 된다. 勞氣에 이르는 것은 嗌噎, 喘促, 嗽血, 腰痛骨痿, 肺鳴, 高骨壞, 陰痿, 唾血, 瞑目, 耳閉, 男子는 小精, 女子는 不月事등을 하게되며 甚하게 衰하게 되면 潰潰하여 무너진 것 같고 汨汨하여 上하지 못한다.

思氣에 이른 것은 不眠, 昏瞀, 中痞을 하게 되어 三焦가 막혀 咽嗌不利, 胆痺嘔苦, 筋痿, 自淫, 不嗜食등을 하게 된다. 寒氣에 이른 것은 上下에 水液이 나온 것이 清冷하고 青白한 下痢等症을 한다. 熱氣에 이르는 것은 喘嘔吐酸, 暴注下迫한 病등을 하니 竊하고 또는 稽하기를 內經의 治法은 단지 五行이 相乘하는 理致로서 서로 서로 다스리는 것이니 怒하여 肝이 傷하는 것 같고, 肝은 木에 屬하니 怒하면 氣는 肝에 아울러 脾土에 邪를 받고, 木이 크게 過하면 肝은 또한 자연히 病한다. 喜는 心을 傷하고 心은 火에 屬하니 喜하면 氣는 心에 아울러 肺金이 邪를 받고 火가 크게 過하면 心 또한 자연히 病한다. 悲하여 肺가 傷하면 肺는 金에 屬하니 悲하면 氣는 肺와 함께 肝木이니 邪를 받고 金이 크게 過하면 肺 또는 자연히 病한다. 恐은 腎을 傷하고 腎은 水에 屬하니 恐이면 氣는 腎과 함께 心火가 邪를 받고, 물이 크게 過하면 腎 또한 자연히 病한다. 思는 脾를 傷하고 脾는 土에 屬하니 思하면 氣는 脾와 함께 腎水가 邪를 받고 土가 크게 過하면 脾 또한 자연히 病한다. 寒은 몸의 形을 傷하고 形은 陰에 屬하니 寒이 熱을 이기면 陽이 病을 받고 寒이 크게 過하면 陰이 또한 病한다. 熱은 氣를 傷하고 氣는 陽에 屬하니 熱이 寒을 이기면 陰이 病을 받고, 熱이 크게 過하면 陽 또한 자연히 病을 하니 이것이 여러번인 것은 다시 서로 다스리게 하므로 悲는 怒를 다스림으로서 슬퍼서 가여워 苦楚스러운 말로 고맙고 喜는 悲를 다스림으서 可이니 謔浪褻狎하는 말로서 기쁘고, 恐은 喜를 다스림으로서 可이니 遽迫死亡하는 말로 겁나고, 怒는 思를 다스림으로서 汚辱欺罔의 말로 觸하게 하고, 思는 恐을 다스림으로서 慮彼忘此하는 말로 奪하니 무릇 이 다섯가지는 반드시 괴상한 간사스러운 거짓을 꾸짖어 이르지 못하는 것이 없는 뒤에 사람은 그야말로 귀와 눈을 움직여 사람을 쉽게 視聽할 수 있으니 만약에 膝中에 才器가 없는 사람이면 또한 이 法은 이용하지 못할 것이다. 熱는 寒을 다스리고, 寒은 熱을 다스리며, 逸은 勞를 다스리고, 習慣은 驚을 다스린다. 經에 말하기를 「驚이란 것은 平之라 하니 대부분 驚은 갑짜기 臨하는 것이라 習慣으로 하여금 보고 들으면 놀라지 않으니 丹溪가 女人이 許婚한 뒤에 夫君이 商業으로 三年이 지나도 돌아오지 않아서 이로 因하여 三年을 不食하고 지쳐서 누웠으니 어리석은것 같으며 病하는데는 없으나 다만 이불 속을 向하여 앉으니 이것을 思氣가 結한 것이다. 藥만으로서는 다스리기가 어려우니 기쁨을 얻으면 풀릴 것이나 그렇지 않으면 그것은 怒이다. 심하게 흥분을 시키 大怒하게 하여 三時間이나 哭을 하더니 사람으로 하여금 怒氣는 풀리고 藥 一貼을 먹이니 바로 음식을 要求한다. 대개 脾는 思를 主로 하니 思가 지나치면 脾氣가 結하며 음식을 먹지 못하고, 怒는 肝木에 屬하니 木이 土를 剋하지 못하니 木氣가 沖發하면 脾土가 열린다. 또 李子和 같이 한 婦人을 다스림에 오래동안 思하여 잠을 자지 못하기에 觸으로 하여금 그를 怒하게 하여더니 이것이 밤에 과연 곤하게 잠을 하니

彰響이 빠른 것이다. 오직 勞하여 氣가 消耗하는 것과 恐하여 氣가 奪하는 것은 다스리기 어렵게 된다. 또 同寅謝公이 婦人이 喪妹로 몹씨 슬퍼하여 음식을 먹지 않기에 親家의 女로 하여금 즐겁게 모시고 解鬱의 藥을 거듭 쓰니 곧 음식을 잘 먹었다. 또 聞莊公이 喜勞가 極하여 病하여 切脉하니 그만 失音症이 생겼기에 크게 놀라게 하였더니 바로 낫앗다 하였다. 그러나 喜하는 것은 사람의 작은 病이니 대개 그것은 百答이 舒和하는 까닭 뿐이다. 經에는 恐은 喜를 이긴다 하니 關이 去한 것을 얻는다는 말이다. 무릇 이 症은 內經에 스스로 다스리는 法이 있기는 하지마는 醫를 직업으로 하는 者가 癈하여 行하지 않는 것은 왜 그럴까, 附錄을 알고 從事함이 마땅하다.

己巳年에 尙書 王西翁의 迺愛가 頸項에 核腫痛으로 患하여 藥으로는 不愈과 나를 불러 그 까닭을 묻기에 「頸項의 疾은 자연히 各經源絡의 井俞會合인 곳에 있으니 그 源穴을 취하여 刺하라」고 하니 뒤에 果然 刺하더니 鍼을 따라 나앗고 다시 數壯을 灸하였더니 영원히 發하는 것이 보이지 않았다. 大低로 頸項은 橫肉之地이며 經脉이 모이는 곳이니 대개 腫에 核이 있는 것은 좋지 못한 徵兆이니 만약에 그 根을 연구하지 않고 灸刺만 하면 流串한 힘은 반드시 다스린 것에 이를 것이니 患者는 삼가하여야 한다.

戊寅年 겨울에 張相公의 長孫이 瀉와 痢를 半半 실은 患으로 모든 藥이 効하지 않아 相公이 나에게 다스리라고 命令하기에 말하기를 「옛날 翰林으로 지낼 때에 肚腹의 疾로 患하여 음식을 먹지 못하여 모든 藥을 써도 효력이 없더니 中脘, 章門을 灸한 뒤로는 음식을 마지하게 되었으니 그 鍼灸의 神妙하기가 이와 같았으니 이제 長孫이 瀉痢의 患으로 음식을 먹지 못하니 鍼灸가 좋지 않을까」고 하기에 나는 대답하기를 「오래동안 瀉痢를 하여 몸의 모습이 이미 變하였으니 모름지기 元氣를 조금 회복하거던 날을 골라 鍼灸를 하는 것이 좋을 것이라」고 하는데 華峇公子가 去하기를 「일은 이미 위독하니 곧 다스리기를 바라오」고 하기에 다시 日時를 擇하기를 기다리지 아니하고 곧 中脘, 章門에 鍼灸를 하니 果然 음식을 먹게 되었다 한다.

丁丑年 여름에 錦衣 張小泉公의 夫人이 二十餘載가 癎症으로 患하여 數十차례나 醫者를 만나 보았으나 모두 효험이 없어 나에게 와서 告하기를 그

脈을 진찰하여 보니 病이 經絡으로 들어온 것을 알면 手足이 끌리어 당기며 눈이 黑瞀하고 心으로 들어가면 땅겨 痛함을 부르짖으니 모름지기 理致에 따라 穴을 취하여 다스려야 바야흐로 나을 수가 있을 것이다. 그런데 張公은 책도 많이 읽고 醫術도 많이 알고 있으니 보통사람은 아니라」고 하고 나의 말을 하나하나 듣더니 鳩尾, 中脘을 취하여 그 脾胃를 快하게 하고, 肩髃, 曲池를 취하여 그 經絡을 다스리고, 그 痰氣痞 疏散시켜서 氣血로 하여금 流通하게 하니 癎은 자연히 安定이 되었으며 다음날에 바로 平安하게 된 뒤에 法에 따라 痰을 化하고 脾를 튼튼히 하는 藥을 지어서 날마다 服用하였다.

戊辰年에 李邃麓公이 胃旁에 한痞塊가 술잔을 엎은것 같고 몸의 모습이 파리하게 야위여져서 藥으로는 낫지 않기에 나는 그것을 보고 말하기를 「이미 속에 形이 있는 것이니 어찌 藥의 힘으로 그것을 제거하리오 반드시 鍼灸라야 삭힐수 있다」고 하고 자세하게 塊中을 취하여 盤鍼의 방법을 이용하고 다시 食倉 中脘을 灸하여 낫게하니 邃麓公이 묻기를 「사람에게 痞와 痃癖, 積聚, 癥瘕등이 생기는 것은 어떤 것이오」고 하기에 「痞라는 것은 否이니 쉽게 말하면 天地가 서로 交하지 않아 막힘이라 속은 柔하고 밖은 굳세어서 萬物이 通하지 않는다는 뜻이니 萬物이 막혀버리는 것은 좋지 않으므로 痞가 오래면 脹滿하게 되니 잘 다스리기에는 어려울 것이다. 痃癖은 懸絕隱僻이고 또 玄妙하여 헤아리기 힘드는 이름이며, 積이란 것은 跡이니 痰血이 끼여서 形跡을 이룬 것이며 또 鬱이 오래까지 쌓인 것을 말하는 것이고, 聚라는 것은 緖이니 元氣에 依하여 端緖가 되고, 또 聚散은 보통이 아니라는 뜻을 말하는 것이고, 癥이란 것은 徵이며 또 精이니 그것은 徵驗한 것이 있어 精藥를 이루어 오래도록 미침이고, 瘕라는 것은 假이며 또 遐이니 그것은 氣血을 假借하여 形을 이루고 歷年으로 미치니 遐遠하다는 것을 말하는 것이니 大低로 痞와 더부러 痃癖은 胸膈의 徵候이고, 積과 聚는 배속의 疾이니 그것은 上焦와 中焦에 病이 되므로 男子에 많이 보이고, 癥과 瘕는 배꼽밑에 홀로 보이니 이것은 下焦의 徵候이므로 婦人에게 항상 보인다. 대개 배속에 있는 塊는 男女의 積聚와 癥瘕를 묻지 않고도 모두 惡症

이므로 一切를 예사로 보지 말 것이니 처음 일어났을 때 빨리 다스려 求하지 못하다가 만약에 痞疾로 脹滿하기로 기다려 이미 가슴과 배에 鼓急하게 되면 비록 扁鵲이 다시 살아난다 하드라도 또한 그것을 求하기에는 萬에 一이니 이같은 疾이 있는 者는 두려웁지 않을 수가 있을까, 李公의 疾은 깊어졌으니 그러한 것이다.

戊辰年에 戶部 王縉菴公의 迺弟가 心癇疾을 여러번 실어 患하기에 徐堂翁이 나를 불러 보이기에 八法을 行하여 閉闔하여야 바야흐로 좋다고 하였더니 公이 그 말대로 照海 列缺을 刺하고 心兪穴에 灸하여 그 鍼한 것이 氣에 닿기를 기다려서 여기에 生成하는 數를 行하여야 나앗다. 대개 이 症을 다스리는데는 모름지기 五癇을 나누는 것이니 此卷앞에 상세하게 실었기에 여기서는 하나하나 記錄하지 않겠다.

壬申年에 大尹 夏梅源公이 蛾眉가 닿아 取할 수 있는 초막집에 임시로 살다가 傷寒으로 患을 하기에 同寅寅諸公이 이를 마지하여 보니 六脉이 微細하여 陽症을 陰脉에 얻은 것이다. 經에 云하기를「陽脉이 陰脉에 보이면 그것은 살게 될줄을 알수 있고, 陰脉이 陽經에 보이면 그것은 죽음을 허락하는 것이라」하니 나는 玉河坊에 살고 있어 正值考績하여 왕복하면서 수고를 할 여가가 없어 안타깝게도 다스리지 못하였더니 이 公이 먼곳의 客邸에서 살고 있고 또 政治에 臨하여는 淸苦하기에 나는 몹씨 측은하게 생각하여 먼저 柴胡에 加減하는 劑를 주어 효력이 적드라도 그 脉이 오히려 症에 맞지 않으므로 나는 모든 精誠을 다하여 또 다른 藥을 바꾸고 다시 內關에 鍼하니 六脉이 陽으로 옮기기에 마침내 차차 湯散을 먹고 낫더니 뒤에 戶部로 轉陞하여 지금은 正郞이 되었다고 하였다.

壬戌年에 吏部 許敬菴公이 靈濟宮에 임시로 살면서 腰痛을 甚하게 患하기에 고향이 같은 莽龍山公이 나에게 미루어 보이므로 그 脉을 진찰하니 尺部가 沉數有力이라 그러나 男子의 尺脉은 固하여 沉實함이 마땅하나 단지 帶數가 힘이 있으니 이것은 濕熱의 所致로 有餘한 疾이니 醫者가 不足을 지은 것으로 다스리면 잘못이니 鍼을 두려워하는 性品이면 마침내는 손까락으로 腎兪穴에 補瀉하는 방법을 行하니 痛이 조금 減하고 空心에 다시 濕을 除하고 氣를 行하는 劑를 주어서 一服하니 平安하여 졌기에 公이 말하기를 「鍼대신으로 手法을 하여 이미 痛이 減함을 느꼈는데 왜 또다시 滲利의 藥을 복용하는가」고 하기에 나는 「鍼도 病을 잘 물리치나 公은 鍼을 두려워하는 性品이므로 하는 수 없이 手法을 사용한 것이니 어찌 그 病根을 잘 驅除할 수야 있으리오. 不過 잠시 그 痛을 減했을 뿐이니 만약에 완전히 病을 낫게 하려면 모름지기 腎兪穴에 鍼을 하여야 하지마는 이미 이제는 鍼은 못할 것이다.」 여기는 滲利의 劑를 쓰니 어찌 前賢이 말한 것을 듣지 않으리오. 腰는 이에 腎의 府가 한몸의 大關節의 脈이 沉數한 것은 濕熱이 많이 壅滯하였으니 모름지기 滲利가 마땅하고 補劑를 써서는 아니되는데도 요지음 사람들은 虛實을 분별하지 않고 함부로 잘못 사용하여 많이 綿纏하기에 이르러 疼痛이 끊일 사이가 없도다(出玉機中) 大部分은 補하기를 좋아하고 攻하기는 싫어하는 것은 사람의 보통 뜻이나 邪와 濕이 消去되면 新血이 생기는 것이니 이것은 攻하는 속에도 補가 남아있는 것이 아닐까.

壬申年에 行人인 盧紹東翁이 膈氣의 疾을 患하여 몸의 모양이 야위어 파리하고 藥으로는 낫기가 어려우니 나를 부르기에 가서 보았더니 六脈이 沉濇이라 모름지기 膻中을 취하여 그 膈을 調和하고 다시 氣海를 취하여 그 源을 保養하니 元氣가 充實하여지고 脈과 息은 자연히 盛하게 되니 뒤에 時를 골라 鍼하는 穴위에 六陰數로 行하고, 穴밑에 九陽數를 行하고, 각각 七壯數를 灸하였더니 드디어 완전히 나았어 지금은 楊州府의 太守를 맡아 있으며 庚辰年에 楊州땅을 지날때에 다시 보니 몸의 모양이 豐厚하였다.

壬申年 여름에 戶部 尙書인 王疎翁이 患하기를 痰火가 熾盛하여 손과 팔뚝을 펴기 어려워 하기에 나는 그의 몸의 모양이 强壯함을 보니 이것은 濕痰의 經絡中에 많이 流注한 것이니 肩髃에 鍼하여 手太陰經과 手陽明의 濕痰을 疎通하고 다시 肺兪穴을 灸하여 그 本을 다스리니 즉 痰氣가 밝아져서 마침내 손과 팔뚝을 들게 되어 吏部의 尙書까지 지내고 몸의 모양은 더욱 健壯하였다.

辛未年에 浙撫 郭黃厓公이 大便에 下血하는 患을 하여 더욱 復作하니 그 疾이 이르게 된 까닭을 묻기에 나는 대답하기를 「心이 血을 生하여 肝에 가 두면 脾가 統하게 되니 內經에 云하기를 飮顯을 倍로 먹으면 腸胃가 傷하여 창자 사이의 물이 下血이라」고 하니 이것은 모두 지난날 聖人이 말한 옳은 것이나 비록 알지는 못하나 腸胃에는 본래 血이 없으니 이것은 痔疾이 肛門 속에 많이 숨어서 혹은 음식을 먹음으로 傷하고 혹은 勞하여 怒하려는 氣로 因하여 傷하여 痰竅를 觸動하여 血이 大便을 따라 나오는 것이니 先賢이 비록 遠血과 近血의 다른 點이 있으니 實은 心肺大腸의 分은 없으며 또 이르고져 하는 것은 氣虛로 腸이 엷어서 榮衛에서 滲入하는 것이나 느끼는 곳은 같지 않으니 모름지기 그 根을 求하고 長强穴에 二分을 鍼하고 七壯을 灸하니 속痔가 한번 삭으면 血은 나오지 않으나 公이 때를 맞추어 머뭇거려 鍼灸에 한가롭지 못하더니 그만 여러차례 病을 실어 넘었기에 工部의 尙書로 陞하여 前疾이 크게 作하니 비로서 痔가 肛門 속에 숨은 것을 알고 法에 따라 調理하여 나았다고 하였다.

己卯年에 洛關에 臨하여 길을 지나다가 오래 전부터 잘 알고 지내던 宋憲副公을 만나니 云하기를 「어제 한 꿈을 얻어서 한 진실한 사람이 집에까지 왔어 相談하고 헤어진 일이 있더니 이제 故鄕사람과 相顧하게 되어 온 집이 매우 기쁘도다. 昨年에 長子가 한 痞疾을 얻더니 요지음에는 아래아우가 抑鬱로 因해 疾이 變하여 더욱 加增하니 모든 藥이 不効하니 어떻게 하면 좋으리오」고 하기에 나는 대답하기를 「지금 곧 낫게 할수 있다」고 하니 그런데 公이 놀래어 말하기를 「오직 나의 아들이 편안하지 못하니 老母 또한 安心하지 못하도다」고 하기에 「이것은 公이 孝誠이 至極하여 自奉 至薄하니 神明이 感句한 것이라」고 하고 나는 곧 章門穴에 鍼하니 점점 음식을 먹게 되고 몸의 모양이 淸爽하여 腹塊가 消滅되니 數日동안을 몹씨 즐겁게 보내다가 모두 親한 벗이 되어 呂祖度의 盧生의 祠堂까지 餞送하여 離別하기를 참지 못하여 옷소매를 서로 나누었다.

庚辰年 여름에 工部郞 許鴻宇公이 兩쪽 다리에 風으로 患을 하여 밤낮으로 痛이 끄치지 아니하여 자리에 누운지가 月餘가 지나 나에께 다스리기를 命令을 하니 이 때에 여러 名醫들이 堅執하게도 복종을 않기에 許公이 疑訝스러운 말을 하기를 「양쪽 다리와 발이 痛하지 않는 곳이 없으니 어찌 한

두번의 鍼으로 낫게 할수 있오」고 하기에 나는 「病을 다스리는 것은 반드시 그 本을 求하는 것이니 그 本穴이 會歸하는 곳을 얻으면 痛은 그만 끄치게 될 것이고, 痛이 끄치니 곧 걷게 될수 있을 것이니 十餘日 안으로 반드시 걸을 것이다」고 하였더니 이 公이 明爽하여 나의 말을 혼자 銘心하여 듣더니 環跳와 絕骨에 鍼을 하니 病은 鍼을 따라 나아서 果然 며칠뒤에 걷게 되었다. 하니 사람들은 모두 稀奇하게 여겼다. 가령 그 때에 王公의 말을 믿지 아니하고 예사로 넘겨 들었다면 藥의 힘이 어찌 미쳤으리오. 이것은 오직 믿음이 있었을 뿐이니 敦篤하게 믿었기 때문에 이것이 그 효력을 거두었던 것이다.

已巳年에 張相公이 肛門에 갑짜기 腫疾을 얻었으메 戎政으로 있던 王西翁이 나에게 診視하기를 이르고 命하여 말하기를 「원래 老人의 病은 보통사람과는 比較하지 아니하니 마땅히 정성스러운 마음으로 調治하기에 온 힘을 다하여 나의 소망을 일컬음이라」고 하기에 나는 진찰하여 보니 右寸의 脈이 浮數이라 이것은 肺金이 風熱을 받아서 大腸속에 옮겨진 것이나 그러나 肛門이 밑에 있는 糟粕이 흘러 이것에 닿으니 만약에 七情四氣에 방패하는 것이 없으면 潤澤하여 下하지만 혹 속에 濕熱이 蘊하고 邪氣가 더하는 것이면 壅滯하여 腫痛을 만든 것이니 내가 加減한 搜風順氣의 劑를 二鑵을 짓고 酒蒸한 大黃을 倍加하여 酒力을 빌려 上昇하여 邪熱을 蕩滌하고 麻仁은 潤燥하며 枳殼은 寬腸하고 防風 獨活은 風熱을 驅除하며 當歸는 淸血, 冷血, 養血하고 枯芩으로서는 肺와 大腸을 맑게하니 함께 丸을 지어서 먹고는 점점 淸安하여졌다.

隆慶二年四月 初四日에 聖濟殿으로 더불어 醫者를 덧붙여서 徐國老의 病을 보고 오라고 임금께서 詔書를 傳하셨기에 이 말씀에 臣下들이 임금의 말씀을 좇아 徐國老의 私邸에 이르러 그 病을 보았더니 六脈이 數大함을 診得하니 積熱에 積痰하고 脾胃가 虛弱하여 음식이 減少하니 마땅히 淸熱하고 健脾하여 化痰하는 湯液을 사용하여 다스려야 할 것이므로 黃芩 白朮 貝母 橘紅 茯苓 香附 芍藥 桔梗 川芎 前胡 檳榔 甘草등을 물 二種에 薑二斤을 넣어 一種이 되기까지 煎하여 時間에 구애받지 않고 服藥하였더니 對症이 곧

나았다고 하였다.

乙亥年에 通州의 李戶侯의 夫人이 怪症을 患하기에 나는 孫眞人의 十三鍼의 방법으로 邪를 다스리기 爲하여 病者에께 묻기를 「이것은 무슨 邪로 害하게 된 것이오」고 하니 대답하기를 「어느날 어느곳에 이르러 雞精의 害로 된 것이라」고 하기에 그것을 빨리 제거하니 病者가 대답하기를 「나의 疾은 나앗고 快邪는 이미 사라졌다」고 하더니 言語는 드디어 빨라지고 정신은 前과 같이 돌아오니 十三鍼의 효험이 있음을 보이었다.

已巳年에 尙書 毛介川翁이 患하기를 脾胃가 虛弱하여 當時로 瀉痢하고 팔다리에 浮腫을 하여 나에게 묻기를 常時로 泄瀉를 하는 것은 濕熱로 많이 關係하니 夫人의 一身은 心에 생긴 血을 肝이 藏하여 脯가 統轄하니 脯가 그것을 統轄하면 運化를 항상하고 水穀을 通調하여 固한 것이 없으니 濕하고 또한 熱이 없는 것이나 오직 精元한 氣를 平時에 갖지 못하면 五味의 양분을 또 장래에 절약하지 못하여 이에 精血이 모두 消耗하여 脾는 統轄할 곳이 없어진다. 脾가 統轄할 곳을 잃으면 運化通調를 장차 무엇이 맡겠는가 그는 無瀉함을 求하려하나 얻지를 못한다. 그러면 濕熱은 무엇을 일컬음인가, 대개 運化通調가 이미 그 맡은 것을 잃으면 水穀을 나누지 못하여 濕은 속에서 鬱熱한다. 이런 事由로 便血이 稠枯하고 속이 急하고 後重하야 瀉가 홀로 瀉하지 못하여 또 痢를 廉하는 것이니 모두 이것이 죄이다. 그를 다스리는 방법은 마땅히 그 濕을 蕩滌한 뒤에 分利하면 이에 脾胃가 統轄하게 되니 그 症이 편안하여지고 그렇치 못하면 土가 물을 制壓하지 못하여 가득하게 피가 흘러 넘쳐서 四肢에 잠겨 氣를 變하게 하는 것이 있다. 그러니 나의 말을 믿고 調理하면 낫는다」고 하였다.

己卯年에 行人인 張靖宸公의 夫人이 崩이 끄치지 않아 身熱骨痛을 하고 煩燥하여 病이 危篤하기에 나를 부르기에 六脈을 진찰하니 數가 止하니 이것은 반드시 外感한데 凉藥을 誤用한 것이므로 羌活湯을 服用하니 熱은 물러가고 나머지 病은 점점 좋아지나 다만 元氣가 回復하기 어렵기에 뒤에 膏肓, 三里에 灸하여 나으니 대개 醫者가 藥을 씀에는 모름지기 脈에 의지하여 다스리니 만약에 外感을 內傷으로 잘못 지어서 實한데 實하게 하고 虛한데 더욱 虛하게 하여 不足한데 損하고 有餘인데 더하면 그것은 人生이 夭滅을 하지 못하니 두려운 일이다.

辛酉年에 드물게도 여름철에 癱瘓으로 患하여 動履하지 못하니 醫者인 河鶴松이 오래동안 다스려도 낫지 아니하기에 나를 불러 보이더니 나는 말하기를 「이 疾은 一鍼으로 낫기에 可하다」고 하였더니 鶴松이 부끄러워 사라졌다. 나는 드디어 環跳에 鍼하여 果然 바로 걷게 되었기에 厚贈하므로 나는 받았다. 여러번 싫은데 더하였기에 또 癱이라 다시 와 달라고 부르기에 나는 楚나라 朝廷에서 벼슬하여 여가를 갖지 못하여 곧 가지를 못하였더니 마침내 鶴松의 反間을 받아 危에 이르게 하니 옛날에 伏道에서 扁鵲에께 刺하던 것을 보였으면 어떻게 되었으리오.

己巳年에 蔡都周의 長子인 碧川公이 痰火로 患하여 藥餌로는 낫지 않더니 나에께 다스리기를 推薦하기에 나는 肺俞等의穴에 鍼하여 낫게하고 뒤에 그의 女息이 患하기를 風癎으로 甚히 危胎하기에 그의 아들인 秀山과 사위인 張少泉이 나에께 다스리기를 邀하기에 內關에 鍼하였더니 다시 살아났음으로 厚한 禮로서 贈하려는 것을 나는 한사코 거절하였더니 마침내 그 女로 나의 子息인 楊承楨의 聘丈이 될 것을 허락하였다.

庚辰年에 過揚하다가 大尹 黃縝菴公은 지난날 서울에 있을 때에 아침 저녁을 서로 함께한 情誼가 지극히 두터운 사이라 進謁하니 헤어지기를 참지 못하여 정성스럽게 머물게하고 言及하기로 三男이 患하기를 面部에 疾을 하여 여러차례 싫어 낫지않아 매우 근심하여 어제 焚香하여 靈棋에 卜하였더니 시키는 말이 「兀兀堅埃久待時하니 幽窓寂寞有誰知아 運逢寶劍人相顧하니 利遂名成總有期라」 이것을 아는者에게 풀이하니 「寶는 珍貴한 물건이고, 劍은 날이 드는 물건이니 반드시 珍貴한 사람을 만나 病을 낫게할 것이다」고 하더니 이제 承相을 回顧하니 公은 鍼을 잘 쓸줄을 알고 있으니 疾을 낫게할 時期가 있는것 같도다」고 하기에 나는 巨髎와 合谷등 穴에 鍼하고 다시 三里에 灸하여 천천히 調理한 끝에 낫게 하였으니 그때에 工匠判書의 자리에 있었기에 부끄러운 일이나 薪米의 도움이 많았다.

甲戌年에 觀政田春野公이 脾胃의 疾로 患하여 天壇에서 養病하니 敝宅

까지 數里길이지만 春野公이 나를 請할 때마다 반드시 親히 왔어 힘이 달토록 孝誠을 다 하기에 나는 그 정성에 感動하여 먼 길을 꺼리지 않고 아침에 나가면 빠른 걸음으로 달려 그에게 告하여 말하기를 「脾와 胃는 一身의 根蒂이고 五行의 成基이며 萬物의 父母이니 무엇에 까닭하지 않고 至健하며 至順할수 있으랴. 또 至健하지도 至順하지도 않으면 沉疴의 허물이 반드시 이를 것이다. 그러나 公의 疾은 하루 아침에 이루어진 것이 아니니 다만 脾가 甘燥를 좋아하고 苦濕을 싫어한 것이라 藥熱이면 肌肉이 消하고 藥寒이면 음식이 減하니 醫者가 다스려도 오래도록 平常을 거두지 못하면 만약에 일찍지는 않드라도 中脘 食倉穴 같은데 灸하라」고 하였더니 기쁘게 복종하여 每穴에 각각 九壯을 灸하고 다시 鍼을 九陽의 數로 行하니 發한 瘡이 점점 나앗다. 春野公이 지금은 兵科의 給事中에 任하고 翁의 아우도 모두 登科하여 壯하게 盛하였다.

庚辰年에 楊州길을 지나다가 御使 桑南阜公의 夫人이 나이 七十餘歲에 發熱하여 頭眩, 目澁, 手攣하고 음식을 적게 하니 公子가 나를 마지하여 사람을 보이며 진찰하게 하더니 浮하고 關滯가 弦하니 보이는 症은 비록 많으나 지금은 熱을 맑게 함이 急先務라 天麻, 殭蠶으로서 君을 하고 升麻, 知母로서 臣을 하고 蔓荆, 甘草로 佐使로 하여 三貼까지 복용하니 熱이 물러가고 몸이 凉하여 지더니 점점 음식도 먹게되고 餘症도 또한 減하여 지기에 다음날 다시 진찰하여 보니 六脈이 平均하였음으로 그의 아들이 기뻐하며 말하기를 「發熱한지 여러달이 되어도 효력을 보지 못하였더니 바야흐로 지은 한첩의 藥을 복용하고 熱이 물러나고 음식을 하게 된것은 어쩐 일이오」고 하기에 나는 「醫란 意이니 그 뜻을 얻으면 이것이 醫의 要樞를 잡는 것이다. 옛날에 司馬가 일찌기 稱하기를 「扁鵲은 俗을 따라 變하였다」하니 桓候疾을 모두어 그것을 論하여 追하기에 미치는 것은 語多近道하니 모두 그 뜻으로서 通할 뿐이다. 어제의 浮弦한 脈은 脾를 補하는 養血劑를 지나치게 많이 써서 大邪가 閉塞하였으니 오래되면 太陽膀胱經에 흘러넘쳐 至陰에서 시작하여 睛明에 끝나는 것이므로 눈은 澁하고 머리는 眩하며 三焦經으로 갈라져서 走하므로 손이 떨리는 것이다. 少南 小玄公은 續菴公과 함께 좋아서 婚

姻을 맺았다. 나는 故人이 托한 것을 辱하여 精誠으로 脈의 이치를 연구하여 病源의 뜻을 연구하므로 前方을 製立하여 引經의 劑를 끌어 그 熱을 빨리 물러가게 하고 熱이 물러가면 脾陰은 점점 살아나고 榮血은 자연히 생겨 餘症이 또한 이것으로 因하여 제거될 것이라 하니 二公은 「그렇겠다」고 하더라.

鍼灸大成 九卷 終

鍼灸大成〔十卷(구 12권)〕

保嬰神術　　　　按摩經

小兒要穴

〔印堂〕 風이 아닌데도 말을 못하는 것을 다스린다.

〔頰車〕 놀래서 말을 못하는 것을 다스린다.

〔少海〕 驚風을 다스린다.

〔中都〕 小兒가 놀래서 抽搐한 것을 다스린다.

〔承山〕 氣吼의 發熱로 搐한 것을 다스린다.

〔三陰交〕 驚風을 다스린다.

〔解谿〕 內吊한 것을 揉搐하여 다스린다.

〔湧泉〕 놀래어 吐瀉하는 것을 다스리니 左로 轉揉하면 吐가 끄치고, 右로 轉揉하면 泄이 끄치며 女子는 반대이다.

要穴圖

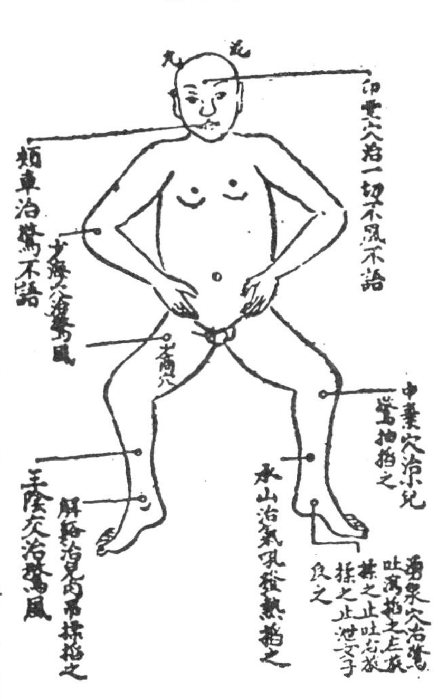

小兒의 要穴은 대개 八穴이다.

大低로 小兒의 症은 七情에 干하는바는 없으니 肝經에 없으면 脾經에 있고, 脾經에 없으면 肝經에 있었어 그 疾이 肝과 脾의 二經에 많이 있으니 이것이 要訣이다. 急한 驚風은 肝木에 屬하니 風邪가 有餘한 症임으로 淸涼苦 寒으로

氣를 瀉하고 痰을 化함이 마땅하며 그 병의 모양은 혹 나무소리를 들으면 놀래고,혹은 禽獸나 당나귀의 울음소리를 들으면 얼굴이 푸르러 口噤하게 되며, 혹은 말이 우는 울음소리를 들으면 厥이 發하고, 過하면 얼굴 빛은 平常때와 같으나 오래 지나면 다시 지어서 그것은 身熱하여 面赤하며 熱氣를 口鼻속을 끌어당기므로 因하여 大便이 赤黃色하고 惺하여 잠을 자지 못한다. 대개 熱이 심하면 痰이 생기고, 痰이 심하면 風이 생기나 놀래므로 發할 뿐이니 놀랜 것을 鎭靜시키고 化痰하는 劑를 內服하고 掐揉按穴의 방법을 外用하면 낫지 않은 理由가 없지만 慢驚에 이르러서는 脾土에 屬하니 中氣가 不足한 症이 된다.

다스리는데는 中을 和하여 甘溫한 補中의 劑를 使用하다. 그 병의 모양은 음식不節로 因함이 많아 脾肺를 損傷하여 오래도록 泄瀉로 中氣가 크게 虛하므로 發搐에 이르러 發하면 끄치지 않고 그 몸은 冷하며 얼굴은 누르므리하고 渴하지 않으며 입과 코속의 氣는 寒하며, 大小便은 靑白하고 露睛이 昏睡하며 눈은 위로 치켜보고 手足은 瘛瘲하며 筋脉은 拘攣하다. 대개 脾가 虛하면 風이 생기고 風이 盛하면 筋急하니 俗名으로 天吊風이란 것이 바로 이런 症勢이다. 補中을 主로 하고 거듭 掐揉按穴의 法으로 細心하게 運用하면 완전하게 保全할수 있을 것이다. 또 吐瀉로 아직 慢驚이 되지 않은 것이 있으니 急히 健脾하고 養胃하는 劑를 쓰고, 밖으로는 手法으로서 症에 따라 經穴을 按掐하여 脉絡을 調和하면 모두 慢驚風으로 變하지는 않을 것이다. 他症이 있을것 같으면 穴法은 뒤에 상세하게 보였이니 때에 臨하거던 選擇하여라.

手 法 歌

心經有熱作痰迷니 天下水過作洪池라, 肝經有病兒多悶이니 推動脾土病即除오, 脾經有病食不進이니 推動脾土効必應이라, 肺經受風欬嗽多니 即在肺經受按摩하라, 腎經有病小便澁이니 推動按水即救得이오, 小腸有病氣來攻이니 板門橫門推可動이라, 用心記此精寧穴이면 看來危症快如風이라, 胆經有病口作苦니 好將妙法推脾土오, 大腸有病泄瀉多니 脾土大腸久搓摩오, 膀胱有病作淋

疴니 腎水八卦運天河오, 腎經有病嘔逆多니 脾土肺經推即和오, 三焦有病寒熱魔니 天河過水莫蹉跎오, 命門有病元氣虧니 脾土大腸八卦推라, 仙師授我眞口訣하니 願把嬰兒壽命培라, 五臟六腑受病源은 須憑手法推即痊이라, 俱有下數不可亂이니 肺經病掐肺經邊이오, 心理病掐天河水오, 瀉掐大腸脾土全이오, 嘔掐肺經推三關이오, 目昏手掐腎水添이나 再有橫紋數十次하니 天河兼之功必完이라, 頭痛推取三關穴하고 再掐橫紋天河連하며 又將天心揉數次면 其功効在皮時間이라, 齒痛須揉腎水穴하고 頰車推之自然安이라, 鼻塞傷風天心穴이니 總筋脾土推七百하라. 耳聾多因腎水虧니 掐取腎水天河穴하며 陽池兼行九百功하고 後掐耳珠旁下側하라. 欬嗽頻頻受風寒은 先要汗出沾手邊하고, 次指肺經橫紋內하라, 乾位須要運用環니라, 心經有熱運天河하고, 六腑有熱推本科하고 飮食不進推脾土하고 小水短少掐腎多하라, 大腸作泄運多移면 大腸脾土病即除니 次取天門入虎口하고 揉濟龜尾七百奇하라, 肚痛多因寒熱攻이니 多推三關運橫紋하고 臍中可揉數十下하라, 天門虎口法皆同하니 一去火眼推三關하여 一百二十數相連하고 六腑退之四百下하라. 再推腎水四百完하고 兼取天河五百遍하며 終補脾土一百全하라, 口傳筆記推摩訣하여 附與人間用意參이로다.

觀形察色法

대개 小兒病을 보는데는 먼저 形色을 살피고 다음 切脉을 보는 것이니 대개 面氣色을 통털어 五位의 色이 푸른 것은 驚이 쌓인 것이 不散하여 風을 發하려는 徵候이고, 五位의 色이 紅한 것은 痰이 쌓여 壅盛하여 驚悸하여 편안하지 않고, 五位의 色이 누르므리한 것은 食積으로 癥傷하여 疳으로 痞癖의 모양이고, 五位의 色이 흰것은 肺氣가 實하지 못하여 滑泄吐刺이고, 五位의 色이 검은 것은 臟腑가 끊어지려는 것이니 疾이 위태롭게 된 것이다. 얼굴과 눈이 푸른 것은 肝의 病이고, 얼굴이 붉근 것은 心은 病을 아니하는 것이고, 얼굴이 누르므리한 것은 脾의 病이며, 얼굴이 흰것은 肺의 病이고, 얼굴이 검은 것은 腎의 病이니 먼저 五臟의 主하는 것을 區別하고 다음 表裏虛實의 원인을 찾아서 區別한다. 肝病은 主로 風이니 實하면 눈을 곧게하며 크게 부르짖고 목덜미가 强急하여 煩悶하며, 虛하면 이를 갈고 하품을 하고, 氣가 熱하면 外生하고 氣가 溫하면 內生하며, 心病은 主로 驚이니 實하면 叫哭하고 發熱로 飮水가 당기며 손발이 흔들흔들하고, 虛하면 因臥하여 驚悸로 편아하지 않으며, 脾病은 主로 노곤한것이니 實하면 노곤하게 잠을 자면서 몸에 熱을 하고 젖먹을 것을 생각지도 않으며, 虛하면 吐瀉하여 風이 생기고, 肺病은 主로 喘이니 實하면 喘이 亂하며 促하고 물을 먹는 것도 있고 먹지 않는 것도 있으며, 虛하면 들이키는 숨은 길고 나오는 氣는 짧으니 헐먹거리고, 腎病은 主로 虛하므로 實한 것이 없으니 눈에 精光이 없어 밝은 것을 두려워하고 體骨이 무거우며, 痘疹은 검게 陷하니 以上의 症은 다시 虛實의 症候를 區別하니 가령 肺病같은데에 또 肝症을 보아 이를 갈고 하품을 많이 하는것은 쉽게 다스릴수 있으니 肝이 虛하면 肺를 이기지 못하는 까닭이다. 만약에 目直하고 큰소리로 부르짖으며 울고 呵急煩悶은 다스리기 어려렵다. 대개 肺病이 오래면 虛冷하여 肝은 强하고 實하여 肺를 이기니 虛實을 눈으로 보아서 虛하면 그 母를 補하고 實하면 그 子를 瀉한다.

論 色 歌

眼內赤者心實이오, 淡紅色者虛之說이라, 靑者肝熱淺淡虛오, 黃者脾熱無他說이라, 白面混者肺熱侵이오, 目無精光腎虛訣이라.

兒子人中靑은 多因果子生이오, 色若人中紫면 果食積爲痞오, 人中現黃色이면 宿乳蓄胃成이오, 龍角靑筋起는 皆因四足驚이오, 若然虎角黑이면 水撲是其形이라. 赤色印堂上은 其驚必是人이오, 眉間赤黑紫는 急灸莫沉吟하라. 紅赤眉毛下면 分明死不生이라.

語筋法歌

顋門八字甚非常이오 筋透三關命必亡이라, 初關乍入或進退하며 次部相侵亦何妨고, 赤筋只是因膈食이오 筋靑端被水風傷이라, 筋連大指是陰症이오 筋若生花定不詳이라(이것은 禍祟의 筋에 있다) 筋帶懸鉞主吐瀉오 筋紋關外命難

當이라, 四肢痰染腹膨脹하고 吐乳却因乳食傷이오, 魚口鴉聲幷氣急은 犬吠人諕自驚張이라, 諸風驚症宜推早니 如若推遲命必亡이라, 神仙留下眞奇法하니 後學能通第一强이라.

대개 看하기를 〔鼻梁위의 筋이 天心에 바로 꽂히면〕 一世驚이고

〔二關有白〕이면 삼가하여 五日內에 막을 것이며

〔三關有白〕이면 삼가하여 一年이 지나서 막는다.

대개 〔筋이 坎에 있는것〕은 即死하고 〔坎下〕에 있는 것은 三年이나 또 四季동안이나 本色인 筋이 있으니 비록 있기는 하드라도 害는 없다.

〔青者〕는 이것은 風이고 〔白者〕는 이것은 水이며 〔紅者〕는 이것은 熱이고 〔赤者〕는 젖을 먹어서 傷한 것이다. 대개 慢驚으로 장차 말을 못하여 위험하거던 먼저 三陰交, 다음 泥丸, 그다음 頰車, 그다음 小商, 그다음 小海穴을 灸하니 病熱의 大小를 보아서 三壯 혹은 五壯, 一壯, 七七壯까지 灸하도라도 男女右左를 판단하면 十에 十活이 있고, 急驚, 天吊驚같은 것은 手上의 青筋을 掐하고 배꼽 아래위를 灸하고 양쪽 귀를 掐하며 또 天心穴을 掐하고 〔慢驚不省人事〕는 또한 總心穴을 掐하고 〔急驚如死〕는 兩쪽 손의 筋을 掐하고 〔眼閉〕는 瞳子髎를 瀉하고 〔牙關緊〕은 頰車를 瀉하고 〔口限俱閉〕는 迎香을 瀉한다.

已上의 여러가지 방법은 손으로서 鍼을 대신하는 神術이니 또한 補瀉를 區分한다.

〔面部五位歌〕 面上之 額爲心 鼻爲脾土是其眞 左腮爲肝右爲肺 承漿屬腎居不屑

〔命門部位歌〕 中庭與天庭司空及印堂額角方廣處有病定存亡青黑驚風惡體和潤澤光不可陷兼損屑黑最難當青甚須憂急昏暗亦堪傷此是命門地醫師妙較量

얼굴과 눈이 〔青〕인 것은 肝病이고, 〔赤〕은 心病이며, 〔黄〕은 脾病이고, 〔白〕은 肺病이며, 〔黑〕은 腎病이다.

손바닥에서 天河穴까지가 上이 되고, 天河穴에서 指頭까지가 下가 된다.

陽掌圖各穴手法仙訣

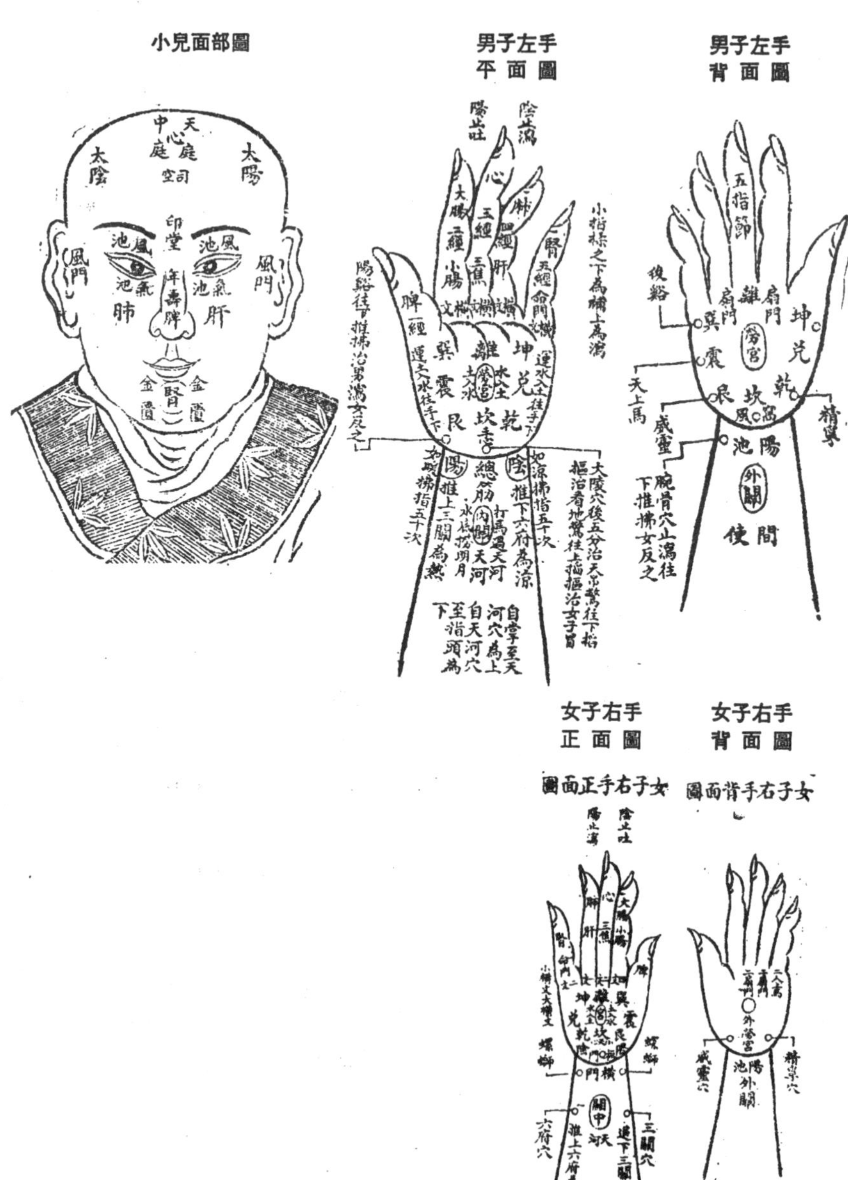

小兒面部圖

男子左手平面圖

男子左手背面圖

女子右手正面圖

女子右手背面圖

〔一掐心經하고 二掐勞宮하여 推上三關〕은 熱을 發하고 땀을 내는데 쓰이니 땀이 나오지 않을 같으면 扉門을 두번 揉하여 手心에 조금 땀이 나면 고친다.

〔一掐脾土〕는 손가락을 끄부려 左로 돌리면 補하게 되고 바로 밀면 瀉가 되니 음식을 먹지 못하고 사람이 야위여 肚에 青筋이 일어나며 얼굴빛이 느르므리하고 四肢에 힘이 없는데 쓰인다.

〔一掐大腸側하여 倒推入虎口〕는 瀉痢疾에 물을 그치게 하고 肚가 膨脹한데 쓰이니 紅痢에 腎水를 補하니 흰것이 많은데는 二關을 推한다.

〔一掐肺經하고 二掐離宮起至乾宮止하여 當中經, 兩頭重〕은 欬嗽, 化痰, 昏迷, 嘔吐등의 모든症에 쓰인다.

〔一掐腎經하고 二掐小横紋退六府〕는 大便不通, 小便赤色, 時滯肚, 作膨脹, 氣急, 人事昏迷, 糞이 黃인것, 退凉에 쓰인다.

〔一推四横紋〕은 上下의 氣血을 和하니 파리하게 야위고, 젖을 먹을 생각을 않고, 左右頭偏, 腸胃濕熱, 眼目이 翻白한 것에 쓰인다.

〔一掐總筋〕하여 天河水가 過한 것은 心經을 맑게 하는 것이니 입속에 瘡이 생기고, 온몸의 潮熱, 밤으로 우는데, 四肢가 항상 당기는데와 三焦六腑와 五心潮熱病등을 제거한다.

〔一運水入土〕는 水盛으로 因하여 土가 枯하여 五穀을 소화하지 못하는데 사용하고, 土를 運하여 水가 들어가면 脾土가 大旺하여 水火를 이미 救하지 못하는 쓰이니 어린이의 눈이 발갛고 밥을 먹지못할 같으면 이것은 火가 土를 燥하게 한 것이라 마땅히 土를 운반하여 水를 들어가게 하므로서 고르게 된다.

〔一掐小天心〕은 天吊驚風, 眼翻白偏左右와 胃水가 通하지 않은데 쓰인다.

〔一分陰陽〕은 泄瀉, 痢疾, 遍身寒熱往來, 肚膨脹, 嘔逆을 그치게 하는데 쓰인다.

〔一運五經〕은 五臟의 氣가 움직이니 배가 벌러지게 불러서 上下의 氣血이 和하지 못하며, 四肢가 당기고, 寒熱이 往來하는데 風을 去하게하고 腹響을 없엔다.

〔一揉板門〕은 氣促, 氣攻, 氣吼, 氣痛, 嘔眼을 제거하는데 쓰인다.

〔一揉勞苦〕은 心中의 火熱이 움직이니 땀을 내는데 쓰이나 輕動을 해서는 안된다.

〔一推横門向板門〕은 嘔吐를 그치게 하고 板門을 밀어 横門으로 向하면 瀉는 그치니 喉中이 響일것 같으면 大指로 揉한다.

〔一總位春〕는 모든 經의 祖이니 모든 症에 掐하면 효력이 있으며 심한 嗽에는 中指의 一節을 掐하고, 痰이 많은데는 손등의 一節을 掐하고 手指甲筋의 나머지는 속을 掐하면 吐가 그치고 밖을 掐하면 瀉가 그친다.

陰掌圖各穴手法仙歌

〔一掐兩扉門〕은 臟腑내 땀을 내는 것이니 양손에 掐揉하드라도 보통 中指가 境界가 되니 熱이 壯하고 땀이 많은 것은 揉하면 곧 그치고 急驚은 속을 다스려야 하니 口眼喎斜는 左向한 것은 右重하고, 右向한 것은 左重하다.

〔一掐二人上馬〕는 腎을 잘 補하여 정신을 맑게 하고 氣를 順하게 하며 甦惺沉痾하고 性이 溫和하다.

〔一掐外勞宮〕은 臟腑의 熱氣를 和하니 온몸에 潮熱하고 배에 青筋이 일어난데 揉하면 효력이 있다.

〔一掐一窩風〕은 肚疼, 脣白, 眼白, 一哭一宛하는 것을 다스리고 風熱을 제거한다.

〔一掐指節〕은 傷風으로 水嚇을 입은데, 四肢가 항상 당기는데, 얼굴에 푸른빛을 가진데 쓰인다.

〔一掐精寧穴〕은 氣吼, 痰喘, 乾嘔痞積에 쓰인다.

〔一掐威靈穴〕은 急驚으로 暴死하는 것을 다스리니 여기에 소리가 있으면 다스릴 수 있고 소리가 없으면 다스리기 어렵다.

〔一掐陽池〕는 頭痛을 그치게 하고 腎水를 맑게 補하고, 大小便이 막히고 혹은 赤黃하며 눈이 翻白한 것을 다스리고 또 땀을 잘 나게한다.

〔一推外關, 間使穴〕이면 轉筋과 吐瀉를 그치게 하며 外八卦는 一身에 氣血을 通하게 하고 臟腑의 秘結을 열어서 穴絡을 平和롭게 하니 蕩蕩하여

진다.

小兒鍼灸法

小兒의 鍼은 毫鍼을 사용하고 艾炷는 밀낟 또는 새똥 크기로 한다.

寶鑑에 말하기를 「急慢驚風은 前頂에 灸하여 만약에 낫지 않거던 攢竹과 人中에 각각 三壯을 灸한다」고 하였다.

혹 일컬기를 「急驚은 肝에 屬하고 慢驚은 脾에 屬하는데 寶鑑에는 區分하지 않고 前頂과 攢竹에 灸한다하니 二穴은 모두 太陽督脉이라 그 뜻이 분명하지 않다」고 하였다.

〔小兒의 慢驚風〕은 尺擇에 각각 七壯을 灸한다.

〔小兒臍風撮口〕는 然谷에 三壯을 灸하고 三分을 鍼하여 피를 보지 않으면 효력이 있다.

〔小兒의 癲癎, 瘈瘲, 脊强으로 서로 끌어 당기는데〕는 長强에 三七壯을 灸한다.

〔小兒의 癲癎, 驚風, 目眩〕은 神庭一穴에 七壯을 灸한다.

〔小兒의 風癎〕은 먼저 손가락을 뒤로 굽혀 數物같은면 이에 發이니 鼻柱곧 髮際가 宛宛한 中에 三壯을 灸한다.

〔小兒驚癎〕은 먼저 놀래어 소리를 부르짖으면 이에 發이니 上頂의 뒤로 旋毛中에 三壯을 灸한다(양쪽 귀뒤의 青絲脉)

〔小兒의 癖氣가 오래 삭지 않은데〕는 章門에 각각 七壯을 灸하고 배꼽뒤의 脊中에 二七壯을 灸한다.

〔小兒脇下滿, 瀉痢體重, 四肢不收, 痃癖積聚, 腹痛不嗜食, 痎瘧寒熱, 復脹引背, 食飮多, 漸漸黃瘦〕은 十一椎 밑에서 兩旁으로 각각 一寸五分을 相去한 곳에 七壯을 灸하고, 小兒의 黃疸은 三壯을 灸하고, 小兒疳瘦, 脫肛, 體瘦, 渴飮, 몸의 모양이 瘦瘁하여 모든 방법으로도 낫지 않거던 尾閭骨위로 三寸陷中에 三壯을 灸하고 겸하여 三伏안에 양버드나무를 써서 湯물에 목욕하고 한낮에 灸하고 灸한 뒤에 帛子로 딲으면 疳蟲이 땀을 따라 나오는

것이 보이니 이 방법이 神効하다.

〔小兒身瘦羸, 賁豚腹脹, 四肢懈惰, 肩背不擧〕는 章門에 灸한다.

〔小兒가 젖을 吐하는데〕는 中庭에 一壯을 灸한다.

〔小兒가 脫肛瀉血로 가을에 심하여져 효력이 없는데〕는 龜尾에 一壯을 灸한다.

〔脫肛〕은 臍中에 三壯을 灸하니 千金方에는 나이데로 壯한다 하였다.

〔脫肛으로 오래도록 낫지 않은데와 風癎中風, 角弓反張, 많이 울고 말을 골라 하지 못하고 언제나 發하며 심하면 입으로 거품을 吐하는데〕는 百會에 七壯을 灸한다.

戒逆鍼灸(病이 없는데 鍼灸는 거슬린다)

小兒에 새로 생긴 病이 없으면 鍼灸는 거슬려 좋지 못하니 鍼灸로 거슬릴 것 같으면 忍痛이 五臟을 움직여 그로 因하여 癎을 잘 일우니 河洛關中은 土地가 多寒하여 아이들에게 痓가 잘 된다. 그래서 아이가 나서 三日이면 灸로 많이 거슬리는 것을 막기는 하나 吳蜀은 地溫하여 이런 疾이 없다. 古方에 이미 傳하여졌는데도 今人은 南北을 가리지 않고 灸하여 小兒에게 害를 많이 기치니 시골 어린이는 自然에 마껴도 橫夭를 하지 않는다.

〔補遺〕四診總括　　醫宗金鑑

兒科自古最爲難하니 毫釐之差千里愆이라.
氣血未充難據豚하고 神識未發不知言이라.
唯憑面色識因病하고 再向三關診熱寒이라.
聽聲審病兼切豚해야 表裏虛實隨證參하라.

小兒科의 一道가 옛날부터 어려우니 대개 小兒는 몸의 성질이 연하고 부드러워서 虛하기 쉽고 實하기 쉽다. 調理하여 다스리는데 조금이라도 어그러지면 조금의 실수가 드디어 千里의 그르침을 만든다. 氣血이 충실하지 않은 것은 氣血이 아직 충분히 하지 않음이고, 豚을 據點으로 하기 어려운 것은 기준을 定할 수가 없어서 豚으로서는 爲主하지 못하며 정신이 未發한 것은 茫然하여 知識이 없는 까닭이고, 말을 모르는 者는 그 고통스러운 疾을 말로 못하니 小兒의 病은 오직 面部와 形色에 의지하여 진찰하니 그것이 무엇으로 因하여 생긴 것을 안다. 三關이라는 것은 手의 虎口인 곳의 風關, 氣關, 命關을 三關이라 하니 脉紋의 形色을 보아서 그것이 熱에 屬한 것인가 혹은 寒에 屬한 것인가를 보고, 소리를 듣는 것은 그 五聲을 듣고 病의 所主를 알며, 病을 살피는 것은 그것이 편안한가, 번거로운가, 고통스러운가, 음식을 하려는가, 二便은 어떤가 등을 살피고 診脉은 浮, 沉, 遲, 數, 滑, 澁, 大, 小, 有力, 無力등을 살피니 醫者는 정성스럽게 四診으로서 表, 裏, 虛, 實, 寒, 熱을 合하여 살펴 病이면 保護하는데 萬全을 期한다.

三關脈紋形色及主病主治

風關은 다스리기 쉽고, 氣關은 다스리기 어려우며, 命關은 徵候가 죽으니 바로 透하는 것은 죽는다.

左手는 心肝에 應하고, 右手는 脾肺에 應하며 男은 主로 左 女는 主로 右를 取한다.

〔流珠〕 단지 紅色이 一點이니 主로 膈熱, 三焦不和, 飮食所傷, 欲吐瀉, 腸鳴, 自利, 煩燥, 啼哭등을 다스리니 마땅히 음식물을 소화시키고 脾가 胃를 補하라.

〔環珠〕 流珠가 비구적 差가 크며 主로 脾虛停食, 胸腹脹滿, 煩渴發熱을 마땅히 脾와 胃를 튼튼히 하고 음식물을 소화시키며 調氣하라.

〔長珠〕 一頭는 크고 一頭는 뾰족하다. 主로 脾傷, 飮食積滯, 寒熱로 腹痛하여 음식을 먹지 못하는 것등을 하니 마땅히 음식을 먹고 소화를 시키며 胃를 튼튼히 하라.

〔來蛇〕 下頭는 粗大하다. 主로 脾胃의 濕熱, 中脘不利, 乾嘔不食등을 이것은 疳邪가 속에 지은 것이니 마땅히 음식을 먹게하며 脾胃를 補하여 튼튼하게 하라.

〔去蛇〕 上頭가 粗大하며 主로 脾虛冷積, 吐瀉煩渴, 氣短神困, 多睡不食등이니 脾胃를 튼튼하게 하고 積을 삭히며 먼저 吐瀉를 그치게 하라.

小兒三關大筋脈紋斗肘圖

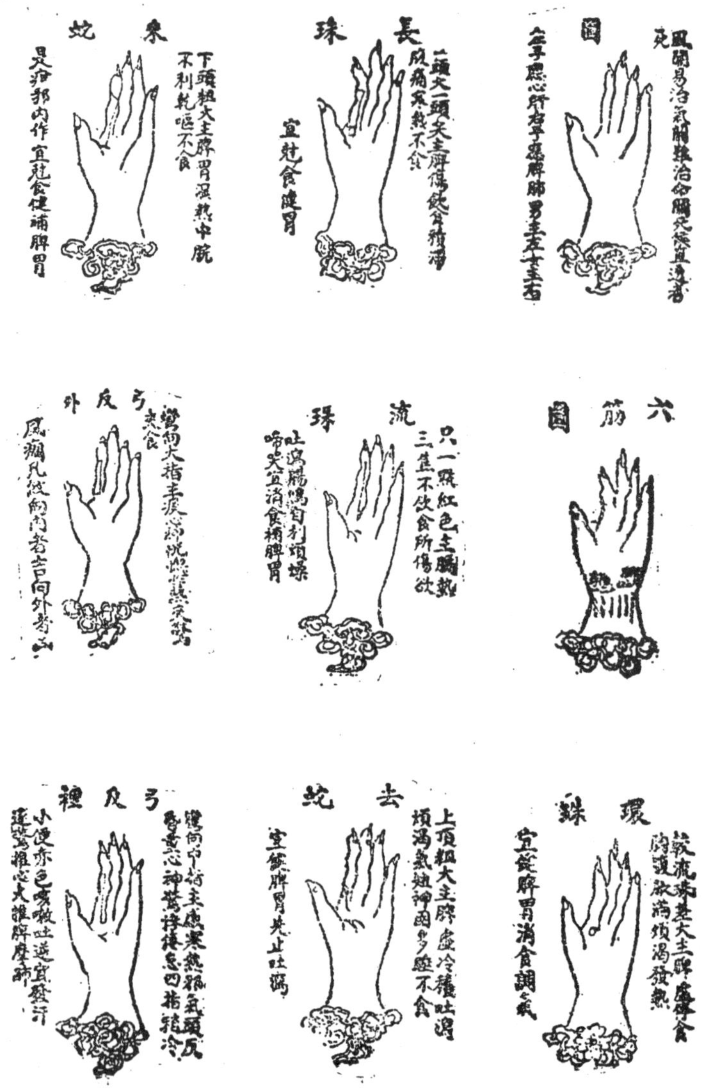

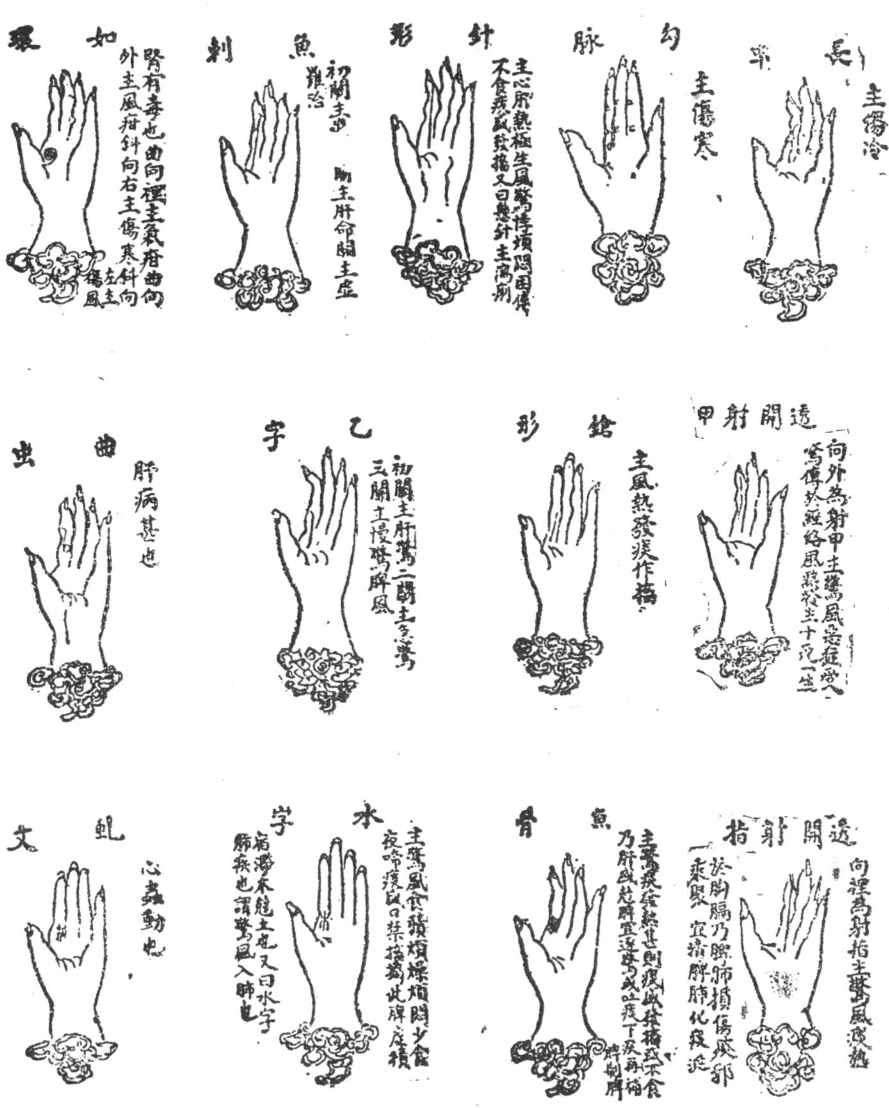
長蟲
主傷冷
勾脈
主傷寒
針形
主心肝熱極生風驚悸煩悶困倦不食痰盛發搐又曰懸針主瀉痢
魚刺
初關主驚 難治
如環
腎有毒也曲向裡主氣疳曲向外主風疳針向右主傷寒針向左主傷風
透關射甲
向外爲射甲主驚風惡症受驚傳於經絡風熱發生十死一生
鎗形
主風熱發痰作搐
乙字
初關主肝驚二關主急驚三關主慢驚脾風
曲蟲
肝病甚也
透關射指
向裡爲射指主驚風痰熱聚於胸膈乃脾肺損傷痰邪乘聚宜清脾肺化痰涎
魚骨
主驚痰發熱甚則痰盛發搐或不食乃肝盛克脾宜逐痰吐痰下痰再補脾制肝
水字
主驚風食積煩燥煩悶少食夜啼痰盛口禁搐搦此脾虛積滯木能克土也又曰水字肺疳也謂驚風入肺也
虯文
心蟲動也

〔弓反裏〕 화살이 中指로 向하니 主로 寒熱邪氣를 느낀데, 頭目昏重, 心神驚悸, 倦怠, 四肢稍冷, 小便赤色, 欬嗽嘔逆등을 마땅히 發汗, 逐驚, 心火를 물리치고, 脾를 밀며, 肺를 摩한다.

〔弓反外〕 화살이 大指로 向한다. 主로 痰熱, 心神恍惚, 作熱, 夾驚夾食, 風癎등을 다스리니 대개 紋이 속으로 向한 것은 吉하고 밖으로 向한 것은 凶하다.

〔鎗形〕 風熱, 發痰, 作搐을 한다.

〔鍼形〕 主로 心肝에 熱이 심하여 風이 생긴데, 驚悸, 煩悶, 困倦不食, 痰이 盛하여 發搐 또 懸鍼이라고도 하니 瀉痢를 다스린다고도 한다.

〔魚骨〕 主로 驚痰發熱, 심하면 疾이 盛하여 發搐으로 혹은 음식을 억지 못하는 것을 다스리며 肝이 盛하며 脾를 剋한다. 마땅히 驚을 쫓고 혹은 痰을 吐하고 下하며 다시 脾를 補하니 肝을 抑制한다.

〔魚刺〕 風關은 驚을 다스리고, 氣關은 肝을 다스리고, 命關은 虛를 다스리기 어렵다.

〔水字〕 主로 驚風, 食積, 煩躁煩悶, 少食夜啼, 痰盛口噤, 搐搦을 다스리니 이것은 脾가 虛하여 積滯한 것이라 木은 土를 剋한다. 또 말하기로 水는 肺疾이니 驚風이 肺로 들어온 것이라고도 한다.

〔乙字〕 初關은 主로 肝驚, 二關은 急驚, 三關은 慢驚 脾風을 다스린다.

〔曲虫〕 肝病이 甚하다.

〔如環〕 腎에 毒이 있다.

〔曲向裏〕는 主로 氣疳을 다스리고 밖을 向하여 꼬부린 것은 風疳을 다스리고 비스듬히 右로 向한 것은 主로 傷寒을 다스리고 비스듬히 左로 向한 것은 主로 傷風을 다스린다.

〔長蟲〕 主로 傷冷을 다스린다.

〔虬紋〕 心蟲이 動하는 것을 다스린다.

〔勾脉〕 主로 傷寒을 다스린다.

〔透關射指〕 속을 向한 것은 射指하니 主로 驚風, 痰熱이 胸膈에 모인 것을 다스리니 脾肺가 損傷하여 痰에 邪가 乘하여 모인 것이다. 마땅히 脾肺

를 맑게하고 痰涎을 化해야 한다.

〔透關射甲〕 밖을 向한 것은 甲으로 射한다. 主로 驚風, 惡症을 다스린다. 驚을 받아 經絡에 傳하여 風熱이 發生한 것이니 十死一生이다.

初生調護

懷 娠

懷娠한 뒤에 반드시 음식을 잘 먹고 起居가 자연스러워 정신이 온전하고 氣가 和하며 胎는 항상 편안하게 하여 낳은 어린이는 반드시 거룩하다. 熱毒등의 음식물을 먹는 것을 最忌하니 모든 生兒에 배꼽이 튀어나고 瘡癬이 있는 것을 免해야 한다.

初 誕

嬰兒가 胎中에 있을 때는 胎液을 빙자하여 滋養하고 처음 母體를 떠나면 입에 液毒이 있으니 울음소리를 내지 못하거던 急히 면한 솜에 어른의 손가락을 속에 넣어 어린이의 입속의 惡汁를 딲아 버리면 痘瘡등의 患을 얻는 것을 免하게 되고 혹 때로 氣에 浸染이 있드라도 단지 피부에 瘡이 생기지만 쉽게 調理할 수 있다.

回 氣 (俗으로 草迷라 한다)

初生에 氣가 끊어지려하여 울지 못하는 것은 반드시 이것은 難產 혹은 胃가 寒한 所致이니 急히 솜으로 懷中을 안아 속에 싸고 배꼽을 아직 끊지 말고 또 장차 胞衣하여 숯을 화로에 놓아 태우고 거듭 清酒를 물에 담구어 큰 종이에 손으로 찍어 발라서 臍帶上에 點着하고 두루 두루 불을 놓는다. 대개 臍帶에 火氣를 얻으면 배꼽이 배로 들어가니 다시 熱한 醋湯으로서 臍帶를 씻으면 잠간동안에 氣가 돌아 올 것이니 울음소리가 如常하거던 목욕으로 씻은 뒤에 臍帶를 끊는다.

小兒가 初生에 大小便이 通하지 않아 배가 벌러져 끊어지려는 것은 급히 大人으로 하여금 溫水로 입을 양치질하고 아이의 앞뒤 心과 배꼽밑 그리고 手足心을 빨것이니 그 七處를 每곳에 三五次 빨드라도 每次에 양치질을 해야 하며 紅赤한 정도가 되면 잠간 사이에 자연히 通한다.

浴 兒

어린이를 목욕시키는데 猪胆一枚를 써서 湯中에 넣으면 瘡疥가 생기는 것을 免하게 되니 목욕할 때에 湯의 熱의 程度를 살펴 보아서 어린이로 하여금 놀래는 일이 없으며 疾이 없어야 한다.

斷 臍

배꼽을 끊은데는 칼이나 가위를 쓰지 않고 단지 옷을 막아서 물어 끊은 뒤에 暖氣를 七遍 나오게 하고 臍帶가 머물은 곳을 잡아매어 어린이의 발등 위에 이르러 六寸에 머물으는 것이 마땅하니 길면 肌가 傷하고 짧으면 中이 寒하여 어린이의 배속이 不調하며 혹은 속이 傷하게 된다. 만약에 먼저 끊고 뒤에 목욕하면 물이 배꼽속에 들어와서 어린이가 腹痛할가 두렵다. 끊은 끝에 臍帶中을 連하여 蟲이 있는 것이 많으니 급히 剔去해야 하니 그렇지 않으면 蟲이 자연히 배속으로 들어 疾을 만든다. 배꼽을 끊은 뒤에 마땅히 熱한 艾로 속을 두텁게 하고 흰솜으로 싼다. 만약에 어린이가 목욕을 하다가 물이 배꼽으로 들어가고 혹은 尿를 싼 치마속에 있어서 濕氣가 臍를 傷하고 혹은 싼 치마를 벗어버려서 風이 冷하여 邪氣가 侵入하면 모두 어린이가 臍腫하여 많이 울어 不孔하고 바로 臍風이 된다.

臍 風

어린이가 처음 낫어 六七日만에 臍風으로 앓으면 百無一活이니 青絹으로 溫水에 담군 어른의 손가락을 싸서 어린이의 上下를 分한 根上에 좁쌀같은 크기의 泡子를 拭破하면 곧 낫는다.

剃　頭

小兒가 한달이 되어 머리털을 깎는데는 다뜻한 곳을 就하며 바람이 부는 곳을 피하고, 깎은 뒤에 杏仁 三枚로서 껍질을 버리고 뾰족하게 研粹하여 큰薄荷 三葉을 같이 갈고 生麻油 三四방울을 넣어 膩粉에 拌和하여 머리위를 문질러 風傷을 피하면 瘡疥와 熱毒을 免하게 된다.

護　養

小兒는 脾胃가 연약하니 父母가 혹 음식물을 입으로 먹이면 잘 소화하지 못하여 반드시 疾을 만들게 되고, 따뜻한 날씨에 어린이를 안고 밖에 나가 놀다가 번번히 風日을 보이면 血은 凝하고 氣는 剛하며 內는 堅하여 風寒을 견디어 낼수 있고 疾病이 이르지 못한다.

小兒를 안고 울리지 아니할 것이니 눈물이 小兒의 눈에 들어가면 눈이 枯할가 두렵기 때문이다.

小兒가 밤에 우는데는 등불 심지의 燒灰를 이용하여 젖위에 바르고 먹이면 곧 그친다.

小兒가 腹脹할 데는 韭菜根을 찧어 汁을 내어서 猪指로 和하여 煎服을 한다.

小兒의 腹痛은 生芝麻를 입속에 씹어서 바르고 모든 掞藥은 좋지 않으니 忌한다.

小兒가 가을에 痢疾로 앓은데는 棗를 먹이는 것이 좋으면 혹은 柿餅을 먹인다.

小兒는 마땅히 菊花로서 벼게를 만들어 쓰며 頭目이 밝아진다.

小兒를 여름이 되거던 주머니를 기워서 去皮한 杏仁 七箇를 넣어 볼록하게 차면 雷聲을 들어도 놀래지 않은다.

小兒의 一期안에 의복은 마땅히 비단 솜으로서 하니 새것을 써서 크게 따뜻하면 肌肉이 緩弱하여 熱이 蒸하여 病이 되며 裏足覆頂은 좋지 못하니 陽氣가 냐오지 못하게 되어 發熱을 많이 한다.

小兒는 매우 일찍부터 肉食을 하는 것은 좋지 못하다. 脾胃가 傷하게 되니 蟲積과 疳積이 되는 것을 免해야 하고, 鷄肉은 蛔蟲을 생기게 하므로 忌하는 것이 마땅하다. 三歲以上이 아니면 먹지 말아야 한다.

寒은 三分을 참고 음식은 七分을 먹으며 배는 많이 援하고, 씻는 것은 조금 씻는다.

小兒는 바가지나 병으로 물을 마셔서는 안되니 말을 많이 더듬거리게 된다.

小兒는 神廊中에는 들어가지 말 것이다. 정신을 閃灼할가 두려워하니 이런 곳을 드나들면 어린이로 하여금 겁과 두려움이 쉽게 생기게 한다.

面色圖歌

額, 印堂, 山根

額紅大熱躁와 青色有肝風이라, 印堂青色見이면 人驚火則紅이라, 山根青隱隱이면 驚遭是兩重이오 若遭斯處赤이면 瀉躁定相攻이라.

年　壽

年上微黃爲正色이니 若年更陷夭難禁이라, 急因痢疾黑危候오 霍亂吐瀉黃色深이다.

鼻準, 人中

鼻準微黃赤白平이니 深黃躁烟死難生이라, 人中短縮吐因痢오 唇反黑候蛔必傾이다.

正　口

正口常紅號曰平이니 躁乾脾熱積黃深이라, 白主失血黑繞口와 青黑驚風盡死形이라.

承漿，兩眉

承漿青色食時驚이오 黃多吐逆痢紅形이라，煩躁夜啼青色吉이오 久病眉紅死症眞이라.

兩　　眼

白睛青色有肝風이오 若是黃時有積攻이라，或見墨睛黃色現이면 傷寒病症此其蹤이라.

風池，氣池，兩頤

風氣二池黃吐逆이오 躁煩啼叫色鮮紅이라，更有兩頤胚樣赤이면 肺家客熱此非空이라.

兩 太 陽

太陽青色驚方始오 紅色赤淋腑孽起라，要知死症是何如오 青色從兹生耳人라

兩　　臉

兩臉黃爲痰實咽이오 青色客忤紅風熱이라，傷寒赤色紅主淋이니 二色請詳分兩頰하라.

兩頤，金匱，風門

吐蟲青色滯順黃이니 一色頤間兩自詳이라，風門黑仙青驚水오 紋青金匱主驚狂이라.

辨小兒五色受病症

面色이 푸른 것은 痛하고, 色이 붉은 것은 熱이며, 色이 누린 것은 脾氣가 弱한 것이고, 色이 흰 것은 寒이고, 色이 검은 것은 腎氣가 敗함이다.

哭한 것은 病이 肝에 있고, 汗하는 것은 主로 心이며, 웃는 것은 主로 脾이나 痰이 많고, 啼하는 것은 主로 肺에 風이 있고, 잠자는 것은 主로 腎에 기우림이 있다.

察色驗病生死訣

얼굴이 자주빛인 것은 心氣가 끊어진 것이니 五日이면 죽으며 얼굴이 붉고 눈이 陷한 것은 肝氣가 끊어졌으니 三日이면 죽고, 얼굴이 누리고 四肢가 무거운 것은 脾氣가 끊어졌으니 九日이면 죽으며, 가슴이 콩을 익힌 것 같이 누린 것은 骨氣가 끊어졌으니 一日이면 죽고, 얼굴이 희고 코가 八奇를 論하는 것은 肺氣가 끊어졌으니 三日이면 죽고, 얼굴이 검고 귀가 누리며 앓은소리를 내는 것은 腎氣가 끊어졌으니 四日이면 죽고, 입을 벌리고 입술이 푸르며 털이 枯한 것은 肺가 끊어졌으니 五日이면 죽는데 대체로 病든 小兒가 발등에 腫을 하고 몸이 무거우며 大小便을 금하지 못하고 눈에 瞳睛이 움직이지 않은 것은 모두 죽는다. 만약에 病이 장차 낫는 것은 얼굴과 눈이 누리고 살아날 뜻이 보이다.

痢疾眉頭皺오 驚風面頰紅이라, 渴水脣帶赤이오 吐瀉面浮黃이라.

熱甚朦朧이오 青色是驚이라, 白色是滯瀉오 傷寒色紫紅이라.

湯 氏 歌

山根若見脈橫青이면 此病明知度驚이라, 赤黑因疳時吐瀉오 色紅啼夜不曾停이라, 青脈生於左太陽이면 須驚一到見推詳이라, 赤是傷寒微躁熱이오 黑青知是乳多傷이라, 右邊赤脈不須多니 有則頻驚怎奈何오 紅黑爲風抽眼目이면 黑沉三日見閻羅라, 指甲青兼暗多하고 唇青惡逆病將瘥라, 忽將鴉聲心氣急이면 此病端的命難過라, 蚘蟲出口有三般하니 口鼻中來大小堪이라, 如或白蟲兼黑色이면 此病端的命難延이라, 四肢瘡痛命難祥이니 下氣小心兼滑腸이라, 氣端汗流身不熱하고 手拏胸膈定遭殃이라.

內八端錦

紅淨爲安不用驚이오 若逢紅黑便難寧이라，更加紅亂靑尤甚이면 敢下風痰病立輕이라，赤色微輕是外驚이오 若如米粒勢難輕이다，紅散多因乘怒亂이니 更加搐搦實難平이라，小兒初誕月腹病은 兩肩擊號作盤腸이라，泣時啼哭又呻吟으면 急宜施法行功作이라，小兒가 처음 낳는날에 肌體가 파리하고 尫羸하여 머리털이 빠져 지나치게 적으면 원래 이것은 鬼胎로 因한 것이다.

外八段錦

先望孩兒眼色靑하고 次看背上冷如水하라，陽男搐左無妨事오 搐右令人甚可驚이라，女搐右邊猶可治나 若逢搐左疾非輕이라，歪邪口眼終無害니 縱有先丹也莫平이라，顋門腫起定爲風이니 此候應知是必凶이라，忽陷成坑如盞足이면 未過七日命須絡이라，鼻門靑躁渴難禁이오 面黑腎靑命莫存이라，肚大靑筋俱惡候니 更兼腹肚有靑紋가，忽見眉間紫帶靑이면 看來立便見風生이라，靑紅碎褋風將起오 必見疳癥膈氣形이라，亂紋交錯紫兼靑이면 急急求醫免命傾이라，盛紫再加身體熱이면 須知臟腑惡風生이라，紫少紅多六畜驚이오 紫紅相等即疳成이라，紫黑有紅如米粒이면 傷風來食症甚評이라，紫散風傳脾臟間이오 紫靑口渴是風癎이라，紫隱深沉難療治이 風痰祛散命須還이라，黑輕可治死還生이오 紅赤浮寒痰積停이라，赤靑皮受風邪症이오 靑黑脾風作慢驚이라，紅赤連兮風熱輕이면 必然乳母不相應이오，兩手忽然無脈見이면 定知冲惡犯神靈이라.

入門歌

五指梢頭冷이며 驚來不安이오，若逢中指熱이면 定是見傷寒이오，中指獨自冷이면 痲痘症相傳이니 女右男分左하야 分明仔細看하라，兒心熱跳是着號오 熱而不跳傷風說이라，凉而翻眼是水驚이니 此是入門探候訣이라.

三關要訣手訣

〔三關〕이라는 것은 手 食指의 세마디이니 初節이 風關으로 寅位가 되고, 二節이 氣關이니 卯位가 되며, 三節이 命關이니 辰位가 된다. 대개 小兒가 처음 났을 때에 五臟의 血氣가 아직 一定하지 않고 숨쉬는 것이 크게 數가 過하니 반드시 虎口의 色脈을 판단하여야 바야흐로 病의 진찰을 맞추는데 필요하니 남자는 왼손으로서 시험을 하고, 여자는 바른손으로 시험을 하니 대개 왼손을 陽에 屬하기에 남자는 陽을 爲主로 하고, 바른손은 陰에 屬하는 것이기에 여자는 陰이 爲主이다. 그러나 男女의 一身이 고루 이 陰陽을 갖추고 있으니 左右 양손을 또한 참고로 보는 것이다. 左手의 紋은 心肝에 應하고 右手의 紋은 脾肺에 應하니 이것에 消息을 하여 또 變通하는 뜻을 얻는다.

初交病紋은 虎口로 나오거고 혹은 初關에 있으니 이것은 紅色이 많으나 中關에 傳하여 이르면 붉고 자주色이니 病을 보는데 또 轉過하여 그 色이 紫靑이면 病勢는 깊고 무거우며 그 色이 靑黑하여 푸르고 紋이 흐트러진 것은 病勢가 더욱 重하고, 만약 純全히 검게 보이면 극히 危惡하여 다스리지 못한다. 대개 初關에 있는 것은 쉽게 다스릴수 있고, 中關을 지나는 것은 다스리기 어려우며 三關에 바로 透했으면 다스리지 못하니 古人이 말하기에는 처음 風關에 病을 얻은 것은 더욱 좋으나 氣關과 命關에 傳入한 것은 오래 묵어 다스리기 어려우니 이것을 말하는 것이다.

色이 분홍인 것은 風熱이 輕한 것이고, 色이 붉은 것은 風熱이 盛한 것이며, 자주色은 驚熱이고, 푸른 것은 驚積이며, 푸르고 붉고 色이 半半인 것은 驚積과 風熱이 모두 있으니 主로 急한 驚風이다. 푸르며 淡紫하고 펴졌다 오물어들었다 하는 것은 主로 慢驚風이며, 자주실 푸른실 혹은 검은실이 隱隱히 相雜하여 있는것 같고 나오지 않은것 같은 것은 主로 慢驚風이니 만약에 四足이 驚이면 三關은 반드시 푸르고, 水驚이면 三關은 반드시 검으며 人驚이면 三關은 반드시 검으며, 人驚이면 三關은 반드시 붉고, 雷驚이면 반드시 누리고, 青 혹은 紅하며 紋이 있고 線이 있으며 一直한 것은 젖을 먹고 脾가 傷하여 熱驚이 發한 것이고, 左右가 같은 모양인 것은 驚과 積이 모두 發한 것이며 세갈레로 흐터지는 것이 있으니 이것은 肺에 風痰이 생긴 것이고, 혹은 코 고는 소리를 하고 푸른色이 있으면 이것은 傷과 嗽이고, 불같이 붉으면 이것은 瀉이며 검은 것이 相兼하여 있고 渴을 加하여 虛하지 않으며 虎口의 脈紋이 흐터러진 것은 이는 氣가 不和한 것이다. 대개 脈紋이 五色이 있는 것이 보이니 黃紅紫青黑이다. 누리고 붉은色은 있어도 形이 없으면 바로 脈이 安寧한 것이고, 形이 있는 것은 바로 病脈이 그 盛한 病을 말미암은 것이니 色脈이 加變하여 盛한 黃은 紅을 짓고, 盛한 紅은 紫를 지으며, 盛한 青은 黑을 짓는다. 순전히 검게되면 다스리기 어려우니 그 形을 마땅히 분별해야 한다.

要　　訣

三關出汗行經絡이니 發汗行氣此爲先이라, 倒推大腸倒虎口면 止瀉止痢斷根源이오, 脾土曲補直爲推니 飮食不進此爲魁나, 瘧痢疲羸幷水瀉와 心胸痞痛也能祛라, 陷肺一節與離經하여 推離往乾中間輕이면 冒風欬嗽幷吐逆은 此經神效抵千金이라, 腎水一紋是後谿라 推下爲補上青之니 小便秘澁清之妙오, 腎虛便補爲經奇라, 六經專治脾肺熱이라, 遍身潮熱大便結과 人事昏沉總可推니 去病渾如湯潑雪이라, 總筋天河水除熱이니 口中熱氣並拈舌과 心經積熱火眼攻은 推之方知眞妙訣이라, 四橫紋和上下熱이니 吼熱腹痛皆可知라, 五經紋動臟腑氣니 八卦開胸化痰最라, 陰陽能除寒與熱이니 二便不通並水瀉와 人事昏沉痢疾攻은 救人要訣須當竭이라, 天門虎口揉斗肘는 生血順氣皆妙手니 一陷五指爪節時에 有風被嚇宜須究하라, 小天心能生腎水니 腎水虛少須用意하라, 板門專治氣促攻이오 扁門發熱汗宜通이라, 一窩風能除肚痛이오 陽池專一止頭疼이라, 精寧穴能治氣吼이니 小腸諸病快始風이라.

手法治病訣

手底勞月最爲良하니 止熱清心此是强이라, 飛經走氣能通氣이고 赤鳳搖頭助

氣長이라. 黃蜂出洞最爲熱하니 陰症白痢幷水瀉와 發汗不出後用之면 頓教孔竅皆通泄이라. 按弦走搓摩는 動氣化痰多오 二龍戲珠法은 溫和可用他라, 鳳凰單展翅는 虛浮熱能除오 猿猴摘果勢는 化痰能動氣라.

手　訣

〔三關〕 대개 이 法은 먼저 心經을 陷하여 勞宮을 상고하여 지은 것이니 男子는 三關을 推上하면 寒이 물러가고 暖이 더하여져서 熱에 屬하고, 女子는 이것이 반대로 退下하면 熱하게 된다.

〔六府〕 대개 이 法은 먼저 心經을 陷하여 勞宮을 상고하여 지은 것이다. 男은 六府를 推下하니 熱이 물러가고 凉이 더하여지니 凉에 屬하고, 女는 이것의 반대이니 推上이 凉하게 된다.

黃蜂出洞

大熱을 짓는 방법은 먼저 心經을 陷하고 다음 勞宮을 陷하여 먼저 三關을 열어 뒤에 左右의 二大指로서 陰陽인 곳에서 시작하여 一撮一上하여 關中에 離坎위에 이르러 穴을 陷하니 發汗하는데 쓰인다.

水底撈月

大熱을 짓는 法은 먼저 天河水를 맑게 한 뒤에 五指를 모두 跪하드라도 中指는 앞을 向하여 跪하고 四指는 뒤를 따라서 右의 勞宮으로 運하여 凉한 氣를 呵하게 하니 熱을 물리치는데 이용하고 만약에 먼저 天河水를 취하고 勞宮에 이르러서 左로 運하여 暖한 氣를 呵하는 것은 主로 發汗이니 또한 熱에 屬한다.

鹿凰展翅

溫熱은 右手의 大指를 사용하여 總筋을 陷하드라도 四指는 언제나 大指밑에 있고 大指가 또 이러나면 또 언제나 이와 같이하여 關中에 이르러 五指를 做하여 穴을 취해서 陷한다.

打馬過馬

溫凉은 右로 勞宮에 運한 뒤에 손가락을 굽혀 위로 向하여 內關, 陽池, 間使, 天河邊을 통가니 凉한 退熱을 그치게 하는데 이용된다.

飛經走氣

먼저 五經에 運한 뒤에 五指를 開張하고 한번 꿈틀거려 關中에 做하여 손으로 打拍하니 이에 氣가 運하고 氣가 行하며 形氣에 이용한다. 또 한손으로서 心經을 推하여 橫紋까지 가고 한손으로서는 氣關을 揉하여 竅를 通한다.

按弦搓摩

먼저 八卦로 運하고 다시 손가락으로 病人의 손을 밀치드라도 關上, 關中, 關下를 각각 한번씩 밀치고 病人의 손을 拏하여 가볍고 느리게 흔드는 것이니 化痰하는데 쓰인다.

天門入虎口

右手의 大指로 小兒의 虎口를 掐하고, 中指로 天門에 머물러 掐하고, 食指로 總位에 머물러 掐하고, 左手의 五指로 斗肘에 모두 머물러 揉하야 가볍고 느리게 흔드니 氣가 생겨 順하다. 또 한가지 방법은 乾宮으로부터 坎艮을 거쳐 虎口로 들어가서 눌리어 脾가 消한다.

猿猴摘果

양쪽 손으로 小兒를 끌어잡아 螺螄의 上皮를 따는 것이니 음식을 소화하는데 쓰인다.

赤鳳搖頭

양쪽 손으로 귓머리를 잡아 흔드니 그곳은 귀앞에서 조금위에 있으니 驚을 다스린다.

二龍戲珠

양손으로 小兒의 양쪽 귀를 끌어잡아 희롱하는 것이니 驚을 다스려 눈이 左로 向해 吊하면 右가 重하고, 右가 吊하면 左가 重하니 처음 驚을 받는것 같아 눈이 吊하지 않으면 양쪽이 輕하고 重하기가 똑 같으며 눈이 위로 向하는것 같으면 밑이 重하고, 밑을 向하는것 같으면 위가 重하다.

丹鳳搖尾

한손으로 勞宮을 掐하고 다름 한손으로 心經을 掐하여 흔드니 驚을 다스린다.

黃蜂入洞

小兒의 小指를 굽히고 勞宮을 陷하니 風寒을 제거한다.

鳳凰鼓翅

精寧과 威靈 두穴을 掐하여 앞뒤로 흔들어 벌리니 黃腫을 다스린다.

孤雁遊飛

大指로서 脾土까지 바깥邊을 推去하여 三關, 六府, 天門, 勞宮邊을 거쳐 脾土로 돌아왔어 그치니 또한 黃腫을 다스린다.

運水入土

한손으로 腎經을 따라 推去하여 兌乾 坎艮을 거쳐서 脾土에 이르러 눌리니 脾土는 大旺하여 水火를 잘 도와주지 못하기에 돕기 위하여 쓰이며 대개 脾土의 虛弱한 것을 다스린다.

運土入水

앞의 방법에 비추어 반대로 돌리는 것이 이것이니 腎水의 頻數가 限定이 없는데 쓰이고 또 小便이 赤澁한 것을 다스린다.

老漢扳罾

한손으로 大指의 根骨을 掐하고, 한손으로는 脾經을 掐하여 흔드니 痞塊을 다스린다.

斗肘走氣

한손으로 小兒의 斗肘를 托하여 運轉하드라도 男은 左를 女는 右를 하고 한손으로 小兒의 손을 잡아 움직여 흔드니 痞를 다스린다.

運 營 宮

中指를 굽혀 小兒의 勞宮을 運하니 右運은 凉이고 左運은 汗이다.

運 八 卦

大指로 運하드라도 男左女右이니 가슴을 벌려 痰을 化한다.

推 四 黃

大指로 橫紋을 推하여 往來하면 上下의 氣를 잘 和하니 氣喘과 腹痛에 쓰인다.

分 陰 陽

小兒의 주먹을 굽히고 손등위의 四指節에 中間을 따라가서 양쪽 밑으로 나누어지니 氣血를 이롭게 하는다.

和陰陽

양쪽 밑을 따라 合하니 氣血를 다스리는데 쓰인다.

天河水

推라는 것은 밑에서 위로 미는 것이니 間使에 이따금 눌리고 天河水에 退한다.

掐後谿

위로 밀면 瀉가 되고 밑으로 밀면 補가 되니 小便이 赤澁하면 마땅히 腎經을 瀉하고 虛弱하면 補하는 것이 마땅하다.

掐龜尾

龜尾를 掐하고 아울러 배꼽을 揉하면 小兒는 水瀉, 烏痧, 膨脹, 臍風, 月家盤腸等 驚을 다스린다.

揉臍法

斗肘를 掐한 뒤에 또 左大指로 小兒의 배꼽밑의 丹田을 움직이지 못하게 눌리고 右大指로 둘레를 搓摩하드라도 一往一來한다.

斗肘밑의 筋과 曲池위의 總妨을 一掐하면 急驚을 다스린다.

止吐瀉法

横門을 긁어 中指一節까지 掐하면 主로 吐하고 中指一節속을 밀어 올리면 吐가 그친다.

板門은 横門을 向해 推하고 掐하면 瀉가 그치고, 横門은 板門을 向해 推하고 掐하면 吐가 그친다.

손등에 四指속의 頂横紋을 提하면 主로 吐하고, 還上은 主로 吐를 그친다.

손등에서 中指의 一節인 곳까지를 긁으면 主로 瀉하고, 中指바깥 一節을 掐하면 瀉가 그치니 水驚을 입은것 같으면 板門이 크게 冷하고, 風驚을 입은것 같으면 板門이 크게 熱한다.

驚嚇을 입은것 같으면 또 熱하고 또 跳하니 먼저 五指를 어긋나게 하여 冷하고 熱함을 분별할 필요가 있다.

누런 오줌을 泄하면 熱이고 맑은 오줌을 泄하면 冷이니 外脾를 推하면 虛를 補하고 瀉를 그치게 한다.

手六筋回掐足訣(大指邊을 따라 자주 속을 向한다)

〔第一赤筋〕은 浮陽은 火에 屬하니 心과 小腸으로 應한다. 主로 霍亂을 하니 外通舌하고 反對이면 躁熱이니 도리어 乾位를 向해 掐하면 陽은 자연히 바로 헐어지고, 또 橫門밑의 本筋에 掐하니 五筋도 이것에 본받는다.

〔第二青筋〕은 純陽으로서 木에 屬하니 肝과 胆으로 應하다. 主로 溫和하니 양쪽 눈 밖을 通하고, 反이면 赤澁하여 눈물이 많으니 도리어 坎位를 向해 掐하면 양쪽 눈이 자연히 밝아진다.

〔第三總筋〕은 자리가 中에 있고 土에 屬하니 總五行을 하여 脾와 腎으로 應하니 主로 溫暖하다. 四大板門을 外通하고 反이면 主로 腸鳴, 霍亂, 吐瀉, 痢疾이니 도리어 中界를 掐하면 四肢는 화창하게 핀다.

〔第四赤淡黃筋〕은 境界를 나눈 中間에 있어 火土를 겸하여 갖추고 있으니 三焦로 應한다. 主로 半寒半熱하며 四大板門을 外通하여 一身을 周流하고, 反이면 主로 壅塞한 症이니 도리어 中宮을 向하여 掐하면 元氣가 流通하여 그 壅塞한 患을 제거한다.

〔第五白筋〕은 獨陰으로 金에 屬하니 肺와 大腸으로 應한다. 主로 微凉하며 양쪽 코구멍을 外通하고 反이면 胸膈脹滿, 腦昏生痰이니 도리어 界後를 掐한다.

〔第六黑筋〕은 重濁하여 純陰이니 腎과 膀胱으로 應하니 主로 冷氣하여 양쪽 귀로 內通하고, 反이면 主로 尫羸하고 昏沉하니 도리어 坎位를 掐한다.

內熱外寒은 浮筋을 掐하면 그치고, 冷을 짓는 것은 陽筋을 掐하면 곧 出汗하고, 모든 驚風은 總筋을 掐하면 그치게 되고, 寒을 짓는것은 心筋을 掐하면 바로 熱로 바뀌고, 熱을 짓는것은 陰筋을 掐하면 바로 凉으로 바뀌지고, 內寒外熱은 腎筋을 掐하면 그친다.

手面圖解

脾土의 赤色은 主로 食熱이고 青色은 主로 食寒이다.

大腸經의 赤紅色은 主로 瀉痢이고 青色은 主로 膨脹이다.

小腸經의 赤色은 主로 小便不通이며 青色은 主로 氣結이다.

心經의 赤紅色은 主로 傷寒이며 青色은 主로 多痘이다.

三焦經의 青紅色은 主로 上焦의 火動으로 一寒一熱을 하며 紫色은 中焦의 火動으로 發熱하고 青色은 下焦의 動陰이다.

肺經에 筋이 보이면 嗽를 많이 하니 主로 痰熱이다.

肝經의 赤紅色은 主로 傷寒이고 青紫色은 痞塊이다.

腎經에 筋이 보이면 主로 小便이 澁하니 赤은 輕하고 青은 重하다.

命門의 青紅色은 主로 元氣가 虛하여 青黑色은 主로 驚이다.

五指의 梢頭가 冷한 것은 驚이며, 中指의 熱은 傷寒이며 中指의 冷은 主로 痲痘疹이다.

掌中의 五色은 五臟에 屬하고, 모든 經脉이 숨어서 보이지 않으면 이것은 掌心에 伏한 것이니 마땅히 등불에 비추면 症候를 분별할 수 있으니 땀을 밖으로 내는 것이 마땅하다. 또 掌心의 關上下에 筋이 있는 것이 있어서 一定한 모양과 一定한 色이 없으니 推할 때에 상고하여 다스린다.

掐 足 訣(대개 男은 左手右足이고 女는 右手左足이다)

〔大敦穴〕은 鷹爪驚을 다스리니 本穴을 掐하여 就揉한다.

〔解谿穴〕은 內吊驚을 다스리니 이따금 後仰하여 本穴을 掐하고 就揉한다(一名은 鞋帶穴)

〔中廉穴〕은 驚이 急히 온것을 다스리니 掐하고 就揉한다.

〔湧泉穴〕은 吐瀉를 다스리니 男은 左로 轉揉하면 吐가 그치고 右로 轉揉하면 瀉를 그치니 女子는 반대이다.

〔僕参穴〕은 脚掣跳와 口咬를 다스리니 左로 轉揉하여 補하면 吐하고 右로 轉揉하여 補하면 瀉한다. 또 驚 또는 瀉 또는 吐를 이 穴과 脚의 中指를 掐

하면 효력이 있다.

〔承山穴〕은 氣吼의 發熱을 다스리니 掐하고 또 揉한다.

〔委中穴〕은 望前撲을 다스리니 掐한다.

治小兒諸驚揉等法

〔第一蛇絲驚〕은 無度한 음식으로 因하고 심한 勞役으로 정신이 傷한 것으로 因하여 혀가 꺾이고 四肢가 차우며 입에 母乳를 한입 먹음으면 一道青烟이며 배위에 푸른 筋이 일어나고 氣가 急하니 心經에 熱이 있다. 天河水를 三百推하고 退六府와 運八卦를 각각 百을하고, 推三關, 運水入土, 運五經, 水底勞月 각각 五十을 하고, 가슴앞에 불을 사용하여 四燋를 煆하고, 頭上을 가볍게 一爪를 陷하고 蛇蜕로 四足을 얽으면 좋다.

〔第二馬啼〕은 葷毒을 먹음으로 因하여 脾胃가 熱하여 四肢가 亂舞하는 것이니 風으로 因하여 熱을 받은 것이다. 三關과 肺經脾土를 각각 百을 推하고 運八卦를 五十을 하고, 運四經을 七十을 하고 天河水에 三百을 推하고, 水底撈月과 飛經走氣를 각각 三十을 하고, 天心穴과 總心二筋에 掐하고, 手心, 肩薄위, 배꼽밑 몰구멍밑을 각각 一壯을 煆하면 그 氣가 나아가지도 물러가지도 못하니 浮筋한 곳을 陷한다.

〔第三水瀉驚〕은 冷이 지나치게 생기고, 젖을 먹어서 傷하며 臟腑가 大寒한 것등으로 因하여 생겨서 肚響하고, 몸이 軟하며 입술이 희고, 눈이 뒤치니 三關을 百掩하고 分陰陽과 大陰에 각각 二百을 推하고 黑蜂入洞을 十二하고, 뒤에 手心으로 배꼽과 龜尾에 각각 五十을 揉하드라도 男은 左手이고 女는 右手로 하고 頰車에 각 一壯을 煆하고 다시 肯心演, 總筋脚위를 推摩한다.

〔第四調熱驚〕은 飽食으로 傷하여 음식을 받아들이지를 못하여 脾胃의 虛弱등으로 因하여 五心이 煩熱하니 遍身에 氣가 熱하니 口渴하고 손발은 항상 당기며 눈이 紅하게 되니 三關을 十번 推하고 肺經을 三百을 推하고, 脾土, 運八卦, 分陰陽을 각각 一百을 推하고, 肺經을 二扉門을 二十推하고 땀

을 낸 뒤에 다시 退六府와 水底撈月을 각각 二十을 加한다.

〔**第五烏痧驚**〕은 冷이 지나치게 많이 생기고 혹은 바람을 맞은 음식물을 먹으므로 因하여 血이 變해 成痧하여 遍身이 까마귀처럼 검은 것이 이것이니 푸른 筋이 빰을 지나고 배가 별려지고 입술이 검으며 五臟이 寒하니 三關과 脾土를 각각 二百을 推하고 運八卦를 百하고, 四橫紋에 五十을 推하고 黃蜂出洞을 二十을 하고, 二扉門과 分陰陽에 각각 二十을 하고, 장차 手心으로 배꼽을 五十 揉하고 主로 吐瀉와 배위에 青筋이 일어나거던 青筋의 縫上에 七壯을 煅하고 등위에도 또한 煆하고, 青筋의 紋頭위에 一壯을 煅하고 또 장차 黃土 한 그릇을 硏末하여 醮한鍾에 和하여 銚속에 炒過하여 보자기에 싸서 온몸을 문질러 닦드라도 머리를 從하여 밑으로 가서 推하여 烏痧를 당겨 다리로 들어가고 鍼을 이용하여 刺硫하고 불로 四心을 煅한다.

〔**第六老鴉驚**〕은 젖을 먹을때 얼름을 받음으로 因하여 心經에 熱이 있으니 큰소리로 한번 지르면 곧 죽으니 이것이다. 三關에 三十을 推하고, 淸天河水, 補脾土, 運八卦를 각각 一百하고, 淸腎水를 五十하고 天門入虎口와 斗肚를 揉하고, 顖門, 口角上下, 肩膊, 掌心, 脚蹈, 眉心, 心演, 鼻梁에 각각 一壯을 하고 氣가 깨어나는 것 같거던 急히 百勞穴을 掐하고, 젖을 吐하거던 手足心을 掐하고, 혹은 발에도 오고 손에도 오거던 헐으러진 廐로 졸라매고 老鴉蒜를 햇볕에 말려 作末하여 車前草를 갈아서 調均하여 小兒의 心窩에 붙이고 혹은 小兒에 먹인다.

〔**第七鯽魚驚**〕은 寒으로 因하여 驚을 받아서 風痰이 맺혀 막히어 乳氣가 끊어지지 않고 白沫를 口吐하며 四肢가 벌어지고, 눈이 희게 翻하여지니 바로 肺經에 病이 있다. 三關과 肺經에 각각 一百을 推하고 天河水를 五十推하고, 按弦搓摩, 運五經을 각각 三十를 하고, 五指節에 三次掐하고, 虎口위, 顖門위, 口角의 위와 아래의 각각 四壯을 煆하고, 心演과 배꼽밑을 각一壯을 煆하니 半歲되는 乳兒는 고기잡는 그물로 溫水에 씻은 魚涎을 삼키고, 一二歲되는 幼兒는 鯽魚를 作末하여 불에 태워 젖에 타서 먹거나 혹은 타서 삼킨다.

〔**第八肚膨驚**〕은 음식으로 脾土가 傷함으로 因하고 밤에 음식을 지나치게

過食하여 胃가 소화를 하지 못해 氣가 吼하여 배에 青筋이 일어나고 膨脹하며 눈이 희지고 五臟이 寒하니 三關을 百推하고 肺經을 十推하며 脾土를 二百推하고, 運八卦, 分陰陽을 각각 五十하고 장차 배꼽에 手揉를 五十하고 按弦搓摩를 穴에 精寧하게 十번하고 青筋縫上을 四壯煆하고 瀉하는 것 같거던 龜尾骨위에 一壯을 하고 吐하는것 같거던 心窩上下에 四壯을 하고 다리가 軟하거던 鬼眼穴에 一壯을 煆하고, 손이 軟하거던 曲泣결을 각각 一壯을 煆하고 頭가 軟하거던 天心과 배꼽上下를 각각 一壯을 하고 만약에 입을 열지 못하거던 心窩에 一壯을 煆한다.

〔第九夜啼驚〕은 甜辣한 음식물을 먹음으로 因하여 榮衛가 消散하여 울때에 四肢가 掣跳하고 울음소리가 나오지 않으니 바로 이것이 嚇을 입어 心經에 熱이 있는 것이다. 三關을 二十推하고 清天河水를 二百推하고 退六府를 百推하고, 分陰陽, 清腎水, 水底撈月을 각각 五十을 推한다.

〔第十宿痧驚〕은 밤이 되면 昏沉하고 사람이 하는 일을 알지 못하고, 口眼歪斜, 手足掣跳, 寒熱이 不均하니 三關과 退六府, 補脾土를 각각 五十를 推하고 五手指와 分陰陽에 각각 十掐하고 按搓搓摩를 한다.

〔第十一急驚〕은 음식으로 因하여 冷이 생겨 毒이 쌓여 胃가 傷한 것이다. 肺中에 風痰이 있어서 心經과 心絡의 사이에 들어가 手捏拳하고, 四肢掣跳하며, 口眼歪斜등을 하고, 한번 놀래면 죽으니 三關, 脾土運五經, 猿猴摘果등을 각각 二十하고, 肺經, 運八卦, 推四横紋을 각각 五十하고, 다섯손가락의 마디를 三次掐하고, 鼻梁, 眉心, 心演, 總筋등을 煆하고 生薑을 熱한 기름으로 닦어나 혹은 팔목위의 陰陽을 陷한다.

〔第十二慢驚〕은 젖을 먹는 사이에 驚搐을 받아서 脾經에 痰이 생김으로 因하여 이를 갈고 口眼이 歪斜하며 눈을 감고 四肢가 당기며 마음이 昏迷하여 간혹 속이 답답하다. 바로 이것은 脾와 腎이 이즈러져 敗하여 오래동안의 瘧이 嚇을 입는다. 三關에 一百을 推하고 補脾上와 推肺經을 각각 二百을 하고, 運八卦를 五十하고 다섯 손가락마디와 赤鳳搖頭에 각각 二十을 掐하고, 天門入虎口와 揉斗肘를 각각 十을 하고, 運五經을 三十하고 만약에 人事가 不省이거던 總筋心穴을 掐하고, 혹은 코가 크든지 적든지 하거던 손

의 青筋위를 掐하고, 만약에 心間이 昏迷하고 답답하거던 이따금 眉心을 掐하면 오래도록 좋으니 兩太陽의 心演을 潮粉을 熱한 기름으로 닦고, 心窩의 아래위를 三壯煅하고, 手足心을 각각 三壯을 하며 그 氣가 나아가지도 물러나지도 않거던 양쪽 掌心과 肩膊위와 喉下를 각각 一壯씩 煅한다.

〔第十三臍風驚〕은 出產할 때에 배꼽을 끊어서 배꼽속에 風毒이 들어가서 白沫을 嘔吐하고 四肢가 당기며, 손은 주먹을 잡고 눈은 左右로 치우치니 이런 症은 三朝와 一七에 잘 나타나고, 양쪽 眼角에 누리고 빨간것이 일어나 밤으로 잘 울며 입속 喉演에 白泡가 있으니 鍼으로 찍어 出血하면 바로 낫으니 三關과 肺經을 각각 밑으로 十推하고, 顖門과 遶臍에 각각 四壯을 煆하고, 喉下와 心中을 각각 一壯씩 煆한다.

〔第十四彎引驚〕은 음식 혹은 冷 혹은 熱로 因하여 脾胃가 傷하여 冷痰이 肺經에 막혀 四肢와 얼굴이 뒤로 仰하고 울음소리를 내지 못하니 推三關, 補腎水, 運八卦를 一百하고 赤風搖頭, 推四橫紋, 分陰陽을 각 二十하고 脾土를 二百하고, 다리를 이따금 뒤로 뻗히거던 무릎 아래위를 四壯 煆하고, 青筋縫上에 七壯을 하고 喉下에 三壯하고 손을 이따금 뒤로 끌리거던 內關을 掐한다.

〔第十五天吊驚〕은 母가 바람이 심하게 부는 곳에서 젖을 먹임으로 因하여 風痰이 胃口에 絡하여 머리는 뒤로 치켜들고, 다리는 뒤로 뻗히며, 손은 뒤로 치켜들으니 肺經에 熱이 있는 것이다. 推三關, 補腎水를 각각 五十하고 推脾土, 分陰陽을 각각 一百하고, 脾經을 二百推하고, 飛經走氣를 十하고, 總筋, 鞋帶, 喉下를 각각 一壯을 하고, 遶臍에 四壯을 煆하고, 大陵穴에 밑으로 한번 掐하고, 總穴을 밑으로 세번 掐한다. 만약에 눈이 翻한 것이 내지지 않거던 顖門에 四壯을 煆하고, 兩眉에 二壯을 하고 耳珠밑을 掐한다. 또 總心穴을 밑으로 가면서 掐摳하고 거듭 兩傘 한자루를 비투어 세워서 거위 한쌍을 잡아 兩傘밑에 두고 거위의 부리를 뽑아 그 침을 받아서 아이에게 먹이면 매우 좋다.

〔第十六內吊驚〕은 바람이 부는곳에 눕고 風雨에 잠들므로 因하여 風痰이 甚하여 울음을 그지지 않으며 온몸이 戰動하고, 빰은 푸르고 누리며, 눈은

앞으로 向해 속으로 당기니 脾經이 病을 받아서 그 中心을 下하지 못하는 것이다. 推三關, 腎水를 각각 五十하고 脾經, 脾土, 分陰陽를 각각 一百을 按하고, 運水入土를 二百하고, 按弦搓摩를 五十하고 竹瀝을 小兒에 먹이고 손이 오물어 들거던 연한 茶를 소금에 날려 각각 二鉞을 갈아서 가루를 만들고 皂角末五分과 黃蠟二錢과 술과 醋 半鍾쯤을 쟁개비속에 넣어 化하여 餠을 만들어 心窩에 발랐다가 한 時間뒤에 약을 버리고 筋이 기울어지거던 膠棗三枚와 杏仁三十箇를 써서 銀磨한 물로 떡을 만들어 손발의 中心에 붙이면 곧 편안하여진다.

〔第十七胎驚〕은 母가 姙娠하였는데 葷毒을 먹어 勞鬱을 받음으로 因하여 아이가 땅에 떨어져 혹은 軟하고 혹은 肘하고 입을 벌리지 못하니 벙어리 모양 같다. 바로 이것은 어미의 배속에 있을 때에 胎毒에 맞친 것이다. 三關을 三十推하고, 分陰陽을 一百하고, 退六府를 五十하고, 飛經走氣, 運五經, 天門入虎口, 揉斗肘를 각각 二十하고 다섯 손가락 머리를 掐하여 깨지 않거던 遶臍에 四壯을 煅하고 만약에 깨어나드라도 입을 벌리지 못하거던 母乳를 사용하여 아기의 心窩뒤를 揉하니 만약에 배에 靑筋이 일어나거던 靑筋이 아무른 위에다가 七壯을 煅하고 목줄기 밑에 三壯을 煅한다.

〔第十八月驚〕은 母가 바람을 맞아 눕거나 혹은 잠을 많이 자거나 혹은 아기가 태어나기 한달 안쪽에 바람을 받음으로 因하여 痰이 心口에 막혀 태어날 때 눈이 뿔고 입이 撮하며 손톱으로 주먹을 꼬집고 머리가 左 또는 右로 치우치며 울어도 소리를 내지 못하고 배에는 靑筋이 일어나니 半月이 되면 發한다. 배의 氣가 急한 것은 母가 煎炒한 음식물을 지나치게 많이 먹은 탓이지 三關과 肺經을 각각 百을 推하고 四横紋을 各各五十을 推하여 雙龍擺尾를 二十하고, 中指의 머리와 勞宮 板門등을 掐하여 효력이 없는것 같거던 靑筋이 아무른 위와 가슴앞을 각각 七壯을 煅하고 遶臍에 四壯을 하고 百勞穴에 二壯을 煅하면 바로 편안하여진다.

〔第十九盤腸驚〕은 冷이 생긴 葷物을 乳食하였음으로 因하여 臟腑가 傷하여 배가 冷痛하고, 젖을 잘 먹지 않으며, 행동이 軟弱하고, 배에 靑筋이 일어나며, 눈은 누리고 손은 軟하며, 六腑에 寒이 있으니 三關과 脾土, 大腸,

肺腎經을 각각 一百을 推하고 運土入水를 五十하고 揉臍火煅를 한다.

〔第二十鎖心驚〕은 冷하고 날 음식물을 지나치게 많이 먹음으로 因하여 榮衛가 耗傷하여 코는 鮮血같이 붉고 입은 붉그며 눈은 희고 四肢가 軟弱하며 冷한것과 날것을 잘 먹으니 모두 火가 盛한 까닭이다. 三關을 二十推하고, 淸心經을 三百하고, 退六府, 合陰陽, 淸腎水를 각각 一百을 하고 運八卦, 水底撈月, 飛經走氣가 각각 五十하면 곧 편안하여진다.

〔第二十一鷹爪驚〕은 젖을 먹을때 놀램을 當하고 잠을 잘때에 얼림을 받음으로 因하여 양손을 난잡하게 긁고 주먹을 펴지 못하며 위로 쳐다보면서 울고 몸은 몹씨 추워하며 爪望이 내려오고, 口望은 上來하니 이것은 肺經에 熱이 있고 心經에 風이 있다. 三關을 二十推하고 淸天河水를 二百하고 推肺經, 淸腎水를 각각 一百을 하고 打馬過河, 二龍戲珠를 각각 一十을 하고 天門入虎口, 揉斗肘는 손발에 두개의 시위를 끼워 掐하고, 頂心, 手心에 각각 一壯을 煅하고, 太陽, 心演, 眉心을 모두 煅하고 潮粉을 배꼽 둘레에 한바퀴 돌고, 大敦穴을 揉 혹은 火煅한다.

〔第二十二嘔逆驚〕은 밤에 잠을 잘때에 많은 추위를 받고 生冷한 음식을 많이 먹었음으로 因하여 冒寒으로 배가 벌려지며 四肢가 찹고 배가 疼響하고 눈이 희게 飜하며 젖을 吐하며 嘔逆질을 하니 三關과 肺經을 각각 百推하고 四橫紋을 五十推하고 鳳凰展翅를 十推하며 心窩와 中脘을 각각 七壯을 煅한다.

〔第二十三撒手驚〕은 不和한 젖을 먹고 冷과 熱이 고르지 못하여 臟腑가 傷하므로 因하여 먼저 寒하고 뒤에 熱하며 발은 한번은 당기고 한번은 뛰며 이를 갈고 눈은 희게 飜하며 兩손을 한번 뿌리치면 죽는 것이다. 三關과 脾土를 각각 一百을 推하고, 運土入水 運八卦, 赤鳳搖頭를 각각 五十을 하고 양손을 서로 合하여 橫紋결을 掐하여 깨지를 않은 것 같거던 大指의 머리를 掐하고 上下의 氣關과 二扉門, 人中穴을 掐하고, 鼻氣가 나아가지도 않고 나오지도 아니하며 氣가 으릉데어 寒熱이거던 承山穴을 掐하고, 瀉하는 것 같거던 症에 따라 다스리니 먼저 承山과 眉心을 掐하고 뒤에 總筋과 양쪽 손등위를 각각 二壯을 煅한다.

〔第二十四搶手驚〕 濕氣가 찬 곳에서 잠을 많이 자고 毒物을 먹었음으로 因하여 눈이 누리고, 입슬이 검으며, 하는 일이 昏迷하고 꼬집어도 痛함을 알지 못하며 양손을 뒤에서 一搶하면 죽는 것이니, 大陰과 太陽에 掐하고 三關, 脾土, 肺經, 分陰陽을 각각 一百을 推하고, 黃蜂入洞을 二十하고, 飛經走氣, 天門入虎口, 揉斗肘를 각각 二十을 하고, 眉心, 顋門을 각각 四壯을 煅하고 心窩에는 七壯을 曲池에는 一壯을 煅한다.

〔第二十五看地驚〕은 젖을 먹으면서 驚을 받고 혹은 밤에 잠을 자면서 嚇을 받으며 혹은 冷하고 熱한 음식물을 먹음으로 因하여 두 눈으로 땅을 보아 한번 놀래면 죽으며 입이 돌아가고, 손은 주먹을 꽉 잡으며 머리를 달구어 일으키지를 못하는 것이니 三關을 三十推하고, 天河水를 二百하고, 赤鳳搖頭를 十번하고 脾土를 밑으로 推하고, 按弦搓摩를 하고 遶臍와 顋門을 각각 四壯을 煆하며, 喉下에는 二壯을 煆하고 皂角을 태운 灰로 作末하여 童便과 삭힌 오줌을 넣어서 불에 말려 顋門에 붙이면 바로 깨어난다.

〔第二十六覽驚〕은 양손이 걸상에 앉은 모양 같으니 三關을 一百推하고 二扉과 飛經走氣를 각각 十번을 하고 分陰陽과 運八卦를 각각 五十을 하고 曲池와 虎口를 각각 四壯을 煆하니 만약에 子時에 일어날 것 같으면 救할 수 있다. 다만 따뜻하게 닦고 大口紋을 煆하면 곧 편안하게 된다.

〔第二十七坐地驚〕은 땅바닥에 앉은 모양 같으니 推三關과 揉委中과 揉臍와 鞋帶를 각각 一百을 하고 二扇門을 十번하고 桃皮, 生薑, 飛鹽, 香油, 散韶粉을 써서 和하여 닦으면 곧 편안하게 되니, 兩膝, 兩關, 龜尾를 火煆한다.

〔第二十八軟脚驚〕은 다리가 軟하여 뒤로 向해 亂舞하니 배꼽을 揉하고 螺螄骨 윗쪽의 縫에 二壯을 煆하고 遶臍에 四壯을 煆하고 喉下에는 三壯을 煆한다.

〔第二十九直手驚〕은 양손을 한번 뿌리치면 죽으며 손을 밑으로 일구니 먼저 眉心을 推하고 四壯을 煆하며 推三關, 運曲池를 각각 五十을 하고 一窩風을 一百揉하고 뒤에 總筋과 손등위를 각각 四壯한다.

〔第三十迷魂驚〕은 昏沉하여 사람의 일을 알지 못하며 四方을 분간 못하니

推三關, 運八卦, 推肺經, 淸天河水를 각각 一百번을 하고 補脾土를 五百하고 鳳凰展翅를 十번하고 天心과 眉心 그리고 人中, 頰中등을 각각 掐하고 뒤에 心演, 總筋, 鞋帶에 각각 一壯을 한다.

〔第三十一兩手驚〕은 양손을 앞으로 向하게 하니 먼저 양손을 꼬집고 뒤에 心演과 總筋과 顖門을 煆하면 곧 낫는다.

〔第三十二肚痛驚〕은 울음소리를 그치지 않으며 손으로 배를 껴안고 몸을 展轉하니 推三關, 補脾土, 二扉門, 黃鳳入洞, 推大腸經, 揉臍, 揉龜尾등을 각각 一百을 하고 한달만에 便發하여 肚腹에 氣가 急하거던 臍中에 一炷의 香을 피우면 곧 낫으나 혹 낫지 않거던 遶臍에 四壯을 한다.

補 遺

〔孩兒驚〕에 手足이 이따금 오물리고, 先笑後哭하며 眼光筋이 紅白한 것은 다스리기 어렵고 紫黃은 해롭지는 않으나, 太陰과 大陽穴에 掐하고 黃蔴한 묶음을 태운 灰를 코속에 불어넣어 깨어나지 않거던 中指를 掐한다.

〔臍風驚〕은 太陰과 太陽에 掐하고 太陽이 낫에 紅康이 일어나거던 釅醋一鍾을 韶粉에 이겨서 紅한 脉의 여러 곳을 다스리게 하고, 太陰이 낫에 紅色이 일어나거던 龜尾骨을 煆하고 天心穴에 一壯을 하여 吐하면 橫門을 掐하고 瀉하면 中指에 掐한다. 初一이 太陽日이 되고 初二는 太陰日이니 나머지는 이를 본받는다. 黃蔴를 태운 灰를 코속에 불어 넣고 掐한다.

〔水驚〕에 눈의 흰자가 뒤엎어고 眼角에 黃丹이 생긴 것은 장차 韶粉, 飛鹽, 淸油를 煎乾하여 五心을 揉하고, 眼角, 天心, 太陽, 太陰을 三五次 掐樞하면 곧 낫는다.

〔肚脹驚〕은 밤으로 울고, 배위에 靑筋이 이러나며 배가 벌려진 것은 팽팽한것 같으니 장차 生薑, 韶粉, 桃皮등을 같이 섞어서 소금을 뿌려 眉梁心을 닦고 眉心, 太陽, 顖門을 각각 四壯을 煆하고 喉밑에 一壯을 하고 心中에 三壯을 하고 遶臍에 四壯을 한다. 대개 驚에 掐筋하는 방법은 무슨 穴에 있는가를 보아서 먼저 主病의 穴을 起手하여 三번을 掐한 뒤에 장차 모든 穴에도 모두 본받아 三번을 掐揉하드라도 每日 三四를 掐하면 그 病은 곧 물

러난다.

諸穴治法

〔**中指頭一節內紋**〕을 掐하면 瀉가 그치니 三次를 掐하고 就揉한다.

〔**陽谿穴**〕 推拂하면 小兒의 瀉를 다스리니 女子는 반대이다.

〔**大陵穴後五分이 爲總心穴**〕이니 天吊驚을 다스리는데는 往下掐樞하고, 地驚에는 往上掐樞이니 男女가 모두 같다.

〔**板門穴**〕은 往外하여 推하면 熱이 물러나 百病을 제거하고 往內로 推하면 四肢의 掣跳를 다스리니 醫者의 手大拇指를 龍入虎口라 하고, 손을 잡는 小兒의 小指를 蒼龍擺尾라 하다.

〔**驚**〕은 大脚指를 揉하고 中脚指의 瓜甲을 조금 掐한다.

病症死生歌

手足皆符脾胃氣오 眼精却與腎通神이라, 兩耳均匀牽得匀은 要知上下理分明이라, 孩兒立惺方無事니 中指將來掌內尋하라, 悠悠青氣人依舊나 口關眼光命難當이오 口眼歪斜人易救나 四肢無應不須忙이라, 天心一點掣膀胱이면 膀胱氣餒痛難當이라, 丹田斯若絕腎氣면 閉塞其童命不長이라, 天河水過清水好니 眼下休交黑白冲하라, 掌內如寒難放兆오 四肢厥冷定人亡이라, 陰硬氣冷決昏沉이니 紫上筋紋指上尋하다, 陰硬氣粗或大小하고 眼黃指冷要調停이라, 腎經肝胆腎相連하니 寒暑交加作楚煎이라, 臍輪上下全憑火니 眼翻手掣霎時安이라 口中氣出熱難當이니 嚇得旁人歎可傷이라, 筋過橫紋人易救나 若居坎離定人亡이다, 吐瀉皆因筋上轉이니 橫紋四板火來堤하라, 天心穴上分高下하고 再起螺螄皆上煨하라, 鼻連肺經不知多니 驚死孩兒臉上過라, 火盛傷經心上剌오 牙黃口白命門疴라, 口噎心拽并氣喘은 故知死兆採人緣이오, 鼻水口黑筋無脉이면 命在南柯大夢邊이라.

辨三關

대개 小兒가 三關이 푸르면 四足驚이며, 三關이 붉그면 水驚이고, 三關이 검으면 人驚이며, 이런 것이 通度하게 症候의 脈이 三關에 있으면 이것은 急驚의 症이니 반드시 죽는다. 나머지 症도 可히 알 것이다.

〔風關青如魚刺〕는 쉽게 다스리니 이것이 初驚이고 色이 검은 것은 다스리기 어려우며 氣關이 青하기가 魚刺같은 것은 主로 疳勞身熱이니 쉽게 다스리니 八錠丹을 사용하여 毒服에 柴胡, 黄芩을 加하고, 色이 검은 것은 다스리기 어려우며 命關이 푸르기가 魚刺같은 것은 主로 虛하여 風邪가 脾에 붙은 것이니 紫金錠을 써서 每服에 白朮, 茯苓을 加하나 黑色은 難治이다.

〔風關青黑色이 如懸鍼〕은 이는 水驚이니 다스리기 쉽고 氣關이 懸鍼한 것같은 것은 主로 疳에 肺臟積熱을 兼한 것이니 保命丹을 써서 每服에 燈心竹葉을 加하고 命關이 이것이 있으면 이것은 死症이다.

〔風關如水字〕는 主로 膈上에 痰이 있고 아울러 虛하여 積이 停滯한 것이니 下하는 것이 마땅하고 氣關이 水字같은 것은 主로 驚風이 入肺하여 欬嗽하고 얼굴이 붉그니 體前丹을 쓰고 命關이 水字같은 것은 主로 驚風, 疳症, 極力驚이니 蘆薈丸을 쓰고, 三關에 黑色이 지나치기 通하는 것은 다스리지 못한다.

〔風關如乙字〕는 主로 肝驚風이고, 氣關이 乙字같은 것은 主로 慢驚脾風이고 青黑한 것은 다스리기 어렵다.

〔風關如曲蟲〕은 主로 疳病과 積聚이다.

嬰童雜症

〔潮熱〕은 方에 不拘하고 입속에 瘡이 생기고 五心이 煩熱하니 吳茱萸八分에 燈心 한묶음을 물에 和하여 찧어서 餠한개를 만들어 男은 左에 女는 右의 脚心속을 이따금 붙이고 退藥한 뒤에 三關밑을 推한다.

〔一虛瘧〕은 補土에 四百補하고 三關을 推하고 八卦에 運하며 腎經, 肺經,

清天河水를 각각 三百推한다.

〔二食瘧〕은 三關에 推하고 八卦에 運하기를 각각 一百하고, 清天河水에 二百推하고, 脾土에 三百을 推하고 肺經에는 四百이다.

〔三痰瘧〕은 肺經을 四百推하고, 推三關, 運八卦, 補脾土, 清天河水에 각각 二百이다.

〔四邪瘧〕은 脾經에 四百推하고, 三關과 六府에 각각 三百을 推하고, 運八卦, 補脾土, 清天河水에 각각 二百을 하드라도 각症에 따라서 加減하니 五臟은 四指이고 六腑는 一截二指이다.

〔五痢赤白相兼〕은 寒熱이 고르지 못하여 이 疾을 感하게 된 것이니 薑汁車前草汁을 服用하고 三關에 略推하고 六府, 清天河水, 水底撈月에 退하고 陰陽을 區分한다.

〔六禁口痢〕는 運八卦, 開胸, 陰陽, 揉臍하고 三關을 推하며, 退六府, 大腸經 各一百하고 清天河水四十하고 脾土를 五十推하고, 水底撈月을 一十하고 鳳凰展翅를 하고 瀉에는 蒜으로 推하드라도 脾土를 補하는데는 薑으로 推한다.

〔七頭疼〕은 三關을 推하고 陰陽을 區分하며 脾土를 補하고 大腸經에 각각 一百을 揉하고 七肚을 煆하고, 陰池에 一百을 揉하고 그치지 않거던 陽池에 掐한다.

〔八肚痛〕은 三關을 推하고 分陰陽 脾土를 각각 一百推하고, 臍를 五十 揉하고, 腹脹은 大腸을 推하여 그치지 않거먼 承山에 掐한다.

〔九濕瀉不響〕은 退六府, 臍와 龜尾에 각각 三百을 揉하고, 分陰陽, 脾土에 각 一百을 推하고 水底撈力에 三十을 推한다.

〔十冷瀉響〕은 三關에 二百을 推하고 分陰陽에 一百을 하고 脾土에 五十을 推하고 黃蜂入洞을 하며 臍와 龜尾에 각각 三百을 揉하고 天門入虎口, 斗肘에 각 三十을 揉한다.

〔十一治口內走馬疳, 牙上有白泡〕는 退六府와 分陰陽 각각 一百을 하고, 水底撈月, 清天河水를 各三十하고 鳳凰展翅로 먼저 推하고 뒤에 黃連과 五倍子를 水煎하여 닭털로 입속을 씻는다.

〔小兒眼光指冷〕은 醋一錢 皂角一皮을 태운 灰로 作末하여 心窩에 붙여니 만약 吐하거던 바로 去藥하고 菉豆七粒을 물에 담구어 잘게 찧어 尿鹼에 和하여 떡을 지어 顋門에 붙인다.

〔小兒四肢冷〕은 明礬一錢半, 炒鹽三錢, 黃蠟二錢을 배꼽위에 붙여니 만약에 氣가 急하거던 竹瀝을 복용한다.

〔小兒遍身熱不退〕은 明礬을 닭걀에 調均하여 四心에 바르면 바로 물러가니 만약에 물러가지 않거던 桃仁七箇를 이용하여 술 半鍾으로 擂爛하여 鬼眼이 있는데 붙이면 편리하고 좋다. (鬼眼은 膝跪밑의 陷中에 있다)

〔小兒肚脹, 作渴, 眼光〕은 生薑, 葱白 한뿌리를 술 半鍾에 擂爛하여 呑下여 눈에 빛이 나지 않거던 또 雄黃을 多少를 不拘하고 熱에 거슬려 배꼽위에 놓고 揉하면 바로 편안하고 脚麻이거든 헐으러진 麻를 水煎하여 四心을 揉한다.

〔小兒膀胱氣〕는 黃土 한덩이와 皂角七箇를 불에 말리어 作末하여 醋에 黃土를 섞어서 炒하여 餠이 되게하여 尾閭에 붙이면 좋다.

〔小兒遍身腫〕은 胡椒, 糯米, 菉谷를 각각 七알과 黃土七錢 醋一鍾으로 炒過하여 보자기에 싸서 온몸을 닦으면 곧 삭아진다.

〔小兒不開口〕는 硃砂一錢을 硏末하여 코속으로 불어 넣으면 곧 편안하여진다. (一錢은 크게 많은것 같으나 이것은 一分이다)

〔小兒欬嗽〕는 中指의 第一節을 세번 밑으로 掐하고 만약에 눈이 디루어지거던 四心을 掐한다.

〔小兒身跳〕는 腎筋뒤를 推하고 四心을 揉한다.

〔小兒喉中氣響〕은 大指의 第二節을 掐한다.

診 脉 歌

小兒有病須憑脉이니 一指三關定其息이라, 浮洪風盛數多驚이오 虛冷沉遲實有積이라, 小兒一歲至三歲는 呼吸須將八至看이니 九至不安十至困이오 短長大小外邪干이라, 小兒脉緊是風癎이오 沉脉須知氣化難이라, 腰痛緊弦牢實閉오 沉而數者骨中寒이라, 小兒脉大多風熱이오 沉重厚因乳食結이다, 弦長多是

胆肝氣오 緊數驚風四指掣이라, 浮洪胃口似火燒오 沉緊腹中痛不渴이라, 虛濡有氣更兼驚이오 脉亂多痢大便血이라, 前大後十童脉順이오 前小後大必氣咽이라, 四至洪來苦煩滿이오 沉細腹中痛切切이라, 滑主露濕冷所傷이오 弦長客忤分明說이라, 五至夜深浮大晝오 六至夜細浮晝別이라, 息數中和八九至니 此是仙人留妙訣이라.

識 病 歌

要知虎口氣紋脉이면 倒指看紋分五色하라, 黃紅安樂五臟和오 紅紫依稀有損益이라, 紫青傷食氣虛煩이오 青色之時症候逆이라, 忽然純黑在其間이면 好手醫人心胆寒이라, 若也直上到風關이면 遲速短長分兩端이라, 如鎗衝射驚風至니 分作枝葉有數般이라, 弓反裏順外爲逆이오 順逆交連病已難이라, 又頭長短猶可救이니 如此醫工好細看이라, 男兒兩歲號爲嬰이오 三歲四歲幼爲名이라, 五六次第年少長이오 七歲八歲胸論紋고 九歲爲童十稚子니 百病關格辨其因이라, 十一癎疾方癲風이오 疳病還同勞病放라, 痞癖定爲沉積候오 退他潮熱不相同이라, 初看掌心中有熱이면 便和身體熱相從이라, 肚熱身冷傷食定이오 脚冷額熱是感風이라, 額冷脚熱驚所得이오 瘡疹發時耳後紅이라, 小兒有積宜與搨이오 傷寒三種解爲先, 食瀉之時宜有積冷瀉須用與溫痺이라, 小兒宜與謚臟腑이니 先將帶傷散與之이라, 孩兒無時忽大叫는 不是驚風是天吊오, 大叫氣促長聲粗는 誤食熱毒悶心竅라, 急後肘下却和脾니 若將驚癎眞堪笑라, 痢疾努氣眉頭皺이오 不勞不皺腸有風이라, 冷熱不調分赤白이오 脫紅因毒熱相攻이라, 十二種痢何爲惡고 禁口刮腸大不同이라, 孩兒不病不可下니 冷熱自汗兼自下라, 神困顋陷四肢冷이오 乾嘔氣虛神却怕라, 吐蟲面白毛焦枯오 疳氣潮熱食不化라, 鼻寒欬嗽及虛痰은 脉細腸鳴躁訝若라, 還有疾疾宜速通이니 下尸之時心上脫이라, 孩兒食熱下無妨이오 面赤青紅氣壯强이라, 脉弦紅色壯正熱이오 作腮喉痛尿如湯이라, 尿硬腹脹脇肋滿하고 四肢浮腫夜啼長이라, 遍身生瘡肚隱痛은 下之必愈是爲良이라.

諸症治法

〔胎寒〕 孩兒百日胎寒後은 足屬難伸兩手拳하고 口冷腹脹身戰慄이오 晝啼不已夜熬煎이라.

〔胎熱〕 三朝旬外月餘見는 目閉泡浮症可推라, 常作呻吟火燥起면 此爲胎熱無疑라.

〔臍風〕 風邪早受入人臍면 七日之間驗吉凶이라, 若見肚臍口中奧면 惡聲口氣是爲凶이라.

〔臍突〕 孩下生下旬餘日에 臍突先浮非大疾이라, 穢水停中自所因이니 徐徐用藥令消繹하라.

〔夜啼〕 夜啼四症驚爲一이니 無淚見燈心熱煩이오, 面瑩夾青臍下痛이오 睡中頓哭是神干이라.

〔急驚〕 面紅卒中渾身熱하고 脣黑牙關氣如絕하며 目翻搐搦喉有痰이면 此是急驚容易決이라.

〔慢驚〕 陰盛陽虛病已深하고 吐瀉後睡揚撐睛하며 神昏按緩涎流甚이면 此症分明是慢驚이라.

〔搐症〕 搐症須分急慢驚이니 赤曲氣鬱致昏沉이라, 良醫亦治宜寬氣니 氣下之時搐自停이라.

〔諸風〕 諸風夾熱引皮膚는 凝結難爲預頓除라, 頰腫須防喉舌內니 要除風熱外宜塗라.

〔傷積〕 頭痛身熱腹脹하오 足冷神昏只愛眠은 因食所傷脾氣弱이니 不宜遲緩表爲先이라.

〔吐瀉〕 脾虛胃弱病源根이니 食谷水和運和行이라, 清濁邪干成吐瀉의 久傳虛弱便生風이라.

〔傷寒〕 傷寒之候有多般하니 一槩相推便救難이라, 兩目見紅時噴嚏하고 氣粗身熱是傷寒이라.

〔傷風〕 傷風發熱頭應痛이오 兩頰微紅鼻涕多라, 汗出遍身兼欬嗽면 此傷風

症易調和라.

〔夾食〕 身涕頭痛身吐逆하고 面紅面白變不一이라, 此因夾食又傷寒이니 發表有功方下積이라.

〔夾驚〕 身微有熱生煩躁하고 睡不安兮神不淸은 此是傷風感寒症이니 亦宜先表次寧心이라.

〔赤白痢〕 小兒之痢細尋推면 不獨成之積所爲라, 冷熱數般雖各異나 寬腸調胃在明醫니라.

〔五痢〕 痢成五色豈堪聞고 日久傳來神奇昏이라, 頭痛肚疼苦爲最니 便知小兒命難存이라.

〔五疳〕 五疳之臟五般看이니 治法推祥事不難이라, 若見面黃肌肉瘦하고 齒焦髮落即爲疳이라.

〔走馬〕 走馬疳似傷寒毒이니 面色光浮氣喘胸이라, 若見牙焦腮有血이면 馬疳如此是眞形이라.

〔脫肚〕 肛門脫露久難收하고 再成風傷是可憂라, 沉自先傳脾胃得하니 更祥冷熱易爲瘳라.

〔諸疝〕 諸疝原來各有名이니 蓋因傷熱氣侵成이라, 始分芍藥烏梅散이요 勻氣金鈴與五靈이라.

〔欬嗽〕 欬嗽雖然分冷熱이나 連風因肺感風寒이라, 眼浮痰盛喉中響은 戲水多因汗未乾이라.

〔齁船〕 小兒齁船爲聲啼는 喫以酸醎又亂之라, 或自肺傷水濕이니 風冷熱聚爲良醫라.

〔腹痛〕 大風腹痛初非一이니 不獨癥瘕與痃癖이라, 分條析類症多般하니 看此語中最詳悉이라.

〔口瘡〕 心脾胃熱蒸於上이면 舌與牙根肉腐傷이라, 口鼻承漿分兩處에 有瘡雖易治四方이라.

〔目症〕 生下餘旬目見紅은 蓋因腹受熱兼風이라, 凉肝心藥最爲妙니 疝氣痘瘡宜別攻이라.

〔重舌〕 孩兒受胎諸邪熱이면 熱壅三焦作重舌이라, 或成鵝口正心憂니 用藥

更須鍼刺裂하라.

陳氏經脈辨色歌

小兒須看三關脉이니 風氣命中審端的하라, 青紅紫黑及黃紋은 屈曲開了似鍼直이라, 三關通靑四足驚과 水驚赤色誰能明고, 人驚黑色紫瀉痢오 色黃定是被雷驚이라. (按컨대 이것과 仙授訣은 같지 않으니 다시 상고하기를) 或靑紅紋只一線은 娘食傷脾驚熱見이오, 左右三條風肺痰은 此是傷欬嗽變이오, 火紅主瀉黑相兼은 痢疾久色亦始然이라, 若是亂紋多轉變이면 沉疴難起促天年이라, 赤似流珠主膈熱이니 三焦不和心煩結이라, 肚瀉腸鳴自利下는 六和湯中眞口訣이라, 環珠長珠兩樣形은 脾胃虛弱心脹膨이오, 積滯不化肚腹脹이니 消息化氣藥堰行이라, 來蛇去蛇形又別이니 冷積臟熱神困極이라, 必須養胃倍香砂니 加減臨時見藥力이라, 目反裏形紋外形은 感寒邪熱少精神이오, 小便赤色夾驚風이니 癎症相似在人明이오, 鎗形魚刺水字紋은 風痰發搐熱如焚이니 先進升麻連穀散하고 次服紫胡大小弁이라, 鍼形牢關射指甲은 一様熱驚鼻齁呷이니 防風通聖凉膈同이라 次第調之休亂雜하라 醫者能明此一篇이면 小兒症候無難然이라 口傳心授到家風이면 遇此收功即是仙이라.

이 訣은 徐氏의 水鏡訣의 뜻이니 陳氏가 審하여 베푸는 것은 그것을 편리하게 暗誦하기 위하여 取한 것이다.

論虛實二症歌

〔實疾〕 兩顋紅赤便堅秘하고 小便黃色亦不止와 上氣喘息脉息多는 當行冷藥方可治라.

〔虛症〕 兩光白色糞多靑하고 腸虛脹大嘔吐頻과 眼珠靑色微沉細는 此爲冷痰熱堪行이라.

五 言 歌

心驚在印堂하고 心積額兩廣이라, 心冷太陽位오 心熱面頰裝이라, 肝經起髮際오 脾積脣焦黃이라, 脾冷眉中岳이오 脾熱大腸侵이라, 肺經髮際形이오 肺

積髮際當이라, 肺冷人中見이오 肺熱面頸旁이라, 腎經耳前穴이오 腎積眼泡厢
이라, 腎冷額上熱이오 腎熱赤蒼蒼이라.

附 辨

間或 묻기로 「銅人과 千金等의 책은 빈 穴이 많다하고 十四經에 실린바에 나타난 것에는 빈 穴이 적다고 하여 風市, 督兪, 金津, 玉液같은 것등은 그것에는 있어도 이것에는 없으니 같지 않은 것은 어쩐 일인지」 대답하기를 「十四經에 나타난 것은 素問의 骨空篇을 論한것과 王註에 根據한 것이니 銅人과 千金같은 것은 모두 책에 치우쳐 모운 것이라 黃帝와 岐伯의 正經은 아니다.」

혹이나 묻기를 「睛明, 迎香, 承穴, 絲竹空은 모두 灸는 禁한다는 것은 어쩐 일인지」고 하니 대답하니를 「이 四穴은 눈에 가까우니 눈은 불을 두려워하므로 灸를 禁하는 것이다. 이것으로 미루어 보면 睛明은 灸하지 않은 것이 옳다는 것이 옳으니 王註는 잘못이다.」

혹시나 묻기를 「鍼을 쓰는데는 이것은 흐려서 瀉는 하지만 補할수는 없으니 옛사람들이 이것을 이용한 것은 氣를 이끌어 有餘한 病을 다스렸으나 요즈음 사람은 鮮明하게 이용하니 혹 그것은 補할수없는 것을 알고 쓰지 않은 것이 아닐는지 元來 氣는 성품이 薄하기 때문에 쓰지 않은 것인가, 혹은 斷喪하는 일이 많아서 鍼을 써도 이익되는 일이 없기 때문인지, 잘 쓰지 않으니 쓰지 않은 것인지」 經에는 「陽이 不足한 것은 氣로서 溫하게 하고, 精이 不足한 것은 味로서 補하게 하라」고 하였으므로 鍼은 이에 砭石으로 만든 것이라 氣가 없으며 또 味가 없고 皮膚를 破裂하고 損傷하여 몸에 구멍을 짓게하여 氣가 모두 구멍을 따라 나오니 어찌 補를 얻게 되리오. 經에는 「氣血과 陰陽이 모두 不足하면 鍼으로는 취하지 말고 甘한 藥으로 和하게 한다」고 하며 또 「形氣가 不足하고 病氣가 不足한 것은 陰陽이 모두 不足한 것이니 刺하는 것은 옳지 못하다. 刺하면 그 氣가 重竭하여 老者는 紀가 滅하고 壯者는 다시 도리키지 못한다」고 하였으니 이와같이 말한 것은 모두

瀉할수는 있어도 補할수는 없다는 뜻이다.

혹 묻기로 「病이 氣의 分에 있는 것이 있으며 血의 分에 있는 것이 있으니 鍼家가 또한 氣와 더불어 血을 알지 못하는 것일까」 대답하기를 「氣의 分과 血의 分의 病은 鍼家는 마땅히 알고 있으니 病이 氣의 分에 있으면 遊行이 一定하지 않고, 病이 血의 分에 있으면 沉着하여 옮기지 않으니 積塊로서 말을 한다면 배속에 혹은 上하고 혹은 下하며, 혹은 있을 때도 있고 없을 때도 있는 것은 이것이 氣의 分이다. 혹은 양쪽 옆구리에 있으며 혹은 心下에 있으며 혹은 배꼽의 上下左右에 있어서 一定하게 옮기지 아니하고 점점 커지는 것은 이것이 氣의 分이다. 風의 病을 말한다면 혹은 左手에서 右手로 옮기고 左足에서 右足으로 옮겨져 移動이 언제나 같지 않는 것은 氣의 分이다. 혹은 언제나 左足에만 있고 혹은 右手에만 있어서 딱 붙어서 走하지 않은 것은 血의 分이니 대개 病이 모두 그런 것은 아니나 모름지기 氣의 分에 있는 것은 病이 上에 있으면 下를 취하고, 病이 下에 있으면 上을 취하고, 左에 있으면 右를 취하고 右에 있으면 左를 취한다 하고, 血의 分에 있는 것은 그 血이 있는 곳을 따라서 病에 應하는 것을 취한다. 혹시나 血의 病을 氣를 瀉하고, 氣의 病을 血을 瀉하면 이것은 誅伐을 하여도 過하지 않으니 장차 누구에게 허물을 돌리리오.

혹 묻기로 「醫者가 鍼을 使用함에 번번히 옷소매로 손을 덮어 씌우고 指法을 暗行하여 神秘스러운 某法이라고 하면서 사람을 가볍게 보아 버림은 오직 그 法을 盜取하는 것이 두려우니 果然 무슨 法이오」 대답하기를 「金鍼賦의 十四法과 함께 靑龍擺尾등의 法은 이미 陽이 다한데 좋다고 하는데 이것을 버리고 달리 神秘한 방법을 求한다면 나는 믿지 않도다」 지금 이와 같은 것은 망녕스럽게 속임수로 만든 것에 지나지 않아 사람을 속일 뿐이니 어지럽게 교묘하기에는 이르겠으나 거의 神도 또한 반듯이 도와주지 않을 것이고, 鍼도 또한 神靈스럽지 못할 것이니 이에 崇尙하기가 흡족하랴.

또 묻기로 「醫者가 穴에 置鍼함에 있어 조금도 뜻을 加하지 않고 혹은 談笑하며 혹은 飮酒하여 半時間 사이에 또 鍼을 잡기를 조금 잡고 呼로 하여금 얼마를 呼하고 거듭하여 다시 제자리에 올라 음식을 먹고난 뒤에 起

鍼하니 果然 病을 낫게 할수 있을까」고 하니 답하기를「經에 云하기로는 대개 정말로 刺하는 것은 반드시 먼저 정신을 다스린다고 하고 또 손을 움직이기를 일하는것같이 하며 鍼을 고루 빛내고 靜意하게 視義함을 觀適之變이라고 하고, 또「깊은 못에 臨하는것 같이 하고, 손은 범을 잡는것 같이 하며 정신은 衆物에 無營이라」고 하고 또『貴한 것을 기다리니 해가 지는 것을 모르는것 같다』고 하니 대개 이 몇가지의 說明은 敬할 것인가 怠할 것인가 만약에 談笑하고 飮酒하면 아무도 甚히 공경하지 않을 것이고 어찌 病이 쉽게 나을수 있을까 醫를 業하는 者는 당연히 深長하게 생각할 일이로다.

鍼灸大成 十卷 終

針術定石

동의 필독 **침구대성** 定價 38,000원

2014年 3月 20日 인쇄
2014年 3月 25日 발행
저 자 : 양 계 주
발행인 : 김 현 호
발행처 : 법문 북스
<한림원 판>
공급처 : 법률미디어

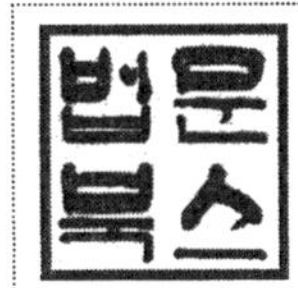

152-050
서울 구로구 경인로 54길 4
TEL : 2636 - 2911, FAX : 2636 - 3012
등록 : 1979년 8월 27일 제5-22호
Home : www.lawb.co.kr

ISBN 978-89-7535-280-5 93510
파본은 교환해 드립니다.